# 实用临床心胸外科手术学

## （上）

韩　冬等◎主编

吉林科学技术出版社

图书在版编目（CIP）数据

实用临床心胸外科手术学 / 韩冬等主编. -- 长春：
吉林科学技术出版社，2017.9
ISBN 978-7-5578-3288-9

Ⅰ. ①实… Ⅱ. ①韩… Ⅲ. ①心脏外科手术②胸部外
科手术 Ⅳ. ①R654.2②R655

中国版本图书馆CIP数据核字(2017)第229670号


**实用临床心胸外科手术学**
SHIYONG LINCHUANG XINXIONG WAIKE SHOUSHU XUE

主　　编　韩　冬等
出 版 人　李　梁
责任编辑　许晶刚　陈绘新
封面设计　长春创意广告图文制作有限责任公司
制　　版　长春创意广告图文制作有限责任公司
开　　本　787mm×1092mm　1/16
字　　数　450千字
印　　张　37.5
印　　数　1—1000册
版　　次　2017年9月第1版
印　　次　2018年3月第1版第2次印刷

出　　版　吉林科学技术出版社
发　　行　吉林科学技术出版社
地　　址　长春市人民大街4646号
邮　　编　130021
发行部电话/传真　0431-85635177　85651759　85651628
　　　　　　　　　　　85652585　85635176
储运部电话　0431-86059116
编辑部电话　0431-86037565
网　　址　www.jlstp.net
印　　刷　永清县晔盛亚胶印有限公司

书　　号　ISBN 978-7-5578-3288-9
定　　价　150.00元（全二册）

# 编 委 会

主　编:韩　冬　贺　健　阿布都乃比·麦麦提艾力
　　　　杜　鑫　赵冬梅　李秋泽
副主编:艾山江·铁力瓦尔地　李俊红　张国明
　　　　郭海华　　　　　盛　唏　徐新利
　　　　胡晨虎　　　　　高云飞　袁　源
编　委:(按照姓氏笔画)

| | |
|---|---|
| 王　璐 | 牡丹江医学院附属红旗医院 |
| 艾山江·铁力瓦尔地 | 新疆维吾尔自治区中医医院 |
| 杜　鑫 | 大连医科大学附属第二医院 |
| 李秋泽 | 中国人民解放军第 155 中心医院 |
| 李俊红 | 新疆医科大学第一附属医院 |
| 张国明 | 新疆医科大学第一附属医院 |
| 张楷悦 | 牡丹江医学院附属红旗医院 |
| 张　静 | 牡丹江医学院 |
| 阿不都吉力力 | 新疆巴州人民医院 |
| 阿布都乃比·麦麦提艾力 | 新疆医科大学第一附属医院 |
| 孟庆涛 | 大连医科大学附属第二医院 |
| 赵冬梅 | 吉林大学中日联谊医院 |
| 胡晨虎 | 中国人民解放军第 107 中心医院 |
| 修艳丽 | 牡丹江医学院附属红旗医院 |
| 贺　健 | 大连医科大学附属第一医院 |
| 袁　源 | 解放军新疆军区总医院 |
| 徐新利 | 乌鲁木齐市第一人民医院 |
| 高云飞 | 新疆医科大学附属肿瘤医院 |
| 郭海华 | 唐都医院 |
| 盛　唏 | 新疆心脑血管病医院 |
| 韩　冬 | 徐州市第一人民医院 |
| 程华伟 | 青岛大学附属医院 |
| 廖　蕾 | 牡丹江医学院附属红旗医院 |
| 潘玉柱 | 青岛大学附属医院 |

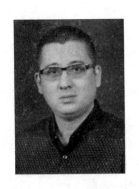

韩冬,徐州市第一人民医院心胸外科副主任,副主任医师,副教授,江苏省医学会胸心血管外科分会肺癌学组、冠心病学组委员,徐州市医学会胸心血管外科分会委员、秘书长,徐州市抗癌协会副秘书长,徐州市肿瘤个体化治疗专业委员会副秘书长。承担徐州医科大学理论课及临床教学工作。1975年12月出生,1999年毕业于徐州医学院,2007—2008年在北京阜外心血管病医院进修心脏外科。2005年《微创腔内隔绝术治疗Standford B型胸主动脉夹层动脉瘤》获江苏省卫生厅医学新技术引进奖二等奖。2007年《巨大左心室心脏瓣膜置换术》获江苏省卫生厅医学新技术引进奖二等奖。2012年《食管癌切除附加抗返流手术的应用》获徐州市卫生局医学新技术引进奖一等奖。承担徐州市科技局科技计划项目《主动脉夹层弓部大破口的介入治疗》。发表SCI、国家级、省级论文10余篇,著作2部。专业特长:先天性心脏病、心脏瓣膜病、冠心病、主动脉夹层等心脏、血管外科手术,食管癌、贲门癌、肺癌、纵膈肿瘤、胸壁肿瘤、胸壁畸形矫正等普胸外科手术,全腔镜下微创手术(肺癌根治术、食管癌根治术、纵膈肿瘤切除术等)。

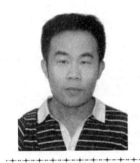

贺健,男,1980年出生,大连医科大学附属第一医院主治医师,2006年毕业于山东大学医学院,一直从事于心脏外科专业。在冠心病、先天性心脏病、心脏瓣膜病等方面有很高造诣,擅长各种心脏病的手术治疗,已发表核心及国家级学术论文5篇,参编著作1部。

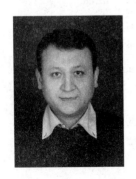

阿布都乃比·麦麦提艾力,维吾尔族,男,1981年5月生。外科学博士,药学博士后,副教授,副主任医师,硕士研究生导师。首届新疆维吾尔自治区医学会胸心外科分会青年委员会委员,从事心脏外科专业10年,近两年主持国家自然科学基金项目一项、中国博士后面上资助项目一项、省部级基金项目两项、以主要成员身份参与多项科研项目。曾获得"优秀博士后"、"优秀科研工作者—杰出青年"、"万人计划青年拔尖人才提名"等多项荣誉称号。近五年撰写论文16篇,其中4篇被SCI收录、10篇国内核心期刊。2015年赴美参加国际心脏瓣膜大会,并在大会发言。多篇学术论文被国内外学术会议收录。2011年9月—2012年6月,赴奥地利维也纳医科大学附属AKH医院心脏中心,在心脏外科领域世界著名教授Werner Mohl的指导下参与临床工作及研究小组。专业擅长:各种心脏外科疾病的诊治,完全胸腔镜下心脏手术。

# 前　言

　　心胸外科是临床医学重要的组成部分,也是外科学发展的热点、难点和临床新技术应用的亮点。近年来,随着医学科技的飞速发展,心胸外科理论与技术方面的新成就不断涌现,使外科学的内容越来越丰富。在这种新形势下,为了适应临床一线医务人员提高业务水平的需要,我们编写了本书,旨在帮助广大的心胸外科医师、进修医师和临床专业在读学生进一步了解心胸外科的新理论与新技术,不断丰富和完善知识结构,以便更好地指导临床工作。

　　本书共分为二十二章,内容涵盖了临床常见心胸外科疾病的诊断与治疗,包括:心血管系统解剖学、胸部解剖与生理、心胸外科疾病常见症状、心胸外科常见临床检查、先天性心脏病、获得性瓣膜性心脏病、主动脉外科疾病、心脏移植、胸部损伤、胸壁疾病、胸膜疾病、气管及支气管疾病、食管疾病、肺部疾病、纵隔疾病、膈肌疾病、小儿心胸外科疾病、心血管外科疾病护理、心脏外科手术护理配合、心血管外科术后监护、心血管常见介入诊疗技术及护理、胸外科疾病护理。

　　针对书中涉及的疾病,均进行了详细介绍,包括:疾病的病因病理、症状表现、检查诊断方法、鉴别诊断、外科方法、相关手术操作技巧及护理等,强调了本书的临床价值及实用性,内容丰富,贴近临床实践,为心胸外科的医务人员提供相关参考与帮助。

　　本书在编写过程中,借鉴了诸多心胸外科相关临床书籍与资料文献,在此表示衷心的感谢。由于本编委会人员均身负科一线临床工作,故编写时间仓促,难免有错误及不足之处,恳请广大读者见谅,并给予批评指正,以更好地总结经验,以起到共同进步、提高心胸外科临床诊治水平的目的。

《实用临床心胸外科手术学》编委会

2017 年 8 月

# 目　　录

# 第一章　心血管系统解剖学

## 第一节　心

### 一、心的位置和外形

心是血液循环的动力器官,其大小、形态和位置随着生理功能、年龄、体型、性别和健康状况不同而异。

1.心的位置　心位于胸腔前下部,中纵隔内,外裹心包,约 2/3 居身体正中矢状切面的左侧,1/3 在右侧。上方有出入心的大血管,下方是膈;两侧借纵隔胸膜与肺相邻;后方邻近左主支气管、食管、左迷走神经、胸主动脉和第 5~8 胸椎;前方大部分被肺和胸膜所覆盖,只有左肺心切迹内侧部分与胸骨体下部左半及左侧第 4~5 肋软骨相邻。故临床上做心内注射常在左侧第 4 肋间隙靠近胸骨左缘处进针,将药物注射到右心室内,避免伤及肺和胸膜。青春期以前,未退化的胸腺位于心包前上方。

2.心的外形　心近似前后略扁倒置的圆锥体,大小似本人拳头。可分为一尖、一底、两面、三缘和三条沟(图 1-1)。

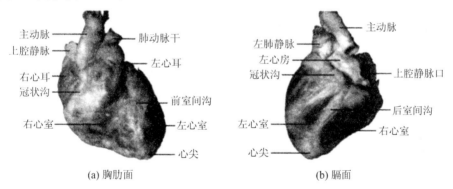

图 1-1　心的外形

(1)心尖(apex of heart):朝向左前下方,钝圆、游离,由左心室构成,其体表投影在胸骨左侧第 5 肋间隙锁骨中线内侧 1~2cm 处,可扪及或看到心尖搏动。

(2)心底(base of heart):朝向右后上方,大部分由左心房构成,小部分由右心房构成,上、下腔静脉分别从上、下方开口于右心房,左、右两对静脉分别从两侧注入左心房。

(3)两面:胸肋面(sternocostal surface)或前面,朝向前方,大部分由右心房和右心室构成,小部分由左心耳和左心室构成;膈面(fades diaphragmatica)或下面,朝向下后,近乎水平位,隔心包紧贴于膈。该面约 2/3 由左心室构成,约 1/3 由右心室构成。

(4)三缘:下缘(inferior border)较锐利,近水平位,略向左下方倾斜。大部分由右心室、仅心尖处由左心室构成。右缘(right border)垂直钝圆,由右心房构成。左缘(left border)斜向左下,钝圆,绝大部分由左心室构成,仅上方小部分有左心耳参与。

(5)三条沟:可作为心腔在表面的分界。冠状沟(coronary sulcus)靠近心底处近乎冠状位,几乎环绕心一周,前方被肺动脉干所中断,它是心房和心室在表面的分界标志。在心室的胸肋面和膈面各有一条自冠状沟向心尖延伸的浅沟,分别称为前室间沟(anterior interventricular groove)和后室间沟(posterior interventricular groove)。两沟在心尖的右侧相遇略凹陷为心尖切迹(cardiac apical incisure)。室间沟是左、右心室表面的分界标志。后室间沟与冠状沟交汇的区域称房室交点(atrioventricular junction)。

## 二、心的各腔结构

1. 右心房　右心房(right atrium)位于心的右上部,可分为前方的固有心房和后方的腔静脉窦两部分。两部以表面的界沟和内面的界嵴相分界。固有心房左前方突出部分称右心耳,在两者内面有多数并列的梳状隆起称梳状肌。当心功能发生障碍血流淤滞时,易在心耳内形成血凝块,如脱落形成栓子,可致血管阻塞。右心房有3个入口和1个出口:上方有上腔静脉口(orifice of superior venacava);下方有下腔静脉口(orifice of inferior vena cava);在下腔静脉口与右房室口之间有冠状窦口(orifice of coronary sinus),它们分别引流入体上半身、下半身和心壁的血液流入右心房;出口为右房室口,位于右心房前下方,通向右心室。房间隔较薄,其下部有一浅窝称卵圆窝(fossa ovalis),卵圆窝是胎儿卵圆孔闭锁后的遗迹。

2. 右心室　右心室(right ventricle)位于右心房的左前下方,构成胸肋面的大部分,室腔略呈锥体形,室腔底有右房室口和肺动脉口,两口之间的室壁上有一弓形的肌隆起称室上嵴(supraventricular crest),室上嵴将室腔分为流入道(窦部)和流出道(漏斗部)两部分。

流入道内面的肌束形成纵横交错的隆起称肉柱(trabecula)。肉柱入口是右房室口(right atrioventricular orifice),右房室口周围的纤维环上附有3个三角形的瓣膜称三尖瓣(tricuspid valve)(分前尖瓣、后尖瓣、隔尖瓣)。三尖瓣的游离缘借腱索连于乳头肌,乳头肌为在室腔前、后、内侧壁上的3个(或3组)锥体形的肌隆起,每个乳头肌的尖端有数条腱索(chorda tendineae),分别连于相邻的两个尖瓣上。在功能上纤维环、三尖瓣、腱索和乳头肌是一个整体,称三尖瓣复合体。室腔内还有一条从室间隔至前乳头肌根部的圆形肌束,称隔缘肉柱(moderator band)(节制索),隔缘肉柱内含心传导系统的纤维。

流出道又称动脉圆锥(conus arteriosus),是右心室腔向左上方延伸的部分,向上逐渐变细,形似倒置的漏斗。其上端借肺动脉口通肺动脉干,肺动脉口周围的纤维环上附有3个袋口向上的半月形瓣膜,称肺动脉瓣(pulmonary valve)。每个瓣膜游离缘的中央有一个半月瓣小结,在右心室舒张时有利于肺动脉口的闭合。

3. 左心房　左心房(left atrium)是最靠后的一个腔,构成心底的大部,前方向右前突出的部分称左心耳(left auricle),内有与右心耳相似的隆起,因其与二尖瓣邻近,为心外科常用的手术入路之一。左心房的后部较大,壁光滑,有5个口。后方两侧分别有左肺上静脉、左肺下静脉和右肺上静脉、右肺下静脉4个入口,出口为左房室口,通向左心室。

4. 左心室　左心室(left ventricle)室腔近似圆锥形,构成心尖及心的左缘,室壁厚9～12mm,约为右心室的3倍,左心室腔以二尖瓣前瓣为界可分为流入道(窦部)和流出道(主动脉前庭)两部分。

流入道位于室腔的左下较大的区域,内壁粗糙不平,入口是左房室口,口周围的纤维环上有两片近似三角形的瓣膜称二尖瓣(mitral valve)(前尖和后尖)。左心室室壁上的肉柱不如右心室明显。二尖瓣的边缘也有许多腱索连于乳头肌。左心室的乳头肌较右心室的强大,有前后两个(或两组)位于前、后壁上。每个乳头肌也有腱索连于相邻的两个尖瓣上。纤维环、左房室瓣、腱索、乳头肌的功能和右心室相同称二尖瓣复合体。

左心室流出道是左心室前内侧的部分,壁光滑无肉柱,缺乏伸展性和收缩性,其出口是主动脉口,口周围的纤维环上也有三个袋口向上的半月形瓣膜,称主动脉瓣(aortic valve),主动脉瓣大而坚韧,半月瓣小结明显。每个瓣膜与主动脉壁之间形成衣袋状的空间称主动脉窦(aortic sinus),可分为左、右、后3个窦。在左、右动脉窦动脉壁上有左、右冠状动脉的开口。

两侧的心房和心室的收缩和舒张是同步的。心室收缩时,二尖瓣和三尖瓣关闭,主动脉瓣和肺动脉瓣开放,血液射入动脉,当心室舒张时,二尖瓣和三尖瓣开放,主动脉瓣和肺动脉瓣关闭,血液由心房射入心室。

### 三、心壁的结构

1. 心壁　心壁由心内膜、心肌层和心外膜构成。

(1)心内膜(endocardium):衬在心腔内面的一层光滑的薄膜,心内膜的内皮与血管内皮相连续,内皮下为内皮下层,内皮下层以结缔组织为主,心的各瓣膜就是由心内膜折叠并夹一层致密的结缔组织而构成的。在与心肌层交界处,有心脏传导系统的分支(浦肯野纤维)分布,此处称心内膜下层(subendocardial layer)。

(2)心肌层(myocardium):为心壁的主体,主要由心肌构成。心房肌较薄,心室肌肥厚,左心室肌最发达。心肌纤维呈螺旋状排列,大致可分为内纵行、中环行和外斜行走向的3层。在心房肌与心室肌之间有由结缔组织形成的支持性结构,称心骨骼(cardiac skeleton),心骨骼构成心脏的支架,心肌纤维和心瓣膜附于其上。特殊分化的心肌细胞构成心的传导系统。

(3)心外膜(epicardium):被覆于心肌层和大血管根部的表面,即浆膜心包的脏层,表面为间皮,间皮下为薄层疏松结缔组织,其中含较多的脂肪细胞。

2. 房间隔和室间隔　心脏间隔包括房间隔和室间隔。房间隔(interatrial septum)由两层心内膜夹少量心肌和结缔组织构成。室间隔(interventricular septum)较厚,由心肌和心内膜构成。室间隔下方的大部分是由心肌构成,称肌部(muscular part)。上部紧靠主动脉口的下方,有一卵圆形较薄的部分,面积约为 $0.8cm^2$,此处缺乏肌质,称膜部(membranous part),是室间隔缺损的好发部位。

3. 心纤维支架　心纤维支架又称心纤维骨骼(fibrous skeleton),位于房室口、肺动脉口和主动脉口的周围,由致密的结缔组织构成。其包括左、右纤维三角,4 个瓣纤维环(肺动脉瓣环、主动脉瓣环、二尖瓣环和三尖瓣环),室间隔膜部等,心房肌和心室肌附着于心纤维骨骼,被其分开而不延续,故心房和心室收缩不同步。

4. 心传导系统　心传导系统由特殊分化的心肌细胞构成,其主要功能是产生和传导冲动,控制心的节律性活动。心传导系统包括窦房结、房室结、房室束及其分支。

(1)窦房结(sinuatrial node):心的正常起搏点,位于上腔静脉与右心房交界处界沟上部的心外膜深面,呈长椭圆形,从心表面不易辨认。窦房结动脉一般沿窦房结的长轴贯穿其中央。

(2)房室结(auriculoventricular node):呈扁椭圆形,位于冠状窦口与右房室口之间的心内膜深面,房室结的前下方为房室束。房室结的主要功能是将窦房结传来的冲动传向心室,保证心房收缩后,心室再开始收缩。

关于窦房结产生的兴奋如何传导到心房肌和房室结的问题至今尚无定论,有学者认为是经窦房结和房室结之间的结间束传导的,并从生理学上证实有结间束存在,但在形态学上的证据尚不充分。

(3)房室束(atrioventricular bundle):又称 His 束,起于房室结前端,穿右纤维三角前行,沿室间隔膜部后下缘至室间隔肌部上缘分为左、右束支。

(4)左、右束支(right and reft bundle branch):右束支细长,沿室间隔右侧心内膜深面下行,经节制索至右心室前乳头肌根部,分散形成浦肯野纤维(Purkinje fibers),分布于右心室乳头肌和心肌细胞。左束支呈扁带状,沿室间隔左侧心内膜深面下行,分前、后两支分别到前、后乳头肌根部,分散交织成浦肯野纤维,分布于左室乳头肌和心肌细胞。

一般情况下,窦房结自身兴奋的频率最高。这种兴奋依次至心房肌、房室结、房室束及左、右束支和心室肌,引起心肌的收缩。

组成心脏传导系统的细胞主要有起搏细胞、移行细胞和浦肯野纤维。浦肯野纤维又称束细胞(bundle cell),与心肌比较,浦肯野纤维粗而短,染色浅,闰盘发达。

## 四、心的血管

1. 动脉 心的动脉供应主要是左、右冠状动脉,均来源于升主动脉。

(1)右冠状动脉(right corcmary artery):起于主动脉右窦,经右心耳与肺动脉干之间,入冠状沟向右后行至房室交点处分为后室间支和左室后支。后室间支粗大,沿后室间沟下行与前室间支吻合,分布于后室间沟两侧的心室壁和室间隔后 1/3 部;左室后支较细小,向左行,分布于左室后壁和后乳头肌。右冠状动脉分布于右心房、右心室、室间隔后 1/3 及部分左心室后壁。

(2)左冠状动脉(left coronary artery):起于主动脉左窦,在肺动脉干和左心耳之间左行,随即分为前室间支和旋支。前室间支(anterior interventricular branch)又称前降支(anterior descending branch),沿前室间沟走行绕心尖切迹到后室间沟,与后室间支吻合,分布于左心室前壁、右心室前壁和室间隔前 2/3 区域。前室间支阻塞,则引起前壁心肌及室间隔前部心肌梗死。旋支(circumflex branch)沿冠状沟左后行至膈面,分布于左心房、左心室、左侧面及膈面。旋支闭塞时常引起左室侧壁或膈壁心肌梗死。

2. 静脉 心壁的静脉绝大部分汇入冠状窦流入右心房。

冠状窦(coronary sinus)是位于冠状沟后部的静脉窦。其主要属支如下。

(1)心大静脉(great cardiac vein):与前室间支伴行,起自心尖右侧上升转向左后方,沿冠状沟注入冠状窦。

(2)心中静脉(middle cardiac vein):与后室间支伴行上升注入冠状窦。

(3)心小静脉(small cardiac vein):位于冠状沟后部的右侧,向左行注入冠状窦。此外,有一些小静脉直接注入冠状窦或注入右心房,心壁内的小静脉直接注入各心腔内。

## 五、心包

心包(pericardium)为包裹心和出入心大血管根部的锥体形纤维浆膜囊。分外层纤维心包、内层浆膜心包。

1. 纤维心包 纤维心包(fibrous pericardium)是坚韧的结缔组织囊,上方与大血管的外膜相连,下方附着于膈的中心腱。

2.浆膜心包　浆膜心包(serous pericardium)薄而光滑,分脏、壁两层。浆膜心包脏层紧贴心肌层表面,即心外膜;壁层位于纤维心包内面,脏、壁两层之间的潜在腔隙称心包腔,内含少量浆液,起润滑作用。

3.心包窦　在升主动脉、肺动脉干后壁与上腔静脉、左心房前壁之间的间隙称心包横窦(transverse sinus of pericardium)。在左心房后壁、左肺静脉、右肺静脉、下腔静脉与心包后壁之间的间隙称心包斜窦(oblique sinus of pericardium)。手术时若需阻断下腔静脉的血流,可经斜窦下部进行。

心包的主要功能:可减少心脏跳动时的摩擦;防止心过度扩张,以保持血容量的相对恒定;同时作为一种屏障,可有效防止邻近部位的感染波及心。

### 六、心的体表投影

一般采用下列4点及其连线表示心在胸前壁的体表投影。

1.左上点在左侧第2肋软骨下缘,距胸骨左缘1~2cm。

2.右上点在右侧第3肋软骨上缘,距胸骨右缘约1cm。

3.左下点在左侧第5肋间隙,左锁骨中线内侧1~2cm(距正中线7~9cm)。

4.右下点在右侧第6胸肋关节处。

左、右上点连线为心上界;左、右下点连线为心下界;右上点、右下点连线为心右界,略向右凸;左上点、左下点连线为心左界,略向左凸。了解心在胸前壁的投影,对叩诊时判断心界是否扩大有实用意义。

(张静)

# 第二节　小循环的血管

### 一、小循环(肺循环)的动脉

1.肺动脉干(pulmonary trunk)　一短而粗的动脉干,起自右心室,在升主动脉的右侧向左后上斜行,至主动脉弓的下方分为左、右肺动脉。

2.左肺动脉(left pulmonary artery)　较短,水平向左,经食管、胸主动脉前方至左肺门,分上、下两支进入左肺上叶和左肺下叶。

3.右肺动脉(right pulmonary artery)　较长,水平向右,经升主动脉、上腔静脉之后方达右肺门,分3支进入右肺上叶、右肺中叶、右肺下叶。

在肺动脉干分叉处稍左侧与主动脉弓下缘之间有一结缔组织,称动脉韧带(arterial ligament)(或动脉导管索),其是胚胎时期动脉导管闭锁后的遗迹,如出生后6个月尚未闭锁,则称动脉导管未闭,是常见先天性心脏病的一种。

### 二、小循环(肺循环)的静脉

肺静脉(pulmonary vein)左、右各一对,分别为左上肺静脉、左下肺静脉和右上肺静脉、右下肺静脉。这些静脉均起自肺门向内行注入左心房后部。肺静脉将含氧量高的动脉血输送到心。

(张静)

# 第三节　大循环的血管

## 一、大循环（体循环）的动脉

主动脉（aorta）是体循环的动脉主干。由左心室发出，先斜向右上，再弯向左后，沿脊柱左前方下行，穿膈主动脉裂孔入腹腔，至第4腰椎体下缘处分为左、右髂总动脉。依其行程分为升主动脉、主动脉弓和降主动脉。降主动脉又以膈的主动脉裂孔为界，分为胸主动脉和腹主动脉。

升主动脉（ascending aorta）发自左心室，位于肺动脉干与上腔静脉之间，向右前上方至右侧第2胸肋关节后方移行为主动脉弓，升主动脉根部发出左、右冠状动脉。

主动脉弓（aortic arch）是右侧第2胸肋关节与第4胸椎体下缘之间突向上的弓形动脉。其前方有胸骨，后方有气管和食管。主动脉弓壁内含有压力感受器，具有调节血压的作用。在主动脉弓下方动脉韧带处，有2～3个粟粒状小体，称主动脉小球（aortic glomera），属化学感受器，参与调节呼吸。主动脉弓的凸侧自右向左发出头臂干、左颈总动脉和左锁骨下动脉。头臂干向右上斜至右侧胸锁关节的后方分为右颈总动脉和右锁骨下动脉。

1. 颈总动脉　颈总动脉（commoncarotidartery）是颈部的动脉干，成对，右侧起自头臂干，左侧起自主动脉弓。两侧均在胸锁关节的后方，沿食管、气管和喉的外侧上行，至甲状软骨上缘分为颈内动脉和颈外动脉。颈总动脉与颈内静脉、迷走神经一起被包裹在颈动脉鞘内。

当头面部大出血时，在胸锁乳突肌前缘，相当于环状软骨平面，可将颈总动脉向后压向第6颈椎横突前结节（颈动脉结节），进行急救止血。

在颈总动脉分叉处有两个重要结构。颈动脉窦（carotid sinus）是颈总动脉末端和颈内动脉起始处的膨大部分，壁内有压力感受器，当血压升高时，可反射性引起心跳变慢，血管扩张，血压下降。颈动脉小球（carotid glomus）是一个扁椭圆形小体，借结缔组织连于颈总动脉分叉处的后方，为化学感受器，可感受血液中二氧化碳分压、氧分压和氢离子浓度变化。当血中氧分压降低或二氧化碳分压增高时，反射性地促使呼吸加深加快。

（1）颈外动脉（external carotid artery）：起自颈总动脉，初在颈内动脉的前内侧，后经其前方绕至其前外侧，上行穿腮腺实质达下颌颈高度分为颞浅动脉和上颌动脉两个终支。其主要分支如下。

①甲状腺上动脉（superior thyroid artery）：起自颈外动脉的起始处，行向前下方，分布到甲状腺上部和喉。

②舌动脉（lingual artery）：在甲状腺上动脉的稍上方平下颌角高度发出，分布到舌、舌下腺和腭扁桃体。

③面动脉（facial artery）：在舌动脉稍上方发出，向前经下颌下腺的深面，至咬肌前缘绕过下颌骨下缘至面部，经口角和鼻翼的外侧，向上至眼内眦，改称为内眦动脉（angular artery）。面动脉分布于面部软组织、下颌下腺和腭扁桃体等。在下颌骨下缘和咬肌前缘处，可摸到面动脉的搏动，面部出血时，可在该处压迫止血。

④颞浅动脉（superficial temporal artery）：在外耳门的前方上行，越颧弓根至颞部皮下，其分支分布于腮腺和额、颞、顶部软组织。在外耳门前易触其搏动，当头前外侧部出血时，可

在此压迫止血。

⑤上颌动脉(maxillary artery)：经下颌颈深面入颞下窝，沿途分支分布于外耳道、中耳、硬脑膜、颊、腭扁桃体、牙及牙龈、咀嚼肌、鼻腔和腭部等处。其中分布于硬脑膜者称脑膜中动脉(middle meningeal artery)，它自上颌动脉发出后，向上穿棘孔入颅中窝，且紧贴颅骨内面走行，分前、后两支分布于硬脑膜。前支经过翼点内面，当颞部骨折时，易受损伤引起硬膜外血肿。

(2)颈内动脉(internal carotid artery)：由颈总动脉发出后，垂直上升到颅底，再经颈动脉管入颅腔，分支分布于脑和视器(参见中枢神经系统)。

2.锁骨下动脉(subclavian artery)　左侧起于主动脉弓，右侧起自头臂干。锁骨下动脉从胸锁关节后方斜向外至颈根部，呈弓状经胸膜顶前方，穿斜角肌间隙，至第1肋外缘延续为腋动脉。

从胸锁关节至锁骨下缘中点画一弓形线(弓形线的最高点距锁骨上缘约1.5cm)，此弓形线为锁骨下动脉的体表投影。上肢出血时，可在锁骨中点上方的锁骨上窝处向后下方将该动脉压向第1肋进行止血。

(1)锁骨下动脉：主要分支如下。

①椎动脉(vertebral artery)：从前斜角肌内侧发出，向上穿第6至第1颈椎横突孔，经枕骨大孔入颅腔，左右汇合成一条基底动脉。

②胸廓内动脉(internal thoracic artery)：在椎动脉起始相对侧发出，向下入胸腔，经第1～6肋软骨后面(距胸骨外侧缘1.5cm处)下降。其分为肌膈动脉和腹壁上动脉(图1－2)，后者穿膈进入腹直肌鞘内，并与腹壁下动脉吻合。胸廓内动脉分支分布于胸前壁、乳房、心包等处。

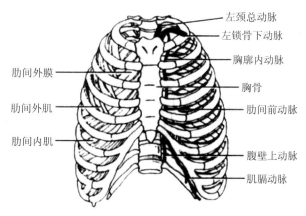

图1－2　胸廓内动脉及其分支

③甲状颈干(thyrocervical trunk)：为一短干，起自锁骨下动脉，立即分成数支至颈部和肩部。其中甲状腺下动脉(inferior thyroid artery)向上至甲状腺下端，并分布于咽、喉、气管和食管。肩胛上动脉(suprascapular artery)自甲状颈干发出后，至冈上窝、冈下窝，分布于冈上肌、冈下肌和肩胛骨。

(2)腋动脉(axillary artery)：在第1肋外缘处续于锁骨下动脉，经腋窝至大圆肌下缘处移行为肱动脉。其主要分支如下：

①胸肩峰动脉(thoracoacromial artery)：为一短干，在胸小肌上缘发自腋动脉，立即分支

分布于三角肌、胸大肌、胸小肌和肩关节。

②胸外侧动脉(lateral thoracic artery):沿胸小肌下缘走行,分布于乳房、胸大肌和前锯肌。

③肩胛下动脉(subscapular artery):在肩胛下肌下缘附近发出,行向后下,分为胸背动脉(thoracodorsal artery)和旋肩胛动脉(circumflex scapular artery)。前者分布于背阔肌和前锯肌;后者穿三边孔至冈下窝,营养附近诸肌,并与肩胛上动脉吻合。

④旋肱后动脉(posterior humeral circumflex artery):伴腋神经穿四边孔,绕肱骨外科颈,分布于肩关节和三角肌。

(3)肱动脉(brachial artery):自大圆肌下缘续于腋动脉,沿肱二头肌内侧下行至肘窝,平桡骨颈高度分为桡动脉和尺动脉。在肘窝的内上方,可触到肱动脉的搏动,为测量血压时听诊的部位。当前臂和手部大出血时,可在臂中部将动脉压向肱骨以暂时止血。肱动脉的主要分支有肱深动脉,伴桡神经,绕桡神经沟下行,分布于肱三头肌。

(4)桡动脉(radial artery)和尺动脉(ulnar artery):两者均由肱动脉分出,桡动脉在肱桡肌与旋前圆肌之间,继而在肱桡肌腱与桡侧腕屈肌腱之间下行(在腕关节上方可触其搏动,此处是诊脉常用部位),绕桡骨茎突至手背,穿第1掌骨间隙到手掌,与尺动脉掌深支吻合成掌深弓。桡动脉主要分支:①拇主要动脉(principal artery of thumb):在桡动脉入手掌处发出,分3支分布于拇指两侧和示指桡侧。②掌浅支(superficial palmar branch):在桡腕关节处发出,穿鱼际肌或沿其表面至手掌,与尺动脉末端吻合成掌浅弓。

尺动脉在指浅屈肌与尺侧腕屈肌之间下行,经豌豆骨桡侧至手掌,与桡动脉掌浅支吻合成掌浅弓。尺动脉主要分支:①骨间总动脉(common interosseous artery):自尺动脉上端发出,在骨间膜上缘分为骨间前动脉和骨间后动脉。分别沿骨间膜前、后面下行,分支分布于前臂肌和尺骨、桡骨。②掌深支(deep palmar branch):在豌豆骨桡侧由尺动脉发出,与桡动脉末端吻合成掌深弓。

(5)掌浅弓(superficial palmar arch)和掌深弓(deep palmar arch):掌浅弓位于掌腱膜和屈指肌腱之间,分支有小指尺掌侧动脉和三支指掌侧总动脉。前者分布于小指尺侧缘,后者达掌指关节附近各分2支指掌侧固有动脉(proper palmar digital arteries),分别分布于第2~5指相对缘,手指出血时可在手指两侧压迫止血。掌深弓位于屈指肌腱深面,约平腕掌关节高度由弓发出3条掌心动脉,至掌指关节附近,分别与相应的指掌侧总动脉吻合。

3.胸主动脉　胸主动脉(thoracic aorta)是胸部动脉干,发出壁支和脏支。

(1)壁支(rami parietales):包括肋间后动脉(posterior intercostal arteries)和肋下动脉(subcostal artery)。第1~2对肋间后动脉来自锁骨下动脉,第3~11对肋间后动脉和肋下动脉由胸主动脉的后外侧壁发出,每支在脊柱两侧各分前、后两支。后支细小,分布于脊髓、背部的肌和皮肤。前支粗大,与肋间后静脉和肋间神经伴行于肋间隙内,分布于胸壁和腹壁上部。

(2)脏支(rami viscerales):主要有支气管支、食管支和心包支,分布于气管、食管和心包。

4.腹主动脉　腹主动脉(abdominal aorta)是腹部的动脉主干,其右侧邻下腔静脉,前方有肝左叶、胰、十二指肠水平部和小肠系膜根越过。腹主动脉分壁支和脏支。

(1)壁支:主要有腰动脉和膈下动脉。前者左、右各4条,起自腹主动脉后壁,分布于腹后壁、背肌和脊髓。后者左、右各一,除分布于膈下面外,并发出肾上腺上动脉至肾上腺。

（2）脏支：分成对和不成对两种。成对的有肾上腺中动脉、肾动脉、睾丸动脉（男性）或卵巢动脉（女性）不成对的有腹腔干、肠系膜上动脉和肠系膜下动脉。

①肾上腺中动脉（middle suprarenal artery）：约平第 1 腰椎处，起自腹主动脉侧壁，分布到肾上腺。

②肾动脉（renal artery）：平第 1、2 腰椎体之间，起自腹主动脉侧壁，横行向外，到肾门附近分为前、后两干，经肾门入肾。肾动脉并在入肾之前发出肾上腺下动脉（inferior suprarenal artery）至肾上腺。

③睾丸动脉（testicular artery）：又称精索内动脉（internal spermatic artery），细而长，在肾动脉起始处的稍下方由腹主动脉前壁发出，斜向下外，跨过输尿管前面，经腹股沟管至阴囊，分布于睾丸。睾丸动脉在女性则为卵巢动脉，经卵巢悬韧带下行入盆腔，分布于卵巢和输卵管。

④腹腔干（celiac trunk）：短而粗，在主动脉裂孔稍下方发自腹主动脉前壁，立即分为胃左动脉、肝总动脉和脾动脉三大支。

胃左动脉（left gastric artery）斜向左上方至胃的贲门，在小网膜两层之间沿胃小弯转向右行，与胃右动脉吻合。沿途分支至食管腹段、贲门和胃小弯附近的胃壁。

肝总动脉（common hepatic artery）向右前方在十二指肠上部的上缘进入肝十二指肠韧带内，分为肝固有动脉和胃十二指肠动脉。肝固有动脉（proper hepatic artery）行于肝十二指肠韧带内，在肝门静脉左前方、胆总管左侧上行至肝门，分为左、右两支进入肝的左、右叶。肝固有动脉右支在入肝门前发出胆囊动脉（cystic artery），经胆囊三角上行，分支分布于胆囊。肝固有动脉尚分出胃右动脉（right gastric artery），在小网膜内行至幽门上缘，再沿胃小弯向左，与胃左动脉吻合，沿途分支分布于十二指肠上部和胃小弯附近的胃壁。胃十二指肠动脉（gastroduodenal artery）在十二指肠上部后方下降，在幽门下缘分为胃网膜右动脉（right gastroepiploic artery）和胰十二指肠上动脉（superior pancreaticoduodenal artery）。前者在大网膜两层间沿胃大弯左行，分布于胃大弯和大网膜，并与胃网膜左动脉吻合。后者有前、后两支，在胰头与十二指肠降部之间下降，分布到胰头和十二指肠。

脾动脉（splenic artery）与脾静脉并行，沿胰的上缘向左达脾门，分数支入脾，沿途分支，胰支有多条分布于胰体和胰尾。胃短动脉有 3～5 支，经胃脾韧带至胃底。胃网膜左动脉沿胃大弯右行，与胃网膜右动脉吻合，分布于胃大弯和大网膜。

⑤肠系膜上动脉（superior mesenteric artery）：在腹腔干稍下方起自主动脉前壁，经胰头后方下行，越过十二指肠水平部前面进入小肠系膜根，向右髂窝方向走行。其分支如下。

胰十二指肠下动脉（inferior pancreaticoduodenal artery）位于胰头与十二指肠之间，分支分布于胰和十二指肠，并与胰十二指肠上动脉吻合。

空肠动脉（jejunal arteries）和回肠动脉（ileal arteries）有 12～16 支，发自肠系膜上动脉左侧壁，走在肠系膜内，分布于空肠和回肠。各支动脉的分支再吻合成动脉弓。通常，空肠有 1～2 级动脉弓，回肠的动脉弓多至 3～5 级，最后一级动脉弓再发出直支入肠壁。

回结肠动脉（ileocolic artery）为肠系膜上动脉右侧壁发出的最下一条分支，分布于回肠末端、盲肠和升结肠。另发出阑尾动脉（appendicular artery）沿阑尾系膜游离缘至阑尾尖端，并分支营养阑尾。

右结肠动脉（right colic artery）在回结肠动脉上方发出向右行，分升、降支与中结肠动脉和回结肠动脉吻合。其分支至升结肠。

中结肠动脉(middle colic artery)在胰的下缘处发出,前行入横结肠系膜,分左、右支分别与左、右结肠动脉吻合,营养横结肠。

⑥肠系膜下动脉(inferior mesenteric artery):平第3腰椎高度发自腹主动脉前壁,在腹后壁腹膜后面向左下方行走。其分支如下。

左结肠动脉(left colic artery)沿腹后壁左行,分升、降支营养降结肠,并与中结肠动脉和乙状结肠动脉吻合。

乙状结肠动脉(sigmoid artery)常为1～3支,进入乙状结肠系膜内,相互吻合成动脉弓分支分布于乙状结肠。

直肠上动脉(superior rectal artery)是肠系膜下动脉的直接延续,行至第3骶椎处分为两支,沿直肠上部两侧下降,分布于直肠上部,并与直肠下动脉的分支吻合。

5.髂总动脉(common iliac artery) 左、右各一,在第4腰椎体下缘由腹主动脉发出,沿腰大肌内侧走向外下方,至骶髂关节前分为髂内动脉和髂外动脉。

(1)髂内动脉(internal iliac artery):为一短干,沿盆腔侧壁下行,发出脏支和壁支。

①脏支:主要分布于盆腔脏器和外生殖器。其主要分支如下。

脐动脉(umbilical artery)为胎儿时期动脉干,出生后远侧段闭锁形成脐内侧韧带,近侧段仍保留管腔,发出膀胱上动脉分布于膀胱尖和体。

膀胱下动脉(inferior vesical artery)沿骨盆腔侧壁下行,分布于膀胱底、精囊腺和前列腺。女性分布于膀胱和阴道。

直肠下动脉(inferior rectal artery)行向内下方分布于直肠下部,并与直肠上动脉和肛动脉吻合。

子宫动脉(uterine artery)走行在子宫阔韧带内,在子宫颈外侧1～2cm处跨过输尿管的前上方并与之交叉,沿子宫颈上行,分支分布于子宫、阴道、输卵管和卵巢。行子宫切除术结扎子宫动脉时,注意其与输尿管关系,不要一并结扎。

阴部内动脉(internal pudendal artery)在梨状肌下孔出骨盆,经坐骨小孔入坐骨肛门窝,发出肛动脉、会阴动脉、阴茎(蒂)动脉等分支,分布于肛门、会阴部和外生殖器。

②壁支:主要有闭孔动脉和臀上动脉、臀下动脉。

闭孔动脉(obturator artery)伴闭孔神经穿闭膜管至大腿内侧,分布于髋关节和大腿内侧肌群。

臀上动脉(superior gluteal artery)从梨状肌上孔穿骨盆腔至臀部,分布于臀中肌、臀小肌和髋关节。

臀下动脉(inferior gluteal artery)从梨状肌下孔穿骨盆腔至臀部,分布于臀大肌、臀部和股后部皮肤。

(2)髂外动脉(external iliac artery):沿腰大肌内侧缘下降,经腹股沟韧带中点深面至股部,移行为股动脉。其主要分支为腹壁下动脉,经腹股沟管腹环内侧上行入腹直肌鞘,布于腹直肌并与腹壁上动脉吻合。

①股动脉(femoral artery):在股三角内下行,经收肌管,在收肌腱裂孔至腘窝,移行为腘动脉。在股三角内,股动脉位置表浅,在腹股沟韧带中点下方可触及搏动,当下肢出血时,可在此处向后压迫止血。股动脉在腹股沟韧带下方2～5cm处发出股深动脉(deep femoral artery)，向内后下行，沿途分支有旋股内侧动脉(medial femoral circumflex artery)、旋股外侧动脉(lateral femoral circumflex artery)和3～4条穿动脉(perforating arteries)。股动脉分支分布于大腿肌和髋关节。

②腘动脉(popliteal artery)：在腘窝深部下行至小腿骨间膜上方分为胫前动脉、胫后动脉。其分支分布于膝关节及附近诸肌。

③胫后动脉(posterior tibial artery)：沿小腿后面浅、深层肌之间下行，经内踝后方进入足底，分为足底内侧动脉和足底外侧动脉。主要分支如下。

腓动脉(peroneal artery)从胫后动脉起始处分出，分布于胫骨、腓骨和附近肌。

足底内侧动脉(medial plantar artery)沿足底内侧前行，分布于足底内侧。

足底外侧动脉(lateral plantar artery)沿足底外侧前行，至第5跖骨底处转向内侧至第1跖骨间隙，与足背动脉的足底深支吻合成足底弓。由足底弓发出4条趾足底总动脉，向前又各分2条趾足底固有动脉，分布于足趾的相对缘。

④胫前动脉(anterior tibial artery)：由腘动脉分出后，立即穿小腿骨间膜，至小腿前群肌之间下行至足背移行为足背动脉。胫前动脉沿途分支分布于小腿前群肌和附近皮肤。

⑤足背动脉(dorsal artery of foot)：在距小腿关节的前方续于胫前动脉，经踇长伸肌腱的外侧前行，至第1跖骨间隙近侧端分为第1趾背动脉和足底深动脉，沿途分支分布于足背、足趾等处。足背动脉位置表浅，在踝关节前方，踇长伸肌腱外侧，可触及搏动，当足背部出血可在该处压迫止血。

## 二、大循环(体循环)的静脉

静脉是心血管系统中运送血液回心的血管，起始端连于毛细血管，末端止于心房。体循环的静脉主要包括上腔静脉系统、下腔静脉系统(含门静脉)和心静脉系统(已述于心)。

1.体循环静脉的结构和配布特点

(1)体循环的静脉分浅、深静脉两类。浅静脉位于皮下浅筋膜内，称皮下静脉。深静脉位于深筋膜的深面或体腔内，多与同名动脉伴行，称伴行静脉。

(2)静脉之间有丰富的吻合交通支。浅静脉之间，深静脉之间，浅、深静脉之间均存在广泛的交通。如浅静脉吻合成静脉网(弓)，深静脉吻合成静脉丛。

(3)静脉瓣是由内皮反折重叠成类似半月形小袋，朝向心，可防止血液逆流。

(4)静脉管壁薄而弹性小，其管腔较同级动脉大，属支多，血容量是动脉的2倍以上，故血流缓慢，压力较小。

(5)某些部位静脉结构特殊，如硬脑膜窦(sinuses of dura mater)，壁内无平滑肌，腔内无瓣膜，对颅脑静脉血回流起着重要作用。又如板障静脉(diploic vein)是颅骨松质内的静脉，并与颅内、外静脉交通。

2.上腔静脉系统 由收集头颈、上肢、胸壁及部分胸腔脏器的属支静脉组成，其主干是上腔静脉。

上腔静脉(superior vena cava)：由左、右头臂静脉在右侧第1胸肋结合处后方汇合而成，在升主动脉的右侧垂直下降，注入右心房。其入心房前尚有奇静脉注入。

头臂静脉(brachiocephalic vein)(又称无名静脉)：左、右头臂静脉在胸锁关节后方由同侧的颈内静脉和锁骨下静脉汇合而成。汇合处的夹角称静脉角(venous angle)，是淋巴导管注入的部位。头臂静脉主要属支有颈内静脉和锁骨下静脉。此外,还有椎静脉、胸廓内静脉、甲状腺下静脉等。

(1)头颈部的静脉

①颈内静脉(internal jugular vein):为头颈部静脉回流的主干,上端在颈静脉孔处续于乙状窦,行于颈动脉鞘内,沿颈内动脉和颈总动脉外侧下降,至胸锁关节后方与锁骨下静脉汇合成头臂静脉。其属支有颅内支和颅外支。

颅内支:通过颅内静脉及硬脑膜窦收纳脑膜、脑、眼及颅骨的血液。

颅外支:包括面静脉和下颌后静脉。

面静脉(facial vein)收纳面前部软组织的血液。面静脉起自内眦静脉,伴面动脉斜向下外方,至下颌角下方接受下颌后静脉的前支,达舌骨高度注入颈内静脉。面静脉在口角平面以上无瓣膜,借内眦静脉、眼静脉与海绵窦相通。面静脉也可经面深静脉、翼静脉丛、眼下静脉与海绵窦相通。当口角以上面部,尤其是鼻根至两侧口角间的三角区感染处理不当时,病菌可经上述途径感染颅内。临床上称此区为危险三角区(danger triangle offace)。

下颌后静脉(retromandibular vein)收集颞浅动脉和上颌动脉分布区域的静脉血,由颞浅静脉和上颌静脉在腮腺内汇合而成。分前、后2支,分别注入面静脉和颈外静脉。上颌静脉起自翼静脉丛,而翼静脉丛经眼下静脉或卵圆孔及破裂孔的导血管与海绵窦相交通。

②锁骨下静脉(subclavian vein):续于腋静脉,伴同名动脉走行,与颈内静脉在胸锁关节后方合成头臂静脉。其主要属支有颈外静脉。

颈外静脉是颈部最大的浅静脉,在耳下方由下颌后静脉的后支、耳后静脉及枕静脉汇合而成。颈外静脉沿胸锁乳突肌表面下行至下端后方,穿颈深筋膜注入锁骨下静脉。

(2)上肢的静脉

①上肢的深静脉:从手指到腋腔,各部深静脉与同名动脉伴行,收集同名动脉分布区域的静脉血。

②上肢的浅静脉:起于手背的静脉网。

头静脉(cephalic vein)起于手背静脉网的桡侧,转至前臂前面,在肱二头肌外侧上行,经三角肌和胸大肌间沟,穿深筋膜注入腋静脉或锁骨下静脉。

贵要静脉(basilic vein)起自手背静脉网的尺侧,转至前臂尺侧上行,在肘窝接受肘正中静脉后,在肱二头肌内侧上升至臂中点稍下方,穿深筋膜注入肱静脉或腋静脉。该静脉位置表浅、恒定,临床常做穿刺或插管等。

肘正中静脉(median cubital vein)斜行于肘窝皮下,连接头静脉和贵要静脉,常接受前臂正中静脉。该静脉变异较多,是临床注射、输液或抽血的部位。

(3)胸部的静脉:胸前壁及脐以上的腹前壁浅静脉,沿胸腹壁静脉,经胸外侧静脉注入腋静脉;深层则沿胸廓内静脉注入头臂静脉。

①奇静脉(azygous vein):起自右腰升静脉,穿膈沿脊柱右侧上行至第4胸椎高度,弓形向前绕右肺根上方,注入上腔静脉。其沿途接受食管静脉、支气管静脉、右肋间后静脉,在第8~9胸椎体间有半奇静脉注入。半奇静脉(hemiazygos vein)起于左腰升静脉,沿脊柱左侧上行,接受左下部肋间后静脉及副半奇静脉。副半奇静脉(accessory hemiazygos vein)收集左侧中、上部肋间后静脉的血液。奇静脉和半奇静脉借腰升静脉、腰静脉与髂总静脉、下腔静脉相连。奇静脉构成上、下腔静脉系统的侧支吻合,具有重要的临床意义。

②椎静脉丛(vertebral venous plexus)：分布于椎管内、外，分椎内、外静脉丛，两者间有广泛的吻合，收集脊髓、脊膜、椎骨及邻近肌的血液。椎静脉丛分别与椎静脉、肋间后静脉、腰静脉等交通，向上与颅内硬脑膜窦相通，向下与盆腔静脉丛相连。

3.下腔静脉系统 由下腔静脉及其各级属支构成，主干为下腔静脉，收集下肢、盆部和腹部的血液。

下腔静脉(inferior vena cave)是人体最大的静脉干。由左、右髂总静脉在第4～5腰椎体右前方汇合而成，沿脊柱右前方、腹主动脉右侧上行，经肝的腔静脉窦，穿膈的腔静脉孔入胸腔，注入右心房。

(1)下肢的静脉

①下肢的深静脉：从足底至股部，深静脉皆与同名动脉伴行，收集同名动脉分布区域的静脉血。

②下肢的浅静脉：主要有大隐静脉和小隐静脉。

大隐静脉(great saphenous vein)是全身最长的浅静脉，起自足背静脉弓内侧，经内踝前方，伴隐神经上升，经膝关节后内方，大腿前内侧，于耻骨结节下外方3～4cm处，穿隐静脉裂孔注入股静脉。在注入股静脉前还收集5条属支，即腹壁浅静脉(superficial epigastric vein)、阴部外静脉(external pudendal vein)、旋髂浅静脉(superficial circumflex iliac vein)、股内侧浅静脉(medial superficial femoral vein)和股外侧浅静脉(lateral superficial femoral vein)。大隐静脉收集足、小腿内侧、大腿前内侧和外侧、脐下腹前壁浅层及外阴部的静脉血。大隐静脉经过内踝前方时，位置表浅而恒定，是静脉输液或切开的常用部位。大隐静脉也是下肢静脉曲张的好发血管。

小隐静脉(small saphenous vein)起自足背静脉弓外侧，经外踝后方，沿小腿后面中线上升，至腘窝处穿深筋膜注入腘静脉。

(2)盆部的静脉

①髂内静脉(internal iliac vein)：与髂内动脉伴行，短而粗，其属支分为脏支和壁支，收集各同名动脉分布区域的静脉血。脏支的特点是在器官周围或壁内形成静脉丛，如膀胱、子宫及直肠静脉丛等。

②髂外静脉(external iliac vein)：续于股静脉，与同名动脉伴行，收纳同名动脉分布区域的静脉血。

③髂总静脉(common iliac vein)：在骶髂关节的前方，由髂内静脉和髂外静脉汇合而成。斜向内上至第4～5腰椎右前方，与对侧髂总静脉汇合成下腔静脉。

(3)腹部的静脉：分壁支和脏支两种。成对壁支与脏支直接或间接注入下腔静脉，不成对的脏支(除肝外)先汇合成肝门静脉入肝后，经肝静脉回流入下腔静脉。

①壁支有1对膈下静脉和4对腰静脉，皆与同名动脉伴行。左、右腰静脉之间各有一条腰升静脉纵行串联，并向上分别移行为半奇静脉和奇静脉，向下连于同侧的髂总静脉。

②脏支分为如下几种。

肾上腺静脉(suprarenal vein)成对，左侧注入左肾静脉，右侧直接注入下腔静脉。

肾静脉(renal vein)起自肾门，在同名动脉前方横向内侧注入下腔静脉。左肾静脉较右肾静脉为长，越过腹主动脉前方，并接受左肾上腺静脉和左睾丸静脉(或卵巢静脉)。

睾丸静脉(testicular vein)起自睾丸和附睾，在精索内吻合成蔓状静脉丛，在腹股沟管深环处合成睾丸静脉。右睾丸静脉以锐角注入下腔静脉,左睾丸静脉以直角注入左肾静脉,故左睾丸静脉曲张较多见。此静脉在女性为卵巢静脉(ovarian vein),起自卵巢静脉丛,经卵巢悬韧带上升,其回流途径同男性。

肝静脉(hepatic vein)有 2～3 支,称肝右静脉、肝中静脉、肝左静脉,行于肝实质内,收集肝窦回流的血液,在腔静脉窝上部注入下腔静脉。

③肝门静脉系统(hepatic portal system)由肝门静脉及其属支组成,收集除肝以外的不成对器官的血液。

肝门静脉的组成:肝门静脉(hepatic portal vein)在胰头后方,由肠系膜上静脉和脾静脉汇合而成,向右上进入肝韧带、十二指肠韧带内,在胆总管和肝固有动脉后方向上达肝门。分左、右支入肝左、右叶。其在肝内反复分支最后注入肝窦,并与来自肝固有动脉分支的血液混合。代谢后的血液经肝静脉注入下腔静脉。

肝门静脉系统的结构特点:肝门静脉回流的始端和末端均为毛细血管,一般无瓣膜,当肝静脉压力升高时,血液可以发生逆流。

肝门静脉的主要属支:其多数属支收集同名动脉分布区域的静脉血。

肠系膜上静脉(superior mesenteric vein)伴同名动脉右侧行于肠系膜内,至胰头后方与脾静脉合成肝门静脉。

脾静脉(splenic vein)在脾门处由数条脾支汇合而成,沿胰后面并行于脾动脉下方,向右与肠系膜上静脉汇合成肝门静脉。

肠系膜下静脉(inferior mesenteric vein)伴行于同名动脉左侧,行向右上,在胰头的后方注入脾静脉或肠系膜上静脉,少数注入上述两静脉的夹角处。

胃左静脉(left gastric vein)(胃冠状静脉)与胃左动脉伴行,向右汇入肝门静脉。

胃右静脉(right gastric vein)与胃右动脉伴行,向右汇入肝门静脉。其注入前多接受幽门前静脉,后者可作为判定幽门的标志。

胆囊静脉(cystic vein)起自胆囊,汇入肝门静脉或其右支。

附脐静脉(paraumbilical veins)起自脐周静脉网的数条小静脉,沿肝圆韧带入肝,注入肝门静脉左支。

肝门静脉系与上、下腔静脉的吻合主要有 3 条途径:①经食管静脉丛(esophageal venous plexus)与上腔静脉系的吻合。②经直肠静脉丛(rectal venous plexus)与下腔静脉系的吻合。③通过脐周静脉网(paraumbilical venous rete)分别与上、下腔静脉系的吻合。

在正常情况下,上述吻合处的静脉细小,血流量少。当肝门静脉回流受阻时(如肝硬化等),血液不能流入肝,部分血液则通过上述静脉丛形成侧支循环,流入上、下腔静脉。此时可造成吻合处细小静脉曲张,甚至破裂。如食管静脉丛破裂,造成呕血;直肠静脉丛破裂,可造成便血;脐周静脉网等部位曲张,则引起腹前壁静脉曲张、腹腔积液等体征。因此,熟悉上述吻合途径,具有重要的临床意义。

(张静)

# 第二章  胸部解剖与生理

## 第一节  气管、支气管及肺

### 一、气管

呼吸系统主要是由气管、支气管和肺组成。前者为提供气体的通道,后者则为气体的交换场所。

（一）气管的结构

气管的上端以环气管韧带与喉的环状软骨相连,下连两侧主支气管,它是由一系列软骨环,间以平滑肌纤维、黏膜和结缔组织构成的后壁略扁平的圆筒形管道。上平第 7 颈椎体上缘,向下至胸骨角平面分左、右主支气管。长度成年男性约 11cm,女性稍短,管腔前后径小于横径,前者约 1.8cm,后者约 2.0cm,气管软骨呈 C 形,约占气管周径的 2/3,大约 18～22 个,约每厘米有两个环。缺口对向后方。

气管壁由黏膜层、黏膜下层、软骨及肌肉层构成。黏膜上皮正常为假复层柱状纤毛上皮,黏膜下层菲薄,含有微血管、淋巴管和神经纤维,黏液腺丰富,开口于管腔,肌层多为弹性平滑肌,外膜为疏松结缔组织。

（二）气管的分段和毗邻

气管依其所在部位,以胸廓入口为界分为颈段和胸段。颈段较短,沿颈前正中线下行,在胸骨上切迹处可以触及,气管可随颈部屈伸而上下移动,当颈屈曲时,气管几乎可以全部进入纵隔内。因此,气管袖状切除吻合术后常保持颈屈曲位。

颈段气管的前方有甲状腺峡部,两侧有甲状腺侧叶和颈大血管,后方有食管。胸段气管的前方有左无名静脉,主动脉弓和胸腺(小儿),后方紧靠食管。气管、食管沟内有喉返神经平行通过。

（三）气管的血管、淋巴管和神经

气管的血供是分阶段性的,上段来自甲状腺动脉的气管支,下段则由支气管动脉的分支供血,大部分气管和食管的血供是共同的。另外气管两侧还有纵形血管链,如手术时广泛的分离并切断侧面血管链,容易引起气管缺血而坏死,因此一般气管的游离长度掌握在 1.0cm 左右。

气管的淋巴引流丰富,前方和两侧有淋巴结群,与颈部,肺及支气管淋巴结交通。

气管的神经来自迷走神经的分支、喉返神经的气管支及交感神经。

### 二、支气管

支气管为气管的向下延伸,左、右各一支,两支气管之间夹角为 65°～80°,其大小与胸廓

的形态有关。右主支气管短粗,长 2~3cm,直径约 12~16mm,它与气管的延长线夹角仅为
25°~30°,因此气管内异物易进入右侧支气管。左主支气管细长,约 4~5cm,直径为 10~
14mm,与气管延长线间夹角为 40°~50°。右主支气管约在第 5 胸椎体高处经右肺门入右肺,
左主支气管约在第 6 胸椎体高处,经左肺门入左肺。

右主支气管继续延伸发出二级支气管,即右上叶支气管、中叶支气管和下叶支气管。上
叶和中叶开口之间的支气管部分称中间段支气管,约 1.7~2.0cm,右侧肺动脉干跨过此段。
二级支气管很快分支成为三级支气管,即段支气管,通向相应的肺段。临床以肺段的相应名
称来命名各肺段的支气管(图 2—1)。

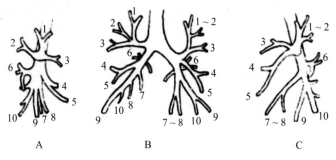

图 2—1  支气管及其分支
A. 右支气管侧位像;B. 支气管正立像;C. 左支气管侧位像

左主支气管分叉情形基本同于右侧,稍有不同的是:①左上叶支气管长度较右侧稍长约
11~16mm。②上叶支气管发出后,从上叶支气管发出舌段支气管(类似右侧中叶支气管)。
③上叶支气管发出后再向下很快发出下叶第 1 个分支,即背段支气管,此距离较短,仅约
0.5cm。因此,左下叶支气管肿瘤手术不易作袖状切除。

## 三、肺

分左、右肺叶。左、右肺由斜裂分为上、下两叶,右肺上叶又被水平裂分为上、中两叶。

(一)肺门与肺根

肺门位于肺内侧面中部的凹陷处,内有支气管、肺动静脉、支气管动静脉及淋巴管通过,
临床上称此处为第 1 肺门。各肺叶的肺叶支气管,动、静脉出入肺的实质处又成为第 2 肺门。
出入肺门的诸结构借助结缔组织相连,并被胸膜包绕形成肺根。肺根结构的位置关系由前向
后依次为肺上静脉、肺动脉、支气管。由上向下左右略有不同,即左侧为肺动脉、支气管、肺静
脉;右侧为上叶支气管、肺动脉、中下叶支气管、肺静脉。左右肺下静脉位置最低,切开下肺韧
带向上可见肺下静脉(图 2—2)。

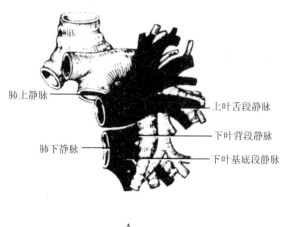

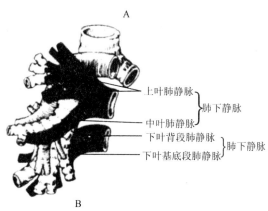

图 2－2　肺门结构

A. 左侧；B. 右侧

（二）肺段

按肺内第 3 级支气管及其动脉分布情况,将肺又分成小段,称为肺段。各肺段呈锥形,底部构成肺表面,尖端朝向肺门。因此肺段为较小的肺叶独立单位,肺静脉在肺段之间走行。临床上可以作肺段切除,当采用的有舌段、背段切除。右肺叶分 10 段,左肺叶分 8 段(表 2－1)。

表 2－1　肺段的划分

| 右侧 | 左侧 |
| --- | --- |
| 上叶 | 上叶 |
| 1 尖段 | 1~2 尖后段 |
| 2 后段 | 3 前段 |
| 3 前段 | |
| 中叶 | |
| 4 外侧段 | 4 舌上段 |
| 5 内侧段 | 5 舌下段 |
| 下叶 | 下叶 |
| 6 背段 | 6 背段 |
| 7 内基底段 | 7~8 前内基底段 |
| 8 前基底段 | |
| 9 外基底段 | 9 外基底段 |
| 10 后基底段 | 10 后基底段脉 |

（三）肺的血管

肺动脉干起于右心室,在主动脉弓下方分为左、右肺动脉。

左肺动脉较短,于左肺门顶部绕左上叶支气管上后方而进入肺裂。此后沿肺裂下行,沿途发出各基底动脉支进入相应的肺段。左侧肺动脉发出到上叶的分支变异较大,少则 2～3支,多则 6～7 支,常见的是 4～5 支,而且各肺段动脉的发出程序也不恒定。舌段动脉有时为单支直接从左肺动脉发出,下叶的背段动脉 64％为单支,34％为双支,为下叶动脉之最高分支,在左侧其发出平面常高于舌段动脉支,因此在下叶切除时,背段动脉常需单独处理。总之,由于左肺动脉分支变异较多,手术时一定要先游离、暴露出一定的长度,再认清该动脉是否通向需要切除的肺叶,确认无误后再结扎、切断。

右肺动脉较长,在右上肺静脉上后方横行进入右肺门,随即向下弯行入肺裂,于肺裂下部分再分成几支基底段动脉支,进入右下叶基底段内。右肺动脉的分支变异较少。第 1 分支为前干,可为单支或双支,进入右上肺尖段及前段,于横裂根部右肺动脉发出后升支动脉进入右上叶后段,因该支发出后向上行走,故称为升支,有时升支可能自背段动脉发出(约 10％),术中要看清。右上肺动脉的解剖显露须切断右上肺静脉之后才清楚,术中往往先处理右上肺静脉,后处理右上肺动脉。中叶动脉和下叶背段动脉发出平面大致相同,几乎呈对应关系,因此作肺下叶切除时须先单独处理背段动脉,以保全中叶动脉。中叶动脉可以是单支,也可以是双支。

肺静脉系统由末梢小静脉支汇集成为肺段静脉,再由肺段静脉汇集成为肺叶静脉,然后汇集为两侧上、下肺静脉。左上肺静脉长约 1.0～1.5cm,右上肺静脉长约 1.0cm。两侧肺静脉均由肺门处进入心包,在心包内尚有少许行程,再注入左心房。各肺静脉走行、部位及分支均较恒定,两侧上、下肺静脉几乎均由三支汇合而成,处理肺上静脉时最好在分支平面结扎、切断比较安全,一旦意外出血,可先局部压迫,然后切开心包,于心包内解剖肺静脉控制出血。

（四）肺血管的心包内解剖

在心包内动脉的一圈大部分有浆膜壁层心包覆盖,因此手术中这些纤维组织层必须切断以后血管才能游离。上、下肺静脉经过心包时有浆膜层包绕,通常后 1/3 圈不是游离状态的,心包内处理上、下肺静脉同样要先剪开这一层。上、下肺静脉分别注入左心房,而左侧肺静脉变异较多。通常有 1/4 人群汇成一个共同静脉干入左心房,在做左侧肺叶切除需心包内处理血管时要加以注意。

（五）肺的淋巴与神经分布

肺的淋巴分深、浅两组。分别汇合成淋巴管,最后回流至支气管肺门淋巴结。

肺的神经来自肺丛。该丛由迷走神经和来自胸 1～5 交感神经节发出的神经纤维组成。迷走神经的传入纤维形成呼吸反射弧的传入部分,传出纤维管理支气管平滑肌的收缩和腺体的分泌。交感神经的传出纤维管理支气管的扩张。

（张静）

# 第二节　食管

食管为消化道的入口,主要功能是作为吞咽食物至胃的通道,同时在食管的上端和下端有括约肌功能,分别防止误吸及胃食管反流。

## 一、食管的走行

食管位于后纵隔内,始于第 6 颈椎水平,上起咽部,下端相当于第 10 胸椎处穿过膈肌,止于胃贲门。成人食管长约 25cm,如加上门齿到咽的距离约 15～16cm,全程长约 40～41cm,并随身高的不同略有改变。

临床上把食管划分为三段,食管有三个生理性狭窄,三个自然弯曲,有三处部位易发生憩室。

（一）分段

早年按照食管上下位置,以主动脉弓上缘和下肺静脉下缘平面为界分为上段、中段和下段。因临床检查很难确定下肺静脉的下缘,因此食管中,下段的划分常存在困难,且这两个部位的肿瘤切除在手术难度上和手术方式上均有不同,近年有人提出修改食管的分段标准,即：食管自入口（环状软骨下缘）至胸骨柄上缘为颈段,其下为胸段,胸段食管又分为上、中、下三段,胸骨柄上缘平面至气管分叉（隆突）平面为胸上段,气管分叉至贲门口平面的中点以上为胸中段,以下为胸下段（包括腹段食管）。从实用性上,新标准更趋向合理性。

（二）生理性狭窄

第 1 个狭窄是咽与食管相接处,是由环咽肌围绕造成的。管腔直径约 1.4cm,距门齿约 15cm,是食管的最窄处。第 2 个狭窄是由左主支气管和主动脉弓跨过食管的前壁和左外侧壁的压迹造成。管腔直径约 1.5～1.7cm,距门齿约 22.5cm。第 3 个狭窄位膈肌食管裂孔处,是由胃食管括约肌功能造成的,该处管腔经测量为 1.6～1.9cm,距门齿约 40cm。

（三）生理性弯曲

食管全程有 3 个自然弯曲,有 3 次偏离中线。起始端以下略偏左,在颈根部第 2 胸椎附近稍偏右,自第 5 胸椎以下又偏左,穿过膈肌食管裂孔与贲门相连,了解、掌握食管的走行有助于指导食管手术的径路（图 2—3）。

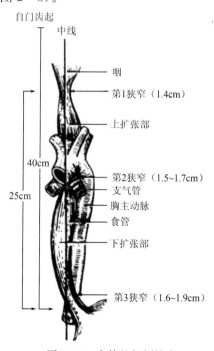

图 2—3　食管的解剖特点

由于解剖上的原因临床上有三个部位易发生憩室：咽与食管的交界处，膈上食管下段及食管中段的支气管旁。

## 二、食管的毗邻关系

（一）颈段食管

前方为气管，后方为覆盖于颈长肌的椎前颈筋膜。气管与食管的两侧沟内有左、右喉返神经。两侧有颈血管鞘相邻，内含颈动、静脉和迷走神经。并有相应的甲状腺及甲状腺下动脉，在颈部食管游离时应避免损伤动脉鞘及迷走神经的喉返支。

（二）胸段食管

位于胸腔内后纵隔。在第5胸椎水平以上前方有气管，在气管分叉平面食管的右侧有奇静脉弓，左侧有主动脉弓底部和降主动脉。由此向下，食管位于心包及左心房的后方。气管分叉以下食管位于脊柱前，食管、脊柱之间含有奇静脉、胸导管、肋间血管及降主动脉。腹段食管穿过隔裂孔位于主动脉的前方，长约2～4cm，在腹腔内时，有腹膜（胃膈韧带）及筋膜覆盖，位于肝左叶的食管沟后方。前、后迷走神经干分别紧贴食管的前、后方。腹段食管的后部与隔肌脚、脾缘相邻，形成扁平细长的盲孔，是发生膈下感染不易充分引流的部位。

## 三、食管的血液供应

（一）食管动脉

颈段来自甲状腺下动脉的分支，胸段主要来自支气管动脉及降主动脉的分支，腹段来自胃左动脉分支。各动脉间虽有吻合支，但不丰富，故在做手术时不宜过多地游离食管。

（二）食管静脉

与食管动脉伴行，上段注入甲状腺下静脉，中段主要流入奇静脉、半奇静脉，下段与胃底静脉相吻合。此部为门脉及体循环静脉的主要交通支，门静脉高压患者食管静脉扩张，破裂时可造成大出血。

## 四、食管的淋巴引流及神经分布

食管上端的淋巴管注入气管淋巴结和颈深淋巴结。食管中段的淋巴管注入气管、支气管淋巴结以及沿食管和主动脉周围排列的纵隔淋巴结。食管下段的淋巴管汇入沿胃小弯排列的胃上淋巴结，一部分食管淋巴结可直接入胸导管。

胸导管长约40cm，起于乳糜池，沿腹主动脉右后方向上，经主动脉裂孔进入胸腔，位于胸椎右前方，奇静脉与胸主动脉之间，至第5胸椎平面，在胸主动脉平面跨过脊柱左前方，继续上行，沿左锁骨下动脉内侧至颈部转向左下，注入左颈内静脉或左静脉角。胸导管接受隔肌以下所有器官和组织的淋巴液。左上肢、头颈的左半，胸壁、大部纵隔器官、左肺及左膈的淋巴也流入胸导管，胸部其余淋巴汇入右淋巴导管（图2－4）。

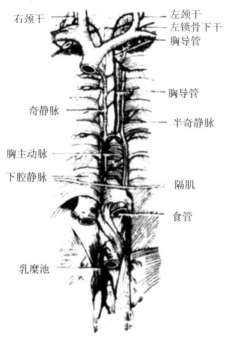

右颈干　　　　　　　左颈干
　　　　　　　　　　左锁骨下干
　　　　　　　　　　胸导管

奇静脉　　　　　　　胸导管

　　　　　　　　　　半奇静脉

胸主动脉

下腔静脉　　　　　　隔肌

　　　　　　　　　　食管

乳糜池

图 2—4　胸导管及其毗邻

食管的神经支配无外科重要意义,当施行食管切除时,喉返神经以下的迷走神经一般随同食管一并切除。

### 五、食管的结构

食管结构分 4 层:外层(纤维层)、肌层、黏膜下层及黏膜层。外层亦称纤维层,包括致密结缔组织的外膜。肌层由较厚的外层纵层及内侧环层组成。近食管的上端,纵形肌纤维在后方呈 V 形分开形成一薄弱处,咽部憩室即源于此。食管的上 1/4 部位肌层呈横纹状,以下渐为平滑肌替代,下 1/2 全部为平滑肌。食管下端环形肌较厚,但并无解剖上的括约肌。黏膜下层比较疏松,在吞咽时使黏膜层易于伸展,黏膜下层有食管腺,通过腺管开口于食管腔。黏膜层为浅灰红色的坚韧层,为非角化复层鳞状上皮。

### 六、食管与胃结合部

这个部位像咽、食管连接部一样,在非进食状态下时处于关闭状态。它的唯一生理功能是保证食物由食管到胃的单向流动,防止胃内容物反流入食管。从解剖结构上,食管胃结合部自上而下可分为膈上段的壶腹区、食管下端狭窄高压区、前庭(腹内段)及贲门。对贲门的抗反流作用具有生理作用的解剖因素有:①食管裂孔周围的膈肌角纤维吸气收缩时对食管下端有一种钳夹样作用。②食管下端增厚的肌纤维和来自胃底的内层斜形肌纤维相结合、交错,形成一种皱襞样的活瓣结构。③下段食管和胃底之间所形成的锐角,即 His 角,正常为 70°～110°。④膈食管膜以及在横膈处食管裂孔的膈食管膜结构。⑤食管下端的生理高压区,约 1.47～2.45kPa(15～25cm$H_2O$)。⑥吸气时腹段食管的正压作用。

（张静）

# 第三节　纵隔

纵隔位于左右胸膜之间各器官与组织的综合体,左右胸膜腔以此作为分界。前至胸骨,后达脊柱,上方为胸廓入口,下为膈肌。两侧为左、右纵隔胸膜。

## 一、纵隔的分区

纵隔的分区有多种划分,有三区分区法、九区划分法和四区划分法。目前常用的是采用四区分区法。此法以胸骨柄下缘与第4胸椎间隙连线为界分为上下两区;然后再以心包为界将下纵隔分成前、中、后三区(图2-5)。

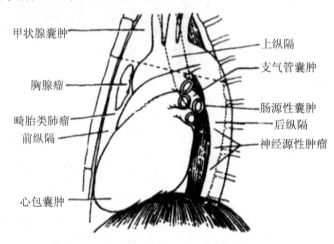

图2-5　纵隔的分区及纵隔肿瘤的好发部位

根据疾病发生部位的统计结果与纵隔的划分区域有一定的发病规律,从而对疾病的鉴别诊断有很大帮助(表2-2)。

表2-2　纵隔分区解剖及好发肿瘤

| 器官与组织内容 | 好发的纵隔肿瘤 |
| --- | --- |
| 上纵隔:自前向后有:胸腺、上腔静脉、主动脉弓及其分支、气管、支气管动脉、胸导管、副半奇静脉、迷走神经、喉返神经、膈神经、淋巴结、食管及交感神经节等 | 胸腺瘤、淋巴瘤、胸内甲状腺、甲状旁腺腺瘤 |
| 下纵隔 | |
| 前纵隔:胸腺、脂肪、淋巴和疏松结缔组织 | 胸腺瘤、生殖细胞肿瘤淋巴管瘤、脂肪瘤 |
| 中纵隔:心包和心脏、主动脉、气管分叉及主支气管、淋巴结等 | 心包囊肿、支气管囊肿、淋巴瘤 |
| 后纵隔:食管、降主动脉、胸导管、交感神经和周围神经 | 神经源性肿瘤、肠系膜性囊肿 |

## 二、纵隔的淋巴分布及引流

纵隔的淋巴结比较丰富,其引流方向由下向上,由外向内。一般分7组:气管旁、奇静脉或主动脉弓上、下肺门,气管隆突下、食管旁、汇总区及肺下韧带。肺的淋巴引流到相应的汇总区,进一步流向纵隔。经研究发现右肺的淋巴引流主要流向同侧上纵隔,对侧不常见;而左侧的肺淋巴引流既流向同侧,也流向对侧,左下肺叶的淋巴引流甚至更多流向对侧上纵隔,这在肿瘤淋巴转移时有意义。

### 三、纵隔的应用解剖要点

纵隔上方与颈部深筋膜下间隙相连,纵隔下方通过膈肌裂孔与腹膜后间隙相接。因此,在颈部深筋膜下间隙的渗血、感染,可延及纵隔。而纵隔的炎症、渗血也可延及胸膜后间隙。手术或外伤所致纵隔气肿,也可以蔓延到颈部和面部。

(张静)

# 第四节　胸廓、胸膜及膈肌

## 一、胸廓

### (一)形态特点

胸廓位于颈、腹部之间,由 12 块胸椎、12 对肋骨和 1 块胸骨加上之间的连接组织构成两个横切面向上成肾形的腔。上下各两个口。上方为入口,由胸骨柄、第 1 肋骨及第 1 胸椎形成,比较狭小,和颈部相连。下方为出口,由剑突、第 7 肋至第 10 肋融合在一起的肋软骨、第 11 肋前部、第 12 肋骨及 12 胸椎体构成,比较宽大,借助膈肌而和腹腔相隔。胸廓内面衬有壁层胸膜。

### (二)功能

胸廓的功能主要是担负肺通气的运动,其次是保护内脏并支撑上肢。

### (三)表面解剖标志

1.胸骨柄切迹　胸骨上方的自然凹陷处。位胸廓入口的前面,颈部气管的最低位,是作低位气管切开的位置。检查气管有无偏移可用手指在此处触诊。纵隔有气肿时此窝变浅、消失,有时此窝变浅,可能为上纵隔肿瘤前推所致。

2.胸骨角　为胸骨柄与胸骨体连接处的隆起。胸骨角是临床的主要标志。其主要意义有:①第 2 肋骨附着处,是体表计算肋骨序数的标志之一。②两侧胸膜在前纵隔正中线的相遇处。③胸骨角和第 4、5 胸椎椎间盘位于同一平面。此平面有主动脉弓的下缘和气管的分叉部,又是上、下纵隔的分界处。

3.肩胛骨　肩胛骨内上角,肩峰及下角均易摸到,可作为标志。肩胛冈对第 3 胸椎水平;肩胛骨内上角对第 2 胸椎;上肢自然下垂时,肩胛骨下角位第 7 肋间隙,相当第 8 椎体平面。

### (四)胸壁垂直线

为了对胸壁疾病检查或对胸部 X 片病灶部位判断,利用肋骨和胸骨的解剖标志,在胸壁上划分出以下垂直线,以便定位(图2-6)。

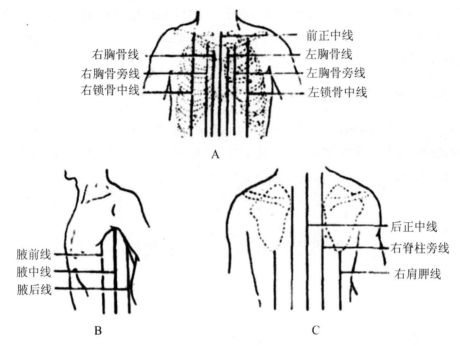

图2-6 胸部各垂直线

A. 前面;B. 侧面;C. 后面

(五)胸壁的主要结构

其包括骨骼支架、肌肉、神经、血管及胸膜。

1.胸壁的骨性支架 其包括胸椎、胸骨及肋骨。

(1)胸骨:为长形的扁平骨,位于前胸正中线。长度为15～20cm,由分别骨化的软骨前体而形成三部分:胸骨柄、胸骨体及剑突。胸骨柄上缘形成胸骨上切迹,下缘与胸骨体相连,相连处凸起形成胸骨角是主要的体表标志。此处骨质薄弱,胸骨骨折多发生在此处。胸骨体是胸骨的主要部分,下端和剑突相连。剑突形状不一,有的下端呈分叉状。

(2)肋骨:共12对,偶可见颈肋和腰肋。第1肋骨最短,第7肋骨最长,胸部手术中,从切口向上不易摸到第1肋,故常以第2肋为起点向下数。肋骨呈弓状弯曲,分头、颈、结节、角及体部,在其下缘内面有肋骨沟,以第3～9肋明显,肋间血管和神经沿此沟前行(图2-7)。

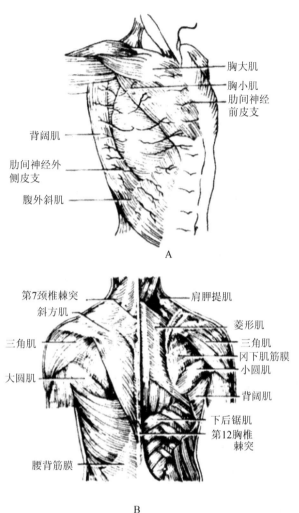

图 2—7 胸壁的肌肉

A. 侧面；B. 后面

2.胸壁肌肉及筋膜

（1）胸壁的肌肉：覆盖在胸前外侧壁的肌肉有胸大肌、胸小肌；侧方有前锯肌；背侧有斜方肌、背阔肌、菱形肌、大圆肌、小圆肌、下后锯肌及骶棘肌等。以上肌肉主要作用是固定和运动颈、臂和躯干，有时亦辅助呼吸。胸部手术需切断某些肌肉，缝合时一定要对合整齐，术后尽早活动锻炼，争取更好地恢复功能。

胸大肌血运丰富，而背阔肌体积又较大，临床上常利用此肌修补胸壁的缺损，充填脓腔。

（2）胸壁的筋膜：胸壁的筋膜分深、浅两层。浅层位于皮下，深层覆盖在胸肌及胸背肌的表面，并伸入到各块肌肉内形成每块肌肉的鞘，并和颈深筋膜、腹部筋膜相连。故当外伤致张力性气胸严重时可引起颈部、腹部和会阴部皮下气肿。

3.肋间隙 肋间隙为胸外科常见手术的必经之路，每对肋间隙中含有肋间肌及神经、血管（图 2—8）。

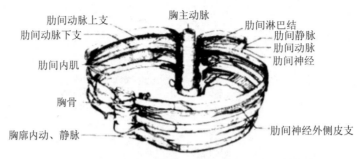

图 2-8 肋间隙结构

肋间肌分两层:①肋间外肌位于外层,纤维方向斜向前下方,其作用是提肋助吸气,当切除肋骨剥离骨膜时,应遵循肋间外肌的方向,剥离上缘是由后向前,而剥离下缘时需由前向后,否则会感到困难,而且易伤及肋间血管、神经。②肋间内肌位于内层。肌纤维方向和肋间外肌相交叉,肋间神经和血管走行于该肌之间,其作用是助呼气。③胸横肌与肋间内肌、腹横肌属同一层次,位于胸壁的前面,其作用是收缩时可协助呼气。

4.肋间神经 为胸神经前支,穿出椎间孔后行于胸膜和后肋间隙之间,在后方一般走在二肋之间,位于动脉上方,至肋角处进入肋沟,至肋角向前侧转位到动脉的下方,走在肋沟中。神经沿途分出肌支供邻近的肌肉,达腋中线处分出外侧皮支到前侧及背部皮肤,本于继续前进,末支在距胸骨缘约 1.0cm 处穿过肋间内肌和肋间外韧带成为前皮支,分布于正中线附近的皮肤,故开胸手术后常出现伤口前下方皮肤麻木,其原因在于此。

5.肋间血管

(1)肋间动脉分前后两个来源,后肋间动脉自降主动脉每个肋间向左、右分别发出一支,沿肋下向前行,在腋中线前又分为两支,与来自胸廓内动脉的前肋间动脉吻合,前肋间动脉在每一肋间隙的上、下各有一支。因此在胸腔穿刺时,为了防止伤及肋间血管,如在肋角后方进针应在下位肋的上缘,在肋间隙前面进针应在上、下肋骨之间进行。

(2)肋间静脉同动脉伴行,前方汇入胸廓内静脉,后方汇合成奇静脉(右)及半奇静脉(左),然后注入下腔静脉。

(3)胸廓内动脉起自锁骨下动脉,距胸骨外缘约 1.5~2.0cm 处平行下降,位于肋软骨后肋间内肌及胸横肌之间,有两条静脉伴行,至肋弓处分为膈肌动脉与腹壁上动脉。做漏斗胸胸骨板翻转手术时,最好保留此动脉,以维持胸骨的血运,在胸骨旁做心包穿刺时,应紧靠胸骨边缘进针,以免损伤此血管。由于第 2、3 肋间隙较宽,临床需要作胸廓内动脉结扎时,多选择此平面结扎较方便。当用游离空肠代食管时,可考虑用此动脉和肠系膜血管吻合。

## 二、胸膜

(一)解剖特点

胸膜是一层薄的浆膜,有互相移行的内、外两层,内层包绕在肺的表面称脏胸膜,外层位于胸壁的内面称壁胸膜。两层间构成一潜在的腔隙称胸膜腔,平时仅为一薄层浆液所分开。壁胸膜和胸壁骨及肌肉之间尚有一层疏松的蜂窝组织和胸廓内筋膜,胸膜外的手术沿此层进行。

(二)胸膜的功能

胸膜具有分泌和吸收的功能,二者互为影响。胸膜每日可分泌 600~1000mL 液体,同等量的液体又被胸膜淋巴系统所吸收,红细胞亦可能被正常胸膜吸收。毛细血管静水压和胸膜腔负压均可影响胸膜的分泌和吸收功能。

## 三、膈肌

### (一)解剖特点

膈肌呈穹隆状,界于胸、腹腔之间,两侧膈肌不在同一平面上,通常右侧高于左侧约4.0cm。膈的周围为肌形纤维,周围的肌纤维向中央集中移行为中心腱。膈肌肌肉起源于三部分,即胸骨部分、肋骨部分和腰椎部分。膈肌在发育过程中,各起始部之间常形成三角形的腔隙。在膈的腰部与肋部之间称腰肋三角,膈的胸骨部与肋骨之间称胸肋三角。此三角区内有腹壁上血管通过。在胸骨的后方两个外肌束之间有一不尽明显的裂孔称正中三角。所有三角皆为解剖上的薄弱处,膈疝可发生于此,其中的左侧腰肋三角为膈疝的好发部位,占70%～80%。从腰肋三角处发生的膈疝称为胸腹裂孔疝或椎体旁疝(Bochdalek 孔疝);从胸肋三角处发生的膈疝称为胸骨旁疝(Morgagni 孔疝)。

来自腰椎部分的隔肌以左、右角的形式起自上第2～3腰椎两侧及腰大肌上端的内侧弓状韧带和腰方肌上段端的外侧弓状韧带,在第12胸椎至第1腰椎处,左右两脚会合而成一深长的裂孔,即主动脉裂孔,内有主动脉和胸导管通过。当右侧角上升时,肌纤维形成一个逐渐的向前弯曲度和左角的部分肌束围成一孔,即食管裂孔,内有食管和伴行的迷走神经通过。从此孔发生的疝称食管裂孔疝。位于膈肌腱之右份;第8胸椎平面有一腔静脉裂孔,内有下腔静脉和右膈神经通过(图2-9)。

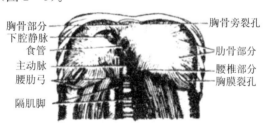

胸骨部分　　　　　　　　　胸骨旁裂孔
下腔静脉
食管　　　　　　　　　　　肋骨部分
主动脉　　　　　　　　　　腰椎部分
腰肋弓　　　　　　　　　　胸膜裂孔
隔肌脚

图2-9　膈肌裂孔及膈疝的发生部位

膈的运动及感觉神经来自颈丛(颈3、4、5)。左、右膈神经在心包左右两侧,经肺门前方下行到达膈肌,分成3支进入膈肌支配膈肌运动。正常平静呼吸时,膈肌上下移动1～2.5cm,膈肌总面积约250～270cm²,每下降1.0cm 可增加胸廓容积250～270mL。

### (二)膈肌的功能

膈肌除了分膈胸、腹腔以外,尚有下列功能:①协助肺通气,参与外呼吸过程。②有利于下腔静脉血液的回流:当膈肌收缩时,腹腔内压力升高,胸腔内压更低,增大了两部分的压力差。③膈肌食管裂孔膈肌脚纤维参与形成食管下端高压区的抗反流作用。④收缩时帮助增加腹压,有利于某些动作的完成,如喷嚏、咳嗽、咯痰、排便及分娩等。

(张静)

# 第三章 心胸外科疾病常见症状

## 第一节 咳嗽与咳痰

咳嗽是保护性生理反射。通过咳嗽反射能有效清除呼吸道内的分泌物或进入气道内的异物,但频繁或剧烈的咳嗽和多量或黏稠的咳痰则属病态。过度的咳嗽可使呼吸道内的感染扩散,出现呼吸道出血、肺泡破裂及气胸、胸内压改变而影响心血管功能,亦可引起喉痛、音哑、呼吸肌疼痛、胸痛、头痛、腹痛、呕吐,甚至小便失禁或晕厥等。

咳痰是通过咳嗽动作将呼吸道内病理性分泌物排出口腔外的病态现象。口咽部分泌(包括唾液)及后鼻道流入(或吸入)至口咽部的鼻腔分泌物并不是真正的痰。正常人可咳出少量的白痰,当支气管—气管发生病理改变时,痰的量及其性状将发生相应的改变。咳痰亦为呼吸系统疾病常见症状之一。

### 一、病因与机制

咳嗽和咳痰均为呼吸系统疾病最常见的症状,易由以下一些疾病及因素可引起(表3—1)。

表3—1 咳嗽和咳痰的原因

| 气道疾病 | 纵隔及胸膜疾病 | 其他因素 |
|---|---|---|
| 病毒性呼吸道感染 | 纵隔肿瘤 | 吸烟 |
| 急性及慢性支气管炎 | 食管肿瘤 | 冷空气刺激 |
| 支气管哮喘 | 食管瘘或食管憩室 | 气道异物 |
| 支气管扩张 | 主动脉瘤 | 有害化学气体刺激 |
| 气道肿瘤 | 纵隔淋巴结肿大 | |
| 气道息肉或结石 | 胸膜炎或胸膜肿瘤 | 空气污染 |
| 支气管胸膜瘘 | 胸膜腔积液 | 左心功能不全 |
| 食管—气管瘘 | 气胸 | 各种原因引起的肺水肿 |
| 肺部肿瘤 | | |
| 肺炎 | | 胃食管反流 |
| 肺结核 | | 外耳道受刺激 |
| 肺脓肿 | | 精神性或习惯性咳嗽 |
| 肺栓塞 | | |
| 肺间质纤维化 | | |
| 肺泡蛋白沉积症 | | |
| 尘肺 | | |
| 肺血管炎 | | |
| 外源性变态反应性肺泡炎 | | |
| 肺结节病 | | |

咳嗽的发生大多是咳嗽中枢受到迷走神经传入刺激而驱动的。在外耳道、鼻腔、咽喉、气管－支气管、肺、胸膜及其他内脏等处都可以有迷走神经纤维,对这些部位的刺激(炎症、淤血、物理、化学及过敏因素等)都可能引起反射性咳嗽。刺激效应以喉部杓状间腔和气管分叉部黏膜最敏感。肺泡受刺激所致咳嗽是由于肺泡分泌物进入小支气管而引起的,也与分布于肺的 C 纤维末梢受刺激(尤其是化学刺激)有关。心血管疾病如左心衰竭引起肺淤血、肺水肿,或因右心及体循环静脉栓子脱落引起肺栓塞,肺泡及支气管内新生物、渗出物及漏出物刺激肺泡壁及支气管黏膜引起咳嗽,从大脑皮质发出冲动传至延髓咳嗽中枢。人可随意引起咳嗽或抑制咳嗽反射。胃－食管反流、使用 ACEI 类药物等也可引起咳嗽。

当咽、喉、气管、支气管和肺因各种原因(微生物性、物理性、化学性、过敏性等)使黏膜或肺泡充血、水肿、毛细血管通透性增高和腺体分泌增加,渗出物(含红细胞、白细胞、巨噬细胞、纤维蛋白等)与黏液、浆液、吸入的尘埃和某些组织破坏产物一起混合成病理性分泌物,经咳嗽动作排出口腔外,即称为痰。痰液中可检出多种免疫成分(免疫球蛋白、补体、溶菌酶等)及炎症介质,呼吸道感染时,可检出病毒、细菌、支原体、衣原体、立克次体、真菌、原虫及虫卵等。

## 二、临床表现

几乎所有的呼吸系统疾病患者都有不同程度的咳嗽症状,特异性不强,故对于咳嗽(或伴有咳痰)的患者做诊断时,应注意咳嗽的性质、咳痰的性状及痰量、伴随症状、疾病的演变、所用药物(ACEI 类药物可致咳)及治疗反应等,并需进行有关检查,以明确诊断。

(一)咳嗽的性质

1. 干咳或刺激性咳嗽　咳嗽无痰或痰量较少,称干性咳嗽,多见于急性咽喉炎、慢性喉炎、急性气管－支气管炎、大气道受压(淋巴结、主动脉瘤、纵隔或食管肿瘤压迫)、气管或支气管肿瘤、气管或支气管异物、胸膜炎、喉及肺结核、气胸等,亦可见于支气管哮喘、肺炎早期、轻度肺水肿、各种原因引起的肺纤维化、外耳道受刺激及习惯性咳嗽等。

2. 高调金属音的咳嗽　其多见于支气管癌、主动脉瘤、纵隔淋巴结肿大或肿瘤压迫气道。

3. 犬吠样咳嗽　其多见于气管异物、主动脉瘤、纵隔淋巴结肿大或肿瘤压迫气管,亦可见于喉水肿及会厌声带肿胀等。

4. 咳嗽声低微或无声　其多见于声带麻痹或全身极度衰弱者。

(二)咳嗽的时间与节律

1. 急性起病的咳嗽　其多见于呼吸道急性炎症、吸入刺激性气体或气道异物。

2. 缓慢起病的长期咳嗽　其多见于慢性呼吸道疾病,如慢性支气管炎、支气管扩张、慢性肺脓肿、空洞型肺结核、肺脓肿、特发性肺间质纤维化或各种肺尘埃沉着症等。

3. 痉挛性或发作性咳嗽　其多见于百日咳、支气管内膜结核或肿瘤、气管或支气管分叉部受压(淋巴结结核或肿瘤)以及支气管哮喘、心源性哮喘等。

4. 夜间咳嗽　其多见于肺结核、支气管哮喘、左心衰竭(与夜间肺淤血加重及迷走神经兴奋有关)等。

5. 清晨咳嗽　其多见于上呼吸道慢性炎症、慢性支气管炎、支气管扩张、肺脓肿等,由于睡眠时分泌物潴留于支气管内,晨起后即有阵咳以排除分泌物。

6. 与进食有关的咳嗽　其多提示食管－气管瘘。

7. 体位改变　体位改变时出现干咳,多见于纵隔肿瘤或大量胸膜腔积液;体位变动时有痰的咳嗽加剧,多见于支气管扩张;脓胸伴支气管胸膜瘘患者在一定体位时,脓液进入瘘管而引起剧咳。

(三)伴随症状

1. 咳嗽伴发热　见于呼吸道(上、下呼吸道)感染、支气管扩张并感染、肺结核、胸膜炎等。

2. 咳嗽伴呼吸困难　见于喉炎、喉水肿、喉肿瘤、支气管哮喘、慢性阻塞性肺疾病、重症肺炎、肺结核、肺水肿、肺淤血、气胸、大量胸腔积液等。

3. 咳嗽伴胸痛　见于肺炎、支气管肺癌、自发性气胸、胸膜炎等。

4. 咳嗽伴多痰　见于急慢性支气管炎、支气管扩张、肺脓肿、空洞型肺结核、寄生虫病、脓胸伴支气管胸膜瘘等。

5. 咳嗽伴咯血　常见于肺结核、支气管扩张、支气管肺癌、肺脓肿、二尖瓣狭窄等。

6. 咳嗽伴声嘶　见于急性喉炎、喉结核、喉癌、纵隔肿瘤或纵隔淋巴结肿大(转移性肿瘤)侵犯喉返神经。

7. 咳嗽伴哮鸣音　见于支气管哮喘、喘息性支气管炎、心源性哮喘、气管与支气管异物、气管与大支气管不全性阻塞等。

8. 咳嗽伴杵状指　见于支气管扩张、支气管肺癌、肺脓肿、脓胸。

(四)咳痰的性状

1. 无色或白色黏液痰　见于慢性单纯型支气管炎(缓解期)、支气管哮喘、肺炎早期等,偶见于肺泡细胞癌。

2. 浆液性痰　呈水样或泡沫状,常见于气道过敏性炎症。每日咳数百或上千毫升浆液泡沫样痰,还应考虑弥漫性肺泡细胞癌的可能。大量稀薄浆液性痰中含粉皮样物,提示棘球蚴病(包虫病)。

3. 脓性痰　见于支气管扩张、肺脓肿、空洞型肺结核、脓胸伴支气管胸膜瘘等。大量脓性痰静置后可分为三层:上层为泡沫,中层为浆液或浆液脓性,下层为坏死组织。黏液脓性痰多见于慢性支气管炎急性加重期、肺结核伴感染。

4. 黏液痰栓　黏液痰栓常呈支气管树状,棕黄色,质硬有弹性,为变态反应性肺曲菌病痰的特征,偶见于支气管哮喘。

5. 灰黄色痰　见于烟曲菌感染。

6. 白色黏丝痰　常见于念珠菌感染。

7. 血性痰　多见于支气管炎、肺结核、支气管扩张、肺梗死、肺癌等。需与鼻咽、口腔出血及消化道出血所致的呕血相鉴别。铁锈色痰多见于大叶性肺炎和肺梗死。

8. 粉红色或血色浆液性泡沫痰　为急性肺水肿的特征性痰。

9. 砖红色胶胨样痰　为克雷伯杆菌肺炎痰的特征。

10. 巧克力色或红褐色痰　阿米巴肺脓肿痰的特征。

11. 果酱样或烂桃样痰　见于肺吸虫病痰。

12. 绿色痰(含有胆汁绿脓素或变性血红蛋白)　见于黄疸、铜绿假单胞菌感染或吸收缓慢的肺炎球菌肺炎。暗黄绿色稠厚痰团粒见于空洞型肺结核。

13. 灰黑色痰　因吸入大量尘埃所致,见于煤矿工人、锅炉工人或长期大量吸烟者。

14. 恶臭痰　厌氧菌感染时的痰常有恶臭味,见于肺脓肿、支气管扩张感染、支气管肺癌晚期、脓胸伴支气管胸膜瘘等。

（五）其他

1.年龄与性别　小儿不明原因的呛咳,需注意有无异物吸入或因支气管淋巴结肿大压迫气管、支气管引起;青年人长期咳嗽,需考虑肺结核、支气管扩张或肿瘤;特别是中年以上男性吸烟患者难以控制的咳嗽,需高度警惕支气管肺癌的可能。

2.职业与环境　说话较多的职业(如教师、演讲家、歌唱家等)易患慢性咽炎;吸烟者的咳嗽多由慢性支气管炎引起;初到高原地区发生剧咳需警惕肺水肿;吸入室尘或花粉引起的咳嗽可能为支气管哮喘;长期接触有害粉尘者久咳不愈,应考虑尘肺的可能;生活环境有螨虫滋生或从事粮食加工、销售及仓库保管等工种,应考虑螨虫寄生性支气管炎的诊断。

（六）实验室检查

白细胞总数增加和(或)中性粒细胞比例增高提示肺部细菌感染,嗜酸粒细胞比例增加提示寄生虫感染或变态反应性支气管-肺疾病。痰细胞学及微生物学检查有助肺癌、肺炎及肺结核感染性疾病的诊断。

（七）其他检查

胸部X线检查常有助于病因诊断,但某些疾病引起的咳嗽、咳痰患者(如支气管哮喘和急、慢性支气管炎及气道腔内肿瘤等)X线检查可能"正常"。间接喉镜可发现引起咳嗽、咳痰的喉部原因。对原因不明的持续咳嗽且无禁忌者,均应做纤维支气管镜检查,必要时可做胸部CT或MRI检查、胸部肿瘤显像、肺功能检查(必要时行气道变应性测定)、结核菌素试验、CT引导下经皮肺穿刺等。

（李秋泽）

# 第二节　咯血

咯血指咯出的血来自喉头以下的气管、支气管、肺组织,咯血量可从痰中带血到大量鲜血,需与鼻、齿龈出血及呕血等出血鉴别。咯血多伴咳嗽、胸部不适及压迫感,痰的性状以鲜血为主,有泡沫、流动性,无酸味。引起咯血的疾病超过一百种,常见于以下疾病:多数呼吸道感染性疾病、肿瘤、创伤、肺梗死、肺动静脉瘘及医源性(放疗、导管化疗)等(表3-2)。

表3-2　咯血原因分类

| 心、血管 | 感染 | 新生物 | 先天性 | 其他 |
|---|---|---|---|---|
| 肺静脉高压 | 支气管 | 支气管 | 支气管囊肿 | 出血倾向 |
| 充血性心衰 | 支气管炎 | 恶性 | 肺隔离症 | 包括药物作用 |
| 三尖瓣狭窄 | 支气管扩张 | 良性 | 创伤性 | 含铁血黄素沉着症 |
| 血管疾病 | 肺实质 | 转移性 | 直接 | Good-Pasture综合征 |
| 动脉瘤 | 细菌 | 肺实质 | 钝性 | 支气管结石 |
| 动静脉畸形 | 真菌 | 原发性 | 穿透伤 | 栓塞 |
| telangiectasis | 结核杆菌 | 转移性 | 吸入性 | 其他 |
| 原发性肺动脉高压 | 寄生虫 | | 酸吸入 | |
| 结缔组织病/血管炎 | | | 毒气 | |

虽然57%的肺癌患者有咯血症状,但咯血的最常见病因是支气管炎,需特别注意咯血的

支气管炎患者,有19%～29%最终发展成肺癌。慢性支气管炎及支气管扩张的出血机制是:病变部位炎性破坏血管,支气管动脉、肺动脉吻合部的破坏,可因高压的体循环与低压的肺循环导致大出血。

肺脓肿大出血较少见,其脓肿内空洞的肉芽组织有丰富的毛细血管,破坏后致大量出血。结核活动期空洞形成进行性咯血,非活动期时,结核性支气管扩张、残腔内血管呈动脉瘤样扩张(Rasmussen动脉瘤)破裂、真菌寄生、钙化淋巴结穿破支气管等均可引起大出血。肿瘤侵破小血管可致高频度咯血。

肺梗死出血原因为栓子远端肺循环被高压支气管动脉的体循环灌注,使低压的肺血管破裂,也可因远端肺梗死而出血。此类患者仅19%可经血管造影确诊,更多的仅表现为胸片上的肺实质渗出性改变。

反复咯血指在一年内两次或更多次的咯血,如两次咯血的间隔超过一年,应考虑不同原因引起的咯血。如间隔数周或2～3个月,多考虑为同一病因所致的咯血,如第一次咯血时已明确诊断,以后可不必反复全面检查,但咯血多次反复后仍需进一步检查,以明确病情的进展变化。

大咯血:48h之内咯血量超过600mL被定义为大咯血,窒息是大咯血的主要致死原因。大咯血死亡率较高,如3h内咯血量在400mL或24h内600mL,其死亡率为75%。抢救大咯血的基本原则是保持呼吸道通畅。如不能确定出血部位,应采用头低位,并同时给氧、吸痰及静脉补液。必要时选用粗口径的支气管镜检查,明确出血部位,急诊手术治疗。大咯血者,20%为支气管肺恶性肿瘤,其中50%因咯血死亡,而非恶性肿瘤的大咯血者,仅28%死于咯血。

咯血的诊断方法包括胸片、血常规、凝血功能、痰培养及细胞学检查、动脉血气、支气管镜等,2.5%～9%的胸片无异常者,支气管镜检发现肿瘤。其他特殊检查包括CT、放射性核素检查等。咯血的治疗原则是止血、防止误吸及治疗原发病。

(李秋泽)

# 第三节　胸痛

胸痛是胸外科最常见症状之一,除需了解疼痛的性质、程度、发作时间及频度外,应特别注意既往史,以排除心源性胸痛。

胸痛因其病变组织及神经传导通路的不同分为内脏痛及胸壁痛两类,前者又可分为心源性胸痛及非心源性胸痛。内脏痛为无髓鞘C纤维传导,痛觉定位差,缓解及加重过程缓慢,多为钝痛。胸壁痛为粗大的有髓鞘神经纤维传导,定位准确。

## 一、病因

常见引起胸痛的原因见表3－3,胸痛部位与病因的关系见图3－1。

表 3-3　常见胸痛的原因

| 心血管 | 胃肠道 | 呼吸道 | 非心源性胸痛胸壁疼痛 | 其他原因 |
|---|---|---|---|---|
| 心绞痛 | 反流性食管炎 | 胸膜炎 | 肋软骨炎,即蒂策(Tietze)综合征 | 带状疱疹 |
| 心肌梗死 | 食管运动功能紊乱 | 自发性气胸 | 剑突异常 | 开胸术后 |
| 主动脉瓣膜病 | 食管痉挛 | 纵隔炎 | 肋骨骨折 | 神经循环系统 |
| 胸主动脉瘤 | 消化性溃疡 | 气管支气管炎 | 肌痛 | mondor 病 |
| 心肌炎 | 胆囊炎 | 肺炎 | Pancoast 综合征 | Takayasu 病(动脉炎) |
| 二尖瓣脱垂 | 胰腺炎 | 胸内肿物 | 胸出口综合征 | 焦虑障碍(发作性惊恐或焦虑) |
| 心包炎 | 肝淤血 | 肺栓塞 | 颈神经根炎 | |
| | 脾曲综合征 | 肺动脉高压 | 肩手综合征 | |
| | | | 胸壁感染 | |

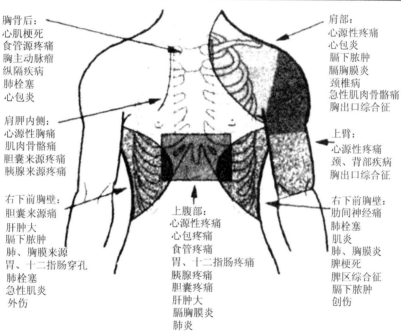

胸骨后:
心肌梗死
食管源疼痛
胸主动脉瘤
纵隔疾病
肺栓塞
心包炎

肩部:
心源性疼痛
心包炎
膈下脓肿
膈胸膜炎
颈椎病
急性肌肉骨骼痛
胸出口综合征

肩胛内侧:
心源性胸痛
肌肉骨骼痛
胆囊来源疼痛
胰腺来源疼痛

上臂:
心源性疼痛
颈、背部疾病
胸出口综合征

右下前胸壁:
胆囊来源痛
肝肿大
膈下脓肿
肺、胸膜来源
胃、十二指肠穿孔
肺栓塞
急性肌炎
外伤

上腹部:
心源性疼痛
心包疼痛
食管疼痛
胃、十二指肠疼痛
胰腺疼痛
胆囊疼痛
肝肿大
膈胸膜炎
肺炎

右下前胸壁:
肋间神经痛
肺栓塞
肌炎
肺、胸膜炎
脾梗死
脾区综合征
膈下脓肿
创伤

图 3-1　胸部及其周边的常见疼痛病因

## 二、胸痛的诊断方法

### (一)目的

诊断胸痛患者的目的是明确其症状是否因心肌缺血、心肌梗死、非心源性胸痛或不明原因的胸痛(图 3-2),不幸的是,没有简单的、适用于所有早期病例的诊断方式。但是,以下几点会有助于诊断胸痛的病因。

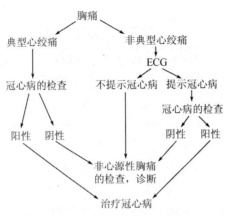

图3-2 心源性胸痛的诊断方略

(二)病史

了解病史仍非常重要,不仅限于关于疼痛的性质、部位、程度、时间等,而且还需包括患者的性别、年龄和有否其他高危因素,以往心肌梗死、心绞痛、冠状动脉搭桥术等。如果患者有反复的胸痛、疲劳引发、休息或含服硝酸甘油缓解,或有急性发作的胸骨后压迫感,要警惕是心源性胸痛。另外,如果患者是老年、男性,有高血压、高血脂、糖尿病,或有冠脉搭桥病史、吸烟史,其患心肌缺血或梗死的几率很高,很可能为心源性胸痛。相反,如果患者有外伤史、胸痛与疲劳无关、硝酸甘油不能缓解、没有心脏病高危因素的年轻女性、不服用避孕药,其非心源性胸痛的几率就很高。胸痛的记录方式见表3-4。

表3-4 关于胸痛记述的推荐标准

| 符号 | 意义 | 内容 |
|---|---|---|
| N | 既往史 | 既往反映基础脏器功能的病史 |
| O | 发作 | 逐渐、突发、复发、初发 |
| P | 诱发 | 活动、进食、情绪、体位、药物(硝酸甘油)、温度等 |
| Q | 性质 | 锐性、钝性、刺痛、烧灼痛、压迫痛分1~10级计分,或分为轻、中、重度和不能耐受 |
| R | 疼痛区 | 胸骨后、心前区、上腹部、局限性和弥漫性 |
| S | 伴随症状 | 憋气、出汗、头痛、晕厥、恶心、呕吐、心悸、发热、咳嗽等。 |
| T | 频度 | 发作频率、间期、渐重/渐轻、渐变的速度 |
| U | 基础病 | 以往确诊的疾病,是否与胸痛有关 |
| V | 检查手段 | 体检、心电图、X线片、血管造影等 |

(三)心电图

即使是非典型心肌缺血的表现,也不能轻易排除是心源性胸痛,因此,所有胸痛患者均应做心电图检查(ECG)。如果全部12导联ECG检查正常,心源性胸痛的可能性就不大,但需要强调的是,ECG应在胸痛发作时检查,而不应在胸痛间歇期检查。另一方面,如果任一导联的ECG异常,如ST段异常、T波倒置、室性期前收缩、房颤等,要高度怀疑心肌缺血、心包炎或心肌梗死造成的心源性胸痛。

(四)肌原蛋白Ⅰ

近年来,急诊采用快速血清肌原蛋白Ⅰ的检查,可能作为诊断以往(发作10h后至10d)心源性胸痛的线索,但是,如果在胸痛发作的早期(1~2h内)检查,肌原蛋白Ⅰ阴性不能排除心肌梗死的可能性。

（五）胸片

胸部影像检查常用于胸痛的诊断,但是,根据影像学结果很少做出诊断,除非是气胸、胸主动脉瘤所至的纵隔增宽或冠状动脉钙化等。冠脉钙化并不等于心肌缺血,但可作为诊断的佐证,相反,没有冠脉钙化,并不妨碍心肌缺血的诊断。

（六）其他诊断方法

其他检查方法包括评价心肌功能的经胸壁心脏超声和核素负荷试验等。

1.心脏超声　如果经胸壁超声检查结果正常,不能排除心肌缺血的可能性,特别是患者疼痛缓解后的检查结果。如果在典型症状发作时,心脏超声显示心肌运动正常,则不支持心源性胸痛,至少可以确定不是大范围心肌梗死所引起的胸痛。

2.放射性核素/负荷试验　放射性核素负荷试验可明确冠状动脉狭窄造成的血流受限,如冠脉血流量不受限,核素检查结果会正常,如冠脉痉挛患者服用药物后血流改善,核素检查结果呈正常表现。

特别注意:本节的目的是期望在门、急诊工作的医师,应多花费一些时间和精力,仔细区分这一最常见的症状是因心脏疾病引起,还是非心脏疾病。本人在胸外科门诊最常见的主诉就是胸痛,虽很少是因心脏病所致,但仍需仔细甄别那些非典型病史和ECG。

### 三、非心源性胸痛

其也被称为假性心绞痛,指非心脏疾病所致的类似心绞痛样的胸痛,这些患者心电图等心脏检查正常。在诊断非心源性胸痛之前,必须排除心脏疾病。不像心脏的检查:非心源性胸痛主要是根据患者的病史和体检结果,很少有辅助检查方法可以利用。诊断及鉴别诊断见表3-5。

表3-5　胸痛鉴别诊断要点

| 符号 | 上消化道溃疡 | 食管反流/痉挛 | 带状疱疹/肋间神经痛 | 焦虑障碍 |
|---|---|---|---|---|
| N | 进食不适 | 消化道症状 | 肋间神经分布的胸壁疱疹 | 长期求诊史 |
| O | 渐进、反复发作 | 自发、夜间、卧位 | 逐渐加重 | 不确定 |
| P | 空腹诱发、制酸剂、$H_2$受体阻滞剂缓解 | 进食的性质会诱发或缓解疼痛 | 触痛明显,难以缓解 | 不确定 |
| Q | 烧灼痛、程度中等 | 烧灼或痉挛性疼痛,可为重度 | 锐痛或烧灼痛、中、重度 | 含混、广泛,不能清晰表述 |
| R | 上腹部、向双下胸($T_6\sim T_{10}$)或背部(后壁穿孔)放射 | $C_7\sim T_{12}$,放射到口咽、耳、颈部甚至脐下 | 附近皮肤 | 前胸、腹部 |
| S | 腹部压痛、恶心 | 吞咽困难、夜间喘咳(误吸) | 皮肤痛觉高敏、疼痛先于疱疹、发热、颈部僵硬感 | 憋气、食欲减退、疲劳 |
| T | 发作时间较长 | 短暂发作 | 出疹前数天疼痛最严重 | 不定,常从数小时到数天 |
| U | 嗜烟酒、幽门螺旋菌、紧张 | 肥胖、腹部外伤、嗜酒、贲门失弛症、硬皮病 | 老年、孕妇、疲劳 | 抑郁或焦虑病史 |
| V | 内镜、钡餐造影 | 食管测压、测酸、胆碱试验 | 病史、典型的皮疹 | 全面检查后无明确病因 |

（一）消化系统疾病

30％～60％的非心源性胸痛源于食管疾病，包括食管痉挛、贲门失弛症。正常的食管蠕动或收缩不引起胸痛，但高压力的食管收缩可引起胸痛，为典型的胸骨后疼痛，有时向背部、肩胛、颌部及上肢放射，疼痛可较为剧烈，类似心绞痛，可持续几分钟至几小时，可无诱因自发，也可因吞咽动作诱发。疼痛时可伴有吞咽困难。口服平滑肌松弛剂（如硝酸甘油等）可缓解疼痛，这与心源性胸痛类似，常引起误诊。

食管疾病引起的胸痛有3种，烧灼痛、假性心绞痛及吞咽痛，可伴有吞咽困难、反酸及胃灼热等症状。烧灼痛是胃食管反流引起，偶也因胆汁或胰液食管反流所致。另外两种性质的疼痛与食管扩张或痉挛有关，50％的食管疼痛被误诊为心绞痛。常见疾病有贲门失弛症、弥漫性食管痉挛、胃食管反流及食管癌等。

（二）呼吸系统疾病

呼吸系统疾病引起的胸痛虽然不是最常见，但确是胸痛的一个重要病因，常需胸片或CT检查来诊断，病变部位与疼痛部位的关系：气管病变时胸痛反映在颈部；隆突病变胸痛反映在胸骨上部；主支气管病变胸痛反映在同侧胸骨外缘；壁层胸膜病变胸痛反映在对应的胸壁；膈肌病变胸痛反映在下胸部及上腹部，伴肩、颈部放射。

肺癌疼痛部位与以上对应的部位稍有不同，如左肺门部肺癌，引起胸骨后、胸骨外侧缘及肩胛下疼痛，右肺门部肺癌在胸骨外侧缘，上叶在前上胸部、肩峰及三角肌部，下叶在肩胛下部，疼痛为自发性，伴对应部位的痛觉过敏及肌肉压痛。

其他常见引起胸痛的肺部疾病有以下几种。①肺栓塞：肺动脉栓塞指肺动脉腔内停留有血凝块，阻断肺动脉血流达肺组织。这是一种致命的胸痛病因，要特别注意病史或高危因素，以免误诊。肺栓塞的症状可能包括突发、锐性胸痛，深吸气或咳嗽时加重，可能还有其他症状，如呼吸困难、心悸、焦虑或晕厥。肺栓塞需急诊药物治疗，很少需要手术治疗。②胸膜炎：锐性、局限、吸气或咳嗽时加重的胸痛可能提示胸膜炎，胸膜炎可由多种疾病引起，包括：肺的急性病毒或细菌感染（肺炎）及自身免疫性疾病（如狼疮），也可是由于肺栓塞或累及肺表面的肿瘤造成的肺损伤，甚至肋骨骨折造成的肺损伤等。治疗以处理原发病为主，非处方止痛药很少会有作用，除非炎症消退。③其他呼吸系统疾病：肺萎陷（如气胸）、肺动脉高压和严重的哮喘等也可引起胸痛。

（三）胸壁疾病

胸壁或胸膜疾病所致的疼痛特点：深呼吸、咳嗽时加重，常限制患者的呼吸运动，胸膜引起的疼痛可在出现胸腔积液后缓解，可有局部定位不准的深压痛，且疼痛较轻。而胸壁痛常有定位准确的局部压痛。

1. 肋软骨炎　是一种非特异性、非化脓性肋软骨炎性病变，临床上较多见。主要临床表现为肋软骨局限性疼痛。如果疼痛区肿胀，则被称为 Tietze 病。本病病因不明，1921 年 Tietze 首先报道此病，故也称为 Tietze 病。

可能与以下因素有关：①多数患者发病前有上呼吸道感染史，有学者认为可能与病毒感染有关。②可能与胸肋关节韧带损伤有关。③可能与内分泌异常引起肋软骨营养障碍有关，因此也称本病为营养障碍性肋软骨萎缩症。④肋软骨的组织学检查正常，只是发育较粗大，有人也称作肋软骨增生症。

诊断要点：①青年人，近期有呼吸道感染史。②局部疼痛是唯一的主诉，活动加剧，发作持续时间可长可短,多在 3～4 周自行消失,但常反复发作,迁延数月甚至几年,轻者仅感轻度胸闷不影响正常工作,严重时肩臂惧动,甚或牵及半身。③典型的临床表现:受累的肋软骨肿大隆起,局部压痛明显,但无细菌感染时的表皮红热征。④本病多侵犯单根肋软骨,偶见多根及双侧受累,发生部位多在胸骨旁的 2～4 肋软骨,以第 2 肋软骨最常见。⑤X 线检查无异常改变,但可用于排除肋软骨恶性肿瘤及其他病变。

鉴别诊断:因局部有肿胀、凸起及疼痛,应与肋软骨肿瘤、胸壁结核、骨折后骨痂形成等鉴别。

治疗方法:治疗主要采用阿司匹林或其他非甾体类镇痛消炎药对症治疗,如布洛芬等。如疼痛明显,对症治疗欠佳,可考虑普鲁卡因和可的松局部封闭治疗,但全身应慎重使用肾上腺皮质激素类药。其他治疗包括理疗、热敷、放射治疗、抗感染、针灸等对症治疗效果较差。中医传统疗法如"复元活血汤"对缓解疼痛有效,但对肿大增粗的肋软骨无效。对少数非手术治疗无效的伴有肋软骨肿大明显而症状较多者、恶性病变不能排除者,应切除病变的肋软骨来达到治愈。

术中注意事项:只要求将肿大增粗的肋软骨切除,需保留骨膜及胸壁其他组织。由于胸骨旁 2～4 肋软骨的多发性,且肿大增粗的肋软骨与胸骨紧贴,切除病变肋软骨时须注意勿伤及胸廓内动静脉。

2.纤维肌痛　纤维肌痛是在 1990 年由美国风湿协会命名,也被称为纤维肌痛综合征,此前一度被称为肌风湿病、慢性肌痛综合征、精神性风湿症和疲劳性肌痛。此病是一种累及肌肉、韧带和肌腱的慢性疼痛性疾病,表现为清晨自觉肌肉僵硬、活动困难、疲劳和睡眠不足,而全身检查无引起疼痛的特异性疾病。近年来纤维肌痛的诊断例数逐渐增加,有人估计 2% 的美国人患过此病。病因不明,虽有很多理论,但没有一个被证实。其中一个学说是以下因素之一:紧张、睡眠不足、机械或精神创伤等激发了对痛觉敏感的患者发生此病症。其他学说包括中枢神经系统的创伤、感染、心理、生理因素。

此病女性多见,可能与男性很少因疼痛就诊有关。纤维肌痛的主要症状就是慢性疼痛——"全身痛",疼痛伴沉重感或烧灼感,并常伴有肌肉、韧带、肌腱的僵硬、不适感。虽然类似关节炎,但并不属于关节炎,也不引起关节变形。纤维肌痛可能伴有失眠、疲劳、焦虑、压抑、紧张、头痛、手足刺痛、麻木、消化系统症状和对气候温度变化敏感等症状。症状可能会轻、重交替出现,但不会完全消失。通常是在第一年最重,虽然是慢性疾病,但不会进行性加重、致残或危及生命。

纤维肌痛的诊断较为困难,目前尚没有检查可以确诊或排除此病,其临床表现又与其他疾病相似,如甲状腺功能低下、类风湿性关节炎、Lyme 病。如果常规的检查未见明显异常,排除其他疾病后仍有明确的疼痛,则可诊断此病。美国风湿协会提出的诊断线索包括:持续至少 3 个月的广泛疼痛,最少 11 个部位的压痛,这些部位被称为压痛点(图 3-3)。但有很多人认为即使压痛点没有这么多,也可诊断为此病。

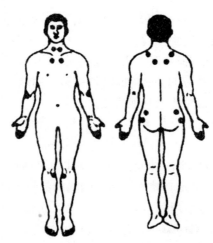

图3-3 诊断纤维肌痛的压痛点

目前尚无有效治疗,但以下治疗步骤可缓解疼痛:①缓解精神压力:适度放松紧张的情绪,但完全静养、放弃活动者的改善程度不如保持适度活动者。②有规律的锻炼:最初的锻炼活动会加重症状,但坚持规律的运动锻炼,症状会改善,适度的锻炼包括散步、游泳、骑车、有氧运动,每次活动20~30min,每周活动4次或更多,伸展或舒适的姿势也很重要,在疼痛缓解期最好不要增加活动量。③充足的睡眠:规律和充分的睡眠非常重要,疲劳会加重症状。④药物治疗:适量的止痛药和小剂量抗抑郁药有利于缓解症状和延长睡眠,要尽量避免易于产生药物依赖的麻醉药和催眠药。⑤其他:有人试用按摩和热疗。

其他:由于过度咳嗽、肋骨损伤或肌肉挫伤等原因,引起胸壁肌肉酸痛,胸壁肌肉痛在转体或上肢抬举时加重。如果尺神经传导速度减弱到48m/s或更低,提示胸出口综合征。

胸壁疼痛的一般治疗包括:休息、热疗和非甾体类抗炎药,如布洛芬等。

(四)其他病因

1.焦虑障碍 一些患者患无法解释的胸痛,可能是与精神焦虑引起,精神紧张造成的胸痛包括:①一般性焦虑:一些既往有心脏病发作史者或有家族心脏病发作史者,对于胸痛较为敏感,如果这类患者稍有胸部不适,就会有类似心脏病发作的表现,并越来越重。但是绝大多数患者在被告知心脏检查正常后,病情不很严重后,自述疼痛会迅速缓解。②惊恐发作:这种与焦虑有关、可以诊断的疾病可引起胸痛,惊恐发作的定义是间断发作的强烈恐惧,并伴随类似心绞痛的症状,如胸痛、心率快、多汗和气短。

焦虑障碍很常见,可为引起胸痛的病因,或伴随其他引起胸痛的病因。治疗:常推荐改变生活环境,以减轻精神压力,抗抑郁药可能有效。

2.引起非心源性胸痛的其他病因 神经受压或带状疱疹(一种水痘病毒引起的神经系统感染),慢性疼痛综合征,如纤维肌痛也可引起胸痛。另外,胆囊结石或胆囊炎、胰腺炎可引发急性上腹部疼痛,放射到胸部。较罕见的原因还有累及胸壁或转移的癌症也可能引发胸痛。

(李秋泽)

# 第四节　呼吸困难

呼吸困难是一种症状,也是一种体征。在呼吸困难时,有以下几个特点:呼吸需要用力,因而呼吸肌及副呼吸肌均参与运动。肺换气作用增加,呼吸深度或频率或两者同时增加。主观上有呼吸急促或气不够的感觉。

## 一、机制

（一）直接的化学性刺激

通常二氧化碳分压增加、氧分压降低或氢离子浓度增加均可直接影响呼吸中枢,引起呼吸困难。

（二）神经性刺激

1.肺部反射　控制呼吸的神经因素对呼吸中枢的反射作用,经过迷走反射为最重要。

2.颈动脉窦与主动脉弓的反射　这两处引起的反射可分为两类。

（1）压力性反射:即血压增高时,呼吸受到抑制,而血压降低时呼吸受到刺激。

（2）化学性反射:即血液二氧化碳增加,酸度增高或缺氧,可由反射作用而刺激呼吸中枢,代表化学与神经反射的合并作用。上述化学改变中,以血氧浓度显著下降时所引起的反射刺激最为重要。

3.骨骼与关节的反射　肌肉与关节运动时,可由神经反射刺激呼吸。

4.其他刺激　身体其他部位如皮肤、上呼吸道黏膜、感觉器官等都能发生刺激呼吸的反射。发热也能刺激呼吸中枢。

呼吸困难的基本原因是呼吸中枢受到刺激后,使呼吸作用增加。因此,上述各种化学性或神经性刺激的增加,都能引起呼吸困难。

## 二、病因

（一）呼吸及循环系统疾病

1.心脏病　充血性心力衰竭是引起显著呼吸困难最普遍而主要的原因。产生呼吸困难的主要因素是肺充血,因为肺充血可使肺部发生的反射性刺激增强,同时肺活量减低。

2.肺部疾病　如肺炎、肺不张、肺气肿及肺梗塞等,部分由于肺部迷走神经反射增强,同时血液氧浓度降低或二氧化碳浓度增加。肺炎时因胸膜炎疼痛而引起反射性刺激,以及体温增高均是产生呼吸困难的因素。

3.胸膜炎及气胸　呼吸困难主要由于肺活量降低所致。

4.支气管性气喘及其他呼吸道阻塞　呼吸困难主要由于肺换气作用不足,引起缺氧及二氧化碳滞留。肺部反射性增强亦是重要因素。

（二）血液变化

1.酸中毒　糖尿病酮症酸中毒或尿中毒患者血液中酸度增高而引起呼吸困难。

2.贫血　呼吸困难常限于劳累之后,由于血红蛋白含量较低使氧交换的媒介缺乏。

3.缺氧　如在高空时因空气稀薄所产生的呼吸困难。

（三）神经精神系统疾病

1.颅内压增高或呼吸中枢附近受损害时,呼吸中枢因血流减少,或直接被压而受刺激。

2.胸壁呼吸运动神经麻痹,使肺活量降低。

3.出血或休克晚期时,血压显著降低,刺激颈动脉窦及主动脉弓的压力感受器,对呼吸中枢起反射作用。呼吸中枢血液供给不足亦为因素之一。

4.癔病患者人为呼吸增强是由于高级中枢,尤其大脑皮质冲动的结果。

### 三、鉴别诊断

**(一)充血性心力衰竭**

其是临床引起显著呼吸困难最普遍而重要的原因,早期左心衰竭通常只有心跳加快及呼吸困难而无水肿。右心衰竭的症状除了心跳加快与呼吸困难外,患者常诉下肢水肿与上腹胀痛,这些症状与急性或慢性心包炎发生心脏压塞与充血现象相似,与肾炎或肝硬化亦相似,故须鉴别。

**(二)大叶性肺炎**

起病急,以寒战开始,继以持续高热,常伴有咳嗽及胸痛,铁锈色痰具有诊断价值。

**(三)胸膜炎**

主要症状为发热、咳嗽、胸痛。当渗出很快而量大,引起呼吸困难常显著,这些症状与肺炎相似,须加以鉴别。

**(四)急性气胸**

起病急,开始通常有剧烈胸痛,呼吸困难因胸腔内压力增高而继续加重,患者烦躁不安,有窒息感觉,严重病例有休克现象。

**(五)支气管哮喘**

主要由于支气管痉挛,其次是管壁水肿和管内韧性黏液增多,使管腔缩小所致。

**(六)喉或气管阻塞**

可由于白喉、卡他性喉炎、过敏性血管神经性水肿、喉肿瘤及喉内异物吸入所致。气管阻塞可由于管外压迫、气管内肿瘤或肉芽所致。

**(七)支气管阻塞**

由于异物吸入,黏液、血块、肿瘤堵塞所致。支气管外压迫如淋巴结、主动脉瘤或其他肿瘤等。

**(八)肺气肿**

较严重肺气肿可引起呼吸困难。

**(九)酸中毒**

常见于糖尿病酮症酸中毒和尿中毒患者。

**(十)肺梗塞**

可突然发生胸痛、呼吸困难、咯血,严重时可有休克。

**(十一)呼吸运动受限制**

膈向上移位或胸壁呼吸运动神经麻痹可妨碍呼吸运动,使肺活量减低而引起呼吸困难。

**(十二)癔病**

癔病患者常发生呼吸增强,引起碱中毒及手足抽搐症状。

(韩冬)

# 第五节　吞咽困难

吞咽困难指吞咽过程障碍而引起一系列咽下困难的临床表现。

## 一、吞咽过程

吞咽过程人为地分为口期、咽期及食管期。

（一）口期

口期是舌及腭为主的协调运动过程，从舌向后运动开始，到食物通过前腭弓为止，时间小于 1s，为周围神经系统支配的自主运动。

（二）咽期

前腭弓开始，到食物经过食管上括约肌（UES）为止。时间小于 1s，为周围神经系统控制的非自主运动。

（三）食管期

食物经食管通过食管下括约肌（LES）为止，时间 8～20s，为自主神经系统控制的非自主运动。

## 二、分类

吞咽困难有以下分类：①依据哽噎发生的不同时限，分为高位及低位吞咽困难，前者指口咽及颈部食管异常所致的咽下困难，后者指颈部以下食管疾病所致的咽下困难。②依据性质分为功能性及器质性吞咽困难。③因病因分为神经源性、肌源性、原发性（包括医源性）及狭窄性吞咽困难（表3-6）。

表 3-6 吞咽困难的分类与病因

| 分类 | 特点 | 相关疾病 | 治疗 | 并发症 |
|---|---|---|---|---|
| 功能性（神经源性） | UES 的静息压高、不协调运动、松弛不良 | 脑血管意外、脑外伤、帕金森病、肌萎缩性侧索硬化、重症肌无力、多发性硬化、脑瘫、亨廷顿舞蹈症、颅神经异常 | 环咽肌切开术，有效率50%，晚期疗效不佳 | 术后死亡率 12%～20%，死因是误吸导致心肺并发症；手术无效或疗效维持短 |
| 肌源性 | （UES）咽部收缩无力且延长，食物不能通过环咽肌 | 咽肌萎缩、多肌炎；结缔组织病；哽噎及声嘶提示肌功能恶化，会发生误吸 | 咽食管肌层切开可缓解，术后有效率超过 75%。对误吸重症者，喉切除是防止反复误吸的必要手段 | 取决于：喉部有无协调肌控制，如有，术后疗效满意；原发疾病有无进展 |
| 原发性（协调性障碍） | 医源性及远端食管异常：最常见颈部术后的医源性 UES 异常，在此时必须排除恶性病的复发，以后再行环咽肌切开 | 环咽肌失弛症、Zenker 憩室 | 环咽肌切开及憩室悬吊或切除疗效满意 | |
| 器质性（狭窄） | | 肿瘤、狭窄、食管蹼、食管环咽喉或口腔切除术 | | |

（一）高位吞咽困难

高位吞咽困难包括口咽及食管上段吞咽困难，因食物不能顺利到达或通过颈部食管而引起的咽下困难，主要引起的以下三组症状：①咽鼻反食。②咽口反食。③气管支气管误吸，误吸常引起支气管肺部并发症。

口咽吞咽困难是因唇、舌、上腭、颊肌、咽缩肌、声带及运动异常造成,口腔的感觉减弱也可造成定位困难。上段食管吞咽困难多为食管上段良性狭窄、肿瘤、功能紊乱、外压等原因造成。以下情况也可诱发高位吞咽困难:气管切开插管、缺涎症、头颈部放疗等。环咽肌切开是最常采用的外科治疗方法。

（二）低位吞咽困难

患者常主诉吞咽后胸骨后粘滞或停顿感,在食管梗阻者常见反食及呕吐,重者也可发生误吸。

常见病因有食管、贲门癌、反流性食管炎、特异性食管炎、食管外压及狭窄性疾病、贲门失弛症等原发及继发的食管运动功能障碍。

（三）功能性吞咽困难

食管功能紊乱引起间歇性吞咽困难,进食固体、液体都困难,且尤以液体为主,进冷食较热食症状更明显,梗阻的部位难以明确,感觉在胸骨后或胸骨上缘,屏气或反复吞咽可缓解哽噎症状。严重者伴返食、胸痛,呕吐物为未消化食物。主要见于贲门失弛症、弥漫性食管痉挛及其他原发及继发的食管运动功能障碍。

（四）器质性吞咽困难

食管器质性病变而引起的吞咽困难有以下特点。

1. 咽 Zenker 憩室位于环咽肌上缘及下缩肌下缘之间。憩室内积存物溢出到口咽,易造成误吸。

2. 狭窄性疾病多引起固体食物哽噎,食管、贲门癌表现为进行性吞咽困难。

3. 纤维化及炎症导致 UES 的限制性肌病。

### 三、哽噎的诊断

（一）哽噎的体格检查

体检包括:面部表情肌、舌运动及伸展、上颚上举及敏感性,作呕反射与哽噎间的关系不明,可能无临床意义,完全地检查鼻咽、下咽及喉也非常重要,以明确有无狭窄或神经源性疾病。

口咽哽噎的诊断包括钡餐、咽食管放射性核素扫描、内镜及动力学检查等。

（二）放射学

因吞咽动作很快地完成,要想准确记录咽喉、UES 的功能障碍,必须使用现代的影像记录设备,多时限、多体位地研究。在吞咽及静息状态下,可观察到舌及软腭的运动、咽收缩的对称性、咽的活动及 UES 的运动,甚至可发现这些肌群的微小异常,最常观察到的异常排空表现为下咽部的淤存及停滞与梨状窦内的瘀滞。

1. 透视　此为用于评价哽噎的放射学技术,患者垂直坐位,给予少量的液体、糊状及固体形式的钡,在吞咽过程中,焦距对准口咽区,录像带记录影像,如果看到异常吞咽,各种措施,如吞咽量的改变、头的位置、呼吸等,常为试图矫正哽噎。在透视检查中,特殊评价还包括:口通过时间、咽通过时间、咽隐窝里的存留程度、喉上举的程度、误吸时限的表现、UES 松弛程度、吞咽时各种剂量及部位的效果及颈段食管蠕动的一致性。

2. 吞咽录影透视　用于几乎所有有症状的、可合作的哽噎患者。少量钡剂使危险性降到最低点,未见该项检查所至的并发症的报告,该检查也适合怀疑有误吸的患者,但不能准确地诊断狭窄性病变,且不明显的食管异常也可能漏诊。

3.钡餐 钡餐 X 射线电影照相术:检查用大量的液体钡对卧位患者进行检查,透视相机随钡剂从 UES 到 LES,怀疑反流时应采用 Valsalva 屏气试验。

吞钡应用于任何吞咽痛患者,如果喉镜正常,钡餐可发现吞咽痛的病因,如果喉镜见任何感染,如:念珠菌病或肿瘤,食管病变的范围应明确,固体哽噎者也应行钡餐检查,因透视录影检查不一定能明确狭窄的部位。患者有局限的下颈部或胸骨后症状不能排除食管病者,也应钡餐检查,任何不能解释的哽噎、透视录影检查正常者应进一步钡餐检查。

(三)放射性核素排空试验

口咽及下咽的排空能力可由岩石管放射性核素排空试验定量分析。在口咽哽噎的所有类型中,这一试验都提供了更客观的证据,包括液体及固体排空,虽然该方法受到患者配合和能力的限制,但这项定量检查可客观地评价药物及外科治疗哽噎的疗效。

(四)内镜

临床及放射学评估口咽哽噎后,内镜常用来排除腔内病变,有人认为喉镜及短直的内镜可更好地评估喉、咽、下咽及 UES,纤维内镜用于评价食管体部及贲门部。如果有咽食管憩室,则不应行内镜检查,除非用于排除憩室内的恶性病变。如果有憩室,内镜对食管其他部位的检查也应等到口咽疾病完全缓解后进行。

麻醉下完成下列内镜检查:直接喉镜、鼻咽镜检查、口咽镜、食管镜及支气管镜。有头、颈部癌者,记录病变的部位,并排除任何其他的伴随原发病等非常重要。纤维内镜可明确食管疾病,并可与扩张术同时进行,以治疗已确诊的狭窄。

(五)动力学检查

食管体部及上、下括约肌的测压检查是证实其运动功能异常的基础,精确及细致的评价 UES 很难做到。目前的测压设备必须要考虑到两个因素:括约肌的半径在中轴线上的不对称性及括约肌在吞咽动作时上、前方向的移动。单导记录仪在 UES 测定时很不准确,有人报告用多导测压管在同一水平的 UES 测压,结果其前、后方向是两侧压力的两倍,故有人用环形压力传感器测压要准确的多,而袖式导管可记录袖式膜传感的压力,对括约肌,特别是随吞咽活动能够准确测定其压力。尽管以上设备提高了对静息状态 UES 的测压准确性,但评价 UES 的松弛及协调性方面仍有很大困难,故目前 UES 的测压仅提供准确的静息关闭压力,尚不足以评估口咽哽噎患者的功能异常。

(六)其他技术

包括闪烁扫描术、超声仪及肌电描记法,均已得到发展及改进,使这些技术对临床更适用。

(韩冬)

# 第六节　胸腔积液

正常人胸腔内有 3～15mL 液体,在呼吸运动时起润滑作用,但胸膜腔中的积液量并非固定不变。即使是正常人,每 24h 亦有 500～1000mL 的液体形成与吸收。胸膜腔内注体自毛细血管的静脉端再吸收,其余的液体由淋巴系统回收至血液,滤过与吸收处于动态平衡。若由于全身或局部病变破坏了此种动态平衡,致使胸膜腔内液本形成过快或吸收过缓,临床产生胸腔积液(pleural effusion,简称胸液)。

## 一、症状

年龄、病史、症状及体征对诊断均有参考价值。结核性胸膜炎多见于青年人,常有发热;中年以上患者应警惕由肺癌所致胸膜转移。炎性积液多为渗出性,常伴有胸痛及发热。由心力衰竭所致胸腔积液为漏出液。肝脓肿所伴右侧胸腔积液可为反应性胸膜炎,亦可为脓胸。积液量少于0.3L时症状多不明显;若超过0.5L,患者渐感胸闷。局部叩诊浊音,呼吸音减低。积液量增多后,两层胸膜隔开,不再随呼吸摩擦,胸痛亦渐缓解,但呼吸困难亦渐加剧;大量积液时纵隔、脏器受压,心悸及呼吸困难更加明显。

## 二、病因及发病机制

(一)胸膜毛细血管内静水压增高

如充血性心力衰竭、缩窄性心包炎、血容量增加、上腔静脉或奇静脉受阻,产生胸腔漏出液。

(二)胸膜毛细血管通透性增加

如胸膜炎症(结核病、肺炎)、结缔组织病(系统性红斑狼疮、类风湿性关节炎)、胸膜肿瘤(恶性肿瘤转移、间皮瘤)、肺梗死、膈下炎症(膈下脓肿、肝脓肿、急性胰腺炎)等,产生胸腔渗出液。

(三)胸膜毛细血管内胶体渗透压降低

如低蛋白血症、肝硬化、肾病综合征、急性肾小球肾炎、黏液性水肿等,产生胸腔漏出液。

(四)壁层胸膜淋巴引流障碍癌症

淋巴管阻塞、发育性淋巴管引流异常等,产生胸腔渗出液。

(五)损伤所致胸腔内出血

主动脉瘤破裂、食管破裂、胸导管破裂等,产生血胸、脓胸、乳糜胸。

胸腔积液以渗出性胸膜炎最为常见;中青年患者中,结核病尤为常见。中老年胸腔积液(尤其是血性胸液)应慎重考虑恶性病变与恶性肿瘤(如肺癌、乳腺癌、淋巴瘤等)向胸膜或纵隔淋巴结转移,可引起胸腔积液。肿瘤累及胸膜,使其表面通透性增加,或淋巴引流受阻,或伴有阻塞性肺炎累及胸膜,均可引起渗出性胸腔积液。偶因胸导管受阻,形成乳糜胸。当心包受累而产生心包积液,或因上腔静脉受阻,使血管内静水压升高,或因恶性肿瘤所致营养不良低蛋白血症,胸腔积液可为漏出液。

## 三、发病机制

胸腔积液与吸收的机制:健康人的胸膜腔为负压[呼吸时平均为$-0.49kPa(5cmH_2O)$,$1cmH_2O=98Pa$],胸液中含蛋白质,具有胶体渗透压[$0.785kPa(8cmH_2O)$]。胸液的积聚与消散亦与胸膜毛细血管中渗透压、静水压有密切关系。壁层胸膜由体循环供血,毛细血管静水压高[$2.942kPa(30CmH_2O)$];脏层胸膜则由肺循环供血,静脉压低[$1.079kPa(11cmH_2O)$]。体循环与肺循环血膜以相等速度被吸收根据动物实验测算,人体每天胸膜腔可有0.5~1L液体通过。胸液中的蛋白质主要经由淋巴管进入胸导管。

胸膜炎症可使管壁通透性增高,较多蛋白质进入胸膜腔,使胸液渗透压增高。肿瘤可压迫、阻断淋巴引流,致使胸液中蛋白质积累,导致胸腔积液。门静脉肝硬化常有低蛋白血症,血浆胶质渗透压降低,可产生漏出液,当有腹水时,又可通过膈肌先天性缺损或经淋巴管而引起胸腔积液。变态反应性疾病、自身免疫病、心血管疾病或胸外伤等,都有可能产生胸腔积液。

### 四、诊断

影像诊断胸腔积液量 $0.3\sim0.5L$ 时,X 线仅见肋膈角变钝;更多的积液显示有向外侧、向上的弧形上缘的积液影。平卧时积液散开,使整个肺野透亮度降低。液气胸时积液有液平面。大量积液时整个患侧阴暗,纵隔推向健侧。积液时常边缘光滑饱满,局限于叶间或肺与膈之间,超声检查有助诊断。

B 超可探查胸液掩盖的肿块,协助胸腔穿刺的定位。CT 检查能根据胸液的密度不同提示判断为渗出液、血液或脓液,尚可显示纵隔、气管旁淋巴结、肺内肿块以及胸膜间皮瘤及胸内转移性肿瘤。CT 检查胸膜病变有较高的敏感性与密度分辨率。较易检出 X 线平片上难以显示的少量积液。

### 五、辅助检查

(一)外观

漏出液透明清亮,静置不凝固,比重低于 $1.016\sim1.018$。渗出液则多呈草黄色稍混浊,比重高于 $1.018$。脓性胸液若为大肠杆菌或厌氧菌感染常有臭味。血性胸液呈程度不同的洗肉水样或静脉血样;乳状胸液为乳糜胸;若胸液呈巧克力色应考虑阿米巴肝脓肿破溃入胸腔的可能;黑色胸液可能为曲菌感染。

(二)细胞

正常胸液中有少量间皮细胞或淋巴细胞,胸膜炎症时,胸液中可见各种炎症细胞及增生与退化的间皮细胞。漏出液细胞数常少于 $100\times10^6/L$,以淋巴细胞与间皮细胞为主。渗出液的白细胞常超过 $500\times10^6/L$。脓胸时白细胞多达 $1000\times10^6/L$ 以上。中性粒细胞增多时提示为急性炎症;淋巴细胞为主则多为结核性或恶性;寄生虫感染或结缔组织病时嗜酸性粒细胞常增多? 胸液中红细胞超过 $5\times10^9/L$ 时,可呈淡红色,多由恶性肿瘤或结核所致。胸腔穿刺损伤血管亦可引起血性胸液,应谨慎鉴别。红细胞超过 $100\times10^9/L$ 时应考虑创伤、肿瘤或肺梗死。恶性胸液中约有 $60\%$ 可查到恶性肿瘤细胞,反复多次检查可提高检出率。胸液中恶性肿瘤细胞常有核增大且大小不一、核畸变、核深染、核浆比例失常及异常有丝核分裂等特点,应注意鉴别。胸液中间皮细胞常有变形,易误诊为肿瘤细胞。非结核性胸液中间细胞超过 $5\%$,结核性胸液中常低于 $1\%$。系统性红斑狼疮并发胸积液时,其胸液中抗核抗体滴度可达 $1:160$ 以上,且易找到狼疮细胞。

(三)pH

结核性胸液 pH 常低于 $7.30$;pH 低于 $7.00$ 者仅见于脓胸以及食管破裂所致胸腔积液。急性胰腺炎所致胸液的 $pH<7.30$;若 $pH<7.40$,应考虑恶性胸液。

(四)病原体

胸液涂片查找细菌及培养,有助于病原诊断。结核性胸膜炎胸液沉淀后作结核菌培养,阳性率仅 20%,巧克力色脓液应镜检阿米巴滋养体。

（五）蛋白质

渗出液的蛋白含量,胸液,血清比值大于 0.5。蛋白含量 30g/L 时,胸液比重约为 1.018（每加减蛋白 1g,使之重增减 0.003）。漏出液蛋白含量较低(<30g/L),以清蛋白为主,黏蛋白试验(Rivalta 试验)阴性。

癌胚抗原(CEA):恶性胸液中 CEA 水平升高较血清出现得更早且更显著。若胸液 CEA 值大于 15～15μg/L 或胸液/血清 CEA>1,常提示为恶性胸液。恶性胸液中铁蛋白含量增高,可伴为鉴别诊断的参考。联合检测多种标志物,可提高阳性检出率。

（六）类脂

乳糜胸时其胸液中中性脂肪、甘油三酯含量较高(>4.52mmol/L),呈乳状混浊,苏丹Ⅲ染成红色、但胆固醇含量不高,可见于胸导管破裂时。"乳糜样"或胆固醇性胸液(胆固醇高于 2.59mmol/L),与陈旧性积液胆固醇积聚有关,可见于陈旧性结核性胸膜炎、恶性胸液或肝硬化、类风湿性关节炎等。胆固醇性胸液所含胆固醇量虽高,但甘油三酯则正常,呈淡黄或暗褐色,含有胆固醇结晶、脂肪颗粒及大量退变细胞(淋巴细胞、红细胞)。

（七）葡萄糖

正常人胸液中葡萄糖含量与血中葡萄糖含量相近,随血葡萄糖的升降而改变。测定胸液葡萄糖含量有助于鉴别胸腔积液的病因。漏出液与大多数渗出液的葡萄糖含量正常;而结核性、恶性、类风湿关节炎性及化脓性胸腔积液中葡萄糖含量可低于 3.35mmol/L。若胸膜病变范围较广,使葡萄糖及酸性代谢物难以透过胸膜,可使葡萄糖含量较低,提示肿瘤广泛浸润,其胸液中恶性肿瘤细胞发现率亦高。

（八）酶

胸液乳酸脱氢酶(LDH)含量增高,大于 200U/L,且胸液 LDH/血清 LDH 比值大于 0.6,提示为渗出液,胸液 LDH 活性可反映胸膜炎症的程度,其值越高,表明炎症越明显。LDH>500U/L 常提示为恶性肿瘤或胸液已并发细菌感染。

胸液淀粉酶升高可见于急性胰腺炎、恶性肿瘤等。急性胰腺炎伴胸腔积液时,淀粉酶溢漏致使该酶在胸液中含量高于血清中含量。部分患者胸痛剧烈、呼吸困难,可能掩盖其腹部症状,此时胸液淀粉酶已升高,临床诊断应予注意。

腺苷脱氨酶(ADA)在淋巴细胞内含量较高。结核性胸膜炎时,因细胞免疫受刺激,淋巴细胞明显增多,故胸液中 ADA 可高于 100U/L(一般不超过 45U/L)。其诊断结核性胸膜炎的敏感度较高。

（九）免疫学检查

随着细胞生物学与分子生物学的进展,胸液的免疫学检查受到关注,在鉴别良性与恶性胸液、研究胸腔积液的发病机制及今后开展胸腔积液的生物治疗中起一定作用。

结核性与恶性胸腔积液时,T 淋巴细胞增高,尤以结核性胸膜炎为显著可高达 90%。且以 $T_4(CD_4^+ \uparrow)$ 为主。恶性胸腔积液中的 T 细胞功能受抑,其对自体肿瘤细胞的杀伤活性明显较外周血淋巴细胞为低,提示恶性胸腔积液患者胸腔层局部免疫功能呈抑制状态。系统性红斑狼疮及类风湿关节炎引起的胸腔积液中补体 $C_3$、$C_4$ 成分降低,且免疫复合物的含量增高。

（十）胸膜活检

经皮胸膜活检对鉴别有无肿瘤及判定胸膜肉芽肿性病变有一定帮助。拟诊结核病时,活检标本除做病理检查外,尚可作结核菌培养。脓胸或有出血倾向者不宜做胸膜活检。必要时可经胸腔镜进行活检。

## 六、超声检查

可鉴别胸腔积液、胸膜增厚、液气胸等。对包囊性积液可提供较准确的定位诊断,有助于胸腔穿刺抽液。

## 七、治疗

胸腔积液为胸部全身疾病的一部分,病因治疗尤为重要。漏出液常在纠正病因后可吸收。渗出性胸膜炎的常见病因为结核病、恶性肿瘤和肺炎。

(一)结核性胸膜炎

多数患者抗结核药物治疗效果满意,少量胸液一般不必抽液或仅作诊断性穿刺,胸腔穿刺不仅有助于诊断,且可解除肺及心、血管受压,改善呼吸,防止纤维蛋白沉着与胸膜增厚,使肺功能免受损伤。抽液后可减轻毒性症状,体温下降,有助于使被压迫的肺迅速复张。大量胸液者每周抽液 2～3 次,直至胸液完全吸收。每次抽液量不应超过 1000mL,过快、过多抽液可使胸腔压力骤降,发生肺水肿或循环障碍。此种由抽胸液后迅速产生的肺复张后肺水肿,表现为剧咳、气促、咳大量泡沫状痰,双肺满布浊湿啰音,$PaO_2$ 下降,X 线显示肺水肿征。应立即吸氧,酌情应用糖皮质激素及利尿剂,控制入水量,严密监测病情与酸碱平衡。抽液时若发生表现为头晕、冷汗、心悸、面色苍白、脉细、四肢发凉的"胸膜反应"时,应立即停止抽液,使患者平卧。必要时皮下注射 0.1％肾上腺素 0.5mL,密切观察病情,注意血压,防止休克。一般情况下,抽胸液后,没必要向胸腔内注入药物。

糖皮质激素可减少机体的变态反应及炎症反应,改善毒性症状,加速胸液吸收,减少胸膜粘连或胸膜增厚等后遗症。但亦有一定不良反应或导致结核播散,故应慎重掌握适应证。急性结核性渗出性胸膜炎全身毒性症状严重、胸液较多者,在抗结核药物治疗的同时,可加用糖皮质激素,通常用泼尼松或泼尼松龙 25～30mg/d,分 3 次口服。待体温正常、全身毒性症状减轻消退、胸液明显减少时,即应逐渐减量以至停用。停药速度不宜过快,否则易出现反跳现象,一般疗程约 4～6 周。

(二)脓胸

脓胸是指由各种病原微生物引起的胸膜腔感染性炎症,同时伴有外观混浊,具有脓样特性的胸腔渗出液。细菌是脓胸的最常见病原体。大多数细菌性脓胸与细菌性胸膜炎未能有效控制有关。少数脓胸可由结核菌或真菌、放线菌、奴卡菌等所致。目前感染性胸腔积液中最常见的病原体为革兰阴性杆菌,其次为金黄色葡萄球菌及肺炎球菌,革兰阴性杆菌中以绿脓杆菌等假单胞菌及大肠杆菌较为常见。厌氧菌作为脓胸的常见病原体亦已被广泛证实。肺炎并发的脓胸常为单一菌感染。若为肺脓肿或支气管扩张并发脓胸,则多为混合菌感染。使用免疫抑制剂的患者中,真菌及革兰阴性杆菌感染甚为常见。

急性脓胸常表现为高热、消耗状态、胸胀痛等。治疗原则是控制感染、引流胸腔积液及促使肺复张,恢复肺功能。针对脓胸的病原菌尽早应用有效抗菌药物,全身及胸腔内给药。引流是脓胸最基本的治疗方法,反复抽脓或闭式引流。可用 2％碳酸氢钠或生理盐水反复冲洗胸腔,然后注入适量抗生素及链激酶,使脓液变稀便于引流。少数脓胸可采用肋间开水封瓶闭式引流。对有支气管胸膜瘘者不宜冲洗胸腔,以免引起细菌播散。

慢性脓胸有胸膜增厚、胸廓塌陷、慢性消耗、杵状指(趾)等,应考虑外科胸膜剥脱术等治疗。此外,一般支持治疗亦相当重要,应给予高能量、高蛋白及含维生素的食物。纠正水电解质紊乱及维持酸碱平衡,必要时可给予少量多次输血。

(三)恶性胸腔积液

恶性胸腔积液多为恶性肿瘤进展所致,是晚期恶性肿瘤常见并症,如肺癌伴有胸腔积液者已属晚期。影像学检查有助于了解肺内及纵隔淋巴结等病变范围。鉴于其胸液生长迅速且持续存在,常因大量积液的压迫引起严重呼吸困难,甚至导致死亡,故需反复胸腔穿刺抽液,但反复抽液可使蛋白丢失太多(1L 胸液含蛋白 40g),故治疗甚为棘手,效果不理想。为此,正确诊断恶性肿瘤及组织类型,及时进行合理有效治疗,对缓解症状、减轻痛苦、提高生存质量、延长生命有重要意义。

全身化疗对于部分小细胞肺癌所致胸腔积液有一定疗效。纵隔淋巴结有转移者可行局部放射治疗。在抽吸胸液后,胸腔内注入包括阿霉素、顺铂、氟尿嘧啶、丝裂霉素、硝卡芒芥、博来霉素等在内的抗肿瘤药物,是常用的治疗方法,有助于杀伤肿瘤细胞、减缓胸液的产生,并可以引起胸膜粘连。胸腔内注入生物免疫调节剂,是近年探索治疗恶性胸腔积液较为成功的方法,诸如短小棒状杆菌疫苗(CP)、IL－2、干扰素 β、干扰素 γ、淋巴因子激活的杀伤细胞(LAK 细胞)、肿瘤浸润性淋巴细胞(TIL)等,可抑制恶性肿瘤细胞、增强淋巴细胞局部浸润及活性,并使胸膜粘连。为闭锁胸膜腔,可用胸腔插管将胸液引流完后,注入胸膜粘连剂,如四环素、红霉素、滑石粉,使两层胸膜发生粘连,以避免胸液的再度形成,若同时注入少量利多卡因及地塞米松,可减轻疼痛及发热等不良反应。虽经上述多种治疗,恶性胸腔积液的预后不良。

## 八、预防

胸腔积液,可由多种疾病引起,治疗上主要针对原发病,漏出液常在病因纠正后自行吸收,渗出性胸膜炎中以结核性多见,其次为炎症性和癌性胸膜炎,应针对其病因,进行抗结核、抗炎等治疗,并可行胸腔穿刺抽液。其预后与原发病有关,肿瘤所致者预后较差。

(韩冬)

# 第七节　声嘶

## 一、基本概念

声音嘶哑是喉部病变的主要症状之一,多数因喉部病变所致,也可以因支配喉部神经的损伤或全身性疾病引起。声嘶的程度取决于病变的性质和严重性。轻度声嘶仅引起声调变低、变粗,中度声嘶则发音嘶哑,严重时只能发出耳语音,甚至完全失声。

喉部主要功能之一是发声。发声是肺部呼出的气流,通过关闭的双侧声带产生振动的结果。在声带振动产生的声音发出之前还受到胸腔、喉腔、咽腔、口腔、鼻腔和鼻窦等器官的共鸣作用,使其音色、音量发生不同的变化成为声音。要形成表达思维的语言还要经过咽、口、软腭、舌、唇、齿等咬字器官的润色作用,最后才成为完美的语言。由此可见声音的发出历经呼出气流-声带振动-器官共鸣-咬字润色等一系列精细过程来完成。完整的声音包括声调、声音强弱和音色3个要素。声调的高低决定于声带振动的频率,声带短薄且紧张,则声带振动频率快、音调高。相反,声带厚长而松弛,则声带振动慢、音调低。因此,喉部肌肉群之间的相互协调和密切配合是决定不同声调的关键。声带振动的振幅决定了声音的强弱,声带振动的振幅因声门下气流压力大小而改变,声门气流压力大,振幅大,声音强,而声门气流压力小,振幅小,声音弱。音色与基音之外泛音的混入有关,人的音色取决于许多因素,例如声带振动状态,全长声带振动产生基音,分段声带振动则产生泛音。此外,影响音色的作用因素还有共鸣腔隙的形状、共鸣方法、技巧和呼气调节等。由此可见,保证圆润而清亮的嗓音需要有:①适当的声门下气流压力。②平整光滑及保持一定张力的声带。③正常的环杓关节。④功能正常的喉部肌肉。⑤支配喉肌的正常神经。

以上任何一项发生异常,无论是喉部局部病变还是外伤或全身疾病影响到发声的基本因素,则出现声嘶。

## 二、声嘶病因

(一)喉部急慢性炎症

喉黏膜急性炎症、声带急性炎症、慢性喉炎、肥厚性声带炎。

(二)急性传染病

喉白喉、麻疹、流行性感冒。

(三)喉特异性感染

喉结核、喉梅毒。

(四)声带结节、息肉

为引起声嘶的最常见疾病,也是常见职业性嗓音疾病,主要是用声过度或发声不当所致。

(五)喉部肿瘤

良性瘤,如乳头状瘤、纤维瘤、血管瘤、囊肿、软骨瘤;恶性肿瘤,如喉癌、喉肉瘤及喉癌前病变(黏膜白斑、喉角化症)。

(六)喉外伤

喉部挫伤、切割伤、枪伤和刺伤以及外伤后喉腔瘢痕性狭窄。

(七)局部或全身疾病引起的喉水肿

局部原因所致喉头水肿,包括经喉气管插管、气管镜检查后,以及邻近器官急性炎症扩散累及喉部。

全身性疾病如神经性水肿,内分泌疾病(甲状腺功能亢进或减退,垂体功能减退,甲状旁腺功能减退或亢进,肾上腺皮质功能亢进或减退,性腺疾病),心源性水肿、肾源性水肿累及喉部,某些药物变态反应均可出现喉水肿。

(八)声带麻痹

这是外科最常见的声音嘶哑原因。解剖学上迷走神经分支左侧喉返神经绕主动脉弓,右侧喉返神经则绕锁骨下动脉,以后在气管和食管之间上行支配喉运动。沿喉返神经走向部位的各种手术或颈部外伤均可损伤喉返神经;特别是食管癌切除食管胃弓上吻合或颈部吻合,纵隔肿瘤摘除术,先天性动脉导管闭合术,主动脉弓动脉瘤切除术,肺癌根治淋巴结清扫术等容易损伤喉返神经,造成术后声嘶、饮水呛咳。此外,某些疾病本身可累及、压迫、粘连喉返神经,造成声嘶,如风湿性心脏病二尖瓣狭窄致左房增大,支气管肺癌主动脉窗淋巴结肿大,甲状腺癌、气管肿瘤、食管癌累及压迫喉返神经,右颈部恶性肿瘤或右侧锁骨上淋巴结肿大。临床造成声嘶的少见疾病还有心包积液、肺结核、胸膜肥厚等,重症肌无力和皮肌炎等肌源性喉肌损害也可出现声音嘶哑。

(九)环杓关节脱位固定

这是外科手术后造成声嘶的另一少见原因,其主要原因为全麻气管内插管不顺利,或插管动作粗暴,造成环杓关节呈半脱位状态,影响了双侧声门完全紧密闭合,术后出现声嘶。如外科手术未累及双侧喉返神经,术后出现声嘶应当想到环杓半脱位的可能。确诊需要进行喉镜检查,明确系环杓半脱位,仅用血管钳轻轻一拨即可恢复其正常位置。需要强调的是发生环杓脱位后处理要及时,若脱位延迟1周以上再处理,关节周围已产生粘连,脱位回复可能性大大降低。

(十)化学或物理灼伤

吸入有刺激性或毒性化学气体(如氯气、芥子气)以及过热蒸气,放射治疗后。

(十一)其他

先天性喉畸形,如喉蹼、喉气管囊肿、喉室脱垂、癔症性失声等。

### 三、诊断和检查

详细询问病史可为临床诊断声嘶产生的原因提供较大帮助。详细了解声嘶发生的急缓、严重程度、声嘶进展过程、伴随症状以及有无最近外伤史或手术史、以前疾病史。突然发生并有呼吸困难首先考虑喉头水肿。缓慢发生多因慢性喉炎或喉部肿瘤。急性发生且有上呼吸道感染可能为急性喉炎所致。既往有严重肺结核病史,应排除喉结核的可能。有近期外伤史或手术史则可能为喉外伤或手术造成喉返神经损伤。癔症性失声与精神刺激有关,可突然发病又骤然恢复,以后常又复发。声嘶的进展病程为声嘶的病因诊断提供线索,喉部急性炎症在2周后逐渐恢复正常发音。慢性喉炎、喉结节、声带息肉或喉囊肿,声嘶进展缓慢,喉癌随病程症状逐渐加重。外伤或手术造成的一侧声带麻痹,3个月后因对侧声带代偿声嘶较前有明显改善。当双侧喉返神经被手术损伤时,声嘶则无法恢复,为避免突发窒息需要做永久性气管造口。

声嘶的检查主要是喉镜检查,有间接喉镜和直接喉镜,目前普遍应用电子喉镜,其可更清楚地直视喉部,辨认喉头息肉、喉囊肿、声带位置,有无充血、肿胀、肥厚、溃疡、出血、肿瘤和运动状况,从而对声嘶的原因做出明确诊断。

(韩冬)

# 第八节　发热

### 一、基本概念

健康人通过产热和散热机制调节,在外界冷热环境中保持恒定体温。真正反映人体温度为血温,但是测定血温需要在循环中置放测温仪,这在体外循环手术中并不困难,平时很少有人这样做。通常以测定体表温度来反映机体的温度变化。机体深部温度较体表温度稍高,一般以测定直肠温度更为准确,但是临床上测量口腔温度或腋下温度更为简单方便。口腔温度一般保持在 36.3℃～37.2℃,直肠内温度比口腔高 0.3℃～0.5℃,腋窝的温度比口腔低 0.2℃～0.4℃。

除健康人不同个体的体温略有差异外,一个人的昼夜之间体温也有轻微波动,此为生理性温度周期,清晨最低,白天逐渐升高,晚上最高,但一日之间温差不超过 1℃。通常生理状态下体温也有轻微波动,如小儿高级神经系统尚未发育健全,中枢调节体温能力不足,体温波动较大。老年人机体代谢能力下降,体温也稍低于青壮年。妇女月经期体温低于平时,排卵期和妊娠期体温较平时稍高。此外,饮食、剧烈运动、突然进入高温环境以及情绪激动均可引起体温的轻度波动,但这些属于生理性升高,通过机体自身调节,短时即可恢复正常。

人体体温保持恒定决定于产热和散热两者之间的平衡。产热来自摄入的食物、肌肉活动和肝糖代谢,散热主要经皮肤出汗蒸发散热和呼吸散热途径完成。当身体产热和散热失衡时,则出现体温改变,如产热高于散热,体温升高。相反,散热多于产热,则体温下降。

体温调节中枢位于下丘脑,皮肤温度感受器受外界冷热刺激后将信号传递到调节中枢,经交感神经调节周围血管收缩以减少散热,或血管舒张以增加散热。另外,中枢还可以通过肌肉紧张、寒战产热,或大量出汗来散热。

发热指病理性的体温升高,是机体对致病因子的一种全身性反应,口腔温度超过 37.3℃或直肠内温度超过 37.6℃,一昼夜间波动在 1℃以上,可认为有发热。研究发现,发热是外热原通过内热原作用于下丘脑的体温调节中枢的结果,内热原包括白介素Ⅰ、肿瘤坏死因子以及干扰素等。发热时丘脑中枢提高了温度调节水平,外周产热和散热功能也相应提高,但仍在正常范围以内。此外,临床尚可见到另一种高温,即高热,是因散热障碍或产热过多所致,与体温调节中枢无关,如某些药物、中暑、甲状腺功能亢进等引起散热障碍,麻醉药过敏致肌肉细胞不受控制地大量释放热量。

引起发热的疾病可分为感染性与非感染性两大类。

(一)感染性发热

占绝大多数,包括各种急性或慢性传染病和急性、慢性及全身性或局灶性感染引起的发热。机制为病原体等抗原激活了单核细胞,产生、释放内热原,致发热。

(二)非感染性发热

相当数量的发热并不是感染,非感染性发热原理并不一致。无菌性炎症中组织损伤造成周围反应,可产生和释放致热原,如心、肺和脾梗死,手术后发热等。肿瘤发热则是肿瘤坏死因子作用的结果。临床上造成发热的非感染性疾病包括以下几类:

1.血液病　白血病、恶性网状细胞瘤。

2.变态反应　风湿热、药热、血清病。

3.恶性肿瘤　恶性淋巴瘤、癌肿。

4.结缔组织病　播散性红斑狼疮、皮肌炎、结节性多发性大动脉炎。

5.物理性化学性损伤　热射病、大手术后、骨折、大面积烧伤、中毒。

6.神经源性　脑出血。

7.其他　甲状腺功能亢进、无菌性脓肿、内脏血管栓塞、组织坏死。

临床常见以发热为主诉或唯一主诉,包括急性发热、长期不明原因中低热、长期低热和反复发热。急性短期发热最为多见,原因很多,绝大多数为感染所致。长期不明原因的发热、长期低热或反复发热,原因复杂,也最难诊断。由于发热在某种程度上反映疾病的严重性和病情的发展和变化,因此体温是临床观察和监测的重要指标。对发热患者,临诊医师应详细询问病史,了解热型,有无寒战,注意面容,认真检查皮肤和淋巴结,以帮助确诊。

## 二、症状与体征

(一)热型

1.稽留热　持续高热,体温 39℃～40℃持续数日或数周,或 24h 内体温升高但波动在 1℃以内,可见于大叶性肺炎、伤寒、副伤寒、斑疹伤寒等急性传染病。

2.弛张热　高热在 24h 内波动超过 1℃或更多,可见于结核病、败血症、局灶性化脓性感染、支气管肺炎、渗出性胸膜炎、亚急性细菌性心内膜炎、风湿热、恶性网状细胞病等。

3.双峰热　高热曲线在 24h 内有两次小波动,形成双峰,可见于黑热病、恶性疟、大肠杆菌败血症、绿脓杆菌败血症等。

4.间歇热　体温突然上升达 39℃以上,往往伴有寒战,数小时后下降到正常,大汗淋漓,经一天至数天后又再突然升高,如此反复发作,可见于间日疟和三日疟,也见于化脓性局灶性感染。

5.波浪热　体温在数日内逐渐上升到高峰,然后逐渐下降到正常或微热,不久又再发,呈波浪式起伏,可见于波浪热(布鲁菌病)、恶性淋巴瘤等。

6.再发热　高热期与无热期各持续若干天,周期地互相交替,见于回归热、鼠咬热、霍奇金淋巴瘤等。

7.双相热　第一次热程持续数天,经一至数天的解热期又突然发生第二次热程,持续数天又完全解热,可见于某些病毒性感染,如脊髓灰质炎、淋巴细胞性脉络丛脑膜炎、登革热、麻疹、天花、病毒性肝炎等。

8.不规则热　发热持续时间不定,热型无规律,可见于流感、支气管肺炎、渗出性胸膜炎、亚急性细菌性心内膜炎、恶性疟、风湿热等。

热型对于疾病的诊断有一定帮助,但是仅对诊断提供参考,无决定性作用,因为同一种传染病,其感染轻重程度不同,机体对疾病反应不同,所以其热型很难完全一致。

(二)寒战

寒战是致热原作用于机体引起的反应,多见于突然高热之前,常见于细菌性感染与疟疾,如败血症、大叶性肺炎、亚急性细菌性心内膜炎、流行性脑脊髓膜炎、急性胆管感染、丹毒、天花、疟疾、回归热、急性肾盂肾炎、钩端螺旋体病、输血或输液反应等。当细菌不断进入血液循环时,病程中可反复出现寒战。结核病、伤寒、副伤寒、立克次体病与病毒性感染罕见寒战,寒战也不见于风湿热。

(三)面容

对于发热患者应注意观察其面容,如表情淡漠,面色苍白,酒醉样面容,口周苍白,面部蝶形红斑,口唇疱疹等均可为诊断提供有益线索。

(四)皮肤

发热合并皮疹可见于发疹性传染病、变态反应、血液病、结缔组织疾病。淋巴细胞型或粒细胞型白血病、网状细胞肉瘤、淋巴肉瘤、霍奇金淋巴瘤均可有皮肤损害。发热伴口周单纯疱疹多见于急性传染病,如流行性脑脊髓膜炎、肺炎球菌性肺炎、上呼吸道感染。发热伴出血性皮疹见于较严重的急性传染病、血液病及其他出血性疾病,如败血症、再生障碍性贫血、重症肝炎,常有皮肤出血点或淤斑。药物性皮炎常发生在药物治疗后 5～20d,一般多见于 6～10d。

(五)淋巴结

局部淋巴结肿大多提示局部急性感染性病变,但是常有例外,如急性发疹性发热伴耳后、枕骨下淋巴结肿痛,提示风疹的诊断。全身性淋巴结肿大是泛发性淋巴组织病变或全身性感染的病征。全身性淋巴结肿大伴周期性发热是霍奇金病的临床特征,如伴有不规则发热,应注意传染性单核细胞增多症、结核病、急性淋巴细胞性白血病、恶性网状细胞疾病和播散性红斑狼疮,当发热合并锁骨上淋巴结肿大时应警惕恶性肿瘤转移。

### 三、辅助检查

(一)血常规检查

严重感染时周围血液白细胞与中性粒细胞显著增多,且可出现早期未成熟的白细胞和中性粒细胞核左移。感染所致长期发热可引起轻度贫血,白血病患者常有严重贫血。

(二)尿常规

任何原因引起的发热,尿常规检查可发现轻度蛋白尿,当明显蛋白尿伴血尿或脓尿时,应考虑尿路感染、肾结核、肾肿瘤或系统性红斑狼疮。

(三)细菌学

长期高热患者应常规进行血培养,必要时重复血培养并做骨髓培养。除一般细菌培养外,必要时还需做厌氧菌与真菌培养。除血培养外,依据热型针对病原菌检查做痰、尿、粪、脓液的细菌培养和胆汁引流液、胸腔引流液的培养。

(四)血清学

血清学检查对发热诊断有一定价值,如肥达、外斐反应,钩端螺旋体病的凝集溶解试验,流行性乙型脑炎的补体结合试验,风湿病的抗链球菌溶血素试验,系统性红斑狼疮的抗核抗体试验等。血清学检查多采取急性期与恢复期 2 次检查,当血清中抗体效价增长 4 倍以上时则有诊断价值。怀疑肝病引起的长期发热,除一般肝功能试验外,还可进行甲胎蛋白与病毒性肝炎血清学标志物的检测。

(五)影像学检查

影像学检查对发热的诊断和鉴别诊断有重要作用,应常规摄胸部正侧位 X 线片,必要时行胸部、腹部和盆腔 CT 检查,以及造影检查。

(六)超声波检查

目前超声波检查在临床广泛应用,对于甲状腺疾病,盆腔疾病,胆管、胆囊疾病和肝脏肿瘤的诊断超声波检查有不可替代的价值。

(七)活组织检查

活组织检查是最准确的诊断方法,它能提供疾病的病理学诊断。活检包括淋巴结活检,胸膜活检,肺穿刺、肝穿刺活检,皮下结节活检和皮损活检,指征明确时还可进行骨髓穿刺活检。

在发热的鉴别诊断中,应从常见病的不寻常表现考虑,然后再考虑少见病或罕见病,毕竟常见病常见。长期不明原因的低热是临床常见且诊断极为棘手的问题,经长期动态观察与反复全面检查后仍未能明确诊断的病例不乏见于临床工作中。试验性治疗是医师对于发热病例的权宜之计,需强调试验性治疗的期限应严格掌握,某些药物的应用需慎重,因为它可能掩盖真实病情,贻误诊断和治疗。其实,试验性治疗对于发热并无诊断价值。另外值得强调的是一遇发热即给予抗生素,解热药不能有效缓解发热就给予激素,这是临床滥用抗生素和激素的普遍现象,应加以注意。

(韩冬)

# 第九节　发绀

## 一、基本概念

当皮肤或黏膜毛细血管内血液的还原血红蛋白浓度增高,或出现高铁血红蛋白、硫化血红蛋白等异常血红蛋白时,皮肤和黏膜呈现弥漫性青紫颜色,为发绀,又称紫绀。

早期发现有无发绀决定3个条件,良好的光线、皮肤原有颜色和皮肤厚度。自然光较电灯光或电筒光更真实显示皮肤色泽。皮肤有色素沉着、黄疸或水肿可能掩盖发绀的存在。皮肤较薄、色素较少的结合膜、口腔黏膜、唇、舌以及血流充沛的两颊,容易发现发绀,血流缓慢的鼻尖、耳垂、甲床等部位发绀也较明显。

确定存在发绀,需要与皮肤异常色素沉着,即假性发绀相鉴别,如银质沉着症、金质沉着症等。皮肤加压血液排挤后色素依旧不褪为假性发绀。此外,银质沉着症仅限于皮肤,不沉着于黏膜,金质沉着症呈蓝色非紫色。

正常人体内约含 150g/L 血红蛋白,动脉血的血红蛋白完全与氧结合形成氧合血红蛋白,能携带 20% 容积的氧,此时血氧饱和度达 100%,动脉血中还原血红蛋白仅为 7.5g/L,因而色鲜红。当血液流经周围组织的毛细血管时,组织细胞摄取毛细血管内的氧,致血液内氧合血红蛋白减少,还原血红蛋白增加,故静脉血的还原血红蛋白达 37.5g/L,含氧量降低,氧饱和度仅为 75%(相当于 14%~15% 容积,即氧未饱和度为 6%~5% 容积),色暗紫。毛细血管血液内的还原血红蛋白量为动脉血与静脉血还原血红蛋白的平均值,一般在 22.5g/L 左右,不出现发绀。当毛细血管血液内还原血红蛋白含量超过 50g/L,即血氧未饱和度达到 6.5% 容积或以上时,则出现发绀,此时动脉血的氧饱和度低于 75%。由上所见,发绀的出现取决于毛细血管内还原血红蛋白的绝对数量。因此,凡是造成毛细血管还原血红蛋白异常增加的病理改变,临床均可出现发绀。

## 二、发绀原因和分类

引起毛细血管血液中还原血红蛋白增加的原因有 4 种:动脉血还原血红蛋白含量增加;静脉血内还原血红蛋白含量增加;血红蛋白总量增加;血液内出现异常血红蛋白。

（一）中枢性发绀

动脉血还原血红蛋白含量增加,继而,毛细血管和静脉内还原血红蛋白含量随之增加。中枢性发绀产生机制又分为以下两类。

1. 心源性中枢性发绀　心内或心外存在异常分流,致静脉血未经肺循环进行气体交换,直接进入体循环,则动脉血的还原血红蛋白量增加。在存在异常心内或心外分流时,影响发绀出现的另一因素是肺血流量。肺血流量越多,动脉血氧饱和度越高,发绀程度越轻。如Eisemnenger病、大血管错位、永存动脉干、完全性肺静脉异位引流,发绀常不明显。右向左分流量越大,肺血流越少,如法洛四联症、法洛三联症、三尖瓣闭锁、肺动脉瓣闭锁、三尖瓣下移,发绀常很明显。

2.肺源性中枢性发绀　首先,因肺泡氧分压明显降低,如慢性阻塞性肺疾病,其肺泡扩大,肺组织弹性丧失及回缩障碍,残气增加,肺泡氧分压下降。其次,肺毛细血管至肺泡的弥散功能障碍,也是发绀的原因之一,如急性肺水肿,肺泡内广泛渗出,弥散受阻。再次,是换气功能受损,正常时通气和血流灌注比为0.8,当通气与灌流比增加时,为无效通气,如急性肺栓塞。当通气与灌流比减低时,如喉头或气管急性梗阻、自缢,肺泡内分流增加。最后为肺内动静脉血直接混合,如肺动静脉瘘。胸廓及胸膜腔病变、严重脊柱畸形或胸廓畸形、大量胸腔积液、气胸、胸膜增厚、肺不张等主要影响肺通气,缺乏足够的气体进入肺泡。而多种因素影响致发绀的慢性肺部疾病,包括慢性阻塞性肺疾病(慢性支气管炎、支气管哮喘、支气管扩张)、肺实质纤维性病变(广泛性肺结核、矽肺、肺尘埃沉着病,肺结节病,弥漫性肺肉芽肿,蜂窝肺,硬皮病,弥漫性肺间质纤维化)、多发性肺小动脉栓塞,结节性多动脉炎,原发性肺动脉高压,特发性肺含铁血黄素沉着症。

(二)周围性发绀

动脉血内还原血红蛋白量正常,但体循环血流缓慢或血流淤滞,组织摄氧增加或过多,致静脉血内还原血红蛋白含量增高,从而产生发绀。周围性发绀的疾病包括以下两类。

1.全身性疾病　慢性充血性心力衰竭,慢性缩窄性心包炎,三尖瓣病变,休克,右心室阻塞综合征,糖原沉积病,肥胖性呼吸困难综合征,腔静脉阻塞综合征。

2.局部血流障碍　局部动脉阻塞,雷诺现象,肢端发汗病,冷球蛋白血症,网状发绀,血栓闭塞性脉管炎,动脉硬化和栓塞,血栓性静脉炎,下肢静脉曲张,弥散性血管内凝血,创伤性窒息。

(三)血红蛋白总量增多

真性红细胞增多症,继发性红细胞增多症等,血内红细胞显著增多,即使还原血红蛋白所占比例较低,也可产生发绀。同时,血中血红蛋白增多致血黏滞度增加,血流缓慢,组织摄氧量增加,也加重发绀出现。

(四)化学性发绀

血流中出现异常血红蛋白或变性血红蛋白,如先天性家族性高铁血红蛋白血症,特发性阵发性高铁血红蛋白血症,药物或化学品引起继发性高铁血红蛋白血及硫血红蛋白血症。主要机制是血液中血红蛋白的二价铁氧化成三价铁,或可溶性硫化物与血红蛋白结合形成硫化血红蛋白,这些血红蛋白衍生物颜色较还原血红蛋白更深,临床上表现为发绀。

### 三、诊断和检查

病史询问中,患者的年龄是判断发绀疾病的重要因素。新生儿出生后不久即有呼吸困难,随之出现发绀,应警惕新生儿呼吸窘迫综合征。婴幼儿或儿童出现发绀,首先应考虑先天性右向左分流的心脏疾病,或先天性高铁血红蛋白血症。儿童稍晚期出现发绀,可能是先天性左向右分流心脏疾病,随着肺动脉高压发生了反向分流,为艾森曼格综合征。或者较大的肺动静脉瘘,也可稍晚期出现发绀。吸氧后发绀有改善者可能是肺源性发绀,心源性发绀或化学性发绀对吸氧无明显反应。成人肺源性发绀多出现在中年以后,并有长期慢性肺部疾病史。

发绀出现的速度可为原发疾病提供线索,长期卧床起立后突然出现呼吸困难和发绀,应想到急性肺动脉栓塞可能。心力衰竭和慢性阻塞性肺疾病患者发绀常缓慢发生。

体格检查时应注意发绀的严重程度,明显发绀多出现在先天性右向左分流心脏病,高铁血红蛋白血症。其次为慢性阻塞性肺疾病、艾森曼格综合征。缓慢出现的发绀多因血红蛋白增多,程度较重。有休克或贫血的发绀,其程度也较轻。

(韩冬)

# 第四章 心胸外科常见临床检查

## 第一节 心胸外科疾病实验室检查

### 一、甲状腺功能检查

(一)基本生理学

甲状腺的主要功能是将无机碘化物合成为有机结合碘,即甲状腺激素。由食物中摄取的无机碘化物经消化道吸收进入血液,迅速被甲状腺摄取并将之浓缩,以后借助过氧化酶的作用由无机碘化物释出高活性游离碘,继之经碘化酶作用,又迅速与酪氨酸结合成一碘酪氨酸($T_1$)和二碘酪氨酸($T_2$)。1个分子的 $T_1$ 和1个分子的 $T_2$ 耦联成三碘甲状腺原氨酸($T_3$),2个分子的 $T_2$ 耦联成四碘甲状腺原氨酸($T_4$)。$T_3$ 和 $T_4$ 都是甲状腺激素,并与甲状腺球蛋白密切结合,储存在甲状腺滤泡内胶体内。甲状腺球蛋白的分子较大,相对分子质量约为680000,不能穿透毛细血管壁,必须再经蛋白水解酶作用,甲状腺激素与甲状腺球蛋白解离,才能释放入血液内。血液中的甲状腺激素99.5%以上与血清蛋白结合(TBG),其中90%为 $T_4$,10%为 $T_3$。$T_3$ 的含量虽然较 $T_4$ 为少,但是 $T_3$ 与蛋白结合松散,易于分离,活性较强并迅速,故其生理作用较 $T_4$ 高出4~5倍。

甲状腺激素对于能量代谢和物质代谢都有显著的影响,它能加速所有细胞的氧化率,全面增高人体的代谢,同时促进蛋白质、脂肪和糖的分解作用。给予人体甲状腺激素则尿氮排出量增高,肝内糖原降低,脂肪储备减少,同时氧耗量和热量排出量增加。此外,严重影响体内水代谢,促使尿排出量增多。甲状腺功能减退时,可致机体代谢全面降低,体内水潴留,临床上可出现黏液性水肿。

根据甲状腺滤泡壁细胞的形态和滤泡内胶体含量的多少,可以显示甲状腺激素合成及分泌的活动情况。甲状腺激素活动亢进时,滤泡壁细胞呈柱状,滤泡内胶体减少;活动减退时,滤泡壁细胞变扁平,滤泡内胶体增多。甲状腺激素的合成和分泌等过程受下丘脑通过垂体前叶分泌的促甲状腺激素(TSH)的控制和调节。促甲状腺激素不仅加速甲状腺激素的分泌(滤泡内胶体减少),而且能增进滤泡壁细胞摄取血液中的无机碘,促使摄取的无机碘转变为有机碘,增加甲状腺激素的生物合成(滤泡细胞呈柱状)。促甲状腺激素的分泌受血液中甲状腺激素浓度的影响,当甲状腺激素分泌过多,或给予大量甲状腺激素时,则能抑制促甲状腺激素的分泌。反之,手术切除甲状腺以后,或甲状腺激素生物合成发生障碍时(如给予抗甲状腺药物),均能引起促甲状腺激素分泌增加。这种反馈作用维持着下丘脑—垂体前叶—甲状腺之间生理上的动态平衡。

(二)甲状腺激素

甲状腺分泌的激素,主要包括3,5,3',5'—四碘甲状腺原氨酸($T_4$ 或甲状腺素)及3,5,3'—三碘甲状腺原氨酸($T_3$)两种,$T_3$ 经 $T_4$ 脱碘后生成。血中 $T_3$、$T_4$ 有两种形式,一种是结合型 $T_3$ 和 $T_4$;一种是游离型的游离型与结合型之和为血清总 $T_3$(TT$_3$)和总 $T_4$(TT$_4$)。结合型 $T_3$ 和 $T_4$ 只有转变成游离型的 $T_3$(FT$_3$)及 $T_4$(FT$_4$)后才能进入细胞发挥作用。所以,测定

$FT_3$、$FT_4$ 比测定 $TT_3$(血清总 $T_3$)和 $TT_4$(血清总 $T_4$)意义更大。少量 $T_4$ 经内环脱碘生成 3,3',5'—三碘甲状腺原氨酸(反 $T_3$,$rT_3$),反 $T_3$ 在血中含量甚少,生物活性也很低。促甲状腺素由垂体分泌,主要促进甲状腺细胞的增生及甲状腺激素($T_3$ 与 $T_4$)的合成和释放。

当血中甲状腺激素结合球蛋白(TBG)含量正常时,$T_3$ 和 $T_4$ 的浓度能反映甲状腺的功能状态。甲状腺功能亢进时两者均升高,甲状腺功能减低时两者均降低。$FT_3$ 和 $FT_4$ 测定不受血中甲状腺素结合球蛋白影响,故比 $TT_3$、$TT_4$ 测定的临床价值更大。

某些情况下 $T_3$ 与 $T_4$ 可发生分离,例如 $T_3$ 型甲状腺功能亢进时,仅有 $T_3$ 升高,$T_4$ 可正常;在甲状腺功能亢进早期或复发初期,在 $T_4$ 尚未升高之前 $T_3$ 可以增高;$T_3$ 测定是诊断甲状腺功能亢进症的敏感指标,是诊断 $T_3$ 型甲状腺功能亢进症的特异性检测指标。

(三)甲状腺激素含量变化的临床意义

1.甲状腺激素

(1)甲状腺素增高($T_3$,$T_4$):见于弥漫性或结节性毒性甲状腺肿伴功能亢进,亚急性甲状腺炎,局限性垂体小腺瘤及急性肝炎、妊娠、新生儿或应用雌激素、碘化物治疗等。

(2)甲状腺素降低:甲状腺功能减低症、垂体前叶功能减低症等。

2.垂体促甲状腺激素(TSH)

(1)垂体促甲状腺激素(TSH)增高:原发性甲状腺功能减低症,单纯性甲状腺肿,垂体前叶功能亢进症或局限性垂体腺瘤等。亚急性甲状腺炎或慢性淋巴细胞性甲状腺炎时 TSH 也可升高。

(2)垂体促甲状激素降低:见于垂体前叶功能减低,继发性甲状腺功能减低症及甲状腺功能亢进。

3.反三碘甲状腺原氨酸($rT_3$)

(1)甲状腺功能亢进时 $rT_3$ 升高,比 $T_3$、$T_4$ 灵敏。

(2)甲状腺功能减低时 $rT_3$ 浓度降低,对轻型或亚临床型甲状腺功能减低症的诊断准确性优于 $T_3$,$T_4$。

(3)在抗甲状腺药物治疗过程中,$rT_3$ 及 $T_4$ 均低于正常时表示药物过量。甲状腺功能减低症用甲状腺激素替代治疗时,若 $rT_3$、$T_3$ 正常提示用药量恰当,若两者均升高而 $T_4$ 正常或偏高,则提示用药量过大。

4.抗甲状腺抗体　主要适用诊断桥本病和判断甲状腺功能亢进(简称甲亢)患者有无抗甲状腺抗体。有抗甲状腺抗体者在行甲状腺次全切除后,易发生甲状腺功能减退。

(四)甲状腺吸[131]I率试验

正常人甲状腺吸[131]I试验的曲线高峰在 24h,最高吸碘率 <65%,甲状腺炎引起的继发性甲亢吸碘率减低。弥漫性甲状腺肿伴甲亢患者高峰前移,吸碘率增高。由于缺碘而致的甲状腺肿吸碘率也会增高,必须加做甲状腺激素抑制试验。

(五)甲状腺激素抑制试验

第 2 次最高吸碘率 <25% 或比第 1 次吸碘率降低 50% 以上,提示甲状腺素抑制试验阳性。此试验用于鉴别单纯甲状腺肿和弥漫性甲状腺肿伴有甲亢的患者,后者不被抑制,吸碘率下降 <50%。

(六)影响甲状腺激素水平的其他因素

许多药物可以影响甲状腺功能,如糖皮质激素可抑制 TSH,并降低 $TT_4$ 和 $FT_4$。盐酸胺

碘酮可以通过干扰 $T_4$ 的代谢而诱发甲状腺功能减退或亢进。

（七）评论

甲状腺功能检查和甲状腺激素水平测定结果分析，是内分泌科医师和普通外科医师的基本功，对这些检查结果的判断和分析，没有哪个科的医师比他们更熟悉、更准确了。对于胸外科医师来说，胸骨后甲状腺肿是胸外科手术的适应证，处理胸骨后甲状腺肿前，需要进行术前各种检查，明确患者是否存在甲亢。因此，胸外科医师也必须具备像普通外科医师一样的基本功，熟悉和掌握甲状腺功能检测的结果，进行充分的术前准备，减少或降低术后并发症的发生率。

## 二、内分泌功能检查

（一）内分泌功能检查对胸外科医师的重要性

在内分泌疾病的诊治过程中，常发现胸腔占位性病变，这些胸腔内占位性病变也有分泌某些激素的功能，这些被称为异位内分泌激素的疾病。最常见的有胸腔内异位分泌 ACTH 的肿瘤，如胸腺类癌、支气管类癌，纵隔有分泌功能的嗜铬细胞瘤。与中轴系统的内分泌疾病不同，这些异位有内分泌功能的疾病基本上对药物治疗不敏感。只有手术切除胸内异位肿瘤后，激素水平才能下降，恢复到正常范围。

（二）常用的内分泌检查测定值（见表4-1）

表4-1 常用的内分泌检查测定值

| 基础代谢率 | $-0.10\sim+0.10(-10\%\sim+10\%)$ |
|---|---|
| 尿17-KS | 男性 $34.7\sim69.49\mu mol/24h(10\sim20mg/24h)$<br>女性 $17.5\sim52.5\mu mol/24h(5\sim15mg/24h)$ |
| 尿17-OH | 男性 $13.8\sim41.4\mu mol/24h(5\sim15mg/24h)$<br>女性 $11\sim27.6\mu mol/24h(4\sim10mg/24h)$ |
| 血浆17-OH | 男性 $193\sim524nmol/L(7\sim19\mu g/dL)$<br>女性 $248\sim580nmol/L(9\sim21\mu g/dL)$ |
| 尿17-KGS | 男性 $(52.1\pm24.3)\mu mol/24h[(15\pm7)mg/24h]$<br>女性 $(45.1\pm20.8)\mu mol/24h[(13\pm6)mg/24h]$ |
| 尿游离皮质醇 | $28\sim276nmol/24h(10\sim100\mu g/24h)$ |
| 尿儿茶酚胺定性试验 | 阴性 |
| 血浆游离儿茶酚胺 | 多巴胺 $<888pmol/L(136pg/mL)$<br>去甲肾上腺素 $615\sim3240pmol/U104\sim548pg/mL)$<br>肾上腺素 $<480pmol/L(88pg/mL)$ |
| 尿儿茶酚胺 | 以去甲肾上腺素为标准 $<1.06\mu mol/24h(180\mu g/24h)$<br>以肾上腺素为标准 $<0.27\mu mol/24h(50\mu g/24h)$ |
| 尿儿茶酚胺代谢产物(VMA) | $5.05\sim25.25\mu mol/24h(1\sim5mg/24h)$ |
| 尿醛固酮(普通饮食) | $<27.44nmol/24h(10\mu g/24h)$ |
| 血浆总皮质醇 | 上午8时 $(442\pm276)nmol/L[(16\pm10)\mu g/dL]$<br>下午4时 $(221\pm116)nmol/L[(8\pm6)\mu g/dL]$ |

| 血浆醛固酮 | 卧位(早6点)27.7~138.5pmol/L(1~5ng/dL) |
| --- | --- |
| | 卧位(中午12点)0~69.3pmol/L(0~2.5ng/dL) |
| | 立位(上午8点)138.5~415pmol/L(5~15ng/dL) |
| 甲状腺吸[131]碘率 | 3h 0.057~0.245(5.7%~24.5%) |
| | 24h 0.151~0.471(15.1%~47.1%),出现高峰 |
| 血浆ACTH(上午8时) | 1.1~11.0pmol/L(5~50pg/mL) |
| 葡萄糖耐量试验(口服法) | 空腹血糖<6.72mmol/L(120mg/dL) |
| | 服糖后0.5~1h升至高峰7.84~8.96mmol/L(140~160mg/dL) |
| | 服糖后2h血糖恢复空腹水平 |
| | 尿糖均为阴性 |
| ACTH兴奋试验(8h静脉注射法) | 尿17—OH增加22.08~44.16$\mu$mol(8~16mg) |
| | 尿17—KS增加13.88~27.7$\mu$mol(4~8mg) |
| | 血内嗜酸性粒细胞较注射前减少0.80~0.90(80%~90%) |
| 地塞米松抑制试验(小剂量法) | 尿17—OH降低至对照值的0.50(50%)以下 |
| 血生长激素 | 成人5$\mu$g/L(5ng/mL) |
| | 儿童20$\mu$g/L(20ng/mL) |
| 血抗利尿激素(放免法) | 1.0~1.5ng/L(l.0~1.5pg/mL) |
| 血睾丸酮 | 男性(20.0±5.5)nmol/L[(570±156)ng/dL] |
| | 女性(2.1±0.8)nmol/L[(59±22)ng/dL] |
| 血浆雌二酮 | 0.28~3.67nmol/L(75~1000pg/mL) |
| 血浆孕酮 | 1.59~63.6pmol/L(0.5~20pg/mL) |

## 三、肺功能检查

(一)基本概念

肺功能测定是胸外科患者术前常规检查之一,它有助于选择肺部手术方式,估计肺切除范围以及肺切除术的可行性,对肺切除手术的风险做出客观的评价。

(二)肺功能测定适应证

1.确定肺损害程度,估计肺功能不全程度。

2.帮助选择手术适应证,确定手术范围。

3.帮助选择麻醉方式。

4.估测余肺功能,评价手术效果。

5.指导术后肺生理功能的维护,减少术后并发症。

6.鉴定劳动能力。

(三)肺功能测定禁忌证

1.肺功能测定高热耗氧量大。

2.呼吸道分泌物过多及剧咳。

3.2周内有大咯血史。

4.严重缺氧有发绀。

5.全身情况极差或衰竭。

6.有重要脏器功能衰竭。

7.支气管胸膜瘘或气胸。

(四)常用肺通气功能检查

1.肺容量

(1)肺活量(VC):指最大深吸气后做最大呼气所能呼出的气量。正常男性 3500mL,女性 2500mL。临床常用实际值占预计值的百分数表示,正常值应>80%,临床意义:作为反映肺组织、呼吸器官病理改变或呼吸肌力量强弱的指标。

(2)功能残气量(FRC)与残气量(RV):平静呼气末残留在肺内的气量称为功能残气量,正常男性为 1500mL,女性为 1000mL。最大深呼气后肺内残留的气量称为残气量。正常残气量个体差异大,衡量残气的多少以它与肺总量的百分比表示,即:残气/肺总量×100%,青年人为 25%~30%,中年与老年人一般为 35%~40%。临床意义:结合肺功能其他指标可用于诊断肺气肿。

(3)肺总量(TLC):指最大深吸气肺内所含的气量,等于肺活量加残气量。正常男性平均为 5000mL,女性为 3500mL。临床意义:与肺活量相同。

2.肺通气功能

(1)每分钟静息通气量(VC):指在静息状态下,每分钟吸入或呼出的气量,等于潮气量乘以呼吸频率。正常男性为 6.6L/min,女性为 5.0L/min。临床意义:超过 10L/min 为通气过度,可导致呼吸性碱中毒;低于 3L/min 为通气不足,可导致呼吸性酸中毒和低氧血症。

(2)最大自主通气量(MVV):指 1min 以最大幅度和最快的速度呼吸所能吸入或呼出的气量。正常成人男性为(104±2.3)L/min,女性为(82.5±2.15)L/min,临床上通常用实际值占预计值的百分比表示。临床意义:反映了气道的动态功能,当大气道有病变时,MW 明显减少。当小气道有病变时,MW 可以减低,但不甚敏感。MW 反映了呼吸动力学的综合情况,临床上常将其作为外科手术的可靠指标;最大通气量和它的预计值之比的百分数,可以考核肺气肿的程度。

(3)用力呼气肺活量(FEV):指在深吸气后以最大速度、最大用力呼出的全部气量,可以计算出第 1s、第 2s、第 3s 呼出气量,并分别计算其占用力呼气肺活量的百分比,其正常平均值:第 1s 为 83%,第 2s 为 96%,第 3s 为 99%。临床意义:①是测定通气功能简便易行且价值又高的方法之一,支气管阻塞性疾病或肺气肿患者可以减退且较灵敏。②可以区分是限制性或是阻塞性通气障碍。③重症患者不能接受最大通气量的测定时,可做此检查推算最大通气量,预计最大通气量=0.302×第 1s 用力肺活量±10.85。④一秒率为用力呼气量的百分数,一秒量则为第 1s 用力呼气量,二者均对慢性阻塞性肺病有诊断价值。⑤$FEV_1$ 大于正常值,表示存在限制性通气障碍,见于胸壁畸形、胸膜肥厚、肺纤维化等。在吸入支气管扩张药后重新测定用力肺活量,如其改善 20%以上或 FEV%≥15%,可判断气道阻塞为可逆性,提示该药物有效。

(4)最大呼气中期流速(FMF):将用力呼气肺活量曲线分为四等份,取中间两个四分之一的量,计算与相应呼出时间的关系即为最大呼气中期流速。FMF 正常平均值男性为 3.37L/s,女性为 2.28L/s。临床意义:FEV、MVV 意义相同,且 FMF 能够排除主观因素的影响,比较准确地反映了气道阻塞程度,较其他测定更敏感,它主要反映小气道阻塞程度。

(5)气数指数:指最大自主通气量百分率与肺活量百分率之比,正常值为 0.8～1.2,平均为 1.0。临床意义:气速指数<0.8,提示阻塞性通气功能障碍;气速指数>1.2,提示为限制性通气障碍。混合性通气障碍,气数指数也可能在正常范围内。

(6)通气储量百分比(VR%):为检查通气储备功能,临床上用 VR%表示。VR%=[(最大通气量-每分通气量)/最大通气量]×100%。正常值应>95%。<80%时,心肺和其他手术要慎重考虑,<60%则禁忌胸外科手术。

(五)肺功能考核

按肺通气功能测定结果和功能障碍的临床表现,确定肺功能程度(表 4-2)。

表 4-2　肺功能不全的分级表

| 肺功能 | 主要测定结果 | 功能障碍症状 |
| --- | --- | --- |
| 正常范围 | 肺活量与最大通气量测定值占预计值>81%,FEV$_1$/FVC%>71%,无其他肺功能异常 | 无 |
| 稍有降低 | 肺活量与最大通气量测定值在预计值 80%～71%,FEV$_1$/FVCM 在 70%～61%,稍有过度通气 | 一般活动无气急,但运动耐受力减低 |
| 显著降低 | 肺活量与最大通气量测定值在预计出值的 70%～51%,FEV$_1$/FVC% 在 60%～41%,血氧分压尚在 8kPa(60mmHg)以上 | 一般活动有气急,但静息时无气急 |
| 严重降低 | 肺活量与最大通气量测定值占预计值 50%以下,FEV$_1$/FVC%占 40%以下,可有缺氧,二氧化碳潴留,pH 降低 | 静息时可能无气急,但稍动即有气急,可能有发绀 |

临床上评价通气功能是否正常和其损害程度时,可根据最大通气量进行分级。

正常:大于预计值的 80%。

轻度减损:占预计值的 79%～65%。

中度减损:占预计值的 64%～50%。

重度减损:占预计值的 49%～35%。

极度减损:占预计值的 35%以下。

(六)术前肺功能评价

患者是否能耐受开胸大手术,除肺功能检查外还需考虑其他临床情况(如心脏病、肝肾功能、有无高血压和糖尿病、动脉硬化合并脑功能不全以及患者的年龄、体重等因素),才能做出合理客观的评价。

1.手术一般危险性　患者术后呼吸道并发症的主要原因是咳嗽能力差或咳嗽无力,导致呼吸道分泌物潴留。肺功能差影响术后排痰。一般手术患者,术前应检查肺活量、用力呼气容积、最大呼气流速和最大自主通气量。最大呼气流速减小的患者,很容易发生术后并发症,当 MVV 低于 50L/min 时,应尽量避免做大手术。

MVV 是评价患者能否耐受大手术的重要指标之一,也是评价手术可能性的筛选检查方法。MVV<33%预计值,患者术后清除呼吸道分泌物的能力明显下降,有时需用鼻导管吸痰或气管内插管吸痰,严重时需气管切开。不管什么原因,只要 MVV 降低,一定要警惕术后肺部并发症的发生。

一秒用力呼气容积(FEV$_1$)/用力肺活量比值(FVC%)<50%时,术后并发症的危险性增加。因此,FEV$_1$/FVC%被认为是预示潜在术后发生呼吸功能衰竭的筛选指标,因此具有重

要价值。

2.肺部手术的危险性　对患有呼吸系统疾病的患者而言,单纯剖胸手术就有很大危险性,因为术后肺功能必定受到不利影响。如肺功能检查提示患者接受胸部以外大手术有危险时,则更不宜行胸部大手术或肺切除手术,否则术后就有发生呼吸衰竭甚至死亡的危险。对一般肺疾病患者要进行一侧全肺切除术或肺叶切除术或肺楔形切除术时,要了解被切除的肺对肺通气功能的影响,必要时或有条件时,可以通过支气管肺量计进行分侧肺功能检查。对于常规肺功能检测已接近手术危险临界的患者,尤其应重视分侧肺功能测定。

在这种情况下,可根据以下步骤进行肺功能评价:$FEV_1$<50%或 $FEV_1$<2L;MVV<50%,需要进行分侧肺功能测定。分侧肺功能测定结果对于能否适宜手术的标准如下:

(1)阻断一侧肺动脉主干并运动时,肺动脉平均压<4.67kPa(35mmHg)。

(2)阻断一侧肺动脉主干并运动时,氧分压>6kPa(45mmHg)。

(3)根据肺扫描结果计算术后 $FEV_1$ 预计值>0.8L。

上述三项中具备两项者,认为能够安全耐受手术。

(七)评论

1.肺功能测定是胸外科住院患者一项必备的检查项目,它对于预测患者能否耐受开胸手术、肺切除手术以及术后肺部并发症发生的可能性有重要的作用。对于具有同样肺功能的患者,除考虑肺部之外的因素,肥胖、身高低于160cm、营养状况差、吸烟等也影响术后肺功能,其手术风险较高。术前证实已存在有 COPD 患者,手术风险亦增加。存在肺部基础病变的患者,除肺通气功能测定外,还需要进行动脉血气分析或肺动脉压力测定等其他手段进一步评估。

2.分侧肺功能测定较为复杂,要求设备及仪器较高,临床上一般还达不到普遍应用的条件。对此,可以利用肺段法大致估计术后的肺功能。方法为计算术后剩余肺段的百分比,术前值乘以这个百分比值即为术后肺功能,具体可以利用公式:术后 $FEV_1$ 预计值=术前 $FEV_1$ $\times(1-S\times0.0526)$计算,S 为切除的肺段数。若术后 $FEV_1$ 预计值<0.8L 为手术禁忌。当病变的肺段通气血流比不匹配,如术前存在局部肺大疱且体积较大,或病变局部阻塞支气管,其远端肺组织无通气时,行病变切除后远期肺功能可能有明显改善。

(李秋泽)

# 第二节　胸外科疾病影像学检查

## 一、胸部 X 线检查

胸部 X 线检查是胸部疾病不可缺少的检查和诊断方法,包括透视、摄片、支气管造影、上消化道造影及心血管造影等。近年来由于普遍应用 CT 和 MRI,使胸部 X 线断层摄影逐渐减少,但在肺和纵隔的检查特别是肺门区以及肺的局灶性或弥漫性病变的检查中,仍然发挥重要的作用。

(一)胸部 X 线表现

1.正位投照　摄片条件是患者取标准直立后前位,片距 2m 左右,深吸气屏住时摄片。
优质胸片标准为:①胸部端正,包括全部肺野、胸廓、肋膈角、横膈肌、颈下部。②肺野必须清亮,对比鲜明,可清晰显示肺纹理的细微结构。③能见到较清晰的1～4胸椎,其下部胸椎隐约见到整体轮廓。④两侧胸锁关节到中线距离相等,其间隙宽度也应一致,两肩胛骨不应与上肺野重叠。⑤骨性胸廓影与周围软组织能分清,四角软组织应变黑。胸廓软组织与骨骼在胸片上形成的影像,易致误诊。

2. 软组织 在后前立位胸片上可以看到的软组织影自上而下有胸锁乳突肌、锁骨上皮肤皱褶、伴随的阴影、胸大肌、乳房及乳头。

3. 骨骼 构成胸廓的骨骼有肩胛骨、胸椎、锁骨、胸骨和肋骨。其中肋骨有许多先天性变异,如肋骨分叉、肋骨联合、颈肋等。

4. 肺门阴影肺门点位置

(1)肺门影位置以肺门点为标志,肺门点是上下肺静脉干与下肺动脉的交界点。右侧肺门点与水平叶裂相对应,相当于腋中线的第5、6肋骨水平面。97％的左侧肺门点比右侧高。

(2)肺门高度比率:从肺门最高点与胸椎平行面垂直线至膈肌,至两侧肺门点各引一条交叉线与其垂直,即得出肺尖至肺门与肺门至膈肌的距离比率。正常右侧为1.13,左侧为0.84。正常右肺门影位于右胸腔偏下部,左肺门则位于左胸腔偏上部。如卧位、胸廓畸形,此比值则不适用。

(3)肺门组成及大小:两肺门一般对称,位于纵隔两旁。左肺门常被心影遮盖难以辨认。两肺门显示清楚时,外形如"八"字状。

5. 肺野

(1)肺野的划分:通常将肺分为九区,第2肋骨前端下缘以上称为上肺野,由此至第4肋骨前端下缘为中肺野,以下部分为下肺野。此外,再将肺野纵行分为三带(即外、中、内三带),共分为九个区。

(2)肺野透亮度:正常人两肺野透亮度相同,也可因胸廓软组织不对称(如乳房、胸大肌等)而有差异。

(3)肺血管(肺纹理):从外围向肺门检查肺野,外侧肺野较为清晰,不会忽略较细的血管纹理和病灶。肺上部血管较下部同级分支血管精细,两侧肺相应部位的血管数目及大小相同。肺纹理自肺门向外周发散,其管径由粗到细,直达中外带交界处。有关肺血管数可通过测量来计算。

(4)叶间裂:约45％的正常人可见右侧水平叶间隙,水平叶裂与肺门点相对应,向外与腋中线第6肋骨相交。

(5)前锯肌:附于肋骨上,偶尔在胸片上显影,多位于两侧胸壁外侧,一般不投影到胸内,甚似胸膜。

(6)侧胸壁脂肪影:沿侧胸壁的条状密度增高影,为肥胖者的正常表现。

(7)下肺动脉干:肺门阴影主要由下肺动脉干和肺静脉近端构成。

6. 气管

(1)气管宽度:气管阴影为一透亮柱,长10～13cm,宽度上下大致一致,为1.5～2.2cm。

(2)气管位置:正常人气管多居中,下1/3段轻度向右偏移。观察气管位置体位必须对称。在标准胸片正位上,锁骨内端与邻近椎体或椎弓根相邻接。

(3)右气管旁带:在充气的右肺和含气的气管腔间,可见一软组织带影。

7. 胸椎旁线 胸椎旁线系纵隔胸膜(肺与纵隔交界面)矢状面投照形成,左侧较右侧多见。有时左侧纵隔胸膜起始点较高,表现为经主动脉结向上延伸的致密阴影,如对左肺尖内侧软组织内的这种正常解剖结构认识不足,常可误以为是早期病变。

8.横膈

(1)膈及穹隆平面:正常呈抛物线弧状,与后肋骨排列大致平行。呼吸时横膈运动自如,肺纹理分布正常。正常人约90%右侧横膈高于左侧1~2cm,约10%的人两膈肌高度相等。有时膈肌在中前方局限性膨出,显示不出双重膈影是一种正常变异,系膈肌部分肌束短且张力不均匀所致。

(2)肋膈角:膈面外侧缘切线与胸壁内侧缘切线的夹角称为肋膈角,横膈穹隆高度正常者,其肋膈角清晰锐利,正常平均为30°,最大不超过50°。

(3)心膈角:心膈角指膈面内侧缘切线与心包外缘切线的夹角,正常时右侧呈锐角,左侧呈钝角,心膈角处常可见一比心影密度要低,比肺密度要高的淡薄阴影,系正常脂肪垫,呈片状或三角形,有时右心膈角处亦可见到,勿误认为病变。

(4)横膈清晰度:正常横膈轮廓锐利,为肺与胸膜、膈肌或肝的分界面。有时于深吸气时,附着于肋骨端的膈肌被牵拉,使膈面呈锯齿状的轮廓,勿认为膈肌粘连。

(二)胸部X线读片方法

1.读片顺序 胸片检阅顺序,因个人习惯和熟练程度各异,不强求特定的规律。一般习惯首先辨明姓名和日期,将全张照片做总的检阅,注意有无明显异常的阴影,然后检视肺部,从肺尖顺着每个肋间隙向下至肺底,再顺着每根肋骨向上至肺尖,两侧对比仔细观察。然后再检查心脏和大血管的中央阴影,特别注意有无增大、变形和移位等征象。再观察纵隔、横膈、肋膈角和心膈角。最后检查胸廓的骨骼和软组织以及颈部的情况。阅片时强调认真、全面、有顺序,结合临床及其他资料,综合分析,以做出正确的结论。

2.病变的分析方法

(1)定位:阅读胸片发现阴影时,首先要判断它的解剖部位—肺内或肺外? 在肺内应确定在肺的何叶何段;确定属于肺泡、间质、支气管、血管和淋巴病变,在肺外应分析在胸腔何部。位于中央的要确定病变与纵隔的关系以及在纵隔的哪一部位,与心脏大血管的关系。位于肺底的病变要确定与横膈的关系,位于膈上和膈下,或是横膈本身的病变。

(2)定性:确定为肺内异常阴影后,应进行下列分析:

1)病灶形态:肺部炎性病变显示为片状模糊阴影,结核病灶呈浸润状,肿瘤性病变呈块状致密阴影。

2)病灶位置和分布:上肺病变以结核病可能性大;下肺病变多为支气管肺炎和支气管扩张症;位于肺叶后段病变以结核病或炎性病变可能性大;前段病变多考虑肿瘤性病变;粟粒性病变均匀满布于双侧肺野者(从肺尖到肺底),多为结核病;如在两肺的内中带较多,而肺尖和肺外带较少,要考虑其他性质的粟粒性病变,如血吸虫病、某些职业病(矽肺、铁末沉着症等)、转移性肿瘤、含铁血黄素沉着症等。

3)病灶的密度:空洞病灶显示密度减低或透亮阴影,肿瘤或炎性实变或肺不张则显示密度增高的致密阴影。

4)病灶的外形和边缘:炎性和结核浸润病灶外形多不整齐,边缘多模糊不清。肿瘤性病变特别是良性肿瘤外形整齐,边缘光滑。急性或活动性病灶边缘都较为模糊,慢性或较稳定或已硬结的病灶,边缘多较光滑,外形也较整齐。

5)病灶发展情况:动态观察病灶的变化可作为诊断的依据。如病灶经内科治疗后逐渐缩小或完全消散,多为炎性和结核病变;相反如逐渐增大,则多为肿瘤,特别是恶性肿瘤。

6)病灶周围组织或结构的改变:结核病周围常有卫星病灶,而肿瘤常无。一侧肺透亮度减低或不透光,同时有胸膜收缩、肋间隙变窄、横膈上升、心和纵隔向病侧移位,对侧肺有代偿性肺气肿的表现,提示病侧肺有萎缩性改变,如肺不张。肺内看到块状阴影,同侧的膈肌上升(膈神经麻痹),肺门和纵隔有肿大淋巴结,几乎可以肯定为恶性肿瘤。

7)病灶大小和范围:结核球的直径常不超过 3cm,而肿瘤可很大,甚至占据一侧胸腔。

(3)病变在定位定性后:需结合临床、化验以及其他资料进行分析。在读片分析过程中,应充分注意到矛盾的普遍性及特殊性,必要时提出几个诊断意见,经进一步检查及讨论后再行诊断,必能提高 X 线的诊断正确率。

## 二、上消化道钡剂造影

上消化道造影是胸外科常用的诊断检查方法,特别是食管和贲门疾病诊断与鉴别诊断。上消化道造影是胃肠造影检查的一部分,指自口咽部至十二指肠之间消化道的检查。胃肠道造影可以显示消化道管腔内和黏膜皱襞情况,常用的造影剂是硫酸钡。硫酸钡不溶于水,不被胃肠吸收,也无中毒和变态反应。但是,由于硫酸钡相对分子质量较大,容易沉积而不易排出。因而,使用硫酸钡造影的主要禁忌是胃肠道穿孔。目前食管吞钡造影检查使用糊状黏稠钡剂,为增强对比效果,还在钡剂内加用发泡剂。吞钡造影可以观察食管轮廓和黏膜像和食管蠕动状况,以及贲门的结构、黏膜光整度,有无溃疡和占位性病灶。上消化道吞钡检查前需禁食 12h,使胃内无残留食物,检查前 3d 禁服影响胃肠道运动的药物。

上消化道造影的临床应用主要有以下几点。

1.食管癌 食管正常黏膜皱襞中断、破坏、消失,食管腔内有充盈缺损,食管管腔狭窄,钡剂通过受阻,病变上方食管扩大。食管壁僵硬,蠕动减弱。溃疡型食管癌可见较大的、轮廓不规则的长型腔内龛影,其长径与食管一致。巨大食管癌尚可发现食管癌软组织块影。

2.贲门失弛缓症 贲门失弛缓症表现为食管下端明显狭窄,呈双侧对称性狭窄,漏斗状或鸟嘴状,止于胃上方。其上方食管扩大,内有食物残留和积液。重度贲门失弛缓症其食管管腔扩大为正常的 4~5 倍,如横结肠伏于横膈之上。食管蠕动微弱或消失。食管虽有明显狭窄,但是食管边缘光滑,黏膜皱襞完整。

3.食管异物 食管内异物分为可透 X 线性异物和不透 X 线性异物两类。可透光者与周围软组织相混淆,需做钡餐造影才能发现。异物使钡剂通过食管受阻,或钡剂绕过异物分流而下,或者钡剂通过后,异物表面黏附一些钡剂,从而能显示出异物的形状、大小和确切位置。重金属类异物普通透视即能见到,很少需要吞钡造影检查。异物在食管内停留超过 1~2d 后可继发感染甚至穿孔,此时吞钡检查要慎重,可先做胸透确定排除是否异物已造成合并症。

4.食管裂孔疝 分滑动性食管疝、食管旁疝以及混合型疝。临床上最常见是滑动性食管裂孔疝。较大的裂孔疝普通胸部平片即可发现心影后囊状透亮区,有时其中有气液平存在。钡剂检查可见钡剂进入疝囊中。

滑动性疝可有以下某一征象:

(1)膈上小疝囊,呈囊状或漏斗状。横径大于食管,疝囊下界为食管裂孔形成的环状狭窄。

(2)膈上可见胃黏膜,且与膈下的胃黏膜相连续。

（3）膈上见到食管胃环。

对可疑食管裂孔疝者，可增高腹压，使食管充盈完全充满，有利于显示疝囊。

5. 贲门癌　癌瘤突入胃腔，在含气的胃泡内出现肿块。吞钡可见钡剂受肿块阻挡而分流或绕开。肿块累及食管下端，导致食管狭窄、僵硬，并出现充盈缺损。

6. 胃体癌　胃体管腔狭窄、僵硬，有时可见巨大充盈缺损或肿块影，胃壁蠕动减少或完全不蠕动。

## 三、胸部 CT 检查

电子计算机体层术（computed tomography，CT）用于临床后，扩大了影像学检查范围，目前已发展到了大容积多层螺旋扫描、每 0.5s 旋转 360°、实时图像重建技术以及在轴、冠、矢状位上获得各向同性分辨率的图像，并从单纯形态学图像发展到功能性检查（CT 内镜仿真成像 CTVE 技术）。更因多层面 CT 技术的应用，进一步提高了图像的质量，适合于三维立体重建。

（一）胸部正常 CT 解剖

1. 在 CT 纵隔窗像应着重观察几个平面　胸骨切迹层面、胸锁关节平面（主动脉弓上平面或无名动脉平面）、主动脉弓平面、主动脉窗平面、左肺动脉层面、右肺动脉层面、主动脉根部层面、心室层面、膈角后层面等。

2. 在纵隔窗层面还应注意观察下面特殊解剖结构，纵隔淋巴结、气管（形态、气管后隐窝、右气管旁带）、食管（奇静脉－食管隐窝、肺脊）、胸腺、奇静脉系统、胸导管、脊椎旁线及下肺韧带等。

3. 肺窗可清楚地显示支气管与肺门的解剖结构，薄层扫描可提高肺段、亚段支气管显示率。在肺窗应着重观察下面几个层面：双侧主支气管分叉平面、右上叶支气管平面、右中间支气管层面、右中叶支气管层面、右下叶支气管层面、右上叶支气管层面、左下叶支气管层面、亚段支气管层面。其次应观察肺叶和肺段。在高分辨 CT 上还可观察到次级肺小叶的小叶间隔、小叶核心及小叶实质等解剖结构。

4. 脏层胸膜紧紧包裹肺并向叶间延伸至主裂和水平叶裂，此外有时还可观察到奇叶裂与副叶裂等变异叶裂。

5. 在胸部 CT 上，组成胸壁的肌肉、骨骼、脂肪等结构更加明显，应仔细观察，避免错判。必要时进行增强 CT 检查以鉴别。

6. 横膈腹侧面有气体和脂肪时，CT 上可观察到前膈肌、膈肌角、膈肌裂孔及弓状韧带。

（二）胸部基本病变的 CT 表现

CT 可用组织对 X 线的吸收程度说明其密度高低，提示了病变的性质。实际工作中用 CT 值说明密度，单位为 HU。不同组织的 CT 值不同：骨（+100～+1000HU），软组织（+50HU），液体（±10HU），脂肪（-20～-140HU），空气（-300～-1000HU）。

1. 肺基本病变　肺实变、肺肿块、肺纤维化、肺空洞、肺空腔、空洞（腔）内含物、肺钙化、肺间质病变、肺气肿等。

2. 胸腔基本病变　胸腔积液、胸膜增厚粘连钙化、胸膜结节或肿块、气胸和液气胸等。

3. 纵隔内病变　在 CT 图像上依据密度差异通常可见到 4 种不同密度病变：脂肪组织肿块、囊性肿块、实性肿块、血管性肿块。

（三）CT 对胸部疾病的诊断价值

1.肺病变

（1）能清楚地显示隐蔽于肺尖区、心后区、脊椎旁沟、奇静脉－食管隐窝、后肋膈区、中间支气管叶段周围等部位的结节和肿块病灶，并能显示病灶全貌，对于较小的病变（直径＜3mm）明显优于普通 X 线检查。

（2）薄层 CT 与高分辨 CT 扫描，对肺弥漫性小结节病变、支气管扩张及肺间质纤维化具有重要的诊断价值。多层面 CT 或多探头 CT（MDCT）可行肺的三维立体重建。

2.纵隔疾病

（1）显示纵隔淋巴结及其他病灶，可准确显示病变解剖部位及邻近结构的关系，做出定性诊断。

（2）食管病变的诊断主要依靠钡餐检查，CT 仅用于确定肿瘤向食管壁外生长的大小和范围，以及邻近结构受累情况。另外，可早期发现纵隔淋巴结转移，有利于肿瘤分期。

3.胸膜疾病　CT 对胸膜病变敏感性、准确性较高。能明确胸膜腔积液、增厚、粘连以及肿瘤性病变，还能显示胸壁及其与周围组织的受累关系。CT 对确定来自膈肌、膈上和膈下病变有重要意义，多数病变可明确诊断。

4.CT 引导下穿刺活检　选择病灶最大层面作为穿刺层面，测出病灶中心与表面皮肤的距离及其与垂直面的交角，确定穿刺点与进针方向，进针后再行 CT 核实。取材后应再行扫描观察有无气胸和肺出血。

（四）胸部 CT 诊断的局限性

1.对较小病灶（直径＜5cm）不能真实反映病变特征，容易漏诊和误诊。

2.对密度相差较大的相邻结构边缘失真或变形，对诊断有一定影响。

3.对气管、支气管、食管等黏膜病变敏感性较低，对轻度支气管狭窄诊断的敏感性不及支气管造影。

4.对纵隔型肺癌，特别是右上纵隔型肺癌往往易误诊为纵隔肿瘤，原因是右上纵隔较左侧血管多而脂肪少的缘故。

5.对肺部肿块的定性诊断、良恶性的判断尚有一定难度，不能仅仅依靠 CT，应结合临床及其他结果综合判断。

CT 已在很多方面取代了某些常规诊断方法，如一些部位的 X 线平片及断层，CT 在发现病变、定位与定性方面均优于传统 X 线检查。胸片由于受各种组织重叠的影响，对于较隐蔽的部位，如肺尖、心后区、纵隔、横膈及大血管附近的病变常不易发现。而在胸片已确诊的一些病变当中，CT 可进一步明确病变的范围，从而确定手术方式。

目前的 CT 有低剂量 CT、高分辨 CT、CT 三维重建、CT 仿真内镜技术、CT 血管造影技术和 PET/CT，每种技术都有一定的适用范围。

## 四、胸部 MRI 检查

MRI 技术在胸部的应用较前大为改进，在某些方面特别是肺门和纵隔结构的检查，其价值已超过 CT。

（一）MRI 的简要原理

1.目前磁共振成像主要是指氢质子共振。在主磁场外垂直地施加一个与氢质子振动频率一致的射频脉冲,引起质子的共振并迁到高能态。停止射频脉冲后,将吸收的能量释放出来,产生磁共振信号,质子恢复到原来的平衡状态,这种过程叫弛豫。分为横向弛豫($T_2$)和纵向弛豫($T_1$)两种。

2. 决定 MRI 图像的对比度是 $T_1$、$T_2$ 弛豫时间。$T_1$ 长,信号强度低呈黑色短,信号强度高呈白色。而 $T_2$ 则与之相反。此外血液的流速(快者为黑色,慢者为白色)以及顺磁性物质(铁等)均影响磁共振信号。

3. 通过改变施加脉冲序列可以获得偏重于 $T_1$、$T_2$ 及偏重于质子密度加权像的图像。

(二)MRI 在胸部疾病诊断中的应用

在 MRI 临床检查中,一般采用 $T_1$ 加权像显示解剖最好,如纵隔内脂肪、血管、胸壁肌肉等解剖结构具有不同的信号,易于显示病变。$T_2$ 加权像对发现肺内较小病变并显示病灶的组织结构以及鉴别肿瘤与液体等方面效果较好。在 MRI 图像上胸部形态特征与 CT 所见相同,但其信号特点必须掌握。

1. 气管、支气管　在 $T_1$、$T_2$ 加权像上,气体无信号呈黑色。气管、支气管壁在像上为中等信号,在 $T_2$ 加权像上黏膜呈高信号,平滑肌及软骨环仍为低信号。血管腔内也无信号,有时与支气管无法鉴别。

2. 肺实质　肺内的气体、构成肺纹理的血管和支气管均呈黑色,故不能在图像上显示。

3. 肺门　肺门中的血管与支气管均呈黑色低信号,淋巴结为中等信号,极易区别,此外还有高信号的脂肪组织极易与肺门的解剖结构区别。

4. 纵隔　纵隔脂肪在 $T_1$ 加权像上为高信号,在 $T_2$ 加权像上略有降低呈灰白色,而气管、支气管及大血管为黑色无信号组织,其他如淋巴结呈中等信号,提供了良好对比,对诊断纵隔疾病十分有利。

5. 胸壁、横膈　胸壁肌肉、软组织为中等偏低信号;肋骨皮质为黑色,髓腔部分因有脂肪而信号高。横膈主要为肌肉信号。

(三)MRI 对胸部疾病的诊断价值

1. 肺实质病变(合肺炎、肺结核)　肺实质病变,在 MRI 的 $T_1$ 加权像上是一个中等信号强度,在 $T_2$ 时其信号强度略有增高。与周围的低信号对比明显,但对于较小斑点、片状病灶显示稍差。

2. 肺恶性病变　MRI 能清楚显示紧靠纵隔、肺门区的中央型肺癌,并通过脂肪间隙分辨癌肿是侵犯还是紧邻。对癌性肺不张,$T_1$ 像肿块信号高于肺不张信号。对残留癌肿、复发与放疗后纤维化的鉴别,更优于 CT。肺野内周围性肺癌在 $T_1$ 像上呈肌肉信号,$T_2$ 像上略比肌肉信号高。肺转移瘤在 $T_1$ 上略高于肌肉信号,若出现坏死、囊性变则强度减低,在 $T_2$ 上强度增高。

3. 纵隔病变　MRI 能清楚地分辨纵隔的实性或囊性肿瘤,如囊性肿块内含黏液、蛋白含量高或实性肿块内含脂肪时,$T_1$ 像上可呈短 $T_1$ 高信号。此外,还可分辨淋巴瘤和放射性纤维化,在 $T_1$ 加权像上,较高信号强度为肿瘤残留或复发,低信号区往往是放射性纤维化。在淋巴瘤的随访中,MRI 优于 CT。在判断后纵隔神经源性肿瘤是否有椎管内侵犯的诊断方面,其有较大的帮助,可明确病变的范围。

4. 纵隔肺门淋巴结肿大　凡淋巴结短径>1.0cm 均可称为淋巴结肿大。在 $T_1$ 像上淋巴结较肌肉信号略高,在 $T_2$ 像上信号强度有所增强,程度与病因有关。一般炎症较肿瘤所致的信号强度增高更明显。

5.胸膜疾病 MRI可显示各种类型的胸腔积液,在$T_1WI$图像上,为长$T_1$低信号,$T_2$上则显示高信号,同时根据信号的强弱分辨出漏出液、渗出液或出血。对胸膜间皮瘤,$T_1WI$上呈中等信号强度,$T_2WI$上强度略增高。对肿瘤是否侵犯心包、纵隔,MRI比CT更为敏感。

## 五、胸部正电子扫描

正电子发射计算机断层显像(positron emission computed tomography,PET)是利用进入人体并参加体内生物活动的示踪剂,由它发射出的射线进行成像而应用于医学临床。示踪剂为能发射正电子的核素。正电子属于反物质,射出后与自由电子结合湮灭,转换为一对光子,PET探测到光子而成像。

癌细胞的DNA合成、蛋白质合成中,氨基酸利用和糖酵解明显多于正常细胞。因此肿瘤病灶比周围正常组织摄取更多的代谢示踪剂,PET将这种摄取率差异转变为图像差异,从而用于早期诊断恶性肿瘤。诊断肺癌的代谢示踪剂主要有$^{18}$氟脱氧葡萄糖(FDG)和$^{11}$C蛋氨酸。FDG类似葡萄糖,可为肿瘤细胞所摄取,但摄取后滞留在肿瘤细胞内不参与进一步的代谢。

PET显像有助于肺癌的定性诊断和分期诊断。PET显像测量肿瘤摄取示踪剂的浓度,即标准化摄取值(standardized uptake value,SUV),SUV值越高,恶性肿瘤的可能性越大。目前,将SUV标定为2.5,良性病变的SUV值一般低于2.5,超过2.5多考虑恶性病变。将CT影像与PET影像融合,即所谓的CT/PET,将解剖结构与代谢生理联合起来,有助于同时分析解剖和代谢显像,可准确地估计病变部位、大小和性质。

(一)PET的临床应用

PET能够提示肺内可疑病变的性质,估计原发病变的生物活性,发现肺癌的胸内转移,包括纵隔淋巴结转移,发现胸外转移病变,评价治疗反应及判断有无复发。

1.早期肺癌 PET显像适宜诊断肺内小结节。一般认为PET诊断恶性病变的敏感性为92%,特异性为90%。其阴性预测值在95%以上,是比较优秀的定性诊断方法。但是,病灶越小,假阴性的概率越高。此外,支气管肺泡癌对FDG的摄取率比其他类型的肺癌低得多,更容易出现假阴性。而表现为肺内孤立磨玻璃样病灶更多的是肺泡癌或腺癌,可以说,PET对此类病灶的诊断无能为力,甚至可能误诊。因此,当肺内小结节PET显像检查呈阴性时,要结合CT扫描进行综合判断分析,同时用影像学进行追踪随访。如果小结节增大或随访中PET显像转为阳性,就应考虑恶性。

2.晚期肺癌 肺癌的PET显像还可用于估计预后。SUV高于7较低于7者,生存率明显减低。PET发现肺癌骨转移的正确性约为96%,常规核素骨显像假阳性率较高,诊断正确性约为66%。对于脑转移,PET显像的诊断率不如CT或MRI,因为正常脑组织与脑转移性肿瘤对示踪剂的摄取率几乎一样。

3.肺癌纵隔淋巴结转移 纵隔淋巴结的PET显像有助于肺癌分期,这对于临床医师将采取何种治疗方法提供较大的帮助。一般而言,临床上将纵隔淋巴结直径超过1cm者,多考虑为转移性淋巴结。但若纵隔淋巴结较小,要正确判断有无癌肿转移,无论CT或PET均较困难。如果纵隔淋巴结PET检查阴性,可直接剖胸探查,无须做纵隔镜检查。如果纵隔淋巴结PET检查阳性,应进一步经纵隔镜活检淋巴结,获取淋巴结的病理诊断。PET对纵隔淋巴结的判断优于 CT,但仍存在假阳性或假阴性,其敏感性或特异性不如纵隔镜活检,因此目前 PET 还不能取代 CT 和纵隔镜检查。

4.良性病变　一些良性病变,如急性炎症、活动性结核病等也可出现 FDG 高摄取,炎症病灶对 FDG 的浓聚程度与炎症的活跃程度有关,急性炎症的活跃程度高于慢性炎症。活动性结核常表现为高摄取;隐球菌及炎性假瘤病灶含有代谢旺盛的活性细胞时,平滑肌瘤细胞增生活跃,均可能出现 FDG 高摄取,这些与恶性肿瘤的鉴别有一定困难,应引起临床医生注意。

（二）CT/PET

1999 年 CT/PET 首次报道,至今已在全世界积累了数千病例经验。CT/PET 有助于病变的精确定位,可以帮助医师更好地解释、评估 PET 图像,区分是生理性摄取还是肿瘤引起的摄取,可避免 FDG 阴性摄取的肿瘤漏检。它作为一种新的诊断手段正在接受实践的检验。

（韩冬）

# 第三节　心血管超声检查

超声心动图学是利用超声波的发射和反射来研究心脏和大血管解剖结构和血流动力学的一门新兴学科。近年来,这门学科获得了极为迅速的发展,目前已包括以下四种技术。

①M 型超声心动图:这一技术利用发射超声束在组织界面间的反射波与心动周期之间的关系,显示一维方向上的心血管解剖结构和活动规律。

②二维超声心动图:这一技术利用发射超声束在探查切面内的反射波,显示二维方向上的心血管解剖结构和功能状态。

③造影超声心动图:这一技术利用声学造影剂在血液中所产生的微气泡反射,显示心腔和大血管的异常分流途径。

④多普勒超声心动图:这一技术利用超声波的多普勒效应,显示血流的方向、速度、性质和分布。多普勒超声心动图又可进一步分为脉冲式多普勒、连续式多普勒和彩色多普勒血流显像三种技术。

在心血管外科领域中,超声心动图已广泛地用于多种心脏外科疾患的术前诊断、手术疗效的评价、手术并发症的检出和心脏功能的监测。由于这一检查无创伤性、准确性高、重复性强,因而在许多情况下,超声心动图已可取代创伤性的心导管检查和心血管造影,成为心血管外科的可靠诊断技术。

在本节中,我们就常见心血管外科疾病的超声心动图表现作一简介。

## 一、瓣膜性心脏病

（一）二尖瓣狭窄（MS）

1.M 型超声心动图

(1)二尖瓣瓣叶增厚,回声增强。

(2)二尖瓣前叶 E-F 斜率降低成所谓"城墙样改变"。

(3)二尖瓣前后叶呈同向运动。

(4)二尖瓣前后叶间开放距离减小。

（5）左房和右室扩大。

2.二维超声心动图

（1）二尖瓣瓣叶增厚，回声增强。

（2）二尖瓣前叶舒张期呈"圆顶状"突向左室。

（3）二尖瓣后叶舒张期与左室后壁之间呈直角状。

（4）二尖瓣前后叶交界处粘连、瓣口开放面积减小。

（5）二尖瓣腱索和乳头肌增厚、粘连。

（6）二尖瓣瓣环、左房及右室扩大，主肺动脉增宽。利用这一技术，可将 MS 分为交界型、瓣膜型、瓣下型和混合型，并可测量出舒张期二尖瓣口的面积。

3.多普勒超声心动图

（1）舒张期左房内流速减低。

（2）二尖瓣口流速明显升高，形成舒张期射流。

（3）二尖瓣血流频谱中 E 波升高，E 波下降斜率减低，A 波升高或消失。

（4）右房和右室流出道内分别出现三尖瓣反流和肺动脉瓣反流的信号，流速明显升高。利用这一技术，可以测量出二尖瓣的舒张期跨瓣压差和瓣口面积以及肺动脉的压力。

对于本病的定性诊断，三种技术均有很高的敏感性和特异性。对于本病的定量诊断，M型超声心动图无肯定的价值。虽然利用二维超声心动图可测量出二尖瓣口的面积，但在瓣口明显钙化和二尖瓣分离术后的患者，这种测量有较大的误差。多普勒超声心动图的压差和瓣口面积的测量则具有很高的准确性，并可适用于所有 MS 患者。

（二）二尖瓣反流（MI）

1.M 型超声心动图

（1）二尖瓣瓣叶增厚，反光增强。

（2）二尖瓣收缩期 C—D 段呈双线，舒张期前后叶开放幅度和 E—F 斜率增大。

（3）左房扩大收缩期左房后壁出现凹陷。

（4）左室扩大伴室壁动度增强。

2.二维超声心动图

（1）二尖瓣叶、腱索及乳头肌增厚，反光增强。

（2）收缩期二尖瓣前后叶间可见缝隙，舒张期二尖瓣开放面积增大。

（3）左房和左室扩大，室壁动度增强。

3.多普勒超声心动图

（1）左房内出现起自二尖瓣环的收缩期射流。

（2）射流速度明显升高，持续收缩全期。

（3）舒张期二尖瓣口血流速度增高，收缩期主动脉血流速度减低。利用这一技术，可以测量出二尖瓣反流级数和反流分数。

对于本病的定性诊断，M 型和二维超声心动图均无直接征象，因而价值较低。多普勒超声心动图则具有很高的准确性。对于本病的定量诊断，M 型和二维超声心动图无肯定的价值，而多普勒超声心动图测量的反流级数和反流分数，与创伤性技术相关良好，具有相当的可靠性。

（三）主动脉瓣狭窄（AS）

1. M 型超声心动图

（1）主动脉瓣瓣叶增厚，反光增强。

（2）主动脉瓣开放速度及幅度减低，左室射血时间延长。

（3）左房扩大，室间隔与左室后壁对称性增厚。

（4）升主动脉可有狭窄后扩张。

2. 二维超声心动图

（1）主动脉瓣瓣叶增厚，回声增强。

（2）主动脉瓣叶交界处黏连、瓣口开放面积减小。

（3）左房扩大，左室向心性肥厚。

（4）升主动脉扩张。

3. 多普勒超声心动图

（1）左室流出道内收缩期流速减低。

（2）主动脉瓣口流速明显升高，形成收缩期射流。

（3）主动脉血流频谱中，上升速度减缓，峰值后移，最大流速显著升高，射血时间延长。

（4）升主动脉内出现收缩期湍流信号。

（5）舒张期二尖瓣血流频谱中 A 波高于 E 波。利用这一技术，可以测量出收缩期主动脉瓣的跨瓣压差和瓣口面积。

对于本病的定性诊断，M 型和二维超声心动图虽有较高的价值，但有一定的假阳性和假阴性，与多普勒超声心动图技术相结合，有助于提高确诊率。对于本病的定量诊断，多普勒超声心动图已成为最可靠的无创伤性技术，而 M 型和二维超声心动图的价值很小。

（四）主动脉瓣反流（AR）

1. M 型超声心动图

（1）主动脉瓣叶增厚，回声增强。

（2）主动脉瓣舒张期关闭呈双线。

（3）二尖瓣前叶或室间隔左室面出现舒张期震颤波。

（4）升主动脉增宽，搏动幅度增大。

（5）左房、左室扩大，室壁动度增强。

2. 二维超声心动图

（1）主动脉瓣瓣叶增厚，回声增强。

（2）主动脉瓣叶间舒张期可见缝隙。

（3）二尖瓣前叶或室间隔左室面出现舒张期震颤。

（4）二尖瓣口短轴切面见二尖瓣前叶舒张期呈半月形。

（5）升主动脉增宽，搏动强。

（6）左房和左室扩大，室壁动度增强。

3. 多普勒超声心动图

（1）左室流出道内出现起自主动脉瓣环的舒张期射流束。

（2）射流速度明显升高，持续舒张全期。

（3）收缩期升主动脉流速上升，舒张期主动脉内出现逆向血流。

（4）舒张期二尖瓣血流频谱中出现毛刺状信号。利用这一技术，可以测量出主动脉瓣的反流级数和反流分数。

对于本病的定性诊断，M型和二维超声心动图缺乏直接征象，而多普勒超声心动图则有很高的敏感性和特异性。在定量诊断方面，M型和二维超声心动图无肯定的价值，而多普勒超声心动图测量的反流程度则有相当的可靠性。

## 二、先天性心脏病

（一）房间隔缺损（ASD）

1. M型超声心动图

（1）右室扩大，右肺动脉增宽。

（2）室间隔与左室后壁呈同向运动。

（3）三尖瓣活动幅度增大。

2. 二维超声心动图

（1）房间隔回声中断。

（2）室间隔与左室后壁呈同向运动。

（3）右房和右室扩大，主肺动脉增宽。

（4）三尖瓣活动幅度增大。利用这一技术，可确定缺损的部位并测量缺损的大小。

3. 多普勒超声心动图

（1）左房内的血流穿过房间隔进入右房，形成分流束。

（2）分流持续整个心动周期，速度较低。

（3）三尖瓣和肺动脉血流速度升高，二尖瓣和主动脉血流速度降低。

（4）右房和右室流出道内可分别出现三尖瓣和肺动脉瓣反流的信号。利用这一技术，可确定分流束的部位并测量分流束的宽度、分流量的大小以及右室和肺动脉的压力。

对于本病的定性诊断，M型超声心动图因缺乏直接征象；二维超声心动图虽可直接显示缺损口，但对于继发孔型ASD则有较高的假阳性。多普勒超声心动图对于左向右分流有很高的敏感性。对于本病的定位诊断，彩色多普勒血流显像最为可靠。在定量诊断方面，M型和二维超声心动图价值较小，而多普勒超声心动图测量的分流和肺动脉压力则有很高的准确性。

（二）室间隔缺损（VSD）

1. M型超声心动图

（1）左房和左室扩大。

（2）室间隔和左室后壁活动幅度增强。

（3）二尖瓣活动幅度增大。

（4）在较大的嵴下型缺损患者，连续扫描可见室间隔与主动脉前壁连续中断。

2. 二维超声心动图

（1）室间隔回声中断。

（2）左房和左室扩大，室壁动度增强。

（3）二尖瓣活动幅度增大。

（4）右室流出道和肺动脉增宽。利用这一技术，可以确定VSD的部位并测量VSD的大小。

3.多普勒超声心动图

(1)左室内血流穿过室间隔缺损进入右室,形成分流束。

(2)分流持续整个收缩期,流速明显升高。

(3)二尖瓣和肺动脉流速增高,三尖瓣和主动脉流速减低。

(4)右房和右室流出道内可分别出现三尖瓣和肺动脉瓣反流的信号。利用这一技术,可确定缺损的位置,测量分流束的宽度、分流量的大小以及右室和肺动脉的压力。

对于本病的定性诊断,二维超声心动图的敏感性远高于 M 型超声心动图,但对于直径较小的缺损检出率较低。多普勒超声心动图对于检出室间隔缺损的左向右分流具有很高的敏感性和特异性。对于本病的定位诊断,彩色多普勒血流显像技术最为可靠。对于本病的定量诊断,M 型和二维超声价值很小,而多普勒超声心动图测量的分流量和右室压力则有很高的准确性。

(三)动脉导管未闭(PDA)

1.M 型超声心动图

(1)左房和左室扩大,室间隔和左室后壁动度增强。

(2)主动脉增宽,搏动增强。

(3)二尖瓣开放幅度增大。

2.二维超声心动图

(1)主肺动脉分叉处与降主动脉之间可见一液性暗区相通。

(2)左房和左室扩大,室壁动度增强。

(3)二尖瓣口开放面积增大。

3.多普勒超声心动图

(1)降主动脉的血流经过动脉导管流入主肺动脉,形成分流束。

(2)分流持续整个心动周期,速度明显升高。

(3)三尖瓣和肺动脉血流速度减低,二尖瓣和主动脉血流速度升高。

(4)降主动脉内出现舒张期逆向血流。

(5)右房和右室流出道内可分别出现三尖瓣和肺动脉瓣反流的信号。利用这一技术,可测量出分流束的宽度、分流量的大小以及肺动脉的压力。

对于本病的定性诊断,M 型超声心动图无直接征象,二维超声心动图虽可显示 PDA,但有假阳性和假阴性。多普勒超声心动图对于检出 PDA 的左向右分流具有很高的敏感性和特异性,明显优于其他两种技术。

(四)肺动脉口狭窄

1.M 型超声心动图

(1)肺动脉瓣曲线的 a 波幅度增大。

(2)右室前壁及室间隔增厚。

2.二维超声心动图

(1)肺动脉瓣增厚,反光增强。

(2)肺动脉瓣收缩期开放受限,呈"圆顶状"突向肺动脉。

(3)右室前壁及室间隔增厚。

(4)右室流出道变窄,主肺动脉出现狭窄后扩张。

3.多普勒超声心动图

(1)右室流出道内流速减缓。

(2)肺动脉瓣口处流速显著升高,形成收缩期射流。

(3)肺动脉血流频谱中,上升速度减慢,峰值后移,最大流速升高,射血时间延长。

(4)主肺动脉内出现收缩期湍流信号。

(5)右房内可记录到三尖瓣反流的信号。利用这一技术,可以测量出肺动脉瓣的跨瓣压差和瓣口面积。

对于本病的定性诊断,M型和二维超声心动图的准确性均较低,而多普勒超声心动图则具有很高的敏感性和特异性。对于本病的定量诊断,多普勒超声心动图是唯一可靠的无创伤性技术。

(五)法乐氏四联症

1.M型超声心动图

(1)升主动脉增宽,前壁移向右室流出道,与室间隔连续中断,后壁与二尖瓣前叶连续正常。

(2)右室前壁和室间隔增厚。

(3)右室流出道变窄,左房内径偏小。利用这一技术,可测量出主动脉骑跨的程度。

2.二维超声心动图

(1)升主动脉增宽,骑跨于室间隔之上,前壁与室间隔连续中断、后壁与二尖瓣前叶连续正常。

(2)右室前壁和室间隔增厚。

(3)右室流出道变窄,少数患者肺动脉瓣开放受限,肺动脉内径变小,左房偏小。利用这一技术,可以测量VSD大小和主动脉骑跨的程度。

3.多普勒超声心动图

(1)收缩期左室和右室的血流共同流入升主动脉。

(2)VSD处出现双向分流,

(3)右室流出道内流速显著升高,形成收缩期射流。

(4)肺动脉血流频谱的加速支上升缓慢,减速支下降迅速,峰值后移,最大流速显著升高,形成"巴首状"形态。

(5)部分患者于左室流出道和/或右室流出道内出现主动脉瓣反流的信号。利用这一技术,可以测量出分流束的宽度和右室流出道的压差。

本病的定性诊断主要依靠二维超声心动图检查。对于较轻的主动脉骑跨和右室流出道狭窄的诊断,M型超声心动图的敏感性较低。多普勒超声心动图有助于检出本病的血流异常。在定量诊断方面,M型和二维超声心动图可相当可靠地估测主动脉的骑跨程度,多普勒超声心动图则可对右室流出道狭窄的程度提供准确的定量分析。

(六)心内膜垫缺损(ECD)

1.M型超声心动图

(1)部分型心内膜垫缺损时,右室扩大,室壁动度增强;左室流出道变窄;二尖瓣舒张期呈双条回声,收缩期呈多重回声。

(2)完全型心内膜垫缺损时,左室和右室扩大,室壁动度增强;二尖瓣活动幅度增大,舒张期穿过室间隔进入右室。

2.二维超声心动图

(1)部分型 ECD:房间隔下缘回声中断,上缘呈蚯突状;二尖瓣前叶回声中断;右房和右室扩大,左室亦可扩大。

(2)完全型 ECD:室间隔上缘及房间隔下缘回声中断,4 个心腔相互交通;二尖瓣前叶与三尖瓣隔叶在同一水平,腱索附着于室间隔顶端或室间隔右室面;少数病例中共同房室瓣穿越 VSD 上缘,无腱索附着于室间隔,呈自由浑动状态;各房室腔均扩大。利用这一技术,可对病变进行分型并可测量缺损的大小。

3.多普勒超声心动图

(1)部分型 ECD:左房血流穿过房间隔下部进入右房形成分流束;左房内出现二尖瓣反流信号。

(2)完全型 ECD:室间隔上部及房间隔下部出现左向右分流束;右房及左房内可分别记录到三尖瓣反流和二尖瓣反流的信号;肺动脉血流速度升高,主动脉血流速度降低。利用这一技术,可对病变进行分型,并可测量出分流量和肺动脉的压力。

对于本病的定性诊断,二维超声心动图明显优于 M 型超声心动图,造影和多普勒超声心动图有助于明确分流方向。对于本病的定量诊断,多普勒超声心动图则明显优于其他二种技术。

(七)主动脉窦瘤破裂

1.M 型超声心动图

(1)主动脉增宽,搏动增强。

(2)连续扫查主动脉根部可见主动脉前壁回声中断;主动脉瓣于收缩期嵌入中断处。

(3)主动脉瓣的右冠状动脉瓣叶、三尖瓣及室间隔右室面可出现震颤。

(4)左、右心室扩大,右肺动脉增宽。

2.二维超声心动图

(1)主动脉增宽,前壁与室间隔连续中断,收缩期主动脉瓣嵌入中断处。

(2)在多数患者,前主动脉窦呈囊状突入右室流出道,在少数患者,后主动脉窦呈囊状突入右房,舒张期增大,囊壁顶部可见破口。

(3)房、右室和左室扩大。

3.多普勒超声心动图

(1)升主动脉血流穿过主动脉窦瘤破口进入右室或右房,形成分流束。

(2)分流持续整个心动周期,速度明显升高。

(3)主动脉内出现舒张期逆向血流。

(4)窦瘤破入右室时,通过肺动脉、二尖瓣和主动脉的流速升高;窦瘤破入右房时,通过 4 个瓣口的流速均升高。利用这一技术,可估测出分流量以及右室和肺功脉压力的大小。

对于本病的定性诊断,二维和多普勒超声心动图均有很高的敏感性和特异性,而 M 型超声心动图的准确性较低。对于确定分流发生的部位,彩色多普勒血流显像技术最为可靠。在定量诊断方面,多普勒超声心动图是唯一可行的技术。

(八)三房心

1.M 型超声心动图

(1)主动脉后壁与左房后壁之间可见一隔膜反射。

(2)反射回声于舒张期前移,收缩期后移。

2.二维超声心动图

(1)从二尖瓣环至左房上壁可见一条异常回声带,将左房分为真房和副房两个心腔。

(2)回声带随心动周期而运动,舒张期移向二尖瓣环,收缩期移向左房上壁。

3.多普勒超声心动图

(1)真房内流速减低。

(2)副房内血流经隔膜孔进入真房,形成射流束。

(3)射流持续整个心动周期,流速明显升高。利用这一技术,可以测量出经隔膜孔的压差和隔膜孔的面积。对于本病的定性诊断,M型超声心动图的征象仅为提示性,而二维和多普勒超声心动图则有很高的准确性。对于左房血流梗阻程度的定量分析,多普勒超声心动图是唯一可靠的方法。

(九)完全性肺静脉畸形引流

1.M型超声心动图

(1)左房后出现一无声区。

(2)右房、右室增大,室间隔与左室后壁呈同向运动,右室前壁动度增强。

(3)左房、左室明显缩小,二尖瓣开放幅度减低。

2.二维超声心动图

(1)左房内无肺静脉开口,左房后出现一梭形无回声区。

(2)左房和左室明显缩小。

(3)右房和右室明显增大,主肺动脉增宽。

(4)部分患者中于左房室沟处出现一环形液性暗区。

(5)房间隔中部回声中断。

3.多普勒超声心动图

(1)左房内无肺静脉血流信号。

(2)左房后的无回声区内出现湍流信号,呈连续性分布,流速明显升高,频谱特征与肺静脉血流相同。

(3)上腔静脉、下腔静脉或冠状静脉窦内出现湍流信号。

(4)三尖瓣和肺动脉血流速度增高,二尖瓣和主动脉血流速度降低。

(5)右房内血流经房间隔缺损进入左房,形成分流束。利用这一技术,可以测量出分流量和肺动脉的压力。

对于本病的定性诊断,二维超声心动图的准确性明显高于M型超声心动图,但不易与三心房鉴别,与多普勒超声图所检出的特征性血流异常相结合,可显著提高确诊率。对于本病的定量诊断,多普勒超声心动图明显优于其他两种技术。

## 三、心脏黏液瘤

(一)左房黏液瘤

1.M型超声心动图

(1)舒张期二尖瓣前叶后方出现云雾状回声,收缩期回声消失。

(2)二尖瓣回声正常,前叶E-F斜率减低,与后叶呈反向运动。

（3）左房扩大。

2.二维超声心动图

（1）左房内出现云雾状回声光团,借蒂与房间隔相连,舒张期进入二尖瓣口,收缩期返回左房。

（2）二尖瓣回声及活动正常。

（3）左房扩大。

3.多普勒超声心动图

（1）二尖瓣口出现舒张期射流束,射流起源于二尖瓣环与瘤体之间的间隙中,走行于二尖瓣叶与瘤体之间,常为多条射流。

（2）射流速度明显增高,频谱形态类似于二尖瓣狭窄。

（3）左室内出现舒张期湍流信号。利用这一技术,可测量出二尖瓣口的舒张期压差。

本病的定性诊断主要依靠二维超声心动图检查。多普勒超声心动图检查有助于对二尖瓣血流梗阻的程度进行定量分析。

（二）右房黏液瘤

1.M型超声心动图

（1）舒张期三尖瓣前叶后方出现云雾状回声,收缩期回声消失。

（2）三尖瓣回声正常,E－F斜率减低。

2.二维超声心动图

（1）右房内出现云雾状回声光团,舒张期进入三尖瓣口,收缩期返回右房。

（2）三尖瓣回声及活动正常。

（3）左房扩大。

3.多普勒超声心动图

（1）三尖瓣口出现舒张期射流束,射流分布于瘤体周围,常为多条。

（2）射流速度明显升高,频谱形态类似于三尖瓣狭窄。

（3）右室内出现舒张期湍流信号。利用这一技术,可以测量出三尖瓣口的舒张期压差。

对于本病的定性诊断,二维超声心动图是最可靠的无创伤性诊断技术。多普勒超声心动图测量的舒张期压差对于三尖瓣血流梗阻程度的定量分析具有重要意义。

## 四、心包疾病

（一）心包积液

1.M型超声心动图

（1）少量积液时,左室后壁的后方收缩期出现较窄的无回声区,舒张期此区消失。

（2）中等量积液时,右室前壁之前和左室后壁之后均出现较宽的无回声区。

（3）大量积液时,心脏前后的心包腔无回声区显著增宽,声束指向心尖部探查时,可见"荡击波征"。

2.二维超声心动图

（1）少量积液时,左室后壁之后出现新月形的无回声区。

（2）中等量积液时,右室前、左室后和心尖部均可出现无回声区。

（3）大量积液时,整个心脏外周均有较宽的无回声区。利用这一技术,可估测积液量的大小。

3.多普勒超声心动图　大量积液时,经各瓣口的血流速度普遍减低。吸气时,二尖瓣和主动脉血流速度显著下降。本病的定性和定量诊断主要依靠二维超声心动图检查。

(二)缩窄性心包炎

1.M 型超声心动图

(1)左室后壁舒张早期向后运动,舒张中晚期运动消失,呈一直线。

(2)二尖瓣前叶 E-F 斜率增大。

(3)房室环处心包缩窄时,左房明显扩大。

2.二维超声心动图

(1)心包里双层或单层浓密回声,如有心包钙化,可见斑片状强回声并伴有声影。部分患者心包腔有局限性积液暗区。

(2)舒张期室间隔呈快速扭动状态。

(3)吸气时房室间隔均向左移位。

(4)心室大小正常,房室环处心包缩窄时,左右心房均扩大。

(5)下腔静脉和肝静脉扩张。

3.多普勒超声心动图

(1)二尖瓣血流频谱中 E 波下降速率增快。

(2)吸气时左室等容舒张时间延长,二尖瓣血流速度降低。

本病的诊断主要依靠二维超声心动图,但对局限性心包缩窄可造成漏诊,诊断时须注意密切结合临床。

(阿布都乃比·麦麦提艾力)

# 第五章　先天性心脏病

## 第一节　动脉导管未闭

### 一、历史回顾

动脉导管未闭是小儿先天性心脏病常见类型之一,占先天性心脏病发病总数的 10%～15%。胎儿期动脉导管被动开放是血液循环的重要通道,出生后早期即发生功能性关闭,出生后一年在解剖学上应完全关闭。若动脉导管于出生后持续开放,并产生病理生理改变,即称动脉导管未闭。虽然早在公元前 181 年,Galen 就首次报道了动脉导管未闭,但直至 1628 年,Harvey 才详细描述了动脉导管在胎儿循环中所起到的重要作用。1907 年,部分学者开始认识到动脉导管未闭应该进行早期结扎治疗的必要性,从而避免其引起的心内膜炎,心脏功能衰竭等不良心血管并发症。1938 年,Gross 成功地完成了第一例动脉导管结扎术,从而拉开了近代外科治疗动脉导管未闭的新篇章。

### 二、胚胎发育学及病理生理

在胎儿期,右心承担了大约 65% 的心输出量,而只有约 5%～10% 的血液进入肺部(胎儿期由于无通气状态,肺血管阻力较高),其余则经由动脉导管由主肺动脉进入降主动脉,从而确保了全身的灌注,如果动脉导管提前闭合,将导致严重的胎儿发育异常。胎儿血液中胎盘产生的高含量 $PGE_2$ 及 $PGI_2$ 也确保了动脉导管的开放。胎儿出生后,随着肺部氧合的开始,血压中血氧饱和度陡然上升,抑制动脉导管内皮钾通道的开放,从而促使钙离子内流导致动脉导管收缩,同时随着肺功能的发育,血液中的 $PGE_2$ 和 $PGI_2$ 开始被降解。出生大约 24～48h 之后,肺动脉导管发生功能性关闭,在未来的 2～3 周里,动脉导管内壁的内膜开始增生及纤维化,并最终关闭,最终演变成动脉韧带。

动脉导管未闭的病理生理基础是其所产生左向右分流,而其分流量则取决于动脉导管内的血流阻力(由导管大小,形态,导管壁的弹性等因素决定),以及主动脉及肺动脉压力差(心输出量和体/肺循环阻力决定)。血液分流将导致肺动/静脉血管及左心的容量负荷增加,同时也能导致肺顺应性降低,继而增加呼吸做功。同样,分流也将导致左心房及左心室舒张末压力升高,最后导致左心室代偿性肥厚。而对于肺部血管而言,肺毛细血管网长期暴露于高压及高流量环境下,将导致血管内皮中层平滑肌细胞增生,内膜纤维化,最终将导致血管腔变窄,导致血管网阻力增加,虽然该过程的具体机制尚不清楚,目前已经证实内皮细胞的损害,血小板激活,血管生长因子的分泌均在该过程中起到了至关重要的作用。而当肺血管网阻力高于体循环血管阻力时,由经动脉导管未闭的血液分流方向将发生改变(由左向右变为右向左),即所谓的艾森门格综合征。

### 三、外科解剖,诊断与评估

在左位主动脉弓患者,动脉导管通常发自左肺动脉近端,与主动脉弓平行走行,并最终进入左锁骨下动脉起始部远端的降主动脉(图5-1),左迷走神经主干从颈根部的左锁骨下动脉和左颈总动脉间沟进入胸腔,跨过主动脉弓和动脉导管继续向下走行,喉返神经环绕动脉导管并返回,向上进入颈部。动脉导管可发育成多种不同的大小及形态,通常情况下,动脉导管肺动脉开口处较窄,降主动脉开口较宽大。

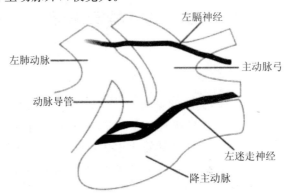

图5-1 动脉导管未闭及其邻近结构的外科解剖

　　一般而言,动脉导管发自左肺动脉,并于弓降内侧小弯处进入降主动脉,在行动脉导管未闭解剖时除了要避免大血管损伤,也应尤其注意避让迷走神经及其分支

　　动脉导管未闭患者临床表现多样,从完全无任何临床症状至心力衰竭及艾森门格综合征。多数患者就诊时往往仅表现出典型的心脏杂音,或者体检时行超声心动图检查偶然发现。尽管在婴幼儿时期,身体代偿机制可以使动脉导管未闭无任何临床表现,但随着年龄的增长,便会出现诸如心力衰竭,肺动脉高压引起的发绀,心房纤颤等等。增粗的肺动脉甚至可能压迫喉返神经,引起声音嘶哑等症状。同样,对于此类患者,也较常人更易罹患感染性心内膜炎。

　　动脉导管未闭的诊断主要依赖影像学技术,但传统的体格检查仍是作为常规疾病筛查的有效手段。

　　1.体格检查　动脉导管未闭患者,心脏查体可发现心前区隆起,心尖搏动强,心浊音界向左下扩大。胸骨左缘第2～3肋间连续性机器样杂音,心尖区舒张期杂音,肺动脉第二音亢进。偏外侧有响亮的连续性杂音,可向左上颈背部传导,伴有收缩期或连续性细震颤。出现肺动脉高压后,可能仅听到收缩期杂音。可出现周围血管征:股动脉枪击音,水冲脉,毛细血管搏动征。

　　2.超声心动图　超声心动图是确诊动脉导管未闭最有效的方法,同样其也可以帮助对动脉导管的解剖,分类进行有效的评价,评价心室功能,估算分流量的大小,估测肺动脉压力,同时其也可以帮助诊断其他心内合并畸形。

　　3.心脏CT及MRI检查　相比超声心动图,CT及MRI能够更为清晰的显示动脉导管的解剖形态及其与邻近组织结构的关系,同时如果合并其他大血管疾病(诸如主动脉缩窄,和主动脉弓发育异常),CT及MRI同样能够清晰的显示。除此之外,CT还能够评价动脉导管钙化情况,从而帮助外科手术方案的制订与风险评估。

　　4.心导管造影(图5-2)　诊断性心导管造影能够完善的评估动脉导管未闭所导致心脏及血管血流动力学改变,对于成人,或是怀疑有肺动脉高压的儿童,心导管评价肺血管阻力情况(静息状态下及肺血管扩张试验后)尤为重要,同样在导管室,采用球囊临时阻断动脉导管后测量血流动力学参数的改变,也能帮助直观评价行动脉导管介入治疗的可行性。采用造影检查的方式,可帮助评价动脉导管未闭的解剖信息,制订有效的治疗方案。而对于多数患者,心导管造影检查后一站式的内科介入封堵治疗,已经成为一种有效的治疗动脉导管未闭的方式。

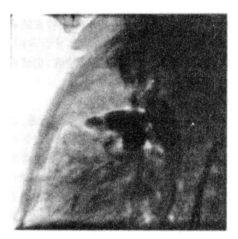

图5-2　心导管造彩显示的动脉导管未闭

主动脉造影剂通过动脉导管进入肺动脉,使肺血管同期显影

### 四、动脉导管未闭的治疗

(一)治疗指征的选择

对于有临床症状的动脉导管未闭的患者(无论是儿童抑或成人),都应积极的行手术治疗(内科介入封堵或外科修补),但如果怀疑合并肺动脉压力增高,应行心导管检查评估肺动脉压力及肺血管阻力情况,如果肺血管阻力>8U/m²,则应行进一步的肺活检以明确肺血管发育情况,研究显示,此类患者如果关闭动脉导管分流后,将导致肺动脉压力陡然增高,从而导致低心排及右心衰竭等情况。对于较小的无临床症状的动脉导管未闭,其治疗的指征仍然存在争议,但如果出现诸如心内膜炎症、动脉导管血管瘤等并发症,应积极的采用外科的方式进行治疗。

(二)内科治疗

内科主要采取对症治疗的方式,如利尿,强心,控制心脏前负荷等,如出现心律失常,则使用抗心律失常的药物。而对于出现肺动脉高压失去手术机会的患者,可以使用PGI₂,钙通道受体阻断药,内皮素阻断药的药物缓解肺动脉高压。近些年来,随着内科介入方法的不断进步,有很大一部分的动脉导管未闭都可以采用微创介入封堵的方式进行很好的治疗,该方法通过股动脉或股静脉通路,将封堵器(或弹簧圈等)放入动脉导管内,从而消除分流。目前的临床证据显示,其远期发生残余分流的概率仅约5%,但仍存在血管损伤,封堵器移位,栓塞等并发症。

(三)外科手术治疗

虽然相比内科介入治疗,传统外科手术的创伤及并发症发生率均较高,但对于一些较大的或者解剖形态特殊,合并心内膜炎的动脉导管未闭,或患儿在新生儿期不易行内科封堵治疗时,仍然需要外科手术的方式闭合导管。

(四)手术方式,并发症及预后

经左胸小切口能够很好的暴露动脉管,已成为经典的手术入路。也有学者采用腋下切口进行动脉导管的暴露,同样随着技术的进步,采用微创腔镜下动脉导管结扎术,也能大大减少对患者的创伤。如果动脉导管内口较大,抑或钙化严重无法进行结扎,则需采用正中接口,于体外循环下缝合动脉导管的内口(或补片缝合)。经典的手术入路需游离动脉导管,应避免用直角钳直接分离导管的后方。导管较粗大时可经降主动脉的后方游离导管。解剖主动脉时,应注意避免损伤肋间动脉,明确迷走及喉返神经的位置,以免损伤。闭合动脉导管时麻醉医师应充分降低血压,以降低导管破裂的风险。结扎方式有:直接结扎,金属夹子钳夹,血管钳阻断后直接缝合。在此过程中,应尽量避免损伤大血管结构,避免肺动脉狭窄及肺部损伤。目前已有研究显示,外科动脉导管结扎/修补术后,发生残余反流的比例<5%,手术死亡率从0%不等(平均约0.5%),术后主要并发症包括了出血,气胸,感染等,但发生率均较低。同样动脉导管未闭的远期预后也十分良好。

### 五、启示与展望

虽然目前开胸外科手术已经不再是治疗动脉导管未闭的主要方式,但其诊疗的演变仍反映出心脏外科医生勇往直前的进取精神,从有创到微创,依托现代科技及医疗水平的进步,该类疾病的诊疗再一次说明了目前心脏疾病诊疗领域对于患者围术期恢复质量的重视。依托完善的术前评估,结合多学科不同的技术,从而为患者制订更为个体化的完善治疗方案。

(盛嘻)

# 第二节 主动脉缩窄

### 一、病因、病理及其临床意义

主动脉缩窄(CoA)是一种比较常见的缺陷,占所有先天性心脏缺陷的5%~8%。可单独出现,也可合并其他各种病变,最常见的是主动脉瓣二叶畸形和室间隔缺损(VSD)。主动脉缩窄容易被漏诊,往往要等到患者出现充血性心力衰竭(CHF)、高血压等症状,才得到诊断。1760年Morgagni最早在尸检时发现并描写了此畸形。

(一)流行病学资料

1.发病率 主动脉缩窄是常见的缺陷,在先天性心脏病患者中占6%~8%。然而,在一岁以内出现症状的婴儿中,主动脉缩窄所占的比例更高。亚洲国家的主动脉缩窄发生率(<2%)似乎比欧洲和北美国家低。虽然一些作者认为,主动脉缩窄是在亚洲人中不太常见,主动脉缩窄没有明确的种族差异。男女发病比例约2:1。但在罕见的腹主动脉缩窄中,主要是女性受累。腹主动脉缩窄与胸主动脉缩窄的比率是大约1:1000。在老年患者中观察到的男性优势不是婴幼儿主动脉缩窄。

2.病因学 主动脉缩窄的确切机制不明确。最常被引用的假设一个是血流动力学异常,另一个是导管组织异位。血流动力学异常理论认为,导管前的异常血流或动脉导管与主动脉间的异常角度,增加了动脉导管内右向左的血流,减少峡部的血流,导致主动脉缩窄可能性增大,而出生后动脉导管自发关闭最终引起主动脉梗阻。

如果先天性心脏畸形患儿在胎儿期有主动脉前向血流减少,出生后主动脉缩窄的发病率会明显增高。而如果是右心梗阻畸形,则患儿不会发生主动脉缩窄。这一现象孕育了血流动力学理论。导管组织异常扩展进入主动脉(异位导管组织),可能产生缩窄隔膜,随导管关闭,形成主动脉缩窄。但这种理论不能解释各种不同程度的峡部缩窄以及主动脉弓发育不良伴主动脉缩窄。

3. 自然病史　一般情况下,主动脉缩窄患者会早期出现 CHF,或稍后出现高血压症状。资料显示,主动脉缩窄常常在一岁以内漏诊。一项研究中,转诊到儿科心脏病专家的中位数年龄为 5 岁。在小儿心脏关爱联盟(Pediatric Cardiac Care Consortium)从 1985—1993 年报告的 2192 个患者中,婴儿 1337 人,儿童 824 人,成人 31 个。

既往的尸检研究表明,主动脉缩窄如不进行外科手术矫治,在 50 岁时,有 90% 死亡,平均年龄为 35 岁。在当代,主动脉缩窄死亡率通常取决于患者的年龄、体重和合并的心血管畸形类型。

可能导致死亡或严重并发症的情况,包括高血压、颅内出血、主动脉破裂或夹层、心内膜炎和充血性心力衰竭。

(二)解剖学特征

主动脉缩窄是指一段狭窄的主动脉,其局部的中层组织内翻、内膜组织变厚。局部缩窄可能形成一个偏心开口的板状结构,也可能是一个中央或偏心开口的膜状结构。主动脉缩窄通常较局限,但也可能是一长段。

既往,根据主动脉缩窄段在动脉导管的近端还是远端,主动脉缩窄分为小儿型或成人型。然而,仔细的解剖表明所有的主动脉缩窄都累及动脉导管近端和远端。

典型的主动脉缩窄位于左锁骨下动脉开口远端、动脉导管位置的胸主动脉上。极罕见的情况下,缩窄段可位于胸主动脉下段,甚至低至腹主动脉。在这种情况下,缩窄段可很长,呈梭形与不规则管道。许多人认为这种缩窄是由炎症或自身免疫引起的,可能是多发性大动脉炎的变种。

主动脉缩窄段远端的降主动脉通常有扩张,称为窄后扩张。在胸主动脉缩窄患者中,左锁骨下动脉开口与动脉导管之间的主动脉峡部,会出现不同程度的发育不良。在有症状的新生儿和婴儿,峡部发育不良可能很严重。而在儿童和成人主动脉缩窄,主动脉峡部可能只有轻度缩小。在有症状的新生儿和婴儿中,横向的主动脉弓(右无名动脉开口和左锁骨下动脉开口之间)也可能有发育不良。可见到侧支血管连接上半身动脉和主动脉缩窄段远端的血管,这些侧支血管可能在出生后几个星期到几个月就形成了。

最常见的合并畸形包括动脉导管未闭、室间隔缺损、主动脉瓣狭窄。婴儿越早出现症状,就越有可能合并一个重大的畸形。主动脉瓣二瓣化畸形可见于近三分之二的婴儿主动脉缩窄,而在儿童期出现症状的患者,只有 30% 合并这种畸形。

二尖瓣异常比主动脉瓣异常少见到,但也是可能的合并畸形。有时候,主动脉缩窄只是更复杂的发绀型的心脏畸形的一部分,如大动脉转位、陶西平畸形、左室双入口、三尖瓣闭锁和左心发育不良综合征。

在严重的右室流出道梗阻,如法洛氏四联症和肺动脉闭锁伴室间隔完整患者中,主动脉缩窄极为罕见。一些主动脉缩窄患者可能有脑动脉瘤,在以后生活中重度高血压更易引起脑血管意外。主动脉缩窄是特纳综合征最常见的心脏缺陷。

(三)病理生理

主动脉缩窄明显增加了左心室(LV)的后负荷,结果导致左室壁应力增加和代偿性心室肥厚。

新生儿重症主动脉缩窄的动脉导管关闭时,后负荷急剧增加,这些患儿可能会迅速发生充血性心力衰竭和休克。动脉导管的快速收缩,造成突发的严重主动脉梗阻,应该是最可能的解释。随着导管(主动脉端)收缩,左心室后负荷迅速增加,结果增加了左心室压力(收缩压和舒张压)。这将导致左心房压力升高,使卵圆孔开放,引起左向右分流和右心房、右心室的扩大。如果没有卵圆孔开放,肺静脉压力和肺动脉压力增加,也会引起右心室的扩大。

严重主动脉梗阻快速进展的间接征象,包括胸片提示心影增大,心电图和超声心动图提示右心室肥大。

在主动脉缩窄不严重的儿童,LV后负荷是逐渐增加的,并生成部分绕过主动脉缩窄段的侧支血管。除非检测到高血压或其他并发症,这些儿童可能没有症状。

高血压病发生的机制还不完全清楚。可能和机械梗阻性因素和肾素-血管紧张素介导的体液机制有关。

机械梗阻理论认为,只有保持较高的血压,才能维持通过缩窄段和侧支血管的血流量。心脏的每搏输出量,进入有限的主动脉腔内,致使主动脉缩窄近端产生较高压力。然而,这种理论不能解释以下内容:血压升高的程度与梗阻的严重程度不相关。缩窄段远端的外周血管阻力增加。缩窄解除后,血压并不是马上下降,或是根本不下降。

体液理论认为,继发于肾血流量减少的肾素-血管紧张素系统激活,可解释大部分的临床特点。但是,在早期研究中,无论是动物模型还是人类受试者,测定的血浆肾素活性都没有显示血浆肾素水平持续升高。近期的研究表明,患者的肾素-血管紧张素-醛固酮系统存在异常。此外,中央交感神经系统的激活也可能引起主动脉缩窄患者高血压。

合并的畸形也极大地影响了病理生理学。合并室间隔缺损的机会很大,主动脉缩窄加重了左向右的心内分流。如果存在其他不同程度的左心梗阻(主动脉瓣狭窄、主动脉瓣下狭窄),会加重LV的后负荷。

充血性心力衰竭的神经体液变化很大。交感神经系统激活,从而导致心率增快和血压(BP)升高。而主动脉缩窄使下半身BP下降、肾血流灌注减少,CHF患者的肾素-血管紧张素系统被激活。肾素-血管紧张素系统激活会导致血管收缩、细胞肥大和醛固酮的释放。CHF患者中,肾素-血管紧张素系统的作用以及通过药物来调节此系统,是研究的热点领域。与大多数的CHF不同,由于存在缩窄段前和缩窄段后不同的血流动力学,主动脉缩窄的病情更复杂。

通常用来治疗充血性心力衰竭的药物,如ACE抑制剂和血管紧张素Ⅱ阻断药,对主动脉缩窄患者可能产生不利影响。如果试图用这些药物来使缩窄段前的血压达到正常,可能会导致下半身灌注不足并造成肾功能衰竭。

心脏衰竭时血管加压素也增加,主要是由血管紧张素Ⅱ刺激释放的。加压素影响游离水的排出,并可能会导致低钠血症。在主动脉缩窄患者中,加压素的血管收缩性可能会进一步提升BP。

CHF还可能激活人脑钠尿肽(BNP)、内皮素等其他物质,但他们在主动脉缩窄中的具体作用还不清楚。

主动脉缩窄的另一个原因,是主动脉夹层动脉瘤导致的狭窄。主动脉真腔变窄,可以导致下肢动脉搏动减弱,与主动脉缩窄的临床状况相似。在这种情况下需要紧急干预。

## 二、诊断难点及应思考的问题

(一)病史

主动脉缩窄(CoA)的症状因人而异,但常分为两类,一类是早期出现症状,合并充血性心力衰竭(CHF)的患者。另一类是较晚出现症状,多合并高血压的患者。

1.早期症状 合并的心脏畸形、主动脉弓畸形、动脉导管的开放口径及闭合速度、肺血管阻力的情况,都影响症状出现的早晚及严重程度。小婴儿可能在出生的头几个星期,就出现喂养困难、呼吸急促、嗜睡,并恶化到明显的充血性心力衰竭和休克。这些患儿可能在出院前情况还好,可一旦动脉导管闭合,病情会迅速加重。如合并有大的心脏畸形,如存在室间隔缺损(VSD),会加速病情的变化。

2.晚期症状 在新生儿期之后,患者的症状往往是高血压或心脏杂音。由于存在动脉侧支血管,这些患者往往不会有明显的充血性心力衰竭。在处理其他问题,如创伤或常见疾病评估时,发现有高血压,进一步检查后,才作出主动脉缩窄诊断。其他症状包括头痛、胸痛、疲劳,甚至危及生命的颅内出血。虽然有些患儿出现下肢疼痛或无力,但真正的跛行很少见。除了偶然发现的高血压,很多患者没有症状。通常情况下,主动脉缩窄不是由初诊医师发现的。常规触诊股动脉搏动和测量血压,可避免延误诊断。

(二)体征

同病史一样,体征也分成2组:早期出现心力衰竭体征和晚期出现高血压体征。

1.早期体征 新生儿可有呼吸急促、心动过速和呼吸困难,甚至可能会因休克而奄奄一息。诊断要点包括上下肢血压(BP)差异、下肢动脉搏动减弱或消失。患儿迷走右锁骨下动脉如起源于主动脉缩窄段远端,则右侧上下肢压差可能不存在,但颈动脉的搏动会比下肢强很多。

当血流从未闭的动脉导管右向左分流到身体下部时,则可能发生差异性发绀(粉红色上肢与青紫的下肢)。虽然肉眼往往很难分辨,但导管前和导管后的经皮血氧饱和度监测会记录到差异性发绀。当心内有大量的左向右分流时(如VSD),肺动脉血氧饱和度可接近主动脉饱和度,因而上下肢血氧饱和度监测的结果差别可能不会很明显。但合并大动脉转位、动脉导管未闭和肺动脉高压,存在左到右导管分流时,可能会出现反常的差异性发绀,即青紫色上肢与粉红色的下肢。

低心输出量和左室功能不全的患者,脉搏搏动弱,BP差异也很小。因此,除了主动脉缩窄,对围生期循环功能不全的鉴别诊断包括左心室(LV)流出道梗阻,包括主动脉瓣及瓣下狭窄、主动脉瓣上狭窄,以及重度二尖瓣狭窄或关闭不全。

主动脉缩窄的杂音可能没有特异性,但通常是在左锁骨下区和左肩胛骨下收缩期杂音。如合并室间隔缺损或主动脉瓣狭窄,也可听到相关的心脏杂音。喷射性喀喇音往往提示二叶主动脉瓣,而奔马律则提示有心室功能不全。

2.晚期体征 较大的婴儿和儿童可能因高血压或杂音而转院诊治。很容易将婴儿或儿童高血压归因于兴奋不安,因此,测量并比较四肢血压是重要的。如果左锁骨下动脉起源于主动脉缩窄段远端,左胳膊的血压会低于右手臂的血压。同样,迷走右锁骨下动脉(开口低于主动脉缩窄段的水平)可能会造成右上肢血压低或右手脉搏弱。仔细的上肢与下肢脉搏触诊可帮助确认可疑的主动脉缩窄。

在较大的儿童、青少年和成年人,可同时触诊股动脉和肱动脉的脉搏,来诊断主动脉缩窄。双上肢和单下肢的血压需要测定,上下肢存在超过20毫米汞柱的压力差可被视为主动脉缩窄的证据。

左锁骨下区和左肩胛骨下可有收缩期杂音,但如存在多个侧支或严重主动脉缩窄时,可听到连续性杂音。二叶主动脉瓣可听到喷射性喀喇音,主动脉瓣狭窄或关闭不全时可有相应的杂音。同样,也可能听到二尖瓣狭窄或LV流出道梗阻的杂音。左心室肥厚顺应性差时,可能会出现奔马律。

其他体征包括在视网膜上的异常血管和胸骨上窝的明显搏动。严重的主动脉瓣狭窄患者,可在胸骨上窝扪及震颤。腹主动脉缩窄的情况很少,可在腹部听到血管杂音。

(三)实验室检查

1.新生儿休克患者的实验室检查包括以下内容 脓毒症检查包括血液、尿液及脑脊液(CSF)培养。测试电解质水平、尿素氮、肌酐和葡萄糖浓度。动脉血气分析和血清乳酸水平。

2.年长患者高血压就诊的实验室检查包括尿液分析、电解质水平、尿素氮、肌酐和葡萄糖浓度。

(四)辅助检查的选择

1.胸部X线平片检查 婴儿出现充血性心力衰竭时,胸部X线平片可显示心脏扩大、肺水肿。成人主动脉缩窄的胸部X线平片可有不同程度的心脏增大。食道钡餐检查时可显示食道呈倒立"3"标志,也可能在正位片上发现主动脉缩窄段上下呈一个"3"字征。侧支动脉压迫、侵蚀肋骨骨质可显示"虫蚀样切迹"。

2.超声心动图 超声心动图可清楚显示心腔内解剖结构,了解心腔内的合并畸形。胸骨上窝的二维超声心动图切面,可评估主动脉弓、峡部和主动脉缩窄的严重程度。多普勒超声心动图可用于测量主动脉缩窄处的压力阶差。

3.心电图 在新生儿或婴儿中,心电图可能有右心室肥厚的表现。随着年龄增长,心电图结果可能正常,也可能出现左心室肥厚或左心室缺血、劳累的迹象。有时,左心室肥厚可表现为V5和V6导联上S波增高,即所谓的后底壁左心室肥厚。

4.CT及磁共振 主动脉CT及磁共振血管成像,可以清晰显示狭窄部位、长度及与主动脉分支血管的关系,判断是否存在弓发育不良或动脉瘤,为目前最有效的无创检查方法(图5－3)。如果之前手术使用了银夹或支架,则复查需要使用超高速CT。

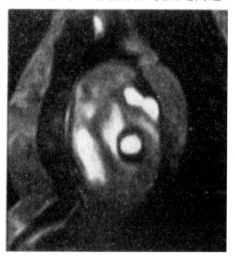

图5－3　MRI提示主动脉缩窄

5.心导管　可明确缩窄部位及其与左锁骨下动脉的关系,动脉导管的情况和侧支循环的状态及范围(图5－4)。此项有创性检查目前已逐渐为主动脉CT及磁共振血管成像取代。

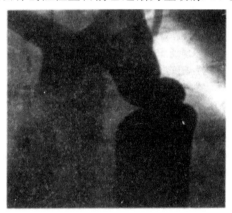

图5－4　主动脉造影提示主动脉缩窄

6.其他检查　在新生儿患者中,分别测定动脉导管前、后的经皮血氧饱和度检查,可明确有没有动脉导管水平的右向左分流。

(五)鉴别诊断

主要依靠病史和体征,结合超声心动图、心导管和心血管造影和其他实验室检查,对其他有相似症状的疾病进行鉴别,包括肾上腺功能不全、主动脉瓣狭窄、扩张性心肌病、肥厚性心肌病、先天性肾上腺增生症、心内膜弹力纤维增生症、高血压、左室发育不良综合征、病毒性心肌炎、败血症、休克等。

### 三、手术的演变及各种术式的评价

1944年瑞典的Crafoord和Nylin第一次报告主动脉缩窄手术,进行缩窄段切除端端吻合成功。此后,各种改良术式相继出现。当今,主动脉缩窄已是一种可作出明确诊断与治疗效果良好的一种疾病。

（一）干预指征

严重高血压或充血性心力衰竭(CHF)是进行干预的指征。可选择外科手术，或采用导管介入技术(球囊血管成形术和支架)，来解除主动脉梗阻。有症状的新生儿和婴儿，在病情稳定后，应该进行紧急手术。无症状婴儿、儿童、青少年和成年人，应择期手术。如果没有高血压和心力衰竭症状，儿童建议在2~5岁时，择期进行外科或介入治疗。有证据表明，患儿过了5岁，再进行介入或手术治疗，远期还是会有残存的高血压。

（二）药物治疗

1.早期出现症状的主动脉缩窄药物治疗　充血性心力衰竭(CHF)患者治疗包括利尿剂和正性肌力药物的使用。前列腺素E1(0.05~0.15毫克/(公斤·分钟)经静脉注入，维持动脉导管开放。如果出现呼吸困难，需要用呼吸机辅助呼吸。如果出现左室功能不全，尤其是低血压时，可输注正性肌力药物(多巴胺、多巴酚丁胺、肾上腺素)。插导尿管来评估肾灌注和尿量。动脉血气分析监测酸中毒情况。在新生儿患者，可放置脐动脉导管，评估前列腺素的应用是否改善了下半身血流量。通过上述干预措施，可稳定病情，为外科手术或导管介入创造条件。

2.晚期出现症状的主动脉缩窄药物治疗　高血压的治疗。

术前高血压用β受体阻断药可得到有效治疗。治疗的目的是降低上肢高血压，但要注意，激进用药使上肢血压(BP)达到正常，可能会导致下半身灌注不足。手术前使用β受体阻断药可减少术后高血压的严重程度，但要明确的是，尽早解除主动脉缩窄比降压药物治疗高血压效果更好。

术后高血压可用短效血管舒张药物，如硝普钠、静脉用β受体阻断药(如艾司洛尔)治疗。如果不存在残余梗阻，长期降压治疗可继续使用β受体阻断药，还可添加ACE抑制剂或血管紧张素Ⅱ阻断药(血管紧张素Ⅱ阻断药的儿童用量还不明确)。

关于β肾上腺素受体阻断药的使用，目前已有相关的指南。最近一项研究显示，β受体阻断药在儿童CHF的作用不明确。

（三）多种外科术式的应用与改良

自Crafoord、Nylin(1945年)和Gross、Hufnagel(1945年)在40年代初期进行主动脉缩窄矫治手术以来，外科治疗已成为主动脉缩窄治疗的首选方法。各种外科手术技术已经被用来治疗患者主动脉缩窄，如狭窄段切除术和端端吻合术、主动脉补片成形术、左锁骨下动脉垂片成形术以及用管道搭桥术。这些技术可联合应用或改良，以适应个体的需要。

例如，可将左锁骨下动脉横断，做成反向左颈总动脉的血管补片，来扩大发育不良的主动脉弓。此外，还可以将降主动脉切成斜口，上提到主动脉弓底，进行扩大的端端吻合，来治疗主动脉弓发育不良。要根据患者的年龄、体重、合并畸形和主动脉弓的解剖情况，来确定采用哪种方法。一般采用左后外侧切口进行主动脉缩窄矫治。但对于复杂的主动脉弓部病变，可采用胸骨正中切口。

对1337例婴儿期主动脉缩窄手术的回顾，结果如下：左锁骨下动脉血管补片扩大763例(57%)。缩窄段切除＋端端吻合术406例(30%)。人工补片扩大133例(9.9%)。此外，有20例患者采用血管连接或血管旁路手术。在这组报告中，出生后一周内手术的新生儿死亡率风险最高，而接受手术的279例3个月至1岁的婴儿，只有8例死亡。小婴儿的死亡率也较高,尤其是体重少于3公斤的婴儿和合并心脏畸形的婴儿。如果合并室间隔缺损(VSD),死亡率将从0.9％增加至6.8％。而合并复杂畸形,如单心室或大动脉转位,则死亡率明显增加到16.6％。如果动脉导管不能维持开放而患儿出现尿少和酸中毒,则需要急诊手术。

外科手术的并发症包括:严重的再狭窄(婴儿中6％~33％,儿童中0％~18％)。动脉瘤的形成,特别是在人工材料补片成形术式中。截瘫。矛盾性高血压。锁骨动脉血管补片术式可引起坏疽、上肢缩短和缺血。

(四)球囊血管成形术

尽管大多数学者认为外科手术是治疗主动脉缩窄的首选,也有一些医生考虑在外科干预前,先进行球囊血管成形术来治疗一些类型的主动脉缩窄。有一些作者报告了他们的球囊血管成形术的经验。然而,治疗主动脉缩窄球囊血管成形术的使用存在争议。

球囊血管成形术尚处于摸索阶段。球囊血管成形术后,截瘫、矛盾性高血压等并发症很罕见,即使出现,也很轻微,不会造成严重后果。但球囊血管成形术后可发生主动脉瘤,还可能出现股动脉闭塞。

(五)主动脉支架植入术

球囊血管成形术可以打开狭窄的血管,但由于血管壁弹性回缩,球囊导管撤出后,血管腔可能回复到扩张前的大小。血管内支架植入术可以阻止球囊扩张术后的血管回缩和血管损伤。Dotter(1969年)在1960年代后期,提出血管支架这一概念,但直到1980年代初,才出现了气囊扩张支架和自膨支架的设计和应用。最初,支架用于治疗周围动脉疾病与冠状动脉狭窄病变,之后扩大到其他血管狭窄病变,包括主动脉缩窄。相对于单纯球囊扩张,支架植入具有以下优点:

可扩大长段管状的主动脉缩窄、发育不良的峡部,以及远端的主动脉弓。即使出现内膜撕裂,还是可以用支架来扩大缩窄段的主动脉直径。支架能够减少再狭窄的发生率。支架使撕裂的内膜与中层组织贴合,防止出现血管夹层。主动脉壁得到支架和内膜的支持,可防止发生动脉瘤。

由于支架没有生长能力,并且支架植入需要较大的鞘,目前支架应用仅限于青少年和成年患者。以下是使用支架适应证:长段的主动脉缩窄。缩窄累及峡部或主动脉弓。主动脉再缩窄,或之前外科或球囊治疗术后出现动脉瘤。

(六)不同的治疗方式的比较

Forbes等人在近期发表的多中心研究报告中,比较了350个患者采用外科手术、球囊成形术和支架植入3种方法来治疗先天性的主动脉缩窄,发现3组患者在术后近期和随访中都有改善。然而,支架组的并发症更少(与外科手术和球囊成形术的患者相比)、住院时间更短(与外科患者相比),并且在随访中缩窄段的压差更低(与球囊成形术患者相比),但有较高的"计划再干预"率(与外科和球囊患者相比)。

此研究存在缺陷,因为3组患者分配比例失衡(217个支架患者,61个球囊血管成形术患者,72个外科手术患者),患者随访数量少(仅35.7％,而这些患者中有影像资料评估的又不到75％),组间存在显著的年龄和体重差异(P<0.001),而且这是一个非随机对照研究。因此作者说明应非常谨慎地解释这些结果。

与其讨论哪种处理更好,更审慎的做法是根据患者的年龄和缩窄段及周围组织的病理解剖来决定治疗方式。对新生儿和1岁以内婴儿主动脉缩窄,大多数心脏病专家首选外科手术。1岁以上的儿童如有广泛性的主动脉缩窄,适合球囊扩张。如果主动脉缩窄段很长,年幼的儿童要选择外科治疗,而青少年和成人则更适合支架植入。

## 四、治疗结果与前景展望

主动脉缩窄是终身的疾病,可能在手术成功多年之后,其并发症才逐渐显现。

### (一)再缩窄

再缩窄与患者手术时的大小、年龄以及是否合并主动脉弓和峡部发育不良有关。主动脉壁上的动脉导管组织可收缩引起再狭窄,吻合口瘢痕形成也可能引起狭窄。一些外科医生认为,吻合口前壁采用间断缝合可使主动脉继续生长,从而降低再狭窄的风险。有时,手术吻合口是畅通的,但主动脉弓部或峡部未能像其余部位一样相应生长,也会出现血流梗阻。这种梗阻一般会在初次手术很多年后才出现。

### (二)主动脉瘤

主动脉缩窄没有矫治也可能发生主动脉瘤。此外,心内膜炎可以导致主动脉弓动脉瘤(霉菌性动脉瘤),通常发生在狭窄段的远端。

用补片来矫治主动脉缩窄,主动脉瘤的发病率较高(通常发生在补片的对侧),在术中切除了缩窄的隔膜组织的患者发生率更高。主动脉瘤患者可完全无症状。主动脉瘤压迫喉返神经会引起声音嘶哑。与普通胸片相比,MRI在确定动脉瘤的大小和范围时很有用。

### (三)高血压

即使主动脉缩窄得到成功矫治,高血压可能持续存在,这通常与术前高血压的持续时间和严重程度有关。可能由肾素－血管紧张素系统与交感神经的作用变化引起。与其他形式的难治性高血压一样,患者存在早期动脉粥样硬化、左室功能不全和脑动脉瘤破裂的风险。

### (四)脑动脉瘤

多达10%的主动脉缩窄患者可发生脑动脉瘤,动脉瘤可以是多发的。动脉瘤会随年龄而增大,破裂的风险增加。难治性高血压促进动脉瘤的生长,并增加破裂的风险。有些患者在动脉瘤破裂之前,可能会有头痛、畏光、虚弱,或其他症状,但大多数患者在动脉瘤破裂前,没有任何症状。脑动脉瘤破裂出血的死亡率较高,只有及时治疗动脉瘤和主动脉缩窄才能减少此类事件。

### (五)瘫痪

虽然罕见,但如果脊髓前动脉的血液供应受阻会造成脊髓缺血,引起截瘫。动脉侧支血管少、主动脉阻断时间过长、术中肋间动脉损伤等因素,都会增加瘫痪的风险。

如果动脉侧支供应完全,瘫痪不容易发生,因此评估手术前的侧支动脉血流非常重要。防止脊髓缺血的方法包括低温、使用体外循环,或建立旁路血流(Gott分流)＋主动脉部分钳夹。

### (六)心肌病

婴儿严重主动脉缩窄,尤其存在不同程度的左心流出道梗阻,如主动脉瓣或瓣下狭窄,往往会有心肌病。有些患者会出现心内膜弹力纤维增生症改变,导致慢性扩张性心肌病,需要药物治疗甚至心脏移植。也可能会出现肥厚型心肌病的变化,患者出现心内膜缺血、心律失常,或因心脏舒张功能不全出现充血性心力衰竭(CHF)。

（七）乳糜胸

手术时广泛游离可能会损伤胸导管,导致乳糜胸。术后患者进食时可确认是否并发乳糜胸。持续性乳糜胸腔积液,可能需要长期的胸管引流。有些患者通过饮食限制中链甘油三酯、脂肪,或通过全肠外营养,得到有效治疗。而顽固性乳糜胸患者可能需要进行胸膜固定术或胸导管结扎术。

（八）缩窄切开后综合征

肠系膜上动脉恢复搏动性血流,可能会导致肠系膜上动脉炎,其中动脉变得肿胀,并可能会破裂。作为血流量自动调节的一部分,小动脉血管发生反射性收缩,从而导致缺血。临床表现可从轻度腹部不适到急腹症:严重腹胀、呕吐、肠梗阻、肠道壁出血或穿孔。此综合征可能与主动脉缩窄矫治术后早期肠道喂养有关。因此,通常在手术48h后再开始缓慢肠道进食,持续鼻胃管减压,直到患者耐受正常进食。重度缩窄切开综合征患者,可能需要剖腹探查治疗肠坏死或穿孔。仔细监测和控制术后BP,可降低缩窄切开综合征的风险。

（九）主动脉瓣狭窄、主动脉瓣下隔膜狭窄和二尖瓣狭窄

这些问题可能在随访期间发生。如果问题严重,则需要通过导管介入或外科手术治疗。

（盛晞）

# 第三节　房间隔缺损

## 一、历史回顾

1953年,Gibbon在体外循环下成功为一例患者进行了心脏房间隔缺损修补术,使得房间隔缺损成为第一种在体外循环技术支持下进行心内矫治的心脏疾病,这次手术对心脏外科学界具有划时代的意义,标志着心血管外科步入了一个崭新的体外循环时代。而在此之前,由于缺乏人工辅助循环的支持,心内直视手术只能依赖低温降低全身代谢及流入道的阻断(避免气体栓塞)抑或人体间并行循环来完成,而该类方法创伤大,手术窗口短,有极高的死亡率。

## 二、房间隔缺损分类及病理生理

房间隔缺损是胚胎发育期原始心房分隔成左、右心房过程中,因某种影响因素,第一房间隔或第二房间隔发育障碍,导致的间隔遗留缺损,左、右心房存在血液分流的先天性畸形。依据房间隔缺损位置的不同,其通常被分为三种不同类型,继发孔型房缺、原发孔型房缺及静脉窦型房缺(图5—5)。继发孔型房缺是最常见的房间隔缺损,其位于靠近卵圆窝的房间隔中部,静脉窦型房间隔缺损通常位于房间隔与上腔静脉开口处,也可位于下静脉开口及冠状静脉窦开口处(导致无顶冠状静脉),此类房缺经常伴有肺静脉异位引流(肺静脉异位引流的外科治疗将在相关章节中详细介绍)。房间隔缺损是一种常见的先天性心脏病,其中继发孔型房缺以女性患者为主,约占65%～75%,其他类型的房间隔缺损男女比例类似。

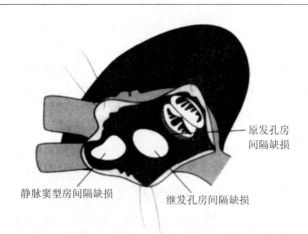

原发孔房间隔缺损

静脉窦型房间隔缺损

继发孔房间隔缺损

图5-5 房间隔缺损外科解剖示意图

依据不同的解剖位置其可以分为继发孔,原发孔及静脉窦型房间隔缺损常见的位置。原发孔型房间隔缺损位于房室瓣上方,与其紧邻。继发孔型房缺位于靠近卵圆窝的房间隔中部。静脉窦型房间隔缺损通常位于房间隔与上腔静脉开口处(但也可位于下静脉开口及冠状静脉窦开口处),此类房缺经常伴有肺静脉异位引流

心内的分流决定了房缺病理生理的改变,而房缺分流量的大小取决于缺损的大小及左右心室顺应性,肺血管发育情况等因素。一些因素诸如左心室肥厚(纤维化)所导致的左心顺应性降低,二尖瓣狭窄等因素均会导致左向右分流增加,相反导致右心室顺应性下降的因素(诸如肺动脉高压或肺动脉瓣狭窄)及三尖瓣狭窄也能够导致左向右分流减少甚至产生右向左分流。通常情况下显著的左向右分流定义为其肺循环血流量/体循环血流量(Qp/Qs)比值大于1.5或者出现右心明显扩张,而此种程度的分流往往可导致远期不良预后,需要及早干预。

### 三、临床表现,诊断及评估

房缺患者在早期可无任何临床症状,仅在体格检查时发现心脏杂音而得以确诊,但随着年龄增长绝大部分会出现症状,出现症状的时间具有很大的个体差异,其与房间隔缺损大小有一定的联系。心房水平的大量分流量,可以导致肺充血明显,而易患支气管肺炎,同时因体循环血量不足而影响生长发育。当剧哭、屏气、肺炎或心力衰竭时,右心房压力可超过左心房,出现暂时性右向左分流而呈现出青紫。随着患者年龄增大,房间隔缺损患者可表现出生长发育落后、活动耐力降低、反复呼吸道感染及不明原因的栓塞等表现,并且出现心脏增大、肺循环压力及阻力增高、心力衰竭以及房性心律失常等。

目前,对于房间隔缺损的诊断方式主要依赖临床影像学手段,但传统的体格检查,胸片及心电图仍是有效的早期筛查及评估方式。

1. 体格检查 对于部分出现心脏增大的患者,心脏检查可见心前区隆起,心界扩大,扣诊可有搏动增强。在肺动脉瓣区可听到由于肺动脉瓣相对狭窄产生的Ⅱ~Ⅲ级收缩期杂音,肺动脉第二音增强及固定分裂。左向右分流量大时,可在胸骨左缘下方听到三尖瓣相对狭窄所产生的舒张期隆隆样杂音。肺动脉扩张明显或伴有肺动脉高压者,可在肺动脉瓣区听到收缩早期喀喇音。

2. 心电图 典型表现有右心前导联QRS波呈rSr或rSR,或R波伴T波倒置。电轴右偏,有时可有P-R延长,如果出现房颤,心电图可以帮助诊断。

3. 超声心动图 经胸超声心动图能够评价房缺的种类,大小,分流的方向以及肺静脉的

解剖回流情况,也能够评价心脏房室大小及功能情况,如果合并三尖瓣反流,通过多普勒测定反流速度,也能估算肺动脉收缩压指标。

4.心导管检查 随着越来越多无创的检查方式的问世,心导管检查已经不再作为单纯的诊断手段,但其仍作为评价肺循环体循环血流比(Qp/Qs),肺血管阻力以及各心腔内压力及血流动力学参数的金标准。同时经心导管介入房间隔封堵治疗也是治疗部分类型房间隔缺损的经典方法。

近些年来随着影像学技术的进步,越来越多的影像学技术帮助我们不仅能够准确全面的评估房间隔缺损,更能直接发现继发的心脏结构功能的改变,从而指导外科治疗方案的选择。其中以三维食道超声心动图(TEE)及磁共振显像(MRI)尤为突出,不同于传统影像学检查,MR1能够提供较超声更为清晰的房间隔缺损图像,及其周边解剖结构的详细信息,同时还能够对双心室(尤其是右心室)功能及形态提供准确的评价(图5—6)。同样,三维 TEE 的独特之处在于能够全面地显示房间隔缺损及周边结构(提供外科视角级的图像),精确地测量房间隔大小,测定分流的方向及程度,并能够实时地引导介入治疗。

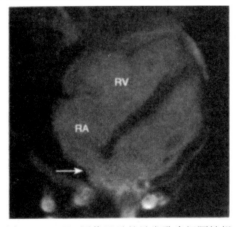

图5—6 MRI 图像显示的继发孔房间隔缺损

(箭头),图中清晰地显示了房间隔缺损的位置(箭头),左心室的大小以及明显增大的右心房(箭头)及右心室(RV)

## 四、房间隔缺损的治疗手段及评价

一般而言,只要房间隔缺损有明显分流(Qp/Qs>1.5 或者出现右心室扩张),都应给予及时的干预,表5—1 中详细地列举了房间隔缺损干预指征。但是如果出现以下情况,则不需要或者不能够关闭房间隔缺损:①房间隔缺损较小<10mm,且分流量也较小的患者,此类患者需要定期进行监测及评估。②明确的晚期肺动脉高压,肺血管阻力>8U/m² ,合并右向左分流。③妊娠患者诊断房缺应于分娩后 6 个月进行手术治疗。④出现严重的左心功能降低,也不适合立即行手术。

表5—1 房间隔缺损 ASD 临床干预指征

| ASD 的干预指征 |
| --- |
| MRI,超声或 CT 提示右心室/房扩张并含有以下情况之一 |
| 1)ASD 最大径>10mm |
| 2)Qp:Qs>1.5(超声心动图,MRI 或者心经导管测量)。应排除确诊肺动脉高压的患者 |

目前治疗房间隔缺损的方式有内科介入治疗及外科治疗。

(一)内科介入治疗

通过股静脉通路,通过特殊的输送装置,将房间隔封堵器放置于房间隔上,从而达到消除分流的作用。但经导管内科封堵治疗仅适合于部分原发孔型缺损且直径较小并且有很好边界的缺损,而对于静脉窦型,原发孔型房间隔缺损,以及一些较大的且边界不良的继发孔型缺损,或合并其他心内畸形的患者,外科治疗仍是唯一有效的治疗方式。同样,也有研究证实,接受介入治疗的患者远期可能发生封堵器脱落、移位,对心内组织结构的磨损等严重并发症,长期的随访至关重要。

随着外科治疗水平的日新月异,外科治疗的方法也变得更为丰富,除了传统的经正中胸骨体外循环下心内直视手术,一些新的技术如体外循环微创外科手术(腔镜辅助经侧胸小切口房缺修补或机器人手术等)也开始作为常规的治疗手段,同样,我国一些心血管中心采用不停搏经胸外科微创房间隔封堵术的方法,通过右胸肋间隙切口,暴露左心房,在三维食道超声引导下,通过输送系统,将封堵器放置于房间隔上从而关闭封堵,也取得了不错的效果。与内科介入封堵相比,其优点主要在于易于准确调整封堵器位置,无需 X 线引导,适合于一些较大边界较差的原发孔房间隔缺损的患者。

(二)外科治疗

1.外科解剖 尽管在形态学上右心房构成了单一的腔室,但它是由 2 个部分组成的:静脉窦部和心房体部,静脉窦部略呈水平,其实为上下腔静脉的延续,窦房结位于上腔静脉入口处静脉窦部和心房体部的交界区域,其容易受到在右心房上外科操作的损伤。与内壁光滑的静脉窦部形成对比的是,心耳侧壁有诸如梳状的肌肉结构。静脉窦部上方的内侧壁中央为卵圆窝,而在前内侧心房壁后方为主动脉根部,此区域无冠窦和右冠窦与心房毗邻。三尖瓣位于右心房内的前下方,三尖瓣环跨过膜性室间隔将其分为心室间部位及心房间部。传导束就位于该区域心室部附近的区域。

2.手术方式,并发症预防及预后 所有类型的房间隔缺损均可以使用胸骨正中切口(或低位正中切口及乳房右下胸切口),对于不同类型的房间隔缺损,体外循环的静脉插管策略也有所不同,对于静脉窦性房缺选择上腔静脉直角插管能够更大程度的帮助暴露缺损。如果对于小切口及机器人微创手术,通常采用股动静脉插管(或是股动脉+切口内上下腔静脉插管)的插管方式,但由于是右心手术,在主动脉阻断时必须对上下腔静脉进行阻断,其操作难度较传统的开胸手术高。建立体外循环后,应仔细探查房间隔缺损位置,大小,肺静脉引流情况以及三尖瓣功能。应避免损伤窦房结,主动脉根部结构,并防止肺静脉狭窄,对于较小的房间隔缺损可采取直接缝合的方式,应缝合房间隔两侧较厚的心内膜组织,对于较大的房间隔缺损,应采用补片修补的方式以分担潜在张力。对于静脉窦型房缺合并右上肺静脉异位引流,依据其肺静脉的粗细,开口的位置选择不同的手术方式:①对于肺静脉异位开口于右心房上部并距离缺损较近的患者,可以采用补片在关闭缺损时,直接将肺静脉隔入左心室。②如果肺静脉异位开口于上腔静脉内且距离缺损位置较远,且肺静脉较细,流量较低,可不行处理,但如肺静脉粗大,流量大,则应采用针对肺静脉异位引流的特殊手术方式完成外科修复。目前,房间隔缺损外科治疗已经成为一种极为安全的手术,其远期预后也较为良好。

### 五、启示与展望

心脏房间隔缺损的外科治疗是第一种运用人工辅助循环技术治疗的心脏疾病,其演变过程从某种程度上反映了整个心脏外科领域技术的转变。近些年来,依托科技在计算机技术及材料学领域的巨大突破,一些先进的临床诊断设备、人工材料以及外科微创手术设备的问世,使得我们对这一古老疾病诊断及治疗方式再一次发生了巨大的变化,安全、微创的内外科综合治疗理念已经成为治疗房间隔缺损新的方向。

(盛晞)

## 第四节　室间隔缺损

### 一、历史回顾

室间隔缺损是最为常见的先天性心脏病,约占先天性心脏病总量的50%,其中20%是单纯的室间隔缺损,近些年来,随着影像学诊断水平的提高,室间隔缺损的诊出率已经有了很大的提升(新生儿约(1.56~53.2)/1000)。室间隔的解剖结构较为复杂,其发育于胚胎期第4~5周,各部分如果发育不全或互相融合不良,则导致相应部位的室间隔缺损。早在1879年和1897年,Roger和Eisenmenger就分别报道了心脏室间隔缺损及其终末期肺血管阻塞性改变的病例,1932年,Abbott详细地描述了室间隔缺损的临床表现及其与病理解剖的关系,接下来的研究也陆续阐述了室间隔缺损的病理生理及血流动力学变化的过程。Dammann于1952年首次报道了采用肺动脉束带的方式姑息性治疗室间隔缺损的方法,1954年Lillehei完成了第一例人体并行循环支持下的心内直视的室间隔缺损修补术,1956年随着体外循环技术诞生,Kirlin完成了第一例体外循环下室间隔缺损修补术,由此拉开了治疗该类疾病的崭新篇章。近些年来,随着外科技术围术期管理,体外循环技术的不断进步,以及内科经导管微创介入治疗的发展,室间隔缺损治疗的成功率,并发症,以及其远期预后均得到了显著提升。

### 二、室间隔缺损解剖命名及病理生理

目前常用的Soto标准将室间隔分为膜部及肌部两个大类。膜部室间隔(由非肌性纤维组织构成)是一个相对较小的区域,其位于肌部室间隔流入及流出道上缘及三尖瓣及主动脉瓣之间的膜性区域,三尖瓣半环将这一区域分为房间隔部及室间隔部。肌部室间隔范围较广(除了膜部间隔以外的其他区域),其实是个非平面结构,可分为流入道部,肌小梁部以及漏斗部室间隔。室间隔缺损的分类对于其治疗方式至关重要,其取决于其所处的室间隔解剖位置,一般而言学者们习惯于将室间隔分为膜周部缺损,肌小梁部(肌部)缺损,流入道室间隔缺损(合并于心内膜垫缺损,又名房室间隔缺损),以及漏斗部室间隔缺损(可进一步分为脊内型及脊上型,或称之为双动脉干下缺损)。

室间隔缺损病理生理基础是其所产生左向右分流,分流量取决于缺损的大小,左、右心室压力阶差及肺血管阻力。婴幼儿出生早期由于左右心室压力近乎相同,室间隔缺损分流量较小,所以早期可以无任何症状,但随着双心室压力差的变化,患儿将逐渐出现症状。如不合并右心室流出道梗阻,或肺动脉高压,室间隔缺损将导致左向右分流,继而导致肺动脉、左心房

及左心室容量负荷增加。随着室缺病程进展,肺小动脉管壁内膜增厚、管腔变小、阻力增大,引起器质性肺动脉高压,最后导致不可逆的右向左分流,出现艾森门格综合征。部分较小的室间隔缺损如肌部,膜周部缺损在成长过程中可以自行愈合,但较大的缺损,及一些特殊类型缺损如主动脉瓣下缺损,其发生自行愈合的概率极低。由于分流所导致的流体力学作用,主动脉瓣下缺损可以导致进行性的主动脉瓣膜脱垂,部分膜周部缺损分流对三尖瓣的冲刷也可以直接导致三尖瓣关闭不全,对于这些类型室间隔缺损,应该采取更为积极的外科治疗策略。

### 三、临床表现,诊断及评估

缺损直径较小、分流量较少者,一般无明显症状,多在体检时发现心脏杂音(全收缩期杂音),或超声检查发现室间隔缺损。缺损大,分流量多者,症状出现较早,表现为活动后心累气急,活动受限,生长发育迟缓。直径较大的室间隔缺损,肺淤血和心力衰竭发展较快,并可反复发生肺部感染,重者在婴幼儿期,甚至新生儿期可死于肺炎或心力衰竭。一旦发生肺动脉高压及右向左分流,便可出现发绀,此时已至病变晚期。目前,对于室间隔缺损的诊断方式主要依赖临床影像学手段,但传统的体格检查,胸片及心电图仍是有效的早期筛查及评估方式。

1. 体格检查 分流量小,除胸骨左缘第3~4肋间闻及Ⅱ~Ⅲ级或Ⅲ级以上粗糙的全收缩期杂音外,无其他明显体征。缺损大、分流量大者,左前胸明显隆起,杂音最响部位可触及收缩期震颤。肺动脉高压者,心前区杂音变得柔和、短促,而肺动脉瓣区第二音明显。

2. 心电图 在一定程度上,心电图改变可以反映心内分流的程度。分流较小的室间隔缺损常心电图正常,中至大量分流的室间隔缺损心电图常有左心室高电压和左心室肥厚。合并中等肺动脉高压的患者,心电图可表现为双侧心室肥厚。严重肺动脉高压,则有时肥大或伴劳损。

3. 超声心动图 经胸及食道超声心动图均能够评价室间隔缺损的种类、大小、分流的方向,以及心脏房室大小及功能情况,同时还能明确显示主动脉瓣膜及三尖瓣病变反流,并通过多普勒测定三尖瓣反流速度,也能估算肺动脉收缩压指标。

对于室间隔缺损而言,诊断及评估肺部血管发育、阻力、双心室功能(尤其是右心室功能)尤为重要,完成这些评估需要更为复杂的一些手段,包括:

4. 心导管造影(图5-7) 虽然随着越来越多无创的检查方式的问世,心导管检查已经不再作为单纯的诊断手段,但对已怀疑出现肺动脉高压的患儿,其仍作为评价肺循环/体循环血流比(Qp/Qs)、肺血管阻力以及各心腔内压力及血流动力学参数的金标准。同样,内科经导管介入治疗也很大程度地依赖经心导管造影。

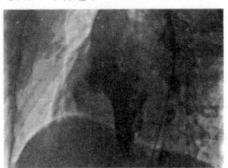

图5-7 心导管造影显示的膜周部室间隔缺损
可以清晰地观察到膜部瘤形成及其破口

5.磁共振 MRI　磁共振是一种较新的影像学手段,其主要的优势就是提供清晰而全面的心脏图像,清晰的显示室间隔缺损的位置,尤其是肌部室间隔缺损的位置,并全面的评估其他合并心脏畸形及各心室功能(尤其是右心室功能)的改变。

### 四、室间隔缺损的治疗

一般来说,婴幼儿时期对于有症状的室间隔缺损应当进行积极治疗,一些分流量较小(Qp/Qs<1.5)且没有临床症状的室间隔缺损可以不进行积极干预,但需保持定期随访观察,而对于出现并发症,诸如瓣膜反流,心功能不全等,合并感染性心内膜炎等情况,应该采取积极的内外科治疗方式。对于不同类型的室间隔缺损其治疗方案也有所不同,近年来,随着内外科技术的飞速发展以及围术期吕理理念的进步,对不同类型的缺损采用更为个体化的治疗方案已经成为未来治疗该类疾病的一种趋势。

(一)室间隔缺损介入治疗

内科经导管介入封堵是一种微创的治疗室间隔缺损的方式,其可以避免体外循环,外科切口的损伤,已被运用于治疗部分膜周部以及肌部室间隔缺损,由于采用封堵器对室间隔进行封闭,所以需要室缺具有较小的直径,良好的边界,以及较好的解剖位置从而便于导管通路的建立(并不适合较大及某些特殊类型的室缺,如干下型及心尖肌部缺损的治疗)。但内科介入封堵也伴随着其特有的并发症,除了残余分流,封堵器移位脱落,导致瓣膜反流等并发症之外,大规模研究已经证实对于膜周部缺损封堵,远期严重的三度传导阻滞的发生率高达3%～5%。

(二)室间隔缺损外科治疗,并发症及预后

如前所述室间隔解剖相对复杂,对于不同类型的室间隔缺损其手术方案的制订也会不尽相同。目前外科仍是治疗室间隔缺损的主要方式,传统的外科手术方式包括,胸骨正中切口体外循环下行室间隔缺损修补。近年来,经右胸切口胸腔镜辅助微创手术、机器人辅助室间隔修补手术及经胸微创室间隔封堵术,已经在国内的一些心血管中心开展,这些技术提供了新的微创治疗方法,取得了较好的效果,其适应范围、近期并发症及远期疗效有待进一步临床研究。

行膜周部室间隔缺损外科手术时,由于此类缺损靠近传导通路,准确的了解此区域的外科解剖有助于在手术中避免损伤传导组织。房室结通常位于 Koch 三角的顶端(图5-8),Koch 三角的边界为三尖瓣隔瓣瓣环、Todaro 腱膜以及作为基底部的冠状静脉窦。几乎所有的膜周部位缺损都适合采用经心房入路,心脏停搏后于心房做一纵行或斜行切口,牵开切口边缘,从而暴露三尖瓣及 Koch 三角。外科暴露膜周部室间隔缺损的方式有两种:①采用5-0 缝线牵拉三尖瓣瓣下腱索。②游离三尖瓣隔瓣改善暴露。较小的缺损可采用直接缝合的方式,对于较大的缺损应使用补片进行修补,可使用5-0 双头半圆针,沿室间隔缺损肌肉肌缘12 点钟位置开始缝合,并按照顺时针或逆时针方向完成缝合,缝合过程中应当注意避免损伤主动脉瓣膜(室间隔缺损9～11 点钟方向)及传导束(室间隔缺损3～6 点钟方向),连续缝合至传导束区域后应浅缝靠近缺损边缘发白的心内膜组织,或者在离开缺损下缘3～5mm 外放置缝线,如果室间隔缺损的肌肉缘非常脆弱,抑或室间隔缺损暴露不佳,则需要采用单针加垫的多个间断缝合来代替连续缝合的技术。

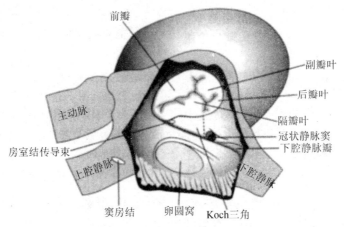

图 5-8 膜周部室间隔缺损外科解剖

膜周部室间隔缺损最重要的结构即是 Koch 三角,房室结位于 Koch 三角顶端,在行膜周部室间隔缺损修补术时,应尽量避免损伤该区域,从而避免传导阻滞

对于漏斗部室间隔缺损的外科修补,由于其位置较高,通常采用经肺动脉及右心室切口作为外科入路,如果存在严重的主动脉瓣膜关闭不全,在闭合室间隔缺损之前应于主动脉做一切口,进行主动脉瓣成形手术,从而保证心肌停搏液灌注。在关闭缺损时,应尽量避免损伤主动脉及肺动脉瓣膜。对于此类缺损,我国的学者创新性的使用经胸封堵技术,在超声引导下置入特殊设计的偏心封堵器,在封堵缺损的同时最大可能地避免了干扰主动脉瓣膜的功能,一些前期的研究也得到了令人鼓舞的结果。

外科治疗肌部位室间隔缺损,尤其是对于心尖部及多发肌部缺损极具挑战性。肌性室间隔缺损具有完全的肌肉边缘,可发生在肌肉室间隔的任何位置。因为右心室内有较多排列错综复杂的网状肌小梁结构,外科探查及暴露往往比较困难,术后残余分流的发生较多。为了帮助外科显露,根据其所处的位置,可经右心室切口进行修补,对于靠近心尖部的室间隔缺损,更可采用左心室心尖部切口进行修补,但是由于行经心室切口出现术后心功能不全的概率较高,此种手术路径并不作为常规术式使用。有学者提出,运用内科微创介入封堵联合外科修补的杂交治疗技术,可以避免为改善暴露切开右心室,有效缩短体外循环辅助时间,提高手术成功率并降低围术期风险。同样,近些年来,国内一些学者采用术中直视下封堵。也有在经食道超声引导下经胸封堵技术,在不停搏的情况下,通过右心室表面的穿刺点,将封堵器释放在室间隔缺损处,早期经验显示,外科封堵技术对婴幼儿无血管通路限制,操作成功率更高,伞盘释放位置更为准确。使用该方法,不仅可以对外科暴露困难的单纯肌部缺损进行有效治疗,更可以结合外科手术对多发肌部缺损进行一站式的外科杂交治疗(外科修补容易显露的缺损/对于心尖部难以显露进行经胸封堵治疗)。

室间隔缺损外科治疗围术期并发症主要取决于患者的年龄,肺血管阻力,缺损的种类,以及是否出现残余分流等。数据显示,目前对于单发的室间隔缺损(不合并肺动脉高压),外科修补术的围术期死亡率仅约1%(大于1岁),对于小于1岁的患者,围术期风险则较高(报道的死亡率约2.5%甚至更高)。对于多发肌部室间隔缺损,单纯的外科手术风险同样较高(约7%左右),其主要是由于大量分流导致的右心室重构,肺动脉压力升高,为改善暴露行心室切开所导致的心功能不全,以及较高的残余分流发生率等因素所致,近些年来,由于杂交技术的广泛应用,联合不停搏封堵技术及传统外科手术(如上所述),能够显著地降低该类患者的围术期风险,提高手术成功率。室间隔缺损外科修补术具有较好的远期效果,其远期可能的并发症包括三度房室传导阻滞(<1%),残余分流,以及持续性肺动脉压力升高等,但发生概率均较低。

### 五、启示与展望

作为一种复杂多变的先天性心脏病,室间隔缺损的诊疗发展体现了多学科协作发展的学科理念进步,从诊断,评估,治疗以及评价等多个领域中不同学科知识,观念及技术的穿插融合,构成了目前治疗不同类型室间隔缺损的观念的主线。充分运用杂交技术的观念,结合心内科介入,传统外科开胸及微创外科治疗技术,依据不同患者的实际情况制定出个性化的诊疗方案,力求安全,微创的内外科综合治疗理念已经成为治疗该类疾病全新的方向。

(盛晞)

## 第五节　完全性大动脉错位

完全性大动脉错位(complete transpotion of the great arteries,TGA)为青紫型先天性心脏病,其发病率仅次于四联症,占先天性心脏病发病率的7%~9%。大动脉错位的定义为心房与心室连接一致,而心室与大动脉连接不一致,其含义指主动脉发自右心室,而肺动脉发自左心室,这样主动脉内接受的是体循环的静脉血,而肺动脉接受的是肺静脉的动脉血。患儿出生后即青紫、严重低氧血症,绝大部分患儿必须即时手术,否则50%左右在1个月内夭折。

### 一、从历史回顾中看大动脉转换术的提出

早在1948年Blalock和Hanlon首先采用房隔造口方法姑息性治疗大动脉错位。1953年,Lillehei和Varco采用下腔静脉与左心房连接而右肺静脉与右心房连接方法。1956年,Baffes改用右肺静脉与右心房连接,而采用人造血管连接下腔静脉至左心房的方法等各类姑息性手术。同时,有尝试大动脉换位和冠状动脉移植术治疗大动脉错位,由于技术难度大,对生理的认识不够,以失败告终,但促使了Senning和Mustard手术的提出。1959年,Senning采用心房内翻转方法首先取得成功,但死亡率和并发症较高。1963年,Mustard采用同样原理的心房内调转术取得成功,由于远期的腔静脉回流梗阻和房性心律失常的发生率较高,又逐渐被Senning手术替代。早期采用心房内转换方法(Senning或Mustard手术方法),只是将错就错,即心房内将体、肺静脉血引流换位,使体静脉血引流至左心房,经二尖瓣进入左心室至肺循环,而肺静脉血引流至右心房,经三尖瓣进入右心室至体循环。尽管这样在生理上得到纠治,但心脏的解剖并没有得到纠治。术后左心室承担肺循环功能,而右心室承担体循环功能。由于心脏解剖特征,左心室腔呈圆柱型,收缩时向心性运动,收缩力强,而此时却承受肺循环负荷。右心室腔呈月牙型,心腔内表面积与容量之比较大,其收缩形态适合大容量、低阻力的肺循环,术后却承受体循环负荷。因此,远期随访发现右心射血分数、后负荷和应力反应明显低下,导致三尖瓣反流、心律失常和心搏骤停。直到1975年Jatene的大动脉转换术(Switch术)成功,不但避免心房内翻转术的并发症,而且从解剖上彻底得到纠治,提高了大动脉错位的远期手术疗效。

目前,大动脉转换术已在临床上普遍开展,并且对失去早期手术机会或以前行心房内翻转术出现体循环心室功能不全的患者行二期大动脉转换术。

## 二、从大动脉转换术的手术适应证看早期手术的重要性

大动脉错位出生后的临床症状取决于体循环和肺循环的血液混合程度。如心房内分流很小，动脉导管自然关闭，那出生后即严重青紫，呼吸促，对吸入纯氧无变化。但如心房内分流大，同时伴有动脉导管未闭或室间隔缺损，则青紫较轻，由于体循环和肺循环血液的大量混合，发绀不明显，但早期出现充血性心力衰竭，对内科药物治疗效果往往不明显，严重者出现心率快、呼吸促、肝脏大等心力衰竭表现。如合并大室缺和左室流出道狭窄，类似于四联症，肺血流减少，低氧血症，心力衰竭症状较轻。

Switch手术必须早期进行，保证左心室承担体循环的功能。TGA/IVS的左心室心肌厚度在出生时正常，但随着肺血管阻力的下降而迅速减少，左室心肌应力(stress)与心室压力成正比，与心肌厚度成反比，扩张的薄壁心肌对体循环的压力增加，易出现急性衰竭。对TGA/IVS行Switch手术的时间极其重要。年龄大，心室承受的心肌应力大，更易出现衰竭。文献报道婴儿出生10天内行Switch手术，无论术前心室压力如何，术后左心室功能都正常。因此手术年龄最好在出生2周内进行，最迟不超过1个月。

病例选择中，左心室压力极其重要，左心室与右心室压力之比必须＞0.6。新生儿可通过超声检查室间隔位置来判断，一般室隔居中，说明两侧心室压力相等。当室间隔推向左侧心室时，左室压力肯定较低，必须行心导管检查，确定左室与右室压力之比，否则需行肺动脉环缩，使左室压力升高，左心室心肌功能能得到锻炼，然后行二期Switch纠治术。

同样TGA/VSD和Taussig－Bing中，手术年龄应在3个月以内，如超过6个月，即可出现肺血管阻塞性病变，应行心导管检查，排除肺血管病变所致的肺动脉高压。

## 三、大动脉错位冠状动脉解剖的各种分类方法和利弊

大动脉错位患儿的冠状动脉畸形多种多样，临床上为了方便统计和归纳，常用Yacoub标准和Leiden标准分类方法(图5－9)。

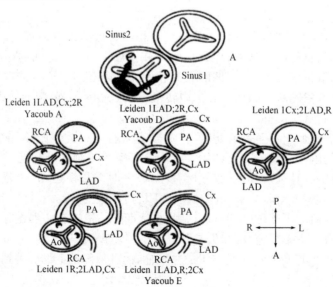

图5－9 Yacoub标准和Leiden标准分类方法

Ao主动脉，PA肺主动脉，LAD左前降支，RCA右冠支，Cx回旋支

1. Yacoub 标准 Yacoub 和 Radley－Smith 于 1978 年提出,分为 A、B、C、D、E、F 六型。其中,A 型是正常分布,B 型是单支冠状动脉,其右冠状动脉(RCA)行走于主肺动脉之间。由于冠状动脉畸形的类型很多,所以不能完全包括在内。

2. Leiden 标准 最初是荷兰 Leiden 的 Quaegebeur 工作小组的解剖学家们倡导。是目前最常用的分类方法,并在不断完善中。病儿主动脉右后侧的冠状窦为 2(Sinus2),左后侧为 1(Sinus1)。而另一即为无冠窦。正常的冠状动脉走行是:冠状窦 2 发出右冠状动脉(RCA),冠状窦 1 发出左前降支(LAD)和回旋支(Cx),因此编号为 1LAD,Cx;2R,分号(;)表明将左右冠状窦分开。出现冠状动脉畸形时,数字编号也相应变化。

我们综合看 Yacoub 标准和 Leiden 标准的分类方法,他们有异同也各有不足,Yacoub 中的 A 类即是 Leiden 的 1LAD,Cx;2R,Yacoub 中的 D 类即是 Leiden 的 1LAD。2R;Cx。而 LAD 起源于 RCA,Sinus1 只发出 Cx,在 Leiden 标准可以用 1Cx。2LAD,R 来表示,但 Yacoub 分类里没有。近二十年的文献关于完全性大动脉错位中冠状动脉解剖分型主要依据以上分类方法。

Boston 儿童医院自行创立了分类方法。首先描述主动脉和肺动脉的相对位置,如主动脉位于肺动脉的正前方,主动脉位于肺动脉右前方 45°,主动脉位于肺动脉右前方超过 45°等。然后描述冠状动脉的起源和走行。虽然这个系统能够详细地描述冠状动脉畸形,但是由于没有完整的计算机编码,无法统计和流行运用。

由于 Leiden 标准几乎可以概括各种冠状动脉变异(包括单支冠状动脉),且在不断完善发展中,所以我们认为根据 Leiden 标准进行手术病例分类比较合适,目前我们已用于计算机编码中。在 Leiden 分类中,1LAD,Cx;2R 属于正常,占到 95%,其余类型占 5% 左右。

### 四、冠状动脉移植是大动脉转换术的关键

大动脉转换术将主动脉和肺动脉切下后换位,同时将原来的左、右冠状动脉分别取下移植至新的主动脉上,这样,使完全性大动脉错位在解剖上彻底纠治(图 5－10)。

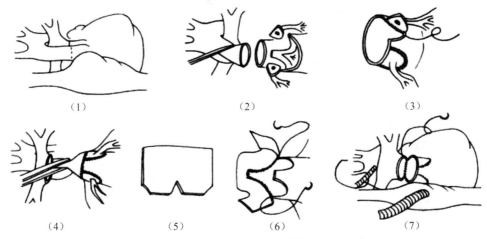

(1)　　　　　　　　(2)　　　　　　　　(3)

(4)　　　　(5)　　　　(6)　　　　(7)

图 5－10 大动脉错位的大动脉转换术(Switch 术)

(1)升主动脉距瓣上 1cm 处横断。(2)沿冠状动脉开口外 1～2mm 剪下左右冠状动脉。(3)将左、右冠状动脉分别移植至肺动脉根部。(4)主动脉与肺动脉换位。(5)心包补片。(6)心包补片修补原主动脉根部取冠状动脉后的缺损。(7)肺动脉干吻合

手术在体外循环下进行，对新生儿可采用深低温停循环转流方法和深低温低流量转流方法。首先建立体外循环，在转流降温时，解剖游离动脉导管，缝扎切断动脉导管后彻底游离升主动脉、肺动脉干和左右肺动脉。阻断主动脉后，主动脉根部注入心肌保护液。右心房切口，缝合房间隔缺损或修补室间隔缺损，然后行大动脉转换术。

将升主动脉距瓣上1cm处横断，注意探查左右冠状动脉开口，检查开口处有否小侧支，或冠状动脉行走于主动脉壁内(intramural)，沿冠状动脉开口1～2mm外缘剪下主动脉壁，同时向心肌壁处游离0.5mm左右，便于向后移植。肺动脉干位于左右肺动脉分叉处横断，仔细检查肺动脉瓣，将左右冠状动脉向后移植至肺动脉根部，在相应位置剪去小片肺动脉壁，然后采用Prolene线连续缝合。缝合后仔细检查冠状动脉有否扭曲、牵拉，保证通畅。此时远端主动脉与肺动脉换位，将左、右肺动脉提起，主动脉从肺动脉下穿出，用镊子钳住主动脉开口后，将主动脉阻断钳换至肺动脉前方再阻断。升主动脉与肺动脉根部连续缝合，形成新的主动脉。采用心包补片修补原主动脉根部取冠状动脉后的缺损，最后与肺动脉干吻合形成新的肺动脉干(图5－10)。

手术缝合要仔细严密，否则术后出血是致命的。手术成功的关键在于冠状动脉的移植，而熟悉冠状动脉解剖相当重要。

冠状动脉分布见图5－11，正常冠状动脉约占60%，左冠状动脉回旋支起源于右冠状动脉占20%，单根右冠状动脉占4%，单根左冠状动脉占3%，其他类型包括冠状动脉行走于主动脉壁内约占13%。

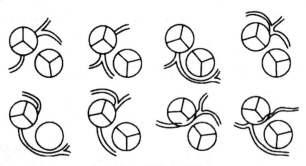

图5－11 冠状动脉分布

冠状动脉移植术中对冠状动脉必须充分游离，使移植后张力低，无扭曲，任何轻微的原因将导致冠状动脉灌注不足，影响术后心功能。特别是不要损伤小分支，往往右冠状动脉开口附近有小分支供应右室流出道或右心室前壁。

在大动脉转换术中，根据冠状动脉畸形的不同类型采用不同的方法。

1.将冠状动脉开口的瓣窦沿瓣窦边缘剪下，上翻90°，上缘与新的主动脉壁近端缝合，下缘与主动脉的上缘采用心包补片覆盖缝合(图5－12)。

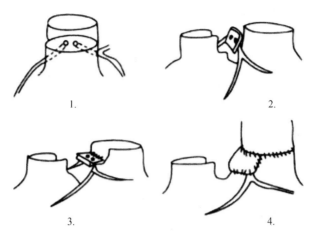

图 5-12 左右冠状动脉开口于同一瓣窦内

(1),将左右冠状动脉开口的瓣窦沿瓣窦边缘剪下(2),上翻90°,上缘与新的主动脉壁近端缝合(3),下缘与主动脉的上缘采用心包补片覆盖缝合(4)

2. 单根冠状动脉移植新的主动脉距离较长,在新的主动脉上作 L 型切口,形成门状的主动脉壁,插入冠状动脉缝合,减少张力(图5-13)。

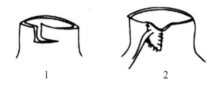

图 5-13 冠状动脉移植的距离较长

主动脉上作 L 形切口,形成门状的主动脉壁,插入冠状动脉缝合,减少张力

3. 单根冠状动脉沿瓣窦剪下成条状为管道后壁,同时从新的主动脉边切下条状为管道的前壁,随后将这两条组织的边缘缝合形成管道连接冠状动脉至新的主动脉(图5-14)。

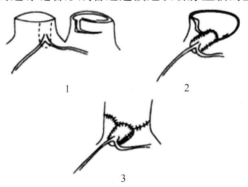

图 5-14 大动脉侧位的单根冠状动脉移植

单根冠状动脉沿瓣窦剪下成条状为管道后壁,同时从新的主动脉边切下条状为管道的前壁,随后将这两条组织的边缘缝合形成管道连接冠状动脉至新的主动脉

总之在处理畸形冠状动脉时,尽量游离冠状动脉根部,减少移植后的冠状动脉的张力,避免直接缝于冠状动脉开口,影响冠状动脉血流的灌注。国内外文献报道的临床死亡和冠状动脉畸形的数据有一定的差距,但是都持同样的观点,即完全性大动脉转换术的手术成功关键是冠状动脉畸形的恰当处理,手术难度较高的就是单根冠状动脉(发生率6.4%),走行于壁内

的冠状动脉(3.8%～6.4%)和走行于肺主动脉间的冠状动脉。ASO 手术中,如何使冠状动脉移植后保持血管通畅,不发生扭曲及张力过高,是现今手术成功的关键。国内外的术后生存率还存在比较大的差异,随着国内麻醉、体外循环、ICU 及手术技术的提高和完善,完全性大动脉转换术的成功率必将进一步提高。prolene 线缝合,针距均匀,防止术后针眼和缝合缘的出血。

### 五、快速二期大动脉转位术的提出和方法

室隔完整型大动脉错位的大动脉转位术最佳年龄在 2 周左右,否则随着出生后的肺循环阻力下降,左心室压力逐渐下降,左心室心肌退化,已不再适合做大动脉转换术。临床上常有这类患者,经超声心动图检查发现室间隔明显向左侧移位,提示左心室压力下降,左右心室压力比<0.6,已不能做大动脉转位术,因此只能做心房内转位术即 Senning 或 Mastard 手术。虽然心房内转位术对室隔完整型大动脉错位的手术成功率可达 95%以上,但远期并发症,包括右心衰竭和三尖瓣反流,极易导致功能性体循环心室衰竭,目前临床上已较少采用心房内转位术。大动脉错位的左心室能否承受体循环压力,取决于动脉导管的开放、肺血管阻力、房间隔缺损大小和左室流出道的梗阻。Yacoub 在 1977 年提出二期大动脉转换术,早期肺动脉的环扎,使心肌迅速肥厚,患者 6 个月左右时环扎,5～8 个月后,行大动脉转换术。但决定是否做快速二期手术仍较困难,最近有作者提出三类标准:①手术年龄大于 3 个星期。②室隔明显向右侧移位。③左室心肌质量<35G/m²。大动脉转位术在临床上取得较好的效果,是目前普遍采用的手术方法。

(一)手术方法

1.第一期手术方法　常规气静麻醉下胸骨正中切口,沿右侧剪开心包,解剖游离升主动脉,左无名动脉和右肺动脉。无名动脉上侧壁钳,用 Φ4mmGore－Tex 管,顶端剪成斜口与无名动脉吻合(图 5－15),采用 6－0 Prolene 缝线连续缝合,然后右肺动脉上侧壁钳,与 Gore－Tex 管道做端侧吻合。开放后确保吻合口通畅。肺总动脉上环缩带,采用编织硅橡胶膜剪成 3mm 宽的带子绕过肺动脉干,两端对齐后钳住。从肺动脉干顶部置入左心室测压管,持续观察左心室压力变化,同时做食道超声,逐渐收紧环缩带,食道超声显示室隔逐渐向中间移位,直至室隔保留在中间位,同时左心室压力达到右心室压力的 80%左右,固定环缩带,同时在环缩带上下两侧缝合固定于肺动脉干,防止环缩带移位。置心包腔内引流管,分层关胸。患者带鼻插管回 ICU,呼吸机辅助呼吸。通常用小剂量的多巴胺或肾上腺素。隔天进行超声心动图检查,进行左心室舒张末期容积,左心室质量(Mass)、左心室后壁厚度和左心功能测定,同时观察左心室压力和左右心室压力比。

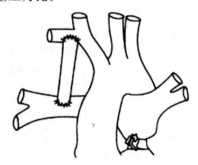

图 5－15　体肺动脉分流术 Gore－Tex 管道连接右锁骨下动脉与右肺动脉和肺动脉环缩术

2.第二期手术方法　术后6～9d行第二期大动脉转位术。原切口进胸,取下心包戊二醛固定备用,肝素化,升主动脉和右心耳插管体外循环,开始转流即阻断Gore－Tex管道,分别在两端上侧壁钳,拆除Gore－Tex管道,同时缝合无名动脉和右肺动脉吻合口。拆除肺动脉干的环缩带。转流降温至肛温20℃时停循环,右房切口,缝合房间隔缺损。恢复体外循环,(20～50)mL/(Kg·min)低流量下行大动脉转换术。

主动脉和肺动脉距瓣叶1cm处分别横断,取下左右冠状动脉,然后移植至相对应的肺动脉根部,将升主动脉从肺动脉下穿出换位,连接升主动脉,心包补片修补左右冠状动脉缺损处,再连接肺动脉。

(二)二期手术间隔的时间和左心室功能锻炼的判断

患儿行肺动脉环缩和体肺分流术后,缺氧改善,间隔期左心功能锻炼效果满意后,可行第二期手术。一般认为最佳环缩时间为7～14d左右,最短为5d。

D－TGA/IVS或D－TGA伴限制性室缺的患儿一期行肺动脉环缩和体肺分流术后,隔天行超声检查,评价左心室锻炼情况。对左室重量、容量、室隔厚度及位置进行正确评估。心尖四腔切面、胸骨旁左心室短轴切面判断室间隔位置,应用M型超声在胸骨旁左心室短轴切面测量左心室舒张期内径(LVDD)、左心室后壁舒张期内径(LVPWT)、舒张期室间隔厚度(IVST),根据Devereux的计算公式(LV Mass):LV Mass(g)=1.04×[(LVDD+LVPWT+IVST)$^3$－LVDD$^3$],然后根据体表面积计算左心室质量指数(g/m$^2$)。若左、右心室压力大于65%～75%、左室质量指数大于50g/m$^2$则行大动脉调转术。Grossman计算室壁强度公式WS=[(P)(D)1.35]/|(h)[1－(h/D)](4)|,P指压力,D指左室内径,h指左室后壁厚度,1.35为修正值。

也有采用术中快速肺动脉环缩后直接行ASO手术。Dabritz报道7例年龄大于四周的行一期大动脉转位术成功病例,其中5例术前存在低LVP,术中肺动脉环缩15～30min,5例患儿血流动力学稳定,故立即行动脉转位术,无死亡。

(三)二期大动脉转位术术后随访结果

经长期随访,二期ASO手术对心室功能和心肌收缩力影响较大,而这些影响在术后早期更明显。影响二期Switch术后心功能的因素有①接受肺动脉环缩手术年龄偏大。②肺动脉环缩手术后间隔期过长。肺动脉环缩术后获得较高的左心Mass与心肌功能不良有关,经长期随访,二期大动脉转位术前较高左、右室压力比和较低的EF,提示术后心肌收缩力降低。行二期ASO术的患儿经术后随访发现,左室舒张末期容量,左心室质量明显高于行一期ASO手术的患儿,术后主动脉反流发生率较高,术后EF偏低。

(李俊红)

# 第六节　法洛四联症

## 一、病因、病理及其临床意义

早在1672年,Stensen就首次描述了该病。1888年,Fallot第一次精确地描述该病的临床表现及完整的病理特征,后人用他的名字命名该病。典型的法洛四联症(tetralogy of Fallot,TOF)有四个特点,包括右心室流出道梗阻(漏斗狭窄)、室间隔缺损、主动脉骑跨(右旋)和右心室肥大,但也可合并房间隔缺损等其他畸形。TOF 的基本病理是右心室漏斗部发育不良,而导致室间隔漏斗部前向左转,引起对位不良。这种对位不良决定了右心室流出道梗阻的程度。

(一)流行病学资料

每 10000 个出生婴儿中,有 3~6 个 TOF 发生,属于最常见的发绀型先天性心脏病。在其他哺乳类动物,如马和大鼠中,也可观察到 TOF。虽然在大多数情况下,TOF 呈散发性和非家族性。但 TOF 患病父母的后代,其发病率可达 1%~5%,并且男性比女性更易罹患该病。TOF 常合并心脏外畸形,如唇裂和腭裂、尿道下裂,以及骨骼及颅面畸形。最近的遗传研究表明,一些 TOF 患者可能有 22q11.2 微缺失和其他亚微观转录的改变。

虽然遗传研究表明有多因素在起作用,大多数的先天性心脏病病因并不清楚。TOF 的产前高危因素包括孕产妇风疹(或其他病毒性疾病)、营养不良、酗酒、年龄超过 40 岁和糖尿病。唐氏综合征患儿更易罹患 TOF。

不是所有 TOF 婴幼儿都需要早期手术。但如果不进行手术治疗,TOF 的自然病程预后不良。病情的进展取决于右心室流出道梗阻的严重程度。

如不进行手术,TOF 的死亡率逐渐增加,从 2 岁时的 30% 到 6 岁时的 50%。出生后第一年的死亡率最高,然后在 10 岁前保持恒定。可活到 10 岁的 TOF 患者不超过 20%,可活到 20 岁的 TOF 患者少于 5%~10%。能活到 30 岁的患者多数会出现充血性心力衰竭。也有个别患者因其畸形造成的血流动力学影响很小,其寿命与正常人相似。

据预测,TOF 合并肺动脉闭锁的患者,预后最差,只有 50% 的机会可活到 1 岁,8% 的机会活到 10 岁。如果不进行治疗,TOF 还面临额外的风险,包括矛盾栓塞造成脑卒中、肺栓塞和亚急性细菌性心内膜炎。

(二)解剖学特征

法洛四联症(TOF)的患者可出现范围广泛的解剖畸形。法洛四联症最初描述的四种畸形包括:①肺动脉狭窄。②室间隔缺损。③主动脉右旋造成的骑跨。④右心室肥厚。目前,学术界公认的 TOF 的最重要特征是:①漏斗部或瓣膜狭窄引起的右心室流出道梗阻(RVO-TO),和②室间隔缺损为非限制性,并且对位不良。

1. 右心室流出道梗阻　临床上大多数的 TOF 患者,由于右心室血流排空受阻,右心室的收缩压会不断增高。漏斗部室间隔的前移和旋转,决定了右心室梗阻的部位和严重程度。如果梗阻相邻肺动脉瓣,病变会更重。

2. 肺动脉及其分支　肺动脉的大小和分布差异很大,可能闭锁或发育不良。左肺动脉缺如比较少见。有些病例存在不同程度的外周肺动脉狭窄,进一步限制了肺血流量。

肺动脉闭锁造成右心室与主肺动脉没有血流沟通。在这种情况下,肺血流依赖于未闭的动脉导管或来自支气管动脉的侧支循环。如果右心室流出道梗阻轻微,大的左向右分流或大的主肺侧支会使肺血流量过大,造成肺血管病变。在 75% 左右的 TOF 患儿中,存在不同程度的肺动脉瓣狭窄。狭窄通常是由于瓣叶僵硬,而不只是交界融合所造成的。绝大部分 TOF 患者的肺动脉瓣环都有狭窄。

3. 主动脉　主动脉向右移位和根部的异常旋转导致主动脉骑跨,即主动脉有不同的程度起源自右心室。在某些患者,超过 50% 的主动脉可能源自右心室。可能因此出现右位主动脉弓,导致主动脉弓分支异常起源。

4.合并畸形　合并畸形很常见。合并房间隔缺损的 TOF 也称所谓的法洛五联症。其他合并畸形包括:动脉导管未闭,房室间隔缺损,肌性室间隔缺损,肺静脉异位引流,冠状动脉畸形,肺动脉瓣缺如,主肺动脉窗,以及主动脉瓣关闭不全等。

冠状动脉的解剖也可能是不正常的。其中一种情况是,左前降支(LAD)发自右冠状动脉近端,在肺动脉瓣环下方,横跨右心室流出道。TOF 病例中,这种 LAD 异常大约占 9%,这种异常增加了跨肺动脉瓣环补片的风险,有时需要使用外管道。室缺修补时,异常 LAD 容易受损。有时,右冠状动脉起源于左冠状动脉。

(三)病理生理

TOF 的血流动力学取决于右心室流出道梗阻的严重程度。一般情况下,由于存在非限制性的室间隔缺损,左、右心室的压力相等。如果梗阻非常严重,心内分流是从右到左,肺血流量也会显著减少。在这种情况下,肺血流量主要依赖于未闭的动脉导管或支气管侧支血管。

## 二、诊断难点及应思考的问题

(一)病史

临床表现与解剖畸形的严重程度有直接的关系。大多数 TOF 婴幼儿会有喂养困难,发育受限。合并肺动脉闭锁的婴儿,如果没有大的主肺侧支,随着动脉导管的闭合,会出现重度发绀。也有些患儿因为有足够的肺血流量,不会出现发绀。只有当他们的肺血流量不能满足生长发育的需要时,才出现症状。

刚出生时,一些 TOF 婴儿并不显示发绀的迹象,但之后在哭泣或喂养过程中,他们可能出现皮肤青紫,甚至缺氧发作。在较大的 TOF 儿童中,最有特征性的增加肺血流量的方式是蹲踞。蹲踞具有诊断意义,在 TOF 患儿中有高度特异性。蹲增加周围血管阻力,从而减少跨室间隔缺损的右向左分流量。随着年龄增长,劳累性呼吸困难进行性加重。较大的儿童中,侧支血管可能破裂导致咯血。严重发绀患者,可因红细胞增加,血黏稠度高,血流变慢,而引起脑血栓,若为细菌性血栓,则易形成脑脓肿。

以下因素会加重 TOF 患儿发绀:酸中毒、压力、感染、姿势、活动、肾上腺素受体激动剂、脱水、动脉导管闭合。

TOF 主要的分流是经室间隔缺损,血流从右到左进入左心室,产生发绀和血细胞比容升高。轻度肺动脉狭窄,可能会出现双向分流。一些患者,漏斗部的狭窄极轻,其主要的分流是从左到右,这种现象称为粉红色 TOF。虽然这类患者可能不会出现发绀,但往往会有体循环中的氧饱和度下降。

(二)体征

大多数患儿比同龄儿童瘦小,通常出生后就有嘴唇和甲床青紫。3~6 个月以后,手指和脚趾出现杵状。

通常在左前胸可扪及震颤。肺动脉瓣区和胸骨左边可听到粗糙的收缩喷射性杂音。如右心室流出道梗阻严重(肺动脉闭锁),杂音可听不到。主动脉瓣区第二音通常是响亮的单音。在缺氧发作时,心脏杂音可能会消失,提示右心室流出道和肺动脉收缩变窄。如存在大的主肺侧支,可听诊到连续杂音。

(三)实验室检查

红细胞计数、血红蛋白及血细胞比容均升高,与发绀的程度成正比。通常,动脉血氧饱和度降低,多数在 65%～70%。由于凝血因子减少与血小板计数低,严重发绀的患者都有出血倾向。全血纤维蛋白原减少,导致凝血酶原时间和凝血时间延长。

(四)辅助检查的选择

1.胸片　最初胸片可能无异常,逐渐会出现明显的肺血管纹理减少,肺动脉影缩小,右心室增大,心尖上翘,呈现经典的"靴形心"。

2.心电图　显示右心室扩大引起的电轴右偏,常有右房肥大,不完全右束支传导阻滞约占 20%。如果心电图没有提示右心室肥厚,则 TOF 的诊断可能有误。

3.超声心动图　显示主动脉骑跨于室间隔之上,内径增宽。右心室内径增大,流出道狭窄。左心室内径缩小。多普勒彩色血流显像可见右心室直接将血液注入骑跨的主动脉。目前,彩色多普勒超声心动图可以准确诊断动脉导管未闭、肌性室间隔缺损或房间隔缺损,还可以较为准确地提示冠状动脉的解剖,轻松观察瓣膜病变。在许多医疗机构,TOF 手术前仅用超声心动图来作诊断。

如果存在多发室缺、冠状动脉异常或远端肺动脉图像不清楚,则需要进一步的检查。

4.磁共振成像　磁共振成像(MRI)可以提供主动脉、右心室流出道、室间隔缺损、右心室肥厚和肺动脉及其分支发育情况的清晰图像。磁共振成像可以测量心腔内压力、压差和血流量。磁共振成像的缺点包括:较长的成像时间,患儿需要镇静以防止运动伪像。此外,在磁共振隧道成像时,无法观察到患儿的病情变化。

5.心导管检查　不是所有 TOF 患者均需要进行心导管检查。如果超声心动图对心脏畸形描述不清晰,或肺动脉及其分支情况不明,或怀疑有肺动脉高压导致的肺血管病变,心导管检查则非常有帮助。

心导管检查通过血管造影,了解心室、肺动脉的大小。心导管可以获得各个心腔和血管的压力和氧饱和度资料,发现任何可能的分流。如之前做过分流手术,在根治手术前要进行造影。心导管造影还可以确定冠状动脉异常。

(五)诊断及鉴别诊断

1.诊断　TOF 有典型的临床特征,可以很快作出初步的临床诊断。如出生后早期出现发绀,呼吸困难,活动耐力差,喜蹲踞,胸骨左缘收缩期杂音及肺动脉第二音减弱,红细胞计数、血红蛋白、血细胞比容升高,动脉血氧饱和度减低,胸片示肺血减少,靴形心,心电图示右室肥大等,即可做出诊断。确诊依据超声心动图、心导管及心血管造影检查。

2.鉴别诊断　主要依靠超声心动图、心导管和心血管造影检查,对其他的发绀型心脏畸形进行鉴别。

(1)大动脉转位:完全性大血管错位时,肺动脉发自左心室,而主动脉发自右心室,常伴有心房或心室间隔缺损或动脉导管未闭,心脏常显著增大,X 线片示肺部充血。如同时有肺动脉瓣口狭窄则鉴别诊断将甚困难。

(2)三尖瓣闭锁:三尖瓣闭锁时三尖瓣口完全不通,右心房的血液通过未闭卵圆孔或心房间隔缺损进入左心房,经二尖瓣入左心室,再经心室间隔缺损或未闭动脉导管到肺循环。X线检查可见右心室部位不明显,肺野清晰。有特征性心电图,电轴左偏-30°以上,左心室肥厚。选择性右心房造影可确立诊断。

(3)三尖瓣下移畸形:三尖瓣下移畸形时,三尖瓣的隔瓣叶和后瓣叶下移至心室,右心房增大,右心室相对较小,常伴有心房间隔缺损而造成右至左分流。心前区常可听到 4 个心音。

X线示心影增大,常呈球形,右心房可甚大。心电图示右心房肥大和右束支传导阻滞。选择性右心房造影显示增大的右心房和畸形的三尖瓣,可以确立诊断。

(4)右室双出口伴肺动脉狭窄:临床症状与TOF极相似,但本病一般无蹲踞现象,X线检查显示心影增大,心血管造影可确诊,右心室双出口与法洛四联症主要鉴别点为主动脉瓣与二尖瓣前叶无解剖连接,这是法洛四联症与右心室双出口的主要鉴别点。

(5)肺动脉口狭窄合并心房间隔缺损:本病发绀出现较晚,有时在数年后,蹲踞不常见。胸骨左缘第2肋间的喷射性收缩期杂音时限较长,伴明显震颤,P2分裂,X线检查除显示右心室增大外,右心房也明显增大,肺动脉段凸出,无右位主动脉弓,肺血正常或减少,心电图右心室劳损的表现较明显,可见高大P波。选择性心血管造影,发现肺动脉口狭窄属瓣膜型,右至左分流水平在心房部位,可以确立诊断。

(6)艾森门格综合征:室间隔缺损、房间隔缺损、主-肺动脉窗或动脉导管未闭的患者发生严重肺动脉高压时,使左至右分流转变为右至左分流,形成艾森门格综合征。本综合征发绀出现晚。肺动脉瓣区有收缩喷射音和收缩期吹风样杂音,第二心音亢进并可分裂,可有吹风样舒张期杂音。X线检查可见肺动脉总干弧明显凸出,肺门血管影粗大而肺野血管影细小。右心导管检查发现肺动脉显著高压等,可鉴别。

### 三、手术的演变及各种术式的评价

尽管TOF早就可以得到临床诊断,但直到20世纪40年代,仍没有什么好的治疗方法。心脏内科医生Taussig与外科医生Blalock的合作,在1944年,Blalock为一个TOF婴儿动手术,首创了锁骨下动脉和肺动脉之间的BT分流手术。这项开创性的外科技术为新生儿心脏手术开启了一个新的时代。其后逐渐出现了从降主动脉到左肺动脉的分流、从上腔静脉到右肺动脉的Glenn分流,以及从升主动脉到右肺动脉的Waterston分流。

Scott于1954年首次进行了TOF心脏直视手术。不到半年,Lillehei使用控制性交叉循环,第一次成功进行了TOF根治手术。第二年,随着Gibbons的体外循环的到来,确立了心脏手术的另一个历史时代。从那时起,外科技术与心肌保护取得许多进展,TOF治疗也取得了巨大进步。

(一)手术指征的争议

TOF是一种进展性的心脏畸形,大多数患儿需要外科手术治疗。外科根治最佳的手术年龄仍存在争议,但多数学者主张早期根治手术,理由是:①能促进肺动脉和肺实质的发育。②避免了体肺分流术给左室带来的容量负担,保护了左室功能。③避免了体肺分流不当造成肺血管病的危险。④心内畸形早期得到矫治,避免了右室肥厚,避免了肺动脉血栓形成、脑脓肿、脑血栓及心内膜炎等并发症。⑤避免了右室内纤维组织增生,术后严重心律失常发生率明显降低。⑥促进心脏以外器官发育。⑦避免二次手术的危险,减轻家属心理和经济负担。

现在大多数的外科医生建议TOF一期根治,目前结果很好。新生儿TOF应用前列腺素维持动脉导管开放,发绀可以得到控制,大大减少了TOF的紧急手术。对危重发绀缺氧婴儿,外科医生现在有足够的时间来评估患者的解剖并进行一期根治手术,而不必采用主动脉-肺动脉分流术。

TOF一期根治,避免了长时间的右心室流出道梗阻和继发的右室肥厚、长期的发绀和侧支血管形成。一期法洛四联症TOF根治的风险因素包括:冠状动脉异常、极低体重儿、肺动脉细小、多发室缺、合并多种心内畸形。

### (二)药物治疗

手术是法洛四联症(TOF)发绀型患者最有效的治疗。药物治疗的主要是为手术做准备。大多数婴儿有足够高的氧饱和度,通常可进行择期手术。新生儿急性缺氧发作时,除了吸氧和静注吗啡之外,将他们放成胸膝体位,可能是有用的。重度缺氧发作时,可静脉注射心得安(普萘洛尔),减轻右心室流出道漏斗部的肌肉痉挛,增加肺血流量。逐渐加重的低氧血症和缺氧发作是 TOF 早期手术的指征。无症状的 TOF 患儿不需要任何特殊药物治疗。

### (三)外科治疗

TOF 的早期手术的风险因素包括以下内容:低出生体重儿、肺动脉闭锁、合并复杂畸形、以前多次手术、肺动脉瓣缺如综合征、低龄、高龄、严重肺动脉瓣环发育不良、肺动脉及其分支发育不良、右心室/左心室收缩压比值高、多发室缺、合并其他心脏畸形等。

1.姑息手术　姑息手术的目标是,不依赖动脉导管,增加肺血流量,使肺动脉生长,为手术根治创造机会。有时,婴儿肺动脉闭锁或 LAD 冠状动脉横跨右心室流出道,无法建立跨肺动脉瓣环的右心室—肺动脉通道,而可能需要放置外管道。

虽然可以使用人工管道,肺动脉极其细小婴幼儿或许不适合在婴儿期一期根治。这些婴儿需要的是姑息而不是根治手术。姑息手术有各种类型,但目前首选的是 Blalock—Taussig 分流术。

Potts 分流术会引起肺血流量不断增加,而且在根治手术时,拆除分流难度大,现已放弃。Waterston 分流术有时还用,但也存在肺动脉血流过大的问题。这种分流方法还会造成右肺动脉狭窄,通常根治手术时,需要进行右肺动脉成形。由于会造成之后的根治手术困难,Glenn 分流术也已经不再使用。

鉴于上述各种分流术存在的问题,改良 Blalock—Taussig 分流术,即在锁骨下动脉和肺动脉之间使用 Gore—Tex 人工血管连接,是目前首选的方法。Blalock—Taussig 分流术具有以下优点:①保留了锁骨下动脉。②双侧均适合使用。③明显减轻发绀。④根治手术易于控制和关闭分流管道。⑤良好的通畅率。⑥降低医源性体肺动脉损伤的发生率。

根据各家报道,改良 Blalock—Taussig 分流术的死亡率小于 1%。然而,改良 Blalock—Taussig 分流术也有一些并发症,包括术侧手臂发育不良、指端坏疽、膈神经损伤和肺动脉狭窄。

姑息分流术的效果,会因患者手术年龄和分流手术类型而不同。

其他类型的姑息手术,目前已经很少使用。这其中包括非体外循环下右心室流出道补片扩大术。这种手术可能会损害肺动脉瓣,造成心包重度粘连,肺动脉血流量过多会导致充血性心力衰竭。因此,这种手术仅限于 TOF 婴儿合并肺动脉闭锁和(或)肺动脉发育不全的治疗。

在新生儿危重患者中,如果存在多个医疗问题,可通过导管球囊进行肺动脉瓣切开,以增加血氧饱和度,从而避免急诊姑息手术。但是,在新生儿中,这种操作有引起肺动脉穿孔的风险。最近一项研究表明,在有症状的新生儿 TOF 患者中,进行分流手术或根治手术,其死亡率和结果相近。

2.根治手术　一期根治是 TOF 最理想的治疗方式,通常在体外循环下进行。手术的目的是修补室间隔缺损,切除漏斗部狭窄区的肌束,消除右室流出道梗阻。在体外循环转机前,以往手术放置的主－肺分流管要先游离出来并拆除。之后,患者在体外循环下接受手术,其他的合并畸形如房间隔缺损或卵圆孔未闭,也同期修补关闭。

3.术后处理　所有婴幼儿心内直视手术后都转入儿童重症监护病房。术后必须密切观察血流动力学指标,等心脏和呼吸功能稳定后再去除气管插管和呼吸机。需要保持适当的心排量和心房起搏,来维持体循环的末梢灌注。患者应每天称重,来指导出入液体量。心脏传导阻滞患者应该安置临时的房室起搏器。如果5～6d后还不能回复正常传导,患者可能需要植入永久心脏起搏器。

### 四、治疗结果与前景展望

（一）结果

TOF外科矫治的结果良好,并发症和死亡率都很低。到目前为止,经心室切口和经心房切口进行畸形矫治的两种手术方法,没有发现有手术死亡率的差异。

偶尔术后有些患者的右心室/左心室压力比明显升高,原因有多种,包括室间隔残余分流、残余右心室流出道狭窄等。这些患者往往病情恶化,必须尽快通过超声心动图检查找出原因,并通过再次手术来纠正右心室高压的病因。研究表明,术中保持肺动脉瓣环的完整性,可减少再手术率。

随着技术的进步,新近报告显示,婴儿早期一期根治的效果良好。总体而言,不论是一期矫治或是主－肺分流术后的二期根治,大多数研究系列报告的死亡率为1%～5%。同样,婴幼儿接受姑息分流手术的死亡率也很低,为0.5%～3%。术后20年的生存率约为90%～95%。

低温、心脏停搏液、深低温停循环等心肌保护技术的进步,使更小的婴儿得到更精确的解剖矫治,手术效果优良。不过,1岁前接受根治手术的婴儿,与1岁以上的患者相比,其手术风险会增加。

（二）再手术

文献表明,大约5%的患者需要再次手术。早期再手术的指征包括室缺残余分流,或残余右心室流出道梗阻。

TOF患者对室缺残余分流的耐受能力很差,因为这些患者不能耐受急性增加的容量负荷。TOF矫治术后,小的室缺残余分流比较常见,通常没有临床意义。大的室缺残余分流,或者右心室流出道狭窄压差大于60mmHg,都要考虑紧急再手术。再手术的风险不大,但结果可显著改善。右心室流出道再梗阻,可能是由于肌肉纤维化或肥大引起。有时,肺动脉瓣反流会加大,并伴有右心衰竭。出现这种情况,通常需要进行肺动脉瓣置换。生物瓣比较机械瓣,不容易产生血栓,因此是肺动脉瓣置换的首选。

（三）并发症

早期的术后并发症包括心脏传导阻滞与室缺残余分流。室性心律失常较为常见,也是术后晚期死亡的最常见原因。据报道,在TOF矫治术后10年内的患者中,因室性心律失常猝死的占0.5%。据信在早期手术的患者中,心律失常发生率少于1%。同大多数的心脏术后患者一样,心内膜炎的风险是终身的,但比没有根治的TOF患者要小得多。

（四）预后

在现阶段,通过心脏手术,单纯的法洛四联症（TOF）儿童远期生存率很高,具有优良的生活质量。长期结果数据表明,虽然有些人运动能力稍差,但大多数的生存者纽约心脏协会心功能分类为 I 级。有报道称,患者晚期的室性心律失常猝死率为 1%～5%,原因不明。对于 TOF 矫治术后的患者,长期进行心脏监测是必要的。

（五）未来和争议

目前,有些 TOF 患者已经在第一次手术后,生活了 20～30 年。这些患者所遇到的主要问题是肺动脉瓣反流不断加重,其中一些需要进行肺动脉瓣置换术。接受了肺动脉瓣生物瓣置换的患者,体内这些瓣膜的耐久性还有待观察。从过去十多年来经皮穿刺技术与组织工程的巨大进步来看,单纯依靠外科手术来解决这些问题的局面会完全改变。

（李俊红）

# 第七节  先天性瓣膜病

## 一、主动脉狭窄

（一）定义、形态学分类、病程

本节所指包括:主动脉瓣狭窄、主动脉瓣下狭窄、主动脉瓣上狭窄,也可能两者或三者共存,通称为左心室流出道梗阻。在先天性心脏病中的发生率约占 10%,主动脉瓣狭窄最常见,占主动脉狭窄 60%～75%,瓣上狭窄占 15%,瓣下狭窄占 5%～10%。其基本特征为:左心室流入部与狭窄段以上主动脉之间存在收缩期压力阶差,其病因尚不明确,部分病例存在基因改变或缺失合并左心发育不良者不在本节讨论。

主动脉瓣狭窄:主动脉瓣狭窄是由于先天性主动脉瓣发育不良引起,可合并瓣环发育不良。由于半月瓣的形态和数量异常,瓣膜交界发育不良造成主动脉瓣开放受限。新生儿期的严重主动脉瓣狭窄可以造成左心功能不全,危及生命。相对较轻的主动脉瓣狭窄,在新生儿期和小婴儿期可无症状,因体检时发现心脏杂音而就诊。现代心脏彩色超声心动图技术既可诊断又可定量分析。其中二叶瓣约占 70%,通常增厚僵硬的左右瓣叶构成前后两个交界,瓣膜开口为矢状裂隙样。约 30% 为三叶瓣,瓣叶增厚,交界融合,形成圆顶状,其顶端为瓣膜开口,此类型适合做瓣膜成形。个别病例为单瓣结构,只有一个交界,多见于婴幼儿严重狭窄病例。重症病例左心室表现为向心性肥厚,其心内膜下可有广泛的纤维化,如出现心内膜下缺血,心室可扩张。

（二）诊断治疗进展

最初的治疗方法是由 Carrel 于 1910 年提出,他用人工血管将心脏与胸主动脉连接。1955 年 Marquis 和 Logan 经心尖进行狭窄主动脉瓣扩张。1956 年 Downing 在体表降温情况下进行直视主动脉瓣切开成形术。真正意义的体外循环下深低温停循环直视手术是 Spencer 于 1958 年在 Mayo Clinic 完成的。经皮球囊瓣膜成形术自 1983 年应用于临床后已有很大改进,其安全性及效果有很大提高。目前在欧美大的心脏中心对新生儿婴幼儿严重主动脉瓣狭窄患儿,该技术已作为首选。近年欧洲一项多中心 20 年回顾性研究中收集了年龄 1d～18 岁患者 1004 例,球囊扩张后压差下降从 65（±24）mmHg 到 26（±16）＞mmHg。随访中压差无明显升高。压差下降最明显的是新生儿组。并发症主要为主动脉瓣关闭不全和压差下降不满意,其发生率在新生儿为 15%,婴儿 11%,大龄儿童 6%。50% 患者 10 年内无需外科治疗。得克萨斯儿童医院 25 年临床数据显示基本相同结果,但新生儿扩张术后压差大于 25mmHg,以及左心室功能减退患者远期效果欠佳。瓣膜发育严重不良,有反流,瓣环小仍是经皮球囊瓣膜成形术的禁忌证。

外科治疗方法的演变及进展。患者左心室、主动脉峰值压差大于 50mmHg,或临床出现气促等症状时即有手术指征。血流阻断直视下瓣膜切开术由于安全性低,手术精确性差已基本废弃。目前最常采用的是体外循环直视下瓣膜切开成形术。虽然仍有 35% 患者在 10～20 年间需再次手术换瓣,但由于换瓣年龄拖后,便于更换大口径瓣膜,同时减少了抗凝时间和并发症发生。

瓣膜置换适用于大龄儿童和成人,能够置入合适口径的瓣膜被视为最佳选择。生物瓣置入后患者可以不用抗凝药物,但对年轻患者存在过早衰败的问题,通常适用于有生育意向的女性患者和有抗凝禁忌的患者。近年来,由于手术技术水平提高,设备条件改善,新型生物瓣耐久性提高,再次手术风险已明显减低。一些年轻患者为了回避抗凝风险,要求使用生物瓣。机械瓣置换后终身抗凝及抗凝引发的并发症将降低患者的生活质量。

自身肺动脉瓣移植(Ross 手术)和 Ross－Konno 手术对于低龄儿童因无法做瓣膜置换是理想选择,手术要求高,远期结果满意。主要并发症是主动脉根部扩张,瓣膜关闭不全和右室流出道重建时使用的生物带瓣管道衰败引起的肺动脉狭窄或严重肺动脉瓣关闭不全。

(三)治疗所面临的问题

随着我国社会保障体系的逐步完善,婴儿期查体已相对普及,多数病例在此阶段即可明确诊断。但在农村和偏远地区仍遗留部分患此心脏畸形的大龄儿童。

胎儿期心脏超声心动检查多数可明确诊断,对于严重狭窄或合并左心发育不良的胎儿,应将产妇转到有心脏外科的医院待产,以便出生后得到及时治疗。

经皮球囊瓣膜成形术在欧美国家已常规开展,在我国由于风险大,技术难度高,即便在几家大型心脏中心也较少开展。瓣膜替换是常规手术,但对一些小瓣环的患者,为了置入较大口径瓣膜需做瓣环扩大如 Niks、Manouguian、Kowno 术等,技术难度大,需要有充分的手术经验。对于 Ross 和 Ross－Konno 手术而言,右心室流出道成形所用带瓣管道不能生长、耐久性差,特别在婴幼儿衰败早、同种异体带瓣管道(Homograft)则难以获得。近年来心脏瓣膜组织工程学发展较快,无论是异种肺动脉瓣组织工程学研究,还是自体心脏瓣膜培育都有新成果发表,有较好的前景。

## 二、肺动脉狭窄

(一)定义、形态学分类、病程

肺动脉狭窄是指室间隔完整的右室流出道狭窄,常见表现为单纯的肺动脉瓣狭窄,也可以是肺动脉瓣和右室漏斗部狭窄,少数患者表现为单纯肺动脉瓣下即右室漏斗部狭窄或肺动脉瓣上狭窄。

狭窄的肺动脉瓣可以成穹顶状、无瓣叶结构,也可为三叶瓣,临床以二叶瓣居多。瓣交界融合、瓣叶发育不良,常合并瓣环发育不良。增厚的瓣叶由少量弹力纤维和黏液瘤样组织组成。

肺动脉瓣狭窄程度轻重不等,其狭窄程度决定了患者的自然病程。轻度肺动脉瓣狭窄定义为跨右心室流出道压力阶差低于 40mmHg,且右心室/左心室压力比 0.5 或以下;中度肺动脉瓣狭窄定义为跨右心室流出道压力阶差在 40～80mmHg 之间,右心室/左心室压力比 0.5～1.0;重度肺动脉瓣狭窄定义为跨右心室流出道压力阶差在 80mmHg 或以上,右心室/左心室压力比 1.0 或以上。

新生儿严重肺动脉瓣狭窄。出生后即有严重缺氧或心力衰竭的患儿多数为严重肺动脉瓣狭窄。瓣叶交界融合,开口极小,瓣环发育尚可,或只有轻度发育不良。可伴有右心室,三尖瓣发育不良,但与室间隔完整的肺动脉闭锁病例相比往往较轻,狭窄解除后恢复可能较大,通常可做双心室修复。

婴幼儿、儿童及成人肺动脉狭窄程度差别很大,多数患者病情平稳,生长发育不受或很少受影响。肺动脉瓣可呈二叶瓣,三叶瓣甚至四叶瓣畸形,交界部分融合。成人可有瓣叶钙化或细菌性心内膜炎性改变。主肺动脉可以有狭窄后扩张。右心室肥厚程度通常与狭窄程度和年龄成正比。大龄儿童及成人往往有继发性右心室漏斗部和右心室游离壁心肌肥厚,可构成不同程度的瓣下狭窄。部分患者右室流出道狭窄是由于异常的肥大肌肉束造成,又称双腔右心室。这类患者肺动脉瓣发育多正常,即便是二叶瓣也很少构成狭窄。

(二)诊断治疗进展

新生儿严重肺动脉狭窄临床表现与室间隔完整的肺动脉闭锁类似,出生时即有呼吸急促,心动过速,发绀程度与心房水平右向左分流,及动脉导管是否开放有关。如动脉导管闭合则患儿情况逐步恶化,出现心力衰竭,酸中毒,少尿或无尿。

听诊胸骨左缘可有收缩期杂音,但在极重度肺动脉狭窄患儿,杂音可以完全听不到,胸片提示,心影正常或增大,肺野清晰,肺血少。心脏超声检查不但可以明确诊断,还可以确定肺动脉狭窄程度,肺动脉及肺动脉瓣发育情况,右心室及三尖瓣发育情况。为治疗方法选择提供可靠的依据。冠状动脉右室瘘或右心室依赖型冠状动脉循环在肺动脉狭窄病例中发生率不高,但超声检查时应予排除。心导管及造影检查通常是在导管球囊扩张时进行。

婴儿及儿童期肺动脉狭窄,症状出现可在婴儿期至成人,主要决定于狭窄程度和继发右心室肥厚对心排量有多大影响。目前临床上多以体检时发现心脏杂音而首诊,临床首发症状多以劳力性呼吸困难为主。存在房间交通的患者,当右心室顺应性减低,右室压力明显升高时,可出现肉眼发绀。长期未得到矫正的患者可出现静脉压升高、肝大、腹水等右心衰表现。查体多有明显的收缩期杂音,心电图提示右心室肥厚,有或无右束支传导阻滞。心脏彩超检查作为首选。

新生儿小婴儿严重肺动脉狭窄的治疗,与室间隔完整的肺动脉闭锁不同,严重肺动脉狭窄新生儿绝大多数可行双心室矫正。在有条件的中心经皮球囊肺动脉瓣成形术应作为首选。

美国的一项多中心资料中总结了 211 例经皮球囊瓣膜成形治疗的患者,其中 45% 年龄在一个月以下,成功率达 91%,术后跨瓣收缩峰值压差低于 25mmHg 者占 88%,尤以新生儿效果明显。失败的危险因素包括中、重度的瓣膜增厚,以及瓣膜上狭窄。同时建立了多变量模型来评估危险因素。体肺分流只用于右心室明显发育不良难以做双心室修复的病例。对于肺动脉瓣明显发育不良的病例则采用右心室流出道补片加宽,是否同时做体肺分流尚有争论。

大龄婴儿及儿童肺动脉瓣狭窄,只要跨瓣压差高于 50mmHg,就有经皮球囊瓣膜成形术指征。Mayo Clinic 的经验提示:成人经皮球囊肺动脉瓣成形术后,所有患者症状明显改善,其中 52% 患者症状消失。

早期干预治疗可以避免右心室心肌纤维化。手术治疗是经皮球囊肺动脉瓣成形术的补充。通常针对那些肺动脉瓣严重发育不全,瓣环发育不全或球囊成形术失败的病例。

(三)治疗所面临的问题

在我国农村和边远地区仍有部分大龄儿童或成人肺动脉狭窄患者,他们在合适的年龄未获得有效治疗。这些患者就诊时已有明显的右心室、三尖瓣的继发性改变,甚至已有明显的、不可逆的右心衰竭。针对这一类患者外科手术是不可避免的,不仅要做狭窄肺动脉瓣切开,还要做右室流出道肥厚肌肉切除和(或)右室流出道补片加宽,由于右心室功能已经损害,心肌顺应性和收缩能力均减低,对肺动脉瓣反流的耐受性很差,即使术后跨瓣压差下降满意,也常有不同程度的右室功能不全。肺动脉瓣成形或替换则成为必须。肺动脉瓣替换以选择生物瓣为主,可选用无支架生物瓣,同种异体瓣膜或有支架生物瓣,虽然对于年轻患者生物瓣可能衰败,目前介入瓣膜的临床应用可以降低患者再手术的风险。

## 三、二尖瓣关闭不全

(一)定义、发病率及形态学改变

先天性:二尖瓣病变是一种少见的先天性心脏畸形。在先天性心脏病尸检病例中占0.6%,在临床病例中占0.21%～0.42%。本节所论述的是孤立性先天性二尖瓣关闭不全,其可合并二尖瓣狭窄,房间隔缺损或室间隔缺损等其他心脏畸形。房室通道缺损中的二尖瓣关闭不全则在相关章节中论述。

孤立性先天性二尖瓣关闭不全在出生后早期通常表现为轻或中度关闭不全,以常规婴儿查体发现为主。重度关闭不全的患儿常因心力衰竭就诊。超声心动图检查可以明确诊断,同时可以发现合并畸形,评估对心脏的影响。

二尖瓣装置包括:瓣环、瓣叶、腱索、乳头肌。畸形的发生可波及多个结构。Carpentier报道在先天性二尖瓣病变中孤立二尖瓣环扩张者占17%。部分二尖瓣关闭不全患者后叶仅为纤维组织收缩期脱入左房。另一部分患者表现为瓣叶延长卷曲(billow),特别是前叶腱索纤细延长可有断裂,组织有黏液变性。少数病例不合并房室通道(AV canal defect)也可有瓣叶裂隙。交界缺失也可引起关闭不全。单一乳头肌畸形又叫降落伞畸形,通常以严重狭窄为主,也可表现为关闭不全。

Carpentier二尖瓣病分类法是经典的,也是目前应用最多的方法。MitruKa等提出的先天性二尖瓣畸形分类可作为补充。

(二)病理生理及病程

单纯二尖瓣关闭不全在新生儿和婴幼儿期多数为轻到中度,临床表现不明显,早期需要干预的患儿很多合并有其他严重心脏畸形。重度关闭不全患儿可早期出现心力衰竭。

在儿童和青少年,二尖瓣关闭不全可引起肺动脉高压,临床出现呼吸困难活动能力减低。婴儿如合并有肺动脉高压则生长发育缓慢,易患肺炎,经胸彩色心动超声图检查常为首选,可以明确诊断。同时发现合并畸形,评估心脏功能。对于有疑问的患者,特别是不能排除环上畸形的患者可采用经食道超声心动图检查,目前单纯为评估二尖瓣病变及其引起的心功能改变已很少采用心导管检查。

婴幼儿期先天性二尖瓣关闭不全治疗仍有很多困难。现在主张以内科治疗为主,强心、利尿,限制活动,当症状严重影响患者生活或有明显的生长发育迟缓则考虑手术,其结果是很多患者手术治疗后仍遗留不同程度的难以恢复的肺动脉高压和心脏改变。目前多数小儿心脏外科医生认为,对于畸形矫正满意把握度比较大的病例,即便患儿尚无症状,也应尽早实施成形手术,以保护心脏和肺血管,避免严重的继发性病变,提高远期生存质量和劳动能力。对那些畸形严重,矫正困难的病例,如果能够明显的减轻瓣膜反流,也可以考虑早期手术,近年来随着技术改进,设备条件的发展,再次手术的风险已经明显减低。因此手术时机的选择必须着眼于患儿远期的生存质量。

(三)手术方法、现有问题

先天性二尖瓣关闭不全手术治疗成功与否与术前判断、术中探查、成形方式选择有很大的关系。术前通过心脏超声检查(有必要者可做经食道超声检查),明确关闭不全的类型。所涉及到的结构,做细致评估。实施三维超声心动图的量化评估可为手术提供更加准确和详细的数据。它可以提供实时的、动态的心房侧心室侧三维立体图像,使手术方案的设计,成形效果的检测变得更加直观,更有依据。

二尖瓣环的扩张存在于大多数慢性二尖瓣关闭不全的病例。三维心脏超声的临床研究提示,其非平面夹角的扩大使瓣环接近扁平,鞍状结构消失。新型鞍形环的临床应用提高了二尖瓣成形的成功几率及中远期效果。

低龄儿童的瓣环成形则必须考虑到其生长性,通常不选择全环置入。常用的方法是节段性瓣环成形术。保留的瓣膜开口面积应不小于正常低值。

对于瓣叶缺如或瓣叶短小的病例,可用自体心包片或异种心包片修补,以增加瓣叶有效面积,但由于植入的生物材料可发生挛缩、钙化、撕裂,其远期效果尚有争论,包括生物材料人工腱索也存在同样的问题。Gore—Tex 人工腱索则存在不能生长的弊端。

缘对缘辩膜成形法(edge—to—edge alfieri technique)又叫双孔二尖瓣成形法,多用于成人。在严格适应证选择的基础上,可以取得较好的效果。在儿童房室瓣成形中是否适用仍有争议,但对于一些病例,无法进行解剖修复或解剖修复不满意的仍可选择。

二尖瓣置换通常用于无法做成形修复的病例。对于低龄儿童目前尚无小型号机械瓣膜可选,可以选用主动脉瓣,以倒置方式置入。对于育龄期女性有生育愿望患者和有抗凝禁忌患者应选用生物瓣。

(李俊红)

# 第八节　功能性单心室和 Fontan 手术

## 一、定义和血流动力学特点

(一)单心室和功能性单心室概念的演变

单心室又称心室双入口,即一个发育良好的心室伴随一个附加的、未发育或发育不良的心室,两个心房分别通过两组房室瓣或一组共同房室瓣与一个心室相连。根据 Van Praagh 分类法可分为四型,分别是 A 型:单纯左室发育,无右室窦部;B 型:单纯右室发育,无左室窦部;C 型:室间隔未发育或仅有残余室间隔组织,又称双室型;D:左右室窦部及室间隔均未发育,又称不定型。

然而,尚有一大类的畸形,以具有唯一一个功能性的单一心室腔为特征,又或者不适宜接受双心室解剖矫治而最终只能建立生理上的单心室循环。因此,国际胸外科医师协会先天性心脏病手术命名和数据库系统接受功能性单心室这一概念。其概括包括:房室连接双入口,如左室双入口和右室双入口;一组房室连接缺失,如二尖瓣闭锁和三尖瓣闭锁,或一组共同房室瓣和仅一个完全发育的心室,如共同房室瓣的房室间隔缺损伴一侧心室发育不良;内脏异位综合征(多脾或无脾综合征)伴一个心室发育不良;以及少量不符合其他类型的单心室。

因为治疗的目的和手段的一致性,单心室的定义最终被包含在功能性单心室这一内涵更大的概念中。

功能性单心室各种类型中最主要的、数量最多的当然是单心室。

大动脉位置正常的三尖瓣闭锁是功能性单心室的最简单类型,其三尖瓣完全没有发育,患者的存活有赖于开放的卵圆孔和室间隔缺损。假如肺动脉闭锁了,则患者的存活还要有赖于动脉导管或者主肺动脉窗。

大动脉错位时的三尖瓣闭锁,室间隔缺损的大小就要受到极为慎重的评估,若室间隔缺损属于限制性的话,手术治疗方式将不得不考虑体循环梗阻的问题。

三尖瓣狭窄的患者,就必须通过三尖瓣的 Z 值来评估手术路线,究竟是单心室修补路线还是双心室修补路线。如果三尖瓣 Z 值小于 $-2$,尤其是小于 $-2.5$ 到 $-3$ 时,单心室修补路线就是理所当然的选择了。

二尖瓣闭锁,或称左侧房室瓣缺如,可以发生在单心室的任何一种解剖中。

内脏异位综合征中的功能性单心室(内脏异位综合征者大部分都合并有单心室),其心房内脏位置不明确,同时常伴体静脉及肺静脉的连接异常、共同房室瓣、肺动脉狭窄或闭锁。内脏异位综合征分为无脾综合征和多脾综合征。前者双侧心房为右心房结构,50% 为单心室,而右室型单心室占 42%,完全性肺静脉异位引流以心上型较为典型,可见双侧上腔静脉、肝静脉异位回流等,典型者双侧三肺叶结构,双侧对称支气管。后者双侧心房为左房结构,2/3 为右室型单心室,下腔静脉中断伴奇静脉连接占 80%,双侧肝静脉,肺静脉异位引流入右房,典型者双侧双肺叶结构,双侧动脉下支气管。

在某些类型的右心室双出口,比如其室间隔缺损远离主动脉和肺动脉开口,或者其左心室严重发育不良,和(或)存在二尖瓣闭锁,这些情形下也只能遵循单心室循环的手术方向。因此,也将其归入功能性单心室类。

此外,一些双侧心室不平衡的完全型房室通道,不适宜进行双心室修补,而只能采用功能性单心室治疗途径。

对于一些房室连接不协调合并室间隔缺损者,也可以考虑采用功能性单心室的治疗途径。

对于左心发育不良综合征,由于其左心结构发育差,无法支持体循环,但右心室结构通常正常,可最终通过分阶段的 Norwood 手术矫治成为功能性单心室循环。由于其解剖、血流动力学和手术治疗的特殊性,将在另外专门章节讨论。

如上所述,功能性单心室的解剖类型复杂多变。但只要牢固掌握单心室的血流动力学特点,则其外科治疗的目的和策略将变得相对简单。

(二)血流动力学特点

功能性单心室的血流动力学特点可以单心室作为代表来说明。正常的双心室循环是一种串联性循环,不用赘述。单心室患者的体循环和肺循环却是并联循环:血液被单心室同时射入体循环和肺循环,而所进入的方向是有选择性的,这个选择性取决于体循环和肺循环是否有梗阻。

体循环和肺循环流出道都无梗阻,也无肺血管病变,肺循环血流量远远高于体循环。随着出生后肺循环阻力的逐渐下降,将发生充血性心力衰竭。如患者承受住了,则会逐渐产生肺血管病变。

个别患者肺循环有程度恰好的梗阻,导致两个循环的血流刚好达到"平衡"状态,单心室只需泵出正常两倍的血量,患者能有相当长期的生存及满意的生活质量。

多数患者合并肺循环流出道的梗阻,且呈进行性发展,这就导致肺血流减少,出现发绀以及发绀所引起的后果。

少数患者合并体循环的梗阻,其可发生在单心室在主动脉下的流出道至主动脉弓之间。若肺循环流出道无梗阻,则肺血流大为增加,心室容量超负荷;若有肺循环流出道梗阻,则单心室的压力负荷将大大增加,心室肌肉出现肥厚,顺应性下降。

基于上述的特点,在设计功能性单心室患者的治疗方案时,必须既考虑到最终所要建立的单心室串联性循环,又要考虑到肺循环是否有梗阻及进行相应处理的时机,还要重视体循环梗阻的处理。

## 二、诊断方法的评价

功能性单心室的临床表现,取决于体循环和肺循环的血流平衡。在肺循环的流出道有梗阻者,随着动脉导管的关闭,将出现严重的青紫。无肺循环的流出道梗阻者,出生后随着肺阻力的下降,将出现充血性心力衰竭,并且由于体循环和肺循环在心室、心房水平的混合而伴有发绀。伴随着流出道的狭窄和(或)动脉导管的存在,会在心前区出现杂音。然而,上述症状和体征在诊断上并无特异性。

胸片的价值在于通过观察肺血情况和心脏大小,对肺循环流出道梗阻情况进行大致判断。

心电图无特殊表现。

心脏超声检查包括基本的二维超声检查和彩色多普勒超声检查,甚至引入三维实时动态超声检查。首先要判断功能性单心室类型,同时必须要明确肺动脉狭窄甚至闭锁抑或根本没有狭窄、有无主动脉下流出道的梗阻、有无升主动脉和主动脉弓的发育不良、有无主动脉缩窄、动脉导管的大小、大动脉之间的位置情况,发现肺静脉的异位引流及其类型,房室瓣是单个还是两个开口,以及对房室瓣的返流程度、心室功能等进行极为重要的评估。心脏超声检查对解剖诊断和血流动力学诊断具有极其重要价值,基本能确诊。

新生儿和小婴儿一般无须进行心导管检查来评估肺血流和肺动脉压力。在儿童期甚至成人期完成 Fontan 手术前,应行心导管检查评估肺血流和肺动脉压力、阻力,并明确肺动脉发育情况。

心脏超高速螺旋 CT 和磁共振检查可对心脏尤其血管(包括侧支循环)的解剖进行精确的诊断,尤其是可以进行三维重建,因此解剖诊断价值很高,可作为心脏超声检查的极为有益的补充。但该项检查无法评估房室瓣反流情况和心室功能。值得注意的是,超高速螺旋 CT 因放射剂量大,对新生儿及婴幼儿存在很大的潜在风险,选择作为检查手段时必须慎重。

磁共振检查的优缺点都比较突出。其在避免放射性伤害的同时,可对心脏尤其血管(包括侧支循环)的解剖进行精确的诊断,同时还能观察房室瓣反流的程度,也具有很高的诊断价值。但另一方面,该项检查耗时甚多,且对婴幼儿必须在镇静状态下进行。这就限制了其在婴幼儿上的应用。

### 三、手术适应证以及禁忌证的变化

鉴于未经治疗的功能性单心室,其自然病史非常差,故功能性单心室的诊断就是手术的适应证。

功能性单心室手术治疗的目的主要包括:①减轻并最终消除发绀,达到体循环和肺循环的最终完全平衡。②避免或减轻单心室过度的容量和压力负荷,最大限度保护心室的功能。

由于下述的 Fontan 手术禁忌证的存在,大多数甚至绝大多数功能性单心室患者在完成生理矫治手术前,需要进行先期的姑息手术。当然,也有少数条件正好合适的患者,由于医疗条件和经济条件的影响,直至青少年甚至成年期一次性完成改良 Fontan 手术。

(一)姑息手术适应证

在新生儿和婴儿时期,就应当择期或急诊采取外科手术的措施,解除体循环梗阻和适当限制肺血流,保持体循环和肺循环平衡,既要保证肺血管的发育,又要保护肺血管床,避免过度充血,同时还要防止严重低氧血症的发生,使患儿存活,并最终完成生理矫治。

1.无体循环和肺循环梗阻者,应当采用肺动脉环束手术限制肺血流,保护肺血管。

2.无体循环梗阻,但肺循环流出道的梗阻严重,且呈进行性发展,应当进行体-肺分流手术,增加肺血流,促进肺血管发育。

3.肺循环有程度恰好的梗阻,又或者经过上述两种手术的调整达到理想效果者,进行双向腔静脉-肺动脉吻合术(bidirectional cavo-pulmonary anastomosis),又称双向 Glenn 手术(B-D Glenn procedure)。也有作者选择进行半 Fontan 手术或另一种有两个腔静脉-肺动脉吻合口的 B-D Glenn 手术。

4.有体循环梗阻者,应当在新生儿期采用类似 Norwood 手术的方法(D-K-S 手术)进行姑息,以后再进行第二期的 B-D Glenn 手术和第三期的改良 Fontan 手术。

20 世纪 80 年代后期,B-D Glenn 手术首次被确立为新生儿时期姑息术和根治性 Fontan 手术之间的中间步骤。虽然其后伴随着争论,但目前已经基本被大家接受。

(二)生生理矫治适应证和禁忌证的演变

在早期,Fontan 手术的十条戒律对选择合适的手术病例,提高手术成功率起到了重要的作用。其内容包括:

1.肺动脉阻力不能大于 4woods。

2.平均肺动脉压力不能大于 15mmHg。

3.没有合并重度房室瓣反流。

4.没有合并心律失常。

5.无合并体循环心室功能下降。

6.无肺静脉连接异常。

7.无体静脉连接异常。

8.肺动脉发育必须良好,Me Goon 比率 2.0 或以上。

9.年龄小于 4 岁。

10.心房容积正常。

随着人们对单心室循环认识的深入以及手术技术的不断改良发展,目前上述的戒律已经有了极大的改变。由此,一大批以往被认为不能进行 Fontan 手术的病例,如今都具有了手术适应证。心房容积这项指标已经被剔除了。对于年龄,要求已不再严格,一般会选择在 2~4岁完成 Fontan 手术,国际上也已经有在 2 岁以内进行 Fontan 手术的报道。由于可以通过早期的限制肺动脉血流的姑息手术保护肺血管床,肺动脉压力也已经成为一个相对性的指标。体静脉异常连接,可以采用手术的方法进行处理。对于心律失常,由于心内科电生理技术的发展,也已成为相对的禁忌。肺动脉发育问题也非 Fontan 手术的禁忌,可通过早期进行增加肺动脉血流的姑息手术得到克服,而且不少作者认为 Mc Goon 比率 1.5~1.6 以上就能承受Fontan 手术;另外,也有给只有单侧肺动脉的病例进行 Fontan 手术的报道。

一般认为,肺动脉阻力、肺静脉异位引流、显著房室瓣反流、心室功能显著受损仍然是影响 Fontan 手术效果的极为重要的因素。另外,随着手术技术的发展和人们对功能性单心室认识的深入,近年来不少报道认为前期手术造成的肺动脉扭曲、内脏异位综合征也是 Fontan手术的高危因素。

由于 B−D Glenn 手术是 Fontan 手术的重要组成部分,B−D Glenn 手术的危险因素必须予以重视,其主要包括肺动脉阻力大于 4 woods 和(或)先前的体−肺分流手术导致的肺动脉扭曲,此两者与死亡率成正比。此外,若同时合并肺静脉与心脏的异位连接,绝不能忽视。而包括术前中到重度的房室瓣反流、手术年龄在 4 个月以下、第一阶段姑息手术后过长的住院时间等因素会显著影响 B−D Glenn 手术的预后以及最终完成 Fontan 手术的机会。

总的来说,采用 Fontan 类手术进行生理矫治的适应证已经大大放宽。但必须对上述每一个可能存在的手术危险因素做出周密的排除或确认,然后进行评价,并进一步确认手术时机、步骤,才有可能提高手术的成功率。

## 四、生理矫治方法—Fontan 手术的演变

最先,人们采用心室分隔手术对单心室进行解剖矫治。但分隔手术死亡率高,接近 50%,最低也达 36%。目前已基本被摒弃。之后,人们的目光最终转向了生理的矫治手术。

Fontan 和 Baudet 在 1971 年首先报道采用由后人所称的 Fontan 手术纠治三尖瓣闭锁。Fontan手术的目的是引导体静脉血流直接进入肺循环,从而形成功能性单心室循环(图 5−16)。

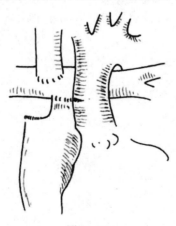

图 5−16

　　传统的 Fontan 手术的内容包括：上腔静脉与右肺动脉吻合；右心耳与右肺动脉近段直接吻合或右心房通过同种带瓣管道与右肺动脉近段连接；主肺动脉予以结扎或切断；下腔静脉开口处植入同种异体瓣（因为 Fontan 相信右心房的搏动对腔静脉进入肺动脉有着重要的辅助作用）。

　　早期的应用在三尖瓣闭锁上的改良术式包括①右房和隔绝小梁部（窦部）的右室的不带瓣连接。②右房和右室的同种带瓣管道连接。③右房和肺动脉的不带瓣连接，等等。

　　1982 年，Kreutzer 借鉴 Ross 手术（即以肺动脉瓣作为自体移植物，重建主动脉瓣的手术）的思路，将自体肺动脉瓣植入到重建的右心房与肺总动脉连接处的右房顶；同时，Kreutzer 也发现下腔静脉开口处设置瓣膜没有必要。

　　Fontan 一开始认为该术式只能应用于三尖瓣闭锁的患者。但 Fontan 手术自从出现后，很快就被许多心脏中心相继应用于多种无法使用双心室解剖矫治的复杂的功能性单心室病种上。Norwood 在 1983 年报道左心发育不良综合征的病例，在新生儿期成功实施姑息手术后再成功完成了 Fontan 手术并获得满意的效果。从此，这一种具有里程碑意义的手术，为大量功能性单心室患者的外科治疗开辟了广阔的前景。

　　然而，除了术后早期死亡率偏高以外，在早期病例的中、晚期随访发现 Fontan 手术后出现了相当多的并发症，包括右心房的进行性膨胀、室上性心律失常、蛋白丢失综合征、血栓栓塞、运动耐量降低等。由此，出现了若干的改良 Fontan 手术，意图通过在手术时机、术式、手术材料等方面进行改进，建立具有最少能量损耗的、从体静脉至肺动脉的无阻塞的通道，降低肺循环阻力，消除手术的危险因素，达到改善手术效果的目的。

　　Kawashima 于 1984 年率先报道，对于合并了下腔静脉中断而通过奇静脉回流至上腔静脉的内脏异位综合征病例，只需要进行上腔静脉和右肺动脉的吻合（即 B—D Glenn 手术），实际上就完成了 Fontan 手术。后人称之为 Kawashima 手术。Kawashima 的工作客观上证明了 Fontan 手术实际上并不需要心房的支持。

　　目前应用最多的、最为重要的改良 Fontan 手术是全腔静脉—肺动脉连接术（total cavopulmonary connection，TCPC）。自从 TCPC 作为生理矫治方法后，单心室的外科治疗已取得显著的疗效，手术死亡率大为降低，远期疗效也令人满意。

　　1. 心房侧通道 TCPC 手术　　de Leval 与同事通过流体力学研究，创立了侧通道 Fontan 手术的概念，并首先在 1988 年的报道中采用了全腔静脉—肺动脉连接术（total cavopulmonary connection，TCPC）的名称。侧通道手术采用心包片或涤纶片或人工血管片作为心房内板障，与心房游离壁一起构成心房外侧通道，引导下腔静脉进入肺动脉。这种术式目前尚有部分心脏中心采用（图 5—17）。

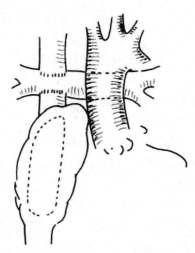

图 5—17

2.不使用人造材料的心房通道 TCPC 手术  使用右房游离壁和心房间隔组织构成心内通道。采用本术式的心脏中心目前数量不多。

3.心房外管道的 TCPC 手术  Marcelletti 在 1990 年报道了采用心外管道进行 TCPC 的手术方法,取得了良好的效果(图 5—18)。之后该术式一直受到外科医生的青睐,在众多知名的心脏中心得到推广。

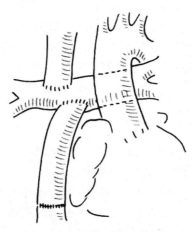

图 5—18

4.心房内管道的 TCPC 手术  该术式是在第一阶段先进行上腔静脉与右肺动脉吻合;第二阶段采用 Gore—Tex 人造血管作为心房内管道,引导血流从下腔静脉经人造血管进入肺动脉。心内管道从共同心房内穿出,并在离开心房后单独吻合到肺动脉的合适位置上;在管道穿出心房的部位,将心房组织绕其缝合一圈(图 5—19)。

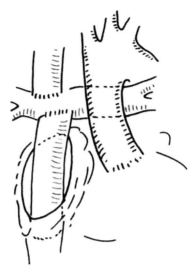

图 5-19

上述改良 Fontan 手术中,利用右心房的改良术式虽然提供了生长的潜能,但由于采用右房与肺动脉连接的方法,仍然会在右房内产生湍流,因此并非耗能最少的选择;并且仍有相当部分的病例面临远期心律失常的危险。

心房内管道 TCPC 的应用正在向体静脉回流异常的病例局限,主要应用在双侧下腔静脉分别回流入心房或下腔静脉与肝静脉分别回流入心房的病例。

心外管道 TCPC 作为最常用的改良 Fontan 手术,具有良好的血流动力学特性,有着优良的早期和晚期的生存率,其心律失常发生率以及包括血栓形成、脑卒中、肠道蛋白丢失等其他并发症的发生率亦属最低,而且手术操作简单。在大多数的心血管中心,已基本占据了主要的地位。对于以往传统 Fontan 手术远期失败的患者可作为挽救的选择。

也有一些中心对心外管道 TCPC 进行改良,避免体外循环下手术。但由于可能导致的吻合口不够大,以及在 B-D Glenn 吻合口附近使用侧壁钳可能对脑部血液回流产生不良影响,并不推荐。

本单位对一些肺动脉发育良好且离下腔静脉距离较近的病例进行充分松解的肺动脉与下腔静脉的直接吻合,取得了良好效果。其优点在于保持了腔静脉-肺动脉连接的生长潜能;且术后恢复快,胸积液发生率低。但由于解剖的关系,对病例的选择较为苛刻。

### 五、手术策略的确定

(一)B-D Glenn 手术目前已经是完成 Fontan 手术前的一个标准性姑息手术

对于具有一或多个 Fontan 手术危险因素的病例,可采用双向 Glenn 手术作为阶段性手术。待危险因素消除或减弱后,再进行下一阶段的 Fontan 手术。在高危因素不能有效消除时就作为终末手术。

目前,国际上对无 Fontan 手术危险因素的病例,也倾向于以 B-D Glenn 手术作为阶段性手术。这样有利于改善患儿的发绀和生长发育,促进肺血管床的良好发育及肺循环阻力的降低,从而使二期完成的 TCPC 手术更为顺利。

在国内,一般在一岁左右完成 B-D Glenn 手术。国际上不少先进的心脏中心,可在半岁甚至更早就完成 B-D Glenn 手术。

(二)存在下述情况之一的功能性单心室病例,必须在新生儿或婴幼儿时期进行 B—D Glenn 手术前的姑息手术

1.合并严重肺动脉发育不良或肺动脉闭锁者,在新生儿或婴幼儿时期,若动脉导管口径不足以提供维持生命的肺血流,则必须在 B—D Glenn 手术前进行体—肺分流术。

2.对无肺动脉狭窄或闭锁的功能性单心室病例,过度的肺血流必然对肺血管床造成冲击,出生后随时间的延长,最终导致肺动脉高压和肺血管病变,并因此使 Fontan 手术无法进行。此类患儿,需要尽早进行控制肺动脉血流的手术,即肺动脉环束术。手术最终使肺少血,肺动脉平均压力处于符合 Fontan 手术戒律的数值范围。最终,功能性单心室患儿能依次完成后续的 B—D Glenn 手术和二期的 TCPC 手术。

(三)对合并心外型肺静脉异位引流或有梗阻的心内型肺静脉异位引流的病例,必须在进行第一次姑息手术的同时,在体外循环下一并矫治。矫治方法详见完全性肺静脉异位引流一章。

注意,不要对肺静脉异位引流掉以轻心。即使有些患者在不处理肺静脉异位引流的情况下也能顺利完成 B—D Glenn 手术,这也并不代表其能在不矫治肺静脉异位引流的情况下能耐受改良 Fontan 手术后的血流动力学变化。

(四)选择合适时机,对合并的房室瓣返流进行处理

1.轻度的房室瓣反流,可以暂时不用处理。

2.合并中度以及中度以上房室瓣反流的病例,主张在进行 B—D Glenn 手术的同时,在体外循环下进行瓣膜的修复。

3.合并重度房室瓣反流,若修复效果欠佳,应择机进行房室瓣置换。值得注意的是,根据本单位的经验,若出现了心功能Ⅳ级再进行房室瓣膜置换的话,效果欠佳,早期死亡率可达到50%。此类患者可能是心脏移植的适应证。

(五)改良 Fontan 手术足功能性单心室的最终生理性矫治手术

目前,除甚为少数的中心外,术式基本选择 TCPC 手术,其中大多数采用心外管道TCPC。

改良 Fontan 手术可在 2~4 岁时完成。当然,对就诊时间偏晚而又符合条件的病例,也可在大龄时期完成。但大龄病例必然面临手术以前长时期心室负荷过重的问题,这会显著影响其远期的手术效果。

对于完全符合条件的、年龄合适的病例,可以选择一期完成 TCPC 手术。

## 六、手术方法

(一)姑息手术方法

1.肺动脉环束手术  肺动脉环束手术是在体外循环技术发展起来之前,限制肺血流,保护肺血管以免发展成艾森门格综合征的姑息手术。以后应用在无肺动脉血流限制的功能性单心室的治疗,目的也是要限制肺动脉血流,保护肺血管床,为 B—D Glenn 手术甚至 Fontan 类手术创造条件。本手术通过正中切口或左后外侧胸切口,对环绕肺动脉的束带进行缝合以缩窄肺动脉直径(图 5—20)。

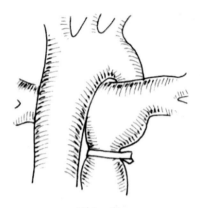

图 5—20

2. 体—肺分流手术(systemic—pulmonry shunt)

最初是当时无法根治法洛四联症时的减状手术,后来在探索单心室合并肺循环流出道梗阻的有效姑息手术时就应用开来。现在应用在功能性单心室上的常用术式主要包括改良 B—T 分流手术(modefied Blallock—Taussig shunt,即右锁骨下动脉—右肺动脉人造血管分流,图 5—21)和中央分流手术(central shunt,又称改良 Walerson 手术,升主动脉—肺动脉人造血管连接,图 5—22)。

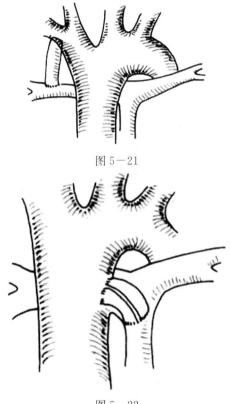

图 5—21

图 5—22

3. B—D Glenn 手术 1958 年,Glenn 确立了经典的 Glenn 手术,将右肺动脉远端与上腔静脉作端侧吻合,同时结扎上腔静脉与右房连接处,并缝闭右肺动脉近端开口。Glenn 手术使单心室患者获得了明显的缓解,从而认为旷置功能不全的右心室是可能的。以后,经典

Glenn 手术演变成 B—D Glenn 手术,又称双向腔静脉—肺动脉吻合术,即离断上腔静脉,缝闭近心端,远心端与右肺动脉端侧吻合。这样可使上腔静脉血流可同时进入左、右肺。在该术式中,有保留中央肺动脉前向血流的做法,认为能使肝因子通过前向血流导入肺动脉,能抑制肺动静脉瘘的发生(图 5—23);也有完全消除中央肺动脉血流的做法,即完全切断主肺动脉(图 5—24)。

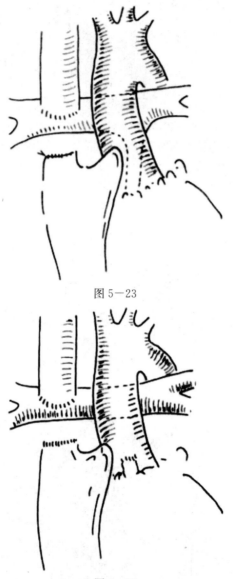

图 5—23

图 5—24

4. 半 Fontan 手术　半 Fontan 手术是 B—D Glenn 手术的一种改良形式。手术在上腔静脉右心房入口与升主动脉之间的右心房顶部做一个切口;在右肺动脉下壁也做一个切口;然后将这两个切口吻合,形成一个在右心房后面的房肺吻合口;最后在右心房内,用一个 Gore Tex 板障将上腔静脉回流入右心房的血流导入到房肺吻合口(图 5—25)。半 Fontan 手术的提倡者认为能增加对中央肺动脉区域的灌注,从而优化左肺的血流;此外,能简化后期的 Fontan 手术。反对者则认为,在窦房结和窦房结动脉周围进行广泛的操作,会提高远期窦房结功能障碍的发生率;其次,上腔静脉血流需转过 270°的大弯才能进入右肺动脉,而不是像 B－D Glenn 手术那样,只需要转 90°就可以,这样会对血流动力学产生不良影响。因此,该术式也并没有在多数心脏中心普遍开展。

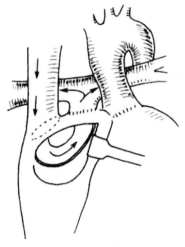

图 5－25

5.有两个腔静脉－肺动脉吻合口的 B－D Glenn 手术　有人"错误地"将之归为一种半 Fontan 手术。手术在体外循环下进行。要离断上腔静脉,远心端吻合到右肺动脉上壁;近心端吻合到右肺动脉下壁。然后要用 Gore－Tex 补片关闭上腔静脉的内口(图 5－26)。支持该法的观点认为,这样能简化今后的 Fortan 手术,届时只需要移除 Gore－Tex 补片,建立心房内板障,将下腔静脉血流导入上腔静脉内口即可。反对者则认为,Gore－Tex 补片可能产生的渗漏,会导致术后早期动脉血氧饱和度降低;板障可能阻碍紧邻其上方的上腔静脉的生长;即使上腔静脉生长正常,其在心房和右肺动脉之间的那一段也不是大得能够支持所有下腔静脉回流的血液通过而不发生梗阻。

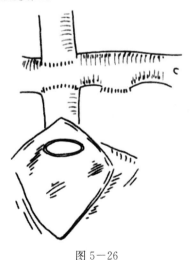

图 5－26

(二)B－D Glenn 手术步骤

1.游离上腔静脉、奇静脉和右肺动脉;游离出上次手术的体－肺分流管并套带。

2.上腔静脉套带;肝素化。

3.在上腔静脉远端接近无名静脉汇入口处的前壁,以 Prolene 针荷包缝合一针,然后插入直角静脉插管。

4.以 Prolene 针在右心耳荷包缝合一针,然后插入普通静脉插管;将上述两管连接起来,形成旁路。注意管腔内不能有气体。

5.套带阻断上腔静脉,结扎奇静脉;Pott's 钳钳夹上腔静脉根部,然后切断;Prolene 针连续往返缝合上腔静脉近心端。

6.Cooley's 钳沿长轴方向钳夹右肺动脉,切开其侧壁;Prolene 针连缝上腔静脉近心端与右肺动脉侧壁作端侧吻合。吻合毕注意排气。

7.结扎、切断上次手术的体—肺分流管,Prolene 针连续往返缝闭人造血管的两个断端。

8.钳夹旁路的插管,小心拔出之,插管口打结。

进行 B—D Glenn 手术时必须注意到下述技术要点:①单侧上腔静脉在左侧时,方法同上述。②双侧上腔静脉者,一般无需建立腔静脉—右心房旁路。③双侧的上腔静脉存在时,必须进行双侧的上腔静脉—肺动脉吻合,不能只做一侧,忽略另一侧,否则,由于完成了上腔静脉—肺动脉吻合的一侧,其腔静脉压力(反映的是平均肺动脉压力)高于另一侧,导致该侧血流被另一侧上腔静脉所截流而使手术失去效果;对于一侧上腔静脉极其细小且估计双侧腔静脉有沟通者,也可单纯结扎之。④钳夹一侧肺动脉时,应该先予观察数分钟,若不能耐受,经皮动脉血氧饱和度较钳夹前大幅下降,和(或)伴有动脉压力下降,则应改在体外循环支持下完成手术。⑤若肺动脉汇合部有狭窄或对侧肺动脉开口有狭窄,应予以成形,保证双侧血流的均衡。⑥若有之前的体—肺分流管,应再寻找出来加以控制;在完成上腔静脉和右肺动脉吻合后予以切断;如果手术在体外循环下进行,则应在开始转流后切断缝闭。⑦手术时,应寻找出奇静脉(对双侧上腔静脉者,除奇静脉外,尚应找出另一侧的副半奇静脉),予以结扎。目的也为了避免上半身的静脉血流被截流至下腔静脉。

(三)主流的生理矫治手术—心外管道 TCPC 手术的方法

1.游离上腔静脉、奇静脉、下腔静脉、主肺动脉和右肺动脉;上腔静脉及下腔静脉分别套带;肝素化。

2.插管建立体外循环,心脏保持搏动。上腔静脉及下腔静脉均需要插直角插管。

3.上腔静脉与右肺动脉吻合,详见上述。

4.钳夹下腔静脉插管的近心端,切断之,切口近心端 6/0Prolene 针连续往返缝闭;远心端与 Gore—Tex 人造血管连缝端端吻合。

5.在根部切断主肺动脉,其近心端 6/0Prolene 针连续往返缝闭;远心端切口向右肺动脉侧延伸扩大,与 Gore—Tex 人造血管另一端连缝端端吻合。

6.撤离体外循环,中和肝素。

进行心外管道 TCPC 手术时必须注意到下述技术要点:①如果前期做过 B—D Glenn 手术,则本次 TCPC 手术在建立了体外循环后就直接从上述步骤 4 开始。②如果前期只做过体—肺分流手术,则应寻找出来加以控制,并在开始转流后切断缝闭。③如果是二次手术的患者,开胸会比较困难,组织分离的工作量会比较大,尤其要注意分离开下腔静脉至肺动脉之间的通道。如果分离实在困难,也可以在体外循环支持下,引流空心脏进行分离。④如果暴露困难,或有肺静脉异位引流或者房室瓣反流需要处理,就要在心脏停搏下手术。⑤人工血管口径一般在 1.8~2.2cm 之间,注意与下腔静脉大小的匹配。⑥人工血管与自身组织比较,质地偏硬,管道裁剪时长度宜偏短,这样既避免吻合口的扭曲,又能使血流通过时的阻力最大限度地减少。⑦人工血管的肺动脉端应剪成一个略为倾斜的角度,尖端对向左肺动脉,这样能有效避免吻合口的扭曲。⑧人工血管与肺动脉的吻合口要尽量偏向左侧,使下腔静脉回流的血流与上腔静脉回流的血流不要直接相冲,减少血流湍流形成产生的能量消耗。⑨如果术前肺动脉压力和阻力接近临界值,或者前期手术处理过肺静脉异位引流,又或者术前存在明显的房室瓣反流,应该进行外管道的开窗(Fenestration),即在管道上打一个 4~6mm 的开孔,然后将心房游离壁缝合到距离开孔边缘数毫米远的地方。开窗术通过牺牲一些血氧饱和度,稳定体循环心室的输出量,并使术后胸液量明显减少。

## 七、手术结果

B-D Glenn 手术的成功率大于 90%。

改良 Fontan 手术的早期死亡率在 10% 以下,在国际上一些先进的中心,心房外侧通道 Fontan 的早期死亡率可达到 2.7%,而心外管道 TCPC 最低甚至达到 1.1%。

心外管道 TCPC 手术的 10 年生存率已经达到 90% 以上,并且明显优于心房侧通道 TCPC 手术。

外管道开窗与否,对远期生存率没有影响。

进行 TCPC 手术的年龄越早,对手术后远期心功能的保护就越有利;但另一方面,其手术后胸腔积液持续的时间和住院时间就越长。

房室瓣反流迄今仍是影响单心室姑息或生理矫治的近期和远期疗效的重要因素之一,其处理的时机和处理方法仍存异议。

合并完全肺静脉异位引流是影响单心室姑息或生理矫治手术预后的高危因素。虽然单心室姑息手术加上完全肺静脉异位引流矫治的早期手术生存率可达到 89%,但三年的生存率只达到 53%。

远期 Fontan 手术失败者,可采用心脏移植或心肺移植方法进行治疗。

近年来认识到,TCPC 术后的抗凝治疗是极其重要的,因为相对缓慢的体静脉血流会导致人造血管及肺动脉的栓塞,这将严重影响到远期的生存率。常规要使用华法林口服抗凝,维持国际化标准比值在 2.0~2.2。

## 八、展望

功能性单心室的外科治疗采用改良 Fontan 手术进行最终生理矫治,10 年生存率可达到 90% 以上,目前手术方法的选择已无异议。采用外管道全腔静脉肺动脉连接的方法,最终会在绝大多数心脏中心成为治疗功能性单心室的支配性的手术方式。随着对功能性单心室认识的深化、观念的变化及外科手术技术的提高,目前治疗的焦点将集中在处理影响长期疗效的合并畸形,比如房室瓣反流和完全性肺静脉引流等的时机和方法上,以及对合并内脏异位综合征者提高其长期疗效。另一方面,在进行长期的随访工作中,也必须要进一步对手术后的患者进行活动耐量的评估。今后,对 TCPC 手术后远期心室失功能者,除了心脏移植外,植入性心室辅助装置甚至人工心脏必将纳入研究和应用。

(艾山江·铁力瓦尔地)

# 第九节　三尖瓣下移畸形

## 一、病因的认知、演变及启迪

三尖瓣下移畸形(ebstein anamoly)是一种少见的先天性心脏病,发病率不到先天性心脏病的 1%,性别差异不大。年轻的波兰内科医生 Wilhelm Ebstein 在 1866 年报道了 1 名死于发绀型心脏病的 19 岁男子的心脏研究发现。他描述了这种畸形的特征性的解剖学结构以及血流动力学异常,并正确的将之与患者的症状联系起来,故也将之称为艾伯斯坦畸形(Ebstein Anamoly)。

### (一)解剖学上的改变

三尖瓣下移畸形的病理解剖包括以下特征:①三尖瓣瓣叶黏附在其下方的心肌壁,瓣叶分化障碍。②瓣叶附着部位向心尖方向向下移位,移位程度隔瓣>后瓣>前瓣。③"房化"心室部分扩张,并有不同程度的肥大和心室壁变薄。④前瓣冗长、穿孔和活动障碍。⑤三尖瓣瓣环扩张。根据病理解剖的严重程度,可以分成四型(Carpentier 分型):A 三尖瓣下移不明显,房化心室扩张不明显;B 三尖瓣明显下移,房化心室明显扩张;C 三尖瓣明显下移,三尖瓣前瓣冗长并造成右室流出道梗阻,右心室明显扩张;D 三尖瓣明显下移,三尖瓣前瓣冗长和活动障碍并造成右室流出道梗阻,右心室几乎完全被房化心室所占据。

### (二)生理学上的改变

三尖瓣下移畸形患者因为右心室存在功能性损害且畸形的三尖瓣存在关闭不全,经心脏右侧的前向血流迟滞。而且,在右心房收缩时,右心室的房化部分与右心房连续,作为一个被动性的储血器造成血液潴留,降低了右心室的射血量。在心室收缩时,房化右心室收缩,造成的压力波又妨碍了右心房在舒张期的静脉充盈。在大多数病例中,左右心房之间存在交通,即存在卵圆孔未闭或继发孔 ASD。

## 二、临床表现基本特点及变迁

由于三尖瓣下移畸形病理变异较广,血流动力学变化多端。临床症状取决于三尖瓣反流的程度、是否有心房内交通、右心室功能损害程度和其他并发心脏畸形。新生儿期,由于肺动脉阻力高,三尖瓣反流更加严重。因此新生儿期的 Ebstein 畸形患者可以出现严重发绀、心力衰竭和低心排。如果能够度过这段危重阶段,随着肺阻力下降,发绀和临床症状可以减轻。较大年龄患儿,临床主要表现容易疲劳、活动后呼吸困难和发绀。因为突发性房性和室性心律失常可引起心悸。晚期患者出现腹水和外周水肿。死亡的主要原因是心力衰竭、缺氧、心律失常和猝死。

## 三、诊断指标的变迁与思考

超声心动图是明确诊断三尖瓣下移的最佳方法。有经验的超声心动图医师可以提供足够的解剖和血流动力学资料,因此一般不需要进行心导管和造影检查。超声心动图可以精确评估三尖瓣瓣叶的解剖(移位、活动限制、发育不良和缺如等)、右房大小(包括房化心室)、左右室的大小和功能。多普勒和彩色血流图可以发现房间隔缺损和血流方向。Ebstein 畸形的三尖瓣反流和其他先天性心脏病的三尖瓣反流的超声心动图特征性区别是隔瓣向心尖下移的程度,即在心交叉以下大于 $0.8cm/m^2$。另外,国内外学者比较一致的判断三尖瓣下移畸形中右心室是否严重受损的标准是在心超四腔切面中房化心室占到右心室面积的一半以上。

## 四、治疗过程中值得探讨的问题

如果患儿无临床表现、发绀不明显、心脏轻度增大,可临床随访观察。手术适应证包括:①临床症状明显(包括严重的心律失常)。②心功能大于Ⅱ级。③发绀加重。④胸片提示心脏增大明显。⑤超声心动图提示三尖瓣反流大于中度和右心室扩张明显(分型大于或等于 Carpentier B 型)。

三尖瓣下移畸形的外科处理要点包括以下几点:①新生儿三尖瓣下移畸形的处理。②三尖瓣整形技术的选择。③"房化"心室的处理。④一个半心室修补术的应用。⑤三尖瓣置换术。⑥房间隔缺损是否保持开放。⑦心律失常的处理。

(一)新生儿三尖瓣下移畸形的处理

有严重症状的新生儿 Ebstein 畸形对手术是个巨大的挑战。我们的经验是先应用前列腺素降低肺动脉压力和保持动脉开放是必须的。如果前列腺素不使用,任何诸如人工关闭房间隔开孔和 Blalock 分流等姑息手术几乎都是不成功的。在前列腺素使用的前提下,外科处理策略和方向是单心室或双心室修补,具体策略包括:

1. 双心室修补策略 在这个方法中,部分关闭 ASD 并修补三尖瓣。有许多种三尖瓣修补的方法,目的是提高瓣膜闭合性的成功率,但其取决于要有一个发育良好的前瓣。Knott-Craig 技术通常是一种以一个令人满意的前瓣为基础的单瓣叶修补。部分性关闭 ASD,能保持右向左分流,可能在术后早期是有帮助的,术后早期时,存在右心室功能障碍和肺血管阻力升高的高风险。为了使心脏缩小,并利于肺发育,常规实施大范围的右心房减容。

2. 单心室修补策略 Starnes 率先使用了右心室旷置方案。在这个单心室策略中,三尖瓣瓣口用补片关闭,扩大心房间交通,并构建一个体肺动脉分流。这个方案特别适用于那些有解剖性 RVOTO 或无法成功进行瓣膜整形的畸形前瓣的患者。通过在三尖瓣补片上开一个小窗(用 4~5mm 打孔器),来对右心室的心小静脉回流进行减压。同时也能让扩大且功能障碍的右心室能有进行性的恢复,这有助于在最终接受 Fontan 手术前的长期准备。在右心室流出道通畅的患者中,需要有一个关闭良好的肺动脉瓣来防止肺血流反流入右心室,肺血流反流入右心室会造成右心室扩张。如果肺动脉瓣没反流,则应结扎或缝闭肺总动脉。这对避免右心室持续扩张是十分重要的。右心室持续扩张会在最终的 Fontan 循环时累及并损害左心室功能。也需常规实施右心房减容,以便让肺有生长发育的空间。

Sano 提出一种对 Starnes 单心室方案的改良。对右心室实施完全旷置,将右心室游离壁切除掉,并直接关闭或用聚四氟乙烯补片关闭。这个手术就像一个大型的右心室折叠手术。这种对 Starnes 方法的改良,可能会改善左心室的充盈,并为肺和左心室提供了减压。

(二)三尖瓣整形技术的选择

三尖瓣整形技术是三尖瓣下移畸形处理的核心。从 1958 年,Hunter 和 Lillehei 第一次在外科手术中施行三尖瓣整形以来,整形技术百花齐放。经典的 Daneilson 技术和 Carpentier 技术处理的重心是下移程度不重的前瓣,即将前瓣移位至正常的三尖瓣前瓣位置,形成功能性单瓣。我国著名的心外科专家吴清玉教授提出的"三尖瓣解剖整形技术"是将下移的隔瓣和后瓣充分游离和心包扩大,再种植至三尖瓣正常瓣环位置。但自从 Da Silva2004 年报道三尖瓣锥形重建术以来,目前国际主流的三尖瓣下移畸形中三尖瓣整形技术为三尖瓣锥形重建术。其技术要点包括:①将三尖瓣前瓣和后瓣从瓣根处剪离。②充分游离前瓣和后瓣的乳头肌和腱索。③顺时针旋转后瓣和前瓣,将后瓣一部分和发育不良的隔瓣对合缝合成新的隔瓣,形成锥形结构。④缩小扩大的三尖瓣瓣环,房化心室作部分纵向折叠。⑤将形成的新三尖瓣种植在三尖瓣正常瓣环处。中长期的随访研究报道和我中心的应用经验证实三尖瓣锥形重建术因为符合生理,可以取得非常良好的整形效果。对于 Carpentier 分型是 A 型或 B 型的患儿,术后三尖瓣反流程度基本都在轻度之内,极少需要做一个单心室矫治或再次手术干预。

(三)"房化"心室的处理

房化心室的处理是三尖瓣下移外科处理中的另一难点并存在预设。折叠的优点包括:①缩减了右心室的无功能部分,改善了血流经右心室的通过性。②降低了对左心室的压迫,改善了左心室功能。③降低了三尖瓣修补缝合线所承受的张力(尤其是锥形修补时),为肺提供了更多的空间(在婴儿中尤其重要)。但所有类型的右心室腔内折叠,不可避免地会使一些到达右心室肌的冠状动脉血供发生中断,且许多时候存在右冠状动脉扭曲的潜在风险,可能会产生室性心律失常,并损害左右心室功能的问题。是否对房化右心室进行折叠的决定,以及要折叠多少,则是以所见的解剖,以及外科医生个人的经验为基础的。折叠的方式有横行折叠、纵行折叠、不折叠或部分折叠。吴清玉教授则主张将房化心室部分切除缝合。因为房化心室的外壁即是右冠状动脉,横行折叠、切除、纵行折叠都有可能导致冠状动脉受损,从而发生术后右心功能不全,甚至致死性的室性心律失常。所以目前越来越多的外科医生提倡不折叠或部分纵向折叠"房化"心室。

(四)一个半心室修补术的应用

对于 Carpentier 分型是 A 或 B 的三尖瓣下移畸形,可以行双室修补。但是对 Carpentier 分型是 C 或 D 的患儿,因为术前已经存在右心功能严重不全而不能承担双室修补,或在脱离心肺转流后,右心房和左心房的压力比值大于 1.5,也提示右心室功能差。对于这些患儿,需要施行一个半心室修补术,即在完成心内畸形纠治后再加一个上腔静脉—肺动脉分流术。一个半心室修补术的益处在于:①减轻右心负担。②右心负担减轻,室间隔居中,保证了左心负荷。③右心容量减少,保证了整形之后三尖瓣的功能。④避免整形术后医源性的三尖瓣狭窄。

但是 Carpentier 分型只是一个非常笼统的分型,需要医生主观去判断。特别是 B 型和 C 型之间的过渡类型,属于临床比较难以辨别的类型。因此,我们中心在三尖瓣下移外科治疗中使用一个半心室修补术的指征是:①心超四腔切面中房化心室占到右心室面积的一半以上。②术中探查三尖瓣隔瓣明显发育不良,几乎不发育或呈薄膜状。③撤离体外循环后血流动力学不稳定,右心房和左心房压差大于 1.5。

从 2004 年以来,我中心联合三尖瓣锥形重建和一个半心室修补术综合治疗三尖瓣下移畸形 80 余例。发现对于 Carpentier 分型是 C 或 D 型的患儿,联合三尖瓣锥形重建和一个半心室修补术综合治疗后,其三尖瓣反流程度明显优于单纯使用三尖瓣锥形重建的患儿。

(五)三尖瓣置换

当瓣膜修补不具备可行性时,用瓣膜替代物进行三尖瓣置换,仍是 Ebstein 畸形治疗中的一个好方法。生物合成(猪)瓣置换普遍为首选,因为猪瓣放在三尖瓣位置上时的耐久性相对良好,且无需用华法林抗凝,但生物瓣存在钙化和耐久性问题,特别是小年龄患儿,因为体格生长和瓣膜的结构性衰退,而需要再次手术更换瓣膜。但和位于心脏其他位置上的机械瓣相比,在三尖瓣位置上的机械瓣,瓣膜功能不良和血栓并发症的发生频度更高,尤其是右心室功能差的时候。

当三尖瓣无法进行重建并必须换瓣时,应切除朝向右心室流出道的瓣叶组织(在植入生物瓣膜时会造成 RVOTO)。重要的是将瓣膜替代物固定在右心房内,避开房室沟。缝合线列要偏向房室结和膜部室间隔的心房侧,以免损伤传导系统。

(六)房间隔缺损是否保持开放

如果术前患儿的右心功能处于临界数值,分型处于 Carpentier 分型的 B 型或 C 型,术中也可以考虑保留房间隔缺损或房间隔开窗,从而减轻右心负荷,并完成双室修补。如果体外循环后血流动力学不稳定或术后再发生右心功能不全,可以二次手术行一个半心室修补术。但缺点是术后存在一定程度的发绀以及长期的右心功能不全加重了术后三尖瓣反流从而增加了再手术的概率。

(七)心律失常的处理

心律失常是导致三尖瓣下移患儿远期死亡的首要原因,因此对于伴有严重心律失常的患儿,需要进行心律失常外科手术。房颤和房扑是在 Ebstein 畸形中最多见发生的房性快速型心律失常。对于大多数患者而言,对病灶实施 CoxⅢ型右侧迷宫手术是成功的。有了可用的更新型的设备(射频消融和冷消融),显著缩短了完成双心房 CoxⅢ型迷宫手术的时间。因此,有报道对所有诊断合并有房性心律失常的患者,更多地实施了双心房迷宫手术。如果持续存在房颤,左心房扩张或同时合并二尖瓣反流时,这就尤其重要。此外,如果存在房扑的证据,则在右心房峡部再增加一个病变处理点,即三尖瓣瓣环到冠状窦,到下腔静脉的后外圈。也有尝试关闭左心耳,来作为迷宫手术的一部分。

对于术前未能在电生理实验室成功进行消融的 AVRNT 患者,在建立心肺转流,右心房做切口,并关闭心内的间隔缺损后,实施房室结周围冷消融。在冠状窦周围和冠状窦内,多点使用冷消融(冷冻),然后向前朝向房室结近端进行消融,直到观察到出现一过性完全性心脏传导阻滞,这时,立刻开始复温。之后,很快就会恢复正常的房室传导。当存在适应证时,还要对房室结上方和前方及希氏束进行消融。

## 五、手术结果的思考

新生儿期即出现明显症状需要治疗的 Ebstein 患儿,预后不佳,近远期死亡率高达 40%。而较大年龄 Ebstein 患儿治疗效果较为满意。术后早期死亡率在 2% 以内,术后远期死亡率在 7% 左右,大多与三尖瓣反流加重,心房扩大,严重心律失常有关。92% 的患儿心功能分级在 Ⅰ 和 Ⅱ 级之间,16% 的患儿需要再次手术行换瓣或瓣膜整形。

在一个研究中,在出生时到 2 岁之间诊断出来的患者,其存活率只有 68%。超声心动图上判定 Ebstein 畸形新生儿预期结果的重要特征包括评估右心室流出道的通畅性和 GOSE 评分。GOSE 评分等级最严重的患者(3 级和 4 级),其预后非常差。

虽然在有症状的新生儿中,手术的早期死亡率高(双心室修补为 25%),但双心室方案的中期结果则显得是有前景的。2007 年,Knott-Craig 发表了他的关于 27 例新生儿和小婴儿的经验。这些患者同时合并有解剖性或功能性的肺动脉闭锁(n＝18)，室间隔缺损(n＝3)，左心室小(n＝3)，和肺动脉分支发育不良(n＝3)。23 例患者(n＝25)接受了三尖瓣修补的双心室修补，2 例接受了瓣膜置换。出院前的院内存活率为 74％，且没有晚期死亡(随访时间中位数为 5.4 年；最长 12 年)。所有患者的心功能都为 NYHA 分级Ⅰ级。虽然与其他在出生后头一个月内进行纠治的新生儿畸形(例如，动脉调转术，NorwoodⅠ期手术)相比，这些在新生儿期进行的 Ebstein 畸形修补手术的早期结果是差的，但它就成了这个非常困难的患者人群的治疗基准。

在 Ebstein 畸形的新生儿中，单心室途径的早期结果也是类似(手术死亡率为 25％)，但当前，这个结果持续改善。在 16 例新生儿中，2 例患者接受了三尖瓣修补，1 例患者接受了心脏移植，10 例患者接受了右心室旷置手术和三尖瓣补片开窗，3 例患者接受了右心室旷置手术且三尖瓣补片不开窗。三尖瓣补片开窗患者的手术存活率为 80％(10 例中的 8 例)，而三尖瓣补片不开窗的患者的手术存活率为 33％，使得作者们推荐对三尖瓣补片进行开窗。在 9 例右心室旷置手术后的院内存活者中，3 例最终完成 Fontan 手术，且所有 9 人均成功实施了双向腔肺分流(第二期手术)。

根据 Mayo Clinic 的经验，报道了在儿童和成人中的早期和晚期(随访超过 25 年)结果。在接受三尖瓣修补的儿童(平均年龄 7.1±3.9 岁)的经验中，出院时超声心动图显示中度及以上三尖瓣反流，是晚期再手术的唯一风险因素。总体死亡率为 6％(52 例中有 3 例)，但自 1984 年起就没有再出现死亡。10 年时的总体存活率为 90％，15 年时为 90％。在针对 539 例接受手术的 Ebslein 畸形的儿童和成人的大型研究中，二尖瓣，RVOTO，更高的血细胞比容(发绀)，中度以上的右心室功能障碍和中度及以上的左心室功能障碍，均独立与晚期死亡率相关。

2007 年，da Silva 医生报道了他的 40 例接受三尖瓣锥形修补技术的病例研究。患者的平均年龄为 16.8±12.3 岁，且在平均随访 4 年(3 个月到 12 年)后，仅有 1 例患者死亡，2 例患者需要晚期再进行三尖瓣修补。虽然在这个初期组中没有患者发生三尖瓣狭窄，但锥形技术有可能造成这种并发症。需要更长的随访来判定这个修补方法是否具有长期耐久性。

最近在 Mayo Clinic 对一组患者进行的研究证明，Ebstein 畸形手术后的功能性结果是好的，且报道的患者的运动耐力与同龄人相当。在一个接受运动试验的小型病例组中，术后的运动耐力有改善，但相信这种改善是消除了心房水平的右向左分流所致，而不是由于心室功能的改善造成的。晚期再手术，再住院和房性快速型心律失常继续会造成问题，免于因包括再手术在内的心脏原因而再次住院的比率，在 1、5、10、15 和 20 年时，分别为 91％、79％、68％、53％和 35％。因此，应该设法提高三尖瓣修补和置换的耐久性，并更好地控制房性心律失常，以改善 Ebstein 畸形患者的生活质量。

(艾山江·铁力瓦尔地)

# 第十节　房室间隔缺损

## 一、关于房室间隔缺损的一些基本认识

房室间隔缺损是指心脏中心位置的立体十字结构发育不良而导致的低位房间隔缺损、流

入道室间隔缺损、二尖瓣裂及三尖瓣裂。学术界对这一类先天畸形的命名较为混乱,有人将之称为房室通道(atrioventricular canal,简称 AV canal),有人将之称为心内膜垫缺损(endo-cardial cushions defect),但目前最为流行和被大众所接受的称谓是"房室间隔缺损",即 Atri-oventricular septal defect,简称 AVSD。

房室间隔缺损并不是某一种特定的心脏畸形,而是一类疾病的总称,它涵盖了从部分型房室间隔缺损到完全型房室间隔缺损的一系列心脏畸形,它的特征性的病理表现为:左、右心腔分享共同的房室连接结构,而此共同房室连接又特征性地表现为五叶瓣结构,在后文中将详细详述。

房室间隔缺损的发病率约占先天性心脏病的 3%~5%,与性别无关;45% 的 Down 综合征患儿罹患此病。

正是由于此病的发病率较低,而其心内畸形又是发生在一个立体的框架结构中,难于想象,使得相当多的术者感到困惑。因此,将房室间隔缺损划归于复杂先天性心脏病就不难理解了。

## 二、从胚胎学的角度来理解房室间隔缺损的发生和演化

对相当多的外科医生而言,胚胎学枯燥无味,而且似乎没有鲜明的临床意义;但在先天性心脏病领域,对胚胎心脏发育的认识有利于理解大部分先天性心脏病的病理解剖。

房室间隔缺损发生的重要胚胎学基础是心内膜垫的异常发育。在胚胎发育的第 4~5 周,上、下心内膜垫组织逐步发育,而在此阶段,共同房室通道恰位于原始左心室的上方。在胚胎发育的第 5 周时,由于间叶组织细胞的浸润,上、下心内膜垫组织融合,这使得"单一的"共同房室通道被分隔成左、右两个部分。另一方面,在上、下心内膜垫发生后不久,左、右侧壁心内膜垫也开始发育,其后,右旋背侧圆锥心内膜垫也相继开始发育。上述胚胎结构的进一步发育促成了二尖瓣、三尖瓣及相应支架结构的发生。

心内膜垫向着共同心房的后壁发育,形成了房室间隔的心房部分,要认识到:这并不是形成卵圆窝底的第一房间隔。第一房间隔的缺如导致了继发孔房间隔缺损的形成,而原发孔房间隔缺损是由于房间隔的房室间隔部分缺如所导致的。原发孔房间隔缺损归属于房室通道缺损所涵盖的范畴之内,所以也称为部分房室通道缺损。向着心尖发育的心内膜垫组织形成了房室间隔的心室部分,它是肌肉组织,刚好位于三尖瓣隔瓣的下方。如果这个部分的室间隔发育出现问题,就会导致流入道室间隔缺损的形成。如果合并有原发孔房间隔缺损,加上本应分隔成为二尖瓣和三尖瓣的房室瓣继续保持了原有的单一共同房室瓣形态,就形成了所说的完全型共同房室通道或完全型房室间隔缺损。

## 三、整合多种影像学手段对房室间隔缺损进行解剖学及功能学诊断

先天性心脏病的诊断几乎是无一例外地遵循着一套固定的诊断流程:在结合病史、症状、体征的基础上,行基本的胸部 X 线检查、心电图检查及超声心动图检查,在大多数情况下,可以完成解剖学诊断,例如诊断为:完全性房室间隔缺损,但是这种畸形是否可以手术治疗? 如何治疗? 进行根治还是姑息? 这些问题则需要通过对血流动力学指标的测量和计算来回答,而事实上,即使将人类所拥有的各种检查都尝试过,也未必可以回答上面的这几个简单问题。

首先,让我们回到解剖学诊断的金标准—超声心动图上来。超声心动图可以提示房间隔

缺损、室间隔缺损的大小和房室瓣反流情况。但需要说明的是,应仔细评估共同游与左、右心室的关系,判断其是否表现为平衡或不平衡状态,而不平衡的房室间隔缺损往往难于行双心室矫治术(单心室合并不平衡的共同房室瓣归入功能性单心室一章,不在本章进行讨论)。超声心动图还应提供左心室流出道的信息,说明是否存在明显的左室流出道梗阻,这一点对于术毕的经食道超声心动图检查来说,尤为关键,术后早期的常规随访也应该注意左室流出道血流速度的变化情况,如果存在进行性血流速度增快及内径变小,应高度怀疑并发左室流出道梗阻,如果此处压力阶差大于 50mmHg,应行进一步的检查以确定是否需要手术矫治。

原则上,房室间隔缺损的患者无需进行心导管检查或左、右心造影。但是对于合并重度肺动脉高压的成人患者,建议通过心导管检查测量和计算肺动脉压力、肺血管阻力;如果考虑通过肺动脉造影来评估肺血管床的病理解剖状态,则务必慎重,快速给入大剂量造影剂可能造成急性心左衰。

近年来,CT 及 MRI 的使用越来越趋于普及,他们共同的优越性在于:血管成像清晰,可以在计算机重建后进行多角度的观察,而 MRI 更可以部分性替代心导管进行心功能检查;但是,在对心内结构进行解剖学评估时,CT 和 MRI 都无法与超声心动图媲美。因此,超声＋CT/MRI 是一种相对理想的解剖学评估策略,尤其是对于合并发绀的房室间隔缺损患者,应行心脏 CT/MRI 检查,以排除右室流出道狭窄及功能性单心室,同时可以评估肺血管的发育情况,以便确定手术方式。

## 四、外科解剖学－导致房室间隔手术成功率大幅攀升的第一因素

在人们早期尝试矫治房室间隔缺损时,手术失败率很高,而术后发生左心室流出道狭窄的情况时有发生。正是由于解剖学家对此疾病病理解剖结构认识的不断加深,为术式修正与选择提供了重要而科学的依据,使得手术矫治成功率大幅度提高,而术后并发症发生率则显著下降。

临床上常见的房室间隔缺损(AVSD)包括部分型房室间隔缺损(PAVSD)及完全性房室间隔缺损(CAVSD)。无论是哪一种畸形,其核心病理解剖结构是相同的,即:左、右心腔的房室间隔共享同一房室连接(包括房室瓣环及房室瓣叶)。

在正常心脏解剖中,二尖瓣环与三尖瓣环在背侧相交、而腹侧则形成夹角,主动脉瓣环楔入此夹角中;而在房室间隔缺损的心脏中,共同房室连接的存在使得夹角消失、主动脉瓣环"被迫"上移,正常的"楔入"构架消失,进而导致左心室流出道延长。在左心室造影时,时常会使用"鹅颈征"一词来形容左心室流出道,意思就是:房室间隔缺损的左心室流出道像鹅颈一样:又细又长。因此,手术矫治的要点之一就是:适当牵拉房室瓣环导致左心室流出道内径扩大。

(一)如何理解不同分型的房室间隔缺损

根据共同房室瓣的解剖特点以及房间隔、室间隔的缺损情况,可以将房室间隔缺损分为部分型房室间隔缺损及完全性房室间隔缺损。部分学者认为在两者之间存在一种过渡类型,但从严格的解剖学、病理学角度分析,这种过渡类型应归属于完全性房室间隔缺损。

部分型房室间隔缺损是指前后共同瓣融合,共同房室瓣环被分隔为两个独立的开口;同时前后共同房室瓣与其下的室间隔嵴融合。其基本的解剖学特点是:左右心腔共享同一房室瓣环;原发孔房间隔缺损;左心腔房室瓣表现为特征性三叶瓣结构(见后文);无室水平心内

分流。

过渡型房室间隔缺损是指：在部分型房室间隔缺损的基础上，存在一个压力限制型室间隔缺损。室间隔缺损的位置可能被限制在前后共同瓣的近融合处。仅在这一个点上，存在室水平的少量分流。

根据 Rastelli 分型方法，完全型房室间隔缺损可分为三个亚型。

Rastelli A 型：这是最常见的一类完全型房室间隔缺损，约占此类畸形总数的 75％。此亚型是指在室间隔嵴的上方，前共同瓣完全分隔成为左右两个部分，与之相对应的是：从室间隔嵴发出的腱索分别附着在左、右前共同瓣。而后共同瓣的分隔则几乎是很少见到。在后共同瓣下方的室间隔缺损，大小变异很大，但通常是比较小，这是因为：后共同瓣与室间隔嵴之间的腱索往往密而且短；而在前共同瓣下，由于腱索长，而且比较稀疏，室间隔缺损往往明显、大很多。

Rastelli B 型：B 型是很少见的一种完全型房室间隔缺损。在双心室平衡的情况下，几乎不存在。此亚型的房室瓣腱索骑跨，或者表现为附着在三尖瓣上的腱索延伸进入左心室（通常见于左心室处于优势状态的病例），或者表现为附着二尖瓣上的腱索延伸进入右心室（通常见于右心室处于优势状态的病例）。

Rastelli C 型：大约 25％的完全型房室间隔缺损归属于此亚型。此类患者的前共同瓣浮于室间隔嵴的上方，没有分隔成左右两个部分。通常，在瓣叶的中央部分与室间隔嵴之间不存在腱索。C 型完全型房室间隔缺损通常见于合并法洛四联症的病例。

（二）房室连接及心室解剖

如上所述，无论是哪一种亚型的房室间隔缺损，其解剖学特征均表现存在共同房室连接。

正常心脏，二尖瓣环与三尖瓣环呈现"8"字连接，即两个瓣环完全分隔，中心纤维体将二尖瓣环、三尖瓣环及主动脉瓣环等三者连接在一起。正常左心室呈现"臼"样结构，作为左心室入口的二尖瓣与作为左心室出口的主动脉瓣共同分享"臼口"，而二尖瓣前瓣的瓣环就是两者的分隔线。三尖瓣环与二尖瓣环完全分隔，仅在中心纤维体处处于同一平面，并借中心纤维体存在纤维连接；在中心纤维体的背侧，二尖瓣环与三尖瓣环不在同一平面，因此形成了三角形的中间间隔结构，即 Koch 三角。在中心纤维体的腹侧，二尖瓣环与三尖瓣环亦形成交角，而主动脉瓣环正是处于这一三角中，在感观上，主动脉瓣环似乎是"楔"入二尖瓣环与三尖瓣环之间。

在房室间隔缺损的心脏中，二尖瓣环与三尖瓣环不再是两个独立的、分隔完全的结构，而是共享同一瓣环，即共同房室连接。在这种情况下，主动脉瓣环向腹侧移位，"挤出"了二尖瓣环与三尖瓣环的前交角，"楔入"结构消失，于是导致：主动脉瓣环与左心室心尖的距离加长、左心室流出道延长、左心室流出道/流入道比例失调。在 X 线影像学上，将这一特征性的改变称为"鹅颈征"。同时，由于主动脉瓣环的前移，其在左心室"臼口"所占的面积比下降，易形成左心室流出道梗阻。

在此，需要明确地区分"瓣环"与"瓣口"这两个概念。无论是完全型房室间隔缺损还是部分型房室间隔缺损，其瓣环结构是相同的，即：左侧心腔的房室连接与右侧心腔的房连接共享同一瓣环；如果附着在此房室连接结构上的前共同瓣（也称上桥瓣）与后共同瓣（也称下桥瓣）没有出现融合，那么此共同房室连接的开口就将只有一个，无论这一开口下方对应的是一个心室腔还是左、右两个心室腔，都定义为"完全型房室间隔缺损"；如果前后共同瓣融合在一起,那么就会出现"一个瓣环、两个瓣口"的格局,这种解剖结构被定义为"部分型房室间隔缺损"。

在房室间隔缺损的心脏中,心室的结构变化不大。在部分型房室间隔缺损中,前后共同瓣融合后,与其下方的室间隔嵴再次融合,因此,室间隔完整;在完全型房室间隔缺损中,前后共同瓣下方的室间隔嵴上缘呈现"下凹"状,这个"凹槽"位于共同瓣与室间隔嵴之间,即为室间隔缺损,在此处存在心室水平的分流。因此,在房室间隔缺损中,其室间隔缺损与常见的单纯性室间隔缺损是有着一定的解剖学差异:前者位于流入道窦部,后者多位于膜周部、肌部及右心室流出道圆锥部;前者呈现"下凹"型,其上缘组织缺如,为共同房室瓣口,后者多为完整的圆型,四周均有组织环绕。

(三)瓣叶及瓣下结构

房室间隔缺损的房室瓣叶及相应的瓣下结构也存在特征性的病理改变。在认识这些病理改变时,可以将共同房室瓣及瓣叶组织孤立出来,这样,回避了左、右心室结构及心房结构对认知和理解的干扰,可以更好地把握共同房室瓣及瓣环的解剖。

在正常心脏中,二尖瓣特属于左心室,三尖瓣则特属于右心室,两者间不存在共享;但在房室间隔缺损的心脏中,共同房室瓣环"骑跨"于左、右心室的上方,附着于其上的房室瓣可理解为左右心室所共用的房室瓣,而左、右心室的分隔则由室间隔的位置决定。

附着于共同房室瓣环的瓣膜为特征性的五叶结构,分别是:前共同瓣(上桥瓣),后共同瓣(下桥瓣),左侧瓣,右侧瓣及前上瓣。其中,前共同瓣及后共同瓣横跨室间隔,因故得名"桥瓣"。而左侧瓣则专属于左心结构,附着于左心室侧壁所对应的共同房室瓣环上;右侧瓣及前上瓣则专属于右心结构,分别附着于右心室的右后壁及右前壁所对应的共同房室瓣环上。

在前后共同瓣之间,如果存在连接组织使其融合,那么原本单一的房室瓣口就被分隔为两个相对独立的房室瓣口,并与相应的心室对应。这种情况即为部分型房室间隔缺损。即使如此,五叶瓣的特征性解剖也并没有发生改变。

房室瓣的左侧部分是由三个不同的瓣叶组成,分别是:左侧瓣,前共同瓣,后共同瓣。在临床工作中,这部分瓣膜组织常常被称为"二尖瓣",而事实上,这是错误的:二尖瓣与左侧房室瓣之间并没有共同点。左侧瓣约占据左侧共同房室瓣环周长的20%,而在正常二尖瓣结构中,二尖瓣前瓣占据高达67%的周长。因此,将前后共同瓣之间的分隔间隙称为"瓣裂"并不准确:前后共同瓣并不是由于一个瓣叶裂开而形成的两个部分,它们原本就是两个不同来源的瓣叶结构。正因如此,部分学者认为:如果前后共同瓣之间的间隙没有造成明显的反流,在手术矫治时就不应将两者缝合在一起,将"瓣裂"缝合在一起不仅不能减少瓣叶反流,反而会不可避免地导致瓣口面积的减少。因此,外科医生有必要对此瓣叶"裂缺"有正确地认识。

房室瓣的右侧部分则与正常的三尖瓣结构相似,只是在房室间隔缺损时,右侧房室瓣为四叶结构,即:前、后共同瓣,右侧瓣及前上瓣。各瓣叶在共同瓣环所占的比例与正常心脏三尖瓣所占比例相似。而右侧瓣与左侧瓣所占比例也较为近似,而这一比例几乎是固定不变的,不会受到前后共同瓣变异的影响,也就是说:如果前共同瓣增大,前上瓣将会相应缩小,而右侧瓣的大小比较固定。

(四)传导系统-房室间隔缺损手术矫治中难题

在正常心脏中,房室结位于 Koch 三角的尖端。Koch 三角是由三尖瓣隔瓣附着缘、Todaro 腱及冠状静脉窦前缘包围而成。在三尖瓣隔瓣附着缘与 Todaro 腱的交角处心内膜下,存在着正常的房室结。

但是,在房室间隔缺损的心脏中,房室结位置后移,而这种位置的变异程度会受到共同瓣与房、室间隔的关系的影响。在手术中,外科医生应清楚地意识到传导系统的位置变异,这不仅仅包括房室结的位置,还包括 His 束的走行路线及穿隔位置,否则很容易造成Ⅲ度房室传导阻滞。

对于仅存在室间隔缺损的房室间隔缺损病例,其缺损的前后径较小,房室结仅轻度向后移位。在这种情况下,需要切开房间隔以探查左侧的房室瓣。由于房室结位置的限定,房间隔切口应严格地限定在卵圆孔的肌性边缘内部。

His 束总干及分支的走行位置对手术操作也存在着严格的制约。His 束总干走行于室间隔嵴的上缘,稍稍偏向左心室面。部分型房室间隔缺损,其 His 束受到融合的前后共同瓣的保护;但对于完全型房室间隔缺损,走行于室间隔嵴上缘的 His 束则完全暴露于风险之中,因此,在修补室间隔缺损时,进针与出针点都应偏向室间隔嵴的右侧,同时可以考虑通过将冠状静脉窦并入左心房来达到避免损伤房室结的目的。

在本章中,我们使用了大量的篇幅来讨论房室间隔缺损的病理解剖,正是因为此疾病的解剖非常复杂,且难于理解,而错误的理解会导致手术失败和严重并发症的发生。并不寄希望每位同学在攻读研究生期间就可以充分地理解和把握房室间隔缺损的病理解剖,在未来的临床工作中,随着观摩的增多、理解的加深,相信会对房室间隔缺损的认识产生质的飞越。

## 五、外科治疗学

### (一)外科发展史

1954 年,Lillehei 及其同事利用交叉循环技术,率先完成了心脏外科史上第 1 例完全型房室间隔缺损矫治术;其后,随着人们对于房室间隔缺损解剖、病理生理认识的提高,陆续提出了"双片"技术、"单片"技术用于矫治此类疾病,伴随着围术期管理水平的上升,手术成功率大幅度提高,手术失败率及死亡率也相应大幅度下降。在相当的一段时间里,人们认为:应用补片修补室间隔缺损是避免术后出现左心室流出道梗阻的必需手段。1997 年,Wilcox 等人提出通过将共同房室瓣与室间隔嵴缝合在一起来闭合室间隔缺损,Nicholson 及 Nunn 等人在 1999 年也通过大宗病例的回顾分析,证明了此技术的可行性,这项被人们称为"改良单片法"的技术日益推广,其可靠性及可重复性得到了公认。但是,对于是不是每一个完全性房室间隔缺损的患儿都适合选择改良单片法,学术界的意见相当分歧。一些学者认为此术式仅适用于极少数室间隔缺损很小的过渡型完全性房室间隔缺损,否则过度的将桥瓣下拉会导致心室几何结构变形;而认为此术式适合绝大多数患儿的医生说:循证是最好的判定方法,良好的早期结果,满意的长期随访结果证实了此技术的可行性。谁是谁非?理论上说:我们相信多中心的、随机的、长期随访结果。就目前而言,改良单片法逐步占据了主导地位。

### (二)关于手术适应证及手术时机的思考

完全型房室间隔缺损的患儿,其肺血流明显增加,发生肺血管梗阻性病变的风险因此提高,所以,为了预防不可逆性肺血管梗阻性病变的发生,此类疾病最迟应在一岁前行手术治疗。但是,并不同于简单的室间隔缺损等肺多血性疾病,对于是否在出生后 2～3 个月即行房室间隔缺损矫治,学术界尚存在着较大的争议(相信每个人都理解:所谓的争议,意味着没有绝对正确的结论)。部分医生认为:在新生儿及小婴儿期,共同房室瓣组织纤薄,"冗余"较少,因此在矫治术后瓣膜对合不佳,不足以从根本上解决房室瓣反流的问题;针对于此,一些学者认为:并不是瓣膜组织不足,而是由于瓣环过度扩大到难以让瓣叶充分对合的地步。因此,避免心腔及房室瓣环过度扩大是手术成功的关键之一。鉴于此,Nunn 等学者尝试在出生后 3 个月内根治畸形,获得了成功。因此,科学的手术技术是成功的关键,它使得手术时机提前至新生儿期及小婴儿期,从而保护肺血管床罹患不可逆的梗阻性病变。

部分型及过渡型房室间隔缺损的患儿,其肺血管床受到一定的自身保护,因此,大多数患儿症状较完全型的患儿要轻。从这个角度上说,并不急于在新生儿期或小婴儿期进行矫治。但是,长期的病变会导致房室瓣出现继发性改变,同时也会因左向右分流而导致肺血管发生梗阻性改变。因此,相对理想的治疗计划是:在新生儿及小婴儿期,密切随诊;在一岁左右进行手术矫治。

(三)手术操作技术要点

伴随着房室间隔外科治疗的发展史,让我们逐一回顾几种具有里程碑意义的经典术式,它们分别是:双片法、单片法(为与改良单片法区别,人们常常将之称为"传统单片法")和改良单片法。这三种方法的核心区别在于如何完成间隔缺损的修补,至于开胸、体外循环的建立,以及二尖瓣、三尖瓣的整形方法则是完全相同的。因此,我们可以将体外循环的建立与心内畸形的修补分开阐述。

体外循环的建立与心内畸形的探查:胸骨正中切口。常规行升主动脉插管,上、下腔静脉插管,建立体外循环;如果患者的年龄、体重较小,建议选用直角静脉插管,可以为心内操作赢得空间。转机降温至25℃或28℃,阻断主动脉,在主动脉根部顺行灌注心肌停搏液。对于早产儿和低体重儿,有必要采用深低温停循环技术,拔除静脉插管后再进行心内操作,以防止插管造成的瓣叶、瓣环扭曲。阻断上、下腔静脉。

在右心房做斜行切口后,探查心内结构,可以发现二尖瓣环与三尖瓣环不再是两个独立的、分隔完全的结构,而是共享同一瓣环,即共同房室连接,而在此层面存在特征性的五叶瓣结构;如果附着在此房室连接结构上的前共同瓣与后共同瓣没有出现融合,那么此共同房室连接的开口就将只有一个,无论这一开口下方对应的是一个心室腔还是左、右两个心室腔,都定义为"完全型房室间隔缺损";如果前后共同瓣融合在一起,那么就会出现"一个瓣环、两个瓣口"的格局,这种解剖结构被定义为"部分型房室间隔缺损"。

心内探查时,应明确冠状静脉窦开口的位置,在大多数情况下,房室结位于冠状静脉窦口与房室瓣环之间,修补房间隔缺损时应格外注意,避免造成Ⅲ度房室传导阻滞,没有什么比发生Ⅲ度房室传导阻滞更让人沮丧的事情了!

1. 双片法　与其他两种方法相比,双片法最容易理解:在不破坏现有瓣环、瓣叶连接的基础上,分别用补片修补室间隔缺损和房间隔缺损,同时完成二尖瓣和三尖瓣成形,重建心腔内三维十字交叉结构。

用 6/0 Prolene 将室间隔嵴上方的前后共同瓣缝合在一起,但不打结;仔细探查室间隔缺损的高度及宽度,将经处理的自体片修剪成半月型,补片的高度及宽度与室间隔缺损相匹配;从室间隔嵴的中心点开始,将心包片与室间隔连续缝合在一起;将补片的上缘与共同房室瓣缝合在一起。室间隔缺损的修补完成以后,再次测试二尖瓣及三尖瓣的反流情况,防止在修补室间隔时造成共同房室瓣的扭曲而加重瓣膜反流。

二尖瓣裂的修补及原发孔的修补,技术要点与改良单片法相同,我们在下文中详细阐述。

2.传统单片法　同样选择胸骨正中切口,体外循环的建立、转机技术,心内结构探查方法均与上述的改良单片法相同。

在完成前后共同瓣打水测试后,在室间隔嵴上方、前后共同瓣之间缝一条瓣叶对位标志线。在室间隔嵴正中偏右的轴线上,将前后共同瓣剪开。使用 5/0 Prolene,将经过 0.6% 戊二醛处理的心包片连续缝合在室间隔嵴上。注意不要因避免损伤 His 束而使缝线过于偏向室间隔嵴的右侧,这样做会牵扯左侧房室瓣,造成中心区瓣叶对合欠佳。

房室瓣悬吊:使用多条 6/0 Prolene 行间断水平褥式缝合,将房室瓣瓣叶悬吊在心包片上。为了防止术后共同瓣在压力负荷下撕裂,应使缝线按顺序、依次穿过细心包条、二尖瓣、修补室间隔缺损的心包片、三尖瓣、细心包条,最后在三尖瓣口打结。在行"三明治"缝合时,注意不要耗掉过多的房室瓣组织,否则会导致中心对合不良。

同样,二尖瓣裂的修补及原发孔的修补,技术要点在下文中详解。

3.改良单片法　胸骨正中切口。常规行升主动脉插管,上、下腔静脉插管,建立体外循环;转机降温至 25℃ 或 28℃,阻断主动脉,在主动脉根部顺行灌注心肌停搏液。对于早产儿和低体重儿,有必要采用深低温停循环技术,拔除静脉插管后再进行心内操作,以防止插管造成的瓣叶、瓣环扭曲。阻断上、下腔静脉。在右心房做斜行切口后,探查心内结构,可以发现二尖瓣环与三尖瓣环不再是两个独立的、分隔完全的结构,而是共享同一瓣环,即共同房室连接,而在此层面存在特征性的五叶瓣结构;如果附着在此房室连接结构上的前共同瓣与后共同瓣没有出现融合,那么此共同房室连接的开口就将只有一个,无论这一开口下方对应的是一个心室腔还是左、右两个心室腔,都定义为"完全型房室间隔缺损";如果前后共同瓣融合在一起,那么就会出现"一个瓣环、两个瓣口"的格局,这种解剖结构被定义为"部分型房室间隔缺损"。

经二尖瓣口向左心室内打入冷心肌停搏液,使房室瓣瓣浮起,探查其解剖结构。将前后共同瓣精确地对合,用 6/0 Prolene 将室间隔嵴上方的前后共同瓣缝合在一起,但不打结。沿室间隔嵴右侧,使用多条带 Gore－Tex 垫片的 6/0 Prolene 做垂直向上的水平褥式缝合,从室间隔嵴部进针,穿过室间隔和前后共同瓣,然后,将这些缝线穿过用 0.6% 戊二醛处理的自体心包片边缘,打结,将房室瓣夹在心包片与室间隔嵴之间。Nunn 重点强调了两个很重要的技术细节:①心包片上的针距要小于室间隔嵴上的针距,这样在打结后可以起到缩小二尖瓣及三尖瓣环的作用。②用于向上提拉室间隔嵴的带垫片 Prolene 缝线,不应止于室间隔嵴,而沿着三尖瓣环继续向后瓣(即右侧瓣)延伸,几乎达到后瓣环的一半(即整个右侧瓣瓣环),其作用不仅仅在于缩小三尖瓣环,同时有利于在修补原发孔房间隔缺损时,可以避免损及房室结,下文将对此有进一步阐述。

修补二尖瓣裂。Carpentier 曾指出:应将房室间隔缺损的左房室瓣理解为一种"三叶草"结构,因此,不应修补瓣膜裂缺。相当多学者并未认同此观点,他们认为:修补裂缺有利于避免远期房室瓣反流。

使用一个 30mL 注射器连接一段细橡胶管,插入左心室内打水。格外留意近瓣叶中心处腱索的附着点,此点是修补瓣叶裂缺的终止位,在此缝制 6/0 Prolene 提吊线,需要说明的是:在此裂缺处的前后桥瓣长度并不相同,需要通过调整针距来促成裂缺的完美对合。如果瓣叶组织非常纤弱,可用多条 7/0 Prolene 做针距细小的水平褥式缝合。如果感觉瓣叶较强韧,可以使用 6/0 或 7/0 Prolene 做简单的连续缝合。通过插入心室内的细塑料管向心室内反复注入心肌停搏液以测试瓣膜情况,确保瓣膜功能满意,需要注意的是:打水试验时需要开放主动脉根部的灌注口,否则易造成心肌水肿。

如果瓣环扩大,在缝闭瓣叶裂缺后,可能仍然存在中心性反流,可以一个或两个瓣叶交界处作交界成形缝合,以达到缩环的目的。最好选择外侧交界,这里距离传导系统比较远,但是,过深的缝针可能伤及冠状动脉旋支。一般情况下可以获得满意的效果。如果有进一步瓣环成形的需要,可在后瓣环中点处缝合。再次测试交界成形的效果。

利用修补室间隔缺损时保留的两个端点的残余缝线修补原发孔房间隔缺损。其重点的技术要点在于避免损伤房室结。有数种技术方案可以达到这个目的,笔者所采用的方法为调整缝线路径。如上文所述,在缝制修补室间隔缺损的缝线时,已经延向三尖瓣后瓣环近中点处。在借用最后一针缝线修补原发孔房间隔缺损时,可以此点作为房缺补片的起始点,上行至冠状窦水平后,左行,目标点为冠状窦口的前缘,然后沿窦口浅缝上行,目标点为房间隔缺损缘。之后即可使用常规技术完成原发孔房间隔缺损其他位置的补片缝合。

### 六、术后管理要点

术后主要并发症包括:肺动脉高压危象、左侧房室瓣反流及完全性房室传导阻滞。手术结束前,在可能的情况下,应即时行食道心脏超声检查,评估房室瓣功能,如果反流或狭窄严重,应立即再次手术,否则术后易出现肺动脉高压危象,死亡率也会大幅度升高;如果患儿年龄较大,术前存在明显的肺动脉高压,那么术后应维持麻醉、镇静 24h 以上,必要时,可以考虑吸入一氧化氮。年龄较小、没有明显肺动脉高压的患儿,可以在术后 24h 以内拔除气管插管。

10%～15%的患儿,术后会存在不同程度的房室瓣反流,多数情况下表现为轻至中度。可以考虑使用米力农等药物,减轻后负荷,改善右心功能;出院后,可以根据病情继续服用一段时间减轻后负荷的药物。

### 七、预后

房室间隔缺损的外科疗效已经获得了巨大的进步。部分型房室间隔缺损的死亡率与单纯继发孔房间隔缺损的死亡率相近似,约为 1%以下。但是,一部分患儿会在术后因房室瓣反流、狭窄而需要再次手术,并发症发生率及死亡率将因此提高。这部分患儿在反复的瓣膜成形后,有可能需要行人工瓣膜置换。

完全型房室间隔缺损的手术死亡率已经下降至 3%左右,再手术率约为 10%～15%。如果术后瓣膜对合良好,其功能可长时间维持良好的状态,很少需要再次手术治疗;轻、中度的房室瓣反流通常可以被良好耐受,但一经出现肺动脉高压或充血性心力衰竭,则应考虑手术治疗;根据大宗病例研究结果显示,因左侧房室瓣原因而再次手术,其疗效满意,甚少需要行人工瓣膜置换。

(艾山江·铁力瓦尔地)

## 第十一节　完全性肺静脉异位引流

### 一、疾病概览

完全性肺静脉异位引流(total anomalous pulmonary venous drainage,TAPVD),是指左、

右肺静脉经由不同途径直接或间接与右心房相连接,使腔静脉血和肺静脉氧合血全部回流至右心房,左心房只是接受右心房来的混合血。发病率约(5~7)/100000活产婴儿,占先天性心脏病(CHD)1%~5%,多可单独存在,少数合并复杂畸形中。TAPVD的自然生存率,同有无肺静脉回流梗阻和肺动脉高压程度有关。伴有肺静脉回流梗阻者在出生后就出现严重青紫和右心衰竭,是少数需行急诊手术的儿科心脏血管疾病之一。房间隔缺损或者未闭的卵圆孔是TAPVD患者生存的必要条件。

肺静脉系统发育过程中任何一个环节中断,均会引起肺静脉解剖异常。TAPVD有很多分类系统,目前较多采用的是1957年Darling等提出的分型方法。根据肺静脉引流位置分为4个类型。Ⅰ型:心上型约占40%到50%,为最常见的类型。左右肺静脉在左心房后面汇合成共同静脉经垂直静脉连接到无名静脉,然后回流到上腔静脉进入右心房。垂直静脉在行径上有一定的变异,通常位于左侧,也有少数病例垂直静脉位于右侧或者中间。少数患者的肺静脉总干直接同右上腔静脉连接。Ⅱ型:心内型,约占20%~30%,大多数患者肺静脉汇合后经由一短管与冠状静脉窦相连而进入右心房,少数患者则是肺静脉直接分别开口于右心房内。Ⅲ型:心下型约占10%~30%,肺静脉汇合后形成下行的静脉干在食管前方穿过膈肌进入腹腔,与门静脉或静脉导管相连,经由下腔静脉回流至右心房。Ⅳ型:混合型最少见,约占5%~10%,同时具有上述三型中两种或以上回流方式的病例。临床较多见的是左上肺静脉经垂直静脉回流至上腔静脉,而其他肺静脉经冠状静脉窦回流至右心房。

在TAPVD患者中,肺静脉回流的氧合血和腔静脉回流的非氧合血在右心房内混合后,经房间隔缺损或卵圆孔分流一部分进入左心房、左心室,这是体循环唯一的血液循环来源。如果房间交通太小,混合血分流到左心房血减少,则到体循环也少,虽然发绀程度较轻,但进入右心房、右心室容量相对增多,肺循环流量可数倍于体循环量,可以早期出现肺动脉高压和体循环衰竭。若有较大房间交通存在,混合血分流到左心房血较多,虽然发绀较重,但到右心室血液相对减少,肺动脉高压和右心衰竭症状出现晚,另外体循环也有足够的循环流量,病理生理改变与继发孔ASD相仿,患者可活至成年。

TAPVD病例在肺静脉回流的途径中在不同部位可产生不同程度的狭窄。心下型患者除管路漫长外,肺静脉回右心房还需通过肝静脉窦方可出肝静脉进入下腔至右心房,梗阻不可避免。在心上型病例垂直静脉行走于左肺动脉和左支气管之间,当肺血流过多肺动脉扩张时,垂直静脉受压成为所有肺静脉血回流至右心房的关卡。

TAPVD病例临床症状的严重程度与是否合并其他畸形、肺静脉回流以及房间隔水平的梗阻程度有关。

肺静脉回流梗阻的患者,在出生后肺动脉压力就增高,表现为呼吸急促。如果心房水平交通不够还可导致体循环灌注不足,可迅速导致进行性低氧血症肺水肿和酸中毒等。该症状多见于心下型和少数心上型的患者。这类患者如不及时治疗会在新生儿期或者在婴儿期早期死亡。

无肺静脉梗阻的患者,症状和体征取决于房间隔缺损的大小和右向左分流量。如房间交通足够大患者的主要表现和大分流的房间隔缺损基本相似,但体动脉血氧饱和度有不同程度的下降。但由于通常肺循环血流量增加明显,所以症状比单纯房间隔缺损更为严重,较早出现右心衰竭和肺动脉高压。

在相对轻症病例,患者主要体征常表现左胸骨旁心前区抬高,第二心音明显分裂,肺静脉瓣音区可有Ⅱ级收缩期杂音;在胸骨左缘下部及剑突附近,可有三尖瓣反流的杂音;轻度呼吸急促,并且至少有不同程度的发绀。在伴肺静脉回流梗阻的患者,有肺水肿体征,且四肢冷、心率快、血压低。临床上患儿的症状虽很重,但心脏的体征却很少。通常心脏边界不大,肺动脉瓣关闭音很响,可全无杂音,肺底部可有啰音,肝脏增大(图5-27)。

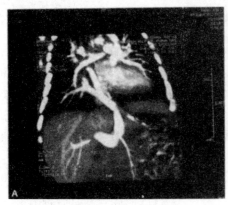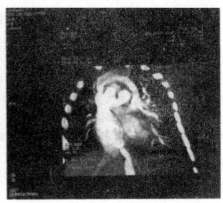

图5-27　A为混合型TAPVD;B为心上型TAPVD伴梗阻

辅助检查发现包括:

1.心电图　通常右房增大,伴电轴右偏和右室肥厚。而少数病情较轻者心电图改变与继发孔房隔缺损相仿。

2.胸部X线　肺野血流增多,右房右室增大,肺动脉干凸出,而左房左室部有些异位连接部位在X线平片上亦可有特征性影像:如连于左无名静脉,则在左上心缘可见扩张的垂直静脉及左无名静脉,在右侧可见扩张的上腔静脉,使心影呈"8"字形或"雪人"样,但在出生数日内此种典型影像可尚未形成。如异位引流入上腔静脉,则可见右上缘鼓出,心脏多不大,少数肺静脉回流通畅但房间交通较小者可出现明显的右心房影增大。

3.超声心动图　心尖及剑突下切面中可见右房及右室明显扩大,而左房及左室较小,并且二维结合彩色多普勒血流显像不能见到肺静脉直接与左房连接征象,而在左房后方可见共同肺静脉。房隔部位可见缺损或卵圆孔未闭,呈右向左分流。如为心内型,可见到共同肺静脉与冠状静脉窦连接,冠状静脉窦明显扩张。胸骨上切面对诊断心上型有重要价值,可显示共同肺静脉血流经垂直静脉、左无名静脉、上腔静脉回流至右房的径路。剑突下切面可较好显示心下型肺静脉异位引流的途径。彩色多普勒血流显像有助于了解肺静脉血回流有无梗阻及其部位。

4.CTA和MRA　作为无创性的影像学检查CT和MRI能很好地显示和诊断肺静脉异位引流,以及应用于术后随访评估,尤其对于术后肺静脉梗阻具有重要意义。造影增强磁共振血管成像序列(CE-MRA)对肺静脉异常连接诊断效果最好,可多角度的最大密度投影重建,可从矢状位、冠状位和横断位等多个角度显示肺静脉异常连接的直接征象,对判断肺静脉异常连接的类型和有无梗阻都很有帮助。由于不使用含碘造影剂,没有诱发或加重肺水肿的危险性,对肺静脉异常连接的诊断更准确,更安全。但是由于扫描时间较长而且噪音较强,因此在新生儿和小婴儿CT心脏大血管造影仍具有重要的诊断价值。

5.心导管和造影　早年应用较多,但近年来由于超声心动图检查技术的提高,以及无创性CTA和CE-MRA的应用,现在已经极少应用。

## 二、外科治疗历史回顾

TAPVD 于 1798 年由 Wilson 首先报道,Muller 于 1951 年采用将共同肺静脉直接缝合于左心耳的方法姑息性治疗本病。1956 年 Lewis 首次报道在低温血流阻断条件下进行纠治,同年 Kirklin 等报道体外循环下行纠治手术。

过去,几乎所有 TAPVD 手术都采用深低温停循环技术以保证良好的手术视野,目前则有越来越多技术熟练的外科医生选择深低温低流量技术和选择性脑灌,以期减少体外循环对小婴儿未成熟器官功能的影响。

## 三、外科治疗的原则、方案及效果评价

1. 手术适应证 本疾病原则上一经诊断就应早期手术,即使患者循环稳定无明显临床症状也应该尽早手术以免因为心肺容量负荷过大以及发绀造成心肺产生病理学改变。伴有肺静脉梗阻的患者如出现严重低氧和酸中毒等应急症或亚急症手术,目前认为术前施行体外模式氧合对稳定病情价值有限,而术后体外模式氧合对肺动脉高压和低心排有一定的治疗价值。

2. 术前准备 无肺静脉回流梗阻且非限制型房间隔缺损的患者,因术前状况稳定,通常只需一般术前准备。肺静脉梗阻患者若伴有低氧血症,酸中毒和心力衰竭,需要进行对症治疗尽可能改善一般情况。前列腺素 E 可以保持动脉导管的开放,动脉导管可以作为右向左分流的保护性通道。对肺高压和充血性心力衰竭患者,正性肌力药物、轻度利尿和提高吸入氧浓度有助于改善病情,必要时需气管插管正压机械通气。正性药物支持可改善右心室的扩张和功能障碍,应纠正代谢性酸中毒,以提高对儿茶酚胺药物的敏感性。有个别中心报道应用球囊房间隔撕裂术以改善术前状况。

3. 手术技术 对伴有肺静脉梗阻的患者麻醉处理极其重要。通常需纯氧和过度通气来降低肺血管阻力。由于本病的病理特点是左心通常较小,因此相对较快的心率是有益的,这样可有效增加心排量,同时积极纠正酸中毒,补钙和维持血糖也非常重要。

手术目的是将肺静脉连接到左心房,消除所有异常连接,纠正合并畸形。由于危重患者常在新生儿期手术,因此手术操作要求较高,尤其在开胸后建立体外循环之前应操作轻柔以免刺激心脏引起室颤。在平行循环期间结扎动脉导管。作肺静脉和左心房吻合时应特别仔细,以免吻合口出血,而一旦出血因位于心脏后方术后止血极其困难。建议使用 7-0 缝线。对于大部分不伴肺静脉梗阻的患者撤离体外循环并不困难。而对于伴有肺静脉梗阻的新生儿病例则过程困难,主要是明显的肺动脉高压。在撤离体外循环早期肺动脉压力可高达体循环压力水平,因此需常规放置肺动脉测压管。一氧化氮吸入、纯氧和过度通气等处理通常在 15 至 30min 可使肺动脉压力降至体循环的一半以下。如无效则需考虑是否存在吻合口狭窄。如果排除吻合口梗阻,由于肺动脉高压或早期左心心排量不够而不能撤离体外循环则可考虑应用体外模式氧合支持,直到肺动脉压力逐渐下降或左心心排量逐渐提高。通常可利用手术时的主动脉和右心房插管。

(1)心上型:四根肺静脉汇入静脉共汇或肺总静脉。肺静脉共汇通常通过垂直静脉回流到无名静脉。任何手术方法必须能够暴露左心房和肺静脉共汇。

1)心尖上翻法:将心尖上翻暴露出左心房和肺静脉共汇,作侧侧吻合。

2）改良方法：从前面横行向左后切开右心房，通过房间沟卵圆窝水平至左心耳根部，同时充分显露肺静脉总干并在其正中作长轴切口，与左心房后壁切口吻合。

3）心上径路：分别将升主动脉和上腔静脉向左右方向牵引，在其间隙内位于右侧肺动脉下方就是共同肺静脉。在共同肺静脉和左心房各作一横行切口完成一个宽大的吻合口，可通过右心房切口关闭房间隔缺损或者卵圆孔。

对肺静脉共汇直接引流到上腔静脉的患者，经右心房切口，使用板障将肺静脉回流血液通过房间隔缺损进入左心房。必须注意防止肺静脉回流或上腔静脉因板障引起的梗阻。如果肺静脉引流的位置很高，必须切断上腔静脉，将远心端吻合到右心耳上，达到上腔静脉血回流入右心房，上腔静脉近心端关闭，肺静脉血回流入右心房的板障，将肺静脉血隔入左心房。

（2）心内型：心内型肺静脉异位引流，可进入冠状静脉窦或直接至右心房。对回流入冠状窦者，切除冠状窦顶形成大房缺，将冠状窦口与房间隔缺损相连。以自体心包片关闭房间隔缺损时，将冠状窦口及开口其内的肺静脉隔向左房，避免损伤房室结和传导束。

对肺静脉直接回流到右心房者，通过板障将血流经过扩大后的房间隔缺损引入左心房，右心房不够大，可使用心包补片扩大右心房壁。也可采用 Hiramatsu 移动房间隔位置的方法，包括切下后侧房间隔，再将其缝合于肺静脉开口和腔静脉之间的右心房后壁，形成正常的解剖结构。

（3）心下型：肺静脉常在左心房后进入肺静脉共汇，将垂直静脉向下经纵隔穿过横膈裂口。应在横膈水平结扎垂直静脉。可通过右心房横切口路径，将肺静脉共汇长轴切口吻合到左心房，再经右心房关闭房间隔缺损。另一种方法是采用心尖上翻的方法，可以在松解肺静脉后，做一个宽畅的吻合口，避免肺静脉回流梗阻。目前多主张切断并缝扎远心端，从近心端开口处起切开共同肺静脉，切口尽量远离分支肺动脉开口。

（4）混合型：最常见的混合型为三根肺静脉形成共汇，第四根肺静脉独立回流到体静脉系统。手术取决于异位回流的部位。三根肺静脉共汇处理方法是将其重新引导到合适的连接水平。如果可能的话，单独引流的肺静脉也应该重新改向或者重新吻合到正确位置，但是，这种独立的小静脉再吻合后，远期狭窄的发生率很高，所以决定是否修正单独引流的肺静脉是比较困难的。如果单独引流的单根肺静脉并无梗阻的话，不予处理，待其日后发生梗阻再重新移到正确位置。

4.手术效果和预后　美国 Boston 儿童医院总结 1980 年至 2000 年二十年间 127 例完全性肺静脉异位引流的外科手术，其中单心室 41 例，手术死亡率为 34%。双心室 86 例，心上型占 55%，全组死亡率为 9%，心下型死亡率为 2/26(7.7%)。手术死亡的危险因素为单心室和术前肺静脉梗阻。术后肺静脉梗阻的发生率为 8.7%。美国费城儿童医院回顾 1983 至 2001 年 100 例 TAPVD 的外科治疗，全组死亡率为 14%，从 1995 年之前的 19% 降至其后的 5%。

目前 TAPVD 手术的死亡率已大幅降低，术后肺静脉梗阻成为影响预后的主要因素，报道发生率为 6%～11%。Lacour—Gayet 报道 178 例 TAPVD 术后平均四个月 16 例（9%）发生肺静脉梗阻，采用原位心包缝合技术（sutureless 技术）再干预。Steven A. Webber 等报道因术后 PVO 再手术为 60/406 例（14.8%），再手术后的 3 年生存率为 58.7%。球囊血管成形术和放置血管内支架也为解除术后梗阻的方法（图 5—28）。

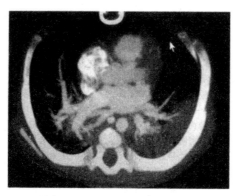

图 5-28　TAPVD 术后 PVO

## 四、展望

我们提倡针对每个 TAPVD 患儿设计个体化治疗方案,不应被分型局限思维。对于术后 PVO 的预防和处理是近期关注热点,肺血管病变和小婴儿脏器功能保护也是长期焦点之一。TAPVD 手术的死亡率逐年下降,但如何提高手术技术,预防中远期并发症,避免再次干预仍值得研究。

(阿布都乃比·麦麦提艾力)

# 第十二节　三房心

## 一、疾病概览

三房心(cor triatriatum)通常是指左心房三房心(cor triatriatum sinister),在解剖上左心房被异常的纤维肌性隔膜所分隔,形成上部的副房和下部的真房。通常肺静脉回流入副房,经由隔膜开口进入真房,在真房内可见左心耳基底部及二尖瓣结构。右心房三房心极其罕见,仅见个案报道。三房心是一种较少见的心脏畸形,约占先天性心脏病的 0.1%~0.4%,男女之比约为 1.5:1。

经典理论认为三房心是由于胚胎期肺总静脉与左心房融合过程异常所致,因此常可伴有完全性或部分性肺静脉异位回流。也有人认为永存左上腔静脉可在左房壁上产生压力,引起局部组织过度增生以致促进隔膜形成。近来也有人认为 11p15 低甲基化也可能与肺静脉及左房的发育异常相关。早期死亡。相反则早期甚至终身无症状。大多数病例常在出生后数年内出现症状,极少病例可终身无症状。主要临床表现包括苍白、活动后气促、生长发育落后以及反复呼吸道感染,部分病例可出现发绀。症状明显的病例通常营养不良、生长发育滞后,可伴有呼吸急促。体检可在二尖瓣区闻及舒张期或连续性心脏杂音,肺动脉瓣区第二音增强,类似二尖瓣狭窄。常出现心率加快、脉细弱等。有时可闻及肺底细湿啰音。当发生右心衰竭时可出现肝脏肿大、外周水肿,偶可出现腹水等。

辅助检查发现包括:

1. 心电图　典型的心电图表现为电轴右偏 120°~160°,右房右室肥大。有病例可出现房性心律失常。

2. X 线胸片　常提示肺静脉回流受阻即表现为肺静脉淤血、肺动脉扩张。心脏外形主要以右心房右心室扩大为主。

3. 超声心动图　可明确显示左房内异常隔膜组织,于左心室长轴和四腔心切面可探及与左心房前壁平行的纤维带状回声,将左心房分隔为右上和左下两部分。

4. MRA 和 CTA 检查　近年 MRA 和 CTA 作为无创性检查已被用于三房心的诊断,MRA 检查在明确诊断的基础上,可以同时完成手术所需各项解剖参数的测量以及肺静脉回流梗阻程度和心功能的评估。

5. 心导管检查　心导管检查可发现肺动脉压力及肺毛细血管楔压增高。如导管经房间隔缺损进入副房再由隔膜开口进入真房则可测得左房内压力阶差,如压差大于 2.67kPa(20mmHg)则具有诊断意义。选择性左房或肺动脉造影可显示左房内的结构及形态。

三房心需要鉴别的诊断主要包括先天性二尖瓣狭窄、二尖瓣瓣上环样狭窄、左心房黏液瘤、房间隔缺损以及肺静脉异位引流等。先天性二尖瓣狭窄与本病临床表现相似,但是听诊可闻及二尖瓣舒张期杂音以及二尖瓣开瓣音,并且心电图和 X 线均提示左心房扩大。超声心动图更可明确显示瓣膜情况而明确诊断。二尖瓣瓣上环的病例在超声心动图中可显示瓣上的环样狭窄,通常离二尖瓣环很近。部分病例因为纤维环影响瓣叶的启闭活动而伴有不同程度的二尖瓣反流。

## 二、外科治疗历史回顾

1868 年 Cllurch 首先报道此病的解剖特征,1905 年 Burst 首次命名二房心,1964 年 Miller 及其同事报道应用心血管电影造影诊断三房心。

Vineberg 于 1956 年首次报道了三房心的手术治疗。首例手术病患为一 24 岁男性,因活动后呼吸困难进行性加重就诊,通过心导管检查明确诊断三房心合并中度肺高压,术前药物控制心力衰竭及房颤,后于美国明尼苏达医学中心 Variety Club 心脏医院接受第一次手术治疗。手术采用低温阻断下直视隔膜切开的方式,术后即刻探查真、副房间交通直径达 2.5cm,手术成功,无近期并发症,生活质量良好。随访至术后十年,病患再次出现活动耐量降低伴发绀症状,心导管检查提示心房内残余隔膜组织导致肺静脉回流梗阻,故于 1964 年体外循环下再次手术,术中发现真、副房间交通仅 5mm,遂将隔膜完整切除。病患第二次术后出现 2∶1房室传导阻滞,心导管提示中度肺血管病变,心指数偏低。

随着手术条件改善和手术技术的提高,近年来三房心手术的效果令人满意,但首例手术病例仍然具有一定的典型性,血流梗阻的完全解除是手术的目的也是影响手术效果的关键因素,心律失常和肺血管病变可能影响心功能恢复和术后生活质量。

## 三、外科治疗的原则、方案及效果评价

1. 手术适应证及手术时机　诊断明确均应手术治疗。只有极少数隔膜开口较大,无肺静脉回流受阻且不伴有其他心内畸形终生无症状者不必手术。对肺静脉回流严重受阻的病例应在新生儿或婴儿期即施行手术。合并充血性心力衰竭者应给予强心、利尿治疗并同时注意全身营养状况,必要时需急诊手术。由于本病易并发肺动脉高压故也宜尽早手术。对合并肺部感染者宜积极抗感染治疗。

2. 手术技术　治疗原则是解除左房内纤维肌性隔膜,同时纠正合并畸形。常规麻醉建立

体外循环,对新生儿或小婴儿可采用深低温停循环或深低温低流量灌注技术。采用经上腔静脉插入直角静脉插管有利于心内结构的显露。手术可经右房切开房间隔进入左房或切开房间沟进入左房两种途径,常采用前者。打开右房经房间隔缺损必要时扩大缺损进入副房。在副房内仅可见肺静脉开口而看不到左心耳及二尖瓣结构。用手指或探条经隔膜开口可进入真房。切除隔膜时可采用缝线牵引或镊子提拉隔膜中点,自开口剪开至房隔附着处,然后沿着边缘完整切除。如隔膜上无开口则可经扩大的房间隔缺损辨明真房内结构后切除隔膜。操作时须注意避免损伤左房壁、二尖瓣环及瓣叶组织。采用这一手术径路一方面可清晰而全面地显示左房和右房解剖结构,避免房间沟进路可能造成的遗漏右心房内异常结构,同时可以修补合并存在的房间隔缺损。手术操作如图 5-29 所示。

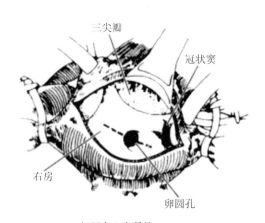 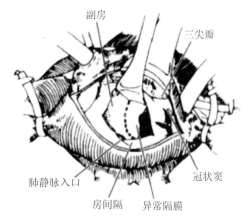

切开右心房所见                    切开房间隔所见

图 5-29 手术操作
经右房和房间隔入路纠治三房心

3.术后处理 在肺静脉回流途径以及左右心房之间没有明显梗阻的病例术后过程通常较为平稳。但在重症病例由于左心室发育通常小于正常,故术后易发生低心排综合征,因此密切监护血流动力学指标十分重要。除常见的心内直视术后监护要点外,特别强调左心房压力监测的重要性。可适当应用小剂量血管活性药物如多巴胺、米力农甚至小剂量肾上腺素等。左心发育小可使每搏输出量下降,因此必要时可适当应用异丙肾上腺素提高心率,由此增加每分心输出量。由于大量的左心房内操作,术后并发房性和交接性心律失常的可能性较大,必要时需应用抗心律失常药物。

4.手术效果和预后 单纯三房心手术效果良好,死亡率极低。手术死亡通常由于合并其他严重畸形所致。术后心功能恢复正常,极少数病例可能因切除不彻底而复发。治疗成功的关键在于术前对此病及其伴发畸形的准确诊断以及在肺血管发生器质性病变以前早期彻底的外科治疗。加拿大多伦多儿童医院 1954 至 2005 年,共诊断 CTS 82 例,诊断时中位年龄为 8 月龄(1d 至 16 岁),77%有合并畸形。57 例(70%)行隔膜切除术,14 例(17%)无需手术,11 例(13%)在干预前死亡。全组手术死亡率为 9%,1982 年之前为 36%,其后为 2%,死亡的主要原因为合并畸形。美国 Boston 儿童医院 1963 年至 2010 年共 65 例 CTS 接受手术,中位年龄为 7.2 月,49 例(75%)有房间隔缺损、室间隔缺损、肺静脉异位引流或二尖瓣瓣膜瓣上等合并畸形。1970 年之前有 2 例手术死亡,之后无手术死亡。随访中有部分病例有左房内残余隔膜组织但无血流动力学意义,无需再干预。

## 四、展望

进一步明确病因,完善筛查和诊断机制,减少漏诊和误诊,早发现、早处理,探讨胎儿手术和杂交手术技术,避免左侧心房、心室发育不良,减少肺血管病变和心律失常等并发症,保护心功能,争取良好的生活质量。

（阿布都乃比·麦麦提艾力）

# 第十三节　右室双出口

## 一、解剖分型、病理生理及诊断要点

（一）畸形定义的历史回顾及启示

右室双出口（double outlet right ventricle,DORV）是指两大动脉完全或大部分起自形态右心室的一类先天性心脏病,发病率约占先天性心脏病的 1%～3%。DORV 在胚胎发育学上属于圆锥动脉干发育畸形,在形态上介于法洛四联症（tetralogyof Fallot,TOF）和完全性大动脉转位（transposition ofthe great arteries,TGA）之间的一系列心室－动脉连接异常。当前,有两个基础理论尝试解释圆锥动脉干畸形的发生,包括解剖学家 Lev 的圆锥动脉干异常分隔理论和 Van Praagh 的圆锥发育不良理论。历史上,由于病理解剖学家与外科医生的观点不同,DORV 的定义要素一直存有争议,概括起来主要集中在两方面:①"50%规则"或"90%规则",即超过 50%还是超过 90%的主动脉开口起自于解剖右心室可定义为 DORV。②是否存在主动脉瓣下肌性圆锥或主动脉瓣与二尖瓣纤维连续是否消失,为 DORV 的解剖学定义标准。从解剖学角度看,往往更注重"90%规则"及主动脉瓣下肌性圆锥等因素。但从外科角度看,应采用与手术方式选择及手术结果评价有较大关联性的定义。例如主动脉骑跨超过 50%即需要内隧道修补,外科手术难度随之增大。为此,国际胸外科医师协会和欧洲胸心外科协会在 2000 年对 DORV 的定义是:一个大动脉全部和另一大动脉开口的 50%以上起源于形态右心室（即"50%"规则）。这一定义方式不考虑是否存在主动脉瓣下肌性圆锥或主动脉瓣与二尖瓣纤维连续等因素,目前已被越来越多的学者所认同。但同时,我们亦不能否认病理解剖和外科的观点是相辅相成的,两者只是看待问题的角度不同而已。

（二）病理解剖、病理生理及外科分型

1.病理解剖　DORV 的病理解剖变化范围大,堪称先天性心脏病之最。但其病理生理特点及临床分型主要仍基于室间隔缺损位置、两大动脉位置关系及冠状动脉形态等因素。

（1）室间隔缺损（ventricular septal defect,VSD）:DORV 绝大多数合并非限制性 VSD,后者作为心脏左心室血流的唯一出口。大部分 VSD 直径等于主动脉开口,约 10%患者为限制性 VSD（直径小于主动脉瓣口）,极少数病例甚至室间隔完整（其左室发育极小,为功能单心室）。目前常见的分型是 Lev 等根据 VSD 与两大动脉位置关系将 VSD 分成四类:

1）主动脉瓣下 VSD:约占 60%,常见于大动脉位置关系正常和左位型大动脉异位的 DORV 患者。

2）肺动脉瓣下 VSD:约占 20%～30%,多见于两大动脉左右并列关系或右位型大动脉异位的 DORV 患者（Taussig－Bing 畸形）。

3)大动脉瓣下 VSD:约占 3%~10%,多见于漏斗间隔缺如或发育不良的 DORV 患者。

4)远离型 VSD:约占 5%~10%,VSD 位于心室肌小梁部位或右室流入道,后者常见于 DORV 合并房室间隔缺损(atrioventricular septal defect,AVSD)。

(2)两大动脉位置关系

1)大动脉关系正常:约占 54%,其主动脉在主肺动脉右后方,肺动脉瓣高于主动脉瓣。

2)左右并列关系:属典型 DORV,约 29%,其主动脉在主肺动脉右侧,半月瓣大致在同一水平。

3)右位型大动脉异位,约占 12%,主动脉在主肺动脉右前方或正前方,主动脉瓣水平通常高于肺动脉瓣。

4)左位型大动脉异位:约占 5%,主动脉在主肺动脉左侧或左前方,主动脉瓣水平多数高于肺动脉瓣。

(3)冠状动脉畸形

DORV 的冠状动脉解剖结构与大动脉的位置有关。在大动脉位置正常的 DORV 患者中,冠状动脉起源及分布通常正常。当主动脉右转位时,右冠状动脉开口往往偏向前方,左冠状动脉开口偏向后方,类似于法洛四联症。而当主动脉右前转位时,冠状动脉的解剖则与完全性大动脉转位相似,即约有 65% 病例的左冠状动脉(前降支回旋支)起源于窦 1(左后窦),右冠状动脉起源于窦 2(右后窦);约有 20% 病例的前降支起源于窦 1,右冠状动脉及回旋支起源于窦 2,其余则为各种冠状动脉异常。在主动脉左前转位的 DORV 病例中,右冠状动脉常常自左往右跨过升主动脉前方,走行于肺动脉瓣口之前的右房室沟。值得注意的是当 DORV 合并肺动脉狭窄时,前降支发自右冠状动脉,由右往左横跨右室流出道的发生率可高达 25%,远高于 TOF。

(4)其他合并畸形及综合征

1)Taussig—Bing 畸形:常合并主动脉弓发育不良。

2)VSD 远离型 DORV:常合并房室间隔缺损和内脏反位。

2.病理生理 DORV 的病理生理取决于 VSD 位置、大动脉相互关系、肺动脉瓣狭窄情况及主动脉瓣狭窄情况等因素,根据右室流出道狭窄情况可分为两类:

(1)肺动脉高压型:多见于右室流出道无狭窄者,由于心内左向右分流量大,容易导致充血性心力衰竭。值得注意的是,此型 DORV 肺血管高压病变较普通 VSD 更快更早。根据 VSD 与两大动脉位置关系不同而导致左室血流方向变异,患儿可表现为发绀较轻甚至无明显发绀(如:主动脉瓣下 VSD 型 DORV),亦可表现为明显发绀(如:Taussig—Bing 畸形)。

(2)肺动脉低压型:多见于右室流出道明显狭窄者,其临床表现为明显发绀及缺氧,类似于法洛四联症。

3.外科分型 从外科医生的角度看,分型的主要目的是便于指导手术方式的分类设计,并一定程度地体现手术难度。目前 DORV 最为常用的外科分型是由国际胸外科医师协会和欧洲胸心外科协会制定的。

(1)DORV,VSD 型:主动脉瓣下 VSD。

(2)DORV,四联症型:主动脉下或双大动脉下 VSD 合并右室流出道狭窄。

(3)DORV,TGA 型:Taussig—Bing 畸形,肺动脉下 VSD,可合并右室流出道狭窄

(4)DORV,VSD 远离型。

在上述基础之上，Lacour—Gayet 等提出 DORV 第 5 型。

（5）DORV，AVSD 型，该型的解剖特点有：除合并 AVSD 外，常合并右房异构、无脾、右室流出道狭窄、完全型肺静脉异位引流、永存左上腔静脉等畸形。此型病变复杂，手术难度高，且预后较差。

（三）术前诊断及特殊检查方法的选择要点

DORV 解剖结构及病理生理复杂多变，与之对应的手术方式及相应处理措施亦各不相同。因此，正确收集患者术前诊断信息，如血氧饱和度，并结合必要的辅助检查，准确判断 VSD 与两大动脉的位置关系、血流方向、左右心室发育情况等重要信息，对手术的成功实施至关重要。除其他一些常规检查外，目前 DORV 术前主要的特殊检查手段有下列几项。

1. 超声心动图检查　是 DORV 术前诊断的首选和基础，可基本明确 VSD 与两大动脉位置关系、VSD 直径大小、左右心室发育情况、腱索是否横跨、其他合并畸形等重要信息。而且，超声心动图检查具有无创性、可多次重复等优点。但它对右心室大小的定量评估和两大动脉与 VSD 位置关系的判断具有明显不足。因此，对于部分复杂病例，需结合其他影像学手段综合考虑。

2. 心血管造影及右心导管检查　目前仍然是 DORV 诊断的金标准。心血管造影提供下列信息：①两大动脉的心室起源和相互位置关系。②室间隔缺损位置及其与大动脉的位置关系。③两心室的容积位置和心功能。④心室流出道解剖，包括瓣下圆锥的有无以及主动脉和肺动脉的发育程度。⑤冠状动脉的起源与分布，以及其他合并畸形。心导管检查则可直接测定心脏各腔室和大动脉内的压力值和血氧含量，并依此评价患者血流动力学的改变。此外，通过心血管造影可较直观判断血流流场，对手术指征的把握及手术方式的选择具有重要参考意义。但是，心导管和心血管造影属于有创检查，对重症患者而言有一定的风险。究竟哪些患者应做此检查，需要根据具体情况决定。目前主要用于大部分 VSD 远离型 DORV 及部分 Taussig—Bing 畸形的术前评估。

3. 心血管磁共振检查　心血管磁共振检查可提供动态图像、左右心室均衡情况等重要信息，且属无创检查，可在一定程度上替代心血管造影检查，应用潜力巨大。但由于在心血管磁共振检查过程中需控制心率，且小婴儿患者应保持镇静，因此，检查时需要配备一些特殊的监护设备，目前在我国尚未在此年龄段普及。但对于部分大龄患儿及成年患者，无需特殊监护设备，应积极推广应用。

4. 心血管 CT 检查　可明确肺血管发育及其他一些合并畸形（如肺静脉连接异常等），但对于心室大小及 VSD 与两大动脉位置关系的判断价值有限。

总之，临床上根据二维心脏超声并结合其他常规检查可做出 DORV 诊断。在此基础上应明确其不同的病理生理改变，对高压型病例要警惕肺血管器质性病变（艾森门格综合征）；对肺血减少的病例则应掌握肺动脉和分支发育情况。在病理形态方面要重点明确 VSD 与大动脉的关系、大动脉位置、心室容积大小、其他心内畸形等，以作为治疗抉择的重要依据。例如，对于主动脉下 VSD，术前常规超声信息一般即可满足诊断要求；但对于复杂病例如 VSD 远离型 DORV，术前则一般需明确以下信息：①VSD 上缘至主动脉瓣下圆锥的距离。②VSD 与主动脉瓣及肺动脉瓣间的距离比较。③VSD 与主动脉瓣之间是否有前隔交界嵌入。④房室瓣腱索骑跨。⑤肺动脉瓣与三尖瓣的距离等。对此，常规超声往往难以胜任，需借助心血管造影或血管磁共振检查等手段综合评估。

## 二、外科治疗的历史回顾和启示

历史上,首例明确报道的 DORV 矫治术为美国梅奥诊所 Kirklin 医生在 1957 年实施,该患者术前诊断为大型室间隔缺损合并肺血增多,术中纠正诊断为简单型 DORV(室间隔缺损位于主动脉瓣下),当时采用的手术方法与目前主流的内隧道修补术相同。对于 Taussig—Bing 畸形(DORV,VSD 位于肺动脉瓣下)的外科手术,最早采用的是亦是内隧道修补技术(Patrick McGoon 手术,1968 年)(Kawashima 手术,1971 年),但由于 VSD 与左心室距离较远,内隧道修复术后左室流出道偏长,术后远期容易出现左室流出道狭窄。自 20 世纪 70、80年代以来,动脉调转术治疗完全性大动脉转位日趋成熟,鉴于 Taussig—Bing 畸形与完全性大动脉转位在解剖结构及病理生理特点上存在较大类似性,有学者在 20 世纪 80 年代成功地将动脉调转术应用于 Taussig—Bing 畸形的外科治疗,该术式经过二十余年的发展和考验,目前已成为 Taussig—Bing 畸形外科治疗的主流术式。此外,VSD 远离型 DORV 一直是外科治疗的难点和疑点,法国学者 Lacour—Gayet 在 20 世纪 90 年代首先提出采用左心室—肺动脉内隧道补片结合动脉调转术治疗该病。但由于该类患者的主动脉瓣上移使肺动脉瓣更加靠近三尖瓣,心内隧道修复术后同样面临左室流出道近、远期梗阻等问题。由此可知,VSD 远离型 DORV 外科挑战的关键在于如何建立通畅的双心室流出道。鉴于此,中国医学科学院阜外心血管病医院胡盛寿等 2006 年在国际上首次采用双动脉根部调转术(double roottrans-localion,DRT)治疗合并肺动脉瓣狭窄的 VSD 远离型 DORV,并取得良好的治疗效果,但该术式操作复杂,对术者及诊治单位的整体水平要求较高。

## 三、当前常用外科治疗手段及其选择依据

### (一)手术方式的选择及依据

如同大多数先天性心脏畸形,DORV 的手术方式包括:①双心室矫治术:其前提条件包括左右心室及房室瓣发育均衡且无明显腱索跨越、无其他难以矫治的心内合并畸形。②单心室矫治术:对于不适合双心室矫治者,若肺血管发育及瓣膜关闭良好,可行单心室矫治术。③姑息减状手术,对于暂无法行单心室或双心室矫治术者,可暂行姑息减状手术,为下一期手术做准备或减轻症状、延长寿命。姑息减状手术方式包括体肺分流术和肺动脉环缩术等。

双心室矫治术中决定具体手术方式选择的解剖学诊断要点包括:①VSD 位置。②肺动脉瓣和三尖瓣距离。③圆锥隔发育。④肺动脉瓣狭窄。⑤冠状动脉形态及走行等。目前,DORV 双心室矫治术一般应遵循以下原则。但需要指出的是,实际操作上应根据各诊治单位的具体情况以及术者的习惯作出适当的调整。

1. 主动脉瓣或双动脉瓣下 VSD 型 DORV

(1)不合并右室流出道狭窄者:行心室内隧道修复(左心室—主动脉),此型右室切口较单纯 VSD 高。

(2)合并右室流出道狭窄者:类似法洛四联症矫治术。

2. 肺动脉瓣下 VSD 型 DORV

(1)不合并右室流出道狭窄者:

心室内隧道修复术(左心室—肺动脉)+动脉调转术

(2)合并右室流出道狭窄者:

1)心室内隧道修复术(左心室－主动脉)＋REV 手术

2)心室内隧道修复术(左心室－主动脉)＋Rastelli 手术

3)心室内隧道修复术(左心室－肺动脉)＋DRT 手术

(二)常见手术方法及技术要点

1.心室内隧道修复术　它适用于 VSD 型 DORV 或 VSD 与两大动脉均邻近的 DORV。

术中可选择右房或右室切口显露术野,但经右室显露最佳,切口的纵横方向依右室的冠状动脉分布和右室流出道是否狭窄而定。因 VSD 临近主动脉瓣,且多数情况下属膜周流出道缺损,其修补技术与法洛四联症相似。VSD 的后下缘邻近传导束,注意避免损伤。以下情况会增加手术的难度和危险:

(1)三尖瓣邻近肺动脉瓣,如果三尖瓣与肺动脉的距离明显小于主动脉瓣环直径,内隧道的宽度将受限,补片易形成"束腰",妨碍左室流出道血流通畅。

(2)VSD 直径应接近或大于主动脉瓣环直径,如 VSD 直径过小,术中应楔形切开 VSD 前缘予以扩大。

(3)三尖瓣腱索附着位置异常,少数情况下三尖瓣腱索可附着于圆锥间隔等处,遮挡内隧道补片,术中应行腱索转移,将腱索及相应乳头肌完整切下,待心内隧道片补完后再缝合固定于适当位置。

心室内隧道修复术也有应用于 TGA 型 DORV(Taussig－Bing 畸形)及 VSD 远离型 DORV 外科矫治的报道:

Kawashima 手术:此类手术患者主动脉瓣口居右侧,肺动脉瓣口及其下方的 VSD 居左侧,两大动脉瓣口之间有隆起的肌性圆锥间隔,作心室内隧道修复术时需将其充分切除,再作补片连接 VSD 和主动脉瓣口,以保证左室流出道通畅。

(2)Patrick－McGoon 手术:此类手术患者主动脉瓣口居前方,肺动脉瓣口及其下方的 VSD 居后方。这种情况下常需向前方扩大 VSD,补片沿肺动脉瓣口的左前方绕行,形成一弧形隧道。

2.动脉调转术＋VSD 修补术该术式适用于 VSD 位于肺动脉瓣下(Taussig－Bing 畸形)和部分 VSD 远离型 DORV(排除肺血管阻力不可逆性病变,且不合并肺动脉瓣狭窄),尤其适用于合并肺动脉骑跨的 Taussig－Bing 畸形。

与单纯大动脉转位相比,在修补 VSD 同时建立左心室－新主动脉隧道,对 DORV 行动脉调转术有较高的技术要求:

(1)VSD 邻近三尖瓣,部分可经右房修补。

(2)主动脉转至前方时,可选择经肺动脉瓣口或主动脉瓣口修补。部分因主动脉多较细小,切下冠状动脉开口后,VSD 显露可能改善。但更多情况下,肺动脉较粗大,经肺动脉则更易显露 VSD,但因在左室面缝合,应注意避免损伤房室传导系统及新的主动脉瓣叶。

(3)两大动脉的位置以左右并列者较常见,升主动脉居右而肺动脉居左。这种情况下作动脉调转术,可不作 Lecompte 操作,而是左右调转。为此,升主动脉的横断位置应稍高,以保证动脉调转术后,肺动脉有足够的长度。此外,肺动脉切口的吻合位置需右移,以免高压的肺动脉压迫右侧冠状动脉起始部。方法是将右肺动脉切口右移,再与近心端新的主肺动脉缝合。

(4)与单纯完全大动脉转位相比,Taussig－Bing 畸形的冠状动脉畸形发生率较高,包括冠状动脉起源和分布异常,如单一冠状动脉开口和邻近瓣交界处冠状动脉开口,以及冠状动脉壁间走行等。针对这些情况,需采取相应的手术技术。不论采取哪种方法,术中避免冠状动脉受牵拉、挤压或扭曲成角是关键。

3.心室内隧道加心室外管道手术(Rastelli 术)或肺动脉换位术(REV 术)

(1)此类技术应用于 TGA 型 DORV 患者,在左心室－主动脉内隧道占据右室空间或将肺动脉隔入左心室情况下,而需建立右室－肺动脉外管道或下拉肺动脉至右室时采用。

(2)Rastelli 术中外管道连接方法:横断主肺动脉,缝闭近心端,远心端与外管道端端吻合,外管道近心端与右室流出道切口缝合(图 5－30)。REV 手术的重点是:分别横断主动脉和肺动脉(后者尽量在低位切断),充分游离左右肺动脉达肺门,将肺动脉调转至主动脉前方(Lecompte 操作),再将主动脉原位缝合,肺动脉下拉与右室切口头侧缘缝合,前壁用带单瓣补片连接右室切口(图 5－31)。

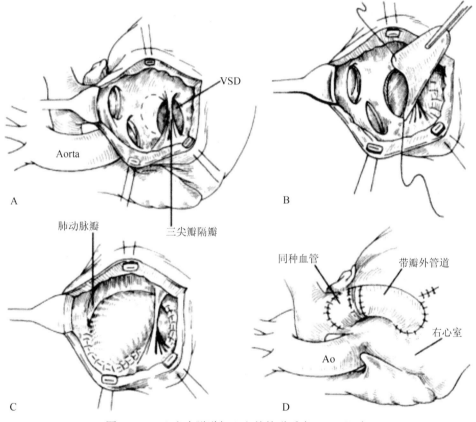

图 5－30　心室内隧道加心室外管道手术(Rastelli 术)

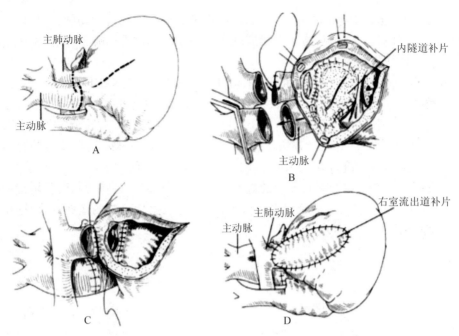

图 5－31　心室内隧道加肺动脉换位术（REV 术）

（3）由于 Rastelli 术采用的外管道易衰败，管道型号越小则更易于衰败。因此，患者手术年龄应大于 2 岁为宜，术中可选用较大型号管道。REV 手术无需采用带瓣管道，应用于 1～2 岁以下患儿；但由于其重建的右室流出道无瓣膜组织可致大量反流，从而影响右室功能。

4. 双动脉根部调转术

适用于 TGA 型 DORV 和部分 VSD 远离型 DORV 合并肺动脉瓣狭窄患者。手术要点包括：①根部切下带瓣两大动脉。②修补 VSD，同时重新分隔左右心室流出道。③带瓣主动脉吻合于已疏通的左室流出道，尽可能保留自体肺动脉瓣。④用心包片或带瓣补片与自体带瓣重建新的主肺动脉吻合于新的右室流出道（图 5－32）。该术式尽可能确保重建后的左右心室流出道保持通畅，并使重建后的肺动脉瓣具生长性，从而达到真正意义上的解剖矫治。

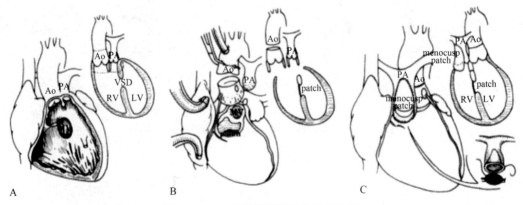

图 5－32　双动脉根部调转术（DRT 术）

其他，如心房调转术（治疗 Taussig－Bing 畸形）、Damus－Kaye－Stansel 手术（矫治 Taussig－Bing 畸形合并主动脉瓣、瓣上及瓣下狭窄者），由于手术效果差，目前以很少应用或已弃用，在此不再描述。

（三）手术指征和时机的选择

一般而言，DORV患者一旦诊断明确，且解剖结构符合上述手术条件者，即是手术指征。但由于 DORV 畸形变化复杂，且各诊治单位条件各异，目前对手术时机的把握尚存在分歧。原则上，应根据其解剖分型和病理生理特点决定最佳手术时机。

1. 肺动脉高压型　原则：尽早手术，以免肺动脉高压进展增加手术风险或错失手术机会。

（1）VSD 型 DORV、TGA 型 DORV：2～3 月龄内手术。

（2）VSD 远离型 DORV：

1）符合双心室矫治者：①2～3 月龄先行肺动脉环缩术，待大于 5～6 月龄后再行二期矫治手术。②大于 5～6 月龄者，直接行一期矫治手术。

2）不符合双心室矫治者：2～3 月龄内先行肺动脉环缩术，再遵循单心室矫治路径。

2. 肺动脉低压型：

（1）TOF 型 DORV：

1）发绀不重、肺血管发育尚可者：5～6 月龄后行矫治手术。

2）发绀重、肺血管发育差者：5～6 月龄内行姑息手术。

（2）VSD 远离型 DORV 或 TGA 型 DORV：此类患者在 5～6 月龄后可考虑根治，但由于年龄小术后易发生低心排综合征，因此，以 1 岁后根治更为合适。

一般认为，DRT 手术的适宜年龄应在 1 岁以上，改良 REV 手术的适宜年龄为 1～2 岁以下，而 Rastelli 手术的适宜年龄则在 2 岁以上，具体情况可能更为复杂。

## 四、VSD 远离型 DORV 的外科治疗对策

（一）概况

VSD 远离型 DORV 发病率低，但外科处理较为特殊。其定义为：VSD 上缘距两大动脉开口距离大于主动脉瓣口直径，两大动脉开口均完全起自右室，且有双圆锥结构。该类畸形常同时合并右室流出道狭窄（圆锥/瓣膜/肺动脉闭锁）、房室间隔缺损（VSD 远离主动脉瓣环）及单心室等。此型 DORV 的双心室矫治术挑战性高，目前报道其双心室矫治率低下，远期效果欠佳，相当一部分行单心室矫治。

（二）双心室矫治原则

VSD 远离型 DORV 患者在具备前述双心室矫治前提条件下，其双心室矫治可遵循以下原则。

根据 VSD 与两大动脉位置关系决定具体术式

（1）VSD 相对近主动脉瓣者：

1）肺动脉高压型：心室内隧道修复术（左心室－主动脉）。

2）肺动脉低压型：心室内隧道修复术（左心室－主动脉）＋右室流出道重建（补片疏通或 Rastelli 手术或 REV 手术）。

（2）VSD 相对近肺动脉瓣者：

1）肺动脉高压型：心室内隧道修复术（左心室－肺动脉）＋大动脉调转术。

2）肺动脉低压型：心室内隧道修复术（左心室－肺动脉）＋DRT 术。

（3）VSD 与主动脉瓣和肺动脉瓣距离相当者：

可扩大并上移 VSD，首选心室内隧道修复术

(左心室－肺动脉)加大动脉调转术,部分患者在行心室内隧道修复术(左心室－主动脉)时,需行三尖瓣腱索转移。

(三)特殊类型:合并 AVSD

VSD 远离型 DORV 合并 AVSD 时双心室矫治死亡率高,且近远期疗效不佳。而单心室矫治亦存在远期房室瓣反流、心功能低下等问题。目前,对于单心室、双心室矫治的选择尚存有争议。一般认为,对于左右心室均衡、房室瓣发育对称、且 VSD 与主动脉相对近者,可考虑双心室矫治术。目前双心室矫治术多采用心室内隧道技术或加右室流出道疏通(外管道)。

## 五、手术效果及展望

在早年,国内外 DORV 手术死亡率高达 25%～50%。近年来,随着人们对 DORV 术前诊断和外科分型的细化完善、围术期监护水平的提高以及手术方法的改进,文献报道大组病例手术死亡率已降至 5%左右。当前,影响 DORV 手术结果的危险因素是多方面的,除了手术单位的综合水平外,主要还取决于手术年龄、病变类型、合并畸形及术式选择等因素。

与 20 世纪 80 年代以前相比,目前低手术龄已不再是简单型 DORV 术后死亡的危险因素,超龄反而是此类患者的手术危险因素,这可能与肺血管阻塞性病变进行性加重有关。对于 Taussig－Bing 畸形患者,6 月龄以上亦是手术死亡的危险因素。但是,在其他一些复杂DORV,如 VSD 远离型 DORV 和(或)合并肺动脉瓣狭窄病例中,心内畸形矫治术时年龄过低仍会导致手术难度及风险增加。

Rastelli 手术(1969 年)和 REV 手术(1982 年)曾经是外科治疗 DORV 的标准式式,但均有不足。例如,Rastelli 手术采用的内隧道和外通道技术可导致相当部分病例术后出现左、右室流出道梗阻、人工管道衰败等问题,远期再手术率高达 40%以上;REV 手术由于重建的右室流出道没有瓣膜组织,造成肺动脉瓣大量反流,影响右室功能。心室内隧道修复术对简单病例如 VSD 型 DORV 手术效果满意。文献报道,此型患者在 6 月龄内手术,术后 1 月存活率99%,长期存活率达 95%以上。但内隧道修复术在 VSD 远离型 DORV 中的应用效果欠佳。例如,Patrick McGoon 手术(1968 年)和 Kawashima 手术(1971 年)治疗 VSD 远离型 DORV均存在左室流出道狭窄及术后近远期死亡率偏高的问题。自 2006 年,中国医学科学院阜外心血管病医院采用新型的 DRT 手术治疗 TGA 型 DORV 和部分 VSD 远离型 DORV 合并肺动脉瓣狭窄患者,全组无手术死亡,平均 5 年随访生存率达 95%,患者心功能及主动脉瓣、肺动脉瓣功能良好,且左右心室流出道通畅。

展望未来,随着对 DORV 基础临床研究的不断深入和相关交叉学科的发展,有望进一步提高 DORV(尤其是 VSD 远离型 DORV)的双心室矫治率和远期预后。未来人们可能在以下几个方面取得一些突破:①进一步改良术式,如上所述,目前 DRT 手术近中期手术效果满意,但其远期效果有待于进一步随访。我们期待能有良好的远期结果,并随着同期相关技术的完善,该术式有望成为治疗 TGA 型 DORV 及 VSD 远离型 DORV 合并左室流出道狭窄患者的标准式式。②对于 DORV 术后的左、右心室流出道梗阻患者,二次开胸手术风险大。未来快速发展的介入及杂交技术可使此类患者接受微创治疗,从而避免再次开胸手术。③组织工程学及生物材料学的发展可望进一步延长 DORV 患者心脏外管道或补片使用寿命,减少再次手术干预率。

(李俊红)

# 第十四节　法洛四联症型肺动脉闭锁

　　法洛四联症型肺动脉闭锁(tetralogy of Fallotwith pulmonary atresia)是复杂的先天性心脏畸形。根据不同的报道,发病率在所有的先天性心脏病中大致在 1.5%～4%,其心内结构类似于法洛四联症的结构,即室间隔缺损,主动脉骑跨,右室流出道肥厚。与四联症的区别在于肺动脉是闭锁的,而四联症的肺动脉口是狭窄的,但许多肺动脉闭锁的病例肺动脉的开口是在胎儿期慢慢闭合的。现在研究表明,法洛四联症型肺动脉闭锁遗传上和染色体 22q11 的缺失有关,这种缺失是腭心面综合征(velocardiofacial syndrome)的特征性遗传表现。

## 一、病理形态学特点的认识和启示

　　法洛四联症型肺动脉闭锁在胚胎学上主要是圆锥动脉干(truncoconal septation)发育异常导致。主动脉和肺动脉的形成过程中,由于旋转不良导致主动脉不完全位于左心室上,而骑跨在室间隔上。另外,膜部间隔和肌部间隔未能融合,导致了一个对合不良(mal－alignment)的室间隔缺损。向前错位的圆锥动脉干导致右室漏斗部的梗阻或闭锁。漏斗间隔的远端的肺动脉可以是瓣膜的闭锁,更多见的是肌性梗阻闭锁。极端情况下,心包内的肺动脉干可以缺失。

　　(一)心内结构

　　法洛四联症型肺动脉闭锁中心内结构的解剖变异可以很大,表现在心室流出道,室间隔缺损,主动脉和心室的准确连接关系以及合并伴发心内畸形几个方面。相对于闭锁的肺动脉,主动脉一定是在后侧连接到心室上的,并不同程度的骑跨在肌性室间隔上。和四联症一样,漏斗部和肌性室间隔或者纤维残留部分相对于隔缘肉柱(septomarginal trabeculation)是更向头侧和前侧偏移的。

　　一些病例中,肺动脉瓣膜可以存在,但没有瓣口,称为膜性闭锁。更多的情况是,肌性流出间隔直接和右室的隔束融合,造成右室－肺动脉出口闭锁,称为肌性闭锁。偶尔也会有肺动脉的留出道和完全缺失,使得主动脉瓣直接连在右室的游离壁上。这种情况类似于共同动脉干。如果此时心包内没有主肺动脉和左右肺动脉的融合,那么很难说诊断是共同动脉干还是肺动脉闭锁了。还有一些情况下,流出道间隔在主动脉瓣和膜性闭锁的肺动脉瓣之间有残留的纤维性组织,这是法洛四联症型肺动脉闭锁合并了干下室间隔缺损。

　　法洛四联症型肺动脉闭锁的室间隔缺损顶部是骑跨的主动脉瓣,后下角通常情况是主动脉和三尖瓣的纤维连续,有时候会有残余膜部。少见情况下,心室漏斗反折(ventriculo－infundibular fold)与隔缘肉柱的后下支融合形成完全肌性的室间隔缺损。刚刚提过,室缺也可以是双动脉下的,这种室缺的后下缘可以是完全肌性的,也可像膜周缺损一样有纤维膜性边缘。室间隔缺损也可以是限制性的(restrictive),甚至由于三尖瓣组织牵挂造成梗阻。这种情况,心脏的解剖更像室间隔完整的肺动脉闭锁,即通常有异常增厚的右心室壁和小的右心室腔。

　　主动脉瓣叶和心室的连接在法洛四联症型肺动脉闭锁中也是变化很大的。多数情况下,主动脉瓣叶大部分在左心室侧,有时也会大部分甚至完全在右心室侧,后一种情况,其实是右室双出口合并肺动脉闭锁。

（二）心包内肺动脉的解剖

法洛四联症型肺动脉闭锁心包内肺动脉（intrapericardial pulmonary Arteries）的变异很大。主肺动脉可以发育良好,发育不良或者缺失(仅存少许纤维连接于肺动脉共汇和右心室间)。主肺动脉干可以供应两侧肺的血流,也可以只和一侧肺动脉有连接。当左右肺动脉都存在的情况下,他们通常是有共汇（confluent）的,共汇的肺动脉在造影上表现出飞翔的海鸥状。左右肺动脉有时可以没有共汇,但其中之一会和残存的肺动脉干或者纤维连接着。比较少见的情况下,主肺动脉干缺失和左右肺动脉没有共汇,此时,两侧肺动脉的血液供应来自于双侧的动脉导管或者一侧来自于导管,一侧来自于主要体肺侧支。特别严重的病例,有心包内肺动脉彻底缺失,没有左右肺动脉,两肺的血液供应完全来自于体肺侧支。

法洛四联症型肺动脉闭锁是一种非常复杂的畸形,其病理形态变异很大。这种畸形的诊断,治疗和预后都与不同的病理形态和解剖特点相关。

## 二、不同类型的病理生理认识

室间隔缺损通常是比较大非限制性的,极少情况下是小的造成梗阻的。有些病例中,右心室和主动脉之间,会有梗阻,造成右心室压力,高于体循环压。这种情况下主动脉内的血液的混合主要来自于肺静脉和体静脉的复杂的混合。这种血液在体循环和肺循环的最终分布,决定于两个循环的相对的血管阻力。体循环的阻力和其他发绀型先天性心脏病没有区别,主要是四联症型的肺动脉闭锁肺动脉血管的复杂性,决定了其阻力的复杂性并且变异性很大,有些肺段是灌注不足,有些肺段是过度灌注。

肺血管阻力最终决定于主动脉和肺毛细血管之间的血管尺寸和是否有不同部位的梗阻。

（一）体肺动脉连接起始部位的梗阻

一般很少能有主动脉和肺动脉之间的直接连接,但在一些情况下是可以的,比如主肺动脉窗,外科分流术后,肺动脉异常起源于升主动脉等。他们具有相同的血流动力学,共同特点是主动脉和肺动脉之间的压力变化不是逐渐变化的,而是在肺动脉端有个突然的下降,这一方面是文氏效应的结果,一方面存在梗阻因素,多见于存在外科分流的情况下,在倾向于闭合或者限制性的动脉导管的病例也会是这样的情况,重大体肺侧支也会有类似的改变,特别是随着时间而倾向于狭窄的体肺侧支。

（二）肺动脉水平的梗阻

如果中央肺动脉在主动脉到肺的径路上发生了狭窄,那么这一狭窄可能会很有意义。例如,如果存在一个左侧的动脉导管,那么右肺动脉的狭窄就会限制整个入右侧肺的血流。

（三）肺小动脉水平的梗阻

在合并没有梗阻狭窄的大体肺侧支的情况下,部分肺血管可能会有高压灌注,从而发生肺血管病变。灌注不足也会导致非血管阻力。侧支循环引起的内膜增生可以延伸到腺泡水平的肺血管。

以上这些因素组合起来在大多数患者中会使肺血流明显少于体循环血流,虽然少部分患者会有肺血流显著增多。由于肺血流和体循环血流最终混合起来,肺血流减少严重的患者,其体循环血流增加,最终导致体循环的严重缺氧。总的肺循环阻力是增高的。当然上述这些是发生在有不同水平的梗阻的情况下。从外科角度讲,最重要的是要看和右心室连接的血管的阻力情况,通常是中央肺动脉。

当肺血流供应是单一的,则所有的肺内血管都连接到同一个压力来源。这时,肺血管的阻力是可以测算出来的。但如果肺血流供应是多元的,不同部分的肺段接受不同的血供来源,其灌注压力也不同,这时很难测算出肺血管阻力。整个肺的局部血流可以变化很大,因为高灌注肺段和低灌注肺段可能是紧密相邻的。

(四)肺的继发性侧支循坏

任何发绀型先天性心脏病均可以出现肺的侧支动脉血流。但在四联症型的肺动脉闭锁中,这些侧支和这种病变中典型的主要体肺侧支动脉血管不同,从病理生理的角度讲,最主要的区别在于其和肺循环的接合位置。继发型的体肺侧支,几乎很少有例外的与肺循环就在毛细血管前水平接合。而主要体肺侧支血管在肺门或肺段水平接合。两种侧支血管都可以提供有效的肺循环血流。因为继发的体肺侧支血管很少导致心力衰竭,所以推测其血管阻力应该是很高的。

## 三、临床表现和诊断策略思考

(一)临床表现

出生前四联症和肺动脉闭锁的诊断率很高。出生后的临床表现主要依赖于肺的血流量。如果血流是依赖于动脉导管的,很可能在新生儿期随着导管的狭窄甚至闭合就出现严重发绀而就诊。相对来讲,有主要体肺侧支血管的患儿,有一个相对稳定的肺血流。这些患者的临床发绀可能推迟到新生儿期以后。但这类患者有一小部分会出现过度的肺血流而导致心力衰竭而就诊。患者就诊经常是既有发绀又有活动后气促。生长迟缓也很常见。具有平衡的肺血流的患者可以没有症状生长发育正常。有的患儿可以表现为22q11缺失的非心脏症状,比如喂养困难,生长迟缓。偶有病例表现为免疫缺陷和低钙血症,类似于DiGeorge综合征。

(二)临床体征

大部分但不是所有的患儿会有临床发绀。肺血流增加的患儿的发绀可以晚到几个月甚至几岁才出现。呼吸一般没有急促,但肺血流增加的患儿会有。由于存在由主动脉到肺的各个形式的分流,周围动脉搏动有水冲脉的表现。心前区搏动可以不明显,因为没有震颤并且右室的肥厚增生未能前移右室。在肺血增多的病例,心前区搏动会活跃明显,并可能触到收缩期克拉音和第二心音。

(三)诊断

通常诊断四联症类型的肺动脉闭锁没有困难,但对于从前做过分流的年龄大些的患者,可能不容易区分闭锁是原发的还是继发的。一旦诊断,应尽量排除腭心面综合征和DiGeorge综合征,并且应作染色体检查确定有没有22q11的缺失。

临床检查和诊断方法变迁

(1)超声心动图:一般超声心动图可以诊断法洛四联症型的肺动脉闭锁,但是不能依赖于超声心动图作为手术的依据,因为超声心动图,对于肺动脉的发育情况和体肺侧支的多少,走行方式,是否合并狭窄等等,不能做出明确的诊断,但是超声心动图通常可确定心内结构情况。

(2)胸部X线:四联症典型的X线表现即所说的靴形心在四联症型的肺动脉闭锁中更加明显。因为肺动脉干发育不良更严重,肺动脉段显影更空,右位主动脉弓在肺动脉闭锁中的发生率两倍于四联症的发生率,肺血可以出现特征性的不均匀,这是因为存在主要体肺侧支血管,部分肺是过度灌注,部分是灌注不足。

(3)心电图:通常显示右心肥厚。这种改变可以用来鉴别室间隔完整的肺动脉闭锁,后者表现为明显右室乏力,即胸前导联 QRS 向下,偏右转位。

(4)磁共振:磁共振的三维重建成像可以很好的显示中央肺动脉的情况。当其他影像方法,包括造影不能清楚显示的时候可以尝试采用。因此,如果具备婴幼儿磁共振的条件,应该在造影之前就做此检查,快速成像技术联合屏息方法可以显示周围肺血管分布和大体肺侧支情况。

(5)CT 检查:当磁共振不具备的时候,可以考虑做增强的 CT 造影,也能提供类似的图像。但由于放射线下暴露,应避免重复不断的检查。

(6)心导管和造影:对于四联症类型的肺动脉闭锁的肺动脉血供的彻底详细的了解是非常有必要的。最好是在出生后或刚刚就诊就做必要的检查。肺血供的来源,中央肺动脉的存在与否和尺寸,都应该通过超声,磁共振或 CT 造影来确定。然而,肺血供分布的细节往往只能通过选择性的导管和造影才能确定。

造影的起始阶段最好是在降主动脉的上部注射造影剂。这样通常可以显示正常位置的未闭的动脉导管。同样可以显示大部分的主要体肺侧支血管的起源。气囊导管通过心脏和主动脉漂浮到胸降主动脉下部可更好地显示侧支血管。(短暂地充气堵塞降主动脉,从导管侧孔注射造影剂)。如果无创检查提示肺血流有更靠近侧的来源,在主动脉根部注射造影剂有必要。这样的情况包括冠状动脉动脉瘘,主肺动脉窗,一侧肺动脉起源异常动脉导管起源于头臂血管或主要侧支血管起源于头臂血管。

(7)选择性导管技术:选择性导管技术可以应用于主要体肺侧支血管,外科分流,中央肺动脉的显影。最好尽量进入到中央肺动脉中,特别在肺血供是单一来源时,这样就可以测算肺血管阻力了。导管应尽量放置到侧支血管远端以观察压差的变化。选择性造影应该回答三个问题:血流如何到达肺的每一个部分的? 中央肺动脉和肺的血流来源是否有交通? 肺的血流供应路径是否有梗阻?

## 四、自然生存史和可能的预后

在有心脏外科手术之前,四联症类型的肺动脉闭锁很容易和四联症以及共同动脉干相混淆,所以很难确定这种疾病的自然病史。另一方面,由于这种疾病本身的变异很大,导管依赖型的肺动脉闭锁不加治疗自然预后极差;而肺血流增加但不过度的肺动脉闭锁可以存活到三十或四十多岁。这种情况的成年人最终会发展为左心室功能下降和主动脉关闭不全。随着年龄的增加,体循环的动脉饱和度会逐渐下降。以上这两种情况是这种疾病的两种极端情况,大多数的四联症型的肺动脉闭锁如果不做治疗仅能存活几年时间。

## 五、不同的治疗策略选择与决策

导管依赖型的肺动脉闭锁的新生儿,应该给予前列腺素 E1 或 E2 以维持动脉导管的开放,等待外科手术。对于合并重大体肺侧支的情况,可能需要有针对心力衰竭的治疗。

(一)根治手术

如果存在肺动脉的融合,则可考虑做一期手术,包括闭合室间隔缺损,右心室到主肺动脉或者肺动脉融合的连接。这种手术最早是 Rastelli 和同事报告的,他们当时选用的是无瓣膜的管道。手术长期结果证明,采用主动脉或者肺动脉的同种血管能取得更好的效果,因为极少发生梗阻的情况。所以目前认为同种血管是外科手术的最佳选择。如果存在肺动脉干和右心室的连续,则可以像四联症根治术那样,采用补片成形再造右室流出道。

对于适合做根治的患者的手术结果很早就有报告,但总体死亡率较高,达到14%。有超过一半的患者需要带瓣管道重建右室到肺动脉的连接。其他的患者可以通过跨环补片的方法重建流出道。很多结果显示,停机后的右室和左室的压力比值与住院死亡率的相关性很大。如果这一比值大于或者等于1,那么死亡的风险概率则陡然升高。造成比值升高的原因可能是:存在右室流出道的残余梗阻,残余主要侧支血管,肺动脉和分支的发育不良。如果18个肺段中的15个以上连接到了中央肺动脉上,则根治手术是可能的。但如果只有11到14个肺段,则手术后右室与左室压力比值升高的可能很大,手术的死亡率较高。其他的危险因素与中央肺动脉的供应肺段数量少相关。这些情况通常会左右肺动脉近端的管径小,或没有肺动脉的融合,主要体肺侧支血管数目较多。超小年龄和年龄大于8岁做根治手术也是手术的危险因素。最近的一大组病例报告和分析中,三分之一的患者合并有主要侧支血管,手术结果随着时间在进步,但固有肺动脉供应的支气管肺段仍然是决定手术结果的主要因素。

外科根治手术成功的关键是患者的选择,即尽量避免选择那些术后右室压显著增高的患者。近期的文献大多支持在边缘状态的患者行分期手术。对于不适合作一期手术的病例,可以做姑息手术以促进肺动脉的发育生长。主要体肺侧支血管可以结扎,封堵,或者融合到中央肺动脉上。

Reddy和同事提出了另外一种手术理念。他们认为主要体肺侧支血管提供的肺血流是不稳定,不可靠的,血流或者过多导致肺血管阻力性病变,或者侧支血管进行性狭窄,导致远端血管的发育不良。这两种情况,都会导致肺段功能的失去。能够做根治手术的患者数量因此会减少。他们报告了他们做一期肺动脉融合单元化的根治经验。患者手术年龄10d到37岁。六分之一的患者没有中央肺动脉,56个患者做了肺动脉单元化和根治手术。肺动脉单元化但不闭合室缺有23例,分期逐步单元化把所有侧支融合到主肺动脉或者管道上有6个病例。是否闭合室缺完成根治的决策,是在手术中通过做流量测试后,测量出新的经过融合后的肺动脉床的阻力。那些经过测量可以做根治的病例,术后的右室压在左室压的25%~80%。这些患者早期死亡9例,晚期死亡7例,死亡患者多发生在年龄小的患者并且做了根治的病例。4年的存活率74%,但是60%的患者需要在术后五年内由于右室流出道的问题做再次干预。

(二)姑息性手术和个性化处理原则

对于四联症类型的肺动脉闭锁,有时候姑息手术是必要的,用以增加肺血流,少数情况有时也要减少肺血流,其长期的目标是彻底根治,所以有双重作用:①改善临床的症状。②让患者更适合做根治手术。外科手术的准备需要针对两个问题:扩大发育不良的肺动脉和融合单元化肺的血流。

1.对于发育不良的中央肺动脉的处理　对于发育极其不良的肺动脉要早期干预,这一点得到了公认。并有证据证明早期干预能改善最终的手术结果,虽然分流不一定能促进肺血管床的均一的发育。目前的分流选择是做经典的体肺分流还是右室到肺动脉的连接或者补片保持室缺开放。现在为止,还没有明确的共识哪一种分流更好。但早期建立右室到肺动脉的连接更能促进肺血管的发育,还有另外一个优势是这样的连接可以为导管介入到达肺动脉提供了路径,以便处理可能的肺动脉狭窄。

由于肺动脉不一定会均一地生长扩大,所以肺动脉的局部狭窄可能会长期存在。目前外科联合内科介入技术被广泛采用,右室肺动脉连接后的球囊扩张,血管内支架技术的应用,以便能最大限度地促进支气管肺段的血液供应。

早期建立右室肺动脉连接的一个缺点是它需要体外循环,比常规的分流的风险更大一些。还有证据表明,补片加宽可能导致肺动脉的变形狭窄,特别是左侧肺动脉,而补片本身则可能瘤样扩张。这些因素使得一些外科医生更喜欢分流而不是右室肺动脉的连接,目前周围性分流的应用越来越少了,因为可以导致肺动脉的扭曲变形。中心分流,即用 Gore-Tex 管道或者把肺动脉横断后端侧吻合到主动脉根部,被很多外科医生应用开来了。

2.肺动脉融合单元化手术 针对于主要体肺侧支血管,有两种应对选择,第一是去除掉,即用外科结扎或者用弹簧栓封堵,第二是外科融合作单元化处理。如果肺段有双重血供,去除体肺侧支,分流或者右室肺动脉连接后,固有肺动脉会生长发育。如果主要体肺侧支是单独供血于某一肺段,结扎侧支是希望局部的肺段发育不良,会使得临近的肺动脉供应的肺段代偿性的增生,由于封堵或者结扎侧支导致局部的肺段坏死,虽然有个别报道,但是理论上是不太可能的。对于由体肺侧支单独供血的情况,外科单元化手术可能是更好的选择。

(三)总体治疗策略总结

给这种复杂又变异很大的畸形一个统一的治疗方案是不现实的,也是不明智的。每一个患者都需要非常详细的检查,由经验丰富的团队制订非常个性化的治疗计划。本章开始时,我们提到肺血流灌注的三种类型。即①有共汇的固有肺动脉,肺血流供应为单一供血,没有重大体肺侧。②有共汇的肺动脉但发育不良,合并重大体肺侧支。③完全没有中央肺动脉,肺血流供应仅靠重大体肺侧支。

第一种类型是最容易处理的情况。肺动脉的尺寸通常发育良好,并且连接到所有的肺段。治疗策略和法洛四联症相似。手术可根据情况做一期根治或者新生儿期分流手术,出生后几年内行根治手术。手术方式的选择主要依据肺动脉的尺寸和外科医生本人的经验。

第二种类型即对于肺动脉发育不良的病例,有必要在出生后早期即干预以促进肺动脉的生长。可以用补片或者无瓣的管道做右室流出道的重建,也可以做体肺中心分流。对主要体肺侧支血管中与中央肺动脉双重供血的,可以在一期手术中结扎或者封堵,也可以留在二期手术完成。对于单独给某些肺段供血的体肺侧支,最理想的方法是直接或者通过管道吻合到中央肺动脉上。对于有局限狭窄的肺动脉,可以应用球囊扩张和支架技术来处理。通过这些方法,大约一半的这类患者可以有足够大的肺动脉而最终完成根治手术。

第三种类型是最难处理。有些人介绍了用人工移植管道来制造中央肺动脉的方法。但长期结果目前还很不理想。对于自身平衡的很好的稳定的肺血流的病例,推荐保守治疗,最终行心肺移植手术。

## 六、手术结果和展望

大部分的患者需要进行多次外科手术。重要的是要看最终的手术结果,而不是单次手术是否成功。不同的中心手术结果不同,但相同的是结果都比法洛四联症要差很多。有些患者,尽管做了多次的分流手术,仍然不能最终完成根治手术。总体来讲,从不具备根治条件到最后可以根治的病例比例大概是一半左右。分期手术本身的死亡率大致是10%,有些证据显示,出生后越早干预,则可以手术的可能性越高。

近期的多个研究显示无论分期手术还是同期根治手术的结果都有很大的进步。但远期存活的资料仍然缺乏。有一组研究显示有相当多的患者或者晚期死亡或者又要再次干预。1年,10年和20年的存活率是82%,69%和58%。如果考虑到未行手术前死亡率,法洛四联症型的肺动脉闭锁的治疗结果目前还仍然是令人失望的。

随着基础医学中基因技术的发展,将来对于法洛四联症型的肺动脉闭锁的治疗可能会从遗传和基因治疗方面有所突破。

(阿布都乃比·麦麦提艾力)

## 第十五节 肺动脉吊带

### 一、少见的部分型血管环畸形

肺动脉吊带是左肺动脉异常起源于右肺动脉,并向后经气管分叉后方、食管前方向左走行,最后到达左肺肺门处,形成气管周围的吊带压迫,为部分型血管环畸形的一种(图5-33)。其发病率占先天性心脏病的1%以下,国内较少报道。这种左肺动脉的畸形最早于1897年由Glaevecke和Doehle在一例7个月的有严重呼吸窘迫的婴儿尸检中发现。1938年德国的Scheid再一次在一例因呼吸道梗阻而死亡的7个月婴儿尸检中发现同样的畸形,同时伴有气管狭窄。1958年Contre提出了"肺动脉吊带"这一名词。之后Berdon提出了"环-吊带综合征"这一名词,来强调肺动脉吊带经常和完全性气管环畸形同时存在。1954年Pott和他的同事成功完成了第一例肺动脉吊带的手术,他们将左肺动脉在右肺动脉起源处离断,将它转移到气管前并重新吻合于右肺动脉起源处。1983年Campbell报道一期矫治肺动脉吊带和气管狭窄。目前,肺动脉吊带手术经胸骨正中切口在体外循环辅助下进行,气管狭窄的解除也有多种方法。

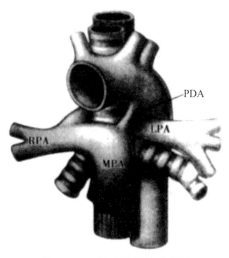

图5-33 肺动脉吊带示意图

左肺动脉异常起源于右肺动脉,并向后经气管分叉后方、食管前方向左走行,最后到达左肺肺门处,形成气管周围的吊带压迫

## 二、胚胎学和病理学

肺动脉吊带是胚胎发育期支气管树的尾端毛细血管与发育期的肺组织和来源于右第六弓衍生出的支配动脉相连接时所发生的罕见畸形。研究发现肺动脉吊带可以是整个左肺动脉起源于右肺动脉,也可以是左上肺动脉起源正常,左下肺动脉起源于右肺动脉。当肺动脉吊带伴有动脉导管或动脉韧带,其一端位于肺动脉主干与右肺动脉连接部,另一端向上经左主支气管和左肺动脉后方与降主动脉相连时则形成完全性血管环。

由于起源及走行异常的左肺动脉压迫气管后壁,肺动脉吊带的患者常伴有气管狭窄。多数肺动脉吊带是隆凸上型,即左肺动脉起源于右肺动脉后先向上越过右主支气管,再从气管食管间经过,在相当于气管分叉水平或略高于气管隆嵴,进入左侧肺门,常对气管和右主支气管起始部造成压迫。隆凸下型较少见,指左肺动脉起源低,它绕过气管的隆凸下经左主支气管后面到达左肺门,导致左主支气管的梗阻。气管远端发育不良合并完全性软骨环经常和肺动脉吊带畸形同时存在。Fiore 等报道肺动脉吊带患者中有 50%～60%合并完全性气管环,表现为气管后壁膜性组织缺如,以及气管狭窄不仅可发生于肺动脉吊带压迫的区域,还可延及整个气管,此时形成"环－吊带"复合体。北京儿童医院 2008 年曾发现一例肺动脉吊带合并双主动脉弓的罕见畸形。

## 三、临床表现、诊断及诊断面临的难点

(一)临床表现

血管环畸形的临床表现与气管、食管受压程度密切相关,症状一般出现在 6 个月内,重症出生后不久即有吸气、喘鸣表现。严重者甚至发生呼吸暂停、发绀、晕厥。反复呼吸道感染也是较为常见的症状。气道梗阻不太严重的患儿,以上表现常间歇出现。食管压迫症状主要表现在喂养、吞咽困难,甚至在进食时因压迫气管而发生气道梗阻出现休克,这在进固体食物时尤为明显。北京儿童医院心脏中心收治的病例中曾有 1 例即因喂养困难,进食过程中间断出现发绀甚至晕厥而就诊。

(二)诊断

肺动脉吊带的诊断在临床表现的基础上以影像学检查为主。包括胸部 X 线片、食管钡餐造影、计算机断层扫描(CT)、磁共振影像(MRI)、超声心动图(ECHO)、心导管造影以及电子支气管镜检查。

1.胸部 X 线片　本病 X 线平片可有以下特点:①右主支气管向前,气管下段和隆凸向左移位。②左肺门较正常偏低。③可见右肺过度通气,双侧肺野充气不对称表现。

2.食管钡餐造影　食管钡餐造影可以提供很有价值的诊断依据。食管吞钡的侧位片可见在气管隆嵴水平上方食管前壁压迹。

3.超声心动图　已经证明二维彩色多普勒超声心动图检查在血管环畸形的诊断中有局限性,但是在肺动脉吊带的诊断方面仍不失为一种有效手段。

4.CT　北京儿童医院近年对于血管环的研究发现多层螺旋 CT 同时进行三维重建可以提供非常清楚而且很详细的肺动脉吊带畸形解剖资料。N. Rogalla 等也认为多层 CT 能在持续呼吸甚至在机械通气的情况下快速评估脉管系统和气道压迫,并能提供肺容积方面的信息(图 5－34)。

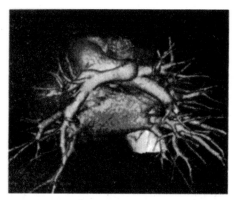

图 5-34  肺动脉吊带畸形多层螺 CT 同时进行三维重建资料

5. MRI  MRI 对诊断血管畸形和气道狭窄很有价值,而且有不需使用对比剂的优点。但其缺点是检查时患儿必须镇静,如患儿移动则会影响图像质量。而对于患有肺动脉吊带的患儿来说,完全镇静常会加重病情,可能发生呼吸暂停而导致生命危险。

6. 心导管造影检查  随着 CT、MRI 等无创性检查的发展,心导管造影这一有创性检查已逐渐被取代,仅仅在合并其他心内畸形等必要情况下才使用。

7. 纤维支气管镜检查  纤维支气管镜检查有时是必要的,它可直观地发现气道狭窄的部位、程度,同时可以排除其他原因引起的呼吸窘迫如气道异物、先天性气道狭窄及先天性声门下狭窄等,并可在矫治手术前后对气管受压情况进行直观的比较,评估手术效果。

(三)诊断中面临的难点及解决方案

本病主要症状是反复发作的阵发性呼吸困难、咳嗽、喘息和肺部感染。新生儿期就出现气道梗阻症状的绝大多数在婴幼儿期死亡,合并有气管、支气管畸形者死亡率更高。此类疾病患儿就诊的特点:①患儿表现为长期或反复咳嗽、喘息、喉中痰鸣、发生肺炎,缺乏特异性表现。②明显的呼吸道梗阻症状与心血管体征缺乏不一致性。③早期诊断困难,初诊多为先天性喉喘鸣、气管异物、肺炎、哮喘等,漏诊、误诊率高。所以当气管镜检查发现气管狭窄、异常血管搏动时应想到血管环畸形可能。

影像学检查对早期诊断至关重要。虽然气管镜检查本身并不能诊断肺动脉吊带,但能直接和动态显示迷走血管对气管的压迫。北京儿童医院早期诊治肺动脉吊带患儿,有 1 例就因为先发现了气管前侧壁明显迥异的血管搏动,而后进一步做心血管螺旋 CT,提示气道梗阻改变与纤支镜检查结果一致,才得以确诊。所以临床上对于那些反复或持续喘息的婴幼儿,尤其治疗效果不佳时,需要行纤支镜检查以排除其他引起喘息的疾病。同时纤支镜检查还能发现是否合并气管支气管软化、狭窄、气管性支气管等发育异常,并可排除气道内异常及其他原因造成的压迫,有助于诊断。

多层螺旋 CT 虽有一定的辐射量,需要使用造影剂,但它不需要特殊镇静,扫描速度快,既能清晰显示左肺动脉,还能直观显示邻近的气管、支气管受压情况及狭窄程度,故成为目前诊断的首选。北京儿童医院肺动脉吊带患儿均行心脏 CT 检查。

总之,当婴儿早期出现反复咳嗽喘息、肺部感染及气道梗阻表现时,要考虑肺动脉吊带可能。每种检查方法各有所长,综合运用方能取长补短,既可提高早期诊断的准确率,也为外科手术提供更多信息。

### 四、手术治疗的演变以及针对气管狭窄治疗的思考

(一)手术治疗的演变

矫治肺动脉吊带最常用的手术是离断、移植左肺动脉。1954 年 Potts 首次报道对婴儿肺动脉吊带实施手术治疗,它经左侧第四肋间切口进胸,切开纵隔胸膜,切断动脉导管或动脉韧带,离断左肺动脉,缝合近端,用侧壁钳钳夹部分主肺动脉,修剪左肺动脉断端成斜面,将其吻合至正常左肺动脉在主肺动脉的起始部。以往认为,对于不伴有心内畸形和不需处理气管的患者而言,左侧开胸进行手术是一种较为满意的选择。但该手术最初左肺动脉动脉狭窄和闭塞的发生率很高,死亡率也高。

北京儿童医院主张行胸骨正中切口和采用体外循环,可以使术者准确离断左肺动脉并有足够的时间进行吻合操作,从而保证左肺动脉通畅。手术经胸骨正中切口,打开心包,建立体外循环,维持心率。首先证实左肺动脉起自右肺动脉起始部,然后打开左侧胸膜,充分游离左右肺动脉及其周围组织,包括气管后壁和食管前壁,离断并缝闭动脉韧带或动脉导管。于起始部切断左肺动脉,双层缝合右肺动脉切口,将左肺动脉自气管食管间拖出并进入左侧胸腔内,在膈神经附近打开左侧心包,将游离的左肺动脉自心包孔穿过,直接与肺动脉主干吻合。注意防止左肺动脉扭曲和成角畸形(图 5-35)。

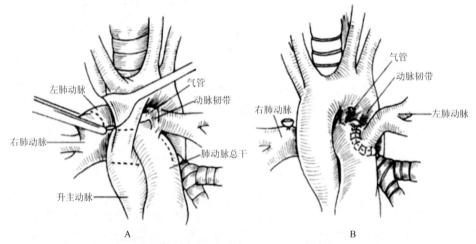

图 5-35 于起始部切断左肺动脉,自气管食管间拖出并进入左侧胸腔内,直接与肺动脉主干吻合

(二)对气管狭窄治疗的思考

因肺动脉吊带中有 50%~60%合并完全性气管环,气管狭窄严重的患者需同时行气管成形术近年来报道有多种气管成形方法。短段气管狭窄(气管环病变段英≤8 环)可行单纯狭窄段切除端端吻合。长段狭窄(气管环范围在 6~18 环)可以实施手术,包括 Slide 气管成形术和自体游离气管片移植术两种方法。端端吻合和 Slide 气管成形术是比较常用的方法。此两种式式均保留气管软骨支撑,避免术后再狭窄。自体游离气管片移植术时,前面纵行切开狭窄段,切除狭窄段中间约 1cm 的气管作为游离补片。气管后壁间断缝合,游离气管补片覆盖在气管前壁。

对于自体气管游离补片比较小或气管狭窄段大于 70%以上,可以采用自体心包片气管成形术。自体心包片气管成形术后并发症比较多。气管再狭窄发生率较高。术后呼吸机辅助时间长,其优点是取材方便,手术操作简单。

有学者认为,Slide 气管成形术用于相对比较长段的气管狭窄,但手术操作有一定难度,

实施此方法需要有较好的外科基础,术后死亡率和并发症低于其他术式,可能是最好的气管成形术式。但由于儿童与成人不同,气管直径小,气管成形术后吻合口肉芽组织形成易致气管腔明显狭窄,甚至猝死。气管狭窄术后并发症比较多。包括:①气管软化。②气管狭窄。③气管吻合口瘘。④乳糜胸。⑤气管食管残余梗阻。⑥主动脉食管瘘。⑦二次气管插管。⑧败血症。⑨二次手术。⑩肺不张及气胸。而且术后需反复多次处理增生的肉芽组织,这一令临床医生非常棘手的问题目前尚没有解决。

Rutter 等认为呼吸道症状不严重,轻度气管狭窄,不用采取过于积极的手术方案,只需进行单纯的异位左肺动脉纠治术。Loukanov 等提出应该同时纠治心脏畸形和气管狭窄。所以气管的处理目前仍存在争议。

(阿布都乃比·麦麦提艾力)

# 第十六节　先天性冠状动脉畸形

先天性冠状动脉畸形(congenital anomalies of the coronary arteries)是一类发生率不高但很值得关注的畸形,其在人群中的发生比率约为 0.2%～1.2%。先天性冠状动脉畸形可以独自发生,也可以合并有其他复杂先天性心脏畸形。识别并定义这些畸形已成为评估复杂先天性心脏病很重要的一部分。即使不伴有器质性心脏病,冠状动脉畸形在某些临床事件中也同样重要,例如扩张性心肌病,肥厚性心肌病,以及发生于较年长儿童的突发心脏事件。本章主要介绍不伴有其他心脏畸形的冠状动脉畸形,其他复杂先天性心脏畸形合并的冠状动脉畸形请参见相关章节。

## 一、病因的认知、演变及思考

发育中的心肌细胞最初是从心室腔中的循环血液中直接获取营养。随着心肌增厚及发育,较多小梁的出现使得心肌细胞能尽可能地靠近心室腔。接着这些小梁结构发育成窦状系统,继续使得心肌细胞及循环血液间的弥散距离最小化。曾经认为这些窦状结构是冠状血管系统的前身,但新的数据提供的证据显示,冠状血管来源于心外膜。

新的理论认为冠状血管发育起始于前肝细胞形成的前心外膜突起。这些细胞形成了心外膜前体和心外膜细胞,然后迁移到心脏表面。心外膜细胞深入鲜红的外膜下并形成冠状血管丛。接下来这些心外膜细胞经历了上皮间叶组织的转变,这种转变的机制尚未明确,现认为或许和多种生长因子有关。然后新生的毛细血管和外膜下间质细胞共同形成成熟的血管。现已证明,冠状动脉血管并不是自主动脉窦发出并与冠状血管网吻合,而是心脏表面的小血管互相吻合,并向主动脉生长并最终穿透主动脉。

有关冠状动脉系统发育的新的实验数据显示,多种生长因子、黏附分子和趋化因子在细胞迁移、转化并最终形成冠状动脉血管的复杂而协调的过程中发挥了作用。先天性冠状动脉畸形的发生提示这些信号通路的异常或调控冠状动脉血管发育的局部因子的改变。

冠状动脉血管发育的信号转导机制仍不完全清楚。目前所知,心外膜－心肌信号通路引导的冠状动脉血管生成是一个非常复杂的过程,其中的每一步都牵涉到多个信号通路,而这些信号通路各自又在其中起到了多个作用。冠状动脉发育的第一个关键步骤需要通过细胞间黏附因子(如 β4 integrin 和 VCAM－1)的作用形成一层致密的心外膜。未成熟的心外膜中,自分泌途径通过红细胞生成素和视黄酸刺激心肌细胞的增殖,启动下一步的信号传递－

心外膜FGF(成纤维细胞生长因子)的分泌。FGF作用于心肌层,促进心肌细胞的增殖,并通过与其他生长因子的协作将信号反馈给心外膜。反馈的信号诱导心外膜的EMT(上皮—间质细胞转化)产生心外膜下层间质细胞,这些细胞将发育为血管内皮、成纤维或平滑肌细胞。Shh—VEGF—Ang2信号途径对于心血管内皮细胞的产生非常重要,而PDGF、Wnt/β—catenin和TGFβ在冠状动脉平滑肌的分化中起到重要作用。尽管已经有多个冠状动脉发育所需要的转录因子被鉴定出来,但是从DNA结合的转录因子到生长因子结合的受体,这些庞杂信号通路之间究竟如何协作,仍需细致而深入的研究。

虽然这一领域的知识已经显著增长,但是仍有一些重要问题需要解答:$β_4$ integrin/VCAM—1信号通路下游的事件是什么? 这些事件对于冠状动脉血管生成有什么重要意义? 冠状动脉发育时,FGF信号途径缺失之后是哪些途径起到了代偿作用? 心肌来源的哪条信号通路刺激了Shh在心外膜的表达? 哪些信号途径促进了心外膜来源的一部分细胞向成纤维细胞分化? 先天性冠状动脉畸形的发生机制目前仍不清楚,但其可能为以下情况导致的结果:胚胎冠状动脉结构残存,冠状动脉发育故障,萎缩性发育过程故障,或者冠状动脉的异位连接。但是,这些异常情况的发生与哪些信号通路有关? 不同的发生机制是否受特定的信号通路的调控?

## 二、先天性冠状动脉畸形的诊断策略与选择

先天性冠状动脉畸形的表现形式很多,根据其可能的发生机制,我们可以从以下方面来认识冠状动脉畸形:起源异常,走行异常,数目异常,冠状动脉开口通畅性异常和末端异常。先天性冠状动脉畸形分类请见表5—2。

表5—2　先天性冠状动脉畸形分类

| 起源和走行异常 |
| --- |
| Ⅰ.冠状动脉开口位置异常 |
| a.高位开口 |
| b.窦管交界开口 |
| Ⅱ.冠状动脉异常起源于相反的乏氏窦 |
| a.动脉间走行 |
| b.经间隔走行 |
| c.主动脉后走行 |
| d.肺动脉前走行 |
| Ⅲ.冠状动脉异常起源于肺动脉 |
| a.左冠状动脉异常起源于肺动脉 |
| b.右冠状动脉异常起源于肺动脉 |
| c.冠状动脉回旋支异常起源于肺动脉 |
| d.双冠状动脉异常起源于肺动脉 |
| Ⅳ.单一冠状动脉 |
| Ⅴ.多个开口 |
| Ⅵ.冠状动脉异常起源于无冠窦(后乏氏窦) |
| Ⅶ.重复冠状动脉冠状 |
| 动脉内在畸形 |
| Ⅰ.先天性开口狭窄或闭锁 |
| Ⅱ.心肌桥 |
| 末端畸形 |
| Ⅰ.先天性冠状动脉瘘 |
| Ⅱ.冠状动脉心外末端 |

下面以左冠状动脉异常起源于肺动脉为例，介绍冠状动脉畸形的诊断策略和应思考的问题。

左冠状动脉异常起源于肺动脉(anomalous leftmain coronary artery from the pulmonary artery, ALCA－PA)，是一种罕见却极具生命威胁的先天性心脏畸形，是导致婴幼儿心肌缺血、心肌梗死的常见病因之一。其发病率极低，发生比率在 1/30000～1/300000 之间，在先天性心脏病中占 0.24%～0.46%。

Agustsson 根据左右冠状动脉之间侧支建立的程度将本病分为婴儿型及成人型，婴儿型由于冠状动脉间极少有或者没有侧支建立，导致症状早期出现，出现严重的心肌缺血，心脏扩大，乳头肌功能失调而导致的二尖瓣反流等，在没有出现临床症状前迅速死亡。而约有 15% 的患者属于成人型，因左右冠状动脉之间存在丰富的侧支循环而得以生存，80% 以上也在平均年龄 35 岁发生猝死。

需要指出的是，ALCAPA 引起的左心室功能不全往往很难与扩张型心肌病区分。因此，凡是怀疑扩张型心肌病的婴儿都必须详尽检查以排除 ALCAPA。因为有少部分 ALCAPA 患儿可生存至婴儿期后，所以对扩张型心肌病的年长儿童和青少年也需要考虑 ALCAPA。

(一)无创检查

1.心电图 心电图的变化有助于诊断的确立。通常表现为典型的前侧壁或心肌缺血及心肌梗死和电轴左偏，可以在 I,aVL,V4,V5,V6 导联可以出现深宽病理性 Q 波，也可以发现异常的 QR 波。且 Q 波的深度大于 3mm，宽度大于 30ms。

2.胸片 显示增大的心影，主要表现为增大的左心室和左心房，突出的肺动脉结，存在心力衰竭时也可以出现肺水肿改变。

3.超声心动图 可发现增大的左心房、左心室和心功能减退。同时可显示起始部内径增宽的右冠状动脉，多可以从肺动脉侧壁发现异常起源的冠状动脉，利用彩色多普勒可在主肺动脉，右室流出道，室间隔的右缘到三尖瓣瓣环的位置可以看见由后向前，从心底部向心尖部方向的五彩镶嵌色分流，同时也可以看见自左冠向肺动脉的双期连续性血流。对于二尖瓣反流和室壁瘤也能清楚的显示。

4.CT 能更好的显示冠状动脉血管的起源及走行，尽管它使用的药物剂量较大，耗费的时间较长，所接受的 X 线辐射量较大，但用它来检查冠状动脉异常起源却是有一定的优越性。

5.MRI 也能较好的显示血管起源及走行，但由于其需要检查时间较长，深度镇静等而不适用于年龄过小的患儿。

(二)有创检查

早些年，心导管术广泛用于先天性冠状动脉畸形的检查中。然而，由于在左心室功能低下时行心导管术检查存在一定的风险，现在心导管术只用于心脏彩超、CT、MRI 等无创检查方法不能确诊的病例。对于有症状的婴幼儿来说，心导管检查可以发现较低的心输出量，和较高的左室舒张末期压力及左房压，有时候也可以发现合并有肺动脉高压。同时可以证实存在有左向右分流，有时也可以发现肺动脉血含氧量明显增高。选择性造影可以提供冠状动脉异位起源的位置和侧支循环发育的具体情况。

(三)诊断方法选择中值得考虑的问题

对于冠状动脉畸形，任何检查方法的应用，无论有创还是无创，都是为了积极识别冠状动脉的起源、走行、粗细和连接。人们往往考虑更多的是排除某个特定的诊断，比如小婴儿的

ALCAPA 合并严重心功能不全。然而,最为重要的诊断其实不是排除畸形,而是明确冠状动脉起源的准确定位和冠状动脉内血流方向。如果这些诊断无法用无创检查来确立,临床医生就有义务用有创方法来评估心肌灌注的具体细节。

随着心脏超声、CT 及 MRI 的发展,可以很清晰的显示先天性冠状动脉畸形,已逐渐取代心导管或者血管造影检查,成为标准的诊断方法之一。但任何一种检查方法,都有自身特有的优越性和局限性,临床医生应根据患者的具体情况和医院的条件合理选择。

### 三、ALCAPA 手术方法的演变及各种术式的评价

ALCAPA 患儿出生后第 1 年死亡率可高达 90%。即使侧支循环丰富,部分患者可存活至成年,但未经治疗的成人中约 80%～90%在平均年龄 35 岁时发生猝死,死亡原因多为恶性心律失常。因此大多数学者建议一旦发现这个疾病,应尽早手术治疗,以期保护更多的心肌组织。

(一)ALCAPA 手术方法的演变及启示

ALCAPA 的外科治疗目的在于消除肺动脉从左冠状动脉窃血的状况,为左冠状动脉及分支提供足够的血流,避免心肌进一步损伤,改善左室功能,解除心力衰竭和猝死的威胁。为达到这一目的,在早年多采用间接手术方法以改善左心缺血状态。如应用肺动脉环扎或人造主肺动脉窗术来提高冠状动脉内压力,从而增加冠状动脉血流,提高冠状动脉内血氧饱和度;在心包腔内撒滑石粉以促进心包与心肌粘连,增加左心室侧支循环,来缓解顽固性心绞痛;结扎异常起源的左冠状动脉以中断左冠状动脉内的逆向血流,减少冠状动脉窃血,同时提高冠状动脉内压力。直到 1996 年,Cooley 等第 1 次将大隐静脉移植到异常左冠状动脉,才开创了恢复双冠状动脉系统的生理学纠正的先河。以后又有不同学者分别报道了应用左锁骨下动脉、左颈总动脉或内乳动脉进行旁路移植术的方法。1974 年,Neches 等首次描述了重新将异常的左冠状动脉连同肺动脉壁移植到主动脉上,即左冠状动脉再植术,这样恢复了双冠状系统的解剖学特征,被认为是解剖学及生理学纠正手术。此后在 1979 年,Takeuchi 等又设计了肺动脉内隧道方法来纠正左冠状动脉起源于肺动脉。近 10 年来,随着大动脉调转术的经验积累,主动脉植入术或延长异常开口的管道与主动脉连接以及改良植入术和 Sese 手术的开展,目前主动脉再植术已成为此畸形的首选和常规手术,适用于左冠状动脉异常起源于肺动脉的任何部位和所有病例。

1. 理解冠状动脉畸形的解剖和病理生理学特点是发展现代冠状动脉畸形外科治疗的前提和基础。

2. 某些重要手术方式的成熟和推广,可以有效带动相关术式的开展和应用,促进相关畸形矫治方案的根本性变革。

(二)各种术式的评价

1. 左冠状动脉结扎术 该手术在早期的死亡率较高,约有 5%～25%。其手术指征是在左右冠状动脉之间已经建立了丰富的侧支循环且存在较大的左向右分流。大多数大龄的患儿从这一手术中获益,然而,这一手术方式从生理学上来讲保持了单冠系统,在术后冠状动脉硬化的风险大大增加,同时也增加了猝死的风险。

2. 左锁骨下动脉翻转吻合术 这一术式最早在 1957 年由 Aply 等提出,但直到 1968 年才由 Meyer 等成功地施行,此后被称为 Meyer 手术。与其他手术相比,该手术的优势在于避

免了因主动脉阻断所致的心肌缺氧性损伤的进一步加重以及对肺动脉行直接的外科操作可能造成的远期狭窄。但对婴儿来说，主要问题是移植血管的阻塞，据报道，其阻塞率可高达50%。另外，左锁骨下动脉在主动脉发出的部位易于扭曲是造成移植血管远期阻塞的重要因素。目前研究认为采用内乳动脉行冠状动脉吻合术可延长血栓栓塞发生的时间。

3. 冠状动脉旁路移植术　1966 年 Cooley 首先报道用涤纶人造血管行主动脉－冠状动脉搭桥手术治疗左冠状动脉起源于肺动脉。类似于 Meyer 手术，可以在结扎左冠状动脉后，将涤纶血管与左冠状动脉主干或前降支近端做端端吻合，也可以切下左冠状动脉与涤纶血管行端端吻合。此后，血管移植逐渐为生物材料所替代，包括自体或同种异体的大隐静脉，或是游离的一段左锁骨下动脉、桡动脉或髂动脉。此方法的缺点是血管桥容易阻塞，特别是人工血管桥和静脉桥。目前，该术式仅用于异常左冠状动脉结扎术后再次需用双冠状动脉系统的重建术或在成人施行内乳动脉的冠状动脉旁路移植术。

4. 肺动脉内通道术　此方法由 Takeufhi 于 1979 年首次报道，以后 Arciniegas 采用游离的锁骨下动脉为肺动脉内通道材料。以往这种手术方法被认为最适用于左冠状动脉起源于肺动脉左侧壁或左后壁的患者，因其开口远离主动脉根部，直接吻合易形成张力导致管腔紧张或扭曲造成狭窄。但该手术远期并发症较多，如肺动脉瓣上狭窄、肺动脉内通道瘘及主动脉瓣关闭不全等，近年来已逐渐被冠状动脉再植术所替代。

5. 左冠状动脉再植术　这一术式早前被认为适用于左冠状动脉开口于肺动脉右后壁，距离主动脉比较近的患者。对于开口于肺动脉左侧壁的，移植可能较困难。近年随着大动脉调转术的广泛开展，人们从中获得了大量的冠状动脉移植经验，目前认为这一手术方式适用于任何一型左冠状动脉肺动脉起源患者。此术式最符合解剖生理，死亡率低，并发症少，远期通畅率高，目前被广泛认为是最好的方法并被普遍采用。

（三）值得思考的问题

1. 二尖瓣反流的处理　手术治疗 ALCAPA 时是否同期处理二尖瓣反流（MR）一直存在争议。MR 是由于心肌缺血引起的左心室扩大，二尖瓣环扩大和乳头肌功能障碍而导致的。多数外科医师认为，手术的首要目标是重建冠状动脉血流和挽救心肌，在心功能已经严重受累的情况下，为了处理 MR 而增加心肌缺血时间可能会弊大于利。报道显示，大部分 ALCAPA 患者在重建冠状动脉后，即便是重度的 MR 也能完全逆转。左心室功能往往在术后第一天就开始恢复，一般需要一年左右的时间达到完全正常。MR 的改善则慢于心脏大小和心肌收缩力的改变。对于顽固的有症状或明显的 MR，可以在左心室功能改善之后再作处理。但也有学者推荐在重建冠状动脉的同时常规二尖瓣成形，而另外一部分学者则主张只在重度MR 时才考虑二尖瓣成形或置换。解决这些争议，尚需更多病例的分析，特别是远期随访结果的支持。

2. 手术危险因素　ALCAPA 主动脉再植的手术死亡率在 0%～23% 之间，远期死亡并不常见。手术的危险因素包括术前左心室功能降低和手术年龄小。不过，对于严重心左衰的年幼患儿，早期手术有助于心肌功能更快更彻底的恢复。重度 MR 曾被认为是手术危险因素之一，但并不被广泛认同。Sauer 等报道称右冠优势型冠状动脉循环与手术生存率正相关，而左冠优势型或平衡型冠状动脉循环则为手术死亡率的危险因素。另外，ECG 超过一个标准导联或两个胸导联 ST 段上抬提示急性心肌梗死，也是手术的危险因素。

## 四、展望

随着诊断手段的发展,婴儿、儿童和青少年中的先天性冠状动脉畸形的诊断率越来越高。得益于冠状动脉手术技术的进步,先天性冠状动脉畸形的治疗方法也在同步发展。未来的展望将主要集中在前瞻性的研究,以发现冠状动脉主动脉异常起源患者的风险。长期的研究将判断出哪些尚未表现出症状的患者需要手术治疗,而哪些则不需要。对一些特定的冠状动脉畸形,如冠状动脉瘘等,心导管介入治疗将可能与传统手术方法分庭抗礼。未来的总体发展目标将是早期诊断,以便具有致命风险的患者在问题出现以前就得到诊断,同时创立远期效果更好的治疗方法。

(阿布都乃比·麦麦提艾力)

# 第六章　获得性瓣膜性心脏病

## 第一节　人工心脏瓣膜

人工心脏瓣膜(artificial heart valve prosthesis)是一类人造的单向阀体代用品(或称假体),用于置换人体病变的心脏瓣膜,保证心脏血流沿单一方向流动而不反流。人工心脏瓣膜强调的是其功能与人体天然瓣膜相同,但形态结构并不一定要与天然瓣膜一致。目前人工心脏瓣膜按其所使用的材料分为两大类:全部使用人工材料制成的心脏瓣膜称为"机械瓣";全部或部分采用生物来源的材料制成的心脏瓣膜称为"生物瓣"。同种或异种主动脉瓣经过加工处理后作为心脏瓣膜的代用品,其结构和功能与天然瓣膜基本一致,也属于人工心脏瓣膜。

各类人工心脏瓣膜都有两个基本的结构:瓣环和瓣叶。瓣环—固定瓣膜的环型底座,其外周是用于植入的缝合缘(sewing ring),环内腔称为瓣口(orifice),是血液流经的通道;瓣叶—即阀体,通过其本身周期性的运动开放或关闭,调节血液单向流动。

人工心脏瓣膜的研制与临床应用是心脏外科学不断发展的结果,也是心脏外科医生与工程技术人员合作的结晶。早在 1923 年,由于还没有体外循环技术支持,Culler 最先施行二尖瓣狭窄闭式分离术,该手术在 1948 年经 Charles Bailey 推广应用,在以后的十多年时间里一直是外科治疗瓣膜疾病的唯一方式。随着人工心肺机的出现,心脏外科手术可以在直视状态下进行,1956 年 Wolton Lillehei 首先应用体外循环技术将心脏停搏,在无血的情况下直接切开心脏施行二尖瓣成形手术。从此心脏手术从闭式变为直视条件下进行,人们对心脏瓣膜的病理解剖也有了深入的了解。医生们发现许多病变的瓣膜已经发生结构性损坏,必须用一种全新的代用品来恢复瓣膜的生理功能。1960 年 Albert Starr 用球笼式机械瓣替换二尖瓣,1962 年 Donald Ross 用同种主动脉瓣膜移植成功。在此后的 50 多年时间里,人工心脏瓣膜的研制经历了一个飞速发展的过程,机械瓣和生物瓣都进行了无数次的改进,先后有 80 多种心脏瓣膜用于临床,其中又有 40 余种已经退出市场。被列为专利的各种瓣膜设计有数千种,但至今尚未找到一种完全与自体瓣膜符合的理想人造瓣膜。尽管如此,目前临床所用的近 20 种人造瓣膜,移植后均能明显改善血流动力学,挽救了数百万患者的生命;而寻求一种具有人类自身瓣膜结构特点和生理功能的人造瓣,一直是人们研究的方向。21 世纪初,人们又开始研制经导管移植的介入式瓣膜和组织工程心脏瓣膜。本章就机械瓣、生物瓣和介入瓣膜、组织工程瓣膜的发展历程、主要代表分别加以介绍,使读者从中获得有益的启迪。

### 一、机械瓣

人工机械心脏瓣膜通常由金属材料(如钛合金,不锈钢)和非金属高分子材料(如热解碳,硅橡胶,涤纶布,聚四氟乙烯)等构成,具有典型的瓣环、瓣叶结构,叶包括球形、碟形两种。机械瓣的结构和组成特点有利于工业化生产和执行严格的质量控制,瓣膜性能评价体系为瓣膜质量的提高建立了明确、可靠的技术指标。对人工机械心脏瓣膜的评价体系包括严格的离体和在体性能测试,以综合评价其机械特性、血流动力学特性和生物相容性等。机械特性包括耐久性、瓣膜声响、比重和气穴与腐蚀现象等;血流动力学特性包括有效瓣口面积、跨瓣压差、反流量、能量耗损和心内占有率等指标;而生物相容性包括抗血栓性和溶血。瓣膜临床应用后,大组患者的随访数据更是评价人工心脏瓣膜的决定性资料。

(一)球笼瓣(caged ball valve)

球笼瓣由 Walton Starr 于 1960 年研制成功并用于临床,其特征为一个由四根立柱组成的笼和笼内一个硅胶球,通过球体的往复运动开启或关闭瓣口,起到单向阀的作用。这种瓣膜研制成功,被认为是开创了瓣膜外科的新纪元。球笼瓣的缺点是周围型血流、跨瓣压差高、血流动力学性能差,由于结构设计和所用材料的限制,血栓形成、笼架断裂、球体变形、破裂、瓣周漏的发生率都较高,而且高瓣笼所导致的左心室流出道梗阻和心律失常发生率较高。从 20 世纪 70 年代起已经陆续退出市场。

(二)碟笼瓣(caged disc valve)

针对球笼瓣瓣架较高,易引起左心室小的患者左室流出道狭窄,及刺激室间隔引起心律失常的缺陷,人们将球形阀体改为圆形碟片,降低笼架的高度,改为扁平形,笼架呈闭合或开放状,这种瓣膜称为碟笼瓣。由于这种瓣膜的血流方向与碟片垂直,因而阻力大、耗能多,而且碟片后方有涡流形成,容易形成血栓,所以在短短的 10 年时间内碟笼瓣就完全被淘汰。

然而碟笼瓣的研制在历史上仍有它的重要地位,因为它有两个重要的改进被以后的机械瓣沿用,一是以碟片取代球体降低了瓣架的高度,结构上有重大改进;二是热解碳技术的应用使新一代机械瓣重量减轻,耐磨性增强,抗血栓能力提高,材料上获得重大进展,从而使人工机械瓣膜的发展提高到一个新的高度。

(三)斜碟瓣(titling disc valve)

也称侧倾碟瓣或倾碟瓣,以 Bjork－Shiley 为代表,保留了单叶碟片,但取消了固定于瓣架上的笼式结构,碟片借瓣环上的支架固定,依靠血流的冲击开放和关闭。瓣口被倾斜的碟片分为大小不等的两部分,过瓣血流为半中心型(semi－central flow)。

斜碟瓣的研制成功是机械瓣发展史上又一次划时代的革命,它取消了笼式结构、改变了血流的方式。结合热解碳材料的使用,使人工机械瓣所致的相关并发症大大降低,有力地推动了瓣膜外科的发展。

(四)双叶瓣(bileaflet valve)

理论上双叶瓣仍属于斜碟瓣,不同之处是碟片由双叶组成,每只瓣叶上有两只耳状凸起的瓣轴,瓣环的两侧各有一个半弧形沟槽,两个瓣叶的瓣轴分别镶嵌于沟槽中,形成枢轴结构,瓣叶可以启闭活动。两个瓣叶开放时可达 75°～85°,将瓣口分为三个部分,为中心血流型,瓣叶关闭时呈 25°～30°,瓣叶活动时横跨弧度比侧倾碟瓣小,可促进心室快速充盈,减少心脏做功,所用材料为全碳结构,血液相容性好。

双叶瓣成功应用于临床是一个里程碑式事件,自从 1977 年 St. Jude Medical 双叶瓣(图 6－1)首次应用于临床后,其血流动力学性能和生物相容性等方面趋于稳定,40 多年来未作大的改动,表明在现有认识水平和技术条件下,机械瓣的设计制造已达极致。但这种瓣膜仍未从根本上解决机械瓣的缺陷,仍需长期抗凝。另外,两个瓣叶的四个活动轴结构,增加了瓣膜失灵的危险系数。

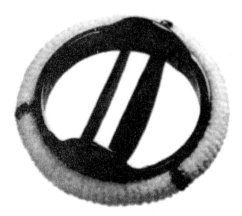

图 6—1　St. Jude Medical 双叶机械瓣

（五）机械瓣研究历程的启迪

推动瓣膜发展的动力在于人们对更好瓣膜性能和临床治疗效果的追求、对瓣膜结构与血流性质了解的深入、新材料的应用及制造加工水平的提高。机械瓣的发展经历了球笼瓣、碟笼瓣、斜碟瓣、双叶瓣四个阶段，由于瓣叶形状的差异，造成血液流过瓣膜的形态也不相同，包括周围型血流、扇形血流（也称半中心血流）、中心血流三种方式。总结机械瓣研究历程，我们不难发现有两个因素贯穿始终：一是结构的改变，使血流达到最接近人体自然状态的中心型血流；二是采用自身结实坚固又有良好生物相容性的材料。双叶瓣的出现，表明在现有条件下，人工心脏瓣膜的设计制造已至极限，而由于机械瓣材料自身刚性的特点，无法完全达到人体血流的状态，微小的湍流、扰流在所难免，由其导致的凝血和血栓形成也无法克服，未来改进提高的途径仍在结构和材料两方面。

## 二、生物瓣（tissue valve）

生物瓣是指由生物来源的组织构建的人工心脏瓣膜，包括自体瓣（autologous valve）、同种瓣（homogeneous valve）、异种瓣（xenogeneous valve）。自体瓣包括 Ross 手术中移植到主动脉位的自体肺动脉瓣，也包括自体心包组织在手术过程中临时制作的心脏瓣膜，美国 CardioMend 公司专门提供此类工具包，但这属于个体化治疗，不在此章讨论。同种瓣来源十分有限，大多由专门的组织库收集这些器官。异种瓣取材于猪或牛等动物的心脏或心包，经化学处理去除免疫原性后制成人工生物瓣膜商品，最常见的包括猪主动脉瓣和牛心包瓣，异种瓣按其制作方式可分为有支架瓣和无支架瓣两大类。

生物瓣的研制基本与机械瓣同时起步，1962 年 Donald Ross 应用新鲜同种主动脉移植成功，标志着生物瓣开始临床应用，1965 年 Jean—Paul Binet 等首次将猪主动脉瓣直接植入人主动脉根部置换病变的主动脉瓣，从而开创了异种生物瓣临床应用的先河，而 1968 年法国医生 Alain Carpentier 将戊二醛（glutaraldehyde）应用到生物瓣的处理，则是开启了生物材料处理的新纪元，在此后的 40 多年时间里，几乎所有的生物材料都采用戊二醛处理技术，或在此基础上添加一些其他成分，生物瓣的研究一直持续并继续发展。

生物瓣的特点是具有中心血流，血流阻力小、跨瓣压差低、反流量小、能耗低，因此血流动力学性能良好，血栓栓塞发生率低，无声响，术后无须终生服用抗凝药物，适合特殊人群（如准备生育的妇女）。目前国外一般生物瓣使用占 30%～40%，我国于 1976 年首先由朱晓东等成功地将牛心包瓣用于临床,其后在80年代生物瓣应用曾经一度约占70%,但由于10年左右生物瓣集中衰坏造成的不良影响和其他一些因素,目前生物瓣的使用率尚不足10%。

虽然生物瓣并发症少,但也存在着耐久性差的缺点,尤其是在低龄患者,瓣膜衰坏较快,许多患者不得不进行二次手术换瓣。造成生物瓣衰坏的直接原因有两条:一是瓣膜运动应力造成的穿孔和撕裂;二是瓣膜钙化(calcification),即钙盐沉积。而这两条又互为因果,加速生物瓣膜的衰坏。瓣膜钙化发生的具体机制仍不清楚,但与之相关的因素有:①组织中的特定成分,猪主动脉瓣比牛心包瓣易钙化,且钙化多发生在动脉壁上,推测是猪动脉壁中含量较多的弹性蛋白与钙化有关。②代谢活性,生物瓣在年轻患者身上易钙化,反之在老年患者钙化程度低,可能是由于血浆中磷酸钙和磷脂的水平不同造成的差异。③钙化通常发生在瓣叶撕裂的部分,可能是机械损伤造成胶原纤维断裂,为钙盐沉积提供了结合位点和钙晶体生长空间。④炎性和免疫反应,单核细胞和吞噬细胞的聚集、浸润,使瓣叶局部蛋白纤维分解断裂,并被吞噬细胞所吞噬,这一过程暴露或新产生了钙盐结合基团。⑤戊二醛交联,一是交联使生物组织暴露了某些活性基团,二是多余的或脱交联的醛基造成钙化。生物组织钙化的本质是羟基磷灰石晶核的形成和长大,与骨形成共用一套生物机制,生物瓣的抗钙化处理贯穿于生物瓣的发展历程。

(一)同种瓣(homograft valve)

同种瓣是指用人体组织制作的生物瓣膜,早期曾有同种硬脑膜采用甘油浸泡消毒的方法制作心脏瓣膜的报道,但现在同种瓣基本上指同种异体获得的主动脉瓣,连同瓣叶、瓣环及部分主动脉壁。

同种瓣有其独特的优势:①结构接近正常解剖,具有最佳血流动力学特性,瓣膜有效瓣口面积大,跨瓣压差小,非常符合生理需求。②组织相容性好,无需终身抗凝,可避免抗凝相关并发症的发生。③抗感染性。④耐久性。⑤手术适应证更为广泛,尤其在复杂先天性心脏病方面。目前在关于同种瓣研究的大组报告中,同种瓣的远期效果优于其他生物瓣,因此受到了广泛的重视。所以,尽管其来源有限、使用率不高,但一直在临床使用。

同种瓣的核心问题是保存技术,自1962年Ross应用同种瓣行主动脉移植手术后,同种瓣在保存技术经历了三个阶段:①直接的理化灭菌处理。②抗生素营养保存法。③深低冷冻保存,即在−196℃液氮中保存的方法。近几年有人提出玻璃化(vitrification)冷冻保存技术,认为可以减少冰晶对细胞和细胞外基质的损伤,有利于提高同种瓣的寿命。

液氮冷冻保存的同种瓣易发生远期狭窄,认为与低水平免疫排斥反应有关。使用小剂量免疫抑制剂和转基因治疗抑制宿主的免疫反应,或通过脱细胞的方法进一步降低同种瓣免疫原性都能取得较好的效果。

(二)异种有支架瓣(bioprosthesis)

按照生物瓣制作处理方式,异种有支架瓣大致可分为三代。第一代为戊二醛高压(60～80mmHg)固定。第二代为戊二醛低压(1.5～4mmHg)或零压力固定,保留了天然瓣膜的解剖形态和组织学结构,增加了生物组织的耐久性。多数瓣膜还采用了更富弹性的对称性波浪形低剖面瓣架及环上瓣形式,以提供更佳的血流动力学性能和满足安放较大瓣膜的需要。第三代生物瓣既沿用了第二代生物瓣的低压或无压固定方法,又应用了各种抗钙化处理以延缓瓣膜组织疲劳和钙化的发生,因此具有防钙化性能是第三代生物瓣的重要特征。主要代表为Medtronic Hancock Ⅱ型猪瓣(图6−2)、Edwards Perimount 牛心包瓣(图6−3)。

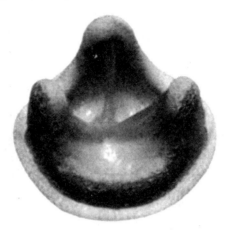

图 6—2　Medtronic Hancock 猪瓣

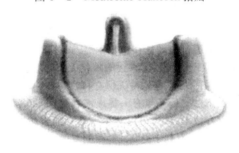

图 6—3　Edwards Perimount 牛心包瓣

（三）异种无支架瓣（stentless bioprosthesis）

1965 年 Jean—Paul Binet 直接用猪主动脉瓣置换人的主动脉瓣，是最早的异种无支架生物瓣，由于瓣膜处理技术差、手术难度大和有支架瓣膜的兴起，此类瓣膜被搁置了 25 年，直到 80 年代末人们发现有支架瓣膜耐久性不足时，加拿大医生 Tirone David 用猪主动脉瓣制作的无支架瓣在羊身上进行实验，证实该瓣膜有更好的血流动力学效果，跨瓣压差显著低于有支架的生物瓣。到 1990 年，他们用自制的无支架生物瓣为 29 位患者进行了主动脉瓣替换手术。自此，异种无支架生物瓣得到了较快的发展并迅速应用于临床。目前，主要代表为 Medtronic Freestyle 无支架瓣（图 6—4）等。

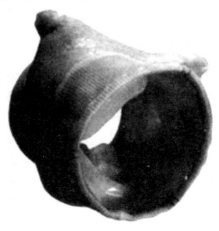

图 6—4　Medtronic Freestyle 无支架瓣

（四）生物瓣发展历程的启迪

和机械瓣一样，生物瓣的发展历程也始终贯穿结构与材料两个因素。生物瓣结构方面的改进一是减轻或消除柔性瓣叶与刚性支架之间的应力，二是尽量保持组织材料的天然结构，以提高生物瓣的耐久性。材料因素则主要是围绕降低免疫原性、减轻钙化程度而进行，这是生物瓣研究的主要内容。

由于人体具有免疫功能，人们认识到生物材料必须经过物理或化学方法处理，去除免疫原性后才能用于临床植入。同种瓣常用的方法是超低温冷冻或甘油浸泡。而对异种组织材料分别尝试过多种处理方法，如甲醛、有机汞剂等，效果均不佳，直到 1968 年 Carpentier 采用了戊二醛处理法，才使生物瓣的寿命大大延长。戊二醛有两个作用，一是它的两个活性醛基（—CHO）分别通过与基质蛋白中氨基基团（—NH$_3$）形成西佛碱（Schiff's base），从而在胶原蛋白分子内和分子间产生化学交联，增加了组织的强度；二是戊二醛有较强的细胞毒性，导致组织中细胞破碎，从而降低了免疫原性。经过戊二醛处理过的生物组织植入人体后退化过程明显减轻，但仍有轻度退化现象。以后人们又尝试了其他处理方法，如光氧化交联、高分子环氧化合物、京尼平、鞣酸、无机铬盐等等，但至今仍不能取代戊二醛处理，因此寻找更好的化学处理方法仍是生物瓣研究的一项艰巨任务。

## 三、介入瓣（经皮介入瓣膜，percutaneous heart valve）

前面所述的机械瓣或生物瓣都要通过开胸手术将瓣膜植入体内，然而有些高龄患者或身体虚弱人群，难以承受这样的手术，需要采用一些创伤小的方法治疗瓣膜疾病。另外，随着医疗技术的提高，人们的需求也在提高，因此近年来微创手术越来越受到重视，而介入技术的出现使得这样的微创手术得以顺利开展，1984 年，Inoue 首次报告研制成功橡胶尼龙网球囊，成功实现经皮穿刺二尖瓣球囊成形术；1985 年，Lock 等报告应用聚乙烯球囊导管扩张二尖瓣狭窄取得成功，使瓣膜病治疗有了新途径，并且逐步达到规范化。2002 年 Alain Cribier 做了首例 Cribier—Edwards 经导管主动脉瓣膜植入术，由此拉开了介入方法植入瓣膜的序幕。多家公司竞相研制介入瓣，但目前只有 Edwards SAPIEN 介入主动脉瓣获准在美国有限人群使用。美国开展了 PARTERNER 临床研究计划，第一期允许不能手术的人使用 Edwards SA-PIEN 瓣，第二期扩大到手术高危人群可以使用，第三期将吸纳中等手术危险的人群参与，并与常规治疗（包括药物治疗、手术治疗）进行比较，截止到现在疗效令人满意。

Edwards SAPIEN XT 瓣由 Edwards Lifescience 公司生产，由牛心包制作的三叶瓣片缝合到不锈钢支架上，支架被压缩到导管中（图 6—5）。送到主动脉瓣位后由球囊将其撑开，固定于瓣环上。SAPIEN XT 瓣有 20、23、26、29mm 四种规格。Medtronic 公司用猪心包缝在镍钛记忆合金上，做成自膨胀式带喇叭口的介入主动脉瓣，取名 CoreValve（图 6—6），有 26、29、31mm 三种规格。两种瓣膜都可以采用经股动脉上行路径将瓣膜送入，SAPIEN XT 瓣还可以采用经心尖或经主动脉途径；而 CoreValve 瓣也可以经主动脉或经锁骨下路径送入。Medtronic 公司另有一款 Melody 肺动脉瓣，也处于临床试验阶段。

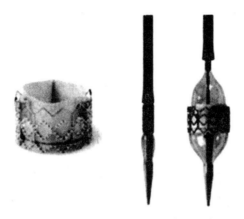

图 6-5　Edwards SAPIEN XT 主动脉瓣及其输送导管

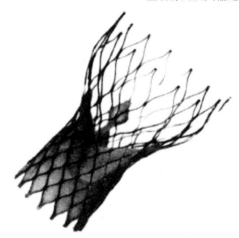

图 6-6　Medtronic CoreValve 主动脉瓣

　　从早期闭式瓣膜修复手术到迫不得已的开胸直视瓣膜置换,再回到不开胸的介入瓣膜修复的历程,完美诠释了人们的认识呈螺旋式上升的哲学命题,其中影像诊断技术的提高和精密制造技术的应用是介入瓣膜得以出现和发展的前提和保障。因此,作为一名医务工作者应关注新技术、新材料的进展,积极推进医学与其他学科的结合创新。

### 四、组织工程瓣膜(tissue engineered heart valve,TEHV)

　　理想的人工心脏瓣膜应该是一种仿生的,与受体组织相容性好,有活性而无免疫原性,不需抗凝,开闭密封性能好,返流量小,耐久性强的生物心脏瓣膜。移植后不仅能为正在成长的患者提供生长能力,还能在体内完成细胞的新旧更替及组织的新陈代谢,支持患者心脏功能至终生。虽然人工机械瓣和生物瓣已经取得了长足的进步,但由于各自内在的不足,使得它们远未达到理想瓣膜的要求。随着组织工程学的兴起,1995 年 Toshiharu Shin'Oka 采用 PGA 材料制作了单个组织工程瓣叶替换羊肺动脉瓣叶,给心脏瓣膜的研制开辟了崭新的途径,即组织工程心脏瓣膜。

　　组织工程心脏瓣膜是利用组织工程学原理和方法,在可降解材料上种植患者自体细胞,经过体外构建、预调后再植入体内。从理论上讲,由于细胞来自患者自身,排除了免疫原性,植入的瓣膜没有炎症反应;种植的细胞经过瓣膜支架的诱导和体外预适应,可发生定向迁移和重构,分泌相应的细胞外基质,替代降解的支架(scaffold),实现瓣膜组分和结构生物化;支架材料最终完全降解,从而实现瓣膜彻底被生物组织替换。因此,它不仅从功能上发挥正常瓣膜的功能,而且在结构上类似于正常瓣膜。此外,由于种植的细胞有生物活性,新生的瓣膜可随身体发育而生长,可彻底免除儿童患者的后顾之忧,并有能力对操作的瓣膜进行修补重塑,被喻为活体生物瓣,属于真正意义上的"再生医学"范畴,具有广阔的临床应用前景。

组织工程瓣膜的研究主要集中在种子细胞的选择及培养、支架的选材及制备、体外预适应以及在体动物实验和临床试验等方面,但目前这几个方面进展不大。近年来诱导干细胞(iPS)、以 3D 打印为代表的微制造成形技术的应用引起了人们极大的兴趣,有望带来组织工程瓣膜研究的突破。

总体上,人工心脏瓣膜的出现,挽救了无数人的生命,是心脏外科中最成功的手术之一。经过 50 年的发展,机械瓣和生物瓣各有优点,也有各自难以克服的缺点,而治疗效果旗鼓相当,因此在今后相当长的时间内两种瓣膜将并存。瓣膜设计朝着微创、精细、特定目标人群的方向发展,组织工程和再生医学的发展可能会带来人工心脏瓣膜的突破。人工心脏瓣膜的发展历程,充分体现了转化医学的精髓,医生与工程师的密切合作、公司的商业化运作是推动瓣膜发展的力量源泉。这种发展模式将继续引领人工瓣膜的前进,并为其他领域提供有益的示范作用。

(贺健)

# 第二节　二尖瓣病变

## 一、二尖瓣关闭不全

退行性变、心内膜炎、腱索或乳头肌病变、风湿热是二尖瓣关闭不全的常见病因。腱索断裂、心内膜炎、心肌梗死后乳头肌功能异常可以产生急性二尖瓣关闭不全,导致急性肺水肿、左心衰竭,而左室径线可以正常。慢性二尖瓣关闭不全由于血液返流产生左室过负荷,使左心室进行性扩张,顺应性下降产生慢性心功能不全。慢性二尖瓣关闭不全临床症状出现时间晚,但常因更明显的左心室扩张而在病情上要重于二尖瓣狭窄患者。左心室射血分数在二尖瓣关闭不全者如低于 40%,就已表明左室功能严重损害。国外有研究显示 229 例重度二尖瓣反流患者在随访的 10 年里,90%重度二尖瓣反流的患者或者死亡,或者接受手术治疗。每年的死亡率 6%～7%。射血分数降低(<60%)和较明显的临床症状(NYHA Ⅲ/Ⅳ)是死亡的预测因素,增大的左心房则是明显心力衰竭的预测因素。多元回归分析显示外科手术可以改善生存率,因此在二尖瓣明显反流患者应该尽早手术干预,特别是对于处于手术风险小、二尖瓣成形可能性大的患者(表 6-1)。

表6-1 美国心脏瓣膜病诊断治疗指南中二尖瓣关闭不全分级标准

| | 轻度 | 中度 | 重度 |
|---|---|---|---|
| 定性 | | | |
| 造影级别 | 1+ | 2+ | 3～4+ |
| 彩色多普勒反流面积 | 小的、中心性（<4cm² 或者 <20%左房面积） | 两者之间 | 反流口宽度>0.7cm,伴有大的中心性反流(面积>左房面积40%),或伴有任何形状反流束碰撞左房,并形成涡流 |
| 多普勒反流口(cm) | <0.3 | 0.3～0.69 | ≥0.7 |
| 定量(导管或超声) | | | |
| 反流容量(mL/搏) | <30mL | 30～59mL | ≥60mL |
| 反流分数(%) | <30% | 30%～49% | ≥50% |
| 反流口面积(cm²) | <0.2cm² | 0.2～0.39cm² | >0.4cm² |
| 其他需要的标准 | | | |
| 左心房大小 | | | 扩大 |
| 左心室大小 | | | 扩大 |

（一）诊断要点

1.中重度以上二尖瓣关闭不全者多发现劳力性心悸、气促,但很少有胸痛、咳血和体循环栓塞表现。亦可在晚期出现右心衰竭。

2.心尖部向左下扩展,局部闻及收缩期杂音向左腋下传导,肺动脉瓣第一音多正常。

3.X线胸片示以左心房和左心室扩大为主。

4.心电图主要表现为左心室肥大和劳损,心电轴左偏。常见心律失常为偶发室性早搏、房扑、房颤等。

5.超声心动图示二尖瓣FF速率加快,两叶收缩期(CD段)分离而不合拢,左心房有来自心室的反流频谱;左心房和左心室扩张,心室壁和间隔运动幅度增加。

（二）手术指征

二尖瓣关闭不全手术指征为:

①急性二尖瓣关闭不全伴充血性心力衰竭,或有细菌性心内膜炎而内科治疗无效。

②EF<55%,左心室收缩末/舒张末径线达到 45/60(mm)。

③二尖瓣反流中度以上,伴有房性心律失常。

对于二尖瓣关闭不全手术时机的掌握,简而言之是所有明确中度以上二尖瓣关闭不全伴心脏形态和功能改变的患者均应确定为手术指征。二尖瓣关闭不全多数病例,特别是在大的医疗中心都可以尝试进行二尖瓣成形手术治疗,二尖瓣成形术的优点在于避免了患者人工机械瓣置换术后抗凝用药的并发症(血栓或出血)。15年无血栓或无出血率可在95%左右,细菌性心内膜炎发生率也明显降低(<5%)。患者经济负担大为降低,并且仍保留有远期再次手术治疗的机遇。通常15年再手术率<20%(风湿性患者约15%,退行性<10%)。

在判断是否具有二尖瓣成形术的手术指征时还应注意以下的一些具体问题:

1.临床症状的轻重 不能单纯以临床症状的轻重作为手术时机的判定标准,某些无症状的二尖瓣关闭不全患者同样需要二尖瓣成形术。大量的研究表明,慢性二尖瓣关闭不全患者的临床症状与其心脏功能的损害程度不相平行。慢性二尖瓣关闭不全的主要病理改变是造成左心室过度负荷,产生左心室扩大及功能损害,而较少伴随肺循环回流障碍。只有晚期左心功能明显低下,左心房继发性扩大后才表现肺淤血而产生活动性心悸,胸闷等运动耐量下降的临床症状。其次,临床症状明显的二尖瓣关闭不全患者多已经存在严重的左心功能损害,对外科治疗尤其是成形手术的近远期手术疗效产生不利的影响。临床观察表明,心功能Ⅲ级或Ⅳ级患者的围术期死亡率约 5.4%,术后 10 年的生存率约 50%~60%。而心功能Ⅰ级或Ⅱ级患者的围术期死亡率仅 0.5%,术后 10 年的生存率在 80% 以上。

2. 左心室大小及射血分数　理论上应该在左心室扩大或功能损伤达到不可逆改变之前手术治疗。但实际上目前的诊断手段还无法判断何时达到不可逆病变,除非是药物无法控制的心力衰竭。临床上左心室大小及射血分数是判定心功能的最重要的指标。根据美国心脏协会《心脏瓣膜疾病治疗指南》的建议,以收缩末期直径 45mm,EF 60% 为标准。对于无症状的二尖瓣关闭不全患者,如果收缩末期直径<45mm,EF>60%,又没有房颤或心内膜炎赘生物,可以临床观察;对于有症状的二尖瓣关闭不全患者,如果心功能在Ⅱ级以上,则无论心脏是否扩大,EF 值是否降低,均应手术。如果心脏极度扩大或 EF<30%,则不建议手术治疗,因为手术死亡率太高,远期效果不好。

3. 心房颤动及心律失常　心律失常的出现是二尖瓣关闭不全导致左心功能失代偿的重要指征,二尖瓣关闭不全患者产生心房颤动的比例约 18%~20%。心房颤动作为二尖瓣成形术的指征有两方面的意义。第一,心房颤动不仅降低心功能,同时会产生血栓栓塞的危险。目前,对于单纯持续性心房颤动的患者均建议行房颤消融术。第二,研究表明术前有房颤是导致慢性二尖瓣关闭不全患者二尖瓣膜术后长期生存率下降的独立因子之一。另有报告,术前房颤时间>3 个月的慢性二尖瓣关闭不全患者中,80% 术后房颤复发;因此,心律失常诸如室性早搏,房性早搏尤其是阵发性房扑和心房颤动的出现是二尖瓣病变需要外科治疗的早期指征。如果技术和设备条件允许,同时行房颤消融术将给患者带来更多的益处。

4. 老年患者　通常情况下,老年患者(>75 岁)的心脏手术死亡率明显增高而长期生存率下降。另外,年轻无症状的二尖瓣关闭不全患者通过手术能够保护左心功能,而老年患者未必能如此。因此,对于老年二尖瓣关闭不全患者的治疗目的是改善症状,提高生活质量,而不是特别强调延长生命。大多数情况下,建议对无症状或症状轻的老年患者给予药物治疗。对于必须手术的患者,生物瓣置换或许是明智的选择,既避免了抗凝血药物带来的副作用,也避免了二尖瓣成形术不成功带来的二次手术风险。

5. 超声心动图的判断　高水平的超声心动图诊断,是确定二尖瓣成形术指征的基础。超声心动图在二尖瓣成形术的临床应用观察表明,其对于极可能二尖瓣成形的预计准确率约95.8%,可能成形的预计值约 83%,判定瓣膜质地很差而难以成形的预计值为 93%。另一方面,在二尖瓣成形术中,对成形效果有怀疑时,多行食道超声或心外膜超声心动图检查,因此是否具有良好素质的超声心动图医师团队和食道和心外膜超声经验也是能否进行二尖瓣成形术的指征之一。

成功的二尖瓣成形术后的心功能恢复及远期效果,均优于二尖瓣替换。反之,成形手术失败,往往给患者带来不可挽回的恶果。因此,术中利用超声心动图准确评价二尖瓣成形效果十分重要。目前普遍采用左心室内注水及术中食管超声检查,前者通过左心室被动充盈来观察二尖瓣反流虽不甚可靠,但方便宜行,是目前评价二尖瓣成形效果术中的基本步骤;后者则需关闭心腔,心脏复苏后进行,评价二尖瓣成形效果确切,被临床视为必备检测措施,缺点是反复成形需反复心脏循环阻断造成很大麻烦。外科医生应熟悉超声心动图图像和各检测的意义,认识不同二尖瓣病变的表现,与超声心动科医生认真合作才能较好地积累二尖瓣成形术经验和掌握适宜的成形术指征。

6.术中显露和探查 二尖瓣成形对术中显露的要求比二尖瓣置换要高。良好的二尖瓣术中显露和探查也是判定成形术指征和运用正确成形技术完成手术的重要前提,但往往被某些术者忽略。如果术中显露差,探查不确切或操作困难,要放弃成形。手术中即使不准备行心脏右心切口,建立体外循环时仍要做上下腔静脉分别插管,不做"双极"单静脉插管。以免术中牵拉左房切口困难和阻碍腔静脉引流,左心房切口时要注意使切口向下和向上分别延长至下腔和上腔静脉的后方,便于术野暴露并且可防止牵拉切口时的房壁撕裂。左房较小时应行右房切口经房间隔或双心房联合切口进行手术。二尖瓣病变术中探查要有条理性,瓣环探查包括形态、扩张程度、纤维化和钙化程度,瓣叶探查主要有形态和面积,柔韧度和活动度,闭合情况;腱索探查有长度,连续性和活动度,乳头肌探查包括完整性和柔韧度,这些探查对于手术指征判定和成形方法选择是十分有益的。二尖瓣后叶 P1 区出现脱垂等病变的几率较低,常作为判断其他区域瓣体正常与否的参照点。

7.外科医生的技术水平及经验 毫无疑问,外科医生的技术水平及经验是二尖瓣成形术的重要指征。精确熟练的手术技术,丰富的手术经验,准确的判断是完成二尖瓣成形术的保障。二尖瓣成形手术是不定型的手术,要根据瓣叶的不同病理变化进行相应的处理,手术常可能延长体外循环和心脏低温停搏血运阻断时间;同时对外科医生成形术的经验及手术技巧等自身素质条件亦有较高的要求。因而,虽术前心功能状态不是成形术的禁忌,但对术前心功能严重不全或还合并其他心脏病变或畸形需要一并矫治而可能造成体外循环和心脏停搏时间过于延长,不应强求施行二尖瓣成形术,而改行人工瓣膜置换为佳。Kirklin 统计术前心功能Ⅲ~Ⅳ患者,心脏缺血停搏 60min 以上时,缺血停搏时间与围术期死亡率有明显的正比关系。

8.放弃二尖瓣成形的意向 对于二尖瓣病变的外科处理,是成形还是采用人工瓣膜置换一直是每位临床心外医生所要面临的问题。二尖瓣成形术适应证涉及到病变瓣膜病理改变程度、病因、心功能状态,外科医生瓣膜成形技巧运用的熟练程度及判断能力等多方面因素,因而还不能形成完全确定不变的范围。依据临床实践经验多认为在下述情况应放弃二尖瓣成形意向:

(1)二尖瓣各结构广泛纤维化及钙化,瓣下结构严重融合,二尖瓣前叶严重病变已形成活动度严重受限和面积缩小。

(2)二尖瓣膜已有既往手术史。

(3)术前有严重左心室功能损害或复杂心脏畸形,二尖瓣成形术不能在短时间内完成,可能导致体外循环及心脏停搏时间明显延长。

(4)术者依据自身经验不能较好确定二尖瓣成形方法和术中近期效果,而对远期血流动力学稳定有怀疑。

(三)术前准备注意要点

1.强调应用利尿剂和血管扩张药,心率不能过缓。严重心力衰竭应早期辅用低剂量多巴胺等血管活性药物为好。

2.二尖瓣关闭不全左室扩张明显,并且左心室 EF 值低下患者应在认真调理心脏功能后再行手术。

3.严重心力衰竭无法控制时,可考虑应用 IABP 或 ECMO 辅助治疗,尤其是心肌梗死后严重二尖瓣反流的患者。

(四)手术概要

二尖瓣成形术手术要点如下:

1.心肌梗死后乳头肌断裂、左室扩张严重、心功能很差、前叶卷曲或大面积脱垂患者不易行二尖瓣成形术,应以二尖瓣置换术为主,尽量保留瓣下结构,但注意不要选用过大型号的瓣膜。

2.二尖瓣成形术需要术者具有足够的成形知识和经验,前叶面积和良好的活动度是基本的先决条件。

3.术后对成形后二尖瓣功能判定十分重要,可在主动脉根部小切口或者直接在二尖瓣口内,放置导尿管进行左心室注水充盈,观察二尖瓣叶对合情况。A2-P2 区对合高度 6~8mm 可以较好地保障远期前后叶的良好对合。同时术中要有食管超声心动图监测心脏复苏后的瓣膜功能,效果不满意应立即重新降温进行手术。

4.成形术后二尖瓣反流面积以小于 2cm² 为宜,心脏听诊不是判定手术效果的唯一指标。

5.心脏复苏后,对二尖瓣成形术患者要注意避免高血压。

6.对缺血性二尖瓣关闭不全病例,麻醉后食道超声可能会低估二尖瓣反流程度。中度的缺血性二尖瓣反流是否积极干预处理尚存在一定争论,这类二尖瓣处理进行瓣膜成形还是置换也存在一定争议。对于缺血性二尖瓣关闭不全时的二尖瓣成形时人工瓣环的选择多趋向于选择稍小号的全硬质三维成形环。

(五)缺血性二尖瓣关闭不全

缺血性二尖瓣关闭不全是指由于冠状动脉部分狭窄或闭塞导致心肌缺血或坏死后,导致乳头肌、腱索断裂或延长或继发于心肌缺血或梗死后左心室功能不全,左心室扩大,瓣环扩张,瓣叶脱垂和左心室反常运动引起左室几何构形等改变,引起的二尖瓣功能紊乱产生的二尖瓣关闭不全(要排除先天性、风湿性、感染性、创伤性、退行性变等引起的二尖瓣病变)。在 1935 年,约翰霍普金斯大学的 stenenson 和 Tuner 在尸检中发现急性心肌梗死后的急性 MR;1048 年 Davison 报道了临床病例。1965 年美国麻省总医院 Anstin 在世界上首次对急性心肌梗死后的肌断裂进行二尖瓣置换手术获得成功。1967 年 Spencer 首次完成了冠状动脉搭桥合并二尖瓣置换术。近年来,随着冠心病患病率的上升,缺血性二尖瓣关闭不全的发生率逐年增加,各种治疗方法逐渐在临床上应用,二尖瓣关闭不全的成形术仍是缺血性二尖瓣关闭不全的重要治疗手段。在美国推测有 425000 例的中、重度缺血性二尖瓣关闭不全患者。国内尚缺乏大样本的流行病学研究,北京阜外、安贞医院和广东心研所的报道缺血性二尖瓣关闭不全占同期冠心病手术患者的 1.32%~7.69%。

(六)二尖瓣关闭不全的微创治疗新技术

1.经皮介入二尖瓣关闭不全双孔成形术 双孔成形术在心外科二尖瓣关闭不全的治疗已广泛应用并取得良好的疗效。2003 年,Frederick G. St. Goar 和 James I. Fann 分别用成年猪在全麻下经股静脉行二尖瓣双孔成形术并取得良好结果。经血管心脏瓣膜成形系统(简称 ECVRS)包括一根 24F 导管,用于经股静脉向上到右房,常规穿刺房间隔入左房。一个"V"字形的夹子以闭合的方式经导管输送到远端。瓣膜夹子由包裹着聚酯的可植入金属制成,其双臂与瓣膜的对合面由可增加摩擦力的齿槽构成,夹住的前后瓣叶的部位易发生组织的包裹及瓣叶间的融合生长。在闭合时外部直径大约 4mm。当它张开时,抓取直径约 20mm。夹子垂直于瓣口结合面高 8mm,其夹取瓣膜组织的长度和宽度均模仿 Alfieri 的外科操作方法。夹子输送位置的确定靠导丝远端荧光来标定。在超声指引下,沿心室长轴方向,垂直于二尖瓣口无旋转输送到瓣叶游离缘正下方(乳头肌水平)的时候,夹子打开,于心室收缩期时回撤。经超声监测,夹子夹紧二尖瓣前后叶瓣缘,双孔成形满意后撤除导管。如果成形不满意,夹子可重新张开并再次放置。两组实验的成功率分别 86%、100%,手术期间及术后血流动力学平稳。动物解剖标本行组织病理学分析发现:4~12 周标本的二尖瓣膜夹闭处的房、室面已有纤维和胶原组织包裹;24~52 周的标本显示:在二尖瓣膜前、后瓣叶的中心已形成了成熟、连续的纤维组织桥包裹着夹子的双臂。MitraClip 临床研究证据最主要来源于 EVEREST 系列的研究。EVEREST I 期研究入选 27 例中重度二尖瓣反流的患者。24 例(89%)成功置入 MitraClip,无患者死亡,85%患者 30d 内无主要不良事件发生。1 例患者由于术后低血压导致非栓塞性脑卒;3 例患者二尖瓣夹合器部分脱位,这些患者未引起并发症,但之后接受外科手术。另外有 3 例患者术后二尖瓣反流无减少而接受外科手术。这样,共有 18 例患者无需接受外科手术。63%患者术后 1 个月二尖瓣反流≤2+,如果排除每位术者第 1、2 例病例,这个比例达 82%。此外,术后 1 个月二尖瓣反流≤2+患者,93%在术后 6 个月时二尖瓣反流≤2+,提示该手术良好的中期疗效。EVEREST II 是一项前瞻性、多中心、随机对照 II 期研究,旨在比较 MitraClip 系统与二尖瓣手术在治疗二尖瓣反流方面的安全性和疗效。该研究入组 279 例二尖瓣反流程度为 3+或 4+、有或无症状的患者。27%的患者存在功能性二尖瓣反流,73%为退行性二尖瓣反流。根据纽约心脏协会(NYHA)心功能分级标准,约半数患者存在 III 级或 IV 级心力衰竭。研究者将患者按 2:1 比例随机分入 MitraClip 组(184)和二尖瓣瓣膜修复/置换组(n=95)。研究有效终点 12 个月时无死亡、无需外科手术且二尖瓣反流≤2+。12 个月时,MitraClip 组有效终点率为 55%,而外科手术组为 73%(P=0.007)。未达到有效终点原因:MitraClip 组和手术组死亡率均为 6%,二尖瓣反流 3+~4+度的发生率 MitraClip 组和手术组分别为 21%和 20%,需要再次外科手术 MitraClip 组和手术组分别为 20%和 2%。在≥70 岁和功能性二尖瓣反流亚组中,外科手术在有效终点的优势不明显。提示≥70 岁和功能性二尖瓣反流患者更适合 MitraClip。1 年随访时,两组的左心室收缩末容积及左心室舒张末容积都显著降低,以手术组为著;两组 LVEF 均降低,但 MitraClip 组降低得较少。MitraClip 组和手术组 1 年时 NYHA 分级 3~4 级患者比例分别为 2%及 13%。两组患者的生活质量均显著改善,但手术组术后 30d 的生活质量较 MitraClip 组低。该研究结论是 MitraClip 在改善二尖瓣反流方面稍劣于传统外科手术,但安全性方更高,而在改善临床终点方面两者效果类似。

2.经冠状静脉窦二尖瓣环成形术 二尖瓣环的成形是二尖瓣成形的基础,是通过缩短二尖瓣环的隔侧径、增加了前后瓣叶的接触面积,从而减少了反流。尽管外科直视下瓣环成形效果良好,但对于充血性心力衰竭合并二尖瓣关闭不全的患者来说,选择外科手术依然要面临较高的死亡率和并发症。而经皮瓣环成形术有效的解决了这个矛盾,既达到了和外科同样的成形效果,又避免了开胸和体外的并发症。冠状静脉窦在房室沟内平行于二尖瓣后瓣环并仅通过一薄层心房组织和连接组织相隔,通常对应于二尖瓣环前、后交界之间。由于解剖上的特点以及易于经皮插入,因此有人提出经冠状静脉窦行二尖瓣环成形术。

John R. Liddicoat 在 2003 年在 6 只绵羊上成功的经皮通过冠状静脉窦行二尖瓣环成形术。瓣环成形器材由镍钛合金和不锈钢组成,外裹医用 teflon 和聚乙烯塑胶,可在 X 线和心脏超声下显像,它的韧度较高,输送到窦内后依旧可尽量维持直线状态,从而推使二尖瓣后瓣环向前靠近前瓣环,增加了瓣叶接触面积,减少了反流。John R. Liddicoat 的实验通过阻断羊的旋支造成急性二尖瓣关闭不全,当超声证实关闭不全达到 3 或 4+时,在 X 线观测下经右颈内静脉穿刺 7Fr 鞘管,将一根尖端带有球囊的导丝送入冠状静脉窦内,球囊充气后行逆行冠状静脉造影,确认心大静脉的分支心室前静脉后,将 7Fr LuMax 导管并瓣环成形装置经冠状静脉窦向前输送直抵心室前静脉的开口,在超声指引下把瓣环成形装置安置在窦内,并可以调节其长度和位置以便能达到缩短二尖瓣环的隔侧径,最有效的减少二尖瓣的反流。此组实验中一般长度在 50～60mm 时效果最佳。其成形的效果经超声检验满意后再恢复旋支的血流并撤除导管。经冠状静脉窦二尖瓣环成形术从实验结果上与外科手术相近似,但避免了正中开胸、体外循环、主动脉阻断,这些可有效地降低死亡率和并发症,尤其是对那些合并有充血性心力衰竭的患者意义更为重大。

3. 应用 Coapsys 装置行二尖瓣成形术  在正常瓣膜结构合并左室功能不全的患者中约有 50% 有中度以上功能性二尖瓣关闭不全。最近,三维超声的研究显示:左室和二尖瓣结构的改变(二尖瓣环扩张和乳头肌的移位)可导致二尖瓣功能性关闭不全。故二尖瓣几何结构的三维重塑是治疗二尖瓣反流的有效方法。Masahiro Inoue 于 2003 年 5 月使用 Coapsys 装置在狗身上做实验并取得了成功。Coapsys 装置由心外膜前垫片、心外膜后垫片和贯穿左心室的人工瓣下索条组成。两个垫片固定在心脏外膜,而人工瓣下索条则贯穿心室。后垫片由上、下两个垫片组成,其上垫片固定在靠近二尖瓣后瓣环水平的心外膜上,下垫片固定在二尖瓣后瓣乳头肌与腱索结合部的水平上,人工瓣下索条柔韧且不能伸展。Coapsys 装置通过开胸手术安置。安放的位置由心外解剖和心内超声联合标记,避免影响二尖瓣结构、乳头肌功能和损伤较大的冠状动脉分支。后垫片的位置起自离房室沟约 2.5cm 到二尖瓣乳头肌与腱索结合部的位置。前垫片在右室流出道的顶点距前降支约 2cm 的左室面上。Coapsys 装置由探针经中空的导管穿刺左室前壁送入心室内,经导管再将人工瓣下索条送入,在确定后垫片的位置后人工瓣下索条穿出后壁与后垫片固定,再与前垫片固定于心室前壁。将后瓣叶与瓣环通过人工瓣下索条拉向前瓣叶、并调节二尖瓣的腱索位置以消除反流,固定 Coapsys 装置。

Coapsys 装置在临床上应用于二尖瓣关闭不全 Carpenter 分型中的 I 型和Ⅲb 型。印度在 2004 年报道了 32 例在不停搏搭桥时应用 Coapsys 装置治疗冠心病合并二尖瓣关闭不全的患者,术后二尖瓣反流明显减少(P<0.05),维护了患者的心功能并提高了患者的生活质量。

(七)二尖瓣成形手术的相关理念

二尖瓣成形手术是心脏瓣膜外科重要的手术治疗领域,保留了患者二尖瓣的自然完整结构,从而达到最好的心脏功能储备,降低了手术风险,避免了人工瓣膜置换相关的不良事件,提高了患者的远期生存,可以说二尖瓣成形手术应该是患者最理想的瓣膜性疾病治疗方法。高于 80% 以上的二尖瓣关闭不全为主的病变和至少 30%～40% 的风湿性二尖瓣狭窄病变均可以有成形的可能。分析我国瓣膜心脏外科二尖瓣成形比例远远低于欧美发达国家,甚至与一些亚洲国家也存在差异,除我国瓣膜病病因方面与欧美国家有不同的客观因素之外,应该承认我国心脏瓣膜外科的专业医师在治疗理念和技巧上仍有待提高和完善的事实。二尖瓣成形手术的现代理念包括：

1. 理解二尖瓣解剖结构与临床成形技术运用的关系

（1）二尖瓣环结构完整性的缺失：正常人二尖瓣环仅有约 10％为完整性纤维结构，大部分人的二尖瓣环除在左右纤维三角局部是纤维组织结构之外其余瓣环均有可能纤维结构缺失，临床意义：①手术时缝针不要在瓣环进针而应该在瓣环外约 0.5～1.0mm 的肌肉进针，才能保证人工环稳定可靠的附着和瓣环的有效环缩功能。②人工环植入时必须正确辨别左右纤维三角的位置并将人工环相关部位对位准确进行缝针置放，左右纤维三角是人工环发挥正常矫正瓣环病理变形的支点，是确立合适人工环大小的解剖标志。

（2）二尖瓣环"鞍"形特点与前叶膨隆状态的关系：二尖瓣环正常情况下为马鞍形状态，随心动周期各段局部规律运动。此鞍形环的最高点是前环的中点即左右纤维三角的联线中点，说明前叶在正常状态下由于"鞍"形结构瓣环而使前叶瓣体处于鞍状的"坡"面，瓣根部高瓣缘处低，而在左室充盈后有利于前叶向前膨隆和向后叶的对拢，这有利于保持足够的二尖瓣叶对合面积。所以，临床手术中在置入人工环时采用 3D 人工环恢复病变瓣环"鞍"形状态，以及在人工环前环部位进针时避免置针和打结后对前叶瓣环的环缩均有利于维持和发挥前叶膨隆作用，继而益于有效地保证二尖瓣对合面积。

（3）二尖瓣的对合面积：二尖瓣对合面积是体现二尖瓣闭合功能的最重要理念，可以说二尖瓣开闭功能的任何病理改变都是表现为二尖瓣对合面积的异常，任何二尖瓣成形手术的最根本目标就是恢复二尖瓣正常的对合面积（图 6－7）。

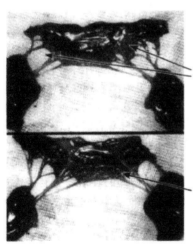
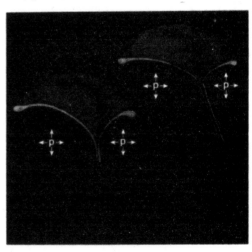

黑色代表二尖瓣闭合时不参加闭合的瓣叶部分

浅色的部分则构成了有效闭合面积

图 6－7　二尖瓣瓣环成形的根本目的－增加瓣膜对合面积

正常合理的二尖瓣对合面积，足够的二尖瓣前后叶瓣缘的接触高度使左室血流充盈后，左心室对前后叶瓣缘的压力方向是促进前后叶瓣缘关闭合拢，同时还很好地分散了左室收缩对二尖瓣瓣叶向左房方向的压强；但如对合面积减小，则左室充盈后收缩时二尖瓣前后叶缘将会承受较大的朝向左房方向的压力，可能导致对合面积的进一步减小和加剧产生二尖瓣瓣体向左房方向的脱垂使二尖瓣关闭不全进一步恶化。

二尖瓣对合面积理念的临床意义：①手术时二尖瓣前后叶术中虽然可能在左室充盈试验时表现为闭合是满意的，但如果前后叶瓣缘的对合高度不足，则可能预示患者远期关闭不全。

②手术时患者左室可因二尖瓣关闭不全而扩张,术后出现左室缩小,可能导致乳头肌移位的恢复继而出现自体组织腱索或人工腱索比较成形手术时状态的相对性"缩短",而产生术时对合面积减小。所以手术中考虑前后叶瓣缘对合高度的"储备"和成形操作完成后常规直视检测二尖瓣对合缘的高度十分必要,手术中考虑对合面积(高度)的各项术后变化因素,在 A2P2 区域要达到 8~10mm 高度是重要参考指标。

2.二尖瓣前叶解剖特点与活动度的实质　二尖瓣前叶在解剖上分为透明带和粗糙带,透明带因其左室面无腱索附着而呈现半透明状故得名,粗糙带是因左室面附着腱索而呈非透明表现;前后叶的粗糙带局部大小实际代表了两叶在闭合时的接触面积主体。因此,前叶的透明带是体现前叶瓣体活动度的主体,而活动度的实质是前叶透明带在二尖瓣闭合时表现为膨隆状态的程度,即有了前叶透明带的良好膨隆才会保证粗糙带向后叶的对拢,才会维持较合理的二尖瓣对合面积,并使瓣叶及腱索可以较好地分散左心室收缩期压力。这提示①风湿性瓣膜病在进行增厚瓣体的纤维组织剔除过程中,只需要达到透明带范围而绝不必剔除到瓣缘水平。②二级腱索的切除只有在以有利于透明带的膨隆状改善为目的时才有意义。③如果选择过小的人工瓣环会使前叶透明带聚缩而不能于心室收缩期充分舒展膨隆就会降低有效对合面积,并易产生"SAM"综合征。

3.二尖瓣成形手术指征的"超前"理念

(1)二尖瓣关闭不全患者的临床症状不能是选择手术时机的指标:临床症状往往与心脏损害程度不相平行,也就是说此类患者可以表现为虽然已有左心功能损害严重存在时仍有较好的生活耐量和仅轻度或没有临床症状。实践也表明在无症状期患者手术的围术期风险和长期疗效均明显好于有症状期患者。

(2)在无症状二尖瓣关闭不全患者,左室超声心动图左心室长轴切面舒张末期径线＞60mm 或收缩末期径线＞45mm;左室射血分数＜60％;或出现心脏早搏、房扑等心律失常表现,上述指标任何一项的存在均说明手术指征的存在。

(3)从成形手术操作难易的角度讲,早期瓣体病理改变更容易获得手术成形的成功,而相对晚期的拖延使瓣体病理改变愈恶化则使成形操作愈复杂也会伴随成形成功几率下降,尤其是对于前叶或混合性瓣叶病变的患者。

(4)正确认识二尖瓣成形手术的再次手术问题。患者对于成形手术后再次手术的顾虑是源于机械瓣置换的"永久性"概念,这是一种错误的理念。成形手术是带来患者最长期的预期生存最好的方法。人工机械瓣置换在医学统计概念上讲的是 10 年或 20 年的生存率(通常 20 年生存率低于 50％)与成形手术的 20 年再手术率(通常＜20％)是完全不同的概念;另外,二尖瓣成形手术的再手术率已有文献表明并不比人工瓣膜置换术发生率高,而且成形手术患者因为左室内二尖瓣瓣叶和瓣下结构完整性的特点在再次手术时围术期风险明显低于再次人工瓣膜置换者群体。

(5)所谓二尖瓣成形手术时机的"超前"主要是指强调患者的无症状期手术理念,2009 年 Lancet 上发表文章强调早期判断和评估二尖瓣反流的重要性,甚至指出资深医疗中心在考虑患者条件成形手术成功几率高于 90％时,可以并不局限于上述指南所表明的无症状患者手术时机指标(例如二尖瓣后叶或二尖瓣交界部位的局限性脱垂)。

4.重视风湿性二尖瓣病变的成形手术　风湿性瓣膜病以二尖瓣病变最为常见,也是我国乃至亚洲心脏瓣膜病变的主要病种。多年来风湿性二尖瓣病变在我国的手术治疗方式主要是人工瓣膜置换,成形手术需要对瓣环、瓣体、瓣下结构多部位病变同时矫正,的确对手术者的手术技巧和临床经验提出了更高的要求。另外,由于普遍认为风湿性瓣膜病成形手术的中远期疗效有限,受风湿性病变的持续存在和手术复杂性影响而致 10 年内再手术较高,使得多数医生对于风湿性二尖瓣病变在心理和观念技术上存在畏惧抵触。尽管 20 世纪 80 年代后期国内曾经尝试对风湿性二尖瓣病变成形手术技巧的实践,但由于技术上缺乏对指征标准及技巧规则特点的理解,最终没有显现临床成形手术的优势,反而更加剧了对于风湿性二尖瓣病变不适宜追求成形手术的错误情绪(表 6—2)。

表 6—2　不同二尖瓣疾病成功进行二尖瓣成形手术的概率

| 不同二尖瓣疾病成功进行成形手术治疗的概率 | |
| --- | --- |
| 退行性变 | 80% |
| 缺血性 | 70% |
| 先天性 | 60% |
| 风湿性 | 50% |
| 感染性 | 25% |

风湿性二尖瓣病变其成形手术的机遇客观地讲是明显低于二尖瓣退行性病变患者群体,但有文献表示仍可以达到 50%;仅以我国具体情况考虑包括医疗保障体系有限、患者就医时机偏晚和相关健康及医学专业知识普及和交流不足等因素,以笔者本人的经验和体会,国人风湿性二尖瓣病变至少 30% 完全可以通过成形技术达到很好的近远期治疗效果。

风湿性二尖瓣病变手术成形的要点应该注意如下原则:

(1)瓣膜病变的可成形解剖病理基础:什么样的风湿性二尖瓣膜病具备可成形条件且可能保持较好的远期疗效呢? 这是每一位主刀医生必须较好掌握的重要理念,风湿性二尖瓣病变的特点是同时存在二尖瓣体、瓣环、瓣下腱索和乳头肌的全方位病理改变,相对重要性排序应该是:①前叶的面积。②前叶的活动度。③腱索短缩与融合。④瓣环的钙化。⑤乳头肌融合。应该说二尖瓣前叶的面积和活动度是能否施行成形手术的第一要素,判断前叶活动度好坏通常可通过术前听诊二尖瓣区舒张期"开瓣音"的存在作为重要的标志,其次超声心动图检查则最为直观和可靠;前叶面积的大小与前叶活动度程度直接相关也是决定形成有效足够对合面积的重要基础,通常合理的前叶面积可在手术中心脏停搏下利用神经钩展开前叶瓣体后应用人工瓣环的测环器测量以成人不低于 26~28♯ 为基本标准。如瓣体面积小于此标准则说明除必须采用自体心包扩大瓣体补片技术外,可能只有放弃此次成形手术改为人工瓣膜置换术。换言之,如你还没有较好掌握瓣体补片扩大技术条件下则放弃此次成形是明智选择。

(2)风湿性二尖瓣狭窄的交界切开技术运用:通常二尖瓣狭窄病变的交界切开技术是成形风湿性病变瓣体技巧最常运用的基础操作,正确的运用是扩大瓣口面积和改善前后叶活动度的重要环节,是成形手术得以完成的前提。交界切开技术的运用笔者体会该注意几点,交界切开应该使用 11♯ 小尖刀,不要从融合交界的瓣口部位起始而可以从融合交界的近瓣环 1~2mm 处起始,目的是先行近瓣环处融合交界切开,局部瓣下通常没有腱索而不会因交界切开伤及瓣下结构。再通过局部切开的交界可以探查交界区域瓣下腱索的位置与分布,进一步向瓣口方向切开交界时即完成切开融合交界,又可完成前后叶腱索的合理保留与"分配"。因此,交界切开技术的运用时充分切开交界开放瓣口面积要与瓣下腱索保持一致,防止继发性瓣体脱垂交界反流同时兼顾。

（3）前叶活动度的改善与瓣下结构的处理：前叶活动度的改善笔者在前述的二尖瓣解剖临床意义部分已有强调，即活动度的改善其根本的意义是前叶膨隆状态的保持，而膨隆状态的解剖基础是前叶瓣体的透明带部分，即透明带风湿性纤维增生通过瓣体纤维膜性剔除超出范围达到粗糙带无助于膨隆状态的改善，而只可能增加腱索损伤和破坏对合接触面积的风险，是徒劳的画蛇添足之举。具体临床操作剔除纤维增生时，以小圆刀轻划瓣体近前环 1/3 处产生膜样纤维层体起始，配合小"花生米"纯性分离"撕"向瓣缘方向并止于透明带与粗糙带移行部位，以精细剪刀剪除剔除膜样纤维组织便可以完成前叶活动度改善。

风湿性二尖瓣瓣下腱索的融合并非是成形手术不能实施的主要因素，因为一级腱索的短缩通常不减小二尖瓣前后瓣缘对合面积（瓣环扩大，腱索延长，瓣体挛缩是对合面积减小的主要因素），并且可以通过人工瓣环应用得以保持，所以执意分离松解一级腱索无助于改善瓣体活动。只有在前后叶的一级腱索相互融合粘连时予以分解，保持各瓣叶一级腱索的各自独立和完整才是有益的操作。另外就是一级腱索严重短缩，并同时表现有附着局部瓣缘形成团块状卷曲影响有效对合面积接触时，可以予以剪除并代以人工腱索替换予以处理。二级腱索的短缩通常会影响瓣体的膨隆状态，应该强调酌情处理的方法就是以神经钩牵动瓣体，确定存在可能影响瓣体膨隆状态的二级腱索才应该予以剪除切断。

关于乳头肌的融合问题，笔者个人体会主要应该强调对前后乳头肌的组间整体分离，目的是保证前后叶活动时各自乳头肌相对独立支撑，达到改善舒张期瓣体开放幅度为最佳原则。不强调或应该减少对个体乳头肌劈开的操作，一则个体乳头肌劈开并非可以明显增加腱索的活动与柔韧性或提高瓣体活动度，二则个体乳头肌劈开操作有可能损害乳头肌血供继而影响乳头肌功能，甚至产生远期的乳头肌断裂（尤其是在术者没有把握好劈开的深度或有其他误操作时）。

（4）人工瓣环的合理选择理念：风湿性二尖瓣成形手术应该强调人工环应用的重要性。认为风湿性二尖瓣病变通常没有瓣环的扩大，则成形手术时不必强调人工瓣环塑形技术的概念是错误的。有文献表明风湿性二尖瓣病变其瓣环扩大的存在高于 90% 而并不逊于退行性病变患者群体。另外，风湿性二尖瓣病变常常表现为瓣环的非对称性病理异常，所以应用人工环重塑瓣环的正常生理状态，对于维持手术的远期疗效是重要的手术步骤。在选择人工环时要注意的是以全环、硬质环为原则，在成人通常的型号为 28～30♯ 为佳（小于退行性病变30～34♯ 的常用型号）这与风湿性二尖瓣病变成形时更强调不对称瓣环的异常重塑和维持前后叶中点的合理距高（A－P 距离）与保证有效对合面积的关系及重要性相关。

## 二、二尖瓣狭窄

成人中的二尖瓣狭窄几乎全部是风湿性的。急性风湿热的发生率在发达国家和地区日益降低，但在我国，尚有大量的患者群体亟待治疗。然而，这一至今仍严重威胁我国广大人民健康和生命的重要疾病，却不适当地逐渐淡出我国心血管基础和临床研究的关注。事实上，这一重要疾病从病因到发病机制，以至预防和治疗，都还像幽灵般难以琢磨，值得进行深入学习和深入系统研究。

（一）迷一样的风湿热病因和发病机制

对风湿性心脏病的表述可以上溯到中世纪，但迄今，由于没有成功复制出动物模型，我们对风湿性心脏病确切的病因和发病机制仍然没有十分清楚。风湿性心脏病是一个漫长的几乎可以确定是继发于链球菌感染的自身免疫性非感染性的病理过程。

早期免疫学和流行病学研究结果揭示了甲族β溶血性链球菌可能是诱发风湿热及后续风湿性心脏瓣膜病变的元凶。大多数风湿热的患者血清中抗链球菌抗体滴度明显升高。人群中风湿热爆发也往往继发于链球菌感染流行之后,有效治疗链球菌咽炎可以显著降低之后风湿热的发病,合理的预防性使用抗生素可以预防急性风湿热之后的反复发作。然而,尽管在风湿热患者中常常检测到抗链球菌抗体,相比之下,却很少能从患者的咽部分离得到甲族链球菌。

A族链球菌为球形或卵圆形革兰染色阳性菌,可寄居在口腔内。链球菌的最外层主要是由透明质酸酶构成的荚膜。作为被膜的细胞壁外层由蛋白抗原组成,链球菌壁的特异性抗原分为M、T、R、S等4种不同性质的蛋白质抗原,其中M蛋白分子结构与人体的原肌凝蛋白有明显的同源性。胞壁中层由碳水化合物组成,并与构成内层的肽糖(黏肽)紧密地连接在一起。其中N－乙酰氨基葡萄糖与人体心瓣膜糖蛋白有相似或共同的抗原决定簇。这一交叉反应在风湿性心脏病(简称风心病)的发病机制中可能十分重要。链球菌的胞膜位于胞壁内侧,由十分复杂的具有抗原性的脂蛋白组成。A族链球菌还产生毒素和酶,除红疹毒素外,其他产物均可能具一定的抗原性。

目前较为公认的风湿热发病机制是分子拟态学说(molecular mimicry theory),指由于病原体的分子结构与宿主某些组织的分子结构相同或基本类同而形成交叉抗原,从而导致交叉免疫反应。

1964年,Kaplan等利用免疫荧光方法发现心脏组织与A族链球菌有交叉抗原性。链球菌细胞壁表面的M蛋白与心肌有交叉抗原性,A族链球菌感染后产生的抗体既可作用于细菌,也可作用于心肌和瓣膜,使之损伤;A组链球菌胞壁中的黏多糖成份N－乙酰葡萄糖胺,与心瓣膜组织发生抗体交叉反应。风湿性心脏病以及残余瓣膜病变患者此种抗体持续存在,经瓣膜切除术后抗体即可下降,提示抗体的长期存在可能是对瓣膜组织产生的交叉反应所致。有严重心脏瓣膜病的患者发生这种抗体交叉反应的强度较大。在风湿性心脏病患者中,机体对A族链球菌的抗原成分产生的抗体与心肌和心瓣膜的内源性抗原相互作用发生交叉反应,产生抗原－抗体复合物,又激活淋巴细胞,释放致炎细胞因子,可能是引起持续心肌和瓣膜炎症和损伤的可能原因。

一些研究表明,风湿性心脏病受累的瓣膜组织有大量T细胞浸润,分离出的T细胞是针对链球菌M5蛋白序列产生的,它可以与心肌球蛋白发生交叉反应。风湿性心脏病患者心脏病变位点已发现大量CD4⁺T细胞。这些活化的T细胞可以识别链球菌M蛋白肽,主要包括N－末端氨基酸残基1～25、81～103和163～177。A族链球菌M蛋白也可激活细胞毒性T细胞,后者可能攻击心肌和心脏瓣膜细胞成份,直接导致风湿热患者的心脏损害。

迄今为止,风湿热的确切机制尚不清楚,A族链球菌有上百的不同菌株,且变异极大,一些菌株更有可能诱致风湿热发生。宿主的遗传背景,特别是一些具有一定HLA表型的人群可能有更高的易感性,但尚无一致的结论。风湿性心脏瓣膜和心肌的持续损害机制尚有争议,一些研究者认为是反复和持续的风湿性炎症损害,也有的作者认为是继发于瓣膜病变的慢性组织反应。甚至有研究者认为,一些病毒慢性感染可能是风湿热发病和持续的真正元凶。

先天性二尖瓣狭窄多数在婴儿期或儿童期就被诊断,很少一直到成人才表现出来。极为罕见者,二尖瓣狭窄可继发于恶性类癌病、系统性红斑狼疮等全身炎性疾病。在老龄患者,偶尔可见到由于二尖瓣环极重度钙化导致功能性二尖瓣狭窄。

(二)变化多端的病理生理演变和临床进程

1.风湿性二尖瓣狭窄病理　风湿性二尖瓣损害的典型病理特征是瓣叶增厚、交界粘连融合、腱索和乳头肌短缩融合。在急性期,表现为瓣叶水肿、炎细胞浸润和纤维素沉着。随后逐步发生瘢痕化过程,瓣叶组织发生纤维化,并有新生血管生成。乳头肌内可能发现 Ashoff 小体。正常二尖瓣口面积为 $4 \sim 5cm^2$。当瓣口面积减至 $2 \sim 2.5cm^2$ 时为轻度狭窄,瓣口面积在 $1.1 \sim 2.0cm^2$ 时为中度狭窄,瓣面积在 $1.0cm^2$ 以下时为重度狭窄。

2.风湿性二尖瓣狭窄病理生理　二尖瓣狭窄的病理生理进程取决于二尖瓣口的面积和血流阻力,主要病理生理改变为左心室充盈障碍、左心房压力升高、心排血量减少和继发逆行性肺血管阻力增高。由于二尖瓣口狭窄,左心房排血受阻,多数患者左房压升至 $15 \sim 20mmHg$。若左房压升至 $30mmHg$ 以上,可发生急性肺水肿。病程长的病例由于肺泡和毛细血管之间组织增厚,从肺毛细血管渗透到组织间隙的液体被淋巴管吸收,不易进入肺泡内形成肺水肿。

长期左心房高压,一方面导致左心房扩大,进而导致左心房结构、代谢和电生理重构,到后期多数患者可并发心房纤颤,继而可发生左房内血栓形成,并发血栓脱落可导致严重的体循环栓塞并发症。另一方面,左房压升高可导致肺静脉和肺毛细血管压力升高,可引起肺小动脉反应性痉挛,继而血管内膜增生,肺动脉阻力增加,肺动脉压随之升高。重度二尖瓣狭窄的病例,肺动脉收缩压可高达 $80 \sim 90mmHg$ 甚至更高。随之,右心室排血阻力显著增加,可导致右心衰竭,继发三尖瓣关闭不全,导致肝肿大、下肢水肿及颈静脉怒张等体循环淤滞征象。最终导致患者发生全心衰竭,多脏器功能不全,甚至严重的心源性恶病质状态。

3.临床表现

(1)症状:青壮年有风湿热病史,心功能代偿期可无症状,失代偿后,出现活动后气短、心悸,阵发性呼吸困难,严重时端坐呼吸、咯血等,晚期出现右心衰。

(2)体征:患者可呈现面颊部潮红的二尖瓣面容,口唇、甲床可有轻度周围性发绀。若有心房纤颤则心跳快慢不一、心音强弱不等、心率和脉搏数不一致。有右心衰竭者出现颈静脉怒张、肝大,甚至发生腹水和下肢水肿等征象。心尖区可扪到舒张期细震颤,右心室肥大的患者可有心前区抬举样搏动。二尖瓣狭窄患者心脏听诊心尖区可闻及舒张期隆隆样杂音,第 1 心音亢进。隔膜型狭窄且尚维持窦性心律的患者,胸骨左缘第 3、4 肋间隙可听到开放性拍击音,可能是由于血液流经瓣缘活动受限的二尖瓣口时,二尖瓣前瓣叶受到左心房收缩压力的作用,骤然突向心室面所产生的尖锐短促的声音。肺动脉瓣区第 2 心音亢进和分裂。严重二尖瓣狭窄者,瓣叶硬化或钙化固定,以及合并心房纤颤时,则心尖区舒张期杂音明显减轻。二尖瓣狭窄可导致右心负担加重,肺动脉压升高,引起功能性三尖瓣关闭不全,在胸骨左缘第 3、4 肋间隙可听到收缩期杂音。并发肺动脉瓣关闭不全时,胸骨左缘可听到舒张期杂音。

4.诊断和鉴别诊断

(1)超声心动图:超声心动图和彩色多普勒检查是确诊二尖瓣狭窄的首选手段,典型的超声心动图变化包括二尖瓣前后瓣叶呈同向运动和城墙样改变。超声心动图检查可以全面明确患者的瓣膜病变的情况,评估心室功能状况,动态追踪病情的演变和进行鉴别诊断。结合彩色多普勒检查,可以评估二尖瓣瓣口面积、血流速度和跨瓣压差,以及各瓣膜启闭状况。并且通过测定三尖瓣和肺动脉瓣血流速度和反流情况,可以估测肺动脉高压的程度。三维心脏超声可以更加全面显示瓣膜的状况,对于手术治疗时机和方式选择,具有重要价值。

(2)心电图:轻度二尖瓣狭窄时心电图可正常。左房肥大时可出现二尖瓣 P 波,即 P 波幅度增大和有切迹。有肺动脉高压者呈现电轴右偏及右心室肥厚。

(3)胸部 X 线:早期出现左房增大,在侧位片食管钡剂造影时,可见扩大的左房在食管中下 1/3 处向后产生的压迹。后前位片在心影右缘可见左、右心房重叠的双心房影,主动脉结偏小,肺动脉段突出。肺淤血的病例在肺野下部可见纤细的水平纹理,称为 Kerlery 线,可能是由于肺循环高压肺淋巴回流受阻所致。一些患者肺组织内含铁血黄素沉着,肺野内可见致密的粟粒样阴影。

(4)心导管检查和冠状动脉造影:二尖瓣狭窄患者通常不需常规行心导管检查,但右心导管检查可以测定肺动脉压及间接反映左房压的肺毛细血管嵌入压,可计算心排血量、体循环和肺循环血管阻力,对于治疗也有重要指导意义。对于 40 岁以上,以及具有冠状动脉硬化危险因素的患者,应在术前进行冠状动脉 CT 血管造影或选择性冠状动脉造影检查,明确有无冠状动脉病变。

(5)MRI:对于判断心脏功能状况,特别是右心室功能,具有一定意义。

(6)鉴别诊断:临床表现与二尖瓣狭窄症状相似的疾病有左心房黏液瘤,患者心尖区可闻及舒张期杂音,杂音常间歇性出现,随体位改变,可闻及肿瘤扑落音。其他如重度贫血、甲亢、扩张型心肌病、左向右分流的先天性心脏病等,由于舒张期二尖瓣口血流量增大,于心尖区产生舒张期杂音,其杂音性质较柔和,历时较短,无舒张期震颤。心脏超声检查可以明确诊断。

(三)亟待完善的中国风湿性心脏瓣膜病外科治疗循证依据和临床治疗指南

我国社会经济有了极大进步,但我们仍是发展中国家,是风湿性心脏瓣膜病大国,这一古老而严重,被视为与贫困相伴的疾病,仍严重威胁着我国广大人民的健康。但非常遗憾,迄今我国的风湿性心脏瓣膜病治疗一直沿用或仿照西方的所谓指南和规范,在西方发达国家,风湿热已很少发生,制定的规范和指南一直沿用几十年前的经验性原则,是很少几个几乎没有循证医学证据的所谓指南。更为重要的是,越来越多的证据表明,我国与西方人群有着显著的遗传体质、生活习俗等极大差异,西方的所谓指南不适合,也不应该用于指导我国患者的诊疗。我们应该加强风湿性心脏瓣膜病的系统研究,尤其重视基于我国广大患者群的临床防治规范的循证研究。

1.二尖瓣狭窄的内科治疗原则　风湿性心脏病二尖瓣狭窄无症状期的治疗原则主要是预防风湿热复发;维持和增强心脏的代偿功能,预防和治疗并发症;积极动态随诊患者的病情进程,适时实施外科治疗。

(1)加强风湿热复发的预防:一级预防是针对链球菌性咽炎或扁桃体炎的早期治疗,二级预防是针对近期患过风湿热或已确诊风湿性心脏病的患者。患风湿性心肌炎的患儿,如发生再次链球菌感染,则风湿热复发的危险性很大,所以无论有无明显症状均应进行青霉素治疗。预防风湿性复发是否成功取决于持续的预防措施,而不是单纯靠对急性链球菌感染发病时的治疗。

(2)维持和增强心脏代偿功能,积极防治并发症。

(3)随诊患者病情进展,适时进行外科治疗。越来越多的证据表明,风湿性二尖瓣狭窄应该更为积极进行手术治疗,以避免发生不可逆的合并症(如肺动脉高压、三尖瓣关闭不全、心源性恶病质等），严重影响患者的近远期疗效。应预防患者疾病进程中发生严重并发症（如体循环栓塞、感染性心内膜炎等），导致患者病残甚至死亡。

2. 风湿性二尖瓣狭窄的外科治疗　风湿性二尖瓣狭窄是心血管外科最早尝试治疗的疾病之一，1923 年 Elliot Cutler 在 Peter Bent Brigham 医院开展了第 1 例二尖瓣切开术，开创二尖瓣手术的先河。1925 年英国外科医生 Suttar 施行二尖瓣手指分离。20 世纪 40 年代，Charles Bailey 受幼年父亲因风湿性二尖瓣狭窄早逝的影响，立志学医并顽强攻关，并成功完成用手指进行二尖瓣交界分离术，使该手术得到认可和推广，从而开创了心脏外科的新领域，并为推动早期心血管外科发展做出重要贡献。

20 世纪 50、60 年代，Allbert Starr 和 Lowell Edwards 共同研制了 Starr—Edwards 笼球人工心脏瓣膜，并成功应用于临床，开创并推动了瓣膜外科进入新的时代，但血栓栓塞率高，笼球人工瓣膜中的硅胶球耐久性也较差。20 世纪 70 年代，Viking Bjork 和 Ea rl Shiley 共同研制出 Bjork—Shiley 侧倾碟瓣有更好的血流动力学和较低的血栓栓塞率，取代了 Starr—Edwards 笼球人工心脏瓣膜。20 世纪 80 年代后，第三代机械人工瓣膜 St—Jude Mwdical 等双叶瓣成为主导，该类瓣膜在血流动力学方面的提高包括血流更通畅，瓣膜开放更为完全和血栓形成减少。但机械瓣始终难以克服的固有缺陷是生物相容性差，血栓栓塞率较高，术后需要终生抗凝和抗凝相关的出血并发症。

20 世纪 60 年代后，Hancock 和 Carpentier 研制的由戊二醛固定的猪主动脉瓣成为最早应用于临床的生物瓣，生物瓣膜植入可避免终生使用华法林抗凝，因而对瓣膜外科具有革命性意义。第一、二代的生物瓣来源于猪主动脉瓣，10 年内有 15% 到 20% 的瓣膜出现衰坏，对于年轻的患者，生物瓣的毁损可能更为迅速。第三代生物瓣除了猪瓣膜外，还包括生物力学改造的牛心包瓣。为了提高瓣膜的使用寿命和改善血流动力学，第三代生物瓣采用包括有低压或无压固定，不含无机物的组织处理和低且有弹性的瓣膜架等新技术，使第三代生物瓣具有更为优良的生物力学特点和更好的中期效果。但生物瓣耐久性仍亟待进一步提高。瓣膜外科发展迄今已近百年，尚无最为理想的人工瓣膜。

（1）二尖瓣狭窄的临床进程和手术适应证：风湿性二尖瓣狭窄临床进程非常隐匿，一般认为，风湿热的发病年龄多数在 5 岁到 15 岁，在 35 岁之前可能反复发作，导致心肌和瓣膜隐匿进展，40 岁以后较少急性发作，30 到 45 岁之间逐渐表现出二尖瓣狭窄临床症状，并渐趋严重。但临床上，有典型风湿热发作病史的患者不到 20%，一些患者可以在十几岁甚至更早就发生严重临床症状，也有的患者可能直到 60 岁以后也无明显症状。

风湿性二尖瓣狭窄的自然病程是非常不乐观的，不接受外科治疗的患者，一旦出现心力衰竭症状，NYHA Ⅲ级者 5 年的生存率在 60% 左右，而 NYHA Ⅳ级的患者 5 年生存率仅15%。根据已有的较少的证据和经验，积极手术治疗可以显著改善患者的预后，患者一旦发生合并症（如心房纤颤、栓塞、严重肺动脉高压等），即使手术，患者的生活质量和远期生存也会受到明显影响。目前多数认为，中度以上二尖瓣狭窄（瓣膜开口 $\leqslant 1.5\,cm^2$），即使无明显临床症状，也应该及时进行外科干预。但这一观点缺乏循证依据。

（2）经皮球囊二尖瓣扩张术：对于中度以上二尖瓣狭窄，二尖瓣跨瓣压差大于 10mmHg以上，合并明显左心房压和（或）肺动脉压升高患者，经皮球囊二尖瓣扩张术能显著缓解二尖瓣狭窄患者症状，改善血流动力学状态，提高患者的运动耐量。适宜的病理类型是隔膜型，瓣膜病变过于严重，合并左心房血栓和二尖瓣关闭不全、三尖瓣重度反流者，效果不理想。

（3）闭式二尖瓣分离术：开胸切口经左心耳或左心室心尖闭式二尖瓣分离术在二尖瓣狭窄治疗进程中发挥过重要历史作用，其适应证、禁忌证、疗效与 PBMV 大致相同，尽管有个别者提倡保留这一术式，但 PBMV 创伤小、恢复快，更易为患者接受。近年来，闭式二尖瓣分离术已逐渐被摒弃。

（4）二尖瓣直视成形手术：多年来，对于风湿性二尖瓣狭窄进行体外循环下直视成形手术一直有争议，但越来越多的研究表明，如果患者选择合适，成形手术是可行的，手术风险相对较低，患者生活质量较瓣膜替换要好。该手术与人造瓣膜置换术比较，保留了腱索和乳头肌，术后心功能保存得更多，且无须终生抗凝。存在的主要问题是成形术属于姑息性，可能面临再次手术问题。

手术的主要目的是修复瓣叶病变，切开粘连的交界，剔除瓣叶上的钙化灶，修复瓣下结构，切开粘连融合的腱索，缝合断裂的腱索和乳头肌，纠正前叶或后叶的脱垂。采用交界折叠或植入人工环，纠正二尖瓣关闭不全。左心房过大者，可进行左心房成形，以减少左心房容积。

（5）二尖瓣置换术：二尖瓣替换手术是一个非常规范的心脏外科基本术式，尽管有不少的改进，但规范的操作是在全静脉复合麻醉下进行，经胸前正中切口，使用两个直角管分别插入上腔静脉和下腔静脉建立体外循环，冷血心脏麻痹液主动脉根部灌注心肌保护下进行。

二尖瓣显露主张经房间沟左心房切口，如果左心房较小，可以将切口适当向左心房顶延长。一些作者主张经右心房—房间隔切口，在需要同时矫治三尖瓣关闭不全时尤为合理，曾有一些研究认为，这种切口与术后的交界性及非窦性心律失常的高发生率有关，但并没有确实的证据。

风湿性二尖瓣狭窄瓣膜明显增厚，剪除病变瓣膜和进行缝合时，务必注意不损害相邻的组织结构和心肌，包括房室沟内的冠状动脉、左心耳、主动脉瓣与二尖瓣前瓣基底相延续的部分，以及房室结和传导束。

实验和临床证据表明，保留乳头肌、腱索的完整性对保持左心室圆锥形状和维持正常的心排出量很重要，且能有效防止房室沟处左心室心肌损伤和左心室后壁破裂。虽然有研究认为对于伴有腱索和乳头肌粘连、纤维化的二尖瓣狭窄的患者，保留这些结构对术后左心室功能影响无明显意义，甚至有作者认为，保留瓣下结构可能影响人工瓣膜植入。但我们和多数中心一样，主张尽可能保留后瓣叶瓣下腱索和乳头肌的连续性，即使在瓣叶严重钙化的病例，也尽量只剪除游离缘严重钙化的瓣膜部分，保留附壁的次级腱索和乳头肌。

一周间断带垫片褥式外翻缝合（从自体瓣环心房到心室面到人工瓣缝合环）仍被认为是经典的坚固缝合技术，适用于各类瓣膜的植入。一些作者更偏好连续缝合，或者在使用生物瓣时采用从心室至心房面进行无外翻缝合。无论何种方式，一定要确保稳妥可靠，避免撕裂组织发生瓣周漏，避免缝线、垫片或线结影响人工瓣叶的启闭活动。

（6）微创二尖瓣置换术：20 世纪 90 年代以来，随着微创技术，尤其是胸腔镜技术的发展，二尖瓣置换手术趋于微创化。二尖瓣微创手术通常采用 5～7cm 的胸前正中皮肤切口。切口的上缘距离胸骨角下 2cm，延伸到胸骨剑突上 2cm。用摆动锯从剑突开始向上至胸骨柄，然后于第 2 肋间水平转向右侧。纵行切开心包，右侧心包缝合悬吊于胸骨边缘。此时左、右心房和升主动脉近段及心底结构显露好。另有一些医生一直沿用切除第 3、4 肋软骨的右侧胸骨旁切口。

体外循环的建立根据升主动脉和上腔静脉显露的情况,主动脉灌注管可直接插入升主动脉,也可以经股动脉插管。上下腔静脉引流管可分别经颈内静脉和股静脉经皮插入导管。因为胸骨切口处没有插管,手术视野更加清晰,常规辅以真空负压吸引利于静脉引流。通过主动脉根顺行注入血停搏液。经房间沟切口显露二尖瓣瓣膜,或者通过右心房－房间隔切口显露二尖瓣。使用标准方法置换瓣膜。

应用微创切口,与常规手术相比,损伤小,感染(包括纵隔炎症)发生率低,切口和手术野的出血少。另外相比常规手术,微创手术切口美观,术后疼痛较轻,恢复快。

(7)同期手术

1)三尖瓣成形手术:二尖瓣狭窄患者多数合并一定程度的功能性三尖瓣关闭不全,发生的确切机制尚不清楚,可能与肺动脉高压、右心室扩大、心房纤颤和三尖瓣风湿病变等因素有关。尽管一些作者仍沿用 Kay's 交界成形,或改良 De Vega 手术,但越来越多的报告表明加用改进的三尖瓣成形环远期效果更好。对于右心室严重扩大,三尖瓣叶明显病变,以及复发性三尖瓣病变,可能积极使用生物瓣行三尖瓣替换是不得已的明智选择。

2)改良迷宫手术和左心耳缝闭术:风湿性二尖瓣狭窄的患者多数合并慢性心房纤颤,尤其在我国,患者多数比较年轻,进行二尖瓣直视成形或替换人工瓣膜时,同期进行改良迷宫手术以消除房颤,对于改善患者术后的心功能和生活质量有重要意义。一些作者主张,即使不做迷宫手术,至少应该缝闭左心耳开口,对于预防血栓形成和继发栓塞并发症有积极意义。

3)冠状动脉旁路移植术:有研究表明,40 岁以上的瓣膜病患者中合并冠状动脉病变者可能高达 18%～26%,应该予以高度重视,主张在术前常规进行选择性冠状动脉造影。手术时,应在瓣膜替换前先进行冠状动脉旁路手术操作,以避免二尖瓣植入后抬高心尖导致左心室后壁损伤,同时也有利于术中完善的心肌保护。

总之,继发于风湿热慢性心脏瓣膜病仍然是我们应该继续加以重视和关注的重要疾病,其发生机制、疾病进展和临床进程尚不明确。在临床上,风湿性二尖瓣狭窄外科治疗也是少数缺乏明确的循证依据和严格规范指南的重要疾病之一,适宜的手术时机、合理的治疗方案和手术的技术、以至术后治疗仍诸多争议,亟待进行深入系统研究。

(贺健)

# 第三节　主动脉瓣病变

## 一、主动脉瓣关闭不全

主动脉瓣关闭不全(aortic regurgitation,AR)按病程长短可分为急性 AR 和慢性 AR。按病变部位可分为主动脉瓣自身病变引起的 AR 以及升主动脉、主动脉瓣环病变引起的 AR。目前缺乏轻度 AR 的自然病程相关资料,也缺乏慢性 AR 患者病情自轻而重演变过程的大样本调研报道。部分自然史研究表明,年龄和左室收缩末期压力(或容积)可作为临床上慢性AR 患者死亡风险增高的预测因素。目前已经明确的是,重度慢性 AR 患者的长期预后不良。一旦出现明显症状,未接受手术治疗的患者年死亡率高达 10%～20%。

(一)外科术式演进

AR 的外科术式主要包括主动脉瓣成形术和主动脉瓣置换术。主动脉瓣成形术需要根据病变性质及其程度,采取个体化的处理方案,具有较高的技巧和挑战性。一般来说,若预计成形效果满意,原则上应尝试成形;当成形当期效果欠佳或远期效果难以保证时,方选择置换术。主动脉瓣成形术有报道的历史已达 40 余年:①Garamella 等(1958 年)采用主动脉瓣悬吊术治疗干下型室间隔缺损导致的 AR。②Starzl 等(1959 年)应用主动脉瓣二叶化术式。③Murphy 等(1960 年)选择瓣环折叠术治疗梅毒性 AR。④Starr 等(1960 年)施行脱垂瓣膜楔形切除术。⑤Spencer 等(1962 年)与 Plauth 等(1965 年)报道了主动脉瓣折叠并悬吊术治疗室间隔缺损导致的 AR。然而受限于心脏彩超技术的发展以及对主动脉瓣几何形状的认识,早期成形效果并不理想。1965 年发明了人工心脏瓣膜,随后瓣膜置换术得以全球推广。随着瓣膜制造工艺以及外科技术的成熟,AR 的外科治疗主流逐渐转向了置换术,并几乎取代了成形术。不过,随着临床资料的积累,瓣膜置换术的缺点已被广泛认识:生物瓣面临年龄相关性的瓣膜退变;机械瓣存在固有的血栓、出血及机械故障等风险。

自 1992 年起至 2006 年,David 等通过一系列改进,报道了 David Ⅰ～Ⅴ 主动脉瓣再植术。该系列术式沿着以下路径演进并优化:①加固主动脉瓣环。②波浪状修剪人工血管,重建窦部。③以自身主动脉壁为内衬。④Teflon 毡片全周加固瓣环,并环缩窦管交界以形成涡流。⑤分别环缩人工血管顶部和底部。近来,带窦部人工血管的设计与应用使得重建的主动脉根部更具可扩张性,从结构与功能上接近正常。目前,AR 外科治疗的重点和方向是在已有技术基础上,应用新技术和新材料进一步创新瓣膜成形与置换术,并对两者进行中远期效果的比较。

(二)病因认知和演变

已知多种病因可导致急慢性 AR,可归纳为表 6－3。随时代变迁,AR 的疾病谱正发生变化。20 世纪 60 年代,国内外 AR 的最主要病因均为风湿性疾病,退行性病变、感染性心内膜炎以及主动脉根部病变次之。随着人类寿命延长、医疗技术进步以及生活水平提高,风湿性疾病所占比例正逐渐下降;但就全世界范围(尤其在发展中国家)来看,仍是主要病因。西方国家中,主动脉根部及升主动脉病变则是慢性 AR 的主要病因。

表 6－3　主动脉瓣关闭不全的病因

| 急性主动脉瓣关闭不全 | 慢性主动脉瓣关闭不全 | |
|---|---|---|
| | 主动脉瓣原发病变 | 主动脉根部病变(瓣环扩张) |
| 急性感染性心内膜炎、A型主动脉夹层、外伤、人工瓣膜功能障碍、瓣膜自发性破裂或脱垂等 | 先天性主动脉瓣畸形(单叶、双叶、四叶)、退行性钙化、风湿性改变、慢性感染性心内膜炎、退行性黏液瘤样变、主动脉瓣下狭窄、室间隔缺损伴主动脉瓣叶脱垂,其他全身性疾病(如系统性红斑狼疮、巨细胞性动脉炎和大动脉炎等)、部分食欲抑制药(如芬弗拉明、苯特明等)等 | 特发性和(或)年龄相关性主动脉根部扩张、慢性 A 型主动脉夹层、原发性高血压、Marfan 综合征、先天性主动脉瓣二叶畸形、Ehlers－Danlos 综合征、梅毒性主动脉炎、骨生成不良、强直性脊柱炎和 Reiter 综合征等结缔组织病等 |

需指出的是,即便在西方国家,临床上仍然存在许多病因未明确的慢性 AR 患者。Roberts 等报道了美国单中心横跨 20 年的 268 例单纯 AR(并接受了瓣膜置换术)患者的病因分析,其中高达 91 例无法明确病因。此外,美国一项病理研究检测了外科手术中切除下来的主动脉瓣,仍有高达 34% 的单纯 AR 病因不明。由此可见,虽历经半个多世纪,仍需在临床实践中加强 AR 病因的甄别工作,提高病理检查诊断率,唯此方能进一步提高 AR 的治疗效果以及 AR 患者的生存率。

（三）临床表现

AR 的临床表现变异较大，取决于一系列因素，如发现症状的时间、主动脉和左室顺应性、血流动力学状况以及病变的严重程度等。急性 AR 的临床表现与反流量相关，可以无临床症状，也可骤然出现心左衰和肺水肿，表现为严重呼吸困难、低血压、心动过速、肺水肿和心源性休克。急性 AR 多缺乏心室增大的典型体征，一般没有周围血管征，心尖搏动不明显。舒张早期杂音因左室和主动脉舒张压的快速平衡而短促、柔和、难以辨认；而慢性 AR 多为高调的舒张期递减性杂音。而慢性 AR 在心脏代偿机制失效后才会出现症状，所以无症状期可长达十年以上。慢性 AR 最常见的临床表现有劳力性呼吸困难、端坐呼吸、夜间阵发性呼吸困难和心悸等。发展至右心衰时，可出现颈静脉怒张、肝大、双下肢水肿等，部分重度 AR 患者可出现夜间心绞痛。典型体征为脉压差增大和周围血管征，舒张期杂音紧接第二心音出现，可闻及第三心音。还可因左室舒张末压（left ventricular end－diastolic pressure, LVEDP）快速升高导致二尖瓣瓣叶提前关闭引发 Austin－Flint 杂音，该杂音不易与器质性二尖瓣狭窄形成的杂音相鉴别。

（四）诊断方法

为精确诊断和评估病变严重程度，需要实施的进一步诊断和评估方法包括：

1. 心电图（ECG）　可显示伴或不伴左室肥大、左房扩大以及 T 波倒置、ST 段压低的复极异常。

2. 胸片　急性 AR 患者也用于发现急性肺水肿和心力衰竭征象。慢性 AR 患者多表现为心脏进展性扩大和主动脉根部突出。

3. 多普勒超声心动图　常规经胸超声心动图（TTE）可显示主动脉瓣叶和主动脉根部的解剖特点、检测反流量大小、判断 AR 的严重程度，计算左室大小和功能。还用于评定继发于心左衰的肺动脉高压严重程度以及有无赘生物和心包积液，因此是诊断、评估 AR 并判断其预后的首选方法。通过检测反流速率、反流面积等量化指标，Raffi 等将 AR 分为轻、中及重度 3 级（具体见表 6－4）。需要注意的是，TTE 对急性 AR 进行严重程度分级的准确性不如慢性 AR。当存在心动过速时，TTE 对瓣口反流面积和反流量的测量并不精确。因此对于急性 AR，并不能单纯依靠 TTE 的定量指标来选择诊疗方案。此外，左室内径及其功能作为评估预后的有效指标，还受体表面积（BSA）的影响；尤其当患者身材瘦小（BSA<1.68/$m^2$）时，建议按体表面积评测。

表 6－4　主动脉瓣关闭不全分级标准

| | 轻度 | | 中度 | 重度 |
|---|---|---|---|---|
| 特异指标 | 中心射流，宽度<左室流出道的 25%<br>射流紧缩<0.3cm<br>降主动脉无或短舒张早期逆向血流 | | 主动脉瓣关闭不全的指标介于轻度和重度之间 | 中心射流，宽度≥左室流出道的 65%<br>射流紧缩>0.6cm |
| 辅助指标 | 压力半降时间>500ms<br>左室大小正常 | | 介于两者之间 | 压力半降时间<200ms<br>降主动脉全舒张期逆向血流<br>中度或重度左室扩大 |
| 定量参数 | | | | |
| 返流量（mL/搏） | <30 | 30～44 | 45～59 | ≥60 |
| 反流分数（%） | <30 | 30～39 | 40～49 | ≥50 |
| 有效反流口面积（$cm^2$） | <0.10 | 0.10～0.19 | 0.20～0.29 | ≥0.30 |

当 TTE 质量欠佳，或怀疑有血栓、心内膜炎时，可考虑经食管超声心动图（TEE），TEE

可进一步提供主动脉扩张和瓣膜解剖的相关信息,也可帮助确定瓣环尺寸,有利于更好地制订成形术方案。术中 TEE 有助于监测手术瓣叶修复、瓣环处理或经皮瓣膜操作的效果,所以实施成形术时,高质量的术中 TEE 是必需的。此外,三维 TEE(3DE)比二维超声心动图能提供更详细的瓣膜解剖信息,对评估复杂的瓣膜问题或监测手术和经皮介入治疗非常有用。不过,超声心动图仍存在许多不足之处:①各项测量指标依赖于人工操作,存在固有的变异性。②可能会低估反流的严重程度,特别当喷射血流为偏心性时。③作为重要评估指标的左室内径和射血分数,依赖于血压和其他负荷情况的变化,并不能充分反映个体差异。

4.心导管检查(CAG)　首诊即有症状的 AR 患者,若超声心动图不足以评估其左室功能和 AR 严重程度,或术前存在心绞痛以及具备冠心病相关危险因素,CAG 可对冠状动脉解剖及血流动力学进行评价,明确是否需要同期再血管化治疗。此外在 CAG 检查过程中,可根据左室内造影剂显影量来对 AR 严重程度进行半定量分析。然而,该评判方法系主观指标,依赖于造影剂的量和左室大小,且与反流量无明显相关性。

5.心脏磁共振检查(CMR)　超声心动图检查质量欠佳或症状与检查结果不符的 AR 患者,可应用 CMR 来评估瓣膜病变,特别是评估反流严重程度、心室容量和收缩功能。经 CMR 获得的参数比超声心动图的可重复性更高,CMR 还有助于检测并量化心肌慢性肥大进程中间质纤维化的进展,有利于早期干预。

6.多层计算机断层摄影(MSCT)　通过直接测量瓣膜的几何平面,MSCT 可评估瓣膜病变。也可用于评估 Marfan 综合征和升主动脉扩张的严重性。由于该检查阴性预测值较高,可能对排除动脉粥样硬化低危患者有用。

7.放射性核素血管造影　对窦性心律患者,放射性核素血管造影可对左室射血分数提供可靠且重复性高的评估。当该指标对治疗决策起重要作用时,特别是在无症状的 AR 患者,可考虑此项检查。

8.负荷试验　无症状或有可疑症状的 AR 患者,负荷试验(运动 ECG 和运动超声心动图)可提供额外的信息,如心脏功能储备、症状应答和运动后血流动力学变化,有助于更好地识别客观症状。若运动负荷试验引起左室射血分数下降,提示预后较差。应当严密随访,或尽早接受手术治疗。

(五)评估体系以及有待思考的问题

左室收缩功能正常的 AR 患者,其无症状期通常持续多年,出现临床事件(死亡、出现症状或左室收缩功能障碍)的时间较其他瓣膜病变(如二尖瓣关闭不全)大为延迟。特别在年轻患者中,每年的临床事件平均发生率只有 4%。这些临床事件的终末结局往往不可逆转,且与手术效果密切相关。出现症状时,很大一部分患者已存在心肌功能障碍,发生术后心力衰竭和死亡的风险大为增加。因此,详细的病史采集和系统的客观检测对评估 AR 至关重要。老年患者则通常合并冠心病,对容量负荷的耐受性下降,比年轻患者存在更高的临床事件发生率。

评估 AR 时,建议轻中度患者每年复查一次,每两年行一次超声心动图检查。对重度 AR 但左室功能正常的患者,初次检查后,应在 6 个月内再次随访。如果左室内径和(或)射血分数发生明显改变,或接近干预指征时,应继续以 6 个月的间隔期进行随访。若参数稳定,患者每年随访一次。对伴有主动脉扩张,特别是 Marfan 综合征或二叶畸形的患者,应每年进行一次超声心动图检查。当远端主动脉显影不清楚或手术指征取决于主动脉扩张而不是左室大小或功能时,可采用 MSCT 或 CMR 进行评估。在慢性 AR 进展过程中,既要避免过早手术干预,以降低手术风险;但干预措施又需要足够及时,以防发生不可逆转的左室功能障碍、肺动脉高压和(或)慢性心律失常。目前推荐的手术适应证见表 6—5。总之,如何确定最佳的干预时机是一项艺术,还需要我们借助更多的客观指标来系统评估患者病情。

表 6—5　主动脉瓣关闭不全的外科手术适应证

| | 推荐类别 | 证据水平 |
|---|---|---|
| A. 主动脉瓣重度反流的外科手术适应证 | | |
| 对有症状的患者推荐外科手术治疗 | I | B |
| 对无症状的患者,静息 LVEF≤50%,推荐外科手术治疗 | I | B |
| 对接受 CABG 的患者,或需行升主动脉、其他瓣膜疾病手术的患者,推荐外科手术治疗 | I | C |
| 静息 EF>50%的无症状患者,合并左室扩张(LVEDD>70mm,或 LVESD>50mm,或 LVESD>25mm/m²BSA),应考虑外科手术治疗 | IIa | C |
| B. 主动脉根部病变的外科手术适应证(无论主动脉瓣反流的严重程度如何) | | |
| 对于主动脉根部病变,升主动脉最大内径≥50mm,Marfan 综合征患者,推荐外科手术治疗 | I | C |
| 主动脉根部病变伴升主动脉内径如下情况的患者,应当考虑外科手术: | IIa | C |
| ≥45mm(马方氏综合征伴有危险因素的患者) | | |
| ≥50mm(二叶瓣伴有危险因素的患者) | | |
| ≥55mm(其他患者) | | |

(六)各种主动脉瓣成形术的简介及评析

1. 主动脉瓣叶成形术

(1)瓣叶穿孔:单纯瓣叶穿孔造成的 AR 较少见。穿孔可能是医源性、继发于感染性心内膜炎或乳头状纤维弹力组织瘤体切除后。较小的穿孔可直接用单针缝线缝合,较大的穿孔常用新鲜或戊二醛处理的自体心包片修复。使用新鲜自体心包片修补时,由于补片可能收缩,大小应大于缺损。

(2)瓣叶脱垂:瓣叶脱垂多因瓣叶游离缘过长造成,可表现为单叶或多叶脱垂。多见于右冠叶,其次是无冠叶和左冠叶。瓣叶成分良好(游离缘低于其他瓣叶平面)时,最常用的成形技术仍是将脱垂瓣叶进行交界折叠悬吊,固定于主动脉壁上,以改善瓣叶对合。该方法尤其适用于高位膜部或漏斗部室间隔缺损引起的 AR。而二叶畸形所致的 AR,脱垂瓣叶不仅游离缘过长,而且瓣叶明显扩大,多采用瓣叶楔形切除术。其他的成形方法还包括对半月瓣小结周围的瓣叶组织进行局部折叠、沿脱垂瓣叶游离缘以聚丙烯缝线连续缝合并悬吊固定等。

(3)瓣叶缺损:风湿性疾病等导致的瓣叶挛缩或部分先天性瓣叶发育异常或心内膜炎导致的瓣叶缺损,可以通过延伸瓣叶来增加闭合时的接触面积,或是行单个或多个瓣叶置换术来纠正反流。瓣叶置换术不仅可以规避抗凝药物的潜在风险,使得血流动力学更加稳定,并且对于主动脉瓣环细小的患者具有独特优势。以前多采用戊二醛处理的自体心包片修复缺损瓣叶,目前也有采用异体心包片等其他材料的报道,何种材料的耐久性最好仍存在争议。部分研究表明,自体心包片可能优于异种心包片,但两者之间的差异并不明显,并且很难确定这种差异是源于补片材料本身的退变,还是术中瓣叶设计的区别。此外,现在仍未确定采用何种方式处理自体心包片的效果最佳。

2.合并根部病变的主动脉瓣成形术

(1)主动脉根部成形术:该术式通过纵行上提主动脉瓣的三个交界,使瓣叶靠拢,再根据三个交界所在圆周的直径选择人工血管的直径。在人工血管上裁剪出三个新的主动脉窦,再与主动脉瓣环吻合:吻合三个窦即为"三片法";若是单一主动脉窦扩张造成的 AR,仅切除扩张的窦,余两窦保留,剪裁出单个扇贝样血管片,即"单片法"。冠状动脉开口需根据情况移植到新主动脉窦上的侧孔,再检查主动脉瓣启闭情况。对于 Marfan 综合征或其他主动脉瓣环扩张的 AR 患者,由于瓣环可能继续扩张,单纯行主动脉根部成形术并不合适。研究表明,沿左室流出道纤维成分做主动脉瓣成形术无法阻止 Marfan 综合征患者的主动脉瓣环扩张,因此行主动脉瓣再植术更为合适。

(2)主动脉瓣再植术:所有主动脉根部动脉瘤均可施行主动脉瓣再植术,主动脉瓣环扩张及急性 A 型夹层尤其适用。David 手术历经多次改进:①David I 手术通过加固主动脉瓣环,防止远期扩张。但由于缺乏主动脉窦膨出,无涡流形成;且瓣叶开放时直接撞击人工血管壁,加重瓣叶损伤。②David II 手术尝试保留主动脉窦部的自然形状,维持瓣叶的正常生理功能,但无法防止瓣环扩张所致的 AR。③David III 手术针对主动脉瓣环扩张患者,采用 Teflon 毡片条行瓣环加固环缩,保持人工血管与瓣环的直径一致,但阻止瓣环扩张的效果仍不佳。④David IV 手术则在 David I 手术基础上,环缩窦管交界处的人工血管,形成类似正常解剖结构的生理性缩窄,并使窦部膨出。⑤David V 手术则采用比瓣环直径大 8mm 的人工血管,分别环缩顶部和底部,形成更大的窦部。此外,近十年内,多组学者对 David 系列手术进行了多组改良,尝试波浪形修剪人工血管,保留主动脉壁作内衬,根据窦部形态相应裁剪,纵向缝合缩环等。近期设计出"Jena"技术,不切除扩大的窦部,对左、右冠状动脉窦,非对称扩张用"J"成形,对称扩张用"U"成形,对无冠状动脉窦进行"V"成形。避免根部重建及冠状动脉移植,降低当期手术风险,但存在远期窦部再扩张的可能。De Paulis 等设计出带窦部的人工血管,通过水平与纵向皱褶的结合,使得人工血管更具有可扩张性,从而简化手术步骤,缩短手术时间,减少冠状动脉吻合口张力,减少出血。

(七)外科术式的疗效比较及启示

1.主动脉瓣置换术的效果评价 美国胸外科医师协会的数据表明,单纯主动脉瓣置换术的总体死亡率为 4.0%。高龄、术前左室功能差、合并冠心病、术前重度肾功能不全、活动性心内膜炎、女性、既往瓣膜置换术病史等可导致围术期死亡率增高。主动脉瓣置换术后 5 年生存率为 80%~85%,10 年生存率达到 65%~75%,15 年生存率为 45%~55%,瓣膜置换术的结局与瓣膜功能状态、合并症、年龄等密切相关。Hammermeister 等的研究表明,主动脉瓣位的生物瓣置换术和机械瓣置换术的 11 年死亡率分别为 62% 和 57%,15 年死亡率分别上升至79%,66%。

2.主动脉瓣成形术的疗效评价

(1)主动脉瓣二叶畸形的成形效果:Casselman 等对 94 例主动脉瓣二叶畸形所致的 AR 并行瓣膜成形术的患者进行了长期随访,结果表明:7 年后避免再次手术的比例为 84%。David 等曾经比较主动脉瓣成形和生物瓣置换两种外科处理方案在主动脉瓣二叶畸形患者中的临床疗效:5 年再次手术避免率无显著性差别;5 年内中重度 AR 避免率分别为(79±8)%,(94±6)%(P=0.024)。以上结果提示,主动脉瓣成形术并不一定优于生物瓣置换术。随后,David 等还在主动脉二叶畸形患者中比较了单纯主动脉瓣成形术和保留瓣叶的主动脉手术的疗效,结果表明:由于大部分患者存在主动脉瓣环扩张,与单纯成形相比,主动脉根部再植术更为合适。也有研究表明,较之主动脉瓣置换术,主动脉瓣成形和 Ross 手术术后患者的生活质量更高,焦虑情绪更低。

(2)伴有主动脉反流的升主动脉瘤:David 等对 103 例升主动脉瘤伴正常或轻度主动脉窦扩张,合并中重度 AR 的患者进行了回顾性研究。该研究提示:升主动脉瘤伴 AR 时,若是窦部正常或轻度扩张,行主动脉瓣成形术可达到很好效果。

(3)主动脉根部动脉瘤:David 等还报道了 220 例保留主动脉瓣的主动脉根部动脉瘤手术。该研究表明,主动脉瓣再植术的远期效果优于主动脉根部成形术。Yacoub 等回顾了 158 例采用主动脉根部成形术治疗主动脉根部及升主动脉瘤的临床疗效。10 年避免主动脉瓣置换术几率为 89%,三分之一的患者会出现中度 AR。目前,大多数研究提示主动脉瓣再植术后瓣膜功能的稳定性要优于主动脉根部成形术。血流动力学研究表明,在主动脉根部重建术中,带窦的人工血管置换术后瓣叶的运动及血流形式要优于无窦人工血管。但仍存在争议的是:带窦人工血管是否能够降低主动脉瓣机械应力? 部分研究显示,术后 10 年内,直型人工血管和带窦人工血管置换术后的主动脉瓣功能无明显差异。

另一个有待理清的问题是,保留瓣叶的主动脉手术是否优于 Bentall 手术? 目前尚缺乏大规模的随机临床研究,针对 Marfan 综合征的回顾性研究提示这两种术式的效果相似,但保留主动脉瓣的术后血栓、出血、感染性心内膜炎等并发症发生率要明显低于 Bentall 术。因此,对于主动脉瓣正常或轻度病变的主动脉根部动脉瘤患者,保留主动脉瓣的手术应当更为理想。不过,这对外科技术要求更高,需要熟悉主动脉根部的正常解剖并对各种重建术式具有较为丰富的经验。

(八)展望未来

目前 AR 的主要外科术式仍为主动脉瓣置换和成形术。未来有必要进一步根据系统化的主动脉瓣病变分型来个体化抉择处理方案。人工瓣膜制造工艺的改进、药物涂层材料的应用将促进主动脉瓣置换术远期预后的改善。而主动脉瓣成形术的术式逐步演进,结合 3DE 技术的成熟和推广,也将推动主动脉瓣成形术的发展,改善近、远期疗效,并有望成为 AR 外科治疗的主流。此外,随着经导管主动脉瓣置入术(TAVI)临床经验的逐步积累、该微创技术的适应证必将进一步扩大,有望成为 AR 患者常规手术治疗新的补充选择,给高风险患者带来治疗的希望。

## 二、主动脉瓣狭窄

(一)历史回顾及启示

主动脉瓣狭窄既有先天性原因(二叶,单叶,四叶,拱顶状瓣等),又有后天的因素(退行性、风湿性、代谢性、感染等)。先天性二瓣畸形在童年期较少出现症状,但在成年后较早出现纤维化、钙化、及瓣膜僵硬,发展为主动脉瓣狭窄。欧美国家以退行性、钙化等原因为主(81.9%),其次是风湿性(11.2%)。国人则以风湿性较常见,但近年来国人退行性主动脉病变的病例逐渐增多,风湿性逐渐减少,但发病率尚未见报道。风湿性主动脉瓣疾病的特点是主动脉瓣叶交界处的融合,后期常合并有主动脉瓣关闭不全。单纯风湿性主动脉瓣病变较少,常伴有风湿性二尖瓣疾病。

主动脉瓣狭窄的手术治疗始于 20 世纪初叶,50 年代初 Bailey 经狭窄的主动脉瓣插入机械扩张器分开粘连的主动脉瓣交界。1952 年 Hufnagel 和 Harvey 首次为主动脉瓣关闭不全的患者在降主动脉内植入人工球笼瓣。1955 年 Swann 在低温体外循环阻断血流下成功进行了第一例主动脉瓣切开术。1960 年 Harken 和 1963 年 Starr 分别报道了用球笼瓣行主动脉瓣替换。1962 年 Ross 进行了原位同种瓣移植。1967 年 Ross 施行了自体肺动脉瓣移植到主动脉瓣位(Ross 手术)治疗主动脉瓣狭窄。60 年代中期开始使用福尔马林固定的猪主动脉瓣,但很快发生退行性病变,1974 年 Carpentier 报道了耐久性更长的戊二醛保存的猪主动脉瓣。

带支架的生物瓣可使瓣膜容易植入并保持瓣叶间的三维关系,但同时会损害其血流动力学表现并加速瓣膜结构损害,无支架瓣就是基于上述原因开发出来的,其仅限于主动脉瓣位使用。其植入技术具有挑战性,所以没有广泛应用。随着人口老龄化,及再次手术几率上升,有相当数量的主动脉瓣狭窄患者行外科常规手术的风险太高,欧洲调查显示约 1/3 有症状的主动脉瓣狭窄患者不适宜传统手术。近年来经皮介入主动脉瓣植入技术应运而生,后又有了经外科途径(心尖、锁骨下动脉、主动脉等)介入主动脉瓣植入技术,目前进展迅速,近年来的系列试验植入成功率超过 90%。但目前入选患者仅限于外科手术高危或不适合外科换瓣手术的有严重症状的主动脉瓣狭窄患者。预期随着植入体、技术手段、术者经验的不断进步,加之其微创特点,预期患者及适应证会不断扩展。

(二)病理生理改变及有争议的评价方法

主动脉瓣狭窄的病理生理改变主要取决于左室流出道梗阻的程度。病变通常为慢性、进行性改变。正常人主动脉瓣收缩期跨瓣压小于 5mmHg,而狭窄的主动脉瓣可使收缩期跨瓣压达 100mmHg 以上,跨瓣压是随着瓣膜狭窄程度的加重而增加。严重狭窄而每搏输出量低的患者(如左室收缩功能不全),可表现为前向流速和收缩期跨瓣压仅有中等程度的增加。相反,中度狭窄和跨瓣流速高的患者(如合并主动脉瓣关闭不全),射血速度和收缩期跨瓣压都是很高的。所以以往临床上单看跨瓣压和跨瓣流速不能全面反映主动脉瓣狭窄的严重程度。

主动脉瓣口面积是测量、评价主动脉瓣狭窄程度的方法,是指收缩期主动脉瓣开放的程度。一种方法是通过心导管检查得出。过瓣血流、瓣口面积及跨瓣压差三者的关系可以用 Gorlin 公式表达:

$$AVA(cm^2) = \frac{过瓣血流\ AVF(mL/s)}{44.5 \times \sqrt{平均跨瓣压\ AVG}}$$

主动脉瓣口面积还可以根据多普勒超声测得的体积流率在狭窄瓣口近端和狭窄瓣口处相等的原理应用连续方程计算获得。对于连续多普勒计算瓣口面积和导管 Gorlin 法计算瓣口面积的相对准确性有很大争议。有创导管法和多普勒方法测量瓣口面积除了技术上的差别,每种方法都有潜在弊端。这些方法的不同在于多普勒测量的瓣口面积代表的是生理上的瓣口面积,即有效瓣口面积,而 Gorlin 公式法测得的是解剖或几何瓣口面积。有效瓣口面积只占解剖瓣口面积的 70%~90%。两种方法反映了相同的基本生理参数,操作正确时两者都能对临床提供有用数据,但要考虑到由压力下降(梯度)到引起血流动力学变化之前,瓣口面积至少会减小至 2cm² 以下。而当面积减小至 1cm² 或更小时,就会引起梯度和血流动力学的显著变化。所以,狭窄严重程度的最终判断应该综合流速、梯度以及瓣口面积,还要额外考虑特定的血流状态。

评估主动脉瓣狭窄程度的另一方法是主动脉瓣阻力,等于平均压力阶差除以血流速度,单位是 dyn·s·cm$^{-5}$：

$$主动脉瓣阻力 = \frac{1.33\sqrt{\Delta P_{平均}}}{(CO/HR) \times SEP}$$

P 是平均压力阶差，CO 是心排量，HR 是心率，SEP 是收缩期射血时程。近来的研究表明在评估主动脉瓣狭窄程度时，主动脉瓣阻力是流速依赖性的，并不优于计算出的主动脉瓣面积。其基本假说是在压力阶差和跨瓣流率之间存在一种线性关系，瓣膜阻力能够更好的区分比正常瓣膜僵硬 100～200 倍的瓣膜的僵硬程度，临床上疾病进展和出现症状是在瓣膜僵硬程度达正常人 20～100 倍时，在这个范围内，瓣口面积对疾病的严重程度可以更好地进行判断。而用瓣膜阻力来评价低流量、低梯度的主动脉瓣狭窄，认为它不是流量依赖性的。

总之，主动脉瓣狭窄严重程度的完整描述应包括主动脉瓣解剖，左心室力学和瓣膜下游血管系统的特征，在概念上较复杂，临床上很难得到，现在逐步集中到心室－血管偶联这一概念上，包括描述异常瓣膜的影响。

左室肥厚是后负荷增加的生理适应性反应，但也有不利影响：左室心肌肥大、顺应性下降（室壁张力增加）、左室收缩力增高及收缩期射血时间延长，均增加心肌对氧的需求。另外，室壁张力增加，压迫血管引起冠状动脉血流下降，以及左室舒张末压升高，降低冠状动脉灌注压，引起心内膜下冠状动脉灌注不足，导致慢性缺血，进而引起细胞坏死和纤维化。

尽管主动脉瓣狭窄患者冠状动脉管径和流量是增加的，但不足以满足心肌质量的增加，而且冠状动脉血流的储备也是有限的，所以会表现为冠状动脉供血不足。此外，左室肥厚也伴有毛细血管密度的降低和传送距离的增加。主动脉瓣狭窄患者可能影响冠状动脉血流的其他因素还有：舒张期灌注时间减少，舒张早期顺应性受损及舒张期室壁张力增加等，都可导致心内膜下血流减少，心肌耗氧量增加。

（三）容易被掩盖的临床表现及诊断方法误区

1. 症状的早期识别　早期患者可以多年没有症状，因为发生严重血流动力学变化是很缓慢的，许多患者不能识别早期症状。要特别注意由于老年人常常无意的避免一些可引起症状的活动，而主诉没有症状。

主动脉瓣狭窄最常见的初始症状是由于活动后呼吸困难或疲劳引起的活动耐量下降，常见机制是肥厚的、低顺应性的左室舒张末压升高，也有些是因左室收缩功能障碍或同时合并冠心病。严重梗阻的逐渐发展为静息下也有症状的心力衰竭。成年患者由于活动后或其他血流动力学负荷增加如妊娠、贫血发热等，致肥厚心肌耗氧量增加。

心绞痛也是另一常见首发症状，50%～70% 的患者都有此症状，其中部分患者合并有冠心病。

第三个典型症状是活动后头晕或晕厥。其原因包括室性心律失常和左室功能衰竭，但最可能的机制是左室压力感受器反应性引起外周血管扩张，而狭窄致心排出量不能增加，造成血压的急剧下降。

2. 诊断要点、误解及误区　有心绞痛、晕厥和心力衰竭症状时可能存在主动脉瓣狭窄。最常见的是轻度或进行性劳力性呼吸困难。典型体征是在主动脉瓣听诊区的收缩期递增－递减型喷射性杂音，常伴有可触及的收缩期震颤。但当心排出量低、肥胖或肺部疾患致使传导减弱时，严重狭窄的杂音也可能是柔和的。大多数主动脉瓣狭窄的杂音向颈动脉传导。少数患者杂音向心尖部传导，称为 Gallavardin 现象。收缩晚期杂音对诊断严重狭窄是十分特异的,但敏感性低。有些主动脉瓣狭窄患者可听到第四心音奔马律,是心房向心室充盈增加所致。另一体征是触诊颈动脉搏动的范围和幅度,缓慢上升、低幅度的颈动脉搏动对诊断严重的主动脉瓣狭窄有较高的特异性,但敏感性较差。

一些主动脉瓣狭窄患者胸部 X 线检查可看到升主动脉扩张,甚至可以在早期出现,以往常被误解为"狭窄后扩张",近来发现其与血流动力学改变的严重程度不相关,不是由狭窄造成,似乎是由主动脉壁的异常引起,包括中层囊性坏死,尤其是二瓣化的患者。有研究显示这种扩张反映了"发育缺陷",以往的"狭窄后扩张"概念不正确。这些狭窄患者主动脉扩张一般位于窦上、升主动脉近段或中段,合并反流的主动脉扩张更明显,而马方综合征以窦部扩张为主。心影通常是正常的,很大比例的严重瓣膜梗阻的患者可以看到主动脉瓣钙化。

超声心动是诊断的主要手段。主要评估狭窄的严重程度,左室大小及功能,肺动脉压及其他异常。但用食道超声评估狭窄的严重程度是个误区,因多普勒光束不能与主动脉血流方向平行。由于瓣口是非平面的、不规则的形状,另外瓣膜钙化会引起回声和阴影,所以食道超声不能用二维面积测量法测进瓣口面积,故其结果不可靠。狭窄严重程度最有用的临床测量方法是主动脉最大射血速度、平均压力梯度及连续方程法测量的瓣膜面积。

对于超声心动数据不能明确诊断或与其他临床数据不一致的患者,需要行心导管测量跨主动脉瓣梯度及应用 Gorlin 公式计算瓣膜面积。冠状动脉造影常用于确定心绞痛是否由于同时存在冠状动脉疾病。而现在优质的多层电脑断层扫描可使所有主要的冠状动脉分支清晰可见。

典型的心电图表现是左室肥厚,但许多严重狭窄的成人和儿童没有左室肥厚的心电图表现。其他非特异性心电图变化包括左房扩大,电轴左偏,左束支阻滞和 T 波改变。常见运动后特异性 ST 段压低。

(四)手术时机存在的争议和外科不同手术方式选择

1.手术时机　主动脉瓣狭窄患者的预后主要取决于症状和狭窄程度。无论狭窄的严重程度如何,有症状的患者都是心源性死亡的高危人群,其 $1\sim2$ 年的死亡率约 $50\%$。主动脉瓣狭窄患者出现心绞痛后平均生存年限为 4.7 年,出现晕厥后平均生存年限小于 3 年,出现呼吸困难和心力衰竭后平均生存年限 $1\sim2$ 年。大约 $3\%\sim5\%$ 的患者从无症状期到有症状期后,会在数周到几个月内死亡。拒绝手术治疗的有症状的重度主动脉瓣狭窄患者,死亡的原因主要是充血性心力衰竭和心源性猝死。症状出现时,是疾病自然病史中的一个转折点,不进行外科干预预后非常差。

大部分专家建议主动脉瓣狭窄患者有症状发作时就应该行手术治疗,与内科保守治疗相比外科手术存活率明显要高,症状缓解显著。对于无症状主动脉瓣狭窄患者的治疗仍然有争议,只有存在其他原因不能解释的左室功能受损时选择手术是肯定的。

目前的数据似乎还不能证实无症状患者接受手术潜在收益大于手术风险和与手术相关并发症。因此严重主动脉瓣狭窄患者通常在出现症状前不建议行外科手术治疗。

运动试验时出现症状提示应该行手术治疗,尤其是体力活动者(欧洲指南Ⅰ级,北美指南Ⅱb级)。老年人手术死亡率较高,并发症发生率也较高,但瓣膜置换术后生存期明显延长。

只要有左室功能受损的证据(如射血分数降低、左心室扩大、静息或运动时左室舒张压力明显升高等),无论有无临床症状均为主动脉瓣替换术的适应证。但最近的数据表明,无症状的严重主动脉瓣狭窄(瓣口面积≤0.8cm²)患者的自然预后不佳。而无症状患者可以从主动脉瓣置换获得更多的益处。

2.手术方式选择及预期方向　与主动脉瓣替换术相比,主动脉瓣狭窄实行瓣膜成形术远期效果较差(Craver,1990),尤其主动脉瓣严重钙化患者要慎重选择瓣膜成形术。主动脉瓣成形技术难度大、技术要求高,需经验丰富的外科医师重塑主动脉瓣叶结构和功能。而对主动脉瓣钙化引起的主动脉瓣狭窄的成形术,因术后易出现严重主动脉瓣反流而遭弃之。

对年龄较小的主动脉瓣患者,尽可能做主动脉瓣成形术,恢复或模仿正常主动脉瓣结构和功能,术后随访远期效果较好。

Ross 手术选用自体肺动脉瓣替换主动脉瓣,其瓣膜具有潜在发育功能,可基本恢复主动脉瓣结构和功能。

对于主动脉根部条件较差患者,可以使用带瓣管道行主动脉瓣置换加部分升主动脉置换术。

有学者通过对正常主动脉根部结构、生理功能及其相互作用的研究得出:主动脉根部外科将来的发展方向是预防主动脉根部病变,重建主动脉根部结构,外科手术的目的是尽可能达到模仿正常主动脉根部结构效果。

混合性主动脉瓣疾病应按单纯狭窄或反流相同的方式进行诊断和治疗,对有症状的患者,主动脉瓣替换术是应选择的治疗方式。

经皮球囊主动脉瓣成形术在年龄较小患者效果较好,但术后复发率很高。对于病情太重致不能实行主动脉瓣替换术的严重狭窄患者,有非常有限的姑息性治疗作用(Smedira 等,1993)。另外,该技术还存在引起主动脉瓣关闭不全和高龄患者股动脉穿刺相应并发症较多等特点。

(1)主动脉瓣置换术:对于主动脉根部结构正常,重症或已有临床症状的主动脉瓣狭窄患者可选择主动脉瓣置换术。标准入路为胸骨正中切口,升主动脉远端插供血管,但对一些二次手术,有主动脉瘤或有升主动脉硬化的患者,多采用股动脉插管。上、下腔或右房－下腔插管,建立体外循环。常用冠状动脉顺行－逆行灌注相结合。于右冠状动脉起始部上方 3～4cm 处行主动脉横切口,距瓣膜交界顶点距离要 1cm,至无冠瓣中点处向下朝向瓣环,止于距瓣环 1cm 以上。切除瓣膜时保留距瓣环 1～2mm 的瓣膜组织,注意不能切开瓣环或主动脉壁。若有广泛的瓣环钙化,应避免试图完全清除瓣环钙化,因其可能导致主动脉与左室分开,清除瓣环钙化的程度,应限制在只要能将替换的瓣膜适当地置入即可。选择比测出的瓣环值小一些的人工瓣膜,为减小人工瓣入座的难度,可先将三个瓣交界处的缝线打结,再将交界中点的缝线打结,这样可确保人工瓣牢固坐入瓣环。

(2)PPM 和主动脉瓣环扩大技术:由于患者主动脉瓣环小而置入太小的主动脉瓣,会造成"患者－人工瓣不匹配(PPM)"。所以在选择大小合适的人工瓣时,必须要考虑患者的体表面积,为此提出了瓣膜有效开口面积指数,即用瓣膜的有效开口面积除以患者的体表面积(EOA/BSA)来评价是否存在 PPM。正常人 EOA/BSA 大于 0.85cm²/m²,EOA/BSA 在(0.65～0.84)cm²/m² 为中等度 PPM,小于或等于 0.65cm²/m² 为严重 PPM。为避免小主动脉瓣环置入人工瓣出现 PPM,Nicks、Manouguin 和 Konno 等分别报道了各自扩大主动脉根部的方法。即切开左室流出道的一部分,用人工材料补片加宽扩大主动脉根部。Konno 法是在主动脉瓣的左－右交界下切开室间隔,此方法只适合儿童。其他两种方法都是在主动脉瓣和二尖瓣、无－左冠瓣附近的纤维体切开扩展面积,如需要可跨主动脉瓣环切开主动脉瓣,向下达二尖瓣前叶,将自体心包或人工材料补片缝到缺损处来扩大瓣环。此操作时经常需要切开左房顶部,手术结束使用自体心包或人工材料加以修补。

(3)自体肺动脉瓣移植术(ROSS 手术):1967 年首次采用自体肺动脉瓣进行主动脉瓣替换术,因操作相对复杂,临床应用较少。这种手术是将自体肺动脉瓣和根部移植到主动脉瓣环,再用同种肺动脉根移植替换肺动脉根部和肺动脉瓣。先切除主动脉瓣,然后切下自体肺动脉瓣移植物上达分叉,调整肺动脉瓣移植物的肩部方向,使肺动脉的前凸部朝向患者右侧,使肺动脉窦部精确覆盖到主动脉瓣窦上。将瓣膜向内翻入后,用 4-0 聚丙烯线间断缝合将近端吻合,然后再将瓣膜向外翻出,对每个瓣膜交界各缝一针,将肺动脉窦部修剪成半月形以适合冠状动脉开口,用 4-0 聚丙烯线间断缝合进行远端吻合,在自体肺动脉瓣的三个交界处放置涤纶条可以有效地限制术后近端主动脉根部的继续扩张。缝合主动脉口。将同种肺动脉移植物均以 4-0 聚丙烯线连续缝合与近、远端的肺动脉流出道吻合。

3. 主动脉人工瓣的种类及选择 最常用的主动脉瓣替代物为机械瓣和异种生物瓣,此外还有同种瓣。

(1)机械瓣用于主动脉瓣替换始于 20 世纪 60 年代,经过不断的发展改进,血栓形成机会有所减少,但仍需终生服用抗凝药物。机械瓣本身耐久性较好,所以很少部分患者需要承受由于瓣膜本身原因而行再次瓣膜置换手术。尽管单叶和双叶主动脉机械瓣在设计上、血流参数上存在较大差异,但两者植入人体后瓣膜功能表现十分相似。此外,目前瓣膜病临床指南中针对已植入了机械二尖瓣或三尖瓣患者,再使用机械主动脉瓣为 I 类适应证(证据水平为 C 级)。如果患者因预防深静脉血栓或房颤需终生服用抗凝药的,也可考虑主动脉机械瓣置换术。临床上对机械瓣关心的主要问题集中在术后抗凝治疗及可能引起的血栓栓塞和出血问题。

(2)带支架异种生物瓣膜由猪或牛的组织制成,其易置入,术后不需抗凝,血栓发生率低等优点使其在临床上应用较广泛。20 世纪 60 年代诞生第一代猪带支架生物瓣膜,现在常用的第三代生物瓣膜预期耐久性可达 15~20 年。近十年来,越来越多的患者由使用机械瓣转为使用生物瓣。带支架主动脉生物瓣置入后血流动力学良好,但商品瓣最大瓣环直径不超过 23mm。

(3)异种无支架主动脉生物瓣已有超过 15 年的历史,但由于要求较高的植入技术,应用不是很广泛。与带支架的主动脉生物瓣相比其最大优点在于术后跨瓣压更低,左室流出道范围更大,术后左室肥厚恢复较早。新一代无支架主动脉瓣为生物性主动脉根部结构,行主动脉根部替换时可保留无冠窦结构,而且冠状动脉移植时较方便。无支架瓣术后血流动力学更理想,而且可以给患者置换上更大的瓣膜。

(4)同种异体主动脉生物瓣是一种冷藏保存的无支架生物瓣,取自死后 24h 内的捐献者,处理后深低温保存。因其难获取,临床使用经验较少而受到限制。同种主动脉生物瓣内径通常在 20~22mm,血流动力学指标非常好,但由于其组织比较柔软,手术难度较大,三个交界对合不严可能导致术后瓣周漏。同种异体瓣多用于感染性心内膜炎的病例,其置换技术要求较高,加之来源受限,临床使用较少。同种瓣 10 年以上耐久性不比异种心包瓣更好。

(5)自体瓣(Ross 手术)是将患者自身的肺动脉瓣或包括近端的肺动脉取下并植入主动脉,通常是主动脉根部整体置换,并移植冠状动脉,再用同种移植物置换至肺动脉瓣及右室流出道。主要用于机械瓣或生物瓣功能障碍再手术或心内膜炎不能口服抗凝剂的年轻患者。

其优点是自体的活组织有随机体发育而生长的可能。缺点是仍有远期衰败的可能，另外，有一个很陡的学习曲线。

（6）经皮主动脉人工瓣膜是近年出现的，有球囊扩张型和自膨胀型，置入途径有经皮由股动脉逆行植入技术和经外科途径经心尖顺行植入技术，现在主要用于外科手术高危或不适合外科换瓣手术的有严重症状的主动脉瓣狭窄患者，目前积累的经验有限，预期适应证会不断扩展。

选择人工瓣的种类，临床上习惯于关注患者是否存在终生抗凝的危险或因瓣膜毁损而需再次手术，但这样决定过于简单化，应因人而异，除可能的并发症外，瓣膜置换时患者的年龄是最重要的考虑因素之一。无论植入何种人工瓣膜，约 1/3 患者死于与瓣膜相关的因素，主要包括血栓栓塞、再次手术、出血及人工瓣心内膜炎。机械瓣发生血栓栓塞的风险高于生物瓣膜。主动脉瓣置换术后十年机械瓣发生栓塞的概率为 20%，而生物瓣为 9%。因为职业或同时存在其他医疗原因而禁忌抗凝的患者不要选择机械瓣。同样，医疗顺从性差和难以严密监控的患者也不应选用机械瓣。近年来，已有明显倾向于使用生物瓣的趋势，原因是当代心包生物瓣的耐久性已得到改善，死亡率和再手术率较低，并且患者强烈要求避免由于抗凝治疗带来的生活方式的改变和危害。

总之选择人工瓣要考虑的主要因素包括：患者年龄、是否希望妊娠、病患瓣膜的解剖特点、是否有感染、外科医生的经验、抗凝的风险、服用抗凝药物的意愿和能力、如瓣膜结构损坏再次手术的可能及患者的选择等。

4. 微创主动脉瓣外科技术的实用性　长期以来，专家们尝试各种微创小切口方法进行主动脉瓣或主动脉根部手术，一些方法因种种原因而弃用。应用者认为此方法可减少患者术中失血量、术后疼痛较轻、恢复较快，ICU 停留时间和住院时间均较短。但也存一些争议，有学者认为对某些患者而言，维持胸壁一定的完整性对术后恢复有积极作用，如慢性阻塞性肺病患者。此外，患者术后疼痛和常规正中开胸并没有明显差别。胸骨上段小切口下手术时主动脉根部暴露很好，可以顺利行主动脉插管，静脉引流管采用经皮穿刺技术从股静脉插管。但该术式无法进行冠状动脉逆行灌注，不能进行冰屑心表降温。但经验丰富的中心已可以确保手术安全性很高，效果很好。

5. 有争论的"预防性"主动脉瓣置换　轻到中度主动脉瓣狭窄的患者在行冠状动脉旁路移植手术时是否需要置换主动脉瓣目前仍有争论。

Collins 等（1994）报道了曾经做过冠状动脉旁路移植术后再实行主动脉瓣置换手术死亡率高（18.2%），其他也有同样报道。所以，国际上对轻到中度主动脉瓣狭窄的患者行冠状动脉移植术的同时倾向于"预防性"地实施主动脉瓣置换术。但这一问题一直存有争议，且有较大变化。支持者强调主动脉瓣狭窄是一个不可逆的病理过程，再接受第二次手术具有较高的死亡率和病残率。而反对者认为换瓣手术不可避免地让大量患者面对与瓣膜相关的死亡和病残的风险。争论的焦点就在于需要搞清楚轻到中度主动脉瓣狭窄患者的自然病程，以及冠状动脉旁路移植术后再做主动脉瓣置换术的风险。但轻到中度主动脉瓣狭窄患者的自然病程到目前还不十分清楚。有资料表明，中度主动脉瓣狭窄（瓣口面积 $1.0 \sim 1.5 cm^2$）的自然病程较难确定，但肯定比轻度主动脉瓣狭窄差。最近 Rosenhek 等报道了中度主动脉瓣狭窄（主动脉流速 $2.5 \sim 3.9 m/s$）的不良预后，五年无事生存率为 60%。最强烈的预测因子是主动脉瓣钙化、主动脉流速峰值 $>3 m/s$，年龄 $>50$ 岁和冠心病，这些患者在较短时间内血流动力学可能出现改变。但近年来冠状动脉旁路移植术后再行主动脉瓣置换术的死亡率明显下降。有报道冠状动脉旁路移植后再行主动脉瓣置换的平均间隔时间为 7～9 年,主动脉瓣置换的死亡率约为 7%,与同一中心同期施行冠状动脉旁路移植加主动脉瓣置换的手术死亡率没有明显差别。综合资料说明轻度主动脉瓣狭窄患者(主动脉瓣口面积>1.5cm²,主动脉流速峰值<2.5m/s)由于瓣膜病变的预后良好,不需要同时进行主动脉瓣置换。而年龄大于 65 岁的冠状动脉旁路移植的患者,存在中度以上主动脉瓣狭窄、瓣口面积<1.2cm² 或主动脉流速>3m/s 且同时伴有主动脉瓣钙化,随后几年中很可能会出现有症状的主动脉瓣狭窄,对这些患者有理由在行冠状动脉旁路移植的同时置换主动脉瓣。

6.经导管主动脉瓣置入术(TAVI)的现在和将来　为减少体外循环手术给高危患者带来的损害,近年来,经皮介入股动脉逆行或外科途径经心尖顺行主动脉瓣植入术(TAVI)应运而生。在国外许多中心,TAVI 已经成为因风险过高而不能行外科治疗的重度主动脉瓣狭窄患者的治疗方法。据 2012 ACCF/AATS/SCAI/STS TAVI 专家共识,TAVI 适应证为高龄、合并其他疾患、左室功能降低等多原因导致无法耐受主动脉瓣置换术的患者,这些患者约占重度主动脉瓣狭窄患者的 30%～40%。此类患者由于药物治疗、主动脉球囊扩张治疗预后不佳,并发症及复发率高,TAVI 是目前一种有效的治疗手段。目前的多中心试验报告,TAVI 可有效减少不能行外科手术患者的全因死亡率。此外,TAVI 能降低外科高危患者的手术并发症和死亡率,因其不需要正中开胸、体外循环、主动脉阻断等。但迄今为止,TAVI 与主动脉瓣狭窄的标准治疗 AVR 相比,尚无证据表明 TAVI 更有效,两者似乎是互补的治疗方法。TAVI 的并发症包括死亡、卒中、瓣膜错位、栓塞、冠状动脉堵塞、心脏传导阻滞装永久起搏器、瓣周漏和肾损害。

经股动脉逆行 TAVI 和经心尖顺行 TAVI 各有优劣,前者经皮入路创伤略小,但到达主动脉瓣位路径较长,输送及释放可控性差,容易错位。此外,老年患者常有严重动脉硬化、迂曲,易造成输送困难或出现血管并发症。经心尖顺行 TAVI 没有上述缺点,可控性好,定位准确,但入路创伤略大。

TAVI 是否将扩大应用于风险较低的患者,尚需更多的随机试验来验证。

(阿布都乃比·麦麦提艾力)

# 第七章 主动脉外科疾病

## 第一节 主动脉夹层

### 一、认识的历史、发展

早在 1900 年,美国 Johns Hopkins 大学的 Wiliam Osler 教授面对主动脉疾病治疗手段缺乏、死亡率居高不下的情景,曾总结道:"没有一种疾病如主动脉瘤那样令外科医师蒙羞",足以说明此类疾病的凶险。而主动脉夹层是急性主动脉疾病中病情凶险、进展较快、死亡率较高的一种,亦是最严重的急性大动脉综合征(也被称为急性胸痛综合征)之一。主动脉夹层的标志是主动脉壁内膜和中层撕裂形成内膜撕裂口(intimal tear),搏动性的高压血流经内膜撕裂口直接穿透病变中层,将中层分离形成夹层。

主动脉外科早期的发展基本都是围绕动脉瘤来进行的。由于急性主动脉夹层的早期手术死亡率很高,Myron Wheat 介绍了对 DebakeyⅢ型动脉夹层药物等保守治疗方法。随着深低温停循环技术以及术中人工血管材料的出现,从 20 世纪 60 年代开始,主动脉夹层的手术治疗才蓬勃发展起来。然而对于该病的病因却一直在探索当中。最初认为。年龄增长和高血压似乎是最重要的两个因素。但是后来发现,主动脉腔内血流动力学变化是主动脉夹层形成的最重要的原因之一。后续研究发现多数主动脉夹层患者中层退行性变的程度比同龄人程度大。目前认为是首要易患因素为主动脉壁中层胶原及弹力纤维蛋白退行性变,即所谓的囊性中层坏死。此外还有诸如先天遗传病、发育不良或是后天动脉炎、外伤等因素,均可导致主动脉夹层。具体病因见表 7-1 主动脉夹层的病因和危险因素。

表 7-1 主动脉夹层的病因和危险因素

| 先天性主动脉疾病 | 获得性主动脉疾病 |
| --- | --- |
| 主动脉二叶畸形 | 动脉粥样硬化 |
| 结缔组织疾病 | 糖尿病 |
| 主动脉缩窄 | 脂质代谢异常 |
| Ehlers-Danlos 综合征 | 高血压 |
| 家族性动脉环发育异常 | 肾脏疾病 |
| 家族性动脉夹层 | 医源性因素 |
| 马方综合征 | 心导管检查 |
| 血管性疾病 | 主动脉或瓣膜手术 |
| Behcet 病 | 其他因素 |
| 巨细胞性动脉炎 | 吸毒或可卡因药物 |
| 梅毒性主动脉炎 | 长期吸烟 |
| 多发性大动脉炎 | 妊娠 |

虽然罗列出如此多的病因。临床上约 70%~90% 主动脉夹层患者伴有高血压或高血压病史。研究证明血流动力学变化(如主动脉腔内压力、管壁压力、切应力、血流速度和方向等)

在主动脉夹层发生和发展方面起着非常重要而复杂作用。这些作用如何导致如此多千变万化的夹层改变,仍然值得去继续研究。

## 二、主动脉夹层分型

(一)国际分型

分型的目的是指导临床治疗和评估患者预后。DeBakey 分型和 Stanford 分型是两种目前被广泛应用的主动脉夹层的传统国际分型。前者根据原发内膜破口起源位置及夹层累及范围,后者仅以夹层累及范围分型(图 7-1)。DeBakey Ⅰ 型:内膜破口位于升主动脉近端,夹层累及升主动脉和主动脉弓,范围广泛者可同时累及胸降主动脉和腹主动脉;DeBakey Ⅱ 型:内膜破口位于升主动脉,夹层范围局限于升主动脉;DeBalcey Ⅲ 型:破口位于左锁骨下动脉开口以远,升主动脉和主动脉弓未受累,夹层范围局限于胸降主动脉者为 Ⅲa,夹层广泛者同时累及腹主动脉为 Ⅲb。部分 DeBakey Ⅲ 型可发生夹层向主动脉弓和升主动脉逆向撕裂,被称为逆撕型 DeBakey Ⅲ 型。Stanford 分型,凡夹层累及升主动脉者均为 A 型,包括 DeBakey Ⅰ 型和 DeBakey Ⅱ 型;仅累及胸降主动脉为 Stanford B 型,即 DeBakey Ⅲ 型。但 DeBakey Ⅲ 型逆撕累及主动脉弓为 Stanford B 型,而同时累及升主动脉为 Stanford A 型。

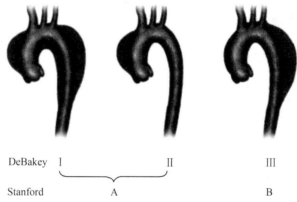

图 7-1 国际传统主动脉夹层分型:DeBakey 分型(Ⅰ、Ⅱ、Ⅲ型)和 Stanford 分型(A、B 型)

主动脉夹层除按其病变部位分类,还可以按其持续时间分类,以最初症状发作至临床评估或诊断时间长短来定义。急性主动脉夹层是指发病在 2 周以内的夹层,而慢性是指发病在 2 周或 2 周以上的夹层。主动脉夹层死亡率及其进展的风险随着时间的推移而逐步降低。

(二)国内改良细化分型

目前,主动脉夹层诊疗策略完全遵循传统的 DeBakey 和 Stanford 分型,这些分型主要反映夹层累及的范围和内膜破口位置,不能准确地反映主动脉夹层病变程度和预后,不能准确地指导个性化治疗方案和最佳手术时机及方式的选择。国内学者通过系统的临床应用研究,结合大量主动脉夹层治疗经验,根据国人主动脉夹层的特点及主动脉夹层病变范围和程度,在国际通用 Stanford 分型基础上,提出了国人主动脉夹层改良细化分型,以指导临床医生制定主动脉夹层个性化治疗方案、确定手术时机、决定手术方式和预后评估。

1. Stanford A 型主动脉夹层细化分型(图 7-2):

(1)根据主动脉根部病变细化分型,主要依据主动脉窦部管径、有无主动脉瓣交界撕脱及程度和有无主动脉瓣关闭不全及程度。

A1 型:窦部正常型,窦管交界和其近端正常,无或仅有一个主动脉瓣交界撕脱,无主动脉瓣关闭不全。

A2 型:主动脉根部轻度受累型,主动脉窦部管径小于 3.5cm,夹层累及右冠状动脉导致其开口处内膜部分或全部撕脱,有 1 个或 2 个主动脉瓣交界撕脱,轻度或中度主动脉瓣关闭不全。

A3 型:主动脉根部重度受累型,窦部管径 3.5～5.0cm,或大于 5.0cm,窦管交界结构因内膜撕脱破坏,重度主动脉瓣关闭不全。

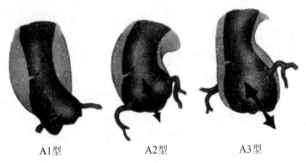

A1型　　　　A2型　　　　A3型

图 7—2　A 型主动脉夹层细化分型

(2)根据弓部病变细化分型

1)C 型:复杂型(complex type),符合下列任意一项者:

①原发内膜破口位于弓部或其远端,夹层逆向剥离至升主动脉或近端主动脉弓部。②弓部或其远端有动脉瘤形成(管径大于 5.0cm)。③头臂动脉有夹层剥离或动脉瘤形成。④病因为马方综合征。

2)S 型:单纯型(simple type)

原发内膜破口位于升主动脉,不合并上述 C 型任何病变。

诊断根据实际情况排列组合分型,如 A1C 型。

2. Stanford B 型主动脉夹层细化分型(图 7—3):

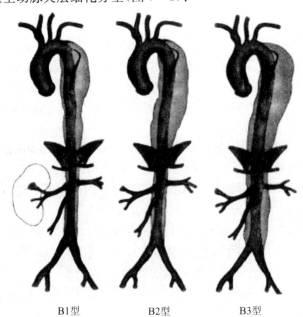

B1型　　　　B2型　　　　B3型

图 7—3　B 型主动脉夹层细化分型示意图

（1）根据胸腹主动脉扩张部位和程度细化分型

B1 型：胸降主动脉近段型，主动脉无扩张或仅有胸降主动脉近段扩张，中远段无扩张或管径接近正常。

B2 型：全胸降主动脉型，整个胸降主动脉扩张，腹主动脉无扩张或管径接近正常。

B3 型：全胸降-腹主动脉型，整个胸降主动脉和腹主动脉均有扩张。

（2）根据弓部有无夹层累及细化分型

1）C 型：复杂型（complex type），夹层逆向累及左锁骨下动脉开口或远端主动脉弓部。

2）S 型：单纯型（simple type），远端主动脉弓部未受累，夹层位于左锁骨下动脉开口以远。

诊断根据实际情况排列组合分型，如 B1C 型。需要注意的是夹层近端逆向累及和范围决定是 C 型或 S 型，而远端累及范围不影响细化分型。

### 三、临床表现基本特点与特殊体征的识别

胸背部剧烈疼痛是急性主动脉夹层最常见的临床症状，占 74%～90%。无心电图 ST-T 改变的胸部和（或）背部等处剧烈不缓解的疼痛是急性主动脉夹层最常见的首发症状（部分患者疼痛不显著，考虑与起病缓慢有关），疼痛一般位于胸部的正前后方，呈刺痛、撕裂痛、刀割样痛。常突然发作，很少放射到颈、肩、手臂，这一点常可与冠心病鉴别。国外学者对急性主动脉夹层患者的疼痛进行分析，95% 患者有疼痛表现，而其中 85% 为突发，64% 患者表现为刀割样疼痛，51% 有撕裂痛表现。73% 位于胸部，53% 伴背痛，30% 伴腹痛。升主动脉及主动脉弓部夹层以前胸痛为主，降主动脉夹层以胸背痛为主。疼痛的另一特点为放射性，通常与夹层扩展方向一致，当疼痛向腹部甚至大腿放射时，则提示夹层向远端撕裂。

由于主动脉关系到全身各个脏器供血，主要分支血管受累导致脏器缺血会导致不同的症状和体征，所以主动脉夹层的伴随症状可以千变万化，也导致该病的误诊率很高，临床医生需要时刻警惕。重要血管受累的临床表现有：①夹层累及冠状动脉开口可导致急性心肌梗死或左心衰竭，患者可表现典型冠状动脉综合征，如胸痛、胸闷和呼吸困难，心电图 ST 段抬高和 T 波改变。根据文献报道约 38% 急性主动脉夹层患者早期被误诊为急性冠状动脉综合征、肺栓塞和其他胸肺疾病。②夹层累及无名动脉或左颈总动脉可导致中枢神经症状，文献报道约 3%～6% 的患者发生脑血管意外。当夹层影响脊髓动脉灌注时，脊髓局部缺血或坏死可导致下肢轻瘫或截瘫。③夹层累及一侧或双侧肾动脉可有血尿、无尿和严重高血压，甚至急性肾功能衰竭。④夹层累及腹腔动脉、肠系膜上及肠系膜下动脉可表现为急腹症及肠坏死等，偶尔腹腔动脉受累引起肝脏梗死或脾脏梗死。⑤累及下肢动脉可出现急性下肢缺血症状，如无脉、疼痛等。

在急性期，主动脉夹层死亡率或猝死率极高，其血流动力学变化非常复杂。部分患者可表现为不同程度低血压症状，其主要原因是：①假腔破裂出血导致失血性休克或假腔内血液不同程度渗漏到主动脉周围或胸腔。②假腔破裂出血进入心包导致心包积液或急性心脏压塞。③夹层累及冠状动脉导致急性心肌梗死或急性心室纤颤。④夹层累及冠状动脉或主动脉瓣重度关闭不全导致急性充血性左心衰竭。

急性期后一些患者低血压状态可能有一定好转，为患者进一步治疗创造了有利机会；但部分患者假腔内血液进一步渗漏到主动脉周围或胸腔导致循环血量进一步减低或血流动力学状态进一步恶化。一些患者急性期后血流动力学状态好转或变平稳，几小时、几天或数年

没有再发生假腔内血液急性渗漏或破裂出血。有报道称大约38%的患者两上肢血压及脉搏不一致,此为夹层累及或压迫无名动脉及左锁骨下动脉,这可以造成所谓的"假性低血压",甚至可能造成不必要的升压和扩容治疗。

少数患者急性期没有明显血流动力学变化和临床症状,而被漏诊或误诊。假腔内血液慢性渗漏或破裂出血引起纵隔血肿和(或)胸腔积血,压迫周围组织可引起如声音嘶哑、吞咽困难和上腔静脉综合征等症状。引起肺炎和肺不张会出现不明原因发烧和呼吸困难等症状。

高血压或有高血压史也是急性主动脉夹层最常见的临床表现之一,特别是Stanford B型主动脉夹层约80%~90%有高血压。在Spittell等报道的236例主动脉夹层患者中80%伴有高血压。因血压升高可能会进一步扩大夹层撕裂范围或增加假腔内血液急性渗漏或破裂出血的危险,控制患者血压是急性期治疗主动脉夹层的重要措施之一。

## 四、诊断及各影像学检查的特性

经过多年的发展,对于主动脉夹层的认识有了很大的提高。由于其起病急骤,病情凶险,因此对于该病的诊断力求简洁准确,这样才能不延误治疗,关键是接诊医生需要时刻警惕此病,注意和急性心肌梗死(AMI)、肺栓塞及急腹症等相关疾病鉴别。而目前主动脉夹层的诊断,症状仅能帮助推测和怀疑该病,确诊有赖于各项影像学检查。

临床研究证明横断影像学,包括多排螺旋计算机体层摄影(multi-detector row computed tomography,MDCT)、磁共振成像(magnetic resonance imaging,MRI)和经食道内超声(transesophageal echocardiography,TEE),对于诊断和排除急性主动脉夹层是非常准确和可靠的。

1. 影像学检查的主要目的 ①根据影像学特征,明确有无急性主动脉夹层,做出定性诊断。②如果主动脉夹层诊断明确,需进一步评价夹层累及主动脉的范围,明确主动脉夹层的分型。③明确主动脉夹层内膜破口或再破口(内膜出口)的大小、位置和数量。如果诊断Stanford B型主动脉夹层,需测量内膜破口与左锁骨下动脉开口的距离和远端主动脉弓部管径。④测量受累主动脉最大管径、真腔和假腔的管径,明确主动脉有无扩张及程度,真腔和假腔的大小、形态,真/假腔比值,假腔内是否完全血栓或部分血栓形成。⑤主要分支血管受累情况,包括冠状动脉、头臂动脉、腹腔动脉、肠系膜上动脉、肾动脉和四肢动脉是否受累,明确有无脏器梗死或灌注减低。⑥如果诊断Stanford A型主动脉夹层,需测量主动脉瓣环、窦和窦管交界管径,明确主动脉瓣膜和窦是否受累、有无主动脉瓣关闭不全及程度或马方综合征。⑦评价左心功能情况。⑧明确有无其他并发症,如心包积液、胸腔积液、主动脉破裂和动脉瘤等。

2. 胸部平片 胸部平片(chest radiograph)对主动脉夹层的诊断缺乏特异性,但通过一些间接征象结合无明显心电图改变的典型疼痛症状,常可提出提示性诊断意见,为尽早进行如MDCT和MRI等定性检查争取时间。

3. X线主动脉造影 主动脉造影(aortography)过去一直被视为诊断主动脉夹层的"金标准",根据文献报道,其敏感性为88%,特异性为95%。但由于有创性及检查时间较长等缺点,对于Stanford A型急性主动脉夹层,通常不主张冠状动脉造影,可能会增加患者的死亡率和并发症。

4. 超声心动图 与CT和MRI相比,经胸超声心动图(transthoracic echocardiography,

TTE)的最大优点是操作简单和费用低。它可以移动到床旁,能对病情较重或血流动力学不稳的临床可疑急性主动脉夹层或急性主动脉综合征患者进行检查。超声也可以同时评价心脏和瓣膜功能及异常。对 Stanford A 型主动脉夹层诊断的敏感度可达 78%～100%,但对 Stanford B 型主动脉夹层诊断的敏感度仅为 36%～55%。一些不典型急性主动脉综合征患者,由于病史不清楚、没有特异性临床症状和体征或临床上可疑急性心肌梗死和急性肺栓塞,经胸超声心动图可能出现漏诊或延误诊断。因此,它仅作为急性主动脉综合征的筛查手段,一旦发现异常或临床上不能排除急性主动脉综合征,应进一步进行其他影像学检查。

5.多排螺旋 CT 血管成像　近年来由于 CT 的迅猛发展,多排螺旋 CT(特别是 64 排螺旋 CT)的出现,实现了真正意义的胸主动脉 3D 容积血管成像。这使得 CT 对主动脉疾病和急性主动脉综合征的临床应用急剧增加。根据国外文献报道,约 61% 以上的急性主动脉综合征患者首选 CT 检查。与 MRI 相比多排螺旋 CT 更适合于急性主动脉综合征的诊断,其检查速度更快和更安全。由于不受金属伪像影响,多排 CT 更适合于主动脉腔内支架隔绝术后患者的复查。

最近应用的"急性胸痛综合征"或"胸痛三联症"的多排螺旋 CT 方案是采用心电门控采集,即"一站式"检查同时显示冠状动脉、主动脉和肺动脉,达到诊断或排除急性冠状动脉综合征、急性主动脉夹层和肺栓塞目的。为急诊科医生快速准确地对急性胸痛的诊断和分类提供了可能。

碘对比剂的使用仍然是 CTA 的主要问题之一,特别是过敏体质、老年和肾功能不全患者。

6.磁共振成像　目前 MRI 已被视为主动脉夹层诊断的"金标准"。根据文献报道 MRI 对主动脉夹层诊断的特异度和敏感度接近 100%。其主要优点是:①多平面和多序列成像,可提供主动脉夹层形态、功能和血流信息,有利于主动脉夹层综合评价和复杂性主动脉夹层的诊断。②属无创和没有电离辐射的检查。另外,MRI 可不用对比剂进行血管成像,也可用对比剂进行血管成像,但 MRI 血管成像应用的不是碘对比剂,而是比碘对比剂更安全的钆螯合剂。③可同时提供心脏形态结构、功能和主动脉瓣膜功能信息。对于心包积液、胸腔积液和破裂出血等并发症的显示更敏感。

MRI 主要缺点是:①MRI 检查速度相对较慢,患者能否配合对图像质量影响大。②检查时患者监护和抢救不方便,不利于急性或重症患者检查。因此,在国内外多数医院或研究所仍将 CTA 作为主动脉夹层或急性主动脉综合征首选影像学方法。③带铁磁性金属异物患者为 MRI 检查的禁忌证,如心脏起搏器等。另外,尽管主动脉支架多数用非铁磁性金属制成,MRI 检查是安全的。但可产生金属伪像,通常 MRI 不用于主动脉支架术后复查。④一些有幽闭恐惧症患者也不适合于 MRI 检查。

## 五、治疗方法和值得探讨的问题

### (一)药物治疗

适宜的药物治疗不仅是主动脉夹层的非手术治疗方法,同时也是手术前、术后处理的重要手段。药物治疗可以为手术治疗赢得检查等需要的时间,药物治疗过程中要对患者进行持续监护。药物治疗原则是控制血压及左心室最大射血速度,以防止主动脉破裂及夹层进展。

患者的剧烈胸痛可加重高血压并造成心动过速,故应迅速使胸痛缓解,可于静脉内缓慢注射吗啡,必要时可给予冬眠疗法治疗。急性期β受体阻断药适合于血压轻度增高者。对于血压重度升高者则需静脉联合应用β受体阻断药与硝普钠以控制血压及降低心率,将收缩压控制在120～100mmHg,心率降至60～80次/min或是能保持重要脏器(心、脑、肾)灌注的最低水平。硝普钠以20μg/min开始静脉滴注。如主动脉夹层患者表现为严重低血压,可能存在心脏压塞或主动脉破裂,须快速扩容或心包处理填塞。在对低血压患者采取积极治疗前,必须仔细排除假性低血压的可能性,这种假性低血压是由于测量被夹层累及的肢体动脉引起的。如患者情况不稳定,优先使用床旁心脏超声检查。极不稳定患者可能须急诊手术处理。对于情况稳定患者应急诊进行CT或MRI检查明确诊断分型,并为急诊或择期外科手术或介入治疗做准备。

所有确诊及高度怀疑急性主动脉夹层的患者必须予以加强监护,稳定血流动力学,监测血压、心率和尿量。为了静脉内用药和紧急时输血或输液,应当建立两条较大的静脉通道,如颈内静脉和腋静脉等。对于低血压和充血性心力衰竭患者,为了监测中心静脉压或肺动脉压及心输出量,应当考虑放置中心静脉或漂浮导管。建立动脉通道的主要目的是实时监测患者的生命指标,如收缩压、舒张压和脉率等,以便及时调节药物应用和剂量及术中监测患者的血流动力学的状态。

(二)手术治疗

1. A型主动脉夹层  A型夹层患者主动脉破裂和主动脉瓣关闭不全致死的危险性较大,且手术治疗效果要好于药物治疗,因此对于A型夹层无论急性期还是慢性期都主张手术为主的综合治疗。

手术方式根据冠状动脉、主动脉瓣膜、主动脉窦部、主动脉弓部等受累情况可以选择Bentall、Wheat、David等手术。而主动脉弓替换＋支架象鼻手术治疗Stanford A型夹层,实现重建真腔的目的,减少再手术率,改善了长期预后。

主动脉弓替换＋支架象鼻手术:主动脉弓替换加支架象鼻手术治疗Stanford A型夹层,实现重建真腔的目的,主动脉夹层假腔闭合率超过90%,取得了很好的临床结果,被公认为是治疗累及主动脉弓和降主动脉扩张性病变的标准术式。

(1)手术适应证:

1)累及主动脉升弓降部的胸主动脉瘤。

2)原发破口位于主动脉弓和降主动脉的A型主动脉夹层。

3)头臂血管严重受损的A型主动脉夹层。

4)马方综合征合并A型主动脉夹层。

(2)主要手术步骤

1)切皮前准备:与常规体外循环手术不同,该手术需要左侧上下肢同时穿刺测压,右侧颈内静脉置三腔中心静脉管。患者仰卧位,上胸垫高,颈部处于伸展位,皮肤消毒铺巾的方法同冠状动脉搭桥术,但铺巾后需留出腋动脉和股动脉游离插管的范围。

2)游离右侧腋动脉:于右侧锁骨下自锁骨中内1/3交点表面皮肤向外作垂直于身体长轴的切口长6～8cm,钝性分离胸大肌,将其深部的胸小肌用甲状腺拉钩拉向外侧,先游离出腋静脉并套带,必要时需结扎该静脉上缘的1～2个分支,将腋静脉牵向下方,腋动脉即位于腋静脉的后上方。将腋动脉游离约3cm,结扎该段的分支,近远端分别套带备用,注意游离腋动脉时勿损伤其周围的臂丛神经。

3)开胸和头臂血管游离:正中开胸同常规体外循环手术,但上缘的皮肤切口达胸骨上窝或向上偏向左或右,有时切口需延伸至颈部,劈胸骨时一定要轻柔,胸骨牵开后,切除残余的胸腺,并游离于左侧无名静脉并上带。将左无名静脉提起并向下拉即可进一步游离出其下方的无名动脉、左颈总动脉和左锁骨下动脉。该过程最好是在肝素化前完成。

4)建立体外循环:游离出头臂血管和主动脉弓前后壁后,肝素化,动脉泵管常规选用单泵双管,其中一根经腋动脉插管建立体外循环,而另一根用作股动脉插管或人工血管灌注管插管。右心房插二阶梯引流管,如需行右房切开则插上下腔管,左心引流的途径可经右上肺静脉或主肺动脉。

5)主动脉近端的处理:降温至心跳停,无名动脉近端阻断主动脉,剖开近端主动脉,清除假腔内的血栓,经左、右冠状动脉开口直接灌注停搏液,主动脉近端的处理主要依赖于其病理改变,对于主动脉窦直径大于 5.0cm 的患者应视主动脉瓣病变行主动脉根部替换或保留主动脉瓣的根部替换;主动脉直径介于 4.0~5.0cm 之间者,应尽量先行窦成形和主动脉瓣成形,必要时可行主动脉瓣替换和部分主动脉窦替换;主动脉窦直径小于 4.0cm 应保留主动脉窦,主动脉瓣成形或替换。术前即有右冠状动脉缺血证据、术中探查右冠开口明显受累者,可缝闭右冠开口,而行右冠状动脉搭桥术。在处理主动脉近端的过程中,当鼻温降至 20℃ 时,暂停近端的操作,而转向对主动脉弓和降主动脉的处理。

6)主动脉弓替换和支架血管植入:鼻温至 25℃,头低位,手术野中吹入 $CO_2$,以排除其内的空气,分别阻断三支头臂血管,同时经右腋动脉行选择性脑灌注,剖开主动脉弓,横断 3 支头臂血管,左锁骨下动脉近端 4/0 Prolene 线缝闭,选择适当型号的支架血管经主动脉弓远端口植入降主动脉真腔,修剪多余的主动脉弓组织使其边缘与支架血管近端的人工血管平齐。选择直径与支架血管相当的四分叉人工血管,其主血管远端与带支架血管的降主动脉吻合,3/0 Prolene 线全周连续缝合,动脉泵管的另一端插入人工血管灌注分支灌注恢复下半身循环,将对应的头臂血管分支先与左颈总动脉吻合,5/0 Prolene 线连续缝合,排气开放后开始复温,随后将人工血管主血管近端与主动脉近端吻合,4/0 Prolene 线连续缝合,恢复心脏循环,最后吻合无名动脉和左侧锁骨下动脉分支。

7)主动脉近端吻合:在保留主动脉根部的患者,于窦管交界上方 0.5~1cm 处横断主动脉,与四分叉人工血管近端吻合,3/0 Prolene 线连续缝合。对根部替换的患者在完成根部手术后将两人工血管端端吻合,4/0 Prolene 线连续缝合。

8)复苏及脱离体外循环:完成全部的血管吻合后,经充分排气开放主动脉阻断钳,心脏电击复跳,鼻温至 37.5℃,肛温至 35℃ 即可缓慢撤离体外循环,复温过程中检查各吻合是否有活动性出血并缝闭,停机后体外循环大夫即准备血液回收。

9)术中和术后止血:撤离体外循环机明确无活动性出血后即按肝素和鱼精蛋白 1:1.5 的比例快速中和,同时快速应用 1 个治疗单位的血小板,必要时应用新鲜血浆,迅速恢复患者的凝血功能。对吻合口针眼出血应用纱布压迫和补片包裹的方法往往能达到止血的目的,对近远端吻合口的出血经上述方法无效时应在包裹吻合口后与右房行分流术。

10)关胸:与常规体外循环术后基本相同,但在闭合胸骨前要摆放好头臂血管,避免扭曲、打折和受压。

2.B 型主动脉夹层 对于 Stanford B 型主动脉夹层患者在急性期或亚急性选择何种治疗方法,国内外还存在许多争议。对于伴有并发症的急性 Stanford B 型主动脉夹层患者选择覆膜支架植入术或外科手术,目前也已达成共识。这些并发症包括主动脉破裂、主动脉周围或胸腔积液增多、主动脉管径迅速增大、不能控制的高血压、充分药物治疗不能缓解的持续胸痛和脏器(如脑、脊髓、腹腔脏器或肢体)缺血等。研究证明覆膜支架植入术和外科手术的长期存活率明显高于内科保守治疗。但对于未伴有并发症的急性 Stanford B 型主动脉夹层患者选择何种治疗方法,长期以来还存在许多争议。一些学者认为覆膜支架植入术和外科手术均存在一定并发症和死亡率,治疗费用昂贵,且长期存活率与内科保守治疗没有太大差别。一些研究证明这部分患者内科保守治疗和手术结果没有差别。因此,主张这部分患者应采用长期随诊和内科保守治疗。但国外研究也证明未经治疗 Stanford B 型主动脉夹层由于长期假腔开通和血流持续存在,在慢性期高达 74.6% 患者假腔进一步扩张,一些患者可发展为主动脉瘤或主动脉瘤扩张和主动脉破裂,甚至少数患者因主动脉破裂而死亡。另外,慢性期主动脉和假腔的进一步扩张,也将增加覆膜支架植入术和外科手术的并发症和死亡率,增加手术操作的难度。目前,另一部学者主张对于无论伴有或未伴有并发症的急性 Stanford B 型主动脉夹层患者,只要有内膜破口或流动血流存在,就应选择外科手术或覆膜支架植入术。腔内修复术由于疗效肯定、操作相对简单,已被临床医生和患者广泛接受。目前已成为弓部未受累的 B 型主动脉夹层的主要治疗方法。并发症差异较大,有些严重并发症甚至需手术处理。由于操作造成早期死亡也有一些报道。这种方法另一个不足是治疗费用高和长期疗效不确定。目前,尚未见其长期预后与其他治疗(如内科保守治疗和手术)比较的研究报告。

胸主动脉 TEVAR 近端锚定区不足时左锁骨下动脉(LSCA)的处理方法主动脉夹层近端破口距离左锁骨下动脉开口较近时(<1.5cm),因覆膜支架锚定需要,必须封堵 LSCA 部分或全部开口以延长锚定区长度。其处理方法尚存在争议,国内外主要采取以下几种方法:

(1)直接覆盖 LSCA 开口:术中行颅脑血管造影,对于 Willis 环完整、无左优势椎动脉患者可以直接封闭 LSCA 开口,术后如出现急性脑缺血及左上肢缺血症状后再行血管旁路手术。

(2)烟囱技术:该技术是指 EVAR 手术时在植入主动脉支架人造血管时在锚定区可能被封堵的主要分支血管中植入裸支架或支架人造血管,分支支架开口于主动脉支架前端以保持分支血流,是一种完全的腔内介入技术。

(3)复合手术,即先行血管旁路术(双侧腋动脉、左颈总动脉-左锁骨下动脉或右颈总动脉-左颈总动脉-左腋动脉等重建 LSCA 血供),再行 TEVAR,覆盖 LSCA 甚至 LCCA 开口。

(4)分支型腔内支架人工血管:应用主动脉-左锁骨下动脉分支型支架人工血管,该支架由主动脉支架和左锁骨下动脉支架组合而成。以上方法均可为覆膜支架提供足够的近端锚定距离以减少内漏,破口距 LSCA 的距离小于 1.5cm 不再是 TEVAR 的绝对禁忌证。

(三)治疗中值得探讨的问题

近年,随着现代大血管外科、血管腔内覆膜支架和无创横断影像(特别是 MDCT 和 MRI)技术的发展,临床对主动脉夹层的认识和诊疗水平得到了明显提高,患者的中长期生存率得到了明显改善。目前仍存在的问题:

1.目前外科手术适应证还有一些局限,比如高龄患者、合并脑梗死、心肌梗死以及合并胃肠缺血的患者,这部分患者由于目前技术的限制,手术风险较大,手术效果不佳,很多患者只能保守治疗,是夹层治疗的相对禁忌证,也是以后需要攻克的技术难题之一。

2.慢性 A 型夹层胸降主动脉段真腔细小病例手术方式的选择　由于病史时间长,夹层内膜片挛缩、僵硬,假腔持续扩张真腔细小,使用常规支架型人工血管难以对真腔进行扩张,造成术后腹腔等重要脏器缺血。目前对这部分病例的治疗少有文献报道。

3.AC 型夹层主动脉弓处理方式的选择选择　何种手术方式处理主动脉弓是目前 AC 型主动脉夹层治疗的难点及突破点。对于未累及全部头臂血管病例的使用三分支、单分支支架型人工血管材料可以提高手术效率、降低手术风险,已有心脏中心在做相关研究。

4.目前涉及主动脉弓手术常规方法是降温、下半身停循环选择性脑灌注,有一定的中枢神级系统并发症,手术时间长,对凝血功能的影响部分病例造成止血困难;部分心脏中心报道采用腔内修复＋复合技术的方法处理 AC 型主动脉夹层,避免低温及选择性脑灌注带来的一些并发症,但病例例数少,且缺少随访观察。相信在覆膜支架材料学和开窗、分支支架技术取得突破性进展后,复合手术将会为夹层治疗带来革命性的变化。

5.B 型主动脉夹层腔内修复材料的进展　随着腔内修复术在国内的开展,接受腔内修复术治疗的病例越来越多,术后各时期出现的各种并发症也越来越多的出现在文献报道中,对这部分病例已有心脏中心采用外科手术或者再次腔内修复术治疗的报道;目前使用的腔内修复覆膜支架材料均不能进行外科缝合,且有一定的坏损率,部分腔内修复术后患者接受再次外科手术时面临增加手术难度及风险的危险;随着对主动脉夹层的认识及材料学的进展,单分支覆膜支架、锥形支架、多层密网支架等新型支架的出现丰富了腔内修复术的治疗方式,提高了治疗效果。

主动脉夹层的治疗是一个整体化的工程,需要各学科密切配合。我国是人口大国,主动脉夹层病例在我国有自己的特点,选择治疗方式既要个体化又要统一规范,而目前主动脉夹层的治疗虽然有了长足的进步,但是相较于其他心脏外科手术,死亡率仍然偏高,且并发症较多,还有许多需要改进甚至是改革的地方,期待着医学的进步为人类造福。

(韩冬)

# 第二节　胸腹主动脉瘤

## 一、概述

100 多年前,伟大的医师威廉·奥斯勒爵士指出:"没有任何疾病比主动脉瘤更让临床医师感到谦卑无力的了。"在那个时代,使用"电休克疗法(electroshock therapy)"来阻止动脉瘤的进展,以达到治疗动脉瘤的目的。与那个时代相比,我们取得了很大的进步,但是奥斯勒医生关于主动脉疾病的那句名言今天依然适用。主动脉瘤及其相关疾病仍然是威胁人类生命健康的主要"杀手"。

主动脉真性动脉瘤按其发生部位来讲,可以分为主动脉根部动脉瘤、主动脉弓部动脉瘤、降主动脉瘤、腹主动脉瘤等。在临床上一般来讲的胸主动脉瘤主要是指胸降主动脉远端的动脉瘤。其与腹主动脉瘤的发生部位不同,但是在发病机制以及病理特点、治疗方法上都有着密切的联系。因此,在本章节中,我们将胸降主动脉瘤与腹主动脉瘤放在一起来阐述,以便于大家能够完整的了解主动脉瘤的发生发展以及预防治疗等知识。

所谓的主动脉瘤并非是指主动脉上长了"肿瘤"。而是指由于各种原因造成的正常主动脉局部或多处向外不可逆性的扩张或者膨出,形成的"瘤样"包块,称为动脉瘤。一般来讲,主动脉管径超过正常管径的 1.5 倍,即称为动脉瘤。

国内胸主动脉瘤的发病率在目前还没有准确的统计。但是在欧洲近 10 年的研究报告发现其发病率是随着年龄的增长而增加的。40～70 岁的年龄段比较多见。1998 年的报道为 10.4/(10 万人·年)美国 Bicderstaff 报道的人群中发生率约为 5.9/(10 万人·年)。平均年龄为 59～69 岁,男女比例为 2～4∶1。在临床上腹主动脉瘤的发生较胸主动脉瘤的发生更为常见。文献报道 55 岁以上的男性和 70 岁以上的女性的发病率明显上升。经超声检测的流行病调查发现,年龄≥65 岁的男性腹主动脉瘤的平均发病率为 5%左右。

## 二、病因

主动脉瘤的发病原因很多,一般都是由于多因素的相互作用的结果。但是在这些因素里面以下几个方面起到了相对重要的作用。其中胸部和腹部动脉瘤的形成原因不尽相同。

(一)胸主动脉瘤的病因

1. 动脉壁中层囊性坏死或退行性变 这是胸主动脉瘤最常见的原因之一,其具体的发生机制尚不清楚。可能是与多种因素相关。如遗传、感染、吸烟、高血压、滥用毒品等。在组织学上表现为平滑肌细胞的坏死及消失、弹力纤维稀少、断裂并出现充满黏液的囊性间隙,导致动脉壁变薄。

2. 遗传性疾病 多为马方氏综合征,这是一种常染色体显性遗传性结缔组织病。是第 15 号染色体上原纤维蛋白基因缺陷,导致弱性纤维在早年易出现退行性变和坏死。此外还有 Ehlers-Danlos 综合征Ⅳ型,常常伴有自发性主动脉破裂、家族性动脉瘤病。

3. 动脉粥样硬化 这也是胸主动脉瘤常见的病因之一。在主动脉壁内膜出现脂质沉积、粥样斑块形成,可堵塞主动脉壁的滋养血管,引起动脉壁中层弹力纤维的断裂、坏死。导致动脉壁变薄和动脉瘤形成。多见于 50～80 岁患者,男性多于女性。

4. 主动脉夹层 主动脉出现夹层以后,由于主动脉壁和血流动力学的异常变化,可导致假腔扩张和动脉瘤形成。

5. 创伤 随着现代工业的飞速发展,各种高速交通工具的进步。车祸、空难的发生日益增多。导致主动脉的损伤也逐年增加。由于加速或减速的剪切力和胸主动脉的解剖特点,主动脉损伤的部位多发生于无名动脉起点下方 2cm 左右的升主动脉、主动脉瓣环上方 3～5cm 处和左锁骨下动脉远端的降主动脉峡部。主动脉弓部和腹主动脉少见。

6. 细菌或真菌感染 多为梅毒性主动脉炎,目前,在临床上由于梅毒感染导致的主动脉瘤已明显减少。这是梅毒感染导致主动脉炎的后期并发症,一般在感染梅毒以后的 10～20 年出现。其发生在升主动脉者占 50%,在主动脉弓部占 3%～40%,在降主动脉占 15%,在腹主动脉仅占 5%。但是,近年来,梅毒感染的患者有着逐年增加的趋势,因此,在临床上应给予警惕。此外,其他的细菌也可以从主动脉邻近的组织直接侵犯主动脉壁。但多数系随血运进入的细菌。细菌开始的时候多从主动脉壁有操作的部位侵入。在败血症时,细菌也可通过动脉营养血管进入主动脉壁。导致动脉瘤形成。

7. 先天性 先天性的胸主动脉瘤较为少见。这些患者常合并有先天性主动脉瓣狭窄、动脉导管未闭以及主动脉缩窄。

（二）腹主动脉瘤的病因

腹主动脉瘤的形成原因之中，动脉粥样硬化是目前公认的最主要的原因。其次是年龄、高血压和高脂血症。性别和遗传因素也影响腹主动脉瘤的形成。文献报道，大于 4cm 的腹主动脉瘤的患者中男性约是女性的 10 倍之多。马方氏综合征可以引起腹主动脉瘤，但一般都会合并有其他部位的动脉瘤。很少是单发的腹主动脉瘤。其他极少数的腹主动脉瘤可以是由于炎症、感染和创伤引起。

## 三、预后

急性破裂出血是主动脉瘤的灾难性后果。因此，多数动脉瘤的自然经过不良。文献报道已确诊而未经治疗的胸主动脉瘤的患者，平均破裂的时间仅为 2 年，生存时间少于 3 年。一项研究显示在腹主动脉瘤发生破裂的患者中，25％患者在到达医院之前就已经死亡，51％在到达医院后准备手术前死亡，即使是有机会接受了外科手术，其死亡率也高达 46％。术后 30 天的生存率仅为 11％。然而在腹主动脉瘤破裂之前接受手术的患者，其死亡率大大降低，仅为 4％～6％。

根据 Laplace 定律，管壁承受的压力与血压和管腔的半径成正比。因此，动脉瘤的大小与破裂和血压密切相关。1999 年，Coady 的研究发现动脉瘤直径为 6.0～6.9cm 的患者，其破裂发生率比直径 4.0～4.9cm 的患者增加 4.3 倍。另有研究发现，直径大于 50mm 的动脉瘤增长明显加快。按部位来分，主动脉弓增长最快（5.6mm/年），升主动脉和降主动脉次之（4.2mm/年），腹主动脉较慢（2.8mm/年）。英国的一项研究发现直径<4cm，4.0～4.9cm，5.0～5.9cm 的腹主动脉瘤破裂的风险分别为 0.3％，1.5％和 6.5％，而直径>6cm 的腹主动脉瘤患者的破裂风险更是显著增加。虽然腹主动脉瘤男性多发，但是女性患者更容易发生破裂。其破裂风险是男性的 3 倍。破裂直径更小：女性 5cm 相当于男性 6cm。此外，吸烟和高血压的患者更容易发生破裂。

此外，不同病因的主动脉瘤，其自然病程也有差异。马方氏综合征导致的动脉瘤可加速生长，并在较小直径（<5cm）时就形成主动脉夹层或者破裂。未经治疗的马方氏综合征患者平均死亡年龄仅为 32 岁。梅毒性主动脉瘤出现症状后，其平均生存仅为 6～8 个月。创伤性动脉瘤由于病因和病理的差异，更应积极治疗。如果及时手术治疗，其自然寿命可达正常为水平。

## 四、病理解剖和病理生理

1. 病理解剖　主动脉是人体内最主要的弹力动脉，它是由内膜、中层和外膜组成。主动脉壁的弹性和张力主要来自于中层的弹力层。中层主要由弹性蛋白、胶原、平滑肌细胞和基质构成，约有 45～55 层弹性膜，各层弹性膜由弹性纤维相连。在升主动脉弹性蛋白含量最高，随着主动脉的延伸，弹性蛋白含量逐渐降低，弹性中层的厚度也逐渐变薄。在降主动脉和腹主动脉减为 20～40 层弹性膜。因此，主动脉壁是一个生物活性组织，平滑肌细胞的合成和降解、弹性蛋白和胶原代谢都对动脉壁的正常结构和功能起关键作用。动脉壁中任何成分的变化：如平滑肌细胞减少、弹性蛋白降解增加均可以导致弹力中层退行性变或者坏死，这些都是动脉瘤形成的基础。近年来研究表明，主动脉瘤的形成与遗传因素、生物化学、环境和血流动力学及主动脉壁解剖结构的缺陷相关。如马方氏综合征患者由于基因的变异，导致弹性蛋白减少、弹力纤维减少、平滑肌细胞坏死或者消失,动脉壁弹性中层可减少到十几层甚至几层,使动脉壁变得薄弱,从而形成动脉瘤。另外,吸烟、创伤、高血压等可使弹力纤维蛋白溶酶(纤溶酶)和胶原酶升高 2～3 倍,破坏了动脉壁内弹性蛋白和胶原蛋白的合成和分解,使弹力蛋白和胶原蛋白降解增加,形成动脉瘤。

动脉硬化是形成腹主动脉瘤的最常见原因,而在腹主动脉瘤中,肾动脉下段的腹主动脉瘤最为常见,在临床上 90％以上的腹主动脉瘤为肾下型腹主动脉瘤。针对此现象,最近有学者提出一个假说:与正常人的胸主动脉壁有较丰富滋养血管相比,腹主动脉壁中层缺乏滋养血管。结果影响中层内侧内膜通过弥散方式从管腔血液中吸取氧气和营养,使该段主动脉壁更晚发生脂质代谢障碍和沉积。动脉粥样硬化引起内膜增厚,使中层所需的氧气和营养弥散更加困难,进一步加重动脉粥样硬化的形成。高血压和主动脉腔内血流动力学变化在主动脉瘤形成上也起到非常重要的作用。高血压可造成动脉壁中层损害,主动脉壁顺应性和抗压强度减弱,并随时间的推移主动脉管腔逐渐扩张,并最终形成动脉瘤。

2.病理生理　主动脉瘤的主要病理改变是主动脉壁中层弹力纤维变性、断裂或者坏死和丧失弹性,导致局部脆弱,并在主动脉腔内高压血流的冲击下,动脉局部薄弱处向外膨出扩大,形成动脉瘤。高血压可加速动脉瘤的增长和夹层的形成。根据 Laplace 定律,$T=P \cdot r/2$($T$ 为张力,$P$ 为血压,$r$ 为瘤体的半径),瘤壁承受的压力与血压和瘤体的半径成正比,即血压越高,瘤体越大,瘤壁承受的张力越大,破裂的可能性越大。老年患者动脉硬化是最常见的原因,多合并有高血压、冠心病和脑、肾血管的病变。在动脉瘤瘤体的发展过程中,压迫周围组织或者器官,会产生疼痛、相应器官的功能失常。此外,动脉瘤内局部血流可产生涡流,形成瘤壁的附壁血栓,如血栓脱落可导致远端动脉栓塞。如瘤体进一步扩大,可形成夹层,或者破入心包、气管、食管、纵隔和胸腹腔,引起突发的心脏压塞、失血性休克和大咯(呕)血等猝死。

## 五、分类

主动脉瘤的分类方法有很多种,可以根据其发生部位来分类,根据其形成的病因来分类,根据动脉瘤的形态来分类等等。但是在临床上应用最为广泛,对治疗最具指导意义的还是根据动脉瘤的解剖部位进行的分类。目前胸腹主动脉瘤最为常用的是 Crawford 分型,这种分型方法将胸腹主动脉瘤分为 5 型,根据这种分型来指导手术方式的选择(图 7—4)。

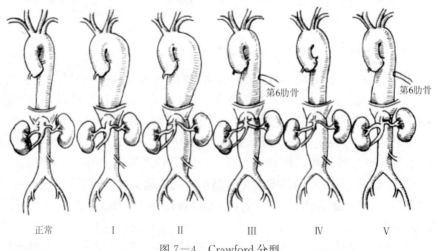

正常　　　Ⅰ　　　Ⅱ　　　Ⅲ　　　Ⅳ　　　Ⅴ

图 7—4　Crawford 分型

Ⅰ型:是指动脉瘤累及整个胸降主动脉和肾动脉上腹主动脉。

Ⅱ型:是指动脉瘤累及整个胸降主动脉和腹主动脉。

Ⅲ型:是指动脉瘤累及胸降主动脉远段和整个腹主动脉。

Ⅳ型:是指动脉瘤累及整个腹主动脉,包括肾动脉上腹主动脉,但胸降主动脉正常。

Ⅴ型:是指动脉瘤累及胸降主动脉远段和肾上腹主动脉。

在临床上,将腹主动脉瘤按其发生部位进行的具体分型,分为:肾上型;肾周型和肾下型。由于近年来腔内技术的发展,这种对腹主动脉瘤的分型就更显得尤为重要。

## 六、临床表现和诊断

(一)临床表现

多数主动脉瘤在早期均不会有明显的症状出现。除非是形成急性主动脉夹层或者破裂出血时出现急性症状。另外,随着瘤体的增长,到了后期,可以出现疼痛和周围组织受压迫的表现。动脉瘤瘤体内的血栓脱落也可以造成远端相应动脉栓塞的症状。

1.疼痛　动脉瘤引起的疼痛其性质多为钝痛。有的可为持续性,也可以随呼吸或者运动而加重。疼痛的位置与动脉瘤的位置相对应。

2.压迫症状　胸主动脉瘤压迫气管或者食管可出现呼吸困难、喘鸣、咳嗽、咯血、吞咽困难和胸痛等;压迫喉返神经可引起声音嘶哑和呛咳;压迫膈神经可出现膈肌麻痹;腹主动脉瘤压迫肠道可引起便秘、肠梗阻等消化道症状;压迫输尿管可出现尿路梗阻症状。压迫胆总管出现梗阻性黄疸。

3.腹部搏动性包块　腹主动脉瘤可于脐旁左侧部触及搏动性包块。可有压痛。因患者体形的胖瘦不同而不同。

4.动脉瘤破裂　无论是何部位的动脉瘤破裂,其后果都是灾难性的。患者出现大出血,失血性休克的表现。腹主动脉瘤也可破裂至腹膜后,出现巨大的、迅速增长的腹膜后血肿。动脉瘤破裂至消化道,可出现消化道大出血的症状。破入气管,可出现大咯血,患者多因窒息而死亡。

(二)诊断

多数的动脉瘤都没有明显的临床症状,只有少数腹主动脉瘤可以在体检时触及腹部的搏动性包块。因此,对于主动脉瘤的诊断,影像学检查是至关重要的。

1.X线　仅仅是做为一种筛查手段,不能做为确诊依据。许多的胸主动脉瘤是在进行普通胸部X线检查时发现纵隔影增宽进而发现的。

2.多普勒超声　是对腹主动脉瘤筛查和诊断的首选的影像学检查方法,它不仅可以明确诊断,同时还能提供瘤体大小、瘤壁结构和有无粥样斑块及附壁血栓,并可了解腹主动脉各分支血管的通畅情况。

3.磁共振血管成像(MRA)　MRA是近年来发展得比较快的无创血管成像的影像学方法。在临床上广泛应用于血管疾病的诊断,包括主动脉疾病。

4.CT血管成像(CTA)　也是近年来发展得最快的血管成像的影像学检查方法。可以同时提供轴位、冠状位、矢状位的多平面图像。同时可以进行三维重建,可以清楚地显示主动脉瘤的位置、形态、大小以及是否合并有血栓等情况。目前64排以上的螺旋CT血管成像已经成为诊断主动脉疾病的首选方法,基本上代替了主动脉血管造影检查。

5.主动脉造影　造影检查是诊断主动脉疾病的"金标准"。对于主动脉瘤的诊断最为明确,不但能够明确主动脉瘤的大小、范围,还可以看到主动脉的主要分支血管的血流情况以及瘤腔内的血流情况。但是这种方法是一种有创的检查方法,具有潜在的风险。目前由于MRA 和 CTA 的飞速发展,已经不作为常规的检查方法。仅在进行主动脉介入腔内治疗的时候才做。

## 七、治疗

主动脉瘤是不能自愈的疾病,如果不治疗,最终会出现动脉瘤破裂和出血的灾难性后果。因此,一旦确诊,均应积极进行手术治疗。手术的时机和手术的方式要依照患者的动脉瘤的大小、位置和全身状况来决定。

(一)主动脉人工血管置换术

1.胸降主动脉瘤

(1)基本方法:最常用的三种方式:①全麻双腔气管插管,单纯阻断动脉瘤两端,以人工直血管进行主动脉置换,一般要求在 30min 之内完成血管吻合。②全麻双腔气管插管,常温左心转流或者股动脉－股静脉转流,需游离和阻断降主动脉瘤两端。③全麻双腔气管插管,深低温停循环。如动脉瘤一端无法游离阻断时,需进行深低温停循环。但是此方法对患者全身的影响较大,尤其是对老年患者,术中心脑肺肾的保护非常复杂,术后的并发症多,应尽量少用。

(2)手术方法:一般选择左侧胸部后外侧第Ⅳ或者第Ⅴ肋床切口,必要时可切除相应的肋骨,先游离瘤体远端,再游离左锁骨下动脉,如有必要,最后游离主动脉弓。静脉注射肝素(0.5mg/kg)后,按上述相反的顺序阻断主动脉,阻断钳要阻断在正常的主动脉上。纵行切开瘤体,清除瘤体内血栓,缝闭各肋间动脉的开口,于瘤颈处切断或者不切断降主动脉瘤,置入相应口径的人工血管,先将人工血管近心端与主动脉弓部远侧行端端吻合,以 3－0 Prolene 线连续缝合,吻合完近端之后可以将阻断钳移到人工血管上,如果近心端吻合口有出血,可以加针止血。然后吻合远心端,吻合方法同上。远心端快吻合完时,开放远端阻断钳,排气、打结。依次由远及近开放阻断钳。如果开放后血压过低,可将人工血管部分阻断,以维持上半身血压,待补足血容量,血压稳定后完全开放。如果吻合口有出血,可根据情况,再次阻断以补针止血。如果动脉瘤累及到下胸段,可使用"烟卷"法或者再植法重建第 10 胸椎以下的肋间动脉(图 7－5)。

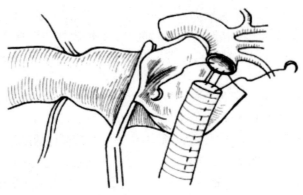

图 7－5　胸降主动脉瘤

2.肾下腹主动脉瘤　全麻,气管插管。切口选择有两种:①腹部正中切口,由剑突下至耻骨联合,中间绕过脐周。②脐下弧形切口,自脐下2cm弧形切开至第12肋尖端下方2cm。这种切口的损伤较大,但是术野显露较好,适用于肥胖或者是急诊手术的患者。

开腹之后,先将大网膜和横结肠推向上方,将小肠推向右侧,显露出动脉瘤,解剖分离出肠系膜下动脉,可以先试行阻断,如果显示乙状结肠供血良好,可以将其结扎;反之,则必须将其移植于人工血管上。游离出腹主动脉分叉部或者双侧的髂总动脉。最后在肾动脉下方游离出动脉瘤的瘤颈;静脉注射肝素(0.5mg/kg)后,依次阻断瘤体近端和远端正常的腹主动脉。切开动脉瘤,清除血栓。或粥样斑块,缝扎相应的腰动脉;在动脉瘤颈部切断主动脉,按动脉瘤远端是否累及髂动脉来选择相应口径的直血管或者是分叉型人工血管。以4−0 Prolene线全周连续缝合吻合近心端,可将近端阻断钳移至人工血管上,再根据远端动脉瘤累及情况将远端吻合于腹主动脉(直血管)或者分别吻合于双侧髂动脉(分叉型血管)。然后将人工血管相应部位剪开一个1cm左右的圆孔,将肠系膜下动脉移植于人工血管上。吻合快完成时,开放远端的阻断钳,排气、打结。最后开往近心端的血管阻断钳。检查有无出血。用瘤壁包裹人工血管。右下腹部安放引流管。肠管复位。逐层关腹,缝合切口。

3.胸腹主动脉瘤　此类动脉瘤的手术范围大,累及的分支动脉多。需要暂时阻断腹腔动脉、肠系膜上动脉、双侧肾动脉、肋间动脉和腰动脉的血液供应,因此,对于这些主要脏器和脊髓的功能都会有影响。阻断段的主动脉内血管开口多,手术难度较大,手术中的失血较多。因此,手术的并发症的发生率和围术期的死亡率较高。

(1)体位及手术切口:取右侧斜45°～60°卧位,左下肢伸直,经左侧第Ⅴ或者第Ⅵ肋间皮肤切口,转到前方经肋弓至左侧腹直肌旁,向下切开至耻骨联合上方。胸部切口可经第Ⅳ和第Ⅶ(或者第Ⅷ)肋间两个切口进胸。切断肋弓。切开膈肌,不打开腹膜腔,经腹膜外将左半结肠、脾、左肾、胰尾推向右侧,显露胸腹主动脉(图7−6)。

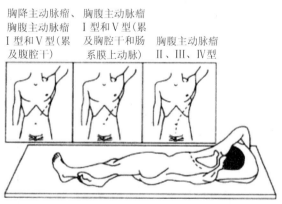

图7−6　体位及手术切口

(2)基本手术方法:

1)深低温停循环:这种方式创伤太大,全身各器官功能受损严重。目前在做胸腹主动脉瘤的手术中,仅用于某一端无法游离阻断的病例。其他患者基本不再采用此种手术方式。手术采用股动、静脉插管。鼻咽温降至18～20℃。近端吻合时头部停循环,于吻合口远端阻断降主动脉,通过股动脉低流量灌注阻断远端的脏器。另备一只动脉灌注管,待近端吻合完成后,将备用的动脉灌注管插入人工血管,恢复主动脉近端的体外循环。此法可以明显缩短停循环时间,减少重要脏器缺血并发症。

2)半身体外循环:可以应用在主动脉与周围组织粘连较重,预计手术阻断时间比较长的患者。在游离完胸腹主动脉瘤两端的正常阻断部位的主动脉(或者远端的髂动脉)后,静脉注射肝素(3mg/kg)后,进行股动脉和股静脉的插管。开始体外循环,阻断后可以使远端得到灌注。需要保持患者的体温,不至于使得温度过低引起心脏的停搏,术中可以根据心脏的饱满情况决定是否加用左心引流。这样可以从近端开始,分段阻断,一段一段的进行血管的移植。最后完成整个胸腹主动脉的置换。

3)常温下单纯阻断+血泵法血液回收动脉输入:国内孙立忠教授率先采用此方法,可以在不用体外循环的情况下进行全胸腹主动脉的置换。此方法的优点是不需要体外循环,手术时间较短。患者的创伤小。恢复快。适用于病变组织粘连不是很严重的患者。其损伤方法是在瘤颈游离完毕后,阻断动脉之前,静脉注射肝素(3mg/kg),于左股动脉插入动脉灌注管,通过动脉滤器与动脉驱动泵相连,后者连接储血器,将术野出血吸入储血器备用,根据患者的血压等情况间断快速输入(约至1500～2000mL后经股动脉迅速回输,压力大于40mmHg),使阻断段远端有一定量的血液灌注。然后从近及远分段阻断,完成全胸腹主动脉的置换(图7—7)。

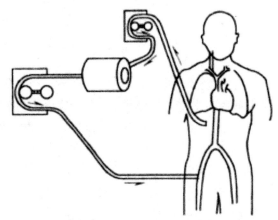

图7—7 远端有一定的血液灌注。然后从近及远分段阻断,完成全胸腹主动脉的置换

(3)人工血管的选择:

1)直型人工血管:传统的胸腹主动脉的置换手术,大多是在半身体外循环+左心转流下进行人工直血管的置换。将直血管的近心端与主动脉瘤的近端瘤颈进行端端吻合。然后在人工血管的相应位置上切开口径合适的孔,将下几对肋间动脉的血管片、腹腔动脉与肠系膜上动脉以及右侧肾动脉的血管片分别与直血管行岛状(en blac)吻合,然后将左肾动脉单独与人工血管行端侧吻合。根据情况决定是否将肠系膜下动脉吻合。最后将人工血管的远心端与降主动脉的远端进行端端吻合。完成血管置换(图7—8)。

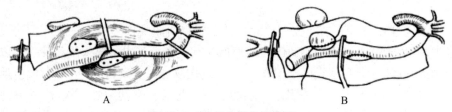

图7—8 人工血管的选择(1)

2)四分支人工血管:国内孙立忠教授率先将四分支人工血管倒转应用于胸腹主动脉的替换手术中。使得手术更加简化,更容易止血。将四分支血管的主干的近心端与胸腹主动脉瘤的近心端行端端吻合,将有肋间动脉开口的胸降主动脉和腹主动脉上段重新缝合成一管道,制成"烟卷"状,然后将四分支血管的一个分支与"烟卷"行端侧吻合,吻合口位于"烟卷"的中点位置。再将腹腔干动脉、肠系膜上动脉和右肾动脉的开口游离成岛状血管片,将血管片与四分支血管主干的远心端吻合。再将左肾动脉单独与另一个分支行端端吻合。最后将剩余的两个分支分别与左、右侧髂总动脉行端端吻合。最后可将肠系膜下动脉与右侧髂动脉的分支血管行端侧吻合。完成全部血管置换(图7—9)。

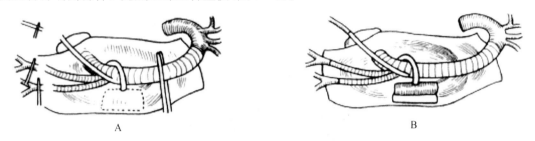

图7—9　人工血管的选择(2)

(二)主动脉腔内修复术

腔内技术的应用,开创了主动脉疾病治疗的新纪元。1991年Parodi等开始应用主动脉血管内支架治疗腹主动脉瘤,1994年Dake等人将这一技术应用于胸降主动脉瘤的治疗,1999年Nienaber与Dake又将该技术应用于B型主动脉夹层的治疗,经过近20年的发展,随着支架的改进和技术的完善,这一微创技术得到更广泛的应用,近、中期结果令人满意,在一定范围内替代了外科手术,成为治疗主动脉疾病的一种主要治疗方法。

与外科手术相比,腔内修复术具有以下的优势:①操作相对简单,操作成功率高。②创伤小,患者恢复快,平均住院时间及ICU时间均明显低于外科开刀手术时间。③围术期死亡率及并发症率,特别是神经系统并发症率,明显低于外科手术,是一种安全、有效的治疗方法。

但是同时腔内修复手术受到患者的血管条件,尤其是近端锚定区以及入路血管等条件的限定,对于一些复杂的主动脉病变,无法进行腔内的修复,还是需要进行外科手术,进行血管置换。另外,对于遗传性结缔组织病(尤其是马方氏综合征),由于可以引起远期的血管损害,导致更严重的远期后果,所以,并不适合应用腔内血管支架进行治疗。

1.胸主动脉腔内修复术(thoracic endovascular aortic repair,TEVAR)　TEVAR手术主要是通过股动脉路径,在数字减影血管造影(digital subtraction angiography,DSA)的指引下,将腔内移植物通过专用的鞘管,导入降主动脉,将血管内支架释放于降主动脉病变处,其近、远端均需要放置在正常的主动脉处。以此达到隔绝主动脉内血流对主动脉瘤的压力和冲击。保证血管内血流的通畅,不能影响到分支血管的血供。支架腔外,动脉瘤体内的血液逐渐血栓化,吸收。以达到治疗主动脉瘤的目的(图7—10,图7—11)。

图 7—10　胸主动脉腔内修复术(1)

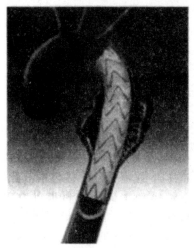

图 7—11　胸主动脉腔内修复术(2)

2. 腹主动脉腔内修复术(endovascular abdominal aortic aneurysm repair,EVAR)　主要用于肾下型腹主动脉瘤的治疗。其基本原理也是通过主动脉内支架的植入,以隔绝动脉瘤内的血流。阻止瘤体由于血流的压力而进一步扩张。达到治疗腹主动脉瘤的目的(图 7—12,7—13)。

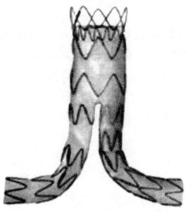

图 7—12　腹主动脉腔内修复术(1)

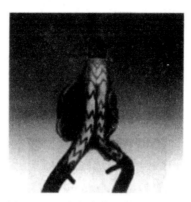

图7—13 腹主动脉腔内修复术(2)

（三）复合（Hybrid）手术

对于一些较为复杂的病变,动脉瘤累及范围较广,影响到主动脉的重要分支血管,则无法通过单纯的腔内手术来完成治疗。但是由于外科手术的创伤大,并发症发生率高,手术的风险高。而患者的年龄以及身体状况无法承受外科手术的打击。近年来通过开放式手术的血管分支转流＋腔内修复的复合手术技术,就可以解决这一部分患者的问题了。

复合（Hybrid,又称为杂交手术或者镶嵌手术）,最早的心血管外科的复合技术是1996年由英国医生Angelini提出的。Angelini等对6例多支病变的冠心病患者行在导管室实施经皮冠状动脉支架植入术,然后在手术室使用微创切口对前降支实施非体外循环下旁路移植术。此后该技术在先天性心脏病和主动脉外科得以应用,统称为"复合手术"。尤其是近年来主动脉腔内技术的快速发展。自1999年,Quinones—Baldrich等首次报道了采用外科开腹内脏动脉转流和腔内覆膜支架植入的复合手术治疗胸腹主动脉瘤成功后,复合技术在主动脉外科的应用也是近年来发展最快的一项技术。

最初的复合手术需要从造影室到手术室之间的转运,从而给患者带来的一定的风险。目前国内外比较大的中心,均建有"一站式复合手术室"。这种手术室里可以同时完成DSA血管造影、腔内修复和外科手术。这样就避免了患者不必要的转运,一次手术就可以完成所有操作。为这种技术的广泛应用奠定了坚实的基础(图7—14)。

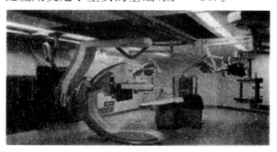

图7—14 复合（Hybrid）手术

## 八、与胸腹主动脉瘤有关的一些问题

1.内科药物治疗对胸主动脉瘤的作用 毫无疑问,主动脉瘤的最终治疗还是需要通过手术来完成。但是在一些无法接受手术的患者中。药物治疗还是必要的。来自约翰·霍普金斯大学的一项著名研究推动了胸主动脉瘤治疗标准的制订。在此该研究中,少数使用β—受体阻断药的 Marfan 综合征患者比未使用者效果好。基于这项研究,使用 β-受体阻断药已成为标准治疗措施。

还有一些研究数据也显示了血管紧张素受体阻断药(ARBs)在小型动物试验模型中对主动脉瘤的增大有明显抑制作用。另外,血管紧张素转换酶抑制剂(ACE-I)在实验模型中也显示出有益的效果。

理论和一些临床证据同时也显示:他汀类药物除了降脂作用之外,还可以抑制炎症反应,对主动脉壁有益。因此,这类药物在治疗主动脉瘤时可能也会有一定的作用。

一些研究显示,基质金属蛋白酶(MMPs)在主动脉瘤患者中活性上调,它们可以导致主动脉瘤的发生、扩张和破裂。而基质金属蛋白酶组织抑制因子(TIMPs)却可以抑制 MMPs 的活性。多西环素是一种已知的有 MMPs 抑制活性的抗生素。目前,在动物模型中已经显示出了很好的效果,但是对于人类的动脉瘤的抑制作用还有待于进一步研究。一些厂家也正在开发一些特定 MMPs 抑制剂。

未来的时间里,将会继续探索这些可能有效的方法,有希望开发出有效的主动脉瘤的治疗手段,以延迟或者预防主动脉扩张、破裂和夹层。

2. 截瘫的问题  术后截瘫的发生,不论是在胸腹主动脉置换手术还是在腔内修复术中,都是一种比较常见的并发症。

脊髓的供血主要来自三个方面:

(1)肋间动脉:这是脊髓供血最主要的来源。在所有肋间动脉所延伸形成的根动脉中,往往存在一粗大支,称为根最大动脉(ARM),承担了脊髓 2/3 的血供。所以这支动脉在脊髓供血中是最为重要的。多数来源于 $T_8 \sim L_2$ 的肋间动脉。因此,在主动脉瘤的手术中,下位肋间动脉的保护在脊髓保护中尤其重要。

(2)左锁骨下动脉:左锁骨下动脉(LsA)通过椎动脉、颈升动脉及胸背动脉参与了上段脊髓(颈髓阶段)的血供,并成为脊髓上胸段重要的侧支循环网。因此在动脉瘤手术中,不论是开放手术还是 TEVAR 手术中,尽量要恢复左锁骨下动脉的血流。

(3)理论上,远端髂内动脉或盆腔侧支循环的破坏同样会增加脊髓对近端肋间/腰动脉血供的依赖性,进而增加了动脉瘤手术术后脊髓缺血(SCI)的风险。

目前,脑脊液(CSF)引流是公认的预防和治疗脊髓缺血导致的截瘫的重要的方法。脊髓缺血后神经组织的水肿会导致蛛网膜下腔压力的升高。SCI 的发生直接来自于脊髓血供被阻断后的缺血性损伤,同时脑脊液压力的升高也会进一步阻碍脊髓的血液灌注,间接加重了这一损伤。应用脑脊液引流,将脑脊液压力控制在 10mmHg 左右。可以增加脊髓的血供。从而改善脊髓的缺血情况。有效预防和治疗截瘫(图 7-15)。

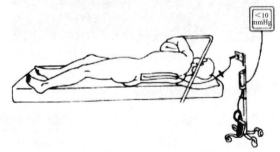

图 7-15  脑脊液(CSF)引流

3. 左锁骨下动脉的问题　在主动脉瘤的开放手术中,如果病变或者手术影响到了左锁骨下动脉,一般都直接将左锁骨下动脉进行重建。但是近年来随着腔内技术的飞速发展,TEVAR手术的数量大幅度增加,不论是在夹层的治疗中还是在动脉瘤的治疗中,不可避免地会在一些病例中涉及到左锁骨下动脉的保留与否的问题。为了获得更大的近端锚定区,一些施行TEVAR手术的患者需要选择性地覆盖左锁骨下动脉才能完成,但是左锁骨下封闭之后如何处理,成为了近年来国内外专家讨论的一个热点问题。虽然有很多研究结果显示完全封闭左锁骨下动脉并不会增加患者术后的并发症的发生。但是,作为人体一支如此粗大的血管,其作用是不可否认的,如果完全封闭而不进行处理。还是有一定问题的。所以,笔者赞同那些认为左锁骨下动脉需要重建的观点。不论是开放手术或者是腔内手术,还是要保证左锁骨下动脉的血流的。

（李秋泽）

# 第三节　主动脉根部瘤

## 一、概述

主动脉病理性的扩张,超过正常血管直径的50%,称之为主动脉瘤。主动脉瘤分为真性主动脉瘤和假性主动脉瘤。真性主动脉瘤是血管病变涉及血管壁的3层结构。假性主动脉瘤是动脉局部破裂,由血块或临近组织封住而形成。主动脉根部瘤(图7-16)是最常见的胸主动脉瘤,病变常累及主动脉瓣环、主动脉窦、窦管交界和近端升主动脉,并常合并冠状动脉开口上移、主动脉瓣关闭不全、左心室扩大及心肌肥厚。

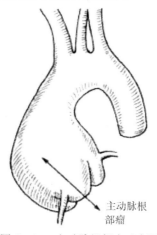

图7-16　主动脉根部瘤示意图

（一）历史

1543年,Andeas Verealius首先描述了胸主动脉瘤。主动脉的血管替换手术一直等到体外循环技术发展和成熟后,才于1956年由Cooley和DeBakey在体外循环下应用同种异体主动脉完成,随后出现聚酯布人工血管置换。在1964年,Wheat和同事完成了经典的Wheat手术(主动脉瓣置换＋升主动脉人工血管置换)。1963年,Bentall和de Bono在1例马方综合征患者上做了第一例根部置换(Bentall术)。由于担心冠状动脉扭曲,在1981年Cabrol和他

— 235 —

的同事描述了一个人工血管吻合冠状动脉开口后,再吻合至带瓣管道的 Cabrol 手术。

(二)外科解剖

主动脉根部是左心室流出道的延伸,它为主动脉瓣提供支撑,同时左心室也通过它连接到升主动脉。主动脉根部包括主动脉瓣膜、主动脉瓣环、窦管交界处、主动脉窦、和交界下三角结构(图 7—17)。主动脉瓣膜附着的主动脉瓣环并不是圆或椭圆形环,而是 3 个交界下三角形结构构成的立体的 3 个半月状结构。瓣环本身通常是 50%～60% 的纤维组织,而其余为肌肉组织。主动脉三尖瓣环相交处被称为交界(commissure),交界的最高点与窦管交界关系密切。窦管交界处是一个脊,标志着升主动脉的开始。在年轻患者,窦管交界处的直径通常比主动脉瓣环直径小 15% 至 20%。在年老患者,窦管交界处的直径变大。当窦管交界处直径超过主动脉瓣环直径 10% 以上,往往由于主动脉瓣结合处位移,导致主动脉瓣对合不良,从而导致主动脉瓣关闭不全。窦管交界处和主动脉瓣环之间的主动脉扩张段称为主动脉窦。主动脉窦形成一个立体式的而不是圆形结构排列在横截面上。右、无冠窦之间的纤维三角与膜部间隔传导系统以及三尖瓣隔瓣有关。左、无冠窦之间纤维三角连续至二尖瓣前叶。

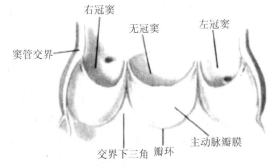

图 7—17　主动脉根部示意图

主动脉瓣膜、主动脉瓣环、主动脉窦、窦管交界处、和交界下三角结构

## 二、主动脉根部瘤的病理及常见病因

(一)病理

主动脉由三层组织结构组成:光滑的内膜层:由内皮细胞黏附到基底膜的一层;中膜层:由多层弹力纤维、胶原层、平滑肌细胞和细胞外基质组成;外膜层:包括血管滋养管和神经组织构成。主动脉大部分弹性和张力是动脉中层形成。在升主动脉中,弹力纤维成分很高,与其顺应性好相一致。主动脉弹力纤维性的含量随动脉伸展到胸降主动脉、腹主动脉逐渐减少,腹主动脉中层的厚度仅为升主动脉的一半。

主动脉根部瘤的形成是多种生物和机械作用的结果。在主动脉壁的稳态机制之间的平衡失调,包括弹力纤维、蛋白多糖、胶原蛋白、蛋白水解酶及其抑制剂、和炎症介质等因素的失调,可引起一系列的主动脉病变。最终的路径均可表现为主动脉根部扩张,甚至可导致主动脉破裂或夹层分离。主动脉根部瘤血管中层弹力纤维的断裂、平滑肌细胞的功能失调,以及最终被黏液性物质所取代,可形成血管中层囊性变性。随着年龄的增加,弹力纤维出现一定程度的断裂,主动脉直径的增加是正常的。

主动脉壁的机械应力变化可能导致主动脉增宽。根据 Laplace 定律,主动脉壁直径的增加可引起主动脉壁内压力有关的动脉壁的张力增加。这就加大了高血压对动脉壁的损害作用,导致动脉扩张的进展加速。主动脉的顺应性的减弱,同样也可增加心脏收缩期的主动脉壁的压力,从而打乱主动脉壁的稳态机制,导致主动脉瘤的形成。

主动脉根部瘤通常会涉及到主动脉窦管交界水平。对于主动脉根部瘤引起的中央型主动脉瓣关闭不全,窦管交界的扩张是其主要原因,从而,升主动脉人工血管置换,可很好解决主动脉瓣的关闭不全。

(二)病因

主动脉根部瘤的病因包括遗传性疾病,如马方综合征(Marfan syndrome)、洛伊斯-迪茨综合征(Loyes-Dietz syndrome)、埃-当综合征(Ehlers-Danlos syndrome)等。动脉粥样硬化可降低主动脉弹性,使血管壁变薄,与根部瘤密切相关。另外,继发于主动脉瓣狭窄或二瓣化畸形的根部扩张以及大动脉炎、白塞病(Behcet disease)等炎症疾病,均为主动脉根部瘤的病因。

1.遗传性疾病

(1)马方综合征(Marfan syndrome):马方综合征是一种完全外显的常染色体显性遗传综合征,主要表现为周围结缔组织营养不良、骨骼异常、内眼疾病和心血管异常,是一种以结缔组织为基本缺陷的遗传性疾病。25%的马方综合征病例是散发病例,它的总体发病率为每3000到10000新生儿中有1例。传统的概念认为马方综合征主动脉根部病变是由基因FBM1的改变引起的,基因FBM1可编码的主动脉壁蛋白fibrillin-1,FBM1的改变可导致弹力蛋白排列紊乱、主动脉中层变性,从而导致动脉瘤的形成。然而,最近的研究显示:马方综合征患者主动脉细胞外基质中的TGFβ的活性增加,从而对平滑肌发育和细胞外基质产生负性影响,导致主动脉根部瘤。大约80%例马方综合征患者有主动脉根部动脉瘤,同时,有近一半患者有二尖瓣反流。马方综合征传统诊断上一直使用Ghent的诊断标准,目前,更精确的标准可应用基因型诊断,马方综合征可导致主动脉瓣环的扩大、主动脉窦部、窦管交界以及升主动脉的扩张(图7-18)。

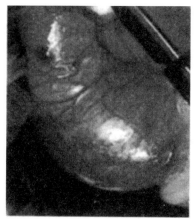

图7-18　马方综合征导致主动脉根部改变
主动脉瓣环的扩大、主动脉窦部、窦管交界以及升主动脉扩张

(2)洛伊斯-迪茨综合征(Loyes-Dietz syndrome):洛伊斯-迪茨综合征是一种最近描述的常染色体显性遗传综合征。它不是fibrillin-1的缺陷,而是转化生长因子(TGF)β受体1和2的突变。洛伊斯-迪茨综合征的特点包括腭裂、悬雍垂裂、脊柱侧弯、眶距增宽、胸骨畸形、发育异常、以及先天性心脏病(包括动脉导管未闭和房间隔缺损)。洛伊斯-迪茨综合征

患者与马方综合征患者可能有重叠的表型特征。组织学上,患者主动脉中层胶原蛋白增加、弹力纤维纤细和弥散、同时伴有细胞外基质的沉积。与马方综合征相比,洛伊斯-迪茨综合征具有更快速的临床表现,即使主动脉根部内径更小,在年轻患者中,预防性主动脉根部置换经常被推荐。

(3)埃-当综合征(Ehlers-Danlos syndrome):埃-当综合征是一种常染色体显性遗传引起的结缔组织疾病,它的Ⅲ型胶原蛋白的合成具有缺陷。Ⅳ型埃-当综合征可能有危及生命的自发性动脉破裂。最常发生在肠系膜动脉或颈总动脉,然而,在降主动脉和主动脉弓的自发性破裂也已经被报道。这些患者的动脉壁非常薄、容易碎裂。主动脉根部病变往往为无名动脉逆行扩展。

2.动脉粥样硬化　动脉粥样硬化可降低主动脉弹性,使血管壁变薄,从而导致血管瘤样扩张。然而,与胸降主动脉、腹主动脉相比,主动脉根部瘤中动脉粥样硬化比较少见。

3.感染和炎症　感染和全身性炎症性疾病,可能引起升主动脉壁损伤,从而导致动脉瘤的形成。

细菌感染引起的主动脉根部瘤是非常罕见的。这种细菌性主动脉根部瘤常伴有左侧瓣膜的心内膜炎。最常见的病原菌包括金黄色葡萄球菌、表皮葡萄球菌、沙门氏菌和链球菌。在前抗生素时代,梅毒螺旋体也是最常见的病原菌。通常梅毒性主动脉炎最容易导致升主动脉瘤样扩张,可能由于升主动脉有丰富的血管和淋巴管供应。在疾病过程中,主动脉滋养血管出现多灶性淋巴浆细胞浸润,从而导致中层弹力纤维变性,内膜发展成为皱脊样改变和斑块形成,称为"树皮样外观"。

全身性动脉炎也可形成主动脉根部瘤。多发性大动脉炎与滋养血管和中层坏死炎症有关,也可能有类似于梅毒的内膜变化,它通常发生在15~30岁的女性,闭塞性血管病变主要为弓部主要分支血管。川崎病动脉炎约15%会导致快速的动脉瘤样退变。巨细胞动脉炎是淋巴细胞、浆细胞、组织细胞炎性浸润的炎性过程,浸润处可见巨大细胞。它是发生在老年患者的全身性动脉炎,更常见于女性,也与风湿性多肌痛相关。主动脉炎导致主动脉瘤样扩张也可能与 Behet 病、类风湿性关节炎、强直性脊柱炎、红斑狼疮等疾病有关。

4.主动脉瓣二叶畸形　主动脉瓣二叶畸形是一个复杂的家族性综合征,3 个男性中可能有 1 个患者,它也与特纳氏综合征有一定关系。在主动脉瓣二叶畸形患者一级亲属中,主动脉瓣二叶畸形患病率为 9%;超过一半的主动脉缩窄患者有二叶式主动脉瓣。目前,主动脉二叶畸形导致主动脉根部瘤的机制尚不明确。最初认为主动脉根部瘤是主动脉瓣狭窄后扩张导致,虽然主动脉瓣二叶畸形患者确实有明确的主动脉窦的湍流,然而没有任何明显的主动脉瓣狭窄的主动脉瓣二叶畸形患者也有主动脉根部瘤的形成,这否决了狭窄后扩张的机制。最近的研究表明,在胚胎发育中,主动脉瓣和升主动脉起源于神经嵴细胞,暗示主动脉瓣二叶畸形和主动脉根部瘤的形成可能有一共同机制。

对于主动脉瓣二叶畸形患者主动脉扩张的部位,Fazel 和同事做了具体的统计:单独的主动脉根部扩张(13%),单独的升主动脉扩张(10%),升主动脉和主动脉弓的近端扩张(28%),主动脉根部、升主动脉和主动脉弓近端扩张(45%)。所以对于年轻患者,主动脉瓣二叶畸形合并主动脉扩张的确切治疗需要同时解决主动脉根部、升主动脉和主动脉弓近端。明智的做法是进行积极的部分弓置换术,在较年轻的二叶主动脉瓣患者无名动脉起始水平尽可能切除的病变主动脉。然而,全弓置换术是不必要的,因为动脉瘤很少累及主动脉弓远端。

此外,创伤、外科手术后、主动脉夹层等,均可导致主动脉根部瘤样扩张,还有其他主动脉更少见的遗传疾病和主动脉窦瘤也可导致主动脉根部瘤样扩张。

### 三、主动脉根部瘤的诊断

(一)临床表现

1.症状　大多数的主动脉根部瘤患者被诊断时是无症状的,只是偶然通过胸部 X 线或超声心动图检查时被发现。前胸部疼痛是最常见的症状。疼痛可能是急性发作意味着即将破裂,或与胸骨压迫有关的慢性持续性疼痛。偶尔也有上腔静脉或气管受压征象存在。更少见的,主动脉根部瘤破裂入右心房或上腔静脉,呈现高输出性心脏衰竭,或出血进入肺部导致随后的咯血。与之不同的是大于 75% 的急性主动脉夹层患者会出现严重撕裂样痛。若主动脉根部瘤合并主动脉瓣狭窄或关闭不全,也可合并主动脉瓣疾病的相应症状。然而,这些症状也是无特异性的,如胸闷、气促、心悸、心功能不全等。

2.体格检查　对于单纯的主动脉瓣根部瘤(不合并主动脉瓣膜病变),体格检查往往无典型表现,即使是达到很大的直径,也往往无阳性体格检查结果。如果合并有主动脉瓣关闭不全,则可能存在主动脉瓣关闭不全的舒张期杂音和周围血管征(颈动脉搏动、水冲脉、枪击音、毛细血管搏动等)。对于根部瘤的体检,应进行一个彻底的血管检查,包括有无合并周围血管疾病、颈动脉疾病、或腹主动脉瘤。对于动脉粥样硬化导致的主动脉根部瘤患者,有 10%～20% 会合并腹主动脉瘤。

(二)常规检查

1.心电图　心电图是最常规检查,然而,对于单纯的主动脉瓣根部瘤(不合并主动脉瓣膜病变),其往往无特异性表现,或偶见非特异早搏。对于合并主动脉瓣关闭不全患者,可能会有左室肥大或劳损表现。动脉粥样硬化导致的主动脉根部瘤患者,可能会有合并冠心病病变的证据,或者既往心肌梗死的表现。

2.胸片　许多无症状的主动脉根部瘤是通过胸片首次发现的。在正位片上,扩大主动脉根部瘤可导致上纵隔增宽(图 7—19A)。在侧位片,有胸骨后间隙变小(图 7—19B)。动脉瘤局限于主动脉根部也可能不会引起心脏外形的改变,故阴性胸片也不能排除诊断。

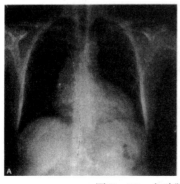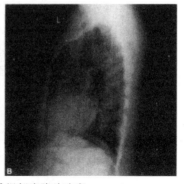

图 7—19　主动脉根部瘤胸片改变
A. 正位片上纵隔增宽;B. 侧位片,有胸骨后间隙变小

3.超声心动图　超声心动图(图 7—20)特别是经食管超声心动图(TEE)检查,是主动脉根部瘤的重要的检查手段。经胸超声心动图可准确判断主动脉瓣情况(图 7—21)。TEE 为测量主动脉瓣环、主动脉瓣窦,窦管交界处和窦瘤直径提供了可靠的技术保证(图 7—22)。同

时,TEE可准确地判断和区分主动脉根部瘤、主动脉夹层和壁内血肿。由于主动脉根部计算机断层扫描往往具有运动伪像,TEE是唯一最适合的检查主动脉根部的最近端的无创伤检测方法。

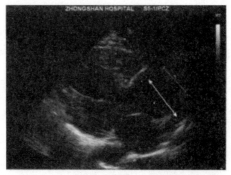

图7－20　经胸心超显示主动脉根部瘤
如白色箭头所示

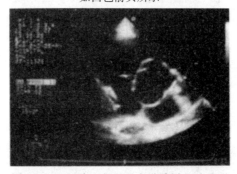

图7－21　经胸心超显示主动脉瓣二叶畸形

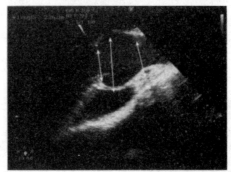

图7－22　TEE显示主动脉窦瘤
白色箭头显示:主动脉瓣环、主动脉窦瘤、主动脉窦管交界

4. 血管CT扫描　血管CT扫描是最广泛使用的非侵入性的成像技术,也是当今用于主动脉根部瘤的主要影像学诊断手段,结合注射造影剂,其影像诊断效果具有高清晰度和特征性(图7－23)。CT扫描可精确快速提供升主动脉尺寸大小,病变的位置和程度以及钙化区(图7－24,图7－25)。现代CT轴向切片之间的距离可以为0.5mm的大小,也可准确地判断和区分主动脉根部瘤、主动脉夹层和壁内血肿。经轴向二维图像重建显示的主动脉三维成像(图7－26),不仅有助于诊断,且可据此制订手术方案。该技术检查过程快速、省时。其主要缺点是要谨慎应用于肾功能不全患者或造影剂过敏患者,此外,由于CT显像多为轴面像,对于迂曲的主动脉,其直径可能被高估。

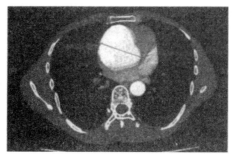

图7-23 主动脉CTA显示主动脉根部瘤，
最大直径为68.44mm

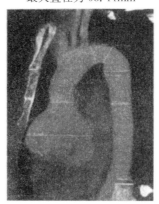

图7-24 CT扫描提示主动脉尺寸大小、病变的位置和程度

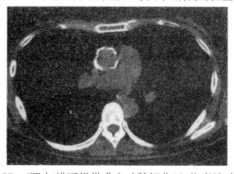

图7-25 CT扫描可提供升主动脉钙化区(梅毒性动脉炎)

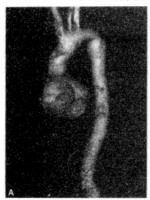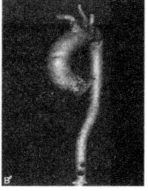

图7-26 主动脉三维成像
A. 马方综合征;B. 主动脉二叶畸形

5. 主动脉造影 至今仍不失为诊断的金标准之一；但由于其有创性，主动脉造影本身亦带有一定的检查风险，而且上述两种快速可靠的非创伤性检查，可满足绝大多数患者诊断的需求，故当前主动脉造影仅用于上述检查尚不足以明确诊断和满足手术方案制订要求时。

6. 磁共振成像（MRI） 体内有受磁性影响的金属物的患者，不宜行该项检查。该检查可提供诊断主动脉根部瘤的相关图像信息，但其显示的模棱两可的伪像，需经验十分丰富的专家方能给予可靠的结论，因此当前对主动脉根部瘤诊断的应用情况不及 CT。

### 四、根治手术的演变及各种术式的评价

（一）主动脉根部瘤的手术适应证

采用手术治疗主动脉根部瘤无疑是最有效的手段。根据 2012 年欧洲心脏协会（ESC）主动脉根部疾病指南，目前主动脉根部瘤的手术适应证如下：

1. 对于马方综合征患者病变主动脉最大直径≥50mm，其手术为 Ⅰ 类推荐（C 级证据）。

2. 患者主动脉最大直径 ①≥45mm 的马方综合征患者且有危险因素。②≥50mm 的二叶式主动脉瓣患者且有危险因素。③及≥55mm 其他患者，也推荐手术治疗（Ⅱa 类推荐，C 级证据）。其中，马方综合征可能合并的危险因素包括：主动脉夹层家族史或主动脉直径每年扩大直径＞2mm，严重主动脉瓣反流或二尖瓣反流，考虑怀孕。二叶式主动脉瓣可能合并的危险因素包括：主动脉缩窄，高血压，主动脉夹层家族史或主动脉直径每年扩大直径＞2mm。手术指征的决策还需考虑主动脉不同部位的形态。对于行主动脉瓣手术的患者，主动脉手术指征的掌握可适当放宽。

目前，比较有争议的是主动脉瓣病变同时有升主动脉明显扩张，但直径在 4～5cm 内，是否应行升主动脉置换。Michael 等观察到，主动脉瓣置换术时，其根部直径≥4.0cm 者，术后有 25% 的患者因主动脉根部继续扩张而需再次手术置换。而在主动脉根部直径≥5cm 时单纯置换主动脉瓣，术后有 27% 的患者并发升主动脉夹层瘤。因此，目前多数人主张主动脉瓣病变需行瓣膜置换时，如主动脉直径≥4.5cm 时，应积极处理升主动脉。此外，一旦产生主动脉夹层，如未及时治疗，50% 的患者在发病后 48h 死亡，以后每小时将增 1% 的死亡危险。因此，确诊升主动脉夹层者，全身状况允许时应急诊或限期手术，切不可延误挽救时机。

（二）手术相关重要内容

1. 麻醉及监测 对主动脉根部瘤手术，一般采用全麻气管插管，正中切口。监测内容包括中心静脉压、动脉插管（经桡动脉或加下肢动脉）测压、及经鼻咽测食管温度。常规插经食管超声探头，以评估心功能及瓣膜功能。皮肤消毒准备应包括股部，以利于经股动脉心肺转流。

2. 心肺转流 动脉供血插管部位，如升主动脉远端没有累及，可以在升主动脉远端或主动脉近弓处插管。升主动脉插管，应保留足够的长度用来进行阻断和进行吻合，同时，又要保证切除所有病变的主动脉。若病变累及主动脉弓近端或主动脉插管无法留有足够血管用以吻合，则应选用右股动脉插管较宜。引流管通常经右心房插二阶梯静脉引血管，如事先考虑到可能要作逆行性脑灌注，则应分别插上、下腔引血管。心停搏液灌注采用经冠状动脉开口顺灌，辅以经冠状静脉窦插管作逆灌注。

3. 止血 主动脉根部瘤手术中会出血较多，对每一患者应备有血液回收（cell-saver）利用装置，应备有浓缩的红细胞、血小板、新鲜冷冻血浆可随时取用。备有抗纤维蛋白溶解的药

物有助于止血。对于术中渗血,应充分游离显露吻合处,使血管吻合无张力,同时便于手术操作;选用进口人造血管或经白蛋白预凝的国产人工血管,可有效防止渗血。血管口径应尽量与主动脉匹配,缝合针距宜等距,用力均匀,对合整齐,避免吻合口漏;对于主动脉壁质量较差或形成夹层者,可加毡片缝合或用"三明治"式缝合法,术中保留瘤壁,以备术毕时将其包裹人工血管止血;在开放主动脉阻断钳前,使用生物胶或化学胶加强远端脆弱的主动脉壁,可防止撕脱和缝合针眼处漏血。全身止血剂充分应用之后,辅以局部外用止血方法如吸收性明胶海绵、止血纱布、止血棉花及生物胶等。

(三)主动脉根部瘤的术式选择

主动脉根部瘤的术式选择必须取决于主动脉根部和主动脉瓣的情况,同时,也必须考虑到动脉瘤的病理学。对于冠状动脉水平以上的动脉瘤,一个人工血管置换手术就够了,若合并主动脉瓣狭窄或关闭不全,还可根据其病变程度行主动脉瓣置换手术。如动脉瘤累及主动脉根部近端引起主动脉瓣环的扩大,则需行带瓣膜(机械瓣或手术缝制生物瓣)管道置换加纽扣状冠状动脉开口移植术(Bentall 术)。最近 Jacoub 和 David 提出保留主动脉瓣的主动脉根部移植手术,还需进一步的随访,以将其远期效果与金标准的 Bentall 手术效果相比较。不同的术式及其适应证见表7-2。

表7-2 手术方式选择

| 手术方法 | 可能适应证 |
|---|---|
| 单纯人工血管置换 | 主动脉瓣正常的根部瘤可以纠正由于窦管交界扩张所致的中心型主瓣反流 |
| Wheat 术 | 病变累及主动脉和根部,主动脉窦无明显扩张,并且主动脉瓣不能保留的患者 |
| Bentall 术 | 病变累及主动脉和根部,主动脉窦扩张明显,并且主动脉瓣不能保留的患者 |
| 保留主动脉瓣的手术(David 术) | 主动脉根部病变,主动脉瓣的弹性尚好,瓣环扩大在 27mm |

(四)主动脉根部瘤的术式

1. 升主动脉成形术或单纯人工血管置换 对于单纯的主动脉根部扩张,可考虑升主动脉成形术。1970 年 Edwards 应用部分瘤体切除术,梭状或环形端端修补,该法的优点是手术操作简单,但也存在不少缺点:①吻合口存在一定张力,松开主动脉阻断钳后,脆弱的主动脉有撕裂的危险。②术后残留的病理性主动脉壁更可能再发生破裂和急性夹层。同期,Robicsek 等在此基础上以 Dacron 血管包裹加固主动脉壁,不仅符合血流动力学的要求,而且手术风险小。目前,对于老年患者,或预期寿命较短者,仍可考虑行升主动脉成形术。

对于更多的单纯的主动脉根部扩张患者,目前单纯人工血管置换为更佳选择(图7-27)。人工血管的近心端吻合一般在冠状动脉开口上 1cm 左右。对于主动脉瘤壁厚度好的患者,可用 3-0 Prolene 线连续缝合;若瘤壁较薄,可用 4-0 Prolene 线连续缝合后,加 Teflon 片加固。对于急性夹层撕裂至主动脉根部,若根部内膜完整,根部和瓣环大小正常,可不需换瓣。主动脉根部可用"三明治"法加固后,与人工血管吻合。

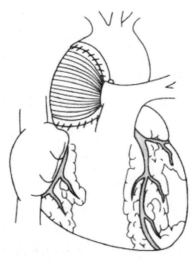

图 7-27 升主动脉人工血管置换术

2. Wheat 手术  1964 年,Wheat 等采用 Dacron 血管替换冠状动脉开口以上的升主动脉瘤,保留 Valsaval 窦,如果存在主动脉反流则行主动脉瓣置换术,简称 Wheat 术。升主动脉瘤伴有主动脉瓣关闭不全或瓣膜本身有严重病变而冠状动脉开口无移位者,可行主动脉瓣替换及升主动脉人工血管移植术。因马方综合征均有 Valsaval 窦受累,如采用 Wheat 术则存在许多不足以致影响手术远期效果。故 Wheat 术往往应用于非马方综合征患者,如:主动脉瓣二叶畸形患者或主动脉瓣患者合并高血压导致的主动脉根部扩张等。

3. Bentall 手术  1966 年 Bentall 等首次采用带瓣人工血管置换升主动脉和主动脉瓣,以及冠状动脉重新移植(称 Bentall 术,图 7-28),自此主动脉根部病变手术成功率明显提高,开创了主动脉外科的新纪元,为治疗主动脉根部瘤或夹层并主动脉反流开辟了广阔的前景。目前,Bentall 手术已成为外科治疗主动脉根部瘤的标准术式,其优点是术后效果良好,可以彻底切除病变主动脉组织,操作相对简单,易于推广;缺点是术后需要终生抗凝,冠状动脉开口可能形成真性或假性动脉瘤。此外,对于高龄患者,尚可选择生物瓣带瓣管道(生物瓣和人工血管手工缝制)行 Bentall 术。

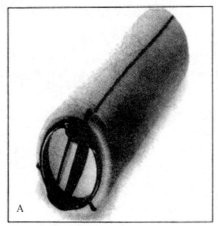
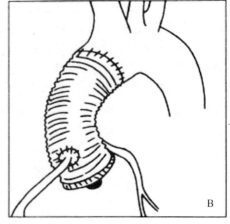

图 7-28 Bentall 术

A. 带机械瓣人工管道;B. 带瓣人工血管置换升主动脉和主动脉瓣,以及冠状动脉重新移植

Bentall 手术彻底改变了主动脉根部瘤,特别是马方综合征患者的命运。我们认为,对 Marfan 综合征,一般首选 Bentall 手术;其次,升主动脉根部瘤合并主动脉瓣关闭不全,且冠状动脉开口距瓣环＞1cm 以上者,也适用 Bentall 手术。此外,主动脉炎性病变形成主动脉根部瘤时,Bentall 手术也是较好选择。一项荟萃分析报道,马方综合征患者择期行主动脉根部替换术的死亡比例为 1.5％,限期手术(确诊到手术间隔少于 7d)死亡占 2.6％,急诊手术死亡占 11.7％。术后早、中期死亡的危险因素包括:心功能不全(Ⅲ 和 Ⅳ 级)、术前出现主动脉夹层、马方综合征、男性。感染性心内膜炎和抗凝不足或过度是 Bentall 术后常见的并发症。

为了防止 Bentall 术所合并的致命性出血和冠状动脉吻合口假性动脉瘤,Cabrol 等选择 Dacron 血管先把两侧冠状动脉口连通起来,再与升主动脉人工血管侧侧吻合,称为 Cabrol 术式。多应用于于冠状动脉开口距瓣环＜1cm 以下者,为避免冠状动脉开口吻合口张力过大。同时,Cabrol 手术也应用于再次主动脉根部手术,冠状动脉开口粘连分离困难者。

4. David 手术(保留主动脉瓣的主动脉根部重建手术)　带瓣人工血管(Bentall 术)的置入,存在着术后抗凝并发症和感染性心内膜炎等问题。而临床所见,此类主动脉雜关闭不全患者的主动脉瓣瓣膜本身,往往较好,鉴于此,提出保留主动脉瓣的主动脉根部替换术。此术式首先由加拿大多伦多总医院的 David 医生提出,故又称为 David Ⅰ 型手术。随后英国的 Yacoub 医生也报道了他们保留主动脉瓣的根部替换方法,被称为 David Ⅱ 型手术。

David Ⅰ 式方法主要是:沿主动脉瓣环切除主动脉窦,仅留 3～5mm 边缘,在主动脉瓣环下方由内向外预置多个水平褥式缝线,然后取一合适口径的人工血管,将此缝线由人工血管末端从内向外穿过人工血管打结,再将主动脉窦壁边缘固定于人工血管内,重新移植冠状动脉开口于人工血管合适位置。David Ⅱ 式方法主要是沿主动脉瓣环切除主动脉窦,仅留 5～6mm 边缘,将合适口径的人工血管近心端剪成三部分波浪状,与残留主动脉窦壁边缘吻合,重新移植冠状动脉开口于人工血管合适位置(图 7－29)。David 手术有许多改良术式,基本的方法是 David Ⅰ 式和 Ⅱ 式。David Ⅲ 式是在 David Ⅱ 式基础上改进的,即在主动脉瓣环下方由内向外预置多个水平褥式缝线上一长条毡片加固主动脉瓣环,余同 David Ⅱ 式的方法。David Ⅳ 式、Ⅴ 式手术是在 David Ⅰ 式手术的基础上做出改进,主要是利用移植物造成人工的主动脉瓣窦,即分别使用比估计值大 4mm 和 8mm 的管状涤纶人工血管,置入瓣膜前,在人工血管下端环周行间断缝合,使其缩小到估计值大小,人工血管置入后,在瓣膜联合上方折叠瓣膜联合部之间的空间,使窦管结合部的直径缩小到希望的状态。David Ⅰ 式与 David Ⅱ 式比较,前者有利于止血,人工血管牢固地固定在动脉环上,使动脉环不再发生扩张;避免遗留异常病理组织。David 手术适用于升主动脉或主动脉根部动脉瘤引起窦管结合部及主动脉瓣环的扩张,从而引起主动脉瓣关闭不全,而主动脉瓣瓣叶本身基本正常的患者。对于主动脉瓣钙化、风湿等自身病变引起的关闭不全,不宜行 David 手术。

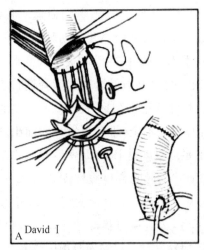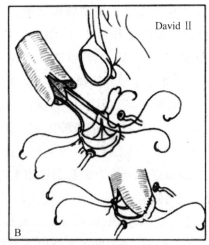

图7-29 保留主动脉瓣的主动脉根部重建手术

A. David I 式;B. David II式

对于保留主动脉瓣的根部重建手术最重要的问题就是远期主动脉瓣的质量和免再手术率。为解决这一问题,从最初的 David I、II 手术,到近几年的 David V 手术、带有主动脉窦的人工血管(DePaulis Graft,图7-30)置换,手术方式得到了不断改进。从手术方式的演变也可以看出所有手术方式的改进都是为了使重建的主动脉根部更接近正常的解剖结构,最大程度地恢复主动脉瓣生理功能,延长瓣叶寿命,提高远期疗效。目前,关于 David 手术远期疗效,尚需积累更多的经验。

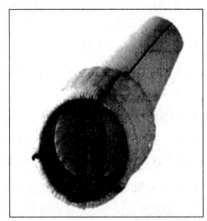

图7-30 带有主动脉窦的人工血管

(五)手术结果

1.围术期死亡率 现代系列报道显示:应用良好大脑和心肌保护技术,外科主动脉根部疾病的手术住院死亡率为1.7%～17.1%。目前,我中心报道,主动脉根部瘤(包括主动脉夹层患者)死亡率约为6.17%～7.46%。然而,由于患者的人选标准不同,很难对结果进行比较。一些报道不包括主动脉夹层,另外,急诊手术、再次手术和弓替换的比例都是不同的。早期死亡的常见原因包括:心力衰竭、脑卒中、出血和肺功能不全。急性主动脉夹层或破裂后急诊手术是早期死亡的最明确的危险因素。择期手术的危险因素包括:纽约心脏协会心功能分级、年龄的增加、体外循环时间的延长、夹层、既往心脏手术史、以及同时行冠状搭桥术。

2.远期死亡率　精确的实际生存率,就像早期的死亡率一样,随患者组成不同而不同。1年生存率分别为81%～95%;5年生存率73.92%;8到10年生存率60%～73%;12至14年生存率48%～67%。晚期死亡的最常见的原因是心源性的。晚期死亡率的危险因素包括:纽约心脏协会心功能分级的升高、主动脉弓重建、马方综合征和主动脉的远端病变程度。

(徐新利)

# 第四节　主动脉假性动脉瘤

## 一、概述

各种病因所引起的主动脉壁全层结构破坏,致使血液溢出血管腔外,被周围组织或血肿包裹,逐渐膨大扩张而形成的瘤腔,称为主动脉假性动脉瘤(图7-31)。

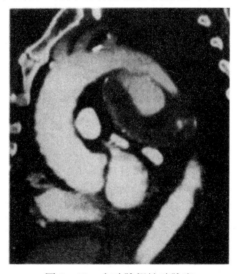

图 7-31　主动脉假性动脉瘤

## 二、临床表现

(一)症状

多数主动脉假性动脉瘤患者早期无特异性症状,临床症状与发病原因有密切关系。部分患者可能因其他疾病就诊检查或进行体检和影像学检查时偶然发现。随着假性动脉瘤的增大,患者常逐渐出现疼痛、压迫周围脏器的症状和体征。

1.疼痛　最为常见,也是多数患者的就诊原因。疼痛性质多为钝痛,有时为持续性痛,也可随呼吸或体力活动而加剧。疼痛部位可随动脉瘤位置不同而变化。升主动脉或主动脉弓部动脉瘤可出现胸骨后或颈部疼痛;降主动脉动脉瘤可出现肩胛间区疼痛或左胸部疼痛;胸腹主动脉和腹主动脉的假性动脉瘤可出现背痛、腹痛。

2.压迫症状　较常见。升主动脉假性动脉瘤患者常出现活动后胸闷、憋气等,应注意与其他相关心脏疾病鉴别。

主动脉弓部假性动脉瘤可压迫气管、支气管而出现刺激性咳嗽、呼吸困难等症状,严重时可引起肺不张、支气管扩张、支气管和肺部感染等。瘤体压迫上腔静脉时可出现上腔静脉阻塞综合征的症状,即进行性头面部、上肢水肿,重者可波及颈部及胸背,皮肤呈紫红色,胸壁静脉曲张。

主动脉弓部和峡部的假性动脉瘤亦可压迫喉返神经而出现声音嘶哑、饮水反呛等,压迫颈交感神经节时可出现单侧瞳孔缩小、眼睑下垂、眼球内陷和颜面无汗等 Horner 综合征的表现。

降主动脉假性动脉瘤可压迫食管而出现吞咽困难,晚期瘤体可破入食管、气管或支气管出现大量呕血、咯血,造成失血性休克或窒息而引起患者死亡。

腹主动脉假性动脉瘤瘤体可破入十二指肠出现上消化道大量出血而导致患者死亡。

3.栓塞 可发生脑、肾、腹腔脏器、肢体等不同部位的栓塞,出现与其相应的缺血、坏死症状。

（二）体征

早期体征一般不明显,可逐渐出现压迫周围脏器的体征,如 Horner 综合征、上腔静脉阻塞综合征、喉返神经受压的体征等。由于瘤体往往压迫右室流出道,体检时常可在胸骨左缘2、3肋间闻及收缩期吹风样杂音。当合并动静脉瘘时,为持续性隆隆样杂音,压迫和阻断近段血流时杂音减弱或立即消失。腹主动脉假性动脉瘤在体检时可发现腹部搏动性肿物。

脑、肾、腹腔脏器、肢体等不同部位的动脉栓塞时,体检可发现相应的体征。

## 三、影像学诊断

目前,对怀疑患有主动脉假性动脉瘤的患者,有许多影像学检查方法,不但可以明确假性动脉瘤的诊断以及与纵隔肿瘤和其他疾病相鉴别,并且可清楚地了解主动脉假性动脉瘤的部位、范围、大小、与周围组织器官的关系等,特别是主动脉分支血管受侵情况、瘤腔内有无血栓形成以及瘤体有无破裂等,为进一步治疗提供有效可靠的信息。

（一）X 线检查

主动脉破裂或假性动脉瘤可以发现纵隔增宽,气管、食管被推挤移位等现象(图 7—32、图7—33),但一般无特异性,需结合其他检查手段进行确诊。许多无症状的患者是通过 X 线平片检查时偶然发现本病的。

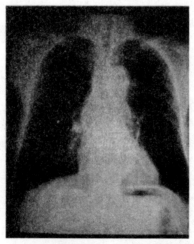

图 7—32　X 线检查可以看到纵隔增宽影

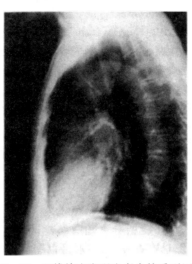

图 7-33　X 线检查发现患者食管受到压迫

（二）CTA 检查

CTA 检查可精确评价主动脉假性动脉瘤的大小、部位、范围和动脉瘤与周围组织和主要分支血管的关系及并发症等，对于手术时机、体外循环和手术方法选择以及术后治疗效果的评价是极其重要的。该检查还可用于真性动脉瘤、假性动脉瘤、主动脉夹层、主动脉壁间血肿、主动脉溃疡以及其他主动脉周围脏器肿瘤等的鉴别诊断。但需注意，对于碘对比剂过敏或肾功能不全的患者，应慎重或不适于选择 CTA 检查。

（三）MRA 检查

MRA 检查可以提供与 CTA 检查类似的影像结果，与 CTA 和 X 线血管造影不同的是，MRA 血管成像检查没有电离辐射，MRA 可以不用对比剂提供多平面横断血管影像（如自旋回波序列图像）评价动脉瘤大小、形态及与周围结构的关系，也可以用对比剂提供类似于 X 线血管造影的三维血管影像。MRA 检查的另一优点是可同时评价主动脉和动脉瘤的血流动力学信息，包括血流方向、速度和状态等。

## 四、发病机制的研究进展及思索

（一）病因

所有能造成主动脉壁结构破坏的因素都可能是主动脉假性动脉瘤形成的病因，包括外伤、感染、穿透性动脉粥样硬化性溃疡、自身免疫性疾病、主动脉手术等。

1. 外伤因素　主动脉外伤多见于降主动脉近段，靠近主动脉峡部。胸部的急减速伤，如乘坐高速交通工具撞击固定物体时，主动脉弓远段及其腔内血液由于惯性作用继续向前运动，这种巨大的剪切力可以造成峡部附近的主动脉发生破裂（图 7-34、图 7-35）。主动脉外伤破裂多见于动脉导管韧带近端，左锁骨下动脉开口以远 1cm 的范围内，也可见于左锁骨下动脉开口处。少数情况下，破裂可扩展至左锁骨下动脉近端的主动脉弓。其他部位的外伤性主动脉破裂较少见。外伤性升主动脉破裂多发生在升主动脉远段，无名动脉开口附近。胸降主动脉远段破裂多合并有脊柱损伤。

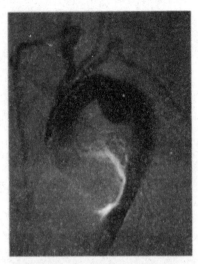

图7—34 车祸后所致降主动脉假性动脉瘤(主动脉造影结果)

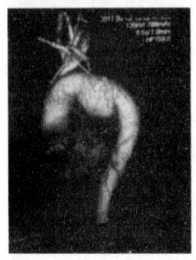

图7—35 车祸后所致降主动脉假性动脉瘤(主动脉CTA检查重建结果)

外伤性主动脉破裂可以是完全性的,包括主动脉外膜和纵隔胸膜都会发生破裂。如果剪切力量较小,则主动脉破裂可以是不完全性的,纵隔胸膜甚至主动脉外膜可以保持完整。一般在受伤2周后,主动脉周围的血肿开始液化,液化的血肿吸收或与主动脉交通,逐渐形成假性动脉瘤。较少见的腹主动脉刀刺伤,开腹止血时仅缝合了主动脉伤口以外的组织,暂时止住出血,而主动脉破口未被缝合,也可形成腹主动脉假性动脉瘤。

2.感染因素　主动脉感染多继发于细菌性心内膜炎、全身菌血症或其他感染性疾病和心血管外科手术等,常见病原菌有金黄色葡萄球菌、表皮葡萄球菌、沙门氏菌和链球菌等。另外,主动脉壁本身有病变或损伤也是导致细菌感染和假性动脉瘤形成的重要原因,如动脉粥样硬化斑块或受外伤的主动脉内膜更易引起动脉壁的感染。

原发性主动脉感染一般较少见。

近年来,梅毒感染患者有增多趋势,临床上应警惕原发性梅毒性主动脉感染。梅毒性主动脉瘤一般在感染梅毒后的15～30年出现,可以整体扩张为梭形主动脉瘤或局部扩张为囊袋状主动脉瘤。梅毒性主动脉瘤多位于升主动脉(约50%),其次常位于主动脉弓(约30%)、降主动脉(约 15%),腹主动脉(约 5%),且具有多发趋势。

3.动脉硬化因素　主要是指主动脉穿通性溃疡,该病是一种溃疡性动脉粥样硬化病变,可以导致主动脉壁间血肿、假性动脉瘤形成或主动脉破裂。如果同时合并主动脉感染,则可能会加速上述病理变化过程。

4.外科因素　主动脉假性动脉瘤可见于既往曾行心脏、主动脉手术的患者,假性动脉瘤破口可发生在主动脉切口、主动脉插管部位、心脏停搏液灌注针头穿刺部位、冠状动脉搭桥近端吻合口处、主动脉－主动脉或主动脉－人工血管吻合口处等部位。有文章指出,肾下型腹主动脉置换术后发生感染性假性动脉瘤的时间多在术后 5 年之内,而非感染性假性动脉瘤的发生时间多在术后 8~10 年。

5.免疫因素　多发性大动脉炎、白塞氏病、川崎病、巨细胞动脉炎等免疫性疾病都可能导致形成胸主动脉假性动脉瘤。此外,对于患有上述自身免疫疾病的患者进行主动脉手术后,人工血管移植物与患者自身血管的吻合口部位形成假性动脉瘤的概率要比其他患者高。

6.遗传因素

(1)马方综合征(Marfan syndrome):是一种常染色体显性遗传性结缔组织疾病,常有家族史。患者微纤维原基因(FBN1)突变导致原纤维蛋白－1 编码错误,使结缔组织的重要成分纤维蛋白原结构异常。FBN1 蛋白广泛分布于主动脉、软骨、晶状体及皮肤等处的弹力纤维中。该病患者的主动脉中层常发生囊性变性,弹力纤维发育不良并容易断裂,从而造成主动脉壁薄弱、扩张而形成动脉瘤。

(2)Ehlers－Danlos 综合征:即先天性结缔组织发育不全综合征,是指有皮肤和血管脆弱、皮肤弹性过强、关节活动过大三大主征的一组遗传性疾病,一般认为是在胚胎期,由于中胚层细胞发育不全而引起。Ehlers－Danlos 综合征Ⅳ型患者可以因动脉瘤破裂而死亡,临床上应有所重视。

(二)病理生理

1.瘤体破裂　由于假性动脉瘤无完整的主动脉壁结构,完全是由血管周围组织包裹所形成,因此其发生破裂的风险很大。假性动脉瘤一旦破裂,多数患者迅速发生出血性休克而死亡,是假性动脉瘤最常见、最凶险的死亡原因。

2.瘤腔附壁血栓脱落造成栓塞　假性动脉瘤腔内血流缓慢,极易形成附壁血栓,当附壁血栓因血流冲击而发生脱落时,可在血流带动下堵塞远端主动脉分支血管,造成相应脏器或肢体的缺血,甚至发生坏死。

3.瘤体压迫周围脏器　假性动脉瘤可压迫周围脏器,如气管、支气管、肺脏、食管、上腔静脉、无名静脉、喉返神经、颈交感神经节等,引起相应的临床症状。

## 五、治疗对策及评价

主动脉假性动脉瘤一经确诊,必须进行及时有效治疗,以防止其发生破裂产生灾难性的后果,同时还可接触患者的临床症状,提高生活质量。其治疗方法主要包括开胸手术治疗以及主动脉腔内修复术。

(一)主动脉假性动脉瘤的手术治疗

1.主动脉根部、升主动脉及主动脉弓部假性动脉瘤的手术治疗　此部位主动脉假性动脉瘤可见于既往曾行心脏、主动脉手术的患者。因为其发生部位周围有较多的重要血管分支,故手术治疗是唯一有效的治疗方法。由于上次手术造成的纵隔粘连以及假性动脉瘤形成的局部解剖变化,开胸过程中很可能造成心脏、主动脉或假性动脉瘤破裂,发生大出血而威胁患者生命。因此术前应对于不同的病因或心血管手术导致的假性动脉瘤部位、大小、形态及与周围组织关系进行详细评估,确定开胸可能导致假性动脉瘤破裂风险程度,并制订周密的手术方案和采取不同级别的体外循环方法。一般在开胸之前建立体外循环,并在体外循环保护下进行开胸手术较为安全。此外,术中要注意探查冠状动脉开口和主动脉瓣,如有病变则一并进行处理。

2.胸降主动脉假性动脉瘤的手术治疗  传统的手术治疗方法为胸降主动脉替换术。其主要适用于:①年轻、无其他脏器功能衰竭且可以耐受手术的患者。②瘤体压迫气管、支气管、喉返神经、颈交感神经节、食管等,症状严重,需要解除压迫症状的患者。③假性动脉瘤累及左锁骨下动脉,无法进行胸降主动脉腔内修复术的患者。④感染性假性动脉瘤的患者。

成功建立体外循环后,分别阻断假性动脉瘤近端和远端胸降主动脉,剖开并切除假性动脉瘤及所累及的胸降主动脉段,用相应管径和长度人工血管替换,分别完成近端和远端的血管吻合。

当假性动脉瘤较大或累及左锁骨下动脉时,术中可能无法阻断假性动脉瘤近端主动脉,建立体外循环后,应在深低温停循环下完成人工血管近端吻合,之后阻断假性动脉瘤远端胸降主动脉,并在恢复体外循环后进行人工血管远端吻合。如果假性动脉瘤累及第八胸椎肋间动脉以下的胸降主动脉,在完成近端吻合后应首先进行肋间动脉重建,以减少脊髓缺血时间。术中要注意脑保护,可在无名动脉处插管持续脑灌注。

(二)主动脉假性动脉瘤腔内修复术

1991年,Parodi等首先报道了用腔内修复术(endovascular aortic repair,EVAR)治疗腹主动脉瘤,开创了主动脉疾病治疗的新纪元。1994年,Dake等将这一技术用于胸主动脉瘤的治疗,1999年Nienaber与Dake又将这一技术应用于B型主动脉夹层的治疗,取得了良好的效果。其后此项技术发展迅速。由于假性动脉瘤的破口都较为局限,且其上下均为正常的主动脉,这就为EVAR使用支架型人工血管治疗该病提供了很好的锚定区。此外,EVAR技术成功率高,围术期间心肺脑等并发症发生率低,病死率低,手术创伤小,术中输血量少,术后恢复快及住院时间短,这是该技术相比较于上述的外科手术治疗的一大优势。近10年来,EVAR治疗主动脉假性动脉瘤的技术取得了长足的发展和进步,这种治疗方式显然比传统的外科手术治疗简单、创伤小,特别是对于重症患者而言,不失为较好的治疗方法(图7-36、图7-37)。

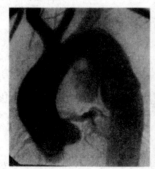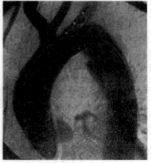

图7-36  支架植入前后对比(1)

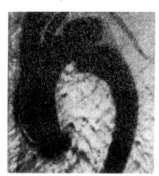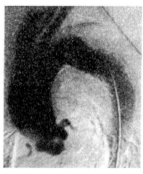

图7-37　支架植入前后对比(2)

　　然而,尽管EVAR技术较之外科治疗有着许多优势,其仍然存在着一些需要引起重视的问题,如EVAR术后无法缓解较大瘤体的压迫症状,支架内漏发生率较高且发生后假性动脉瘤复发、破裂以致患者死亡的风险均会增大,部分假性动脉瘤由于其解剖或破口位置较复杂而必须进行手术治疗等,是目前仍难以圆满解决的难题。

　　EVAR技术的并发症主要包括支架内漏、支架移位、支架内血栓形成、瘤体内支架坍塌等,其中最严重的并发症为支架内漏,由于其可引起假性动脉瘤瘤腔继续增大,并最终可导致其破裂的严重后果,使治疗失败,故一旦发现内漏,必须要积极处理,以防危急患者生命。因此,EVAR后要严密随访主动脉假性动脉瘤的变化情况,有助于尽早发现不良事件并给予及时处理。主要的处理方法为再次行EVAR术和外科手术治疗,后者是目前唯一对内漏疗效确切的治疗方法,但其手术创伤也使之前EVAR人造血管内支架置入术的微创效果不复存在。

　　除此之外,在应用腔内修复术治疗胸降主动脉瘤时,如果动脉瘤瘤颈距离左锁骨下动脉开口处较近(<15mm),或瘤体已经累及左锁骨下动脉,对于是否封堵左锁骨下动脉开口,以及封堵情况下产生的风险性问题,目前尚有争议。在腔内修复术治疗的早期阶段,对于封堵左锁骨下动脉后引起的相关并发症,主要侧重于对上肢缺血的处理,并且因为其发生率相对较低,很多医疗机构采取的措施是在术后进行密切观察,暂不处理,待出现上肢缺血症状后进行颈总动脉-左锁骨下动脉转流或旁路术,以恢复上肢的血供,改善上肢的缺血症状。然而近几年的研究发现,许多其他并发症,如脑卒中、偏瘫、截瘫等,虽然相对于上肢缺血症状,这些并发症的发生率并不高,但是一旦出现,对患者造成的后果则是极其严重甚至致命的。因此对于瘤颈距离左锁骨下动脉开口<15mm或瘤体累及左锁骨下动脉的降主动脉假性动脉瘤的患者,应用腔内修复术治疗时,除了行颈总动脉-左锁骨下动脉转流或旁路术外,还可采用烟囱技术、开窗技术、分支分体支架技术等,用以避免完全阻断左锁骨下动脉的血供,造成严重的术后并发症,导致患者的不良预后或降低患者的生活质量。

　　此外还要注意,对于感染性假性动脉瘤的患者和马方氏综合征的患者,是不适合进行胸降主动脉腔内修复术的。前者将由于支架原因而导致可能的感染扩散,或因为瘤体周围感染而导致支架发生内漏或移位而失效;后者因为其全身血管的病变特性,支架发生内漏的情况十分普遍,并可能给随后要进行的手术治疗造成不必要的麻烦。

　　由于EVAR技术的部分限制,近年来,发展出了将其与传统手术治疗相结合的新的治疗方法,包括直视下术中支架置入术以及复合手术(Hybrid手术)。其中,术中支架置入术适用于年轻、无其他脏器功能衰竭可以耐受深低温停循环手术,假性动脉瘤开口距离左锁骨下动脉较近(小于 2cm),不适合进行胸降主动脉腔内修复术,并且合并有冠状动脉、心脏瓣膜等疾病需要同时进行手术治疗的患者。而所谓复合手术,就是在一期先进行右颈总动脉或右腋动脉→左颈总动脉、左锁骨下动脉转流,或开胸行升主动脉→右颈总动脉和左颈总动脉"Y"型转流。二期进行主动脉腔内修复术封堵假性动脉瘤破口。对于少数建立杂交手术室的医院,杂交手术可一期完成。主要适用于假性动脉瘤累及左锁骨下动脉或左颈总动脉,患者自身情况较差不适合进行传统开胸手术。

(贺健)

# 第八章　心脏移植

## 第一节　术前检查和手术指征

### 一、术前检查

（一）实验室检查

1.血液学与凝血机制有关检查　全血细胞计数与分类，血小板与网织红细胞计数，PT 与纤维蛋白原，BT＋CT，PT＋APTT。

2.生化检查　血生化全套检查，血糖异常者加查糖化血红蛋白及糖耐量试验。

3.大小便常规与大便潜血试验。

4.细菌学检查　咽部、中段尿及痰细菌培养，女性患者应做阴道分泌物细胞学与细菌学检查，有结核病史者应做 PPD 试验，ASO 及 ESR。

5.病毒血清学检查　乙肝两对半，甲肝、丙肝病毒抗体，HIV 抗体，梅毒血清抗体，CMV 抗体，疱疹病毒抗体，Epstein－Barr 病毒抗体，柯萨奇病毒和埃可病毒抗体。

6.免疫学配型检查　ABO 血型测定，HLA 分型 A、B、DR 等，HLA 抗体测定，群体淋巴细胞毒抗体试验。

（二）器械检查

1.全腹 B 型超声检查。

2.疑似溃疡病者做胃镜检查。

3.胸部 X 线片，了解肺部、心脏及血管情况。

4.12 导联心电图。

5.超声心动图检查了解心功能、心脏结构及肺动脉压力等。

6.对于心脏超声肺动脉压大于 60mmHg 的患者考虑行右心导管检查了解全肺阻力。

7.肺功能测定（年龄＞50 岁者），并做憋气试验。

8.生化肾功能异常者应行肾灌注显像了解肾功能。

### 二、受体手术适应证及禁忌证

1.适应证

（1）终末期心力衰竭伴或不伴有室性心律失常，经系统完善的内科治疗或常规外科手术均无法使其治愈，预测寿命＜1 年。

（2）其他脏器（肝、肾、肺等）无不可逆性损伤。

（3）患者及其家属能理解与积极配合移植手术治疗。

（4）适合心脏移植的常见病症

①晚期原发性心肌病，包括扩张型、肥厚型与限制型心肌病，以及慢性克山病等。

②无法用搭桥手术或激光心肌打孔治疗的严重冠心病。

③无法用纠治手术根治的复杂先天性心脏病，如左心室发育不良等。

④无法用换瓣手术治疗的终末期多瓣膜病者。

⑤其他难以手术治疗的心脏外伤、心脏肿瘤等。

⑥心脏移植后移植心脏广泛性冠状动脉硬化、心肌纤维化等。

2.禁忌证

(1)绝对禁忌证

①全身有活动性感染病灶。

②近期患心脏外恶性肿瘤。

③肺、肝、肾有不可逆性功能衰竭。

④严重全身性疾患(如全身结缔组织病等),生存时间有限。

⑤供受者之间 ABO 血型不符合输血原则。

⑥经完善的内科治疗后,测肺血管阻力(PVR)＞8Wood 单位。

⑦血清 HIV 阳性者。

⑧不服从治疗或滥用毒品、酒精中毒者。

⑨精神病及心理不健康者。

(2)相对禁忌证

①年龄＞65 年者。

②陈旧性肺梗死。

③合并糖尿病。

④脑血管及外周血管病变。

⑤慢性肝炎。

⑥消化性溃疡病、憩室炎。

⑦活动性心肌炎巨细胞性心肌炎。

⑧心脏恶病质(如体质差、贫血、低蛋白血病、消瘦等)。

(贺健)

# 第二节　术前准备

## 一、受体的准备

1.强心、利尿、扩血管。强心治疗以口服为主,必要时可加用静脉用药,以地高辛、多巴胺、肾上腺素为常用。利尿时应记录每日的出入量,口服效果差可应用静脉利尿剂,亦可与白蛋白合用。扩血管治疗以 ACEI 类、钙离子拮抗剂口服为首选,效果差加用硝普钠、酚妥拉明静脉用药。

2.抗心律失常治疗,药物可选用盐酸胺碘酮等,当药物系统治疗效果不明显时,可植入临时心内膜起搏器。

3.必要时可考虑应用主动脉球囊反搏(IABP)、人工心室机械辅助装置(ECMO)或人工心脏等,防治严重的心源性休克,作为过渡至获得供心进行移植手术。

4.注意除心脏外机体各大脏器的功能保护,尤其是肝、肾功能如有异常应积极对症处理。

5.条件允许情况下鼓励患者正常饮食,多下地活动,不宜长久卧床,慎防感冒。

6.对于术前的介入管路,应严格无菌操作及换药,避免感染,必要时加用抗生素。

7.避免术前输血。

8.术前应做受体心理素质粗略评估及全面的心理护理,同时做好家属的思想工作,使其配合围术期及远期的治疗。

9.无菌隔离室准备。

## 二、供体的准备

(一)供体准备一般原则

1.组织配型

(1)ABO血型相容性试验。

(2)淋巴细胞毒抗体试验:PRA>10%者为阳性。

(3)淋巴细胞交叉配合试验:如受体PRA<10%可不做供受体间淋巴细胞交叉配合试验,如受体PRA>10%则必须加做此试验。

(4)HLA配型:特别是HLA-A、HLA-B与DR配型最为重要。

2.供体的选择

(1)供体年龄:一般认为男性应<40岁,女性<45岁。

(2)供心大小:一般要求供者体重、身高与受者体重、身高相差应在20%以内。

(3)性别:影响较小。

(4)既往史:无重大脏器病史,无传染病、性病史。

(5)组织免疫配型:ABO血型必须符合输血原则,PRA<10%(最高不宜超过15%)。

(二)脑死亡供体的选择标准和供体的管理

供体管理的具体措施和目标包括以下几方面。

1.在超声检查前的常规供体管理

(1)调整容量,中心静脉压6~10mmHg。

(2)内环境平衡:纠正酸中毒(目标pH值7.4~7.45);纠正低氧血症(目标$Po_2$>80mmHg,$So_2$>95%),纠正高碳酸血症(目标$Pco_2$30~35mmHg)。

(3)纠正贫血(目标HCT≥30%,Hb≥10g/dL)。

(4)调节血管活性药物,平均动脉压≥60mmHg,尽量只使用多巴胺或多巴酚丁胺,尽快撤除肾上腺素活去甲肾上腺素

(5)目标多巴胺或多巴酚丁胺<10μg/(kg·min)。

2.供体心脏超声检查

(1)排除心脏结构异常,如明显左心室肥厚、瓣膜功能障碍、先天性心脏病等。

(2)EF%≥45%,考虑是否应用积极性供体心脏管理,并在手术室进行供体评估。

(3)EF%<45%,积极性供体心脏管理,建议放置肺动脉导管监测和激素复苏治疗。

3.激素复苏治疗

(1)T3甲状腺素:首剂4μg,持续泵入3μg/h。

(2)精氨酸血管加压素:首剂1μg,持续泵入0.5~4μg/h,逐渐减量使得体循环血管阻力在800~1200dyn/(s·cm⁵)。

(3)甲泼尼龙:15mg/kg。

(4)胰岛素:至少 1U/h,减量至维持血糖 120~180mg/dL。

4.积极性血流动力学管理

(1)与激素复苏同时进行。

(2)放置肺动脉导管。

(3)治疗时间≥2h。

(4)每 15min 根据血流动力学变化特点,调节液体和正性肌力药物,以减少 α 受体激动剂并达到以下标准:平均动脉压>60mmHg,中心静脉压 4~12mmHg,肺毛细血管楔嵌压 8~12mmHg,体循环血管阻力在 800~1200dyn/(s·cm$^5$),心指数 CI>2.4L/(min·m$^2$),多巴胺或多巴酚丁胺<10μg/(kg·min)。

在调整药物等供体心脏管理过程中可以重复进行心脏超声检查,来评价心脏功能的变化,如果通过以上的措施供体心脏达到标准就可以进行供心的摘取和保存。

(三)供心采集和保护

消毒铺巾后,剪开心包,阻断远端升主动脉,于升主动脉根部置灌注管,并灌注 4℃冷停搏液。心表面置冰屑降温。同时热缺血计时终止,开始供心冷缺血计时。灌注 2000~2500mL停搏液后,停止灌注。剪断上下腔静脉及肺静脉,自阻断钳远端剪断升主动脉和肺动脉,取下供心。待供心取下后,无菌条件下打开 3 层保护袋,最内层放入带冰屑生理盐水 1000mL。把供心和阻断钳,灌注管一同放入,并结扎袋口。第二层放入冰屑无菌生理盐水 1000mL,结扎袋口。第三层放入冰屑,结扎袋口。将保护袋放入冰箱。如运输时间超过 1h,应在取心过程中,用冷晶体 1000mL 灌停心脏后,切取下心脏,再顺灌 HTK 液 1500mL 后装袋保存。此后每隔 2h 进行 HTK 液 1000mL 的灌注保护。关于供心保护方面目前没有证据显示哪一种供心保护的结果最为优越,但在多器官切取时,很多研究中心都建议在腹腔下腔静脉切开置管引流,便于器官的均匀一致的降温,避免对肝、肾脏的损伤。另外,供心应该放在 4℃冷盐水或保存液中,而不应该使用冰屑以避免对心脏的冷冻性损伤。

(贺健)

# 第三节 手术概述

建立体外循环要求上腔静脉插管采用弯头插管,Prolene 线缝荷包,尽量高些,升主动脉插管尽量高。在体外循环全身降温至 28~30℃,开始切除病心,右房切除在右心耳的基底部边缘开始,当切口逐渐接近房室沟时,切口通过房间隔上面进入左房顶部,深部的切口轻轻延至右房附加物的周围(将和心脏一起移走),然后回到房室沟,将切口往下,以上面同样的方式进入左房,接近冠状窦。连接房间隔的上下切口。主动脉与肺动脉尽可能接近地横切,在左房顶部切断肺动脉与主动脉,朝左右肺动脉的开口进行修剪,使之在分叉处形成一较宽的开口。最后将心脏移出患者的胸腔,准备移入供者的心脏。

供心修剪:从下腔向上向右朝右心耳剪开右心房,使右心房成一袖口;对角线剪开四个肺静脉开口,形成左房袖口。

## 一、经典法

供心的植入从左房袖口与受者残余左房部分开始,右边的缝线把供者左房壁与患者的房间隔相连,开始右房连接,肺动脉的连接用标准的端端连接方式以 4～0Prolene 缝线进行缝合。接口打上标志以便进行后来右心室的排气,最后进行主动脉端端吻合。在牢固的缝合心脏之前,每个心腔内加入等渗的冰盐水,同时在缝好每根缝线之前,往心包里加入等渗冰盐水,以便获得移植过程中的低温。在阻断钳移开之前,注意左心系统的排气。在主动脉先前放置好的荷包缝合处,放置一个排气针,利用强大的负压,同时向肺通气将气体从左心室及右心室排尽,然后打紧缝线。肺动脉缝合注意避免血管扭曲。特点:操作方便,吻合口少(左心房－右心房－主动脉－肺动脉 4 个),速度快,术程短,吻合口漏血少。但术后左心房、右心房的几何结构改变,心房过大,易导致心律失常、房内血液滞留、血栓形成及房室瓣反流等现象,存在双窦房结。

### 二、全心法

特点是完整保留供心形态。进行受体与供体的左右肺静脉、上下腔静脉、主动脉和肺动脉吻合,共有 6 个吻合口,相对操作复杂,手术时间长。该方法使用较少。

### 三、双腔静脉法

操作上要比全心脏原位移植法简单,减少了左心房吻合口漏血的机会,吻合口较多(左心房－上腔静脉－下腔静脉－主动脉－肺动脉共 5 个),速度稍慢,术程稍长。术后右心房、左心房的几何结构无明显改变,具有全心脏原位移植的优点,避免了心房内血流紊乱及房室瓣反流,其手术操作方法除了左心房吻合按标准法进行外,其余操作方法基本与全心脏原位移植方法相同。

(贺健)

# 第四节 术后早期监护和治疗

### 一、术后早期的监测

1.血流动力学 心电图、连续动脉测压、Swan－Ganz 导管监测 CI 与 PAP 变化、CVP 以及 CO 监测。Swan－Ganz 管一般于术后 2～3d 拔除,其他有创管道视情况尽早拔除,拔除的管道均送培养。

2.器械检查 每天作超声心动图了解 EF、右心房、右心室及三尖瓣反流程度与心包内积液情况,同时测量等容舒张时间,DTI 法了解左心室舒张功能及左心室增厚率。每日拍床旁胸片,做床旁心电图,必要时 B 超了解双侧胸腔及肝脏情况。术后 1 周起隔日进行上述检查至术后 14d。

3.实验室检查 每日查三大常规加大便 OB、肝肾功能、心肌酶、血糖及电解质,隔日做痰培养、血培养及粪培养,口服环孢霉素后第三日起查 CsA 血药谷浓度及服药后 2h 的浓度。

4.心肌内心电图监测 术后 2 周之间每日上、下午均行 IMEG 监测,记录阻抗及 R 波振幅。

5.持续引流量监测 术后监测各种引流液情况,详细记录、了解胃液及心包纵隔引流液的性质、颜色,移植后持续每小时测尿量,尽早拔除导尿管后,每日测尿量。

6.心内膜心肌活检(EMB)　如 UCG 及 IMEG 有排异倾向,立即进行 EMB 检查。

## 二、术后早期的药物治疗

1.预防性抗感染　采用注射用头孢哌酮钠舒巴坦钠(2.0g,静脉注射,每 12h1 次)加羟氨苄青霉素,5d 后具体视菌培养及药敏结果改用敏感抗生素。阿昔洛韦抗病毒;CMV 感染者采用更昔洛韦;抗生素应用 3d 后加用抗真菌药氟康唑。每日消毒液漱口等。

2.强心利尿扩血管　术后常规应用多巴胺、多巴酚丁胺;必要时以异丙肾上腺素调节心率在 100～110 次/分左右根据循环状况,可适当应用少量肾上腺素。严格限制液体摄入量,尽量减轻容量负荷。术后头 48～72h 内用呋塞米加强利尿,每日液体出入量负 500～1000mL。术后必要时可以应用硝酸甘油,改善冠脉及外周循环。

3.降肺动脉压　早期应用扩血管药物,尤其应选用扩张肺血管较强的药物,如 PGE1、硝普钠、培哚普利(ACEI)等,必要时吸 NO。

4.促胃肠功能恢复　加用中药制剂促进胃肠蠕动,术后第二天可以应用双歧杆菌三联活菌胶囊以利胃肠道菌群建立。

5.保护胃黏膜　手术当日开始应用注射用奥米拉唑钠(40mg,静脉注射,每日 1 次),4d 后改口服雷尼替丁,消化道出血予奥曲肽及相应止血处理。

6.营养心肌　果糖－1,6－二磷酸、磷酸肌酸钠、GIK 液及能量合剂等。

7.抗心律失常　盐酸胺碘酮、普萘洛尔、普罗帕酮、利多卡因、去乙酰毛花苷注射液、异丙肾上腺素等,注意排除排斥反应。

8.保肝　必要时可给予还原型谷胱甘肽、多烯磷脂酰胆碱注射液、大剂量的维生素 C、能量合剂、葡醛内酯片、二羟二丁基醚等。

9.护肾及肾血管保护　必要时可给予苯磺酸氨氯地平片(高血压可加量),饮食营养结构限制、复方肾病用氨基酸注射液等。

10.营养支持　术后早期:人体白蛋白及脂乳等静脉营养补充;食欲佳者,营养室予配餐,饮食可采用匀浆饮食或鼻饲。

11.慎用药物　大环内酯药物、抗真菌类、他汀类降血脂药、苯妥英钠类等影响肝药酶的药物影响 CsA 代谢,以及肾毒性药物如氨基糖苷类等。

## 三、术后早期主要并发症及处理

1.右心功能不全

(1)强心,多巴胺 3～8$\mu$g/(kg·h)泵入,肾上腺素 0.05～0.2$\mu$g/(kg·h)泵入。

(2)利尿,呋塞米 200mg/50mL 泵入,依尿量调节,或大剂量速尿冲击应用利尿合剂及白蛋白。

(3)降肺动脉压,PGE1 3～10$\mu$g/(kg·h)泵入,严重时用 NO 吸入。

(4)应用心肌营养药物,磷酸肌酸 1.0g,每 12h1 次。

(5)限制入液量,使体内液体每日呈负平衡。

(6)每日检查 UCG 了解三尖瓣反流情况。

(7)必要时加用超滤,减轻容量负荷,严重时应用 ECMO 或者右心辅助。

2.高血糖

(1)应用静脉胰岛素 4～12U/h 泵入,严密监测血糖变化,每 2h 测 1 次指血,调整胰岛素用量。

（2）注意血清钾的变化，及时补钾。

（3）调整代谢性酸中毒，补充适当的碳酸氢钠。

（4）1周后改用皮下胰岛素或口服降糖药格列齐特、二甲双胍。

3.肾功能不全及肾衰

（1）去除对肾功能有损坏的药物，使用噻尼哌或者注射用巴利昔单抗时减少 CsA 用量。

（2）利尿，泵入呋塞米或大剂量呋塞米冲击，应用利尿合剂，给予罂粟碱 30mg，肌内注射，每 12h1 次。

（3）严密观察尿量及血肌酐变化，如尿量低于每公斤体重 1mL 持续 10h 或血肌酐相对值 24h 超过 1mmol/dL 考虑血液透析。

（4）持续肾脏替代治疗 CRRT，应用无肝素透析管道，出入量每日负平衡 1000～1500mL。

（5）肾移植。

4.急性排斥反应

（1）监测中有 IMEG、UCG 及活检证实的急性排斥反应发生。

（2）甲泼尼龙冲击治疗 1000mg/500mL 生理盐水，静脉注射，连续 3d。

（3）冲击后恢复泼尼松口服 1mg/（kg·d），逐日递减，加大 CsA 用量，C0 控制在 400ng/mL 以上。

（4）甲泼尼龙冲击治疗效果不佳时，应考虑加用 ATG 或 ALG 或 OKT3。RATG1.5mg/kg 或 ALG10mg/kg，连续 5d，OKT35mg/d，连续 10d。

（5）噻尼哌 1mg/kg 加入 50mL 生理盐水静脉泵入。

（6）难治性排斥反应置入心脏辅助装置，尽快寻找供体再次移植。

5.感染

（1）严格无菌操作，按时做血、痰及介入管道的培养。控制免疫抑制剂浓度避免过高。

（2）尽早拔除气管插管，尽早进食，建立正常的胃肠道菌群，情况稳定后尽快去除介入管道，改无创监测。

（3）术后应用注射用头孢哌酮钠舒巴坦钠（1.0g 静脉注射，每 12h1 次）加羟氨苄青霉素（2.0g，静脉注射，每 12h1 次）2 种抗生素。

（4）依培养加药敏结果选用针对性抗生素。

（5）术后 3d 常规应用抗真菌药物。

（6）对于 CMV 阳性患者加用更昔洛韦。

（7）积极清除皮肤及切口感染灶。

6.深部真菌感染

（1）二性霉素 B（6.25mg，每日 1 次）或氟康唑（20mg，每日 1 次）雾化吸入。

（2）二性霉素 B50mg，静脉注射，每日 1 次，连用 30d（2.0g＜总量＜3.6g）；或氟康唑首剂 400mg 静脉注射，每日 1 次，后改为 200mg 静脉注射，每日 1 次。

（3）每日复查肝、肾功能。

（贺健）

# 第五节　抗免疫排斥反应治疗

## 一、心脏移植术后常用免疫排斥药物

1.环孢素 A　1972 年由瑞士山德士药厂从真菌 Tolypocladium inflatum gams 中提取，1980 年用于心脏移植。CsA 是含 11 个氨基酸的环多肽，不溶于水而溶于脂类和有机溶剂中。主要通过干扰淋巴细胞活性阻断参与排斥反应按体液和细胞效应机制而防止排斥反应的发生。

(1)剂型：有口服剂和注射液，如环孢素软胶囊、环孢素口服溶液等。

(2)用法：口服剂量 2～8mg/kg，分 2 次口服。术后早期剂量稍大，以后逐步减量。静脉用药剂量 1.3～4.0mg/kg，静脉滴注或每 4h 注射 1 次，用于不能口服或处理急性排斥的情况。

(3)药物浓度：可用放射免疫分析法(RIA)、高压液相层析法(HPLC)和荧光免疫偏振法(FPIA)来测定药物的谷峰值，可根据下表谷峰值指导调节用药，具体用量还需根据个体而定。

(4)毒副作用

①循环系统：高血压；泌尿系统：肾毒性，高钾血症，高尿酸血症，低血镁症。

②消化系统：肝毒性，胃肠道不适，厌食，胰腺炎。

③内分泌系：统高脂血症，肥胖，闭经。

④神经系统：震颤，头痛，乏力，四肢感觉异常，小儿惊厥，肌无力，肌病，肌痛性痉挛。

⑤皮肤黏膜：多毛症，面容变丑，牙龈增生。

⑥其他：继发感染，恶性肿瘤。

2.他克莫司　1984 年日本藤泽(Fujisawa)制药公司从真菌 Streptomyce tsuhubaensis 培养基中分离出的大环内酯抗生素，不溶于水而溶于有机溶剂。作用机制是与相应的免疫亲和蛋白 FKBP12 结合后，抑制 calcineurin 的磷酸酶活性来抑制 IL－1β、IL－2、IL－3 等的表达，阻止 T 细胞的激活和增殖。

(1)剂型：有口服胶囊和注射剂 2 种剂型。注射剂 prograf injection 含 5mg 的 tacrolimus，用于不能口服的患者。

(2)用法：术后静脉每日 0.05～0.15mg/kg，分 2 次静脉滴入，每次维持 4h。24～72h 胃肠功能恢复后改为口服，口服剂量 0.15～0.3mg/kg，分 2 次服，每次间隔 12h。维持剂量0.15mg/kg。

(3)药物浓度：一般推荐移植后早期血药浓度的谷峰在 10～20ng/mL，术后 3 个月 5～15ng/mL。

(4)毒副作用

①泌尿系统：肾毒性，高血钙，低血磷，高血钾。

②循环系统：高血压。

③内分泌系统：隐性糖尿病。

④神经系统：神经肌肉异常，癫痫，震颤，幻觉，头痛，失眠，知觉失常，视觉失常、白内障，

弱视。

　　⑤消化系统：胃肠道不适、厌食、便秘、腹泻、恶心。

　　⑥血液系统：白细胞增生，白细胞减少，贫血、淋巴组织增生。

　　⑦过敏反应。

　　3.吗替麦考酚酯　是霉菌 Penicillin glaucum 酵解产物中分离的霉酚酸（MPA）的 2—乙基酯类衍生物，是一种高度选择、非竞争性次黄嘌呤单核苷酸脱氢酶（IMPDH）抑制物，可抑制鸟嘌呤核苷酸的经典合成途径，选择性地抑制淋巴细胞。

　　（1）剂型：有口服胶囊 250mg 和片剂 500mg2 种剂型。

　　（2）用法：推荐剂量为术后 72h1g，一天 2 次；难治性排斥的首次剂量推荐为 1.5g，一天 2 次。

　　（3）毒副作用：主要是剂量依赖性的胃肠道反应，其次是白细胞减少、感染等。

　　（4）消化系统：胃肠功能紊乱，呕吐，腹泻，肝功能受损。

　　（5）血液系统：骨髓抑制，白细胞减少症，败血症。

　　（6）神经系统：肌痛，嗜睡。

　　（7）其他：高血尿酸，高血钾。

　　4.OKT3　是美国 Ortho 药物公司利用瘤技术生产的抗 CD3 分子的单抗。通过特异性与成熟的 T 细胞表面 TCR/CD3 分子复合物相互作用，导致 T 细胞溶解，并可诱导活化淋巴细胞凋亡而发挥免疫抑制作用。

　　（1）用法：常规使用方法为 2.5mg/d 或 5mg/d，用 250mL 的生理盐水稀释后快速静脉滴入，连续应用 10～14d。

　　（2）毒副作用：常见的副作用为首剂反应（细胞因子释放综合征），继发感染，血压下降和心动过速等；过敏反应；感染，巨细胞病毒、真菌感染；淋巴细胞增殖紊乱，何杰金病。

　　5.ALG/ATG　多克隆抗淋巴细胞抗体是用人的淋巴细胞免疫马、兔等动物后收集血浆中的抗体纯化而来，作用机制与淋巴细胞溶解或封闭淋巴细胞表面的受体有关，对骨髓无抑制作用，主要抑制 T 细胞干扰细胞免疫功能。

　　（1）用法：肌内注射常用量马 ALG：4～20mg/kg，兔 ALG：0.5～1.0mg/kg，静脉注射马 ALG：7～20mg/kg 稀释于生理盐水中，4～6h 滴完。根据血中 $CD3^+$ T 细胞来调整剂量。

　　（2）毒副作用：常见的副作用为首剂反应（细胞因子释放综合征），过敏性休克，血小板减少等；过敏反应；感染，巨细胞病毒、真菌感染；淋巴细胞增殖紊乱，霍奇金病。

　　6.噻尼哌　人源化的抗 CD25（IL—2 受体）单克隆抗体，作用机制依赖 IL—2 受体的饱和程度和竞争性抑制 IL—2 依赖的 T 细胞增殖，而抗体依赖细胞介导的细胞毒作用，在体外可引起抗 Tac 单抗作用的 T 细胞溶解可能是该药发挥免疫抑制作用的另一机制。

　　（1）用法：术前 24h 按 1mg/kg 给药，用生理盐水 50mL 稀释后经静脉缓慢注射，术后每 2 周 1 次，共 5 次。

　　（2）毒副作用：与该药毒副作用少，主要是胃肠道的不适；胃肠道紊乱；感染，巨细胞病毒感染。

　　7.舒莱　IL—2 受体由 3 条链组成：IL—2Ra（CD25），IL—2Rb 及 IL—2Rg；静止 T 细胞只表达 IL—2Rb 及 IL—2Rg，同时与 IL—2 结合的亲和力低；活化后的 T 细胞表面表达 CD25，同时与 IL—2 的亲和力高；CD25 是理想的药物干预治疗靶位。舒莱与 CD25（IL—2Rα

链)特异性结合,使 IL－2R 不能完整表达,无法完成与 IL－2 的结合,Tc 无法增殖,从而阻断了 AR 的发生。2 次固定剂量用药后,对 IL－2 的完全阻断可以持续 4～6 周。用法为术前 2h 和术后第四天 2 次在静脉注射巴利昔单抗 20mg。其向人体各部位分布的范围和程度尚未全面研究。应用人体组织进行的体外研究显示,注射用巴利昔单抗仅与淋巴细胞以及巨噬细胞/单核细胞结合。临床上未发现成年患者的体重或性别对其分布容积或清除的影响。终末半衰期为 $7.2\pm3.2$d,总人体清除率为 $41\pm19$mg/h。清除半衰期不受年龄(20～69 岁)、性别和种族的影响。

8.硫唑嘌呤　硫唑嘌呤是黄色结晶,易溶于碱性溶液,作用机制为在体内分解成 6－巯基嘌呤,转化成硫代次黄嘌呤核苷酸,从而竞争性抑制次黄嘌呤核苷酸的合成,导致细胞的死亡。

(1)剂型:口服片剂 50mg 和 100mg。

(2)用法:移植前 1～2d 或手术当日按 3～5mg/kg 给药,可经静脉给予。术后维持量 1～2mg/kg 给药。

(3)毒副作用

①骨髓抑制,白细胞减少症。

②肝功能受损,胃肠功能紊乱,呕吐,腹泻,胰腺炎。

③继发感染。

④致畸致癌。

⑤过敏反应。

⑥脱发。

9.环磷酰胺　白色结晶,易溶于水,属氮芥类烷化剂。进入人体后被肝脏由细胞色素 P450 裂解成 4－羟基环磷酰胺和磷酰胺氮芥,干扰正常细胞的有丝分裂过程,使细胞分裂止于 $G_2$ 期,阻止了 T、B 细胞的分化。

(1)用法:用于已有肝功能损害,对服用硫唑嘌呤有禁忌者。

(2)剂量:$1\sim2$mg/(kg・d),口服给药。

(3)毒副作用

①胃肠道反应:骨髓抑制,继发感染,致畸致癌,脱发,出血性膀胱炎,肝功能损害。

②消化系统:胃肠道紊乱,恶心,呕吐,腹泻,黏膜溃疡口炎。

③血液系统:血液毒性,白细胞减少,血小板减少。

④皮肤毒性:斑丘疹,瘙痒,脱发。

⑤泌尿生殖器毒性:闭经,精子缺乏,膀胱炎,膀胱出血,肾毒性。

⑥循环系统:心脏毒性,急性心肌炎。

10.肾上腺皮质激素　是临床最常用的免疫抑制剂,在器官移植中最常用的是泼尼松、泼尼松龙、甲泼尼龙。肾上腺皮质激素的免疫抑制的机制是多样的:包括抑制巨噬细胞吞噬和处理抗原的能力,溶解 T 细胞,抑制 T 细胞的再循环、转化和增殖,抑制抗体的形成等多个方面。

(1)用法:可于移植前 1～2d 每日口服泼尼松 150～200mg,术中用甲泼尼龙 250～500mg 静脉注射,术后逐步减量,3d 后改口服泼尼松,起始剂量 90～100mg/d,3 个月后减到 15～20mg/d,1 年后的维持剂量为 5～10mg/d。在急性排斥反应时,用冲击疗法甲泼尼龙 5～

10mg/d,共 3d,再转为口服用泼尼松,从大剂量开始缓慢减到维持量。

(2)毒副作用

①水钠潴留,充血性心力衰竭,低钾性碱中毒,蛋白分解负氮平衡。

②循环系统:心脏停搏,高血压,低血压,心律不齐。

③内分泌系统:肥胖,高脂血症,柯兴体态,糖耐量异常,糖尿病,月经失调,抑制儿童生长发育。

④运动系统:肌病,肌无力,类固醇肌病,骨质疏松症,病理性骨折,无菌性坏死。

⑤皮肤改变:妨碍伤口愈合,皮肤薄脆,疲点疲斑,皮肤萎缩。

⑥消化系统:消化性溃疡,出血,穿孔,胰腺炎,食管炎,肠穿孔,胆石症。

⑦神经系统:颅高压,癫痫发作,眩晕,欣快,失眠,情绪变化,个性变化,重度抑郁,精神分裂。

⑧其他:掩盖感染,机会性感染,过敏反应,虚脱,支气管痉挛。

## 二、环孢霉素和 C2 的监测性治疗

环孢霉素是 20 世纪 80 年代心脏移植获得突破性发展的里程碑,尽管近年来有作用机制近似的 FK506 等新型药物的问世,但由于价格等因素限制和研究经验不足,环孢霉素依然是应用最多的药物,根据国际心肺移植协会的统计术后随访 5 年时仍有超过 80% 的患者使用环孢霉素。环孢霉素在脏器移植术后的应用已经有了数十年的历史,研究证明环孢 A 的临床应用浓度存在一个范围很小的“治疗窗”,如果高出此范围容易发生机体免疫抑制过度,而容易发生感染、高血压等副作用,而低出此范围则容易发生排斥反应。调节环孢霉素剂量以维持有效浓度并尽量减少副作用非常重要,同时也非常困难。经典的药物效果监测方法是空腹血液中环孢霉素浓度的检测(称之为 C0 浓度),并引入了治疗性药物检测的概念。尽管这种 C0 的方法较之以往有了很大进步也获得了广泛应用,但近些年来越来越多的研究显示 C0 治疗窗与临床的免疫排斥反应时间的发生相关性并不好,这是由于环孢霉素在吸收和清除在不同个体都有很大的变异性。环孢霉素的药代动力学特点可以受饮食、原发疾病、合并服用的药物、种族、移植后的时间和环孢霉素的剂量相关。移植环孢霉素吸收的因子包括脂肪的摄取、疾病状态(囊性纤维化)和其他抑制细胞色素氧化酶 CYP3A4 的药物等,这些因素都会影响准确预测环孢霉素的覆盖情况。

2002 年器官移植 Neoral－C2 专家回顾评论组(CONCERT)评价总结了成人肾移植、肝移植、心脏移植、肺移植等患者的相关独立的资料。结论认为移植术后 AUC0~4 能够充分代表 Neoral 的吸收情况,并能很好地预测急性排斥反应的发生。而 C2 是最好的与之相关的单一时间点,C0 则相关性较差。这是最近几年的环孢霉素的药代动力学和药效动力学的研究的最大的突破,它可以最大限度发挥药效并同时尽可能避免其副作用。近几年在国外大的移植中心已经开始在临床上试用 C2 代替 C0 来进行药物效果监测。

环孢霉素的理想目标 C2 浓度还没有统一的标准,尤其在心脏移植领域的研究更少,目前比较多的一种意见是先借鉴肾移植的浓度标准,再来探索适合心脏移植到 C2 目标浓度。

## 三、泼尼松的应用与撤离

泼尼松早期撤离:移植术后 1~3 个月就开始尝试,最终在 48%~70% 的患者可最终长期

停用泼尼松。在早期撤离中,一般都使用一些替代性诱导药物,如 ATG 和 OKT3 等。Taylor 等报道在 374 例患者中有 30% 泼尼松早期成功撤离,其短期和长期死亡率均明显降低。晚期急性排斥反应发生率也明显减少,冠脉血管病也明显减少(4.15% vs 9.5%)。Prieto 也报道早期术后撤离组发生高血胆固醇和高血压者明显减少。Gregory 等在移植术中用 500mg 甲泼尼龙,术后第一天 125mg(每 8h1 次)。接着用泼尼松,初始剂量 0.125mg/(kg·d),一直持续到 ATG 诱导 7d 或 OKT3 诱导 14d 后。然后泼尼松开始 1mg/(kg·d)持续 1 周,再以 5mg/d 快速减量。结果显示有 49% 早期能成功地撤离泼尼松,而且撤离组发生排斥反应概率也少于未撤离组。

泼尼松的后期撤离:即在移植术后 6 个月或更晚进行撤离。有研究表明急性排斥多发生在术后前 6 个月,因此后期撤离多选择在 6 个月后进行尝试,有报道最终有 80% 患者可长期停用,而且一般不使用诱导性药物。Olivari 等报道晚期撤离组在体重增加、脂质异常和高血压等方面无明显变化,而在青光眼和骨质疏松等骨病则明显减少。Timothy 等报道了 57 例心脏移植患者在使用环孢霉素、硫唑嘌呤(骁悉)和泼尼松三联方案后,进行撤离泼尼松的临床研究结果。在术后 6 个月开始,泼尼松由原来的 1mg/(kg·d)每次减量 5mg/d,维持 2~3 个月,进行活检若排斥反应小于 3A 级,则继续进行减量直到完全撤离。若发生 3A 以上排斥反应,则恢复原来维持的泼尼松剂量。术后每年均做冠脉照影以明确有无冠脉血管病形成。结果显示,心脏移植 2 年后有超过 70% 的患者已经停用泼尼松。采用此逐步撤离泼尼松的方案,总体患者的 1 年、2 年、3 年和 4 年的生存率分别为 98.10%±2%,93.12%±3.18%,93.12%±3.18%,88.13%±6.10%,同时在避免明显免疫排斥和感染概率方面效果良好。而移植术后 1 年和 2 年的冠状动脉血管病发生率分别为 2.14% 和 8.11%。

目前泼尼松的用法和撤离的研究工作仍然很少,很多研究结果还未得到公认,因此许多移植中心仍采用经典的泼尼松维持疗法。ISHLT 在 2000 年报告中指出心脏移植术后 5 年 70% 患者仍长期服用泼尼松。在这些患者中无疑有部分患者并不需要这些带有明显副作用的大剂量泼尼松治疗。泼尼松的撤离可以有效地分离出一组所谓的"免疫特惠人群",可减少泼尼松长期应用带来的副作用,同时在长期生存率、免疫排斥和冠脉血管病等方面临床效果仍然良好。泼尼松撤离的时间各个研究中心方案不已,但根据心脏移植急性排斥多发生在 3~6 个月以内的观点,似乎在 3~6 个月后再进行泼尼松的撤离更安全些。但还需要进行严格的进一步的对比研究。

(贺健)

# 第六节　免疫排斥反应监测技术

## 一、无创免疫排斥反应监测

在监测移植术后免疫排斥反应的方法中,心肌活检自从 19 世纪 70 年代起一直作为公认的金标准在全世界广泛采用。但是心肌活检所带来的创伤大、费用高等问题一直困扰着心脏外科医师。一般来说,按照标准的方案心脏移植术后患者在第一年内至少将会接受 10 次左右的心肌活检以检测其心脏排斥反应的状态,同时在以后的几年里还会定期进行。尽管全世界统计所有心肌活检结果中有 75% 是阴性的,但是鉴于没有其他理想的替代技术,因此患者在以后的免疫状态评估时心肌活检还得要常规进行。心肌活检不但费时费力费钱,很多时候还受时间的限制,出现明显症状而进行心肌活检时往往心肌的免疫排斥已经发生和存在一段时间了,也就是说心肌活检不能很好地早期地实时监测移植的心脏的免疫排斥的状态。因此心脏移植术后无创免疫检测技术的研究一直是全世界的研究热点,但是目前尚没有理想的无创检测方法。以下简单介绍一下几种国际无创监测技术的研究热点。

(一)组织多普勒超声技术

组织多普勒超声心动图(TDE)又被称为组织多普勒成像(TDI)或多普勒心肌显像(DMI)。在实际中应用的开端是在1992年,即McDicken将彩色编码技术应用于模拟组织而评价组织速度的大小和方向,从而导致了这项技术在心脏功能评价、心脏激动学研究的广泛应用。通过选择性测量心肌运动获得低速高幅度信号来量化心肌舒张和收缩速率,同时要过滤掉区域内血细胞移动所造成的高速低幅度信号。由于其高度瞬时化和对速度范围的分解,脉冲组织多普勒显像对于诊断心脏移植排斥早期引起的舒张功能障碍特别有效,比传统的超声心动图能更早检测心室功能的变化。

根据心肌组织运动成像方式的不同,TDE平面实时成像分为三类:组织速度成像的彩色二维组织速度图(Colour-TVI or CDMI)以及基于速度成像的多普勒组织能量图(DTE)、多普勒组织加速度图(DTA)、变应率成像(SRI);彩色M型组织多普勒超声心动图(M-TDE),脉冲组织多普勒超声心动图(PW-TDE)等。非实时成像主要是在获取高帧频二维速度成像基础上的合成重建,即经后处理而得到的成像,主要为曲线化解剖M型技术。

目前在心脏移植领域组织多普勒监测技术的指标预测和急性排斥反应的相关性的研究仍然比较少。Aranda-JJ等研究报道移植成功预测的敏感度为93%,特异性为71%。Michael等利用ALOCASSD-2200超声系统研究移植排斥反应的监测结果。结果显示舒张早期室壁运动峰速和松弛时间对临床排斥反应高度敏感性,相关性分别为90.0%和93.3%。舒张参数的变化对阴性和阳性预测的灵敏度分别为96%和92%。而收缩参数的变化对于移植物血管病的预测率为92%~97%,排除准确率为80%,结果可用于指导术后长期监测的冠造时间的选择。Michael D.等在心脏移植术后心肌排斥反应监测中尝试了组织多普勒技术,研究中尝试了多种指标,具体包括:

①收缩期室壁运动峰速Sm。

②舒张早期室壁运动峰速Em。

③收缩时间TSm(从第一心音到收缩运动峰速时间)。

④舒张早期时间TEm(从第二心音开始到舒张早期峰值)。

⑤收缩和舒张早期室壁加速度Sm/TSm,Em/TEm。在研究中发现Sm和Em在心脏移植术后发生排斥反应时均明显降低,而TSm则有明显延长的变化。

总之,组织多普勒技术无论在心脏功能还是在心脏电生理方面均发挥着巨大的作用,尤其是近年来在二维基础上的合成重建即后处理功能的强大将会使这一技术更加成熟。TDE的腔内成像、三维成像将促使它的应用研究领域更加广泛,多形式实时成像的显示更有助于开阔我们对心肌组织病理的研究的视野。

(二)心肌内心电图技术

在开展心脏移植的早期阶段,人们就认识到排斥反应会改变QRS波群的电压值。免疫排斥时的特征性病理变化-淋巴细胞对移植物的浸润,间质水肿,心肌细胞的坏死,会引起相关心肌组织电传导特性的变化。因此,在早些时候有人用体表心电图 QRS 波幅的变化来监测免疫排斥反应的发生,但体表心电图和 QRS 波幅的变化可能是由外界因素引起的,例如:体重、电极的具体位置和电解质的失衡等会影响最终结果的准确性。另外,随着环孢素 A 的使用,典型的排斥反应期间心肌间质广泛水肿的情况越来越少见,而排斥反应期间心电图的改变也越来越少监测到。因此传统的体表心电图并非监测排斥反应的可靠方法。虽然某些时候心电图的细微变化确实也提示排斥反应的发生,但是它和组织学检查结果的相关程度却远未达到能作为诊断工具的地步。

有大宗的回顾性研究表明,可日常进行的无创排斥反应监测系统可提高心脏移植患者的远期存活率。目前来看,最安全、方便、有效和最有前景的排斥监测手段是电生理和组织多普勒,心电生理方法具有连续、无创、远距、可连续进行测量的特性,而心脏超声技术使得能够安全评估心脏结构和功能的变化,能够进一步减少心内膜活检的需要。将几种无创监测手段结合起来建立一个排斥反应诊断评分系统,可能是未来临床研究的方向之一。当然,这需要多中心联合的,大样本的回顾性和前瞻性分析。

(三)外周血淋巴细胞分子生物学技术

近年来获得技术重大突破的外周血无创实时的分子生物学检测技术是最有希望获得临床推广应用的方法之一,已经引起全世界越来越多的器官移植专家的重视。2006 年 4 月的国际心肺移植年会上,综合采用最新分子生物学技术的异体器官移植基因图谱检测技术(AlloMap)被设为一个独立的大会专题,来自全世界各国的众多移植专家对其进行了热烈的讨论。分子生物学技术监测免疫排斥反应在心脏移植领域的应用是一个崭新的重要课题,其原理为使用定量实时反转录聚合酶联反应(RT－PCR)技术,利用对血液中单核粒细胞等免疫细胞的成千上百种信使核糖核酸(mRNA)基因表达状态的筛选分析,来评估机体的免疫排斥系统的实时状态,从而迅速及时地监测机体对移植物的排斥反应程度。事实上,利用外周血淋巴细胞的不同种类基因表达来预测移植术后的免疫排斥反应在近几年来一直是人们研究的热点,众多研究结果显示涉及机体免疫排斥反应的多种基因表达的监测都可能与临床心肌活检所确定的免疫排斥程度具有相关性,但是具体哪一种或者哪几种基因的相关性最好,对于大样本的临床观察结果会如何,种种类似的问题一直没有得到较好的回答。直到研究协作组的 AlloMap 技术在美国几家先进移植中心的初步研究获得令人满意的结果,才预示着在此领域的无创实时检测研究真正走向了临床应用阶段。

Yamani MH 在 2005 年报道了在 69 例心脏移植患者的利用 AlloMap 技术进行实时免疫排斥检测的研究,结果显示心脏移植术后血管增殖疾病患者的 AlloMap 评分远高于冠脉正常的移植患者(32.2±3.9 vs 26.1±6.5,P<0.001)。2006 年国际心肺移植年会上哥德比来大学心脏移植研究中心主任 M.C.Deng 报告了使用 Allomap 来监测和预测心脏移植术后慢性冠脉增殖性疾病的初步结果,这些研究检测了与慢性冠脉增殖性疾病相关的基因表达,提示心脏移植术后早期不同的基因表达形式可以预测将来发展慢性冠脉增殖性疾病的风险。2005 年 EvansR.W. 总结了美国 5 家使用无创外周血分子生物学检测和心肌活检的经济学费用的对比,心肌活检至少要花费 3297 美元,而使用无创外周血分子生物学技术则可以明显减少其费用,全美国至少可以每年节省 120 万美元。在 2006 年 4 月刚刚结束的国际心肺移植大会上维也纳大学心脏外科 O.Zwkermann 博士报告了 AlloMap 在临床应用的结果,并分析了将来可能推广的应用方案。他指出 Allomap 检测自从 2005 年出现以来很快被一些移植中

心采用,并被越来越多的机构用作为心肌活检外的临床免疫排斥监测方法,还将继续评估所有的数据结果。这种分子学监测是心脏移植领域巨大的进展,是一种移植患者很容易接受的免疫监测方法。多伦多大学心胸外科主任 Shaf Keshavjee 讨论了肺移植应用 AlloMap 进行免疫监测的结果,提示 AlloMap 也可以成功地用于心脏外其他的器官移植的监测。

总之,这种无创实时的免疫检测技术已经在国际上一些先进移植中心得到成功应用,取得了令人兴奋的初步成果,而且从 2005 年 4 月开始进行的 CARGO Ⅱ 研究已经把范围扩展到欧、美、澳三大洲 19 个心脏移植中心,有计划地在国际范围内进行深入的研究。其目标包括:

①在国际范围内鉴别诊断患者有无免疫排斥反应。

②预测将来的急性细胞排斥反应和移植物的功能衰竭。

③检测和指导免疫抑制药物。

④诊断和预测体液排斥反应。

⑤心脏移植患者慢性冠脉血管性疾病的危险分级。

在 2006 年 4 月刚刚结束国际心肺移植年会上,众多国际移植专家一致认为 CARGO Ⅱ 的研究将给心脏移植研究领域提供无与伦比的基因和分子诊断研究资源,将会在移植术后无创免疫检测领域开辟有效的新途径。

## 二、心肌活检

心内膜心肌活检术是应用心内膜心肌活检钳经心腔钳取适量的活体心内膜心肌标本,供临床作组织病理学等检查或研究的一种介入性诊断技术。目前临床上应用最为广泛的是经静脉(右股静脉或颈内静脉)径路的右心室心内膜心肌活检。

(一)适应证

1. 前检查及移植后排斥反应的监测和分级。

2. 抗肿瘤药物应用后引起心肌毒性反应的观察。

3. 寻找不明原因心脏扩大和心力衰竭的病因。

4. 对原因不明的胸痛和心律失常患者,其冠状动脉造影排除了冠状动脉病变,需除外原发性扩张型心肌病与慢性病毒性心肌炎者。

5. 鉴别限制型心肌病和缩窄性心包炎。

6. 心内膜纤维增生症。

7. 明确继发性心肌病的病因。

8. 心脏肿瘤。

9. 放射性心肌损伤。

10. 心脏小血管病。

11. 右室发育不良致室性心动过速。

12. Fabry 病(成人)和 Pompe 病(儿童)。

(二)禁忌证

1. 有出血性疾患如严重的血小板减少症,抗凝血系统疾病等。

2. 正在接受抗凝治疗者。

3. 心腔内或心壁有附壁血栓者。

4. 心肌梗死后。

5.先天性解剖异常。

6.心脏极度扩大,患者一般情况差或重要脏器有严重病变者。

7.某些原因致使患者不能平卧或不能与操作者相配合。

(三)操作方法

1.主要方法

(1)经右股静脉径路右心室心内膜心肌活检。

(2)经右颈内静脉径路右心室心内膜心肌活检。

(3)经股动脉逆行径路左心室心内膜心肌活检。

2.主要并发症　心肌活检的总并发症发生率为1%～2%,病死率不足0.1%。

(1)心脏穿孔:是心内膜心肌活检最常见的严重并发症。据统计发生率在0.1%～0.56%之间,多见于右心室心内膜心肌活检。轻的心脏穿孔系活检钳取材过深引起的渗血性心包炎,无须特殊处理,卧床休息数日即可恢复;严重的心室壁穿孔可导致大量心包积液,引起心脏压塞,需及时处理,必要时需开胸手术。

(2)心律失常:以频发室性早搏最为常见,偶可诱发短阵的室性心动过速和引起房室传导阻滞。

(3)栓塞:最为常见的是肺栓塞和脑栓塞。

(4)房室瓣损伤:多为三尖瓣的损伤,轻者无须处理,重症给予强心、利尿、扩血管,必要时需手术治疗。

(5)感染。

3.经胸多普勒超声引导下的右心室心内膜心肌活检

(1)操作过程

①患者取仰卧位,面罩给氧。

②右侧颈内静脉穿刺,置入8.5F的漂浮导管外鞘管,局部固定,旁路连通输液保持管腔通畅。

③以0.1%肝素盐水浸泡7F的Cordis心肌活检钳,经外鞘管送入颈内静脉。以多普勒超声心动探头于心尖部打出心尖四腔心切面,在经胸多普勒超声引导下将活检钳送入右心房,经三尖瓣口进入右心室。经超声仔细确认活检钳头端位于右心室,并避开乳头肌、腱索等重要瓣下结构后,咬取3～4块心肌组织送检。若心尖四腔切面声像效果欠满意,可改经剑突下四腔心切面进行引导。

④操作前后,常规超声观察有无心包积液和三尖瓣反流情况,明确有无发生心室穿孔等严重并发症;操作过程,全程心电监测,观察心电、血压等变化。

⑤若无明显并发症,即可拔除外鞘管,加压5min,覆盖消毒敷料。术后监护6h,测量血压、呼吸脉搏,早期可下床活动。给予抗生素。

(2)注意事项

①送入活检钳前,根据从外鞘管外口到乳头水平的距离大致估计一下活检钳要送入的长度。

②外鞘管外口、上腔静脉入口和三尖瓣口并不在一直线上,可将活检钳头端适当窝成一定弧度以适应从上腔静脉入口到三尖瓣口的生理角度。

③当在心尖四腔心切面探及活检钳声像时,因固定超声探头位置,保持好该切面,由活检

人员变化活检钳方向，通过三尖瓣口。当活检钳进入右心室时，触及右心室壁可诱发室性早搏。

④咬取心肌组织前，应在超声下仔细辨认活检钳头端的毗邻结构，避开乳头肌和腱索等重要结构。

⑤对于某些肺气肿或桶状胸的患者，其心尖四腔心的切面因肺组织遮挡而导致声像不清，可以改用剑突下四腔心切面，也可取得很好的效果。

（贺健）

# 第七节 心脏移植术后并发症防治

心脏移植手术仍是高风险手术，围手术期死亡率仍然高于心外科其他种类手术。据ISHLT 数据统计近 2 年来 5000 多例心脏移植中，在院死亡率达 7.4%。根据 CTRD 的统计，心脏移植术后 1 个月内的生存率为 93%。心脏移植的患者是终末期心脏病患者，移植入相对正常的心脏，这使得围手术期的处理与其他心脏外科手术有所不同，术后的并发症各式各样，各个系统都可能发生，而且并非独立存在，有时可造成恶性循环。下面对较常见并发症讨论如下。

## 一、感染

感染是心脏移植术后死亡和发生并发症的重要原因。手术后第 1 个月内发生感染的机会最大，而后迅速下降，可达 17%。细菌感染在术后 1 个月内常见，真菌感染的高峰期也在术后 1 个月以内，而病毒感染常见于术后 2 个月，原虫则要在术后 3～5 个月左右到达其感染概率的高峰期。其中细菌感染 50% 的细菌为 G⁺ 菌，其中 75% 左右是葡萄球菌，而由 G⁻ 菌引起的细菌感染为 40% 左右。多数感染是与免疫抑制剂的强度过大有关，有迹象表明，免疫抑制剂的强度越小，发生感染的机会就越少。对于感染的预防应在术前充分做好病原学的实验室检查，对于有心衰合并感染的患者应积极应用有效的抗菌药物治疗至细菌培养阴性再行移植手术。手术中在取心及吻合的过程中严格无菌操作，尽量缩短手术时间。术后尽早拔除气管插管及各种介入性插管，及早恢复饮食，建立正常的胃肠道菌群，拔除的插管均送实验室培养。带气管插管期间应用纤维支气管镜吸痰。随着实验室的培养及时调整抗感染药物。术后体温不能明确反应感染程度，与服用大剂量激素有关，应积极做实验室检查，针对不同部位的菌群及药敏对症选用抗感染药物。

## 二、急性排斥

排斥反应：开始 30d 内由排斥引起的死亡主要是超急排和急排。急性细胞介导的排斥反应是早期死亡的重要因素，可造成术后第一年内 20% 的死亡原因，其在术后 1 个月内达到危险高峰，此后迅速下降。开始 1 个月内大约有 40% 的合作会发生 1 次或 1 次以上的急性排斥反应。对于受体而言，女性以及年轻的成年患者，女性供体，OKT3 的术前诱导治疗以及术前CMV 的血清抗体阳性都是急性排斥发生的危险因素，供、受体之间 PRA 大于 10% 及 HLA－DR 点的不匹配也是急性排斥的危险因素。移植手术之前，应详细了解受体的病史及生活史，对女性患者要了解其分娩史，术前准备时仔细检查受体的各项免疫、生化及病原指标，对供体应尽可能多地了解与手术有关的相关资料,确保手术期的顺利。减少急性排斥反应的发生,除详细的术前准备外,正确有效的免疫药物治疗及监测极为重要。近来的研究普遍认为在实质性器官移植中 C2 在反映 CsA 血药浓度曲线面积(AUC)方面比 C0 有更好的相关性,能够更好地反映 CsA 在体内的药物动力学情况,指导 CsA 剂量的调整。在心脏移植患者中使用 C2 指导 CsA 剂量的调整比起使用 C0 来,可以减少所用 CsA 的剂量,这样就降低了药物的副作用,但是同时并不会增加急性排斥的发生率。但 C2 在术后早期受饮食、抗真菌药物、机体组织的吸收影响较大,检测数值不够稳定。急性排斥反应的监测心内膜活检是较确切的指标,但它是有创检查,费用高,存在合并症,亦会出现假阴性率,故不能反复使用。无创可靠的监测方法是研究的方向。

### 三、右心功能不全和右心衰

心脏移植术后右心功能不全和右心衰是围术期常见的合并症,原因不明确。右心室在解剖学上比起左心室来其心室壁要更薄些,对于缺血和再灌注的损伤尤其敏感。同时由于心脏移植患者术前长期心衰造成左房压高,肺血管阻力通常在移植前会处在一个相对较高的水平,虽然移植术后左房压力下降,但肺血管阻力不会立即下降,通常需要 $1\sim2$ 周左右才会恢复到正常范围。因此术后早期的右心功能不全跟肺血管阻力高是有密切关系,特别是在右心室保护不良或者供心相对较小的情况下发生右心功能不全的机会就更大了。有学者认为供心的心脏通常难以承受超过 50mmHg 的右心后负荷,当肺动脉收缩压超过 $55\sim60$mmHg 时往往会发生术后右心功能衰竭。术后可通过 CVP 及三尖瓣反流的情况了解右心功能。可以看出术前肺动脉压高术后三尖瓣反流程度重,术前肺动脉压不高术后仍会出现中、重度的三尖瓣反流,说明术后右心功能不全不单与术前肺动脉压有关。术后的右心功能不全大多数是可逆的,三尖瓣关闭不全出现及程度的高峰期是术后的 $3\sim7$d,随后逐渐减轻,大部分病例 2 周后可恢复。治疗在术后早期应用多巴胺、盐酸肾上腺素、PGE1、硝酸甘油等药物,每日应用白蛋白,加强利尿,术后 1 周内每日液体量负平衡。对于严重的右心衰可加用超滤以减少体内液体量,或用 ECMO 行右心辅助,疗效比较确切。

### 四、肾功能不全和肾衰

心脏移植肾衰是术后近期、远期都会面临的并发症。心脏移植的患者由于术前长期的心衰,心输出量长期低下,肾灌注不良,加之为减轻体液潴留而长期大剂量服用利尿药,术前肾的储备功能差。手术时体外循环的打击,术后低心排,以及 CsA 对肾脏的损伤都是引起移植术后肾功能不全的主要原因。术前肾功能异常术后肾功能会进一步恶化,术前肾功能正常的患者术后出现了肾功能恶化,说明 CsA 对肾脏的损害是很明显的。如果术后早期出现尿少或 Cr 高于 1.7mg/dL,可以推迟 CsA 的使用时间,同时建议使用注射用巴利昔单抗、噻尼哌、ATG 或 OKT3 等免疫替代药物。当 Cr 高于 2.5mg/dL,可以增加严重的感染和肾衰的机会。

(贺健)

# 第八节 异位心脏移植技术

异位心脏移植又称为并列心脏移植或背驮式心脏移植。最早的实验研究是把异体的另一个心脏移植到颈部或腹部,故称为异位移植,至今仍作为研究移植相关问题的实验方法。1946 年,前苏联的 Demikhvo 首次在无体外循环和低温的条件下完成了犬胸腔内的并列心脏移植。由于保留了原来的心脏,2 个心脏并列,故被称为并列心脏移植。胸腔内心脏移植方法的实验至此开始。临床工作中,异位心脏移植即指胸腔内并列心脏移植。并列心脏移植保留了患者本身的心脏而同时将供体心脏植入,置于右侧胸腔内,使 2 个心脏共同承担循环功能。

## 一、异位移植的适应证

异位心脏移植的患者选择、供体选择、禁忌证基本上和原位心脏移植相同,但由于其特殊性,适应证有进一步的放宽。

1. 肺动脉高压　因肺动脉高压而列为原位移植禁忌的患者可以选择异位移植,因为自体心脏已适应肺动脉高压,而承担部分循环功能的供体心脏一般不会因后负荷过大而导致术后的右心衰。

2. 体重匹配　供受体体重匹配是影响心脏移植愈后的重要问题。而并列移植则不须考虑体重问题。Novizky 曾经为一位体重 56kg 的成人患者植入 1 个 14 岁、22kg 的女孩心脏供体,早期 2 个心脏共同承担循环功能,后期供体心脏逐渐负担了全部循环功能,患者愈后良好。

3. 某些短期内顽固心衰但长期有可能恢复的心脏病患者　有多例报道,异位移植数月至数年后,供体心脏失去功能,而受体心脏功能恢复,患者存活良好。这时的并列供体心脏相当于植入的心脏辅助装置。但此类适应证也存在判断不清和滥用的风险。

4. 体外循环　异位移植可以不用体外循环,对某些存在体外循环禁忌证的患者适用。

## 二、手术方法

异位心脏移植按其手术方法可分为 2 种。

1. 左心辅助　供体心脏经受体心脏左房分流血液,经左室、主动脉射入受体主动脉。供体心脏的冠脉循环经右心回到受体的右心房。具体的操作为供体上、下腔静脉、4 条肺静脉分别结扎,行供、受体心脏左房间侧-侧吻合,再行供、受体主动脉端-侧吻合,最后行供体肺动脉与受体右心房端-侧吻合(如长度不够,可接用供体血管或人造血管)。

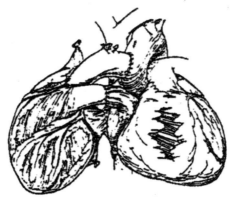

图 8-1　异位心脏移植左心辅助

2. 全心辅助　供体心脏左、右心室分别辅助受体心脏左、右心室。手术方法为供体上、下腔静脉、4 条肺静脉分别结扎,行供、受体心脏左房间侧-侧吻合,再行供、受体右心房侧-侧吻合(Cooley 法行供、受体上腔静脉端－侧吻合),然后行供、受体主动脉端－侧吻合,最后行供、受体肺动脉端－侧吻合,由于供体肺动脉长度不够,需接用供体血管或人造血管。

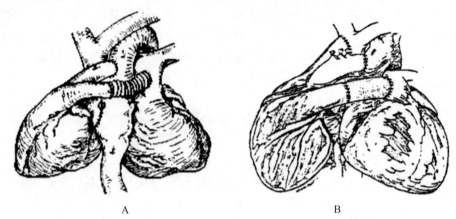

A:右心房法;B:Cooley(上腔静脉)法

图 8－2　异位心脏移植全心辅助

3.手术注意事项

(1)充分分离供体右侧心包腔,上达奇静脉,下达膈肌,分离右侧肺门前方心包膈,注意保护膈神经。

(2)体外循环插管须尽量远,为吻合口留出余地。

(3)需同时注意供体心脏与受体心脏的保护问题,包括温度与灌注。

(4)左房吻合口应足够大,并且吻合确实,以免漏血,否则在全部吻合结束后再进行深部止血是很困难的。

(5)供体主动脉是供体心脏固定和支撑主要部位,其吻合部位的选择以及主动脉长度的裁剪十分重要。

(6)肺动脉端－侧吻合长度不够,可选择供体降主动脉或 Gortex 人造血管。

### 三、异位心脏移植的优点、缺点以及预后

异位心脏移植于 1974 年被 Barnard 第一次应用于临床,但并不如原位移植一样得到广泛应用。它的主要的优点是当供体心脏因各种原因失去功能时,被保留的受体心脏仍可以发挥功能,为下一步的治疗计划如心室辅助或再次移植等争取时间;另外,如前所述的特殊情况不得已而行之。

但异位心脏移植仍然有它难以克服的缺点。

1.手术时间较长,且 2 个心脏的心肌保护较为复杂。

2.供体心脏占位较大,造成血管扭曲,心脏、肺脏受压引起的一系列并发症。

3.临床发现在异位心脏移植中,无论供体心脏还是受体心脏都极易发生血栓,很少有 2 个心脏能同时长期存活的。

4.术后的心肌活检较为困难。

异位心脏移植大约只占心脏移植总数的 1‰左右,Kriett 统计 332 例异位心脏移植,其 5 年生存率为 45%。

(贺健)

# 第九节　心肾联合移植技术

## 一、心肾联合移植近况

世界第一例心肾联合移植是 Norman 等于 1978 年报道的,尽管由于感染的原因患者十几天后因败血症而死亡,但手术后移植的心脏和肾脏功能一直保持良好。这为以后多器官移植手术的开展开辟了一条新的途径,成为一种可接受的有效治疗方法。肾脏功能衰竭也不再是进行心脏移植的绝对禁忌证,给很多同时患有心脏和肾脏衰竭的患者带来了福音。

与单独的心/肾移植相比,目前对心肾联合移植等多器官移植的基础和临床研究比较少,世界上心肾联合移植的工作进展也比较缓慢。在 1987 年美国联合器官共享网络 UNOS 开始统计心肾联合移植手术时,世界上也只有 3 例报道。根据美国 UNOS 的 2005 年度统计报告,截止到 2006 年 9 月 1 日共有 426 例心肾联合移植,而与此同时则有 225675 例肾脏移植和 39817 例心脏移植,与之相比心肾联合移植仅占后者的 0.18% 和 1.1%。最近几年的心肾移植例数分别为 2005 年 56 例、2004 年 46 例、2003 年 29 例。目前 UNOS 统计总计有 426 例心肾联合移植,按照年龄分布为 6~10 岁 3 例,11~17 岁 17 例,18~34 岁 45 例,35~49 岁 121 例,50~64 岁 216 例,大于 65 岁 24 例。心肾联合移植患者的 1 年、3 年和 5 年的生存率分别为 86.7%、79.2% 和 72.8%。与此同阶段的心脏移植患者的 1 年、3 年和 5 年的生存率分别为 85.5%、76.9% 和 69.8%。肾脏移植患者的 1 年、3 年和 5 年的生存率分别为 94.8%、88.9% 和 81.8%。国内目前开展心肾联合移植的报道很少,只有北京安贞医院、阜外医院、浙江医大和第三军医大各有 1 例的报道,报道中最长存活 19 个月。总的来看心肾联合移植的患者生存率和心脏移植相接近,略低于肾脏移植,结果是令人鼓舞的,同时也说明心肾联合移植是一种临床上可接受的有效的治疗手段,很值得进一步的深入研究。

## 二、移植适应证的选择

在选择移植适应证时,对肾脏功能的正确判断非常重要。注意区分开肾脏功能衰竭是由于血流动力学紊乱导致的,还是由于肾脏本身的实质性的不可逆性改变所致。对于前者,在进行单独的心脏移植后,随着血流动力学紊乱的纠正,肾脏的血流灌注恢复,肾脏的功能可能得到迅速的恢复。目前在临床上等待心脏移植的患者中,有很多同时和并有糖尿病肾病、肾小球肾炎、肾病综合征、肾小管间质纤维化和肾动脉狭窄等病变,肾脏往往已经有了器质性的改变。根据 UNOS 的统计,肾脏病中最常见的是糖尿病性肾病(占 17%),其次是慢性肾小管性肾炎(11%)。另外还要考虑到,心脏移植手术期间的肾脏低灌注对已经有病变的肾脏也是一个不小的打击,在心脏移植之后所服用的环孢霉素等免疫抑制药物以及一些抗生素对肾脏都有毒性作用,因此在肾脏衰竭在心脏移植后能否进行可逆性的恢复往往并不像想象的那样容易。心肾联合移植无疑给这样的患者提供了一个较理想的解决方法。

术前评估肾脏衰竭并进行心肾联合移植的标准尚无统一。但一般要进行多方面的检查进行综合性评估,包括内生肌酐清除率,血清尿素氮,尿中的蛋白、管型、细胞,超声检查和肾活检等。Carlos 等报道了 8 年中 10 例心肾联合移植的经验总结。这些患者年龄 44~70 岁(平均 59 岁),左室射血分数 9%~25%,内生肌酐清除率为 10~39mL/min(平均 25.4mL/

min）。他们的心肾联合移植标准为内生肌酐清除率小于 40mL/min，血清肌酐水平高于 $176.8\mu mol/L$。免疫抑制剂采用了 OKT3、抗胸腺球蛋白、环孢霉素和类固醇等。Smith 等对 28 例接受心脏移植并服用环孢霉素患者状况进行回顾性分析时，发现术前血清肌酐水平大于等于 $176.8\mu mol/L$ 时，术后 1 年内发生肾衰竭的概率要大大增加。

### 三、免疫排斥反应的特点

心肾联合移植的临床观察中发现，其发生免疫排斥的特点与单独的心脏或肾脏移植有很大不同。首先，免疫排斥反应较单独心/肾移植减弱。其具体机制目前仍不清楚。Vincent 等统计结果表明，在 83 例心肾移植患者中，48% 心肾均没有观察到排斥反应，73% 肾脏没有排斥反应，61% 心脏没有排斥反应。Carlos 等人报道的 10 例心肾移植中，供体心脏的排斥反应大大减弱，其中 8 例在术后从来没有观察到 1B 或以上级的排斥。而且 10 例患者在 1 个月、1 年和 2 年时的无排斥反应现象的概率为 90%±9%、80%±3%、80%±13%。肾脏于心脏相比发生排斥反应较少，与单独肾脏移植较单独心脏移植排斥少的现象是相类似的。

其次，临床上还观察到心脏和肾脏很少同时发生排斥反应。Vincent 等统计的 83 例心肾移植病例中，心脏有排斥反应者占 25%，肾脏有排斥反应者占 13%，而二者同时发现有排斥者仅占 5%。在 Alfred 等报道的 9 例心肾移植中，有 5 例没有排斥反应发生，3 例发生心脏排斥，2 例发生肾脏排斥，而没有同时发生心肾排斥反应的病例。因此在检测心肾排斥反应时，对心脏和肾脏要分别进行。也有人认为，肾脏很少进行组织活检来判断排斥反应，而多数采用超声和肾功化验的方法，可能有一些亚临床型排斥反应因此而漏诊。UNOS 对长期存活的心肾移植患者的慢性免疫反应也进行了统计，对 50 例患者进行了心脏冠脉造影和肾活检，结果发现 3 例肾脏血管的增殖性改变，7 例心脏的冠状动脉有内膜增生性病变。

### 四、免疫抑制剂

单独心脏移植所用的免疫抑制剂的剂量，一般都多于单独肾脏移植。在已报道的心肾移植中，很多医疗中心都采用了与心脏移植等量的多种免疫抑制剂。在发生较明显的排斥反应时，多数用甲泼尼龙或加大口服泼尼松用量，对于非常严重者有的还使用了全身淋巴放射（2%）或血浆置换（6%）。环孢霉素的血清浓度小于 100ng/mL 占 8%，100～150ng/mL 占 24%，130～200ng/mL 占 18%，200～400ng/mL 占 49%。

环孢霉素已被证明能引起肾脏间质的纤维化，从而导致肾功的渐进性衰竭。Myers 等研究指出，在斯坦福大学医学院从 1980 年开始的心脏移植的患者中，接受持续环孢霉素治疗者在 9 年后有 10% 发生了肾脏的渐进性功能衰竭。在这种慢性肾脏疾病发展过程中，主要是肾小管间质的结构发生了改变。在疾病演化过程中逐渐发生了肾小管结构的肥大，炎症细胞的侵入和增殖，肾小管间质纤维化等。而这些病理生理过程是由很多种细胞因子来介导完成的，包括血管紧张素Ⅱ、肿瘤生长因子、金属蛋白酶等。尽管环孢霉素具有肾毒性作用，但由于其免疫抑制效果理想，其他副作用小，因而仍是目前器官移植的常用药物，但在肾功不良时要注意考虑其肾毒性作用。在为手术起可以使用注射用巴利昔单抗等免疫诱导治疗，推迟环孢霉素的应用时间。必要时可以考虑使用 FK506 代替环孢霉素进行免疫抑制。

### 五、术后死亡原因

UNOS 统计资料显示，在心肾移植患者死亡原因中感染占 30%，供心功能衰竭占 21%，心肌梗死占9%,心律失常或心脏骤停占9%,肾脏衰竭占9%,多器官功能衰竭占9%。Vincent等报道的6例心肾移植中,有4例获得长期存活。1例在46d因肾脏严重排斥反应出现肾功衰竭,并进而导致液体潴留、代谢废物累积和心脏功能衰竭而死亡。另外1例术后心肾功能良好,但与50d时死于脑出血,尸检证明其心肾均无明显的排斥反应。

### 六、心肾移植的同时性或次序性手术问题

有种观点认为在心肾联合移植中,应该尽量同时进行2个脏器的手术,因为缺血时间延长对脏器造成损伤,并可能使MHC抗原的表达增加,增大免疫排斥的风险,从而降低患者生存率。但更多的专家则认为心肾联合移植手术中,心肾2个脏器分次序先后进行移植也有很多优点。首先,先进行心脏移植有利于纠正内环境的紊乱,建立稳定的血流动力学状态,使得肾脏移植时有一个较理想的内环境。如果血流动力学不稳定而单纯使用肾上腺素类药物来维持,则不利于供体肾脏的存活。而供体肾脏功能不良又通过血容量增大和代谢废物累积等环节,影响供心的存活。其次,在移植前由于心脏和肾脏功能衰竭,往往体内存在凝血机制异常,先进行心脏移植则能纠正这些紊乱,有利于供肾的存活。另外,次序性移植时也有利于手术现场的控制和管理,避免出现混乱而造成不必要的失误。在Carlos报道的10例心肾移植中,肾脏缺血的时间16~49.5h(平均23h),但所有病例移植手术完成后很快就有尿液的流出,移植后7~10d左右内生肌酐清除率和血清尿素氮等指标恢复正常,随访表明肾脏功能长期保持良好状态。

(贺健)

# 实用临床心胸外科手术学

（下）

韩　冬等◎主编

吉林科学技术出版社

# 第九章　胸部损伤

# 第九章　胸部损伤

胸部损伤较常见,平时约占胸外科住院患者总数的5%,其主要致伤原因以车祸、高处坠落、塌方挤压以及钝性物打击为主,因此多为闭合性损伤,战时多为火器开放性损伤,占第一线医院伤员总数的8%。因为胸腔为重要心肺器官所在,严重胸部损伤往往引起呼吸循环功能紊乱,如不及时纠正,可迅速导致死亡。从资料分析,胸部损伤需要开胸止血或其他修补等紧急手术约占10%,而大部分胸部损伤只需早期采用闭式胸腔引流术,即可取得良好效果。

## 第一节　肋骨骨折

肋骨骨折在胸部损伤中最为常见。胸部损伤中40%～60%有肋骨骨折。常发生在中老年人,儿童较少见,此与骨质疏松有关。

### 一、病理生理

1.直接暴力。

2.间接暴力　胸部前后挤压,可使胸骨向外过弯曲处折断,折断在腋中线处。肋骨骨折以第3～10肋为常见。第1～2肋受肩胛骨及锁骨保护,第11～12肋前端游离不易折断。一旦在第1,2肋骨骨折,则多为损伤严重。根据外力大小,可有单根或多根肋骨骨折,甚至多根多处骨折产生"浮动胸壁",在呼吸时由于胸膜腔内压力不平衡,使纵隔左右扑动,引起体内二氧化碳潴留,并影响静脉血液回流,严重者可发生呼吸和循环衰竭。

### 二、诊断

1.临床表现　肋骨骨折部位有明显疼痛和压痛,尤以在深呼吸、咳嗽或转动体位时加剧。如有较大面积之"浮动胸壁",则可出现气短、发绀或呼吸困难。如并发肺裂伤时可有咯血、血胸、皮下气肿。用双手放在胸壁左右或前后挤压时可引起骨折部位剧痛或骨断端摩擦音,称为"胸廓挤压试验"阳性。

2.X线检查　胸部X线照片显示肋骨骨折部位和性质、数目,并能了解有无血胸、气胸存在。

### 三、鉴别诊断

根据病史、体检以及胸部X线片可明确诊断;但要与胸壁软组织挫伤相鉴别,软组织挫伤时有局部压痛,无挤压痛及骨擦音,X线片无肋骨骨折征象,但要注意到肋骨软骨骨折X线片不能显示征象。

### 四、治疗

不同性质的肋骨骨折处理不尽相同。

(一)闭合性单处肋骨骨折

治疗重点是止痛、固定、预防并发症。如错位不明显、疼痛轻微,亦不用作外固定;反之可用胶布条或多头带包扎固定。伤后早期可口服或注射镇静止痛药物,或进行肋间神经阻滞和局部痛点封闭。

（二）闭合性多根多处肋骨骨折

若胸壁软化范围较小,除止痛外还需局部加压包扎,如用棉垫及胸带包扎固定。若出现"浮动胸壁",应采取紧急措施,清除呼吸道分泌物,以保证呼吸道通畅;对咳嗽无力、不能有效咳痰和呼吸衰竭者,要做气管切开,以利于给氧、吸痰和施行辅助呼吸。固定法有下列几种:

1.包扎固定法　适用于现场或较小范围的胸壁软化。

2.牵引固定法　用其他胸壁软化或包扎固定不能奏效者,目前已较少应用。

3.内固定法　用于错位较大、病情较重患者,可用金属固定爪或可吸收肋骨内固定针。

（三）开放性肋骨骨折

对单根肋骨骨折患者的胸壁伤口行彻底清创,修齐骨折端,分层缝合包扎。如胸膜已穿破,同时作胸腔闭式引流。多根多处肋骨骨折者,可清创后行内固定。术后应用抗生素,破伤风抗毒素预防感染。

### 五、预后及随访

经治疗症状消失,胸壁畸形部分或全部矫正,治疗好转率近95%。

（郭海华）

# 第二节　开放性气胸

刀刃锐器或弹片火器打击导致胸壁伤口,造成胸壁缺损,空气随呼吸运动经伤口自由进出,从而破坏胸膜与外界大气之间的正常压力差,胸膜腔内压力与大气压力相等,造成肺萎陷。胸壁伤口越大,病情越严重,病死率越高。

### 一、病理生理

（一）胸腔负压消失

静脉回心血量受到影响,伤侧肺萎陷。气体交换不足,引起缺氧和二氧化碳蓄积。

（二）纵隔摆动

呼吸时纵隔摆动而刺激内脏神经、肺和胸膜,引起休克。

（三）肺内残气两侧对流

加重缺氧和二氧化碳蓄积。

### 二、诊断

（一）临床表现

1.患者有外伤史、气促、呼吸困难和发绀以致休克。

2.胸壁伤口开放者,呼吸困难能听到空气出入胸膜腔响声。

3.伤侧胸部叩诊呈鼓音,呼吸音减弱或消失,气管、心脏移位。

（二）X线检查

胸部X线片检查显示伤侧肺萎陷,气胸、气管和心脏等纵隔器官移位。

## 三、治疗

（一）急救处理

使开放性气胸变为闭合性气胸,然后进行胸膜穿刺抽气减压,缓解呼吸困难,迅速转运医院急救处理。

（二）进一步处理

1. 给氧和补液输血,纠正休克。

2. 清创、缝合胸壁伤口,并作闭式胸腔引流。

3. 如有胸内器官损伤及活动性出血,应剖胸探查、止血、修复损伤或摘除异物。

4. 术后应用抗生素预防感染;鼓励患者咳嗽咳痰和早期活动,预防肺部并发症。

（郭海华）

# 第三节　张力性气胸

张力性气胸又称为高压性气胸。气体张力的来源是因气管或肺脏活瓣存在伤口,造成吸气时空气进入胸膜腔,呼气时由于活瓣闭合气体不能排除,致使胸膜腔内气体有增无减,从而形成张力。

## 一、病理生理

1. 伤侧肺受压萎陷,通气量大大减少。

2. 胸内张力将纵隔推向健侧,使健侧肺受压。

3. 纵隔移位,可使腔静脉扭曲,从而减少回心血量,引起循环衰竭。

4. 胸内压力不断增高,气体也可以进入胸壁软组织,形成胸部、颈部、头面部广泛皮下气肿。

## 二、诊断

（一）临床表现

1. 有显著呼吸困难,端坐呼吸;缺氧严重者,出现发绀、烦躁不安、昏迷,甚至窒息。

2. 伤侧胸部饱满,肋间隙增宽,呼吸幅度降低,可有皮下气肿,叩诊鼓音,听诊呼吸音消失。

（二）X 线检查

胸部 X 线检查显示胸腔内大量积气,肺完全萎陷,气管和心脏向健侧移位。

（三）胸膜腔穿刺

胸膜腔穿刺时有高压空气向外冲出。抽气后症状好转,但不久又见加重。

## 三、治疗

1. 急救处理　张力性气胸引起呼吸循环紊乱很急骤,必须迅速处理。立即用一粗针头在伤侧锁骨中线第二肋间刺入胸膜腔,即可起排气或减压作用。

2. 进一步处理　如反复抽气仍有张力时,则需作胸腔闭式引流术。

3.如闭式引流后仍不能缓解张力,则说明有较大的支气管断裂或肺有广泛撕裂伤,需剖胸探查行缝合、修补或作肺叶切除等手术。

4.术后应用抗生素预防感染。

5.闭式引流漏气停止 24h 后,全胸部摄片证实肺已复原后,方可拔除胸腔闭式引流管。

（郭海华）

# 第四节　血胸

胸部损伤引起胸膜腔积血称为血胸,可与气胸并存。在胸部损伤中 70％ 有不同程度血胸。血胸来源:①肺组织裂伤出血。②胸壁血管出血。③纵隔大血管出血。

## 一、病理生理

1.血容量下降出现内出血的征象,并且随着胸膜腔内血液的积聚和压力的增高,迫使肺萎陷,并将纵隔推向健侧,因而严重影响呼吸循环功能。

2.胸内积血　由于心、肝、膈肌运动,起着去纤维蛋白的作用,多不凝固。短期内大量积血,去纤维蛋白的作用不完善,即可形成凝血块。血块机化后,形成纤维组织束缚肺和胸廓,限制呼吸运动,损害肺功能。

3.血液是细菌的良好培养基。细菌从伤口或从肺裂处进入,在积血中很快滋生繁殖,容易并发感染,形成脓胸。

## 二、诊断

根据出血量、出血速度以及患者的体质而有所不同。特别要注意进行性血胸的诊断。

1.小量血胸可无明显症状,出血量在 0.5L 以下。胸部 X 线检查仅示肋膈角消失。

2.中量血胸(0.5～1L)和大量血胸(1L 以上),尤其急性出血,可出现脉搏快弱、血压下降、气促等低血容量休克症状以及胸腔积液征象,如肋间饱满、气管向健侧移位、呼吸音减弱或消失。胸部 X 线检查示伤侧胸腔有积液阴影,纵隔可向健侧移位,合并气胸则显示液平面。胸腔穿刺抽出血液更能明确诊断。

早期胸部损伤发现有血胸,需要进一步判断出血是否在进行,下列征象提示有进行性血胸:①血压持续下降,脉搏逐渐增快。②输血补液后,血压不回升或回升后又迅速下降。③血红蛋白、红细胞计数和血细胞比容重复测定呈持续降低。④闭式胸腔引流后,引流血量连续 3h,每小时超过 200mL。⑤胸腔穿刺因血凝固抽不出血液,但连续胸部 X 线检查显示胸腔内有阴影继续增大。

血胸并发感染时,可出现高热、寒战、疲乏、出汗、白细胞计数升高。胸腔穿刺抽出的血液作涂片检查,红细胞与白细胞的比例为 500：1,如比例达到 100：1 则提示有感染,涂片检查和血液培养能确定致病菌。

## 三、治疗

（一）非进行性血胸

1.少量血胸可不需抽吸,靠自行吸收。

2.若积血较多应早期进行胸腔穿刺,促进肺功能,改善肺功能。

3.早期施行闭式胸腔引流,有助于观察有无进行性血胸。

4.应用抗生素预防感染。

(二)进行性血胸

1.输入足量血液,以防低血容量休克。

2.及时剖胸探查,寻找出血部位,进行缝扎止血、肺破裂修补、部分肺切除或肺叶切除,大血管破裂需作人造血管移植。

3.术后应用抗生素预防感染。

(三)凝固性血胸

1.出血停止数日后进行剖胸清除积血和血块,以预防继发感染或机化。

2.机化血块应早期进行血块和纤维组织剥离。

3.术后应用抗生素,并应用呼吸机辅助通气24～72h,以利被压缩的肺组织复张。

(四)血胸感染

血胸感染后按脓胸治疗。

(郭海华)

# 第五节　气管支气管破裂

气管、支气管破裂多发生于严重挤压伤,如塌方、车轮辗压以及车祸撞击等闭合性损伤。刀器刺伤,子弹、弹片穿通伤,可以直接造成气管、支气管破裂,此类伤多有胸内大血管损伤或张力性气胸,常因未及时治疗而迅速死亡。如能早期发现,及时治疗,效果良好。

## 一、病理生理

当胸部受到重物撞击或瞬间挤压造成气管破裂,其机制如下:

1.胸部横径突然增大,两侧肺同时向外牵拉,使左右支气管在隆突部处于紧张状态,压力超过一定限度则发生破裂。

2.受伤时伤员紧急屏气,声门完全紧闭,气管腔内压力骤然升高,冲击管壁,致使气管、支气管部分软骨环爆裂。

3.减速运动伤,因两侧肺门位于脊柱两侧,人体前胸突然受到暴力时,悬垂于肺脏向后向两侧运动,由于气管、支气管比较固定,可因突然受到牵拉而撞击到脊柱的两侧缘,产生一种剪力,致使主支气管裂伤或完全断裂。支气管破裂多见于靠隆突2.5cm的范围内。由于左侧支气管较右侧支气管长而细,故易损伤。

## 二、诊断

气管或支气管破裂伤情严重,若得不到及时诊断和治疗,将在短时间内引起死亡。但也有部分患者能自行渡过急性期,在伤后数年或数月,才因气管狭窄、肺萎陷等慢性病变而就诊。

要注意不可控制的气胸、血胸及进行性广泛皮下气肿为支气管断裂的特征。如气胸不明显,早期诊断较困难,晚期患者甚至误诊为肺癌或肺不张,故怀疑气管或支气管破裂时,应全面检查与分析,以明确诊断。

（一）临床表现

伤后病情发展迅速,呼吸极度困难、发绀,部分患者由于高度缺氧而出现昏迷。

（二）体格检查

伤后广泛皮下气肿,气管及纵隔向健侧移位。伤侧呈鼓音,呼吸音消失。作胸腔穿刺或闭式引流,有大量气体排出后,肺仍未完全萎陷时,应想到气管和支气管破裂的可能性。

（三）胸部 X 线检查

根据伤情而定,对伤后早期患者,往往不便作更多的检查,在可能情况下,应行胸部正侧位摄片,其 X 线片特征是不张的肺萎陷下垂于心膈角或胸腔最低位置（即坠落征或垂柳征）。对已到慢性阶段和病情稳定的病例,其主要问题是肺不张,纵隔向患侧移位,膈肌上升。CT气管支气管重建示伤侧支气管中断,呈盲袋状。

（四）支气管镜检查

可直视伤侧支气管内腔情况。

### 三、治疗

1. 紧急处理

（1）对急性期患者,首先进行胸腔穿刺或闭式胸腔引流,以解除张力性气胸对患者生命的威胁。

（2）行气管切开术,可避免因声门关闭而致气管、支气管内压力上升,同时可减轻气管、支气管裂口漏气,以及气胸,皮下气肿和纵隔气肿。还可以通过气管切开,吸除呼吸道的分泌物和血液。

2. 早期行气管、支气管修补术,因为早期时间短,无粘连瘢痕形成,裂口容易找到,术后肺功能恢复亦较好。但在开胸前必须保证胸腔闭式引流通畅,以免麻醉加压呼吸后加重张力性气胸。

3. 后期处理　慢性患者,由于粘连及瘢痕形成,支气管两端不易找到,应先解剖直达后纵隔较硬的支气管残端,修剪后行端端支气管吻合术。

4. 应用抗生素预防感染。

（郭海华）

# 第六节　纵隔气肿及皮下气肿

纵隔气肿及皮下气肿往往是胸部损伤的并发症。

## 一、病因病理

（一）纵隔气肿

1. 纵隔内气管、支气管或食管破裂。

2. 张力性气胸伴有纵隔胸膜破裂,空气从破裂处窜入纵隔内。

3. 胸部挤压和爆震伤引起小支气管和肺泡破裂,空气沿着支气管或肺血管周围组织进入纵隔。

（二）皮下气肿

1.肺破裂,有张力性气胸和壁层胸膜破损,空气从壁层胸膜破损处窜入软组织及皮下。

2.肺破裂,胸膜腔内有广泛而紧密的粘连,空气由肺破裂处直接进入胸壁而至皮下。

3.纵隔气肿向上扩散至颈、面、胸及上肢,向下蔓延至大腿及阴囊,形成广泛皮下气肿。

进入纵隔的气体如不断增加,压力逐渐上升,可压迫静脉,造成静脉回流障碍。还可以窜入颈部,沿脊柱前筋膜向上达杓状软骨和声门周围而引起肿胀,造成声门狭窄引起呼吸困难,导致呼吸循环障碍,威胁患者生命。

## 二、诊断

（一）临床表现

1.一般有胸骨后疼痛,在胸骨上窝及颈部捻发音,皮下气肿有局部皮肤"握雪感"。

2.重者气体可扩散到胸、腹部、四肢软组织中,引起呼吸困难、发绀和颈静脉怒张,以致呼吸和循环衰竭。

（二）胸部 X 线检查

纵隔胸膜下可见透亮的气体影,纵隔有纵行排列的细条和小点状气体影。皮下气肿在 X 线可见在胸壁、腋下、锁骨上或颈部软组织内有许多细条和小点状透亮影,这些阴影的排列和筋膜的行走方向一致。

## 三、治疗

1.首先应明确纵隔和皮下气肿的原因。

张力气胸处理:①施行闭式胸腔引流,持续减压排气。②如不能缓解症状,应剖胸探查,根据损伤程度作相应处理。

2.上纵隔切开或减压术。适用于纵隔内气肿压力大、扩张快的患者。

3.吸氧。

4.治疗休克。

5.预防感染。

（郭海华）

# 第七节　外伤性膈肌破裂

钝性或穿透性损伤均可造成膈肌破裂,在严重胸部损伤中,膈肌破裂占 3%。因早期缺乏临床特有症状,常合并其他重要脏器损伤,易误诊而发生严重后果。因此,对每个有严重的钝性胸部或腹部损伤的患者,均应考虑到有膈肌损伤的可能。

## 一、病理生理

闭合性损伤造成膈肌破裂的主要原因,是由于腹腔内压突然升高,造成局部破裂,使腹腔内脏被推入胸腔,造成对呼吸及循环的干扰。

1.横膈功能受到损害,出现该侧反常呼吸运动。

2.腹腔脏器疝入胸腔,压迫该侧肺脏,使气体交换面积减少。

3.纵隔明显移位,使静脉回心血量减少。

## 二、诊断

（一）临床表现

凡躯干遭受严重钝性损伤,循环呼吸功能障碍,经一般处理无效,或诊断血气胸后,经闭式引流后症状仍不见明显改善,均应考虑到本病可能。体检时,可见伤侧胸部膨隆,呼气时左肋缘下腹壁回缩出现吉布森（Gibson）征,纵隔向对侧移位,下胸部呈鼓音,胸部可听到肠鸣音。

（二）X线检查

X线检查是诊断本病的关键。

1.患侧膈面抬高,膈轮廓消失或模糊不清。

2.膈上胸腔内有异常影,如气泡或致密影。

3.心脏纵隔向健侧移位,横膈有矛盾运动。

4.胃肠道影可见造影剂进入胸腔。

5.人工气腹可形成继发性气胸,但原有气胸者可出现假阴性结果。

（三）CT扫描

对膈肌损伤诊断有一定帮助,但要在病情允许的条件下进行。

## 三、治疗

一经诊断膈肌破裂,应及早施行手术治疗,否则不仅可以引起内脏嵌顿,而且逐渐加重对呼吸功能的损害,手术时要考虑到切口选择。术后常规应用抗生素预防感染。

（郭海华）

# 第八节　肺爆震伤

爆震伤又称为冲击伤。烈性炸弹爆炸时,瞬间即放出巨大的能量,使得爆炸处的压力和温度急骤上升,并通过空气、水、固体等各种不同介质向周围传导,从而形成一种超声速的高压波,称之为冲击波。这种冲击波对人体可造成冲击损伤。

## 一、病理生理

1.主要是超压和动力压作用使人受伤。

2.负压也有一定的致伤作用。

以上作用可造成肺出血、肺水肿和肺气肿或肺破裂,肺内血管破裂形成血肿,甚至出现血凝块堵塞喉头而致死。水肿轻者为间质性,重者大量水肿溢至大气管内。其特点:①发生部位与出血一致。②水肿液内混有血液,呈红色泡沫状。③水肿程度一般较出血为轻。

## 二、诊断

（一）临床表现

1.轻度肺爆震伤仅有短暂胸痛、胸闷、憋气。

2.中度至重度伤后1~3d有咳嗽、咯血、咳血丝痰,少数有呼吸困难,听诊时可闻及散在湿啰音或捻发音;严重者极度呼吸困难、发绀、咳血痰等,体检时可发现局部呼吸音减弱或管状呼吸音及广泛湿性啰音。

（二）实验室检查

动脉血氧分压下降,严重者血氧分压进行性下降。

（三）X线检查

轻者肺纹理增强,重者可见斑片状或片状密度增高阴影,边缘模糊。病变6h后不再加重,1~2d开始吸收,2周内可完全消失。

## 三、治疗

1.休息　患者应尽量避免激烈活动,以减少心脏负担,防止加重出血,防止肺进一步出血、水肿和心力衰竭。一般在伤后48h内送医院。

2.保持呼吸道通畅　鼓励患者咳嗽排痰,及时排出呼吸道内分泌物,必要时早行气管切开术。

3.吸氧　吸氧可减轻呼吸困难、缺氧等症状,有肺水肿时可在氧湿化瓶内输用95%乙醇溶液,用气雾化吸入以降低气管内分泌物和表面张力,减少泡沫的形成。对乙醇过敏者禁用。

4.防止肺水肿　根据患者具体情况应用强心药、利尿药。

5.输血输液　输血输液应严格限制,原则上要少输、慢输,监测中心静脉压,对输血、输液速度和输液量有一定帮助。

6.防止出血和感染　可适当选用止血药,应用抗生素预防

7.镇静止痛　可肌内注射哌替啶、肋间神经封闭等。

（郭海华）

# 第九节　创伤性湿肺

创伤性湿肺指胸部受伤后,肺和支气管内有大量分泌物潴留,且不易咳出,严重地影响呼吸功能。

## 一、病因病理

1.肺和支气管的直接损伤。外伤所致的肺出血,或因吸入了刺激性毒气、火焰、热气、烟尘和蒸气等。

2.胸部外伤引起的疼痛和反常呼吸运动限制了胸壁运动的幅度,以致不能作有效的咳嗽排痰。

3.胸部外伤的神经反射作用,引起小支气管痉挛、黏膜分泌物增加。

## 二、诊断

（一）临床表现

1.有外伤史、呼吸困难,根据损伤程度而异。轻者有胸痛、憋气,重者出现轻度呼吸困难和发绀、烦躁不安,出现濒死挣扎、频繁咳嗽、吐大量泡沫或黏液样痰。

2.并发感染,则痰液呈脓性且混有血液。听诊可闻及肺部哮鸣音或粗糙痰鸣音,严重者存大片水泡音。

(二)X线检查

可见小块肺实变、炎性浸润及大片肺不张,也可伴有胸腔积液、气胸或液气胸。

## 三、治疗

1.止痛主要采取肋间神经封闭。全身止痛药物如吗啡应慎用。

2.应用颈部迷走神经封闭术和静脉滴注氨茶碱以解除支气管痉挛。

3.制止胸壁的反常呼吸运动,如有血胸、气胸应及时穿刺减压或放置闭式引流。

4.促进气管内分泌物排除,病情短期不见好转时应及早行气管切开。

5.氧气吸入,缺氧严重的需加压吸氧。

6.应用抗生素预防感染。

(郭海华)

# 第十节 创伤性窒息

创伤性窒息是胸部闭合性损伤中一种较为少见的综合征,表现为头、颈、胸、上肢广泛皮肤黏膜末梢毛细血管瘀血及出血性损害,呈现青紫色斑。临床称之创伤性窒息。

## 一、病因病理

胸部挤压伤后,胸腔内压力突然增高,右心房和腔静脉内血液被迫发生逆流,由于头臂静脉和颈静脉内没有完整的静脉瓣,于是血液冲向面部和上胸部,造成末梢毛细血管的破裂,引起皮下出血点或瘀斑。

## 二、诊断

临床表现

1.皮肤、黏膜 面部、颈部及上胸部皮肤青紫,出现紫色瘀斑,以眼眶周围部位最明显,口腔黏膜亦有瘀斑,多在10d左右消退,不留痕迹。

2.眼部 球结膜下出血是本病特征性改变,严重者结膜肿胀突出,一般在2~6周好转。

3.胸部表现 伤员常伴有多根多处或多段肋骨骨折,气胸或血胸,出现胸闷、呼吸困难及少量咯血等。

4.神经系统 出现暂时性意识障碍,在短期内恢复,有的出现谵妄、烦躁不安、四肢痉挛性抽搐,也有合并鼓膜出血斑及暂时性听力障碍。

## 三、治疗

要对伤员进行全面检查,特别要注意合并损伤,并积极予以处理。

1.预防和治疗休克。

2.纠正缺氧、呼吸困难。

3.适当应用解痉药物、激素。

4.适量应用镇静药,忌用哌替啶。

5.同时处理胸部并发病,如骨折、血胸及肺裂伤等。

6.可作颈交感、迷走神经封闭,以减轻支气管痉挛,利于呼吸道通畅,预防和治疗湿肺。

（郭海华）

# 第十一节　急性心脏压塞和心脏外伤

心脏和心包损伤是一种较少见的损伤,伤情非常严重,因此对这类胸外伤的救治要采取积极态度。

## 一、病因病理

1.静脉端,心包内压力上升,使腔静脉和心房受压,静脉血不易回流入心脏。

2.动脉端,回心血减少,心搏出量下降,使收缩期血压下降、压差变小,冠状动脉血流量减少,导致心肌缺氧和衰竭。

3.心排血量减少,脑灌注下降,导致缺氧,甚至昏迷。

## 二、诊断

（一）临床表现

1.脉搏快而弱,血压下降;静脉压增高,并有颈静脉怒张。

2.心尖搏动减弱或消失,心音遥远。

3.呼吸急促,出现奇脉,也可出现发绀。

4.患者有胸内苦闷感、烦躁、失神以致昏迷。

（二）心电图

显示低电压和S－T段的改变。

（三）X线检查

心脏搏动不明显,心脏阴影正常或稍扩大。

（四）心包腔穿刺

抽出血液即可确诊。

## 三、治疗

1.积极进行抗休克治疗,如吸氧、输血等。

2.心包腔内积血应抽吸,解除对心脏压迫。

3.心包切开探查术。反复穿刺后又出现压迫心脏征象,且在心包穿刺时发现抽出新鲜血液,说明有外渗性出血。

4.反复进行静脉压测定,以便严密观察病情变化。

5.应用抗生素预防感染。

（李秋泽）

# 第十二节 肺挫伤

肺挫伤为常见的肺实质损伤,多为迅猛钝性伤所致,如车祸、撞击、挤压和坠落等。发生率占胸部钝性伤的 30%～75%,但常由于对其认识不足、检查技术不敏感或被其他胸部伤所掩盖而被忽视或漏诊。

## 一、病因病理

肺挫伤的发病机制仍不完全清楚,多数认为与肺爆震伤类似,系由强烈的高压波作用所致。当强大的暴力作用于胸壁,使胸腔容积缩小,增高的胸内压力、压迫肺脏,引起肺实质出血及水肿;当外力消除,变形的胸廓弹回,在产生胸内负压的一瞬间又可导致原损伤区的附加损伤。主要病理改变为肺泡和毛细血管损伤并有间质及肺泡内血液渗出及间质性肺水肿,使肺实质含气减少而血管外含水量增加,通气和换气功能障碍,肺动脉压和肺循环阻力增高。病理变化在伤后 12～24h 呈进行性发展。肺挫伤往往合并其他损伤,如胸壁骨折、连枷胸、血胸、气胸及心脏和心包损伤。

## 二、诊断

(一)临床表现

1.轻者仅有胸痛、胸闷、气促、咳嗽和咳血痰等,听诊散在啰音。

2.严重者有明显呼吸困难、发绀、咳血性泡沫痰、心动过速和血压下降等。听诊有广泛啰音、呼吸音减弱甚至消失或管型呼吸音。心尖搏动减弱或消失,心音遥远。

(二)X 线检查

X 线检查是诊断肺挫伤的重要手段。其改变约 70% 病例在伤后 1h 内出现,30% 病例可延迟到伤后 4～6h,范围可由小的局限区域到一侧或双侧,程度可由斑点状浸润、弥漫性或局部斑点融合浸润,以致弥漫性单肺或双肺大片浸润或实变阴影。心脏搏动不明显,心脏阴影正常或稍扩大。

(三)胸部 CT 检查

肺实质裂伤和围绕裂伤周围的一片肺泡积血而无肺间质损伤。

## 三、治疗

轻型肺挫伤也应治疗。重型肺挫伤是引起胸部伤后急性呼吸衰竭的最常见因素,治疗在于维护呼吸和循环功能以及适当处理合并伤。连枷胸常有不同程度的肺挫伤,病理生理改变在很大程度上取决于肺挫伤,当出现急性呼吸衰竭的先兆时即应及时给予机械通气治疗。目前已不像以往那样强调皮质激素的应用,对伴有低血容量休克者,仍要及时补充血容量,合理搭配晶体与胶体液比例,保持正常的胶体渗透压和总渗透压,以后则保持液体负平衡,每日量 1600～1800mL。

(李秋泽)

# 第十三节　胸导管损伤

胸导管损伤,是由胸部的穿透伤或钝性创伤,胸导管位于后胸壁胸膜外,如胸膜同时破裂糜液直接流入胸膜腔形成乳糜胸;如胸膜完整,流出的乳糜液先积聚在胸膜外,逐渐增多,压力增大,胀破胸膜,溢入胸腔再形成乳糜胸。

## 一、病因病理

1. 颈胸部开放性损伤　颈、胸部的刀刺伤子弹、弹片的穿通伤可造成胸导管损伤,较少见且往往合并更严重的其他损伤,早期被掩盖而不易发现。

2. 颈胸部闭合性损伤　胸部钝挫伤、爆震伤、挤压伤或剧烈咳嗽,均可损伤胸导管。由于胸导管相对地固定于脊柱前方,当脊柱突然过度伸展,或脊柱骨折时可以造成胸导管撕裂或断裂;炎症、血丝虫病或肿瘤侵袭造成胸导管梗阻或饱食脂肪餐后胸导管过度充盈,胸部闭合伤或剧烈运动、剧烈咳嗽均可使右膈肌角猛烈收缩,以剪力损伤胸导管;另外,锁骨、肋骨或脊柱骨折的断端也可损伤胸导管。

3. 手术损伤　胸导管附近的手术操作均有可能损伤胸导管主干及其分支,从而导致术后乳糜胸。

## 二、发病机制

胸导管损伤后,乳糜液外漏积聚需要时间,在早期可无症状,一般在外伤 3～4d 后才逐渐形成明兄的乳糜胸,此时大多数病例均按单纯胸腔积液处理。直至恢复饮食,胸腔内积聚的淋巴液变为白色才考虑到此病患者因丧失脂肪和蛋白质而产生营养不良,很快消瘦,体重减轻,皮下水肿;每天丧失 500～1000mL 乳糜液引起脱水症状,口渴及尿少。血浆蛋白迅速下降;大量乳糜液积压肺和纵隔器官,引起呼吸困难,阻碍静脉回流,导致颈静脉怒张和心排血量减少。患者可能有低热,乳糜液有抗菌的特性,除多次胸穿污染外,继发感染罕见,后期持久的乳糜胸可引起纤维胸。

## 三、诊断

当患者在胸部创伤几天后因严重呼吸困难来急诊,查体并摄直立位 X 线胸片证实伤侧大量胸腔积液,诊断性胸穿抽出乳白色液体,送显微镜检查排除脓胸后,就应高度怀疑乳糜胸还可行胸腔积液苏丹Ⅲ染色等帮助确诊。

1. 外伤性胸导管损伤　开放性胸外伤造成胸导管损伤往往同时有严重的重要脏器损伤,有时来不及救活即死亡,有时在剖胸手术处理内脏损伤后被掩盖,术后发现乳糜胸才明确诊断有胸导管损伤。闭合性损伤所致的胸导管裂伤部位多在膈肌上方,乳糜液先聚积于后纵隔,继而破入胸膜腔;常为右侧乳糜胸,也可为左侧或双侧乳糜胸。因此伤后常有一个数天或数周不等的潜伏期,有时长达数个月。一般来讲,潜伏期越短,胸导管损伤程度越重;反之,损伤程度较轻;在个别情况下,纵隔乳糜胸可以自愈。潜伏期过后,患者突然发生气短、呼吸困难,甚至出现发绀,心率增快,脉搏变弱,血压降低等类似休克的症状,继而表现为胸腔大量积液,穿刺抽液最初为血性液体,然后逐步变为典型的乳白色乳糜液;穿刺抽液后,患者气短、呼吸困难迅速缓解,但不久后症状又复发,需反复胸穿抽液。患者迅速消耗,出现进行性脱水和电解质紊乱,营养不良;最后造成全身衰竭而死亡,也可因全身抵抗力极度低下而发生严重感染,败血症而死亡。

2.胸部手术后乳糜胸　主要临床表现为术后胸腔引流液异常增多。由于胸腔积液即时被引出,无明显的压迫症状,有些患者则为胸腔引流管拔除后或开始进食后出现大量胸腔积液,出现不同程度的气短、心慌、胸闷、胸痛、心动过速、血压偏低等压迫造成的呼吸、循环功能紊乱,严重患者可以有休克表现;随着胸腔积液的丢失增多和支持治疗的情况不同,逐步可以表现出脱水、低钠、低钾、酸中毒等消耗症状,严重者发生衰竭而死亡。通常胸部手术后患者,术后第3d的胸腔引流量仍不少于500mL,若除外了其他原因,绝大多数为合并了乳糜胸。

### 四、鉴别诊断

在某些胸膜的感染和肿瘤性疾病时可以出现大量混浊类似乳糜的胸液,即假性乳糜液。假性乳糜胸液含有卵磷脂蛋白复合物,外观也呈牛奶状,主要由细胞变性分解造成,但细胞变性物质中脂肪含量很少,苏丹Ⅲ染色阴性,比重<1.012。此种胸液沉渣中有大量细胞,但淋巴细胞较少,蛋白和胆固醇水平也低于真正的乳糜液。某些结核性胸膜炎如胆固醇胸膜炎的胸液外观也易与乳糜混淆,但其中脂肪含量均较低,苏丹Ⅲ染色即可鉴别,且发生在外伤和手术后也属罕见。

### 五、检查

一些特殊检查方法可以作为外伤和术后乳糜胸的辅助诊断方法,但操作比较复杂,临床应用不大方便,仅在特殊病例才予应用。

1.淋巴造影　通过下肢或精索淋巴管造影,可以显示腰淋巴管、乳糜池、胸导管的走行和形状,可以帮助确定乳糜胸患者胸导管裂口的位置和乳糜漏的严重程度。通常采用经淋巴管直接穿刺造影法,先在足趾趾蹼注射染料混合液,常用的染料有0.5%靛胭脂(indigecarmine)和0.5%伊文思蓝(Evans blue)等。然后在足背找到蓝染的淋巴管,切开皮肤,将淋巴管分离出来,直接用细针(25~27号)进行淋巴管穿刺,以每分钟0.2mL的速度注入造影剂(30%myodil或37%ethiodol)6~9mL,于注射完毕时立即摄片观察淋巴管的图像,16~24h后摄片观察淋巴结图像。

2.染料注射法　于股部皮下注射靛脂性蓝染料后,连续抽取胸液检查其是否蓝染,若有蓝染可协助确定乳糜胸的诊断。

3.放射性核素检查　口服[131]I标记的脂肪,然后在胸部进行放射性扫描检查,放射性计数明显增高,也可明确乳糜胸的诊断。

### 六、治疗

1.胸导管结扎术　大大降低了乳糜胸的病死率。

2.非手术治疗　新鲜的外伤性乳糜胸和术后乳糜胸首先考虑非手术治疗。治疗原则:

(1)减少乳糜液流量。

(2)补充乳糜液丢失的营养物质,纠正和防止代谢紊乱。

(3)吸除或引流胸液,促使肺膨胀,纠正呼吸循环障碍。

(4)严密监护,密切观察病情发展。一定期限内若非手术治疗无效,则进行手术治疗。

### 七、预防

手术或其他医疗操作造成胸导管损伤,发生手术后乳糜胸、乳糜瘘的病例占所有胸导管损伤的 90％以上;因此必须重视防止胸导管的医源性损伤。手术医师必须熟悉胸导管的外科解剖,在可能造成胸导管损伤的危险区域,操作要仔细,分离组织均应结扎;在缝合切口前,应仔细检查组织剥离面,有无淋巴液渗漏,若可疑乳糜液漏出,则应将漏出部位加以缝扎。下列手术时应提高警惕,避免损伤胸导管:

1. 食管癌手术 最常合并乳糜胸的手术是食管癌切除术,已在病因部分中详述。在肿瘤床和主动脉弓上下进行手术分离时,应将所有切断的组织牢固结扎;在行吻合前仔细检查剥离面,缝扎可疑渗漏的部位;必要时行低位预防性胸导管结扎术。

2. 左肺切除 一般普胸手术中如左肺切除,也应警惕可能损伤胸导管。有时远离胸导管解剖部位的操作也可损伤其分支或变异部位的胸导管。

3. 颈和锁骨上淋巴结切除术 颈和锁骨上淋巴结切除术,前斜角肌切断术,胸廓出口综合征松解左第 1 肋切除,颈动脉、颈静脉手术等,应注意避免损伤颈段胸导管。

4. 其他 如中心静脉置管引起上腔静脉梗阻、食管静脉曲张注射硬化剂等操作等也可造成乳糜胸,也应适当注意。

5. 关于预防性胸导管结扎术 胸部手术中如发现胸导管损伤,乳糜液漏出,或高度怀疑胸导管损伤,可低位结扎胸导管,预防术后发生乳糜胸。若无明显损伤胸导管的迹象,不主张结扎胸导管,更应避免高位结扎术。

(李秋泽)

## 第十四节 胸壁软组织损伤

胸壁软组织损伤是指胸壁的皮肤、皮下组织、胸肌及肋间组织在外力的作用下造成的机械性损伤,占胸部损伤的 40％～60％。

### 一、病因病理

闭合性损伤多因挤压伤、钝器打击伤、爆震伤等所致。轻者可致胸壁软组织挫伤,重者造成胸壁肌纤维断裂和血管损伤。开放性损伤可由锐器、钝器和火器等致伤物造成,常见的损伤有胸壁擦伤、挫裂伤、刺伤、切伤、火器伤。

### 二、诊断

典型表现为局限性疼痛,深呼吸、咳嗽时加剧。闭合性损伤可见胸壁皮肤瘀斑,局部血肿。开放性损伤可见胸壁伤口,伤口的类型由于致伤物不同而表现各异。擦伤的伤口皮肤表面有擦痕,同时伴有组织液渗出,点状出血;挫裂伤的伤口边缘不整齐,周围组织挫伤较重;刺伤的伤口小而深,有时可见伤口内遗留的致伤物;切伤的伤口多呈直线状,边缘整齐,周围组织损伤较轻,出血较多;火器伤的伤口周围组织损伤较大,污染较重,致伤物可遗留在胸壁组织内。如合并胸廓骨折、胸膜和胸内脏器的损伤,则有相应的症状和体征。

如有胸部创伤史,胸壁有瘀斑、血肿或伤口,诊断可确定,但要仔细判断受伤范围,实际损伤常较胸壁表面所显示的更为严重。

### 三、治疗

1.闭合性胸壁损伤　轻度挫伤可不必治疗,重者可采取对症治疗:①口服止痛药。②中药或中成药活血化瘀。③处理并发症,如胸壁血肿可行穿刺抽出积血或切开引流。④适量应用抗生素。

2.开放性胸壁损伤　①处理伤口。②应用止痛药。③除胸壁擦伤外,均应注射破伤风抗毒血清。④适量应用抗生素。

3.穿透性胸壁损伤　立即封闭伤口,可用凡士林纱布5~6层,在患者深呼气末时封闭伤口,再用棉垫覆盖,加压包扎,待病情稳定后,进行清创缝合和胸腔闭式引流。如胸壁伤口较大,应在全麻下行清创术,并修补胸壁缺损,术后放置胸腔闭式引流。

(李秋泽)

# 第十五节　食管损伤

食管位于颈部至横膈部的疏松结缔组织床内,为消化道之首部,如损伤导致破裂穿孔,严重威胁患者生命,尽管外科治疗有所帮助,但手术病死率仍在20%以上。

### 一、病因病理

1.暴力性损伤

(1)穿透性损伤:锐器刺入伤,子弹、弹片的穿通伤,常并发邻近脏器损伤。

(2)钝性损伤:较少见。当下胸部或上腹部受到巨大压力,使腹内压力突然增高,胃内容物猛烈冲击食管壁而造成损伤。

2.医源性损伤

(1)器械损伤:常发生于内镜检查及食管扩张复位,行气管插管、置胃管或三腔管等原因,但较少见。

(2)术中损伤:发生在食管周围手术,如裂孔疝修补,胃底折叠术等。

3.异物损伤　尖锐异物可刺破食管,误入异物取出时可造成立刻或迟发性损伤。

4腐蚀伤　误服强酸、强碱造成食管化学性腐蚀伤,可发生出血、穿孔、瘢痕狭窄等。

5.自发性食管破裂　由于剧烈呕吐,腹内压增高,挤压胃部使食管腔内压力增高,食管腔内压与胸腔内压力差增大,造成食管下段破裂。

### 二、诊断

1.临床表现　食管穿孔的临床表现取决于穿孔部位、大小、食管壁破裂的形式等。

(1)早期表现:疼痛,而且呈持续性日趋加重。穿孔部位是疼痛的部位。颈部损伤临床表现轻,胸腹段穿孔则表现严重。

(2)纵隔、颈部皮下气肿,体温上升,脉搏加快,气促,白细胞增多,纵隔气肿,张力性气胸,呼吸困难,发绀。

2. X线检查 纵隔、颈部气肿,纵隔增宽,液气胸。

3. 食管造影检查 选用小量碘油,明确穿孔部位以及纵隔和胸膜关系。

4. 胸腔穿刺 吞入亚甲蓝后,胸液变为蓝色,穿刺抽出蓝色液体后即确立诊断。

5. 闭式引流 引流液中有大量气体溢出可证实

### 三、鉴别诊断

本病应与急性胃穿孔、急性胰腺炎、化脓性胆管炎、急性心肌梗死以及主动脉夹层动脉瘤相鉴别。

### 四、治疗

1. 急救处理 抗休克,禁止经口进食,如有纵隔气肿或张力性气胸,应及时引流减压。

2. 诊断尚未明确时,应严格观察,用鼻饲,注意口腔卫生,使用抗生素。

3. 一旦确诊,开胸探查修补裂口应力争在 24h 内进行,同时做纵隔胸腔引流。

4. 如确诊较晚,纵隔脓肿或脓胸已形成时只做纵隔脓胸引流术,同时做空肠造瘘维持营养。

5. 持续胃肠减压。

6. 应用抗生素预防感染。

(李秋泽)

# 第十六节 胸腹联合伤

胸腹联合伤是胸腔和腹腔同时受到损伤,较为常见,病情一般都比较严重。由于腹压较高,腹内脏器可以通过膈肌的裂伤而进入胸腔,除引起呼吸、循环功能紊乱之外,进入胸内的脏器可以发生嵌顿、扭转、坏死和穿孔,也可以发生严重的出血和感染。由于伤情严重,休克较深,因此胸腹联合伤的病死率较高。

### 一、病理

胸腹联合伤可能发生以下情况:①下胸部第 4 前肋肋间隙平面以下的穿透伤,可造成膈肌穿孔或破裂以及腹腔脏器(如肝、脾等)的损伤。②上腹部和下胸部的闭合性损伤(如挤压伤)所造成的膈肌破裂多发生于左侧,右侧膈肌破裂较少见,双侧膈肌破裂者罕见。

双侧膈肌破裂分为两种类型:①真性双侧膈肌破裂,即双侧膈肌分别破裂,腹内脏器进入两侧胸腔,纵隔受压移位,心脏随之旋转扭曲,静脉(尤其是上腔静脉)回流受阻,病情危重。这种类型的膈肌破裂,其形态多呈"T"或"Y"形。因其裂口较大,进入胸腔内的脏器不容易发生绞窄和坏死。甚至在患者侥幸渡过急性期后,可能数个月或数年无临床症状,常在体检时偶然发现。右侧膈肌破裂比左侧膈肌破裂发现时间更晚一些。②心包、膈肌型双侧膈肌破裂,表现为膈肌的前中部有一个大裂口(一般为弧形裂口)累及双侧膈肌和心包,腹内脏器进入心包或心包和胸腔内。其临床表现与单侧膈肌破裂相似。

## 二、诊断

胸腹联合伤因伤情较为复杂,往往有多系统和多脏器受伤,容易漏诊和误诊。因此,必须了解患者受伤时的躯体姿势、致伤物的性质和作用方向以及受伤的部位,再结合患者的临床症状、体征和影像学检查等手段,方能作出诊断。

1.患者除有胸部症状外,还有胃肠等空腔脏器或肝、脾等实质性脏器破裂的症状和体征。

2.单纯的下胸部外伤也可以刺激肋间神经而引起伤侧腹肌紧张及疼痛,如不仔细检查和进行鉴别诊断,有可能误诊为胸腹联合伤。在未确诊之前,不能轻率地进行剖胸和剖腹探查。

3.胸腔穿刺和腹腔穿刺术只要适应证掌握正确或适当,对诊断和鉴别诊断很有帮助。

4.X线检查 胸部正、侧位X线平片和立位腹部X线平片对胸腹联合伤的诊断很有价值,既可以了解胸部伤情,又可以显示腹部或膈下有无游离气体或异物存留。但要警惕左胸内巨大的胃腔可能被误诊为包裹性血气胸,进入右胸内的肝脏可能被误诊为右侧血胸。

## 三、治疗

胸腹联合伤患者如有手术探查指征,术前应积极进行抗休克治疗。如有消化道麻痹性胀气,要予以胃肠道减压处理。在麻醉前,要首先在伤侧胸腔安装闭式引流管。如患者为双侧胸部外伤并考虑有气胸或血气胸,要在双侧胸腔安装胸腔引流管,以预防在气管内插管全麻加压呼吸时,造成张力性气胸而发生呼吸、心跳骤停。

胸腹联合伤的手术探查步骤应该如下:

1.患者的伤情,采用或选择经胸切口或经腹切口。如胸部创伤严重,伤口(伤道)位于左侧下胸部或左上腹部,可选择左侧剖胸切口,先探查胸内脏器的损伤并进行处理,缝合修补膈肌裂口,常规关胸。之后,在腹部另行切口进行剖腹探查,处理腹部脏器的损伤。对有些患者,也可以选择胸腹联合切口进行探查。

2.如受伤部位在上腹部,或主要位于右上腹部,而胸部无明显症状和体征,胸部X线检查显示右胸无大量血气胸表现时,可以先剖腹探查,仔细检查腹腔内脏器损伤并予以处理。腹部外伤的主要危险是内出血和感染,一般不宜通过剖胸切口处理腹部外伤。常见的胸部外伤采用胸腔闭式引流术多能达到治疗目的。

3.对胸部外伤和腹部外伤均严重,胸部和腹部都需要手术探查的患者,应首先为患者安装胸腔闭式引流管(单侧或双侧),以稳定患者的呼吸循环功能,同时可以通过胸腔闭式引流管来观察胸液的量和性质。待病情较为稳定后,先进行剖腹探查手术。如发现有膈肌破裂,腹腔脏器进入胸腔者,可将腹腔脏器还纳到腹腔内,若胸部伤情稳定而无严重出血和重要脏器损伤者,可经腹腔用粗丝线间断"8"字缝合法修补缝合膈肌裂口,注意保护膈神经不被误伤。如损伤膈神经,患者在术后容易发生肺部并发症。在处理完腹部外伤后,发现胸内脏器有严重出血或漏气,再行剖胸切口,处理胸腔内脏器损伤。对战伤患者不宜行胸腹联合切口。

4.有些作者认为,在处理胸腹联合伤的手术探查步骤方面,可先行剖胸探查,理由是胸、腹脏器的联合损伤多可经胸部切口得以显露,上腹部脏器如胃、脾、肝顶部和结肠脾曲的损伤均能经膈肌切口进行处理。对下腹部脏器的损伤,仍应分别采用胸部和腹部两种切口。

(李秋泽)

# 第十章　胸壁疾病

## 第一节　胸壁感染

### 一、胸壁皮肤、浅层软组织的感染

胸壁皮肤、浅层软组织的感染与发生在其他部位的软组织感染无特殊性。惟胸肌下与肩胛下蜂窝织炎因其特殊部位形成的巨大自然间隙,虽全身症状较重,但局部症状可能不明显,须加以注意。

（一）病因

胸肌下和肩胛下的感染可由外伤、疖、痈、急性化脓性乳腺炎、急性淋巴腺炎、骨髓炎、脓胸及脓毒血症等原因引起感染,形成蜂窝织炎。

（二）症状与体征

1.全身症状　早期即可有畏寒、发热症状,血常规检查血白细胞升高。

2.局部体征　感染的部位红、肿、疼痛,随感染加重,胸肌下间隙感染出现胸肌部膨隆,乳房隆起;肩胛下间隙感染出现肩胛骨缘肿胀、压痛,背肩部运动受限。脓肿形成后局部按之有波动感,穿刺抽出脓液后可确诊。

（三）治疗

早期全身大量使用有效的抗生素,一旦有脓肿形成,应及时切开引流,引流口要选择在脓腔低位,切口要够大,以保证引流通畅。

### 二、胸壁结核

胸壁结核临床较常见,多发生于中青年。主要继发于肺或胸膜结核,临床往往原发病灶已基本治愈,所以多半情况下找不到原发病灶,有时仅遗有胸膜肥厚的改变。

（一）病因和发病机制

由结核杆菌感染引起。结核杆菌侵至胸壁的途径有以下三条。

1.淋巴径路　肺结核或胸膜结核通过胸膜淋巴管,穿透肋间组织,在软组织中形成结核性脓肿,这是最多见的径路。

2.直接扩散　表浅的肺结核或胸膜结核病灶,经过与胸膜的粘连部,直接扩散至胸壁。

3.血行径路　结核菌经血液循环进入肋骨或胸骨骨髓腔,引起结核性骨髓炎,再穿破骨皮质形成脓肿,这种途径比较少见。结核性脓肿伴有肋骨破坏多半是感染直接浸润引起。

（二）病状与体征

1.胸壁出现一囊性包块,初期位于壁层胸膜外,穿破肋间隙进入皮下,形成葫芦状、哑铃型。无混合感染时局部红肿并不明显,病变进一步发展可引起脓肿溃破不愈。

2.全身伴有结核感染的反应,如低热、盗汗、乏力、局部有不同程度的疼痛等。

（三）诊断要点

1.胸壁无痛性肿块,增大缓慢,不红、不热、不痛。

2.可有波动感,压痛不明显,脓肿治疗不当或不及时可破溃,形成久治不愈的窦道和溃疡。

3.若脓肿波动明显,诊断性穿刺可抽出无臭、稀薄、黄白脓汁或干酪样物,做涂片、集菌或培养等细菌学检查,可以确定诊断。穿刺时应严格无菌操作,防止继发感染,进针部位应选在脓肿上方的健康皮肤处,使针道迅速闭合。

4.X线检查可见肺、胸膜结核病变,肋骨、胸骨不规则骨质破坏或缺损,但X线检查阴性不能否认胸壁结核的存在。

5.形成窦道和溃烂的患者送肉芽活体组织检查常可确诊。

(四)鉴别诊断

1.化脓性胸壁脓肿 包括化脓性肋骨或胸骨骨髓炎。特点:起病较急,病程短,全身和局部反应均比较明显。当结核脓肿伴混合感染时鉴别有时困难,需要从病史、病程、肺或胸膜有无结核样病灶等方面综合分析,最后可能需病理活组织检查才能确诊。

2.胸壁肿瘤 当深部结核性脓肿时波动不明显,可能会与胸壁肿瘤混淆。尤其是胸壁血管瘤。按之亦有波动感,但穿刺可以鉴别。

3.胸椎结核的椎旁脓肿 发生在后胸壁的脓肿,常常向下,向外流注,脓肿可出现在脊椎旁或侧胸壁,与胸椎结核的椎旁脓肿相混淆。鉴别要点是胸椎X线正侧位片可以发现胸椎有椎体破坏性改变。

4.乳房结核 开始是乳房内单个或多个结节状肿块,触之不甚痛,数月后肿块软化,形成寒性脓肿,易同胸壁结核相混淆。特点:病变多局限在乳房内,极少侵入胸肌内和肋间隙,一旦脓肿形成后皮肤极易溃破形成窦道。

5.胸壁放线菌病 放线菌病胸壁的肿块坚硬,有多数瘘孔,脓液中可有硫黄颗粒,可与胸壁结核鉴别。

(五)治疗

1.加强全身治疗 包括加强营养、休息及抗结核药物的应用。

2.脓腔穿刺 对较小的胸壁结核性脓肿及年老体弱的患者,可试行胸腔穿刺排脓,注入链霉素 0.5～1.0g,并加压包扎,每 2～3d 重复 1 次,同时全身抗结核治疗,有少部分人可获治愈。

3.手术治疗 在全身抗结核治疗的基础上(至少 2～4 周)行结核病灶清除术是胸壁结核治疗的主要手段。

(六)手术注意事项

1.当结核性脓肿继发感染时,如局部炎性反应明显,应先切开引流,再择期手术。

2.如皮肤层已受损,可梭形切除部分皮肤,沿脓肿壁外周游离直抵脓腔底部整块的切除脓肿,尽可能不要过早地切入脓腔。

3.于脓腔底部仔细寻找窦道。根据肉眼观察,或借助于探针寻找,注意窦道可呈直线单根,也可以分叉多根,必须将肉芽组织彻底清除。彻底清除病灶是手术成败的决定因素。

4.如发现肋骨皮质变脆,颜色发暗,需同时切除受侵的肋骨。病灶清除以后使手术野创腔呈碟形。

5.用5‰碳酸氢钠溶液冲洗伤口,并置入链霉素 2～4g。

6.用周围软组织肌肉充填创腔,并用细线缝合固定。常可供选择的肌肉有胸大肌和背阔肌。

7.术后伤口内放置引流条并适当加压包扎亦是决定手术成败的重要环节。一般 1 周拔除引流条,再适当加压包扎 2 周,即能达到一期愈合。

8.术后继续抗结核治疗 6～12 个月。

### 三、胸壁放线菌病

胸壁放线菌病是有放线菌感染所致的慢性化脓性肉芽肿性疾患,近年来此病已相当少见。

(一)病因与发病机制

放线菌常寄居在人的口腔内,当人体抵抗力降低时,吸入呼吸道的放线菌则可以引起肺的放线菌病,肺的放线菌可浸润胸壁,在胸壁上发生特有的板样硬块,呈暗紫色,其中许多部位逐渐软化形成多发性小脓腔,溃破后形成许多凹凸不平的瘘孔,流出的脓液中有很多黄色"硫黄颗粒"即放线菌菌块,有 54％的人可以找到。

(二)症状和体征

1.胸壁脓肿出现多处瘘管,且瘘管周围组织纤维化明显,肿块坚硬,压痛不明显,本病很少经血液循环和淋巴系统扩散,故局部淋巴结不大。

2.久病者可有贫血、浮肿、营养不良和内脏淀粉样变。病变侵及食管、脊椎、心肌等部位,预后不良。

(三)诊断要点

1.胸壁脓肿形成多处瘘管,肿块坚硬,脓液中找到硫黄颗粒即可判断。

2.当肺内同时有放线菌病时,X 线胸片可见瘤样异常阴影,伴有胸膜肥厚及胸水,要注意和肺癌的区别。

(四)治疗

本病较顽固,常采用综合疗法。长期大剂量使用青霉素治疗可取得一定的效果。每日剂量可达 1000 万～2000 万 U。亦可用林可霉素和头孢类抗生素。待病灶稳定缩小后用手术切除。

### 四、肋骨软骨炎(Tietze 病)

肋软骨炎是胸科门诊常见病,好发于青壮年,临床特点是无明显原因的胸痛伴肋软骨处隆起。

(一)病因与发病机制

病因尚不明确,可能与下列因素有关。

1.慢性累积性损伤造成炎性改变。

2.内分泌异常致局部营养代谢障碍。

3.病毒的感染。

(二)症状与体征

肋软骨单发或多发的增粗隆起,伴有明显疼痛与压痛。多发生在第 2～4 肋软骨,病程往往较长,多数患者症状能自行消失。

(三)诊断要点

主要根据主诉和检查所见。X 线胸片检查对本病作用不大,但可以用于鉴别诊断,注意排除患肋骨肿瘤、胸壁结核等疾病。

（四）治疗

1.解除思想顾虑，指明此病有自愈的倾向，无大的危险。

2.局部封闭治疗，每周 1 次，连用 2～3 次。药物可选用以下方案：①2％普鲁卡因 10～20mL＋维生素 $B_{12}$ 100～500$\mu$g＋维生素 $B_1$ 50mg。②泼尼松龙（强的松龙）25mg＋2％普鲁卡因 10～20mL。③2％普鲁卡因加等量的当归注射液。

3.手术治疗　对少数症状重、经对症治疗效果不好、局部增生明显的肋软骨炎可采用手术切除的方法，可望完全治愈。

### 五、化脓性肋骨骨髓炎

虽然过去当结核及伤寒流行时偶见胸骨及肋骨自发地出现骨髓炎，但目前已极为罕见。结核感染侵犯骨和关节较常见，但发生在肋骨的骨髓炎占 1.1％。因此目前肋骨骨髓炎常是由于继发于伤口的感染所引起的。

（一）症状与体征

1.一般症状有局部肿胀、疼痛及发热等炎症表现。

2.如继发于伤口感染，则伤口经久不愈，形成慢性胸壁窦道。

3.X 线胸片可见肋骨有骨质溶解破坏，如发生肋软骨部位，则 X 线胸片可无明显改变。

（二）治疗

单纯靠药物抗感染治疗已很难奏效，往往要在抗生素类药物的控制下采用手术治疗。手术注意：①对受累的肋骨切除要够长，要在正常部位（距病变 2cm 以上）切除。②切除的肋骨断端用肌肉、软组织覆盖。③肋软骨发生骨髓炎因肋软骨血运差，对患病的肋软骨行全根切除，如发生在肋弓则需要全肋弓切除，否则效果差。

（郭海华）

## 第二节　胸壁结核

胸壁结核是指胸壁组织（肋骨、肋软骨、胸骨与胸壁软组织）因结核杆菌感染而形成的脓肿或慢性窦道，是一种较常见的胸壁疾病。多见于 20～40 岁的青中年。病变多发生在锁骨中线与腋后线之间的第 3～7 肋间。

### 一、病因和发病机制

胸壁结核大多继发于肺结核和胸膜结核，由原发肋骨或胸骨结核性骨髓炎而导致的胸壁结核极为少见。临床往往原发病灶已基本治愈，所以在大多数情况下找不到原发病灶，或原发病灶已是陈旧性改变，有时仅表现为胸膜肥厚。胸壁结核与原发病灶同时存在者少见。结核杆菌可以通过以下途径侵入胸壁。

（一）淋巴途径

淋巴途径是胸壁结核最常见的感染方式，结核杆菌从肺或胸膜的原发灶经胸膜淋巴管侵至胸骨旁、胸椎旁和肋间等胸壁淋巴结，然后再穿破淋巴结侵入胸壁其他组织，形成结核性脓肿。脓液由胸壁深部组织穿透肋间肌至胸壁浅层组织，在肋间肌内外各有一个脓腔，两腔之间有潜在的窦道,形成所谓的"哑铃状"脓肿。由于重力的作用,脓液逐渐向外、向内坠积,在侧胸壁或上腹壁形成一个无痛性肿块,其局部皮肤的色泽无明显改变。

（二）直接蔓延

表浅的肺或胸膜结核病灶可直接破坏壁层胸膜,蔓延至胸壁各层组织。结核性脓肿伴有肋骨破坏多半是感染直接浸润引起。

（三）血行播散

结核杆菌经血循环进入肋骨或胸骨骨髓腔,引起结核性骨髓炎,再穿破骨皮质形成脓肿,这种途径比较少见。

## 二、诊断

（一）临床表现

1. 胸壁结核的患者全身症状一般不明显,部分患者出现结核中毒症状,如低热、乏力、盗汗、消瘦等。

2. 胸壁出现无痛性半球状隆起,基底固定,稍韧硬,无波动,边界常不甚明确,无明显压痛,局部皮肤正常。

3. 当有继发感染时,肿物增大并变软,局部皮肤红肿变薄,压痛,伴有波动感。

4. 脓肿破溃后常排出混浊、水样脓液,可有干酪样组织,形成溃疡或窦道经久不愈。

（二）X 线检查

可见胸壁软组织阴影和肋骨或胸骨侵蚀,但部分患者可无此现象,故 X 线检查阴性并不能排除胸壁结核之诊断。胸片发现有活动性肺内或胸膜病灶,有助于胸壁结核的诊断。

（三）脓肿穿刺检查

穿刺部位应在脓肿的上部分,针尖穿透皮肤后再平行潜行少许进脓腔。避免因穿刺形成窦道或引起混合感染。穿刺常可抽出无臭稀薄的黄白色脓液或干酪样物,涂片检查发现抗酸杆菌,即可确诊,但细菌学检查结核菌常为阴性。若已发生慢性窦道或溃疡,则可施行活检明确诊断。

## 三、鉴别诊断

（一）胸椎结核形成的椎旁脓肿

对发生在脊柱旁或侧胸壁的胸壁结核,需要与胸椎结核形成的椎旁脓肿相鉴别。胸椎结核在形成椎旁脓肿后,可经肋骨横突间隙向背部延伸,或沿肋间神经血管束流向肋间远端,在脊柱旁或侧胸壁形成脓肿。鉴别要点是拍胸椎 X 线正侧位片或胸部 MRI,后者可发现胸椎有椎体破坏性改变。

（二）化脓性胸壁脓肿

当胸壁结核脓肿伴混合感染时,需要与化脓性胸壁脓肿,包括化脓性肋骨或胸骨骨髓炎相鉴别。后者的特点是起病较急,病程短,全身和局部反应均较明显。化脓性肋骨或胸骨骨髓炎者,发病前往往有外伤史,有寒战、高热。数天后若形成骨膜下脓肿,局部压痛明显。脓肿穿破后形成深部软组织脓肿,此时疼痛反可减轻,但局部红、肿、热、痛等炎症反应更加典型。接受抗生素治疗的病例,可以在 1 个月左右才出现 X 线表现,显示骨髓炎改变,若见死骨形成,则可确诊。CT 检查可较早发现骨膜下脓肿。对于鉴别诊断有困难者,最后需要病理活组织检查才能确诊。

（三）胸壁放线菌病

放线菌病为一慢性、化脓性病变。病程早期，病变位于肺门或肺底部，随后累及胸膜、胸膜外组织和胸壁。肿块坚硬，有多发性窦道和脓液中有"硫磺色颗粒"，可与胸壁结核相鉴别。

（四）胸壁肿瘤

当深部结核性脓肿时，波动不明显，需要与胸壁肿瘤相鉴别。特别是胸壁血管瘤按之亦有波动感。穿刺可以鉴别。

（五）乳房结核

乳房结核在发病数月后，肿块软化可形成寒性脓肿，这时容易与胸壁结核相混淆。鉴别要点是：乳房结核病变多局限在乳房内，极少侵入胸肌内和肋间隙，一旦脓肿形成后，皮肤极易溃破形成窦道。

## 四、治疗

胸壁结核的治疗包括抗结核治疗、局部治疗和手术治疗三个方面。

（一）抗结核治疗

早期、联合、适量、规则、全程合理应用抗结核药是基本的治疗原则。对于活动性结核的患者，建议 4 种抗结核药物联合应用：异烟肼（雷米封）0.3～0.4g 溶于 5％ 葡萄糖注射液 500mL 中，静脉滴注，每日 1 次；肌内注射链霉素 0.75g/d；口服利福平 0.3g/d，吡嗪酰胺片 1.0～1.5g/d，口服药均清晨空腹顿服。同时应加强营养、休息，改善全身一般情况。

（二）局部治疗

局部治疗包括穿刺抽脓和切开引流。

1. 穿刺抽脓 适合于病灶较小或年老体弱者，在全身治疗的同时，对局部病灶做穿刺抽脓，注入链霉素 0.5～1.0g，并加压包扎，每 2～3d 重复 1 次，有少部分患者可获治愈。

2. 切开引流 胸壁结核若合并细菌感染时，宜早期切开引流后根据药敏选用抗生素。若无混合感染，不应切开引流，除非脓肿形成而又拒绝接受胸壁结核病灶清除术的患者。切开引流的位置应在脓肿的较低位，刮除坏死组织，脓腔内置抗结核药物纱条。脓肿切开引流虽有助于减轻急性感染或结核中毒症状，但常使伤口形成经久不愈的慢性窦道或病灶复发，故一般不宜采用。

（三）手术治疗

对多数胸壁结核的患者，接受胸壁结核病灶清除术是治疗的主要手段。有继发感染者，应首先控制急性炎症，待感染消退后再做病灶清除术。对于寒性脓肿较大、胸壁组织破坏广泛或窦道溃烂已经形成的患者，可在正规抗结核治疗 1 个月及原发病灶稳定、胸壁病变好转时进行手术。

手术注意事项有以下几方面。

1. 手术一般在全麻、气管插管下施行。沿脓肿长轴做皮肤切口；有瘘口时做皮肤梭形切口，切口应超过瘘口边缘 2～3cm，切除瘘口周围皮肤及其瘘口。

2. 沿脓肿壁外周游离直抵脓腔底部，整块地切除脓肿，尽可能不要过早地切入脓腔。若脓腔已溃破，则吸尽脓液、刮除干酪样组织，清除病变坏死组织。

3. 彻底清除病灶是手术成败的决定因素。根据肉眼观察，或利用探针在脓腔底部仔细寻找窦道。有时两个脓腔通过窦道相通呈哑铃状,也有一个脓腔发出多个窦道,术中必须细心寻找所有窦道以及肋骨下的深部脓腔,防止遗漏而复发。

4.探明脓腔的范围后,切除脓腔外壁的肋骨以及脓腔上下缘的部分肋骨,被切除的肋骨前后两端均应超过脓腔 3cm,敞开脓腔,病灶清除后使手术野创腔呈蝶形。若切除脓腔壁困难,则刮除腔内干酪样物,搔刮脓腔壁直至见到健康组织为止,彻底止血后,创面涂擦 3%碘酊,75%酒精脱碘。

5.有时胸壁结核病变与肺及胸膜病变相通,为防止复发,术中通常需要进胸清除肺及胸膜病变。

6.用 5%碳酸氢钠溶液冲洗伤口,并将链霉素 2~4g 撒入脓腔底部。游离临近带蒂肌瓣时要充分保留血运,两侧肌瓣交叉重叠填塞残腔。如残腔过大两侧肌瓣可直接与脓腔底部缝合,以避免张力过大。常可供选择的肌肉有胸大肌和背阔肌。此外肋骨断端也要用肋间肌缝合包埋,与脓腔隔绝,防止感染形成骨髓炎。在原脓腔底与肌瓣之间放置橡皮引流管剖开的引流片,在皮肤切口下方另作切口引出。逐层缝合,妥善加压包扎。

7.橡皮引流管不可一次拔除,而应从术后第 3d 开始,每天拔除 1cm 左右,至术后第 7d 完全拔除,以免过早拔除引流管,导致残腔内积液而影响愈合或引起复发。术后一旦发现组织间隙出现积液,立即穿刺抽尽。

8.加压包扎有利于胸壁组织与脓腔的贴合,消灭脓腔,减少渗液,因此对胸壁结核病灶清除术极为重要。在术后 2 周拆除皮肤缝线后应连续加压包扎 4 周。

9.术后继续严格抗结核治疗 9~12 个月。

(郭海华)

# 第三节　胸壁畸形

胸壁畸形主要包括先天性胸壁畸形和外伤、手术引起的胸壁畸形,本章只讨论先天性胸壁畸形。

## 一、漏斗胸

漏斗胸是指胸骨、肋软骨和部分肋骨向脊柱方向凹陷,形成漏斗状畸形。一般胸骨柄和第 1、2 肋软骨正常。

(一)流行病学

漏斗胸的发病率约为每 300~400 个存活新生儿中有一个发病。80%~86%的患者在 1 岁以内被发现,青春期后才发现的不到约 37%的患者有家族史。合并其他先天性畸形者占 10%。男女比例为(3~4):1。

(二)病因和发病机制

漏斗胸的病因尚不清楚,一般认为是下胸部肋骨和肋软骨发育过度,挤压胸骨向后移位形成的,也有人认为是膈肌胸骨部发育不良,向后牵拉胸骨所致。胸骨、肋软骨和部分肋骨向脊柱方向凹陷,使胸骨和脊柱之间的间隙大为减少,胸腔与纵隔内的脏器受到压迫,影响其心肺功能。患者膈肌明显下降,肺活量随之下降。

（三）临床表现

漏斗胸较轻者可无明显症状，变形较重者可压迫心肺，产生呼吸循环症状，并可影响患儿生长发育。主要表现为胸部漏斗状畸形，肺活量减少，残气量增加，反复出现呼吸道感染症状和活动后心慌、气短，甚至出现心前区疼痛。症状多随年龄的增长而加重。学龄前畸形多对称，心肺功能影响不重。随年龄增加畸形逐渐加重，多为不对称，常有轻度驼背、腹部凸出等特殊体形，给患者带来严重的精神创伤。漏斗胸患者可伴有左肺发育不良或缺如，也可合并左侧缺肢畸形。

（四）实验室检查和特殊检查

1. 胸部 X 线片和 CT 检查可清楚地显示胸壁凹陷程度及心脏移位情况。由于心脏受压向左移位，胸部 X 线片显示心脏右缘与脊柱平齐。侧位片示胸骨体凹陷，胸骨与脊椎间距明显缩小，严重者几乎接触。膈肌下降，活动减少。手术后可见上述畸形恢复情况。

2. 由于心脏左移和右心室受压，心电图可见 $V_1$ 导联的 P 波倒置或双向，QRS 波呈 rSR 型，T 波倒置，也可有右束支传导阻滞。经及时治疗，心脏复位后，心电图改变可逐渐恢复正常。

3. 呼吸功能检查可表现肺活量减少，残气量增加，小气道通气受阻。手术后限制性通气功能障碍可消失。

4. 超声心动图检查可见射血分数和左室短轴缩短率较正常儿童明显偏低。

5. 心导管检查可描记到右室压力在舒张期斜坡和平台，类似缩窄性心包炎。心血管造影显示右心受压畸形和右室流出道受阻。

（五）诊断和鉴别诊断

漏斗胸通过视诊即可做出诊断，但同时必须明确畸形程度和有无其他畸形。判定畸形程度的方法如下：

1. 盛水量测定　患者平卧位，向前胸凹陷部位注水，以所盛水的量来判定畸形程度，或用橡皮泥填满凹陷部位，将橡皮泥取下，放入盛满水的容器中，以其所排出的水量来表示畸形程度。超过 200mL 者为重度。

2. 胸脊间距测定　根据胸部侧位 X 片，胸骨凹陷最深处后缘至脊椎前缘的距离表示畸形程度。>7cm 为轻度，5～7cm 为中度，<5cm 为重度。

3. 漏斗胸指数（FI）表示法

FI＝(a×b×c)/(A×B×C)

a:漏斗胸凹陷部位纵径;b:漏斗胸凹陷部位横径;c:漏斗胸凹陷部位深度。A:胸骨的长度;B:胸廓的横径;C:胸骨角至椎体的距离。漏斗胸指数（FI）>0.3 为重度，0.3～0.2 为中度，<0.2 为轻度。

4. 体表波纹分域图利用光源和格子的投照方法，将胸壁凹陷部分的波纹等高线的图像拍下来，并将波纹等高线的间隔和数目输入计算机，计算出凹陷部位的容积，可确定漏斗胸的畸形程度及评价手术效果。

（六）治疗

研究发现，药物治疗和胸部锻炼不能减轻胸部畸形程度，因此，轻度漏斗胸无须处理，中重度均需手术治疗。手术的目的不仅仅是为了美观，主要是为了解除畸形的胸壁对心肺的压迫，纠正受损的心肺功能。由于漏斗胸畸形随年龄的增长而加重，手术应尽早进行，一般认为

3～10 岁为宜。3 岁之前有假性漏斗胸,很可能自行缓解。Haller 报道,对 4 岁幼儿做切除 5 根肋骨以上的胸壁整形手术,阻碍胸壁的生长发育,使幼儿呼吸功能减退,难以进行跑步等运动,因而认为手术最好选择在 6～8 岁以后进行。但也有人主张只要有明显的畸形,就应立即手术,不应等加重后再手术。年龄越小,畸形越轻,效果越好。学龄前进行畸形矫治,可避免心理上产生不良影响。

手术方法:漏斗胸手术方法很多,主要有两大类。

1.胸骨翻转术　将胸骨带血管蒂旋转 180°,并行适当的修剪和固定。此手术适于成年患者,手术效果满意。

(1)带血管蒂胸骨翻转术:胸腹正中切口,将胸大肌向两侧游离,显露凹陷的胸骨及两侧畸形的肋软骨,并沿腹直肌外缘游离腹直肌至脐水平。切开肋弓下缘,游离胸骨和肋软骨内面的胸膜。在肋软骨骨膜下,切断两侧所有畸形的肋软骨,切线由前内向后外斜行,通常包括第 7 至第 3 肋软骨和肋间肌。彻底游离胸骨后组织,切断附着于胸骨体两侧缘的肋间肌束和附着于肋软骨和剑突上的腹直肌。在胸骨上段,第 2 肋间水平游离出约 10cm 胸廓内动脉,用线锯横断胸骨。将胸骨左右翻转 180°,检查双侧乳内动脉及腹壁动脉血供情况,应避免有张力,至少保证一侧动脉通畅供血。将两侧相对应的肋软骨修整固定。如胸骨过度凸起,也应修整剪平,并将横断处缝合固定。胸骨后放置闭式引流管,缝合胸大肌,皮下组织和皮肤。本法术中不切断乳内动脉和腹直肌,胸骨翻转后血运丰富,术后胸壁稳定,无反常呼吸,患者可早日下床活动,畸形纠正效果满意。

有些学者报道,在横断胸骨前,先游离并切断胸廓内动脉,只保留腹直肌蒂作为胸骨的血液供应,或在剑突水平,切断乳内动脉与腹壁动脉的交通,只保留上下一端血管供血,也可取得同样效果。胸部扁平的患者,将翻转后的胸骨上端切成斜面,重叠缝合于胸骨柄上,部分过长的肋软骨也重叠缝合,术后可获得更满意的胸廓外形。

(2)无蒂胸骨翻转术:采取胸骨正中或双乳下横切口,切开畸形肋软骨的骨膜,切断肋软骨,将肋软骨和胸骨从骨膜下剥出。从畸形开始处将胸骨切断,切除过长的肋软骨,用抗生素溶液冲洗后,翻转 180°缝于胸骨和肋骨上。

胸骨翻转术适用于已骨化的患者,其优点是不需要异物支撑,合乎生理,缺点是可能造成胸骨坏死,创伤大。注意在剥离肋软骨骨膜时,应轻柔操作,剥离充分。肋软骨骨膜、肋骨骨膜、肋间肌应保持完整,尽量不要损伤肋间血管和胸廓内动脉,胸骨翻转后将肋软骨骨膜、肋骨骨膜、肋间肌包绕缝合在翻转骨瓣和肋骨、肋软骨前端。

2.胸骨抬举术　将肋软骨适当修剪,使下陷的胸骨抬高,手术简单,适用于下陷较平的患者。

(1)肋骨成型术:单侧较深而胸骨无畸形的漏斗胸,可行肋骨成型术。从中线向患侧做一曲线切口,骨膜下将畸形的肋骨和肋软骨解剖出来,在肋骨和肋软骨做多个横行切口,用巾钳将肋软骨向前上方牵拉,使向前下方斜行的肋骨上移到正常的肋骨走行位置,切除过长畸形的肋软骨,缝合固定两侧相应的肋软骨断端。由于两侧肋软骨向上牵拉合力,可将凹陷的胸骨拉起保持上举前挺的位置。本式适用于骨质较为柔软的小儿患者。

(2)胸骨抬高术:骨膜下切断全部畸形的肋软骨,通常是 3～6 根,左右两侧分别进行。年龄较大的患者,肋软骨外端要切至肋骨骨质。切断附着于胸骨下部肋软骨的腹直肌肌束,游离出剑突,剪断与胸骨相连部分,将胸膜推向两侧,切断相应的肋间肌束,使胸骨自第 2 肋骨以下完全游离。将胸骨向下凹陷开始处两侧的正常肋软骨，通常是第3肋软骨，距胸骨外缘2cm处，骨膜下由内前向外后斜行切断。抬起胸骨，使此肋软骨胸骨端位于肋骨端前面，并缝合固定。杠杆作用使胸骨上抬，如矫正满意，则固定即可。如矫正不满意，可于第2肋骨水平将胸骨后壁横向截骨或前壁楔形截骨，在横向截骨处嵌入肋软骨片，并缝合固定，使胸骨抬高至适当水平。将肋间肌、胸大肌、胸筋膜和腹直肌缝合在胸骨上，缝合皮肤。为了更好地固定胸骨，有人用克氏针或其他金属支架，将胸骨固定于第3或第4肋骨上，使胸骨固定更加牢靠，杜绝了术后发生反常呼吸。此方法需再次手术取出金属材料。

（3）不对称漏斗胸胸骨肋骨抬举术：不对称漏斗胸胸骨向右旋转，右前胸壁凹陷，普通胸骨抬高术不能矫正，具体操作如下：骨膜下切断畸形的肋软骨、肋间肌和剑突，使胸骨体游离。胸骨柄行斜性楔形切开，将胸骨体扭转并抬高到正常位置并缝合固定。胸骨旁两侧畸形开始处肋软骨斜行切断，胸骨端重叠在肋骨端前缝合固定，保持胸骨抬高位置。如右前胸壁凹陷较深，右侧肋软骨低于左侧，可在右侧肋软骨断端之间垫入软骨块，再用合成缝线缝合。如胸骨重度旋转，可在胸骨柄楔形截骨下方，再做一楔形切开，缝合固定后可使胸骨进一步回转至正常位置。

3. 钛合金板　近年来，国外多用钛合金板代替克氏针将胸骨固定于正常位置，与克氏针相比，钛合金板有许多优越性：①能透过X线。②不影响MRI检查。③通过机场安全检查时，不引起金属探测器报警。④弹性好，不容易移位。⑤有很好的依从性和组织相容性，避免了使用克氏针对患者术后的生活的限制。钛合金板正逐渐成为漏斗胸矫正手术首选材料。生物可吸收网也被用于进行胸骨固定，效果良好，避免了术后因胸骨固定不良，造成的胸骨移位和疼痛，并对重建胸壁和上腹壁有重要作用。Marlex网也是很好的固定胸骨的用品。

4. 胸腔镜　胸腔镜的发展给漏斗胸矫正手术带来了革命性的变化，很大程度上减小了手术创伤。1997年Nuss首次报道此手术，常规麻醉后，两侧锁骨中线切口，乳头水平经胸肌至胸腔打一隧道，胸腔镜下将弯曲的钢条凹面向前穿过胸骨后方，到达另一侧穿出。翻转钢条，使其凹面向后，将胸骨抬起，畸形被矫正。用钢丝将钢条固定于两侧肋骨后面。手术安全，创伤小，并发症少，受到患者和医生的欢迎。

（七）预后

漏斗胸矫形手术术后并发症极少且轻微，在5%～8%，包括气胸、血胸、心包炎和心包积液、伤口感染、胸骨或克氏针移位以及心血管并发症，其中气胸最为常见。微创手术后有发生脊柱侧弯者。胸骨翻转术最严重的并发症是胸骨缺血坏死和切口感染，胸骨抬举术最重的并发症是术后复发，往往发生于多年以后，通常为身体瘦长，肌肉发育较差者。Shamberger和Welch报道704例漏斗胸矫形手术，术后复发40例，占5.7%。

导致复发的原因是：①上举胸骨缺乏有效固定，自体肋骨固定不够，金属支架断裂或过早取出。②年龄越小，肋骨切除越广泛，复发率越高。肋骨肋软骨交界处纤维化，形成瘢痕阻碍胸壁发育，造成胸骨周围带状狭窄，影响肺功能。

预防术后复发要点：①漏斗胸矫形手术，年龄应在6～8岁以后。②严格掌握手术范围，肋软骨切除每侧不超过4根，长度不超过2.5cm，尽量保留肋软骨骨膜，肋骨膜和肋间肌。③术后体育锻炼，改变体形姿势。

## 二、鸡胸

鸡胸为胸骨向前突出，两侧肋软骨凹陷形成的畸形，因类似鸡胸而得名。90％为对称性，即胸骨向前突出，两侧肋软骨对称性凹陷。9％为不对称性，即一侧肋软骨向前突出，另一侧正常，胸骨正常或倾斜。1％为胸骨柄畸形，累及胸骨的骨性连接，造成胸骨柄突出和胸骨体下陷。

（一）流行病学

鸡胸好发于儿童，一半以上发生于 11 岁以后，发生率为漏斗胸的 10％～20％，男孩明显多于女孩，26％的患者有家族史，12％的患者伴有脊柱侧弯。Robicsek 报道 720 例胸壁畸形，鸡胸占 22％，仅次于漏斗胸。

（二）病因和发病机制

鸡胸的病因不十分清楚，多数认为是肋软骨过度生长，挤压胸骨向前移位，胸骨下部因受膈肌的反向牵拉，使胸骨形成中央部向前突出的弓形。Brodkin 和 Chin 等认为膈肌的发育异常是鸡胸形成的主要原因。

（三）临床表现

鸡胸常无明显临床症状，多为自己或他人无意中发现。胸骨前突和脊柱后突使胸廓前后径增加，胸壁柔软性减小，限制了胸部的扩张，呼吸动度减弱，可引起慢性肺部感染。约 1/3以上患者有中度气短、乏力和胸疼，但无心肺功能严重减退表现。多数患者对自己的体形较为悲观，不同患者，畸形的情况有所不同，较常见的是胸骨下部向前突出明显，两侧肋软骨向后凹陷；有些则是胸骨柄明显前突，胸骨迅速回降，继而转向前方，形成"Z"字型畸形。有人则把鸡胸分为 4 型：胸骨弓状前凸型，胸骨非对称前凸型，胸骨柄前凸型，胸骨抬举型。

（四）实验室检查和特殊检查

胸部侧位 X 线片，可清楚显示胸骨的畸形状况，其他检查常无异常发现。

（五）诊断和鉴别诊断

一般目测即可诊断，胸部 X 线片有助于确定鸡胸的类型和有无其他胸壁畸形存在，超声心动检查可发现有无心脏畸形。

（六）治疗

严重的鸡胸即使症状不重，也应手术治疗。3 岁后即可接受手术，年龄越小，疗效越好。手术可分为胸骨翻转法和胸骨沉降法。

1.胸骨翻转法　和治疗漏斗胸手术一样，切开胸部皮肤和皮下组织，分离胸大肌，切断两侧肋软骨和胸骨，将胸骨板翻转 180°，经适当修剪后缝合固定。

2.胸骨沉降法　分离胸大肌后，软骨膜下切除畸形的肋软骨，对于极度隆起、伸长的肋软骨，要切除其全长。剩留的肋软骨骨膜要逐根缝缩，可使原来隆起的胸骨，恢复到正常位置。如仍不能平整复位，可将胸骨横行截骨，将胸骨向后放置至适当位置固定。有时为了更好地纠正畸形，胸骨需两次截骨。对于肋软骨胸骨柄畸形，则需从第 2 肋软骨开始切除畸形的肋软骨，在胸骨前突最明显的部位，行更大范围的楔形截骨术，再将上段胸骨向后推移，同时将下段胸骨向前推移，对合骨截面，固定缝合。如遇复杂畸形，可配合胸骨斜行截骨，使胸骨向前移位并旋转。如遇剑突畸形或生长不正者，可将剑突切除。缝合皮肤前胸骨后要放置引流。畸形不对称时，对于一侧隆起的肋软骨，可逐根进行处理，先在软骨膜上做横切口，分离软骨膜后切除隆起的肋软骨,逐一缝缩剩留的肋软骨骨膜。如胸骨位置正常,只切除隆起的肋软骨即可矫正畸形。如胸骨扭转,切除隆起的肋软骨后,则需将凹陷侧胸骨横断,并将胸骨恢复到正常位置后缝合固定。如畸形侧肋软骨广泛切除,正常侧肋软骨需行小段切除,使两侧肋软骨保持平衡,以免术后胸骨左右倾斜,畸形更加严重。

所有鸡胸矫正手术在缝合软组织与皮肤前,最好先用巾钳将两侧肌肉和皮肤拉拢对合,观看胸廓外形及其表面是否光整,及早修整遗留畸形,使手术更加完美。胸腔镜技术使鸡胸矫正手术能够成为微创手术,切口小,也更加美观。

(七)预后

鸡胸矫正手术安全可靠,并发症发生率低于4%,包括气胸、伤口感染、复发及术后肺炎。再次手术者均为复杂畸形。

## 三、胸骨裂

先天性胸骨裂是一种少见的胸壁畸形,其特征是胸骨部分缺如,心脏前方失去骨骼保护,多伴有心脏异位或其他先天性心脏畸形。

(一)流行病学

不详。

(二)病因和发病机制

正常胸骨由中胚叶侧板的两侧胸骨索相互融合而成,如胚胎发育至第8周时两侧胸骨索未融合或融合不完全,则出生后表现胸骨裂。胸骨裂可以是完全的,也可以是不完全的,患者胸骨中间的裂隙被其他组织填充,心包、胸膜和膈肌完好无损。可伴有或不伴有心脏或其他畸形。

(三)临床表现

胸骨裂按裂隙的程度和部位分为上段胸骨裂、下段胸骨裂和全胸骨裂。多数胸骨裂发生于胸骨上部,亦可延伸至剑突。缺损呈“V”型或“U”型,甚至完全分裂。皮肤薄而透亮,当啼哭或做Valsava动作(用力呼气并关闭声门)时,缺损部隆起,吸气时相反。可见明显的心脏跳动。根据心脏异位的情况可分为3种:①单纯胸骨裂,不合并异位心脏,缺损区皮肤甚薄,似破裂样透亮,有时自脐孔至颈部皮肤增厚,色素沉着,如疤痕样。②胸部异位心:前胸壁无其他组织覆盖心脏,心脏暴露于胸廓之外,从胸壁的中上部膨出,一般没有心脏本身的畸形。③胸腹部异位心(Cantrell五联症):低位胸骨裂,膈肌前部缺损,心包壁层缺失,分开存在或与之连续的脐膨出,多数患者有心脏畸形。

(四)实验室检查和特殊检查

胸部X线检查可明确胸骨缺损程度,CT检查可提供胸壁软组织缺损、心脏位置等更加详细的情况,超声心动图主要检查是否合并心脏畸形。

(五)诊断和鉴别诊断

根据临床表现和胸部X线、CT检查、超声心动图等即可做出明确诊断。

(六)治疗

单纯胸骨裂提倡在新生儿期进行手术,缺损修补可不用替代材料,对“U”型缺损胸骨裂,将其尾端相连处切断,即可将分离的两半胸骨直接缝合,术后无压迫心脏、复发和愈合不良等并发症。而年龄较大的患者,直接缝合难度较大,产生心脏压迫的机会较多。有人报道行多根肋软骨斜行切断术,以延长肋软骨,减轻心脏压迫。目前多采用 Marlex 网作修补材料,并用自体肋骨劈开骨片作支撑物,手术相对简单,不对心脏产生压迫,应用其他自体移植物或合成材料修补以及切断肋弓等,均有过报道。合并异位心者,向胸腔内还纳心脏,可引起大血管阻塞,手术死亡率超过 80%,只有少数婴儿成功地施行了外科修复。手术方法有皮肤遮盖、纳入皮下隧道成型术等。此型患者多伴有先天性心脏畸形,术前应做心导管检查,如发现室间隔缺损等病变,应先做心脏修补手术,再进行胸壁修补。Cantrell 五联症患者,需用涤纶或 Marlex 网等合成材料修补,单纯用皮瓣难以成功。

(郭海华)

# 第四节　胸壁肿瘤

胸壁肿瘤一般是指胸壁深层组织的肿瘤而言,包括骨骼(胸骨、肋骨和肋软骨)肿瘤及软组织(肌肉、脂肪、神经、血管、淋巴、结缔组织等)肿瘤。皮肤、皮下组织、浅层肌肉或乳腺的肿瘤不在本节叙述之内。

胸壁肿瘤在全身肿瘤中较少见,可分为原发性和继发性,各约占 50%。原发性胸壁肿瘤中,良性较恶性多见。常见的良性肿瘤有骨软骨瘤、软骨瘤、巨细胞瘤、骨囊肿、骨纤维异常增殖症、纤维瘤、神经鞘瘤、神经纤维瘤、海绵状血管瘤等。恶性的胸壁肿瘤有软骨肉瘤、骨肉瘤、尤文(Ewing)肉瘤、浆细胞瘤、网织细胞肉瘤和骨髓瘤、纤维肉瘤、神经性肉瘤、脂肪肉瘤和血管肉瘤等。继发性肿瘤多由甲状腺、乳腺、肺、肾、前列腺、子宫等器官的恶性癌肿转移或胸膜肿瘤直接扩散所致。

## 一、临床表现和诊断

胸壁肿瘤早期可能没有明显的症状,只在体检或局部受撞击引起疼痛时才被发现,或患者发觉胸壁局部隆起或变形,或因作胸部 X 线检查时发现肋骨或胸骨有肿瘤阴影或骨质破坏。有时患者先感到胸痛,尔后方发觉胸部局部隆起或变形。

持续而严重的胸痛、肿物生长速度较快(特别年轻或婴幼儿患者)以及肿物与深部组织较固定等,都提示肿瘤可能属恶性。

当胸壁出现较固定的肿物考虑为恶性肿瘤时,应详细询问病史并做系统检查,判别是否为转移性肿瘤。除淋巴系统肿瘤外,以肺、甲状腺、乳腺或肾脏的恶性肿瘤转移至胸壁较为多见。晚期的胸壁恶性肿瘤,也可能发生他处转移,引发胸膜腔积液或血胸,患者常有体重下降、气促、贫血等全身表现。

胸部 X 线检查除可确定肿瘤系来自骨骼或是源于软组织,和初步判定骨骼肿瘤的类别之外,尚可了解胸壁肿瘤与胸膜及胸内器官或组织的关系。胸壁软组织病变是常规 X 线检查的盲区,CT 扫描无特异性但有助于定位及定性,确定范围,若局部骨结构受侵蚀,可提示恶性。Leitman 等报道,与普通胸片相比较,CT 扫描对 2/3 的病例能增添信息,其中的 1/3 病例因 CT 所见而更改治疗或手术方式。磁共振也能提供更多的信息,必要时可以采用,但不必作为常规检查。

胸壁肿瘤常需与胸壁结核、外穿性脓胸、肋骨或肋软骨畸形或变形(包括 Tietze 病)、主动脉瘤、胸内肿瘤等鉴别。除了胸壁转移性肿瘤之外,一般不主张行胸壁肿瘤活组织检查,因为有些肿瘤(如软骨肉瘤)从组织形态学上难以判明属于良性或恶性,而且活检可能引起肿瘤细胞种植或播散。肿瘤切除手术中,有时为了明确肿瘤的性质,决定切除范围,需做活组织冰冻切片检查。

## 二、常见胸壁软组织肿瘤

### (一)纤维瘤和纤维肉瘤

源于胸壁筋膜或骨膜的纤维结缔组织,多为青少年。肿瘤多呈圆形或椭圆形,质地较硬。纤维瘤虽然细胞结构上属良性,但手术切除后极易局部复发,并会出现恶性转变。纤维肉瘤具有生长较快,伴有胸痛和肿瘤表面皮肤温度较高等特点,可发生血行转移,偶见区域性淋巴结转移。由于该类肿瘤切除后极易局部复发,故手术切除范围应较彻底。对放射及化学药物治疗不敏感。

### (二)神经鞘瘤、神经纤维瘤和神经纤维肉瘤

生于肋间神经和胸壁其他神经的肿瘤。神经鞘瘤和神经纤维瘤属良性,可单发或多发,沿神经走行方向分布。如肿瘤较表浅,局部皮肤常有少量色素沉着。对单发或为数不多者,可行手术切除,分布广、体积小且数目众多的多发性神经纤维瘤病则不宜做切除术。神经纤维肉瘤增大较快,手术切除宜彻底,以防复发。

### (三)海绵状血管瘤

为成团的相互沟通的血管构成。体检时以手掌压之,瘤体会缩小,减压后又胀大。肿瘤边界多不规则且欠清晰,常延及肋间组织并突向胸内,因此手术切除时涉及范围广,应充分做好麻醉和输血等准备。

## 三、常见胸壁骨骼肿瘤

### (一)软骨瘤、骨软骨瘤和软骨肉瘤

软骨瘤多见于青年,可发生于肋骨或胸骨,肿瘤质地坚硬,呈结节样或分叶状。通常生长较缓慢,如短时间内增大较快,应考虑已恶变成软骨肉瘤。软骨瘤的患者,手术后常会局部复发,有时多次复发后,复检病理切片方发现肿瘤的某一部分有细胞分化不良现象。因此,凡软骨瘤患者手术切除时务求彻底。

骨软骨瘤多见于儿童或青年,为源自肋骨皮质的骨性突出物,瘤的顶部为一层软骨。体积较小时不引起任何症状,肿瘤突向体表时可触及局部有一骨性硬块。如出现疼痛或肿体增大较快提示有恶变可能。X线检查可见到自肋骨表面突出的半球形、结节状或指状骨质阴影,顶部有较透亮的软骨层。成年人患骨软骨瘤,应行手术将肿瘤连同一段正常肋骨一并切除,儿童患者如瘤体较小且无症状,可随诊观察,如出现疼痛或瘤体明显增大,应施行手术。

软骨肉瘤可由软骨瘤恶变而成,或开始即为软骨肉瘤,一般见于30岁以上的患者,好发于胸骨及肋骨与肋软骨交界部位,亦可发生于胸椎,常可见膨胀性骨破坏,CT显示有散在环状或弧形的或点状的瘤软骨钙化时可定性,常伴有较大的软组织肿块。肿瘤生长速度较快,源自胸骨的软骨肉瘤可向胸内发展侵犯心包及大血管,并出现纵隔压迫症状。

### (二)骨纤维异常增殖症

该病又称骨纤维性结构不良、骨纤维瘤或纤维性骨瘤。是较常见的一种肋骨良性肿瘤,病变处正常骨质为增殖的纤维组织所替代。一般无症状,但可因病变压迫肋间神经引起胸痛

或不适,有时系行胸部 X 线检查时偶然发现病变。胸部 CT 显示骨呈膨胀性改变,患处肋骨膨大,皮质变薄,内含软组织密度,边缘呈波浪形或锯齿状,内呈紊乱交错的条索状物,有时呈多房性改变,增强扫描无强化,无外侵,多位于肋骨的后段或中段,可累及一根或数根肋骨。手术切除可治愈。

(三)尤文(Ewing)肉瘤

该病是一种恶性程度较高的肿瘤,早期可有转移,多见于 25 岁以下的青少年,临床应做较全面的全身检查。临床表现为局部肿物及胸痛,常伴有发热、不适和血沉增快。X 线检查示病变处骨质破坏,有时可见特征性洋葱皮样改变—为骨膜被瘤体膨起所致。该肿瘤对放射治疗中度敏感,近年来有人采用放疗后施行手术彻底切除,取得较单纯放射治疗更好的效果。

## 四、治疗

胸壁肿瘤不论良性或恶性,在身体条件许可下,均应及早、彻底切除。少数对放射线敏感肿瘤(如尤文肉瘤、霍奇金病、淋巴肉瘤等),可行放射治疗,或外科、放射及化疗综合方法。软骨瘤、纤维瘤和某些神经源肿瘤,虽然组织病理学检查属良性,但切除手术后常易局部复发,因此切除范围应按恶性肿瘤对待。为防止手术后肿瘤复发,对恶性肿瘤和组织病理学上属于良性但有恶性行为的肿瘤,手术时务求彻底,否则复发后再次手术时常需扩大切除范围,或因肿瘤已波及胸内重要脏器而失去根治机会。做根治切除术时应将肿瘤及其周围至少 2cm 的正常组织整块切除,如为手术后复发病例,尚需包括切口瘢痕,涉及肋间组织或来自肋骨的恶性肿瘤,切除范围应包括受累处上下各 1～2 根肋骨、肋间组织和附近壁层胸膜。在显露肿瘤之后,可在它的上方或下方距其边缘约 4～5cm 处,切除 4cm 长的一小段正常肋骨,由此进入胸腔,探明肿瘤深面的大小及关系,以确定胸内受累情况,以便设计切除范围。

胸廓重建:小面积的胸壁缺损可利用局部皮肤、皮下组织、肌肉组织修补,随着组织愈合及硬化,局部的反常呼吸运动应逐渐消失;大面积胸壁骨架组织和软组织切除后,需要重建胸廓,加固胸壁,防止因胸壁软化产生反常呼吸运动。手术前应规划好初步方案,并备妥需用的物品。近年来,用人工合成物 Marlex 和 Prolene,或用多孔聚甲基丙烯酸甲酯板作为胸壁修复材料,它具有足够的坚硬度、在体内无不良反应、塑形简便、便于灭菌、能被 X 线穿透等特点,可以拉紧与胸壁缺损缝合形成稳固的胸壁支架,其外表再有血供良好的肌肉、皮下组织及皮肤覆盖,以保证创口一期愈合,防止感染,并保持胸腔呈密闭状态。胸膜腔按常规置闭式引流管。

(郭海华)

# 第十一章 胸膜疾病

## 第一节 自发性气胸

胸膜腔为脏层胸膜与壁层胸膜之间不含空气,且呈现负压的密闭腔隙。当空气进入胸膜腔造成胸腔积气状态称为气胸。气胸可分为自发性气胸、外伤性气胸和医源性气胸。

由诊断或治疗引起的气胸称医源性气胸;由胸壁直接或间接外伤引起的气胸为外伤性气胸。在没有创伤或人为的因素下出现的气胸为自发性气胸。自发性气胸可分为原发性和继发性,前者发生在无基础疾病的健康人,后者发生在有基础疾病的患者,如 COPD、肺结核等。现讨论自发性气胸。

### 一、病因与发病机制

原发性气胸多数为脏层胸膜下肺泡先天发育缺陷或炎症瘢痕形成的肺大疱引起肺表面细小气肿疱破裂所致。多见于<40 岁的瘦高体型男性、吸烟青壮年。继发性气胸常继发于肺或胸膜疾病基础上,如慢性阻塞性肺疾病、肺结核、肺尘埃沉着症(尘肺)、肺癌、肺脓肿等疾患形成肺大疱或直接损伤胸膜所致。金黄色葡萄球菌、厌氧菌、革兰阴性杆菌等引起的肺化脓性炎症破溃入胸腔,形成脓气胸。

有时胸膜上具有异位的子宫内膜,在月经期可以破裂而发生气胸,称为月经性气胸。航空、潜水作业而无适当防护措施,从高压环境忽然进入低压环境,或正压机械通气加压过高等,均可发生气胸,气压骤变、剧烈咳嗽、喷嚏、屏气或高喊大笑、举手欢呼、抬举重物等用力过度常为气胸的诱因。

### 二、临床类型

根据胸膜破口的情况及发生气胸后对胸膜腔内压力的影响,将自发性气胸分为以下几种类型。

#### (一)闭合性(单纯性)气胸

随着呼气时肺回缩及浆液渗出物的作用,脏层胸膜破口自行封闭,不再有空气进入胸膜腔。抽气后胸腔压力下降并不再回升,残余气体可自行吸收,肺逐渐完全复张。

#### (二)交通性(开放性)气胸

胸膜破口较大或脏、壁胸膜间因粘连而形成牵拉,使破口持续开放,空气在吸气和呼气时自由进出胸膜腔,使患侧胸腔压保持在零上下。此型气胸在呼吸周期中产生纵隔摆动,严重影响呼吸循环生理。

#### (三)张力性(高压性)气胸

为内科急症。胸膜破口形成活瓣,吸气时开放,呼气时破口关闭,使胸腔内气体愈积愈多,形成高压。由于胸腔内高压可使肺明显萎陷、纵隔移位、纵隔气肿、静脉回流受阻等而引起急性心肺衰竭,甚至休克。

上述三种类型气胸在病程中可以相互转变。

## 三、临床表现

（一）症状

与病情的轻重与气胸发生的缓急、肺萎缩程度、肺部基础病变及有无并发症有关。

1.胸痛　常在持重物、屏气、咳嗽、剧烈运动时发生，呈尖锐、持续性刺痛或刀割样痛，吸气时加剧。

2.呼吸困难　为气胸的典型症状，呼吸困难程度与气胸的类型、肺萎陷程度以及气胸发生前基础肺功能有密切关系。如基础肺功能良好，肺萎陷20%，患者可无明显症状；而张力性气胸或原有阻塞性肺气肿的老年人，即使肺萎陷仅10%，患者亦有明显的呼吸困难。张力性气胸者，表现出烦躁不安，因呼吸困难被迫坐起，发绀、四肢厥冷、大汗、脉搏细速、心律不齐、意识不清等呼吸循环障碍的表现；血气胸患者如失血过多会出现血压下降，甚至休克。出血与发生气胸时脏层胸膜或胸膜粘连中的血管撕裂有关。

3.刺激性干咳　由气体刺激胸膜产生。

（二）体征

呼吸增快、发绀多见于张力性气胸。主要的胸部体征包括气管健侧移位，患侧呼吸运动和语颤减弱、肋间隙饱满、叩诊呈鼓音，左侧气胸可使心脏浊音界消失，右侧气胸时肝浊音界下移，听诊呼吸音明显减弱或消失，有液气胸时可闻胸内振水音。并发纵隔气肿可在左胸骨缘闻及与心跳一致的咔嗒音或高调金属音（Hamman 征）；皮下气肿时有皮下握雪感。

气胸常见的并发症为脓气胸、血气胸、纵隔气肿、皮下气肿及呼吸衰竭等。

## 四、辅助检查

（一）X 线检查

X 线检查是诊断气胸的重要方法，能显示组织萎陷的程度、肺内病变的情况。气胸部分透亮度增加，无肺纹理，肺脏向肺门收缩，其边缘可见发线状阴影，如并发胸腔积液，可见液平面。根据 X 线检查还可判断肺压缩面积的大小。

（二）血气分析

显示 $PaO_2$ 降低；$PaCO_2$ 多为正常。呼吸加快可使 $PaCO_2$ 升高或降低。

（三）肺功能检查

急性气胸者肺萎缩>20%时，肺容量和肺活量减低，出现限制性通气功能障碍。慢性气胸主要表现为肺容量和肺活量减低，肺顺应性下降。

## 五、诊断

1.突然发生的胸痛、呼吸困难和刺激性干咳。

2.有气胸的体征。

3.X 线检查显示胸腔积气和肺萎陷。

## 六、治疗

治疗原则在于排除气体、缓解症状、促使肺复张、防止复发。

（一）一般治疗

气胸患者应绝对卧床休息，少讲话，减少肺活动，有利于破裂口愈合和气体吸收；气急、发绀者可吸氧；支气管痉挛者使用支气管扩张剂；剧烈咳嗽且痰量少者可给予可待因糖浆口服。

（二）排气治疗

排气治疗是否抽气及怎样抽气主要取决于气胸的类型和积气的多少。单纯性气胸，少量积气（肺萎陷＜20％）可继续观察，不必抽气，一般空气可自行吸收。肺萎陷＞20％或症状明显者需进行排气治疗。

1.紧急排气 张力性气胸病情严重可危及生命，必须尽快排气。张力性气胸在没有任何准备的情况下，可用小刀或粗针（以硅胶管与插入胸膜腔的针头连接）刺破胸壁，胸腔内高压气体排出体外，以挽救生命，也可用 50mL 或 100mL 注射器进行抽气。胸腔抽气常用的穿刺部位在患侧锁骨中线外侧第 2 肋间或腋前线第 4～5 肋间。

2.胸腔闭式引流术或连续负压吸引 胸腔闭式引流术适用于经反复抽气疗效不佳的气胸或张力性气胸。肺复张不满意时采用连续负压吸引。

胸腔置管部位一般与穿刺部位相同。置管应维持至肺完全复张、无气体溢出后24h，再夹管 24h，若 X 线检查未发现气胸复发方可拔管。

（三）胸膜粘连术

适用于反复发作的气胸。将化学粘连剂（如滑石粉、红霉素、四环素粉针剂）、生物刺激剂（如支气管炎菌苗、卡介苗）或 50％葡萄糖液等注入或喷撒在胸膜腔，引起无菌性变态反应性胸膜炎症，局部炎症渗出，使脏层和壁层胸膜增厚、粘连，减少其破裂的可能，从而达到防治气胸的目的。

（四）手术治疗

慢性气胸（病程＞3 个月）；反复发作的气胸；张力性气胸闭式引流失败者；双侧性气胸，尤其是同时发生者；大量血气胸；胸膜肥厚所致肺膨胀不全者；特殊类型气胸，如月经伴随气胸等；支气管胸膜瘘伴胸膜增厚者，均应考虑手术治疗。

（五）原发病及并发症的处理

治疗原发病及诱因，积极预防或处理继发的细菌感染（如脓气胸）；严重血气胸除进行抽气排液和适当输血外，应考虑开胸结扎出血的血管；严重纵隔气肿应作胸骨上窝穿刺或切开排气。

（徐新利）

# 第二节 急性化脓性胸膜炎

## 一、基本概念

（一）定义

致病微生物，包括细菌、原虫、寄生虫引起的胸膜腔急性感染，胸腔内积存有脓性渗出液，即称为急性脓胸。

（二）分类、病因及发病机制

根据病程的长短，分为急性脓胸和慢性脓胸。根据病原菌的不同分为非特异性感染性脓胸,即最常见的化脓性细菌性脓胸和特异性脓胸,如结核性脓胸。根据胸膜腔受累的范围分为局限性或包裹性脓胸与全脓胸。造成急性脓胸的致病微生物,最常见的是化脓性细菌,包括非特异性化脓菌(葡萄球菌、革兰阴性杆菌)和特异性感染细菌(结核杆菌),其他致病原还有原虫(阿米巴原虫)、寄生虫(细粒棘球绦虫、肺吸虫),均可产生急性胸膜腔化脓性感染。

胸膜腔感染多来源于身体其他部位的感染灶,常见的感染来源有以下几种。

1.肺组织化脓性感染病灶,如大叶性肺炎、支气管炎、肺脓肿。

2.胸部外伤,如刀刺伤、弹片伤,胸部开放性损伤以及食管、气管损伤。

3.继发于胸部手术,如食管切除吻合口瘘,肺切除后支气管胸膜瘘。

4.全身脓毒败血症,血行性感染。

5.邻近脏器感染灶侵破胸膜,如化脓性心包炎、膈下脓肿、化脓性纵隔炎等。致病菌进入胸膜腔的途径,一般经破损的胸壁、肺、食管侵入胸腔,有的经淋巴或血循环侵入胸膜腔,有的系纵隔、膈下感染直接或经横膈累及胸膜腔。

(三)病理改变

急性脓胸的病理改变主要为渗出,胸膜感染后,出现充血、水肿和渗出,渗出液为浆液性,内含白细胞和纤维蛋白。随炎症进展,渗出增多,白细胞坏死和纤维蛋白逐渐形成脓细胞,产生胸膜腔内积脓。急性脓胸脓液产生速度很快,短期内大量脓液可占据一侧整个胸膜腔,称为全脓胸。当脓液产生较少或胸膜腔感染较为局限时,脓液被限制于某一范围,称为局限性或包裹性脓胸。脓液的性质和胸液量多少与致病菌类型有关,肺炎双球菌产生的脓液较稠厚,含有多量纤维素,容易发生广泛粘连。溶血型链球菌产生的脓液稀薄,纤维素含量较少,胸膜腔粘连较轻,不易局限。葡萄球菌产生的脓液最为黏稠,含大量纤维素,胸膜腔粘连快而重,并容易分隔形成多房性脓腔。大肠杆菌和变形杆菌产生脓液稀薄而有恶臭味,脓液较稀不易局限包裹。

(四)转归

急性脓胸经有效抗生素治疗,胸膜腔内脓液被及时有效穿刺或引流排出,炎症逐渐消退吸收,胸膜腔内遗留胸膜粘连、增厚。当急性脓胸未得到有效及时处理时,急性脓胸经过纤维化和机化过程,转变为慢性脓胸。

## 二、临床表现

急性脓胸的临床症状是发热、胸痛、咳嗽、气短和呼吸困难。发热可为弛张热或高热。胸痛特点为憋闷性痛,或撕裂样痛,深呼吸或活动使疼痛加剧。胸腔积液较多可致胸闷气短,大量积液可致呼吸困难。此外,可有全身乏力、食欲缺乏等。体格检查可发现胸内积液体征,包括肋间隙增宽,叩诊浊音,听诊呼吸音减弱或消失。

## 三、诊断

1.典型的病史、临床症状和体征。

2.胸部影像学检查,可见胸部大片模糊阴影。直立时可见下胸部 S 形线,有时脓腔内可见气液平。局限性脓胸可包裹在侧胸壁、肺叶间裂、膈肌上或纵隔面。

3.胸腔穿刺抽出脓液可明确诊断,注意脓液的外观、性状、颜色、有无臭味等,并送脓液进行细菌学检查、培养和药物敏感度试验。

## 四、治疗

（一）治疗原则

控制感染,引流脓液,促使受压的肺组织尽早复张。

（二）治疗方法

1.控制胸膜腔内感染　根据脓液性质、细菌培养和药敏试验的结果,选择有效抗生素治疗,控制全身及局部感染,同时给予全身支持疗法和对症处理。

2.胸腔穿刺抽液　脓胸早期,脓液稀薄,尚未形成包裹,可施行胸腔穿刺排脓术,彻底排净胸内脓液。根据体征、胸部 X 线平片或超声定位,在脓腔最低处进行穿刺抽脓。尽量将脓液排净。抽毕向胸内注入抗菌药物,脓液送检查。脓液稀薄、经抽吸后脓液量减少,肺逐步扩张者,多能自愈。如果穿刺1~2次后症状无好转,肺扩张不佳,渗出量不减少,应改用更有效的引流措施。

3.肋间插管闭式引流术　急性脓胸脓液黏稠,穿刺不容易抽出,或脓液产生迅速,单纯穿刺效果不佳,需行肋间插管闭式引流。定位同胸腔穿刺。若急性脓胸内已分隔形成多房性脓腔,需行肋骨床引流。

4.肋骨床胸腔引流　又称部分肋骨切除闭式引流术、开胸纤维素清除术。适于肋间插管引流不畅,胸腔内分隔成多房的纤维索性脓胸。主要特点是切除一段肋骨,经肋骨床切开增厚胸膜,手指钝性分离胸内粘连,清除沉积物和脓液,用吸引器头搔刮清除胸膜面纤维素层,温盐水反复清洗,最后插入粗引流管接水封瓶引流。

（徐新利）

# 第三节　慢性脓胸

慢性脓胸和急性脓胸的区别并不是明确的时间界限,其病理特征是:脏、壁胸膜纤维性增厚;脓腔壁坚厚,肺不能膨胀;壁胸膜增厚的纤维板使肋骨聚拢,肋间隙变窄,胸廓塌陷。

慢性脓胸形成的主要原因有:①急性脓胸就诊太晚,未能及时治疗,逐渐进入慢性期。②急性脓胸处理不当,如引流不及时、引流不畅或拔管过早。③合并支气管或食管瘘未能及时处理,胸膜腔受到持续感染。④脓胸内有异物存留,引起反复感染。⑤胸膜腔毗邻器官的慢性感染病灶,如膈下脓肿、肋骨骨髓炎等,未能控制与清除。⑥特异性病原菌感染,如结核菌、放线菌等慢性炎症所致的纤维层增厚,肺膨胀不全,使脓腔长期存在。

## 一、临床表现与诊断

慢性全身中毒症状,包括长期低热、乏力、食欲减退、消瘦、贫血和低蛋白血症,局部症状,包括胸闷气短、咳嗽、咯脓痰。查体呈慢性消耗病容,患侧呼吸运动减弱,胸壁塌陷,肋间隙变窄,叩诊呈实音,听诊呼吸音减弱或消失。晚期可见杵状指（趾）。胸部 X 线检查显示患侧胸膜增厚,肋间隙变窄,纵隔向患侧移位,膈肌抬高。脓腔造影可明确脓腔部位、大小、有无支气管胸膜瘘,有利于拟定治疗方案。胸部 CT、MRI 检查不仅有助于诊断,同时可明确胸内有无其他病变。

## 二、治疗

慢性脓胸均需手术治疗。其治疗原则有：①改善全身情况，加强营养。②消除感染源及致病因素。③手术闭合脓腔，尽量保存与恢复肺功能。

慢性脓胸常用的手术治疗方法：①改进胸腔引流。②胸膜纤维板剥脱术。③胸廓成形术。④胸膜肺切除术。各有其适应证，也可综合应用。

(一)改进胸腔引流

针对引流不畅的原因，合理调整原有引流管的位置、口径、深浅等，以利于脓腔充分引流，减轻中毒症状，缩小脓腔，肺得到最大限度膨胀。部分患者可获得痊愈。同时也为以后进行根治手术创造有利条件。

(二)胸膜纤维板剥脱术

是治疗慢性脓胸较为理想的手术方式，适用于慢性脓胸早期，肺内无严重病变，术后肺能重新膨胀者。手术剥除脓腔壁层和脏层胸膜上纤维板，使肺复张，消灭脓腔，使肺功能及胸廓运动得以改善(图11—1)。若肺内有广泛破坏性病变、结核空洞或支气管扩张，则不宜施行此手术。

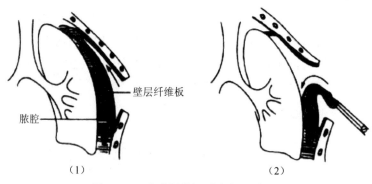

图11—1　胸膜纤维板剥除术(示意图)
(1)剥脱壁层纤维板；(2)剥除脏层纤维板

(三)胸廓成形术

适用于慢性脓胸晚期，肺组织严重纤维性变而不能复张；或肺有广泛结核性病变，不宜使肺扩张者。手术刮除脏层纤维板上肉芽组织和坏死组织，切除脓腔外侧壁增厚的胸膜壁层纤维板及相应的肋骨，使剩留的胸壁软组织塌陷与内侧壁对合以及利用邻近带蒂肌瓣充填或移植带蒂大网膜堵瘘填腔，达到消灭脓腔的目的。术后妥善加压包扎。儿童不宜施行此手术，以免日后造成严重胸廓畸形。

(四)胸膜肺切除术

适用于慢性脓胸合并肺内严重病变者，如支气管扩张症、结核性空洞、支气管胸膜瘘等，其他手术难以根治。手术将脓腔及病肺一并切除。此种手术创伤大、出血多、技术难度大，应严格掌握手术适应证。

(徐新利)

# 第四节　结核性胸膜炎

结核性胸膜炎是机体处于高敏感状态时,对结核杆菌及其代谢产物出现高度反应所致的胸膜炎症,是原发感染或继发感染结核而累及胸膜的结果,为肺结核的一种类型。临床上主要表现为发热、胸痛、呼吸困难、胸膜摩擦音及胸腔积液征。

## 一、病因和发病机制

本病是由结核杆菌侵犯胸膜所致,结核杆菌到达胸膜的途径有以下几种:①肺门淋巴结结核的结核杆菌循淋巴管逆流至胸膜。②肺部结核病灶直接蔓延到胸膜。③血行播散型肺结核经血液循环到达胸膜。本病多见于继发性肺结核患者,结核性胸膜炎的发生一方面是胸膜对结核杆菌及其代谢产物的变态反应,另一方面是结核杆菌直接感染胸膜的结果,50％的患者胸膜上有典型的结核病变。

## 二、病理

早期可见胸膜充血、水肿,表面有纤维蛋白渗出,使胸膜粗糙,两层胸膜在呼吸时相对运动而出现胸痛及胸膜摩擦音,称为干性胸膜炎。随病情进展,胸膜毛细血管通透性明显增加,浆液渗出,形成胸腔积液,称为渗出性胸膜炎。积液量较多时可压迫肺组织影响气体交换,出现呼吸困难。如治疗不及时或治疗不当,大量纤维蛋白沉积导致胸膜粘连、肥厚、纤维化或形成包裹性积液,出现胸廓变形。叶间胸膜受到炎症累及时可出现叶间积液。

## 三、临床表现

常发生于儿童或 40 岁以下青壮年,女性较多见。起病常较急,也可较缓。常有低热、盗汗、消瘦等结核中毒症状。

### (一)干性胸膜炎

胸痛为主要症状,多位于胸廓运动幅度最大的腋前线或腋后线下方。病变累及膈肌时疼痛可放射到上腹区。胸部剧痛,呈针刺样,在深呼吸及咳嗽时加剧,患侧卧位可使疼痛减轻。体检可有胸壁局限性压痛,患侧呼吸运动减弱,呼吸音减低,部分患者可在患侧下胸部触及胸膜摩擦感。听诊闻及胸膜摩擦音具有重要诊断价值。

### (二)渗出性结核性胸膜炎

以气急为主。在胸腔积液量较少时因积液刺激可有干咳及明显胸痛,随积液量的增多,胸痛逐渐消失,并逐渐出现愈来愈重的呼吸困难,急性大量积液时可有端坐呼吸、发绀。体检时可见患侧胸廓饱满,呼吸运动减弱,语颤减弱,呼吸音消失,气管及纵隔被推向健侧等典型胸腔积液征。

## 四、实验室和其他检查

### (一)胸部 X 线检查
是发现渗出性胸膜炎的重要手段。

（二）胸腔积液检查

是明确病因、积液性质、确定诊断的重要手段。结核性胸膜炎积液为渗出液，外观呈草黄色，透明或稍浑浊，呈毛玻璃状，个别患者积液呈血性，相对密度（比重）大于 1.018，蛋白定量大于 30g/L，pH 多小于 7.3。显微镜检查有核细胞数在 $500 \times 10^6$/L 以上，早期以中性粒细胞为主，随后则以淋巴细胞为主。慢性胸膜炎患者少数可见嗜酸性粒细胞增多；结核性脓胸患者积液中白细胞计数可高达 $(10 \sim 15) \times 10^6$/L，其中以中性粒细胞居多。积液酶学检查常有腺苷脱氨酶（ADA）活性明显升高（可高达 100U/L），积液经离心沉淀后涂片做抗酸染色，镜检可找到结核杆菌，但阳性率较低，采用 PCR 技术检测可提高阳性率。部分患者积液结核杆菌培养可获得阳性结果。

（三）超声检查

对诊断胸腔积液的准确率高，有助于明确积液的部位，可提供较准确的穿刺部位和深度，同时可鉴别胸膜肥厚和实质性病变。

（四）其他

胸部 CT 检查既能显示胸腔积液，还能进一步显示胸壁、胸膜、肺部、纵隔的情况，还可推测病变的性质；胸膜活检可发现结核结节、干酪样坏死以及类上皮细胞等；结核菌素试验多呈强阳性。血液检查早期白细胞计数可增多或正常，以中性粒细胞为主，后期白细胞计数正常，淋巴细胞比例偏高。血沉增快。

## 五、诊断和鉴别诊断

（一）诊断

依据起病急，有结核中毒症状以及胸痛、胸闷、喜患侧卧位，体检有胸膜摩擦音或胸腔积液体征，X 线检查和超声检查有胸腔积液征象，胸腔积液符合渗出液特征，结核菌素试验呈强阳性等，可考虑为结核性胸膜炎。积液 ADA 检测可提高本病诊断的准确性。胸膜活检病理学检查有结核的病理改变或积液细菌学检查发现结核杆菌可确诊本病。

（二）鉴别诊断

本病在临床上需与以下疾病相鉴别。

1. 恶性胸腔积液　癌性胸腔积液多为肺癌、乳腺癌转移至胸膜所致。其特点如下：①发病年龄大。②一般有原发病症状体征。③胸腔积液多呈血性（占 90%），抽液后生长迅速。④胸腔积液特点：pH>7.40，ADA<45U/L，CEA>20μg/L，LDH>500U/L，可查到癌细胞。

2. 心力衰竭、肝硬化、肾病综合征、缩窄性心包炎等引起的胸腔积液　以上疾病均有各自原发病的特征，更为重要的是其胸腔积液常规为漏出液，此点在鉴别诊断中非常重要。

## 六、治疗

1. 抗结核化学药物治疗。

2. 胸腔穿刺抽液　中等量以上积液应及时穿刺放液，使肺尽早复张，纵隔复位，减少纤维素沉积，防止因胸膜增厚粘连而影响肺功能。大量胸腔积液每周可抽液 2～3 次，每次抽液量不宜超过 1000mL，抽液不宜过快过多，否则胸腔压力骤降有发生复张性肺水肿及循环障碍的危险。穿刺抽液过程中应注意观察患者情况以及血压、脉搏等,如出现头晕、面色苍白、冷汗、心悸、脉搏细数、四肢发凉等"胸膜反应"表现时,应立即停止抽液,并使患者平卧,密切观察生命体征变化,必要时肌内注射可拉明 0.375g 或皮下注射 0.1％肾上腺素 0.5mL。

3. 糖皮质激素的应用　在有效抗结核治疗的基础上,应用糖皮质激素可降低炎症反应,减轻结核中毒症状,加快胸腔积液吸收或缩短胸腔积液吸收的时间,减少胸膜增厚以及粘连的机会。但糖皮质激素有抑制免疫的作用,可导致结核播散,故必须慎重应用。一般用泼尼松 10mg,3/d 口服,在体温恢复正常、结核毒性症状减轻或消退、胸腔积液明显减少时,每周减量 2.5～5mg,一般疗程 4～6 周。停药速度不宜过快,否则易出现反跳现象。

4. 一般治疗　应注意休息、加强营养,增强抵抗力。干性胸膜炎患者胸痛明显时应给予对症处理。结核性胸膜炎患者在经合理抗结核药物治疗后,应每年做 X 线检查 1 次,随访 4～5 年。

(徐新利)

# 第五节　乳糜胸

乳糜胸于 1933 年首次由 Bartolet 报告,临床上虽不常见,但随着胸腔手术的增加,这一疾病更为常见。但随着现代诊断和治疗水平的不断提高,乳糜胸患者的病死率已下降到 10％以下。

## 一、定义

由于胸导管或其分支的损伤及病变造成乳糜在胸膜腔内积聚,称为乳糜胸。胸导管经膈肌主动脉裂孔进入后纵隔右侧上行于主动脉和奇静脉之间,于第 5 胸椎水平走向脊柱左侧。该管沿食管的左缘上行至第 1 胸椎水平汇入左颈内静脉和锁骨下静脉的交界部。因此第 5 胸椎水平以下的胸导管损伤可出现右侧乳糜胸,病损若在第 5 胸椎以上可引起左侧乳糜胸。乳糜胸约占所有胸腔积液的 2％。

## 二、病因

(一)创伤性

占病因的 25％,其中医源性损伤占创伤病因的 30％。最常见于胸腔手术。据统计,其发病率占胸腔内手术的 0.24％～0.5％。包括食管、主动脉、纵隔、心脏、肺和交感神经系统的手术可能引起胸导管或其分支的损伤。偶见于颈部手术、腹部交感神经切除术和根治性淋巴结清除术、腰部主动脉造影术、锁骨下静脉和左颈内静脉插管术后。

颈、胸部的刀、枪伤等穿透性损伤累及胸导管,致乳糜胸。肺脏外伤和脊柱骨折亦较易引起乳糜胸。外伤性乳糜胸以右侧多见,损伤的位置常为第 9、第 10 胸椎。有时脊柱突然过度伸展,举重、咳嗽、呕吐等剧烈动作,均可发生乳糜胸。

(二)肿瘤性

为最常见的病因,占 50％,其中以淋巴瘤最多见,约占恶性肿瘤患者的 75％。癌肿纵隔转移侵及胸导管或其分支也可引起乳糜胸。文献报告艾滋病并发 Kaposi 肉瘤，胸导管受累时可出现乳糜胸。

（三）特发性

较少见，在病因中占 15％，先天性乳糜胸是新生儿早期胸腔积液的最常见原因。发生于产后 1～7d 内，可伴有先天愚型综合征、Noonan 综合征、母体羊水过多、淋巴管瘤、先天性淋巴管扩张、H 型气管食管瘘及胸导管发育不良和闭锁等。

（四）其他

约占 10％，包括丝虫病、淋巴结肿大、结核病、结节病、淀粉样变性、狼疮、静脉血栓形成、二尖瓣狭窄、肝硬化、心力衰竭、各种良性肿瘤、肺淋巴管肌瘤病、淋巴管瘤、肠淋巴管扩张、蛋白丢失性肠病等，其中大多数很少引起乳糜胸。肺淋巴管肌瘤病极少见，但发生乳糜胸的概率较高，约 75％患者伴有乳糜胸。

### 三、发病机制

肠道形成的淋巴液进入胸导管，会同其中的其他成分就称为乳糜。其富含三酰甘油和乳糜微粒，呈乳白色。每天大约有 1500～2500mL 的乳糜液进入血液循环。进食脂肪后，胸导管内淋巴流动较进食前增加。产生乳糜胸的机制为。

1. 对胸导管或其分支的直接损伤。

2. 肿瘤或炎症直接侵蚀。

3. 外压性或放疗后使管腔闭塞，或先天性发育不良及闭锁，使淋巴管压力升高，产生淋巴、乳糜反流。

4. 静脉压力升高使淋巴管压力升高，导致淋巴管破裂。

先天性乳糜胸一般与分娩时胎儿先天薄弱的胸导管过度伸展、撕拉或淋巴管发育异常有关；或分娩时胎儿静脉压突然增高引起先天性薄弱的胸导管破裂。

### 四、临床表现

乳糜胸患者临床上除原发病所见的症状外，主要表现为乏力、体重减轻、尿少和脂溶性维生素缺乏、严重脱水、消瘦等营养不良的症状。胸膜腔内大量乳糜液的积贮，使肺组织受压，纵隔向对侧移位，胸闷、呼吸困难、心悸等，重者可出现休克。由于乳糜液有制菌作用，对胸膜腔的刺激性小，故患者多无发热、胸痛。

先天性淋巴管发育不良或扩张表现为"黄甲综合征"，即黄色甲、淋巴水肿、乳糜性胸腔积液三联症。

查体有胸腔积液的体征。

### 五、X 线检查

呈胸腔积液征，常可见纵隔淋巴结肿大。

### 六、实验室检查

乳糜静置后可以分成 3 层：上层呈乳膏样，为乳糜微粒；中层呈乳状，为蛋白质及少量脂质成分;下层主要为细胞成分,多为小淋巴细胞。乳糜外观呈乳白色,为无臭的渗出液,比重为 $1.012\sim1.025$,pH$>7.40$,总蛋白在 30g/L 以上,白细胞计数平均为 $5\times10^9$/L,以淋巴细胞为主,脂肪含量超过 4g/L,主要为三酰甘油。

乳糜中加入苏丹Ⅲ酒精液呈红色,显微镜下见多数淋巴球和苏丹Ⅲ阳性的脂肪球。加乙醚于乳糜液中,震荡后静置,乳糜溶于乙醚层中,胸腔积液便见澄清。

胸液三酰甘油测定高于 1.2mmol/L,胆固醇/三酰甘油小于 1。

### 七、淋巴管造影

用 30% 油碘剂碘苯酯从下肢淋巴管注入,可发现淋巴管、胸导管阻塞和破裂部位,观察淋巴管有无畸形、扩张、迂曲及造影剂外漏情况,24h 后了解淋巴管病变部位。

### 八、胸、腹部 CT 检查

胸部 CT 能在乳糜胸出现前显示后纵隔影增宽(乳糜胸存在);能发现纵隔及腹主动脉旁淋巴结病变。

### 九、开胸探查

对乳糜胸持续存在,上述检查不能明确病因诊断,CT 显示异常,此时需考虑开胸探查。

### 十、诊断

详细询问病史对诊断十分重要,询问近日有无胸外科手术史,有无胸部钝伤或隐性外伤。加上患者有大量胸腔积液、进行性呼吸困难,抽出胸液呈牛奶状,则具有高度诊断价值。但呈此典型外观者仅约 50%,有 12% 病例胸液呈浆液性或血性,尤其在刚手术后禁食或刚出生后新生儿未喂养时。若混浊液离心后上层液呈云雾状,提示有乳糜胸的可能。若混浊液离心后变清澈,则非乳糜液。诊断时还需明确胸导管破裂或堵塞的部位,并寻找原发病。

### 十一、鉴别诊断

乳糜胸需与假性乳糜胸、脓胸等相鉴别。

(一)假性乳糜胸

假性乳糜胸常见病因为结核、类风湿性关节炎、充血性心力衰竭、梅毒等。这是由于胸腔积液在胸腔内停留时间较长(多大于 1 年),胸腔积液内的细胞成分分解、坏死,或产生胆固醇的细胞释放胆固醇,使胸液中的胆固醇含量相对较高,而三酰甘油的含量相对较低,增厚的胸膜又难以将此大量的胆固醇移去。与乳糜胸的鉴别见表 11-1。

表 11-1  乳糜液与假性乳糜液的鉴别

|  | 乳糜液 | 假性乳糜液 |
|---|---|---|
| 外观 | 乳状 | 乳状 |
| 静置后的奶油层 | 有 | 没有 |
| 臭味 | 无臭味 | 无味或有臭味 |
| pH 值 | 碱性 | 变化较大 |
| 脂肪球(苏丹Ⅲ染色) | 有 | 没有 |
| 加乙醚 | 变清亮,容积变小 | 无变化 |
| 比重 | >1.012 | <1.012 |
| 微生物检查 | 无菌 | 一般无菌 |
| 三酰甘油 | 高(>1.2mmol/L) | 低 |
| 胆固醇 | 低 | 高(10.4~26mmol/L) |
| 胆固醇/三酰甘油 | <1 | >1 |
| 脂蛋白电泳 | 有乳糜微粒带 | 无 |
| 口服嗜碱性染料 | 胸液中有染料 | 无 |
| 显微镜检 | 淋巴细胞,油滴 | 各类细胞,胆固醇结晶 |
| 病因 | 外伤、肿瘤或结核等损害或压迫胸导管、先天性 | 长期胸腔积液、胸膜肥厚,如结核性胸膜炎、类风湿性关节炎 |
| 起病 | 较急 | 慢性、长期胸腔积液史 |

(二)脓胸

急性脓胸时可伴有全身中毒症状,患侧胸壁水肿、红热、压痛等体征。慢性脓胸患者常有胸痛、发热,白细胞增多。由于胸液中有大量的脓细胞,或脓细胞分解,发生脂肪变性、坏死,呈乳糜样外观。离心沉淀后上层变为清亮液,下层细胞沉渣或有形成分沉渣。胸液涂片和培养常可查到致病菌。

# 十二、治疗

(一)病因治疗

按引起乳糜胸的原因治疗。

(二)内科治疗

内科治疗的原则是既要维持足够的营养,又要减少乳糜的生成。经过治疗促进破裂口早期愈合,或经 2~3 周后淋巴管侧支扩张,侧支循环建立,最终达到乳糜胸的治愈。

1.饮食治疗  食物中的脂肪在小肠分解吸收,长链脂肪酸(碳原子 12 个以上)脂化后是经淋巴管、胸导管进入左锁骨下静脉,而短链脂肪酸(碳原子 10 个以下)不脂化则经门静脉吸收。故采用低脂肪饮食,推荐使用中链三酰甘油(MCT),不仅能维持营养,而且降低胸导管的乳糜流量和胸腔乳糜液的贮积,从而促进破口愈合。如需进一步减少淋巴流量,可禁食,而行静脉高营养。

2.静脉高营养  静脉输入多种氨基酸、多种维生素、各种电解质及足量水分,以维持患者的营养。

3.胸腔引流　大量乳糜胸液致呼吸困难时应行胸腔引流,引流和大气压相等时中止,不再加负压吸引,以免胸腔内压差增大反而促进乳糜漏出、营养状态恶化和胸腔漏修复困难。

（三）手术治疗

1.手术指征

（1）成人每天平均丢失乳糜液超过 1500mL 或儿童超过 1000mL,并持续 5d。

（2）经过 2 周保守治疗,乳糜量未见减少。

（3）保守治疗期间,营养状况急剧恶化。

2.手术方法　常用的手术方法有直接结扎胸导管、大块结扎胸导管、胸腹膜腔分流术、胸膜切除术、肺包膜剥脱术等,而最多见的是直接结扎胸导管法。

（徐新利）

# 第六节　胸膜间皮瘤

胸膜间皮瘤是一种少见的原发性胸膜肿瘤,占整个胸膜肿瘤的 5％,其余胸膜肿瘤均为转移瘤。一般根据肿瘤生长方式和大体形态将间皮瘤分为局限型和弥漫型两种。前者来源于胸膜下结缔组织,多属良性或低度恶性;后者来源于胸膜间皮细胞,几乎均为高度恶性。根据细胞学形态及生物学行为将间皮瘤分为良性和恶性。

## 一、局限型胸膜间皮瘤

肿瘤局限性生长呈孤立性肿块,发病与石棉接触无关。临床上很少见,手术切除预后良好。

（一）病理

局限型间皮瘤常起自脏层胸膜或叶间胸膜。多为孤立、局限、边界清楚的肿物,常呈圆形或椭圆形的坚实灰黄色结节。表面光滑,呈轻度分叶,有包膜。肿瘤结节生长缓慢,大小不等,直径自数毫米至数厘米,大的可占据一侧胸腔。瘤体与胸膜接触面宽,凸向胸膜腔;少数有蒂状短茎与胸膜相连接,随体位变动而移位。瘤组织由梭形细胞和胶原及网状纤维束交织而成,可发生玻璃样变性和钙化。

（二）临床表现

本病任何年龄均可发生,以 40～50 岁多见,男性多于女性。一般多无症状,多在 X 线查体时发现。40％病例有症状,如咳嗽,大多为干咳、胸痛、呼吸困难、发热,常伴有肥大性肺性骨关节病及杵状指（趾）。个别患者有低血糖的表现,发生原因不清,可能与肿瘤细胞消耗了葡萄糖及抑制脂肪分解,或肿瘤产物使肝糖原发生异生有关。

胸部 X 线表现:孤立的均匀一致的球状或半球状块影,边缘贴近胸膜而清楚,有时可有轻度分叶状。局限于肺的周边,或叶间裂内。10％有胸腔渗出性积液。

（三）诊断和鉴别诊断

局限型间皮瘤的临床与 X 线表现缺乏特异性,诊断须与包裹性积液、胸膜结核性包块、浅表的肺良性肿瘤以及胸壁肿瘤相鉴别。在 B 超或 CT 引导下经皮穿刺活检,或在胸腔镜直视下多处活检有确诊价值。

（四）治疗

由于局限型胸膜间皮瘤属良性,但具有潜在恶性或低度恶性,且可复发、转移,外科切除为本病唯一的治疗手段,切除范围务求彻底,并尽早为宜,彻底切除常能治愈。文献报道极少数患者切除 10 年后复发。因此,对于良性局限型间皮瘤患者术后应定期复查胸片,一旦复发,再次切除,预后良好。

### 二、弥漫性恶性胸膜间皮瘤

(一)定义

定义是起源于间皮细胞的原发性胸膜间皮瘤,是一种较少见的进展性致病胸膜恶性肿瘤。恶性胸膜间皮瘤常并发胸腔积液,是恶性胸腔积液的重要病因之一。

(二)病因和发病机制

弥漫性恶性胸膜间皮瘤与石棉接触存在着密切的关系,特别是青石棉、温石棉和铁石棉。石棉是恶性间皮瘤最重要的致病因子。

石棉是一组天然产生的具有纤维状结晶结构的无机硅酸盐矿物质的总称,是铁、镁、镍、钙、铝的硅酸盐混合物,是现代工业不可缺少的原料。在工业上用于纺织品、绝缘材料、耐磨材料、塑料黏结及化工填料等达千种以上。目前世界上石棉用量比 40 年前增加 10 倍,因此间皮瘤发病率日渐升高。

石棉致弥漫型恶性胸膜间皮瘤机制尚不清楚。可能是由于吞噬细胞吞噬石棉纤维后,溶酶体酶减少,氧自由基释放以及石棉直接细胞毒作用,也可能由于石棉纤维能携带其他致癌物质,如支环芳香烃类。但体外研究未证实石棉能引起间皮增生和染色体畸变,大多数学者认为石棉纤维大小和形状比其化学成分在致癌性机制中更重要。经研究证实,石棉纤维的大小与恶性间皮瘤发病更密切,长而细的石棉纤维比粗而短的纤维致癌力强。

另外,有报道认为放射线因素、二氧化钍、钚、铍、病毒感染、胸膜瘢痕等可诱发恶性间皮瘤。

(三)临床表现

1.症状　弥漫型恶性胸膜间皮瘤可发生于任何年龄,以 40~70 岁常见,平均 60 岁。男性较常见,男女之比为 2∶1~10∶1。累及右侧者多。起病隐匿,早期表现缺乏特异性,常在 X 线检查时发现。主要表现为持续性胸痛,胸痛逐渐加重,不随积液增多而减轻,直到用麻醉剂亦难以减轻的剧烈胸痛。胸痛的发生率为 65%~100%。呼吸困难见于 85%~90%病例,随胸液和肿瘤增长呈进行性加重,终至极度呼吸困难窒息死亡。其他如体重减轻、咳嗽、咯血、关节痛均可见到,发热较少见。

2.体征

(1)胸腔积液:约 70%患者有不同程度的胸腔积液,胸膜腔也可仅少量积液,而胸膜明显增厚,加之肺萎陷容量减少,导致患侧胸廓缩小凹陷,气管、纵隔移向患侧,此时患侧呈“冰冻胸”,限制了胸廓扩张运动。虽有明显的胸膜增厚,却不伴有肋间或胸膜凹陷,反有局限胸壁膨隆。

(2)胸壁肿块:约有 30%~40%病例可因肿瘤直接侵犯胸壁而出现肿块,也可因胸腔穿刺后肿瘤细胞沿针道移植到胸壁所致。

(3)全身体征:肺性骨关节病、骨、肝、肾及淋巴结转移均可发生,但不常见。

(四)实验室及辅助检查

1.实验室检查

(1)胸水性质:初次胸穿,胸水多为血性,抽尽后胸水再生较快,少数胸水为草黄色;重复抽吸多次后胸水由黄色转为血性,非常黏稠,易堵塞穿刺针。比重高,可达 1.020～1.028;胸水的蛋白含量高,葡萄糖和 pH 值常降低。胸液透明质酸和 LDH 水平很高。

(2)脱落细胞学检查:据报道,胸腔积液脱落细胞阳性率为 21%～36.7%,而肯定间皮瘤者仅为 0%～22%。

2.X 线检查　无胸腔积液者可表现为胸膜肥厚;有胸腔积液者常为大量、填满整个胸腔的积液。典型的胸膜间皮瘤的胸腔积液 X 线可有以下一种或几种表现。

(1)患侧胸腔缩小。

(2)不规则的胸膜增厚,胸膜增厚影有时呈"驼峰样"。

(3)叶间胸膜增厚,可伴有结节。

(4)胸膜固定,晚期较多见。

(5)对侧胸膜出现与石棉有关的表现。

(6)肋骨破坏,多见于晚期。

CT 扫描可清楚地显示胸膜间皮瘤的胸膜斑块病变与胸膜的关系,确定病变是否来自胸膜、有无外侵等。

3.磁共振　能用于了解纵隔受累,确定肿瘤与大血管或胸壁的关系。

4.胸膜活检和胸腔镜检查　胸膜活检的结果决定于穿刺时是否刺到病变所在部位。如刺到病变部位,可感觉到胸膜增厚而有韧性。针刺活检的诊断率为 6%～38%。胸腔镜检查是诊断胸膜间皮瘤最好的手段,胸腔镜可窥视整个胸膜腔,直接观察瘤的特征性形态、大小、分布及邻近脏器的侵犯情况,且在直视下可多部位取到足够的活检标本,故诊断率高。

(五)诊断

对患有持续性胸痛和呼吸困难的中老年人,一旦有石棉接触史,应高度怀疑恶性间皮瘤的可能。胸部 X 线检查,尤其是 CT 扫描对建立初步诊断有一定价值。确诊主要依靠胸液细胞学检查和病理活检。

(六)鉴别诊断

1.其他恶性胸腔积液　无石棉接触史,原发灶不在胸膜,X 线所见胸膜改变不明显,胸水间皮细胞可升高,亦可不升高,胸膜活检可明确诊断。

2.结核性胸膜炎　可有发热、盗汗、食欲减退等结核中毒症状。胸水多为草黄色,胸水细胞学检查以淋巴细胞为主,多次胸水脱落细胞学检查均不能找到癌细胞,经抗结核治疗有效。

(七)治疗

弥漫性恶性胸膜间皮瘤由于病变广泛、三个胚层组织来源、播种生长等特性,胸膜解剖结构特性,因此目前治疗方法均尚不满意。

1.手术治疗　肿瘤切除的疗效仍有争议。多数研究者推荐对 60 岁以下限于壁层胸膜的上皮型患者,无手术禁忌证时可行单纯胸膜切除术,术后加用化疗,能延长生存期。

2.放射治疗　可分为体外照射、腔内照射及组织间照射。一般都用于术后或不能手术者的辅助治疗。体外照射适用于恶性间皮瘤并发胸腔积液,它可抑制胸水生长速度,对疼痛也有一定疗效,个别患者生存时间可达 8 年。但多数学者认为外照射仅能暂时减轻胸痛,不能缓解呼吸窘迫和延长生命。

3.化学治疗　对本病有肯定作用,单一药物化疗的有效率在 10%～20%。阿霉素可能是目前最有效的一种药物,其次为碳铂、顺铂、环磷酰胺、氨甲喋呤、氟尿嘧啶等。各种以阿霉素为主的化疗方案,总有效率为 $20\%\sim40\%$。

4.免疫治疗　有报道认为胸腔内注射 LAK 细胞/IL－2 对恶性胸膜间皮瘤有效。

5.综合治疗　近年来,根据患者的机体状况,肿瘤的种类、性质、病期和发展趋向,适当、合理、有计划地综合应用现有的几种治疗手段,包括化疗、手术、放疗、免疫治疗以及中医治疗等,亦可提高生存率,防止胸腔积液的复发。

(徐新利)

# 第十二章 气管及支气管疾病

## 第一节 气管肿瘤

气管肿瘤分原发性和继发性两大类。原发性气管肿瘤发病率低,约占呼吸系统肿瘤的1‰,成人多为恶性肿瘤,婴幼儿多为良性肿瘤;继发性气管肿瘤最多见气管周围组织或邻近器官恶性肿瘤,直接侵及气管,造成气管壁破坏,或直接侵入气管腔内造成气道梗阻,少见其他部位恶性肿瘤经血液或淋巴道转移至气管形成转移瘤。

### 一、原发性气管肿瘤

(一)病理

1.原发性气管恶性肿瘤  以癌为主,肉瘤较少见。气管癌中,以鳞癌最常见,多发生于气管下 1/3 段的后壁,约占原发性气管恶性肿瘤的 50%;气管腺样囊性癌次之,好发于气管上 1/3,预后优于鳞癌;气管类癌继之,又可分为典型和非典型两种,前者类似于良性肿瘤,后者潜在恶性,常外侵并有淋巴结转移;气管腺癌约占原发性气管恶性肿瘤的 10%,常伴血行转移,预后相对较差;小细胞癌、腺鳞癌、大细胞癌等较少见,预后不佳。肉瘤包括平滑肌肉瘤、纤维肉瘤、软骨肉瘤等,发病率低,预后不佳。

2.原发性气管良性肿瘤  发病率较低,预后佳,种类繁多、组织来源复杂。包括乳头状瘤、腺瘤、脂肪瘤、软骨瘤、平滑肌瘤、血管瘤、错构瘤、畸胎瘤等。

(二)诊断

1.临床表现

(1)当肿瘤生长占据不到管腔的 1/3 时,就会出现刺激性咳嗽、活动后气促、呼吸困难;由于气道狭窄,常伴哮喘样发作。约 20% 的鳞癌患者可出现痰中带血丝或咯血,但较少出现大咯血;上段气管癌可侵犯、压迫喉返神经出现声音嘶哑;下段气管癌累及主支气管时,可导致单侧或双侧阻塞性肺炎;肿瘤较大压迫或侵及食管时可有吞咽困难,伴有颈部淋巴结转移时可出现肿块。

(2)气管肿瘤早期多无明显症状。当出现喘息时可于深吸气相闻及哮鸣音,而支气管哮喘则是在呼气相,这是两者鉴别的要点之一;合并感染时可出现肺部干湿性啰音;气管严重梗阻时可出现"三凹征"及端坐呼吸、发绀、冷汗等缺氧表现;颈部淋巴结转移时,局部可触及肿大淋巴结。

2.影像学检查

(1)X 线检查:胸部、颈部 X 线平片和气管分层摄像可以显示气管腔内肿瘤的轮廓、外侵情况及气管旁是否有肿大淋巴结。

(2)CT 检查:是最重要的影像学检查手段,对直径超过 0.5cm 者一般均能发现。不仅能确切显示肿瘤位置、大小及形态,还能了解肿瘤向气管壁外侵情况,并观察有无纵隔淋巴结肿大及肺内转移灶。并根据其表现判断病变的性质,指导手术方式的选择。圆而光滑、小于2cm 伴钙化者多为良性;反之,肿瘤较大而不规则、外侵明显、与相邻器官界限不清者多为恶性。

(3)磁共振成像(MRI):可从三维空间较为精确地显示肿瘤的大小、范围、外侵情况和所在气管的长度、管腔的大小,指导手术方式的选择。

3.纤维支气管镜检查　可在直视下观察肿瘤的位置、大小、形态、范围、气管阻塞及肿瘤基底部的情况等,并通过活检明确肿瘤的病理类型。还可经纤支镜直接对肿瘤行局部治疗,如电灼、激光、腔内放疗及套扎切除等。

4.其他检查方法

(1)痰脱落细胞学检查:可判定良、恶性肿瘤,何应排除假阳性和假阴性。

(2)食管镜检查或食管钡餐造影:对有吞咽困难者,若考虑到食管受侵,应行食管镜检查或食管钡餐造影,以进一步了解食管壁是否受累及其程度,确定手术方案。

(3)颈部包块活检:当发现颈部包块可疑转移时,应进一步活检以明确。

(三)治疗

原发性气管肿瘤一经诊断,情况许可,应首先考虑手术切除。由于气管切除长度受限,因此手术只适用于病变较局限的病例。手术切除病例的选择,主要取决于切除后是否能维持术后呼吸道畅通。肿瘤外侵明显、病变较长的病例,放疗为宜。腺样囊性癌放疗敏感,放疗后根据情况再考虑手术。气管肿瘤侵犯食管者,手术要慎重。对肿瘤合并气管梗阻,可切除者争取切除,气管切除不允许时,可行气管开窗肿瘤切除或气管腔内置管术。术后再辅以放疗。

## 二、继发性气管肿瘤

(一)病因

1.食管癌侵及气管　在继发性气管肿瘤中最常见。食管颈段与上胸段和气管后壁膜部紧密相邻,此部位的食管癌最常累及气管、支气管膜部,不仅可引起咳嗽、呼吸困难,而且可造成食管气管瘘。

2.支气管肺癌累及气管　支气管肺癌可沿着支气管黏膜向上侵及隆突及气管下段;或由于纵隔、隆突下转移的肿大淋巴结,压迫侵犯气管或转移至气管壁。

3.喉癌侵犯气管　喉癌向下延伸可直接侵犯气管上段。因此,临床有时较难将两者严格区分开来。其多为鳞癌,突入管腔,引起呼吸困难。

4.甲状腺癌侵犯气管　约21%的原发性甲状腺癌可直接侵犯气管,还有部分是由于甲状腺癌术后复发而使气管受累;多侵犯气管前壁。

5.其他　如胸腺癌、淋巴癌及颈深部淋巴结转移癌,均可压迫及侵犯气管,造成气管梗阻。

(二)临床表现

1.随着病情进展,可出现刺激性咳嗽、气促、呼吸困难。若喉返神经受累,往往有声音嘶哑、饮水呛咳;气管内肿瘤表面糜烂时可伴有咯血或痰中带血丝;肿瘤突入管腔较多时会发生气道梗阻,出现肺部感染、脓痰、发热等;食管受累时,可有吞咽困难。

2.喉癌、甲状腺癌患者,颈部可能触及包块和肿大淋巴结;气道梗阻严重者大多不能平卧、端坐呼吸、发绀,可闻及哮鸣音;伴阻塞性肺炎或肺不张时患侧呼吸音减弱或消失;食管癌侵及气管者,多数营养较差、消瘦,合并食管气管瘘时,饮水呛咳、痰中混有食物残渣。

(三)诊断要点

1.既往恶性肿瘤病史、症状和体征。

2.X线、CT、MRI检查同原发性气管肿瘤。

3.内镜检查　包括纤支镜和食管镜检查,其作用和方法同原发性气管肿瘤。

4.对可疑气管食管瘘患者,口服亚甲蓝,可见痰中有蓝染,也可行食管造影以明确诊断。

(四)治疗

与原发性气管肿瘤治疗原则不同的是:继发性气管肿瘤必须根据气管外原发肿瘤的控制情况、有无其他部位转移以及气道梗阻的程度来制定治疗方案。治疗原则主要是在缓解呼吸困难的基础上,控制原发和继发病变。因此,选择姑息治疗的机会将远大于原发性气管肿瘤。

食管癌侵及气管者,若病变较局限、年龄较小、全身情况可以耐受者,可同期将食管气管病变一并切除,分别重建气管和消化道。如果已经形成食管气管瘘,必须隔离消化道和呼吸道。包括手术切除病变,并用带蒂软组织瓣隔离重建的消化道和气道;及食管或气管内置入带膜支架,再酌情放化疗等。

支气管肺癌累及气管者,应根据病变范围、组织学类型及是否远处转移来确定。若能切除重建者,可行肺、气管、隆突切除成形或重建术,术后辅以放化疗。估计切除困难者,可先行术前放化疗,使病变缩小后再手术。

对于喉癌浸犯气管者,应根据病变及是否能保留说话功能,确定手术切除范围。一般在喉切除的同时,选择气管节段切除,术后辅以放化疗。切除范围较大时,需行永久性气管造口术。如局部复发,必要时可再次手术切除。

甲状腺癌恶性程度较低,进展相对缓慢,侵犯气管程度相对轻。可在甲状腺癌根治的同时行受累气管局部或节段切除,获得良好疗效。侵犯严重者常造成高位气管梗阻,可先行低位气管切开,缓解症状,再酌情行甲状腺癌根治、气管切除,术后辅以[131]I内放射治疗。

(胡晨虎)

# 第二节　气管狭窄

## 一、病因

引起气管狭窄的原因很多,主要有如下几点:

1.先天性疾病　先天性狭窄可以表现为环状平面的隔膜;少见的还有整段气管变窄,但伴有正常的喉和主支气管;漏斗状狭窄只累及气管的上部或下部;短段的狭窄常发生在气管下段。

2.炎症和感染　上呼吸道结核可累及气管、主支气管,病变浸润、愈合交替过程中可形成气管、主支气管狭窄。典型的病理改变为黏膜下纤维化,使管腔呈环周性狭窄。许多疾病过程可直接引起气管损伤,如肉芽肿或感染炎症瘢痕形成。

3.直接外伤　气管创伤如锐器伤、瞬间强力伸颈都能折断或撕裂气管;颈部钝性伤可引起气道的直接创伤;胸部挤压伤可引起胸部气管膜部的横行或纵行裂开。若不能早期手术修补,可形成瘢痕性狭窄或支气管闭塞而引起肺不张。

4.医源性损伤　包括气管插管损伤、手术后再狭窄等。长期机械通气,在气管导管顶端与气管壁相抵处产生糜烂,形成肉芽呈息肉样梗阻、环形狭窄。行气管、支气管、隆突切除重建术后,约50%的成人、30%～40%的儿童,由于气管切除过长、吻合口张力过大、术后感染等因素而出现再狭窄。

**5.吸入性烧伤** 包括化学腐蚀伤、火焰伤等均可造成包括喉、气管、支气管在内的上呼吸道烧伤。最初咽部、声门损伤并不严重，但逐渐可出现声门下气管瘢痕性狭窄，呈进行性加重。多数损伤局限于黏膜或黏膜下，气管软骨环尚未破坏。

**6.血管环压迫** 是外压性气管狭窄中最常见的一种。由于主动脉、无名动脉、肺动脉、锁骨下动脉等大血管先天发育异常和畸形，在解剖上形成类环状结构，对气管或食管造成束缚和压迫，引起呼吸和吞咽困难。

**7.其他** 甲状腺肿瘤、巨大食管良性肿瘤、纵隔肿瘤或淋巴结肿大等长期压迫气管，使气管软化而狭窄。对纵隔内病变做放射治疗后，也可引起气管壁纤维化而狭窄。

## 二、诊断

1.临床表现

(1)气管狭窄呈上呼吸道阻塞的症状，临床表现为呼吸困难，活动后胸闷、气促，部分患者可呈哮喘样发作，梗阻较严重者可出现严重缺氧和发绀等表现。结核所致者，病程长，可有刺激性咳嗽、消瘦、低热、盗汗等结核中毒症状。

(2)气管狭窄的发病进展缓慢，气管口径小于1cm者出现症状。发病中往往由于感染而使病情进展加速，可在伤后1个月内发生严重气管梗阻或窒息。

(3)狭窄较轻者，一般无明显体征。严重者可闻及哮鸣音，有的甚至不用听诊器便能听到喘鸣，患者呈端坐呼吸，常伴"三凹征"。

2.影像学检查 胸部分层X线片、螺旋CT、MRI均可显示气管腔变小，狭窄的部位及长度。尤其是CT和MRI能清楚地显示气管及其周围脏器的病变及严重程度，指导手术方式的选择。

3.纤维支气管镜检查 是必不可少的检查手段，检查过程中要注意声带的活动情况，并测量狭窄段的长度及阻塞程度。

## 三、诊断要点

1.既往史，要注意有无炎症和感染史、外伤史、手术史、医源性损伤、吸入性烧伤等病史。

2.临床症状和体征。

3.胸部X线片、CT、MRI，尤其是CT和MRI可清楚显示气管狭窄的程度、部位及长度，并结合纤支镜检查。

## 四、治疗

先天性气管狭窄的治疗应根据狭窄的类型、程度和症状来决定。轻度狭窄患儿在3岁以后予以手术矫正，成功率高，预后良好；中度狭窄者，如为全段狭窄，在婴幼儿期难以耐受复杂的气管成形手术，多数夭折；若为短段或漏斗状狭窄，症状突出，因积极行袖式切除狭窄段重建呼吸道，但病死率高；如症状轻者，可到儿童期再择期手术。

结核性气管狭窄必须经过严格、正规抗结核治疗至少半年以上；支气管镜下见气管狭窄部位瘢痕纤维化，呈现肉芽组织老化、光滑、局部无糜烂水肿，标志着无结核浸润和破坏时，方可考虑行狭窄段气管切除，行气管端端吻合重建术，术中尽量保留健康肺组织。若仍有结核活动但气道梗阻严重者,可先置入气管带膜支架,待瘢痕化固定后再酌情行气管成形术。

外伤性气管狭窄,伤后早期在条件允许的情况下应尽早行气管修补或重建。吻合时应外翻,避免气管对端错位形成瘢痕而导致狭窄。对于已经狭窄或有肺不张者,应根据狭窄部位和类型酌情行狭窄段袖式切除、气管重建,术中尽可能不切除肺组织。

气管插管损伤所致的气管狭窄,由于患者一般情况较差,不能耐受手术,且由于狭窄梗阻的机制不同,处理也不同。对于形成气管内息肉样梗阻或环形狭窄者,可采用微波或激光多次消融除去肉芽组织,扩大管腔。对已形成节段性气管软化者,可采用 T 形管或金属带膜支架。合并有气管食管瘘者应积极治疗原发病,争取早日脱机拔管,待全身状况改善后行气管食管瘘修补或气管、食管重建手术。烧伤所致的气管狭窄往往累及声带和声门下,早期应放置 T 形管维持通气,待半年或 1 年以上,到瘢痕化停止后再行气管成形或重建手术。

手术后气管狭窄的治疗较困难。对于只经历过一次手术、狭窄局限患者,应根据狭窄程度积极行气管成形或重建,预后良好。对于多次手术、反复狭窄患者,效果不佳,手术应谨慎。

对于外压性气管狭窄的患者,应积极处理原发病,解决气管压迫,并根据气管受压的性质和程度选择手术方式。

(胡晨虎)

# 第三节　支气管胸膜瘘

支气管胸膜瘘为肺、支气管与胸膜腔之间相通所形成的瘘管,多由结核、化脓等引起。肺切除术,特别是肺结核,可出现支气管胸膜瘘。其他肺切除,包括癌肿、炎性假瘤等也可发生支气管残端胸膜瘘或肺泡支气管胸膜瘘。

发生支气管残端瘘后,胸腔内积液可因咳嗽或体位变化而进入支气管树之内,有产生窒息的可能。气道分泌物可于吸气时流入胸膜腔,使之污染而致脓胸。

## 一、临床表现

结核性脓胸合并支气管胸膜瘘时,一般发病缓慢,有胸闷、食欲不振、咳嗽等症状,胸腔内感染严重时,可导致渗血、出血或排出大量脓液,引起较长时间的咯血症状。肺结核空洞或肺脓肿突然破入胸腔时,则起病较急,出现严重的全身中毒症状。

肺切除术后发生支气管残端瘘多在术后 7~13 天,而肺结核肺切除术后的支气管胸膜瘘,可发生在术后 1~3 个月,是由于支气管残端被残余渗液浸泡,或因支气管残端有结核性病变溃破后所引起。其主要表现为随体位变化而出现刺激性咳嗽,并可咳出多量淡红色泡沫水样稀痰,可有咸腥味。如瘘口较小,多于向健侧卧时有水样痰咳出;瘘口较大时,即使平卧也可有呛咳及喷咳水样痰;可引起窒息。肺部可出现啰音及患胸震水音等体征。

胸部 X 线检查可有气液胸表现。胸腔穿刺检查可见抽出的胸液与咳出的水样痰的性质相一致。

全肺切除术后,残腔内的液平面明显下降在 2cm 以上,往往为胸膜腔和支气管残端相通。空气由瘘进入,造成残腔内更高的正压,促使液体被纵隔和胸膜吸收。临床医师应注意观察全肺切除术后患侧残腔中液平面的变化。

## 二、诊断

疑有支气管胸膜瘘时,作胸腔穿刺时向胸内注入亚甲蓝或龙胆紫液 1mL,即可有蓝紫色痰液咳出。行纤维支气管镜检查,偶可直接窥见较大的残端瘘孔。进行局限性支气管造影检查,亦可明确诊断。

## 三、治疗

治疗原则:①控制胸腔感染,减轻全身中毒症状。如为结核性者,应加强全身抗结核治疗。②修补瘘口或切除有瘘口的肺叶。③消灭死腔,包括胸膜内胸廓成形术、肌瓣填塞或纤维层剥除术。近期发生支气管胸膜瘘先行引流缩小胸膜腔,1~3 个月内实行胸廓成形术。

病理性支气管胸膜瘘一旦确诊,应积极手术治疗:瘘口可用血供良好的带瓣肋间肌填塞修补,合并脓胸时,需行胸廓成形术,彻底消灭脓腔。

肺切除术后出现支气管胸膜瘘,立即胸腔 B 超定位后行胸腔穿刺,反复抽吸胸腔积液,保持胸膜腔内不残留液体。患者取半坐位,不向健侧侧卧。支持治疗:给予大量维生素 $B_1$ 及维生素 C,多次少量输血、复方氨基酸液或白蛋白,纠正低蛋白血症。给予适量有效的抗菌药。支气管镜检查,吸痰,如发现瘘口很小,可经支气管镜烧灼瘘口,以帮助支气管瘘的闭合。肺叶切除或楔形切除术后小的支气管胸膜瘘,作胸膜腔持续吸引引流往往可使残腔闭合。加上肋间隙变窄、膈肌升高和纵隔向患侧移位等因素,一般就足以使残腔闭合。

较大的瘘口常引起脓胸,开始可在胸膜腔的最低位作闭式引流,以后再用胸廓成形术彻底消灭脓腔,瘘口用血供良好的带瓣肋间肌或大网膜填塞修补。全肺切除术后支气管胸膜瘘并发的脓胸残腔常需分期或一期做胸廓成形术。

## 四、预防

行肺切除时,应注意:

1.肺结核患者的手术时机,以痰查结核菌三次阴性、血沉正常,并经常规抗结核治疗 3 个月为适宜。肺结核患者行肺切除术时,如加做局限性胸廓成形术,可减少和预防支气管残端瘘的发生。

2.支气管残端要短。较长的残端为一盲袋,常有分泌物潴留,可因感染而有穿破的危险。

3.尽可能多地保留支气管残端血供,清扫淋巴结时避免支气管游离范围过大。

4.避免支气管残端癌残留,必要时术中行支气管残端快速病检。残端阳性时,应扩大切除范围,例如将单纯肺叶切除改为袖式肺叶切除,既符合肿瘤治疗原则,也不易发生支气管胸膜瘘。

5.应用可靠的残端闭合技术(包括结扎、缝合、器械闭合等),缝合应松紧适度,避免引起坏死。

6.可采用带蒂的自体组织瓣(如心包、大网膜、肋间肌等)包埋加固支气管残端,尤其是具有支气管胸膜瘘高危因素的患者,如术前接受过放疗的以及全肺切除者。

7.在缝合前先要处理残端,应尽可能将残端的远段和近段吸净,残端不宜加钳夹。

8.及时有效地处理胸腔积液,术后吸痰,以利于肺复张。

9.纠正低蛋白血症。

(胡晨虎)

# 第四节　支气管扩张症

支气管扩张症是由于感染、梗阻和其他因素,使支气管壁的平滑肌、弹力纤维和软骨等受到破坏,逐渐为纤维组织所取代,使支气管形成不可复原的柱状或囊状扩大病变的一种慢性肺部化脓性疾病。其主要症状有慢性咳嗽,咳大量脓痰和反复咯血。发病率较高,多见于儿童及青壮年,20岁以下发病者占72%,在呼吸系统中发病仅次于肺结核,但自抗生素广泛应用以来,呼吸道感染能得到控制,发病已大为减少。

## 一、病因

引起支气管扩张的病因很多,常为多种因素致病,主要分为先天性和后天性两大类。

先天性支气管扩张较少见,出生后肺和支气管发育不良而引起末端小支气管的囊状扩大;支气管部分或全部管壁过薄,弹性纤维减少,在继发因素的影响下逐渐形成扩张。

后天性支气管扩张的主要病因为感染和梗阻,两者互为因果、彼此促进,加速了支气管扩张的发生。因支气管及其周围组织的慢性炎症,破坏支气管壁的弹力纤维及平滑肌,支气管变得薄弱,吸气时胸内负压增加,支气管壁被动扩张,但呼气时又无力回缩,大量分泌物不能有效排出而存积在支气管腔内,引起一定程度的支气管梗阻,从而加重了支气管的炎症感染;长期反复,支气管壁进一步遭到破坏,致使支气管扩张逐渐加重支气管周围的病变,常因感染促使纤维结缔组织增生,瘢痕组织收缩使组织牵拉造成支气管扩张,其他慢性肺纤维性疾病,如纵隔及肺门淋巴结炎、淋巴结结核、肺脓肿、胸膜增厚及粘连等支气管腔外的压迫与牵拉,也可引起支气管阻塞而致支气管扩张。

## 二、病理

一般炎症支气管扩张常见于下叶基底段、中叶和舌叶。从病理形态上可分为柱状扩张、囊状扩张和混合型扩张3种,以柱状扩张多见,混合型扩张次之,囊状扩张较少,与先天性因素有关随着病变的进展,肺功能会受到损害,可导致氧的吸入减低、氧饱和度下降,同时因肺泡毛细血管的破坏,肺循环阻力增加长期的低氧可导致肺动脉高压及心脏病的发生,甚至心力衰竭。

Ashour根据支气管扩张症形态学特点及血管造影所见,将其分为非灌注型支气管扩张症(nonperfused bronchiectasis)和灌注型支气管扩张症(perfused bronchiectasis)两种。非灌注型支气管管扩张症主要特点为受累病肺的肺动脉缺少灌注,病肺毛细血管床受破坏,肺毛细血管阻力增加,迫使肺－体循环之间短路,支气管呈囊性扩张;病肺组织无呼吸功能和气体交换功能。灌注型支气管扩张症肺毛细血管床相对正常,肺－体短路内的血液通过支气管循环的吻合支到达末梢肺动脉,最后注入肺静脉 Ashour认为在支气管扩张症的手术治疗中,应切除非灌注别的病肺而保留灌注型的病肺;对双侧非灌注型支气管扩张症患者,分期切除两肺病变的疗效较好。

### 三、诊断

（一）临床表现及诊断

1. 支气管扩张症的主要症状，有咳嗽、咳痰、咯血、肺部感染及全身慢性感染和中毒症状。

2. 一般病程均较长，反复发作，时轻时重，经久不愈。

3. 两侧广泛支气管扩张病变的患者，还可呈现呼吸困难和发绀。

（二）X线检查

对诊断有重要价值，常用方法如下：

1. 胸部正侧位平片　是常规的基本检查方法，支气管扩张在平片上多无特殊表现。在病侧，可见肺野下部纹理增粗、紊乱、聚拢、收缩，或呈蜂窝状。平片一般不能明确病变的范围与程度。

2. 支气管碘油造影　是诊断支气管扩张最可靠的方法。支气管造影可显示支气管扩张的部位、范围以及病变的类型和程度，并对外科手术治疗方案的判定有重要的参考价值。

（三）胸部CT检查

螺旋CT能清楚显示支气管扩张的范围，为无创伤检查，广泛应用于支气管扩张的诊断，已逐步取代支气管碘油造影。CT诊断支气管扩张有一定的假阴性，但对不能接受支气管造影检查及大咯血患者的诊断及病变的定位有帮助，特别是高分辨CT更具优势。

（四）纤维支气管镜检查

该检查有助于支气管扩张的诊断及治疗，对于咯血来源不明者以及支气管扩张与支气管肿瘤的鉴别可起主要作用。

（五）痰液检查

留取痰液做细菌学检查，以便确定主要感染菌种及敏感抗生素的选用。

### 四、治疗

支气管扩张的治疗应根据病情，采用综合疗法效果较好。综合疗法以内、外科的治疗为主，包括祛除原发病，控制感染，通畅引流及支持疗法等。如效果不佳，可选择性地进行手术治疗。手术治疗是比较肯定的方法，疗效较好。

1. 内科治疗　用于不宜手术治疗的病例或为手术治疗作准备，目的是控制呼吸道感染和改善全身一般情况。包括：

（1）病原治疗：对于可能诱发支气管扩张的各种病原因素，应予及时排除。

（2）体位引流疗法：体位引流是重要的排痰方法，依据病变部位采用不同体位，使支气管扩张的肺叶位置抬高，便于支气管内积聚的脓痰流入主支气管及气管，然后咳出。

（3）使用有效抗生素：大剂量有效抗生素是对轻症支气管扩张及急性炎症期的有效治疗方法。

（4）支持疗法。

2. 外科手术治疗

（1）手术适应证：①支气管扩张症状明显，病变限于一叶、二叶或一侧叶，全身情况无手术禁忌证。②双侧病变：主要病变集中于一叶，心肺功能可耐受时，可分期、分次切除双侧病变。③反复咯血诊断明确者，可于咯血间歇期手术治疗。如咯血不止，可行急症肺切除以挽救生命。④经系统内科治疗，症状仍无减轻者，应择期进行外科手术治疗。⑤双侧支气管扩张病变终末期患者，如果评估 2 年生存的可能性＜50％，可考虑行双肺移植。

（2）手术方式及肺切除范围：宜使用双腔气管插管，以便术中给氧与吸引积脓，防止脓液污染健侧甚至引起窒息，减少术后并发症。

根据术前检查对病变部位的估计，拟订手术方式及肺切除范围。通常以肺叶切除为主要方式。但有时在肺叶切除的同时，加做相应的肺段切除术。部分经过严格选择的患者亦可行胸腔镜肺叶切除术。双侧病变可分期或同期进行手术，分期手术时一般先进行病变较重的一侧，第二次手术时机视患者呼吸功能恢复情况及临床残留症状轻重而定。

（胡晨虎）

# 第十三章　食管疾病

## 第一节　食管癌

食管癌是起源于食管黏膜上皮细胞的恶性肿瘤。食管受到各种刺激因素的长期作用,引起食管慢性炎症改变和上皮增生,最终发生癌变。

### 一、病理

食管癌发生于黏膜上皮细胞的基底细胞,食管上皮与致癌和促癌因素接触后,由上皮轻度增生到重度不典型增生而癌变,原位癌周围都有不典型增生的基底细胞。

食管癌绝大多数是鳞状细胞癌(95％),多半发生在中段,其次是下段,上段最少见。病理形态分为髓质型、蕈伞型、溃疡型、窄缩型以及腔内型。

### 二、临床表现及诊断

(一)临床表现

早期食管癌表现为轻度的下咽不适。吞咽时胸骨后灼烧感或胸骨后针刺样疼痛,吞咽时哽咽、咽部异物感,在早期也可出现。随着病情的加重,可以出现典型的食管癌症状。

1.进行性吞咽困难　最终仅可进流食。

2.呕吐　与肿瘤形成梗阻和食管上段扩张有关。

3.胸背部疼痛　多为在吞咽时出现的持续性疼痛,与肿瘤的外侵有关。

4.恶病质　晚期可出现消瘦、贫血、脱水等全身症状。

(二)特殊检查

1.食管镜检查　是食管癌诊断中最重要的手段之一,对于食管癌的定性定位诊断和手术方案的选择有重要的作用。食管镜可以直观地观察食管病变情况,可以发现微小的隆起、糜烂或充血,并表面取材活检,用于细胞学诊断。

2.上消化道造影　食管吞钡造影可显示食管病变的范围以及食管的动度,病变多呈黏膜破坏,充盈缺损。

3.胸部增强 CT 可以补充食管内镜检查、上消化道造影的检查结果。食管癌可表现为管腔内软组织包块,食管壁不规则增厚,管腔狭窄等。CT 可以确定食管肿瘤的大小和外侵情况,对手术选择有一定指导意义。

4.超声内镜　可以了解食管壁的各层结构及食管和胃腔外的淋巴结情况,有利于判断肿瘤侵蚀的范围和深度。

5.PET　在追踪远处转移及淋巴结转移方面,PET 优于一般诊断,但无法确定肿瘤侵犯食管壁的厚度。

(三)诊断要点

1.高危因素　食管癌高发区,年龄在 40 岁以上,有肿瘤家族史或者有食管癌的癌前疾病或癌前病变者。

2.病史　有典型的进行性吞咽困难症状。

3.辅助检查　影像学检查阳性发现。

4.食管镜　可取活检,经病理证实后获得组织学确诊。

（四）鉴别诊断

食管癌一般与下列疾病进行鉴别,如反流性食管炎、食管裂孔疝、食管憩室、外压性食管梗阻、食管良性肿瘤（食管平滑肌瘤好发）等。通过病史、影像学检查可以作出诊断,必要时可行食管镜检查加活检。

## 三、治疗

食管癌一旦确诊,无明显手术禁忌,均应积极手术治疗。早期病例通过手术切除可获得完全治愈,中晚期病例将食管肿瘤切除并重建消化道后,仍可从中获益。

（一）食管癌根治性切除

1.手术方式的选择　传统的食管癌根治手术以开胸手术为主,手术创伤大,术后恢复时间长,手术风险较大,胸腔镜（VATS）下食管癌切除已经被部分技术先进的医院所采用,手术创伤、术后恢复时间均较开胸手术明显降低,但是食管位于后纵隔,VATS下食管的暴露较开放手术更为困难,技术要求更高。

2.手术径路的选择

（1）经左胸食管癌切除:包括左后外侧一切口、左侧胸腹联合切口等术式,适用于胸中下段食管癌以及贲门癌。经左胸术式主动脉显露良好,胃的游离、中下段食管周围淋巴结的清扫较为方便,但不适于弓后和弓上病变,不便于清扫上纵隔淋巴结。

（2）经右胸食管癌切除:包括右后外侧剖胸切口＋腹正中切口（Ivor－Lewis）,右后外侧剖胸切口＋腹正中切口＋颈部切口等术式。经右胸术式无主动脉遮挡,游离食管较为方便,不切开膈肌,并可对食管周围淋巴结做更为细致、完全地清扫,术后生存率据文献统计优于左胸径路,是近年来更加主张采用的术式。

3.重建消化道器官的选择

（1）胃:胃与食管相接,血供良好,韧性、抗牵拉性好,与食管黏膜上皮有良好的相容性,是最常用的替代器官。可行全胃或管状胃替代,利用切割闭合器制作管状胃可减轻术后反流,减少胸腔容积的占用。

（2）空肠:空肠血供丰富,但血管弓短,仅适用于贲门癌全胃切除后的食管替代。

（3）结肠:结肠长度充足,移植后胃处于腹中,消化、营养维持较好,但手术操作复杂。

（4）重建消化道径路:包括食管床、胸内、胸骨后隧道以及胸前皮下隧道等途径,其中食管床、胸内途径最为常见。

4.系统性淋巴结清扫　提高患者术后5年生存率,并为食管癌的准确分期提供依据。目前主要采用的有食管癌二野淋巴结清扫以及三野淋巴结清扫,二野淋巴结清扫包括上腹部、中下纵隔及上纵隔淋巴结清扫,三野淋巴结清扫较二野加做颈部淋巴结清扫。

（二）姑息性手术

晚期食管癌丧失根治机会,但可以通过姑息性手术解决进食困难等症状,并为放射治疗和药物治疗提供机会,包括:

1.食管癌腔内置管术。

2.胃或空肠造瘘术。

3.食管转流吻合。

(三)放射或化学药物治疗

食管鳞状细胞癌对放射治疗比较敏感,术前放疗可缩小肿瘤体积并提高切除率,但是对术后生存期无明显受益;术后放疗可延缓患者生命。化疗药物治疗食管癌效果不尽理想。

## 四、预后

据大宗文献报道,食管癌术后1年生存率为86.0%,3年生存率为52.0%,5年生存率为40.6%。

(胡晨虎)

# 第二节　食管化学性烧伤

## 一、概念

食管化学性烧伤是因吞服各种化学腐蚀剂所引起的食管意外损伤。烧伤后如得不到及时处理,早期即可引起死亡,晚期可出食管瘢痕狭窄,后果相当严重。

## 二、病理

食管化学烧伤的程度和转归,主要取决于腐蚀剂的种类、性质、浓度、吞服的剂量和组织接触时间长短。食管烧伤后病理过程分3个时期,即急性坏死期(1~4d)、溃疡和肉芽形成期(10~12d)、瘢痕和狭窄期(第3周开始到3个月)。

## 三、诊断

(一)临床表现

1.有吞服化学腐蚀剂病史。

2.症状可分为3个时期

(1)急性期,吞食化学腐蚀剂后立即出现口、咽、胸骨后疼痛,为化学烧伤消化道的症状,严重时发生喉头水肿、呼吸困难、坏死穿孔、休克,危及患者生命。

(2)慢性期,吞咽困难症状缓解,可进饮食,可缓解2周左右,实际上是黏膜坏死修复过程,也是瘢痕逐渐产生、食管狭窄的过程。

(3)狭窄期,食管损伤愈合,管腔狭窄且症状逐渐加重至咽水困难。

(二)特殊检查

1.X线检查　所有患者应早期行X线平片,一旦出现狭窄症状即进行X线造影检查,以确定食管狭窄部位。穿透性食管损伤的特征包括纵隔气肿和气胸。

2.食管镜检查　要十分慎重,有可能引起穿孔。一般在损伤后2~3周,在食管造影后实施,明确口腔、咽喉部烧伤情况,食管狭窄的程度及上段食管瘢痕情况,以便作出治疗的选择。

#### 四、治疗

（一）早期治疗

1. 患者吞食液体腐蚀剂后，立即行温和的胃灌洗，灌洗液测定 pH。

2. 早期处理的方式为留置鼻胃管。依病情立即进行抗休克治疗（止痛、解痉、禁食）。

3. 使用抗生素和激素。

4. 对症支持治疗。

（二）晚期治疗

针对吞咽困难、食管瘢痕狭窄进行处理，方法如下：

1. 食管扩张疗法

（1）对于局限狭窄，可应用金属的硬质食管镜，引导插入金属或塑料探条进行扩张，每周 1 ～2 次。

（2）经胃造瘘管口，进行逆行或口腔顺行带线牵线扩张。华中科技大学同济医学院附属同济医院采用经口－胃造瘘管口带线牵引扩张，收到了良好的效果。

2. 手术治疗

（1）结肠代食管：经胸骨后隧道或胸骨前皮下隧道与颈段食管吻合，结肠下端同胃或空肠吻合（如果胃烧伤严重时）。

（2）结肠间位代食管与胃吻合手术。

（3）如果咽部和食管入口处烧伤，瘢痕严重，最好先做顺行牵引扩张，待扩张到一定程度再考虑手术，或许不需要再次手术。手术对吞咽功能会有一定的影响，要高度慎重。

（胡晨虎）

# 第三节　食管平滑肌瘤

食管平滑肌瘤（esophageal leiomyoma）是最常见的食管良性肿瘤，占全部食管良性肿瘤的 50％～80％。在全部消化道平滑肌瘤中，5％～10％为食管平滑肌瘤。多发于食管中段，可并发食管裂孔疝和食管憩室。

#### 一、病理

一般认为食管平滑肌瘤起源于食管壁内血管肌层，以纵行肌为主，也可能起源于食管壁内的黏膜肌层、固有肌层或血管的肌肉系统以及胚胎肌肉组织的变异结节。

食管平滑肌瘤质硬，表面光滑，与周围组织分界清楚，大体形态为圆形或椭圆形（卵圆形），也可呈螺旋形、哑铃形、姜块形等。单发或多发，大小不一，多为 2～5cm。可环绕食管生长，呈马蹄形或环形阻塞食管腔。肿瘤表面多有完整包膜，切面可见纵横交错的肌束，血管稀少，呈灰白色。食管平滑肌瘤极少发生恶变。

#### 二、临床表现及诊断

（一）临床表现

1. 食管平滑肌瘤生长缓慢，半数以上的患者无任何临床症状，多因其他原因做胸部 X 线检查或上消化道钡餐造影检查时发现食管平滑肌瘤。如果患者有症状,其持续时间都比较长。

2.较大的食管平滑肌瘤患者主要有吞咽不畅、疼痛或不适以及其他消化道症状,如吞咽困难、疼痛不适、反胃、恶心及呕吐等。

3.食管平滑肌瘤患者偶有咳嗽、呼吸困难或哮喘等呼吸道症状,可能因误吸、肿瘤压迫气管或支气管,或巨大平滑肌瘤压迫肺组织所致。

(二)辅助检查

食管平滑肌瘤的临床诊断主要依靠食管钡餐造影和食管镜检查,查体和实验室检查无诊断意义。

1.食管钡餐造影检查　钡剂在食管腔内沿肿瘤两侧向下流动并呈环形阴影,具有诊断意义;食管钡餐造影侧位片上,可见肿瘤阴影一半在食管腔内,另一半在食管腔外;肿瘤表面的正常黏膜皱襞变平或消失。

2.食管镜检查　对食管平滑肌瘤有诊断意义。

3.CT 和 MRI　可确定肿瘤发生部位、侵犯范围。

### 三、治疗

食管平滑肌瘤早期无症状,但生长后可出现梗阻症状,且可发生恶变,因此若无手术禁忌,无论肿瘤大小,均应行手术摘除肿瘤。手术途径与切除方法根据肿瘤部位及累及范围决定。除传统的开胸直视下手术,近年来主张在胸腔镜辅助下行食管平滑肌瘤切除术,手术方法包括以下几点:

1.黏膜外肿瘤摘除术　绝大部分病例可选择此术式摘除肿瘤,手术效果明显,且术后并发症少。

2.食管部分切除及食管胃吻合术　仅适用于巨大平滑肌瘤累及较多的肌层,无法行黏膜外肿瘤摘除术。

3.息肉状平滑肌瘤摘除术。

4.内镜黏膜下食管平滑肌瘤剥离术(endoscopic submucosal dissection,ESD)　是以内镜黏膜切除术为基础而发展起来的,对食管平滑肌瘤具有整块切除率高、便于病理学评估、复发率低、患者痛苦少、恢复快等优点,可达到与外科治疗相似的效果。

### 四、预后

食管平滑肌瘤摘除术后效果好,偶可见食管胸膜瘘、食管狭窄或食管憩室等并发症。胸腔镜辅助手术效果及预后较传统开胸手术为好。

(胡晨虎)

## 第四节　食管憩室

食管憩室(esophageal diverticulum)是食管壁局限的离心性外突所形成的与食管腔相通的覆盖上皮的盲袋。可单发或多发于食管的任何部位,最常见的好发部位是咽与食管的连接部、食管中段支气管分叉处附近和食管的隔上部分。

## 一、病因

根据憩室形成的机制分为膨出型和牵引型。膨出型憩室是由于食管腔内的压力,使食管黏膜在管壁的某些薄弱点"疝出",形成囊袋,如咽、食管和隔上憩室。牵引型憩室系食管壁被向外牵拉所致,如食管中段憩室。有些憩室可两种情况同时存在。

## 二、病理

膨出型憩室的囊壁由复层扁平上皮和伴有分散肌纤维的黏膜下层组织所围绕,囊壁缺乏正常的食管肌层,仅在憩室颈部有部分牵引的肌肉组织。牵引型憩室的囊壁均由食管全层构成,常有食物潴留,可并发炎症、出血、穿孔甚至癌变。

## 三、临床表现与诊断

(一)临床表现

早期无症状,进食梗阻感、咽喉异物感、吞咽困难、反胃、夜间呛咳、胸闷、胸胀痛等。个别患者颈部出现包块,借助颈部活动按摩可缩小。口臭、声嘶,严重者甚至出现晕厥、休克、呼吸困难等。长期可发生营养不良、消瘦、水肿等。

(二)诊断

X线钡餐检查和食管镜检查可确诊。较小的牵引型憩室多无明显症状,难以发现。而膨出型食管憩室症状明显,较易诊断。

此外,由于食管憩室常伴有食管运动障碍,因此进行食管功能测定、标准酸反流试验、酸廓清试验以及 PH 监测等,对决定治疗方法和疗效判断均有一定帮助。测压术是下段食管括约肌功能不良和食管动力疾病的"金标准"诊断方法。

1.X线钡餐检查 食管 X 线钡餐造影检查是诊断食管憩室的主要方法,宜行正、侧位及双斜位摄片;一般为向外突出的圆形囊袋影,憩室内壁一般光滑规则,由于黏膜炎症变化,内壁可出现轻度的不规则阴影,若有明显的内壁或对侧壁不规则或伴有充盈缺损,应考虑囊内有异物或合并肿瘤的可能,须进一步检查。

2.食管镜检查 食管镜检查可见食管黏膜伸入憩室内。如伴炎症时可有充血、水肿和糜烂改变;食管镜虽可直视下检查憩室的大小及其并发症等情况,但有穿孔的危险,不宜列为常规措施。

## 四、治疗

1.手术治疗 无症状者不需手术;若症状进行性加重或出血、穿孔、癌变则需手术治疗。可行憩室切除术、憩室固定术、抗反流术、微创手术、内镜手术,甚至食管部分切除术等。内镜手术具有安全可靠、手术时间短、恢复快、皮肤无损伤、症状缓解明显、复发率低和住院时间短的优点,治疗结果与外科手术相似,是一种值得推荐的手术方法。

2.保守治疗 不宜或不愿手术者可采取保守治疗。包括饭后饮清水冲洗,改变体位,活动颈部,促进憩室排空。应用抗感染、解痉药和黏膜保护剂可缓解症状。

## 五、预后

手术治疗效果满意。

（胡晨虎）

# 第五节　食管狭窄

食管狭窄（strictures of the esophagus）原因很多，可以由食管恶性病变引起，这类狭窄的诊断和治疗参见本书食管癌相关章节除外恶性病变引起的狭窄为食管良性狭窄，但也有食管狭窄既可能是良性的，也可能是恶性的，即所谓 Barrett 食管，它实际上是食管黏膜修复过程中，鳞状上皮被柱状上皮取代，其中没有腺癌病灶者即为良性，有则为恶性。尽管有各种清除 Barrett 食管方法的报道，但均未获肯定，故要加强随访，对 Barrett 食管重点是早期识别异型增生，发现重度异型增生或早期食管癌时应及时手术切除。

下面重点谈食管良性狭窄，根据其病因不同，相应治疗也不同。

1. 先天性因素

（1）先天性食管狭窄，一旦发现，即可手术切除狭窄，行对端吻合（切除在 1cm 以下时），或行食管胃吻合，或行食管胃间位空肠代食管亦可。

（2）特发性食管肌肥厚，可行食管肌层纵行切开术。

（3）异位锁骨下动脉缠绕食管，可介入栓塞或手术处理。

（4）Scharzki 环食管，其发病机制不详，现多认为先天性起源，食管切开、Scharzki 环切除术是本病的首选方法，术后效果良好。

2. 食管外占位性病变：压迫食管，主要针对原发病进行处理。

3. 食管良性病变

（1）食管化学性烧伤。

（2）食管术后狭窄，多以扩张疗法为主，若反复扩张疗效欠佳，可酌情行狭窄部切除，并以胃代（或空肠代、或结肠代）食管，进行消化道重建。

（3）异物阻塞食管，如鱼刺、鸡骨等，多可在食管镜下取出，少数需开胸手术处理。

（胡晨虎）

# 第六节　食管穿孔

## 一、概述

食管穿孔或破裂较少见，早期诊断困难且容易误诊，病死率较高。最常见穿孔部位为颈段食管及胸段食管。颈段食管穿孔，预后较好。胸段食管穿孔由于消化液外溢至纵隔间隙或胸膜腔内，可造成严重的纵隔炎或脓胸，并可腐蚀大血管，如处理不及时，短期内可造成死亡。

食管穿孔的原因如下：

1. 自发性食管破裂　是临床上最常见的食管穿孔原因，发病前多有饮酒后呕吐史。

2. 异物性食管穿孔　常见的是鱼刺、鸡骨、假牙等。食管穿孔可为食管损伤后迟发性穿孔。

3. 医源性食管穿孔　内镜检查或治疗后,如 ESD 或食管扩张术。手术原因,如因肿瘤外侵全喉切除或甲状腺切除时发生颈段食管穿孔,局部晚期肺癌中因肿瘤侵犯食管术后发生食管穿孔。

4. 其他原因　外伤性、腐蚀性、食管癌放疗后等。

### 二、临床表现

1. 颈段食管穿孔表现为颈部疼痛及压痛,可伴有颈部肿胀、皮下气肿、呼吸困难、声嘶等。胸段穿孔表现为胸闷、胸痛等。

2. 食管穿孔后,可表现吞咽疼痛、进食困难。合并纵隔感染或脓胸者可出现发热、白细胞计数增高。

3. 腐蚀性或异物导致的食管穿孔,可引起食管主动脉瘘,发生致命大出血,患者病死率极高。

### 三、诊断要点

1. 病史　如饮酒后呕吐史,内镜检查或治疗病史,胸部手术史或外伤史,以及腐蚀剂误服史等。

2. 症状及体征。

3. X 线检查　局限于纵隔内食管穿孔可发现颈胸部纵隔影增宽及气肿。穿孔破入胸腔者可见液气腔。

4. 食管造影　可证实诊断及食管破裂部位。应选择水溶性造影剂,不用钡剂。

5. B 超检查及胸腔穿刺　口服亚甲蓝后,如胸腔内抽出蓝染胸液或食管残渣可明确诊断。

6. 食管镜　可取出食管内异物,明确食管穿孔部位。

### 四、治疗方案及原则

1. 起病不到 24h 的患者应争取手术治疗。经受累一侧胸腔进胸。一期行食管破口修补术。

2. 对发病超过 24h 的患者一般保守治疗　包括禁食水、胃管减压、胸腔闭式引流、空肠造瘘等措施,后期再酌情考虑是否手术处理。

3. 华中科技大学同济医学院附属同济医院经验,对部分超过 24h 病例,如合并有高热、纵隔脓肿形成,应手术治疗,充分引流脓肿,并行空肠造瘘以保证营养。术中视食管条件可直接双层修补,仍可取得满意效果。

（胡晨虎）

# 第七节　食管结核

食管结核(esophageal tuberculosis)是临床极为少见的由结核杆菌引起的一种慢性传染

病,食管结核确诊后应首选正规抗结核药物治疗,其治疗效果良好,一般不需要手术治疗。非手术治疗难以缓解的食管梗阻症状的病例应考虑手术治疗。食管结核的临床特征以及影像学检查同食管平滑肌瘤或食管癌的鉴别较为困难,通常是在术中或者是术后通过病理报告才能确诊。

## 一、病因

结核病是人体与结核杆菌相互作用的结果,只有在侵入人体的细菌多、细菌毒力大及机体免疫功能低下致局部抵抗力下降时,才发生结核。

食管结核多是在患者原有疾病的基础上感染结核杆菌所致。易感因素包括以下几点:

1. 机体抵抗力降低,如肺结核、糖尿病、恶性肿瘤等放、化疗及处于病程晚期等。

2. 免疫功能低下,如器官移植、长期服用免疫抑制剂、AIDS 等。

3. 原有食管疾病,如反流性食管炎、食管溃疡、食管狭窄等。

## 二、病理

食管结核是由结核杆菌引起的食管慢性特异性炎性肉芽肿性病变。本病好发于食管中、上段,且多在气管分叉水平以上,病变范围多在距切齿 2～13cm 处,发生于下段者仅占 12%。这可能与气管分叉处淋巴结密集且同食管相邻密切有关。

## 三、临床表现与诊断

食管结核临床表现多种多样,最常见的症状为吞咽困难,出现于 75% 的食管结核患者。食管结核结合病史、临床表现、实验室检查、X 线以及内镜检查,有可能作出诊断。其中主要依靠后两项检查。尤其是同时患有肺结核、脊椎结核、咽喉结核或纵隔淋巴结结核的患者,出现吞咽困难或进食时胸骨后疼痛,应疑有本病可能。

由于在临床当中食管结核较易误诊,除进行 X 线检查与食管镜检之外,还要做好以下几方面的工作:

1. 对于高度可疑的患者可以采取诊断性的抗结核疗法。

2. 要重视结核抗体以及 PPD 等结核病相关的检查方式,以助于进行鉴别诊断。

3. 对于疑似患者要及早进行食管镜检,取得病理以及细菌学的诊断结果,在必要的时候可以重复进行检查。

4. 全面询问患者的病史以及症状体征等,要避免遗漏结核病史。

## 四、治疗

(一)正规抗结核药物治疗

抗结核化疗适用于各型食管结核,但必须首先加强对肺结核或其他部位结核病灶的治疗。其治疗效果良好,对于单纯食管旁淋巴结结核压迫食管的患者也可仅给予抗结核治疗。

(二)手术治疗

对于非手术治疗难以缓解的食管梗阻症状的病例,应考虑手术治疗。

1. 手术指征

(1)食管病变纤维化,产生食管腔瘢痕性狭窄。

（2）纵隔淋巴结结核压迫食管导致食管腔严重狭窄,正规抗结核药物治疗效果不明显或病情逐渐恶化者。

（3）纵隔淋巴结结核瘢痕收缩引起的牵引性食管憩室,临床症状显著者。

（4）已形成纵隔食管瘘或气管食管瘘,经正规抗结核化疗无效者可行手术修补。术式视具体病情而定。

2.常用的术式有食管部分切除术、食管周围淋巴结结核病灶清除术、纵隔冷脓肿清除术及食管气管瘘修补术等。

3.术后继续进行系统、正规的抗结核治疗,时间不应少于 1 年。

### 五、预后

食管结核如能早期发现、早期诊断和早期治疗,其预后良好。手术治疗效果满意。

（胡晨虎）

## 第八节　贲门黏膜撕裂症

剧烈干呕、呕吐或其他原因致腹内压骤然增加,造成胃贲门、食管远端的黏膜和黏膜下层撕裂,并发大量出血,称为食管贲门黏膜撕裂综合征（又称 Mallory－Weiss 综合征）。是上消化道出血少见的原因之一。

### 一、诊断

典型病史为干呕或呕吐之后发生呕血,多为无痛性,严重者可导致休克或死亡。对呕血史的患者,问诊时应注意询问在呕血前有无饱餐,饮酒、服药、乘车等原因所致剧烈干呕或非血性呕吐史及呕血的特征,有无其他消化病史。

辅助检查:24h 内可行急诊胃镜检查,可见胃、食管交界处的纵行黏膜撕裂或具有红色边缘的灰白色瘢痕。

### 二、鉴别诊断

主要与食管自发性破裂、食管胃底静脉曲张破裂出血、消化性溃疡出血及糜烂性出血性胃炎等相鉴别。

### 三、治疗

轻型者可自然愈合。出血显著者可给予如下治疗措施:

1.一般内科保守治疗　包括输血、输液及一般止血药物治疗。

2.内镜下止血

（1）镜下直接喷洒 Monsell 溶液,喷洒前先用生理盐水冲洗创面,然后喷洒稀释 1 倍的 Monsell 溶液 3～5mL,见创面变白、渗血停止即可。

（2）镜下喷洒凝血酶。

（3）镜下注射血管硬化剂,如 1％乙氧硬化醇在撕裂边缘分点小量注射。

（4）镜下局部注射高渗盐水－肾上腺素溶液。

(5)内镜下采用高频电凝或微波、激光照射止血。

3.**手术治疗**　大量出血,内科保守治疗无效时应行外科手术治疗,采用高位胃切开结扎破裂血管,连续深层缝合撕裂黏膜。

## 四、预后

预后良好。

(胡晨虎)

# 第九节　反流性食管炎

反流性食管炎(reflux esophagitis,RE)是指过多的胃、十二指肠内容物反流入食管引起胃灼热感、反酸、吞咽困难等症状,并导致食管黏膜糜烂、溃疡等病变的疾病。近年来发现,幽门螺杆菌感染与反流性食管炎有一定的关系。反流性食管炎的症状易与消化性溃疡相混淆,中老年人、肥胖、吸烟、饮酒及精神压力大是反流性食管炎的高发人群。

## 一、病因

主要是由于食管下段括约肌压力低下,导致胃酸反流至食管,使食管暴露于胃酸时间过长而引起食管黏膜损害。如下疾病均可能导致反流性食管炎:

1.食管裂孔疝。

2.妊娠、呕吐、呃逆。

3.外科手术,如迷走神经切断术、食管下段肌层切开术、胃大部切除术等。

4.**其他疾病**　各种器质性疾病,如食管下段及贲门部肿瘤、硬皮病和各种造成幽门梗阻的疾病,均可造成反流性食管炎。

## 二、病理

经食管镜检查及组织学活检,依黏膜及溃疡发生情况,可对食管炎症分为由轻到重的4个等级。

## 三、临床表现及诊断

(一)临床表现

反流性食管炎早期可无任何症状,但是随着反流时间和程度的增加,患者会有不同程度的胃灼热感、胸骨后或心前区疼痛等症状,有些患者可出现吞咽困难。

1.**胸骨后烧灼感**　是由于反流的胃酸化学性刺激食管上皮下的感觉神经末梢造成的。典型的烧灼痛症状位于胸骨下方,并向上放射。反流发作时症状明显,弯腰、用力或平卧时亦可引起,直立位减轻。

2.**吞咽困难及疼痛**　早期吞咽时可有疼痛或梗阻,吞咽疼痛可由于食物团刺激发炎的食管或食管痉挛造成食物下咽时发生部分或全部梗阻,并不一定发生疼痛。

3.**反酸**　进食、用力或体位改变后均可能发生反酸。胃内容物可被吐出或咽下,在咽或口腔内残留一种酸味或苦味,造成口臭或味觉损害。

4.其他症状 反流并发症造成的症状,如炎性声带息肉、肺及支气管感染和食管溃疡穿孔及出血等相关症状长期反流也会对咽部和声带产生损伤,发生慢性咽炎、慢性声带炎和气管炎等。

(二)特殊检查

1.内镜检查 是诊断反流性食管炎最准确的方法,并能判断反流性食管炎的严重程度和有无并发症,结合活检可与其他原因引起的食管炎和其他食管疾病作鉴别。国内多采用 Los Angeles 分类法,分为 A~D 四级。A 级:黏膜破损局限于食管黏膜皱襞,长径<0.5cm;B 级:黏膜破损局限于食管黏膜皱襞,相互不融合,但长径>0.5cm;C 级:破损病灶在黏膜顶部存融合,但范围小于食管环周的 75%;4 级:破损融合,且范围大于食管环周的 75%。

2.X 线钡餐造影 可观察食管蠕动情况,并可发现食管憩室或肿瘤等病变,轻度食管炎在 X 线检查时无明显征象,严重的食管炎常位于食管的下段,表现为扩张受限、黏膜纹理不规则、紊乱或中断,蠕动能力减弱,并可出现点片状钡剂残留的溃疡龛影。

3.24h 食管 pH 测定 可提供食管是否存在过度酸反流的客观证据,并了解酸反流的程度及其与症状发生的关系。注意检查前 3d 应停用抑酸药与促胃动力药等。

4.食管测压 有病理性反流的患者,食管下段的高压区静息压较正常者为低,有严重食管炎者可出现低振幅波或无蠕动波。由于食管下段压力有个体差异,故单从测压不能作出食管反流的诊断,但可作为抗反流手术后自身定量评价的依据。

## 四、鉴别诊断

应与下列疾病相鉴别,如食管癌、冠心病、胆道疾病、消化性溃疡及真菌、疱疹、药物引起的食管炎等。

## 五、治疗

(一)非手术治疗

反流性食管炎主要以内科非手术治疗为主,内科治疗的目的是减轻反流及减少胃分泌物对食管的刺激和腐蚀。

1.一般治疗 肥胖患者应减轻体重,可降低腹内压并减少反流。避免持重、弯腰等动作,勿穿过紧衣裤。睡眠时抬高床头 15cm,睡前 6h 勿进食,忌烟酒,避免增加胃酸的食物和液体,如咖啡、浓茶等。避免使用抗胆碱能药等,均可减轻食管反流的发作。

2.药物治疗

(1)制酸剂,可用制酸剂中和胃酸,降低胃蛋白酶的活性。

(2)促动力剂,对胃排空延长可用多潘立酮、西沙必利。

(3)抑酸药,如 $H_2$ 受体阻滞剂、质子泵抑制剂。

(4)黏膜保护剂,如硫糖铝、胶体枸橼酸铋盐等。系统的内科治疗对大多数轻度食管炎患者有效。

3.食管扩张术 因反流性食管炎形成的瘢痕性狭窄,对有吞咽困难症状者可行食管扩张术,可使部分患者的症状缓解,经多次扩张疗效不显著者仍需手术。

（二）手术治疗

1. 外科手术的适应证

（1）充分而系统的药物治疗，历时半年至 1 年以上仍不能解除症状，或虽然缓解症状，但停药后症状复显者。

（2）有并发症，如出血、反复发作性肺炎和哮喘等。

（3）食管消化性狭窄。

（4）Barrett 食管、食管上皮有轻度不典型增生、药物治疗无效者，应行抗反流手术，重度不典型增生则是手术切除病变食管的指征。

（5）食管旁疝和混合型食管裂孔疝所导致的胃食管反流。

（6）抗反流手术后复发。

（7）儿童胃食管反流引起呼吸道并发症，如反复发作性肺炎和哮喘等。

（8）短食管。

2. 术前准备　改善患者营养状态。有慢性呼吸道感染者给予抗生素及胸部理疗。拟行或可能行食管切除术者应进行肠道准备。为减少因麻醉诱导发生反胃或呕吐的危险，术前应注射 $H_2$ 受体阻滞剂或用大口径胃管吸引胃内容物。

3. 手术治疗原则　治疗原发病（如食管裂孔疝等），并实施抗反流手术，有狭窄者应同时纠正。

4. 抗反流手术　目的是阻止胃内容物反流入食管。最有效的办法是恢复食管远端的腹内段及在食管与胃之间构成一单向活瓣组织。常用的手术方法有 Nissen 胃底折叠术（是被认为除食管短缩病例外适合大多数反流性食管炎患者的术式）、Belsey Mark Ⅳ 手术、Hill 手术、腹腔镜下胃底折叠术等。对伴有短食管病例可应用食管延长术（Collis 手术），再加 Belsey 手术或 Nissen 手术。

5. 解除食管狭窄的手术　包括食管狭窄部分切除端端吻合或食管部分切除和食管吻合术、Thai 手术以及食管切除肠段间植术等。

6. 微创手术－近年随着微创外科的蓬勃发展，腔镜下抗反流手术以其图像放大、光照良好、可在狭小间隙内操作的突出优势而迅速成为胃食管反流病的一种新的手术方式。

## 六、预后

抗反流手术的疗效与内科治疗相当，疗效满意，手术病死率在 1% 以下。

（胡晨虎）

# 第十节　食管吻合口瘘

吻合口瘘是食管癌术后最严重的并发症之一，包括胸内吻合口瘘和颈部吻合口瘘，前者发生率为 3%～5%，但病死率高。后者发生率高于前者，为 10%～20%，但预后明显好于胸内吻合。

## 一、发生原因

1. 吻合口部的血液供应不良、局部组织水肿或感染，食管游离太长（一般不要超过 2cm）。

2.吻合技术操作不当,吻合口边缘对合不良,缝合线结扎过紧、过松,或针距、边距掌握不当。

3.使用吻合器时食管撕裂,食管黏膜回缩,或钉合不严,吻合钉脱落。

4.吻合口处张力过大。

5.全身因素,如年老体弱,长期营养不良、贫血、低蛋白血症或维生素C缺乏等。

6.术中不慎损伤胃网膜右血管,或对胃壁的保护不够,动作粗暴,过度牵拉,在胃壁内形成小血栓或血肿。

7.胸腔积液浸泡吻合口。

8.术后处理不当,没有进行及时、充分、有效的胃肠减压,使胃过度膨胀,或进硬食过早。

9.其他一些因素,如合并有糖尿病、低氧血症等。

## 二、临床表现及体征

多发生于术后3～7d,亦有发生于术后3d内的早期瘘,或发生于患者出院后的晚期瘘。

(一)颈部吻合口瘘

颈部吻合口瘘多表现为颈部皮肤红肿、压痛、皮下气肿,并有腐臭脓液流出,切开引流后可见脓液,并可有食物残渣、口涎、胆汁等,患者伴或不伴有发热。颈部吻合口瘘因位置表浅,易及时发现及诊断。

(二)胸内吻合口瘘

一旦发生胸内吻合口瘘,患者多有明显的中毒症状。早期多有高热、剧烈胸痛、呼吸困难、术侧气胸、中毒性休克,不及时处理甚至可引起死亡。发生于术后1周以上的胸内吻合口瘘,因肺已复张并有胸膜粘连,瘘相对局限,患者全身中毒症状可不明显,但仍有发热、胸闷等症状,需注意观察,以期及时发现,及时处理。

## 三、辅助检查

食管癌切除行胸内吻合术后,若患者体温持续较高,不能恢复正常,特别是出现胸痛、气急等症状者,要高度怀疑吻合口瘘的发生,需行进一步辅助检查以明确诊断。

1.胸部X线平片可表现为包裹性积液或液气胸,特别是出现液气胸的病例,结合临床症状,基本可以诊断为吻合口瘘。但对于吻合口后壁小的瘘口,比较局限的瘘口,或瘘入纵隔的病例,则胸部平片上可无明显表现。

2.食管造影对诊断吻合口瘘很有帮助,需在立位和卧位多方观察,可以看到造影剂从瘘口溢入胸腔或纵隔,并可观察瘘口的大小和位置。特别是对于小的瘘口,有时需反复多次造影,严密、细致观察才能发现,不要轻易排除吻合口瘘的可能。对于容易误咽入气管的患者,则推荐使用碘油或泛影葡胺造影,因钡剂易沉积于细小支气管深部而难以经咳嗽排出。食管造影未能证实者,可考虑行胸部CT检查,有时可发现瘘入纵隔的病例。

3.胃镜检查不是常规,但对高度怀疑吻合口瘘,经无创检查未能确诊者,则可考虑行胃镜检查。可以看到瘘口的位置、大小,并能鉴别是吻合口瘘还是胸胃坏死穿孔。确诊后还可在胃镜引导下于十二指肠内置入鼻饲管以行肠内营养治疗。

4.一旦发现有胸腔包裹性积液或液气胸,应及早进行胸腔穿刺,必要时在B超引导下穿刺,若能抽得脓性液,特别是口服亚甲蓝后抽出蓝色胸液者,可确诊为吻合口瘘。

### 四、治疗原则

颈部吻合口瘘容易早期发现和诊断,处理较简单,经积极引流、禁食、营养支持,很快便能愈合。胸内吻合口瘘的处理原则是早期诊断、早期治疗,根据具体情况选择手术治疗或保守治疗,大部分患者以保守治疗为主。

1.保守治疗

(1)主要以禁食、持续胃肠减压、持续有效的胸腔闭式引流、营养支持、预防并治疗心肺并发症。

(2)在吻合口瘘发生的早期,患者有持续高热、全身中毒症状明显,或合并有肺部感染时,应使用有效的广谱抗生素。一旦诊断明确并进行有效的引流后,应考虑及时停用抗生素,此时患者体温可能会有反复,但不应再继续使用抗生素,以防出现耐药菌或二重感染。

(3)营养支持以肠内营养为主,早期患者肠道功能未完全恢复,或患者不能耐受肠内营养时,需适当地进行胃肠道外营养。

2.手术治疗　只有极少数患者需要再次手术治疗

(1)早期吻合口瘘,患者全身状况较好,胸腔感染不重,可积极行二次剖胸瘘口修补,或行吻合口切除重新吻合。

(2)瘘口较大且水肿、坏死、感染严重,行食管拖出外置,二期行结肠代食管,重建消化道。

(3)胸腔引流不畅,再次进胸冲洗,重新置管引流。

3.内镜下食管支架植入术　内镜下食管支架植入术的主要目的是打通狭窄或闭塞的食管,恢复进食功能,从而提高患者的生活质量,且支架本身压迫癌肿,防止出血,同时造成病变局部血供不良,减慢肿瘤生长速度,从而延长生存期。具有操作简单方便、行之有效和创伤小等优点。目前,食管支架植入术已成为食管吻合口瘘和食管恶性狭窄的主要治疗方法之一。

### 五、预后

颈部吻合口瘘口预后佳,经积极处理后绝大多数很快便能愈合,但吻合口区或胃底大范围坏死者,瘘口靠瘢痕愈合后,易出现顽固性狭窄,严重影响患者的生活质量。

既往胸内吻合口瘘一旦发生,其病死率可高达50%以上。近年来随着吻合器的广泛应用,胸内吻合口瘘的发生率有所下降,而且随着肠内、肠外营养治疗的进展,其病死率已大大下降,为10%～20%。

(胡晨虎)

# 第十四章 肺部疾病

## 第一节 肺部良性肿瘤

肺部良性肿瘤可起源于肺内的各种不同类型细胞,发生在肺实质内或支气管内两个部位。

按组织来源分类如下:

### 一、上皮来源

1.乳头状瘤(papillomas) 常发生于喉或支气管,肺内少见。因所在部位和阻塞程度不同,可有咳嗽、喘鸣等症状,严重阻塞气道者出现呼吸困难、发绀,需急诊治疗。对蒂小能活动或基底不宽的小肿瘤可行支气管镜下摘除;对管腔内孤立肿瘤,可采用支气管壁切开肿瘤切除或支气管袖式切除;如肿瘤阻塞导致远端肺不可逆病变时,应做病肺切除。

2.息肉(polyp) 少见,发生于气管或主支气管。

3.肺硬化性血管瘤(sclerosing hemangioma of the lung) 1999年,WHO对肺和胸膜肿瘤新分类中将其列为混杂性肿瘤,确定其为源于原始呼吸道上皮的真性肿瘤。多见于中年女性,男女比1:4,多为单发,肺内多发较少见。部分有钙化,文献报道肺硬化性血管瘤X线特征性表现为"空气半月征",但实际临床上少见。

### 二、间叶组织

1.肺纤维瘤(fibroma of the lung) 非常少见,可发生于支气管,亦可发生于肺实质。肿瘤坚硬,与邻近的血管及支气管不相连。

2.脂肪瘤(lipoma):按照发生部位分为两种

(1)支气管脂肪瘤,常带细蒂。

(2)肺实质、胸膜下脂肪瘤,比支气管腔内的更少见。

3.平滑肌瘤(leiomyoma) 虽然罕见,但属于肺软组织肿瘤中最常见者,多见于中、青年,平均发病年龄35岁。分3种临床类型:①肺间质型。②支气管内型。③肺血管内型。

4.血管外皮瘤 50%可能为恶性。50%病例就诊时无症状,50%有咯血、呼吸困难及胸痛。

5.粒细胞瘤 过去称粒细胞成肌细胞瘤,但现在则认为称作神经鞘瘤更恰当。可表现为单个肺结节,但更多长在气管、主支气管内。男女发病率相同,平均发病年龄为38岁,无包膜。

6.黏液瘤(myxoma) 极为罕见,手术治疗效果良好,但若切除不彻底,有复发倾向。

7.肺软骨瘤(pulmonary chondroma) 临床少见,可发生于气管、支气管腔内,肺内更为少见。

### 三、起源不明

1.肺错构瘤(hamatoma of lung)　发病率在肺部良性肿瘤中占第 1 位,乃最常见的肺良性肿瘤,含软骨及纤维组织,还可能含有脂肪、腺乳头、平滑肌等组织。一般无症状,往往在体检时发现。男性发病率较高,男女比例为 2∶1～3∶1,发病年龄多为 30～60 岁。大多数发生于肺的周围,表现为孤立性结节,边缘清晰,发生在肺门部罕见,长在支气管内占 3%～20%,生长慢,极少恶变。

2.透明细胞瘤　极少见,无症状。胞片可显示小结节,常发生于 40～60 岁,直至现在才被认为属于良性。

3.畸胎瘤　极少见,大多数发生于左上叶,可有钙化或空洞形成。

### 四、其他

1.浆细胞肉芽肿　又名组织细胞瘤,大多发生于较年轻患者,女性发病率稍高。肿瘤质硬,黄白色,以成熟浆细胞为主。

2.黄瘤　具包膜,黄色肺实质性肿物,内含泡沫细胞、梭形细胞及淋巴细胞。

3.假性淋巴细胞瘤　多年来一直认为属良性,大多数在摄常规胸片时偶尔发现,肿瘤边缘光滑、质软,切面呈灰白色。少数病例可发生恶变,转变为恶性淋巴瘤。

肺部良性肿瘤的临床共同特点是:本病多见下中青年,临床多无症状、体征,往往是在体检 X 线检查时发现,肿瘤多数位于肺的周边部位,体积较小,绝大多数是单发,呈圆形、椭圆形或结节状,密度均匀,边缘锐利,极个别的有毛刺。肺部良性肿瘤根据其生长部位的不同,其临床症状有所不同,如肿瘤对支气管产生压迫,引起管腔部分或全部阻塞,可产生一系列常见的肺部症状及体征。X 线胸片、CT 扫描、肺穿刺活检以及纤维支气管镜等检查对于诊断肺部良性肿瘤具有较高的价值,但与早期恶性肿瘤仍不易鉴别,最后确诊依靠病理组织学检查。如患者情况允许,均主张积极手术治疗,原则是切除肿瘤,最大限度地保留正常肺组织,胸腔镜手术具有巨大优势。对疑为肺良性肿瘤患者,术中快速冷冻切片检查应列为常规。

(潘玉柱)

## 第二节　原发性肺癌

肺癌(lung cancer)又名支气管肺癌,原发于支气管上皮或腺体,自气管隆突、主支气管直至肺泡均可发生。按肿瘤所在部位,可分为中心型及周围型肺癌两大类。近年来肺癌的发病率及病死率均有明显升高,两者均占全部恶性肿瘤的首位。统计表明肺癌发病率占所有恶性肿瘤的 12%,病死率达到所有癌症死亡的 1/3。

### 一、病因

#### (一)吸烟

吸烟是肺癌病死率不断上升的主要原因。烟草内含有 400 余种化学物质,其中致癌物有 40 余种。一般吸烟者患肺癌机会比不吸烟者高 9～10 倍,重度吸烟者可高达 10～20 倍。美国 85%～90%或以上的肺癌是由于主动吸烟或被动吸"二手烟"所致,在中国为 87%。戒烟后肺癌的发病率可有所下降。戒烟 1～5 年,肺癌发病率可降低一半,超过 15 年,其发病率与不吸烟者相同。

（二）大气污染

近数十年来,由于多种致癌性工业原料和产品的生产和使用量急剧增加,不仅使直接与其接触的产业工人的肺癌发患者数增多,还污染这些厂矿以外的大气。此外,现代化的生活方式,包括煤、柴油、汽油的大量燃烧,沥青路面的铺设和机动车辆的使用,必然导致有害气体与颗粒的大量排放。肺癌发病在许多国家的城乡差别,令人怀疑与大气污染有关。在我国工业城市的居民肺癌病死率高于其附近农业城市的 2～4 倍。

（三）职业性致癌因子

1.石棉　石棉是含有不同量铝和氧化铁及镁和磷的复杂聚合物。在石棉工人中,每死亡 5 人就有 1 人为肺癌。

2.放射性物质　可能是职业性的,如长期从事铀开采的矿工,其肺癌特别是小细胞肺癌的发病率比一般人高。也有非职业性的,如原子弹受害者易患肺癌,且潜伏期可长达 10 年以上。

3.铬　从事含铬铁矿开采和铬化合物生产的工人,肺癌发病率比一般人高 4～15 倍,潜伏期可长达 20 年。

4.镍　炼镍工人肺癌发病率较一般人高 3～5 倍,鼻咽癌发病率可高达 150 倍。镍尘可能是致癌物。

5.砷　无机砷主要用于制造杀虫剂。制造含砷粉剂的工人,因肺癌而死亡为一般居民的 7 倍。

（四）遗传因素

虽然环境因素引起肺癌要大于遗传因素,但遗传因素亦有影响肺癌是多因素引起的,遗传因素可能使患者对环境中致癌原的易感性增强。

## 二、病理及分期

肺癌是以细胞类型及分期作为分类依据。细胞类型对临床过程起主要作用,分期代表疾病被发现时的病变程度。遗憾的是,80％肺癌患者被发现时其病变已属进展期。

（一）肺癌的病理学类型

1.鳞状细胞癌（表皮样癌）

亚型:梭形（鳞状）细胞癌。

2.小细胞癌

(1)燕麦细胞癌。

(2)中间型细胞癌。

(3)混合型燕麦细胞癌。

3.腺癌

(1)腺泡状腺癌。

(2)乳头状腺癌。

(3)细支气管－肺泡癌。

(4)实体癌伴黏液形成。

4.大细胞（未分化）癌

(1)巨细胞癌。

（2）透明细胞癌。

5.鳞腺混合癌`。

6.类癌。

7.支气管腺体的肿瘤。

（1）腺样囊性癌。

（2）黏液表皮癌。

8.其他。

（二）肺癌的分期

TNM 分期可以较正确地估计病情,反映病变范围;对制订治疗方案,预测治疗效果有很大帮助。现用方案自 1986 年发表使用以来,经十余年临床应用,发现尚有不尽人意之处,故自 2012 年 NCCN 提出新的 TNM 分期。

1.原发肿瘤（T）

$T_X$：痰或支气管冲洗液发现癌细胞,但纤支镜检或影像学检查未发现肿块。

$T_{is}$：原位癌,局限于支气管黏膜内。

$T_1$：肿瘤不超过 3cm。位于肺内或脏层胸膜内,其近端未侵及至叶支气管开口,即未侵及主支气管。根据肿瘤大小分为 $T_{1a}$（≤2cm）和 $T_{1b}$（>2cm,≤3cm）。

$T_2$：3cm<肿瘤≤7cm,或侵犯脏层胸膜;或已侵犯主支气管,但距隆突 2cm 以上;或发生肺不张、阻塞性肺炎达肺门区,但尚未波及全肺。根据肿瘤大小分为 $T_{2a}$（>3cm,≤5cm）和 $T_{2b}$（>5cm,≤7cm）。

$T_3$：肿瘤>7cm,或不论肿瘤大小,已直接侵及以下结构:胸壁（包括上沟瘤）、膈肌、纵隔胸膜、心包壁层或主支气管肿瘤距隆突<2cm,或伴全肺不张或阻塞性肺炎,或原发肿瘤同一肺叶出现其他癌结节。

$T_4$：不论肿瘤大小,已侵犯以下结构:纵隔、心脏及大血管、气管、食管、椎体、隆突,或同侧原发肿瘤同侧胸腔不同肺叶出现癌结节。

| 0 期 | $T_{is}$（原位癌） | | |
| --- | --- | --- | --- |
| Ⅰa 期 | $T_{1a,1b}$ | $N_0$ | $M_0$ |
| Ⅰb 期 | $T_{2a}$ | $N_0$ | $M_0$ |
| Ⅱa 期 | $T_{1a,1b}$ | $N_1$ | $M_0$ |
| | $T_{2b}$ | $N_0$ | $M_0$ |
| Ⅱb 期 | $T_3$ | $N_0$ | $M_0$ |
| | $T_3$ Invasion | $N_0$ | $M_0$ |
| Ⅲa 期 | $T_4$ | $N_{0\sim1}$ | $M_0$ |
| | $T_3$ | $N_1$ | $M_0$ |
| | $T_{1\sim3}$ | $N_2$ | $M_0$ |
| Ⅲb 期 | $T_{1\sim3}$ | $N_3$ | $M_0$ |
| | $T_4$ | $N_{2\sim3}$ | $M_0$ |
| Ⅳa 期 | 任何 T | 任何 N | $M_{1a}$ |
| Ⅳb 期 | 任何 T | 任何 N | $M_{1b}$ |

2.淋巴结(N)

$N_x$：未明确有否局部淋巴结转移。

$N_1$：直接侵犯或转移到同侧支气管周围或肺门淋巴结。

$N_2$：同侧纵隔或隆突下淋巴结转移。

$N_3$：对侧纵隔、肺门淋巴结转移,同侧或对侧斜角肌及锁骨上淋巴结转移。

3.远处转移(M)

$M_x$：未明确有否远处转移。

$M_0$：未发现远处转移。

$M_{1a}$：胸膜播散(恶性胸腔积液、心包积液或胸膜结节),对侧肺叶出现癌结节。

$M_{1b}$：远处转移。

### 三、诊断

(一)临床表现

90％～95％患者在就诊时已有症状。症状与体征的出现,可由于肿瘤本身及其局部或全身播散,或由于非播散性全身症状所引起。症状、体征可以单个出现,亦可综合出现。有的患者偶尔因体检摄片发现,这类患者的例数在外科临床上已逐渐多见。还有极少数病例痰液查出癌细胞,但胸片等并未显示(隐性肺癌)。

无症状而经痰液检查及 X 线片查出的肺癌病例属于早期病例。一旦出现症状,可能还是早期,但更多地属于后期。经普查发现而作切除的病例,5 年生存率超过 30％,因出现症状才发现进行切除者,其 5 年生存率在 15％以下。

1.病史

(1)详细询问最早出现的症状,有时可比患者自诉的最初症状早几周,甚至数月。

(2)个人史：包括出生地、职业、生活环境,有否长期接触有害物质、烟酒嗜好。

(3)家族史：直系亲属中有否恶性肿瘤患者,有否慢性支气管炎、肺结核等呼吸道疾病。

(4)过去史：详细询问有否心、脑血管及肝、肾等重要器官病变,有否定期体检,最后一次摄胸片时间等。

2.症状

(1)支气管及肺部症状：包括咳嗽、咯血、呼吸道感染及偶尔出现胸部钝痛及喘鸣。

(2)肺外胸内症状：可由于肿瘤直接扩展至脏层胸膜外,或由纵隔淋巴结转移、胸膜腔转移出现恶性胸腔积液所致,可出现胸痛、声音嘶哑、上腔静脉阻塞综合征等。气短可由胸腔积液或膈神经麻痹所引起。吞咽困难、上肢痛、Horner 综合征可由于食管、臂丛神经、颈及上纵隔交感神经节受压所致。

(3)胸外转移症状：都与肿瘤有远处转移,如肝、脑、对侧肺、肾上腺、骨骼系统、皮下等转移有关。

(4)胸外非转移症状：包括代谢、神经肌肉、骨骼、皮肤、血管、血液方面等变化。大概有2％肺癌患者由于出现这方面的临床症状与体征而就诊,这些临床表现是非特异性的,在其他恶性肿瘤中亦可能出现。

(二)实验室检查

为非特异性。肝功能不正常,特别有碱性磷酸酶增高时,需怀疑有肝转移,应作肝脏 B 超或上腹部 CT,以进一步肯定或排除。血钙增高可能表示有骨转移,或由于肿瘤分泌的一种甲状旁腺有关蛋白(PTHrP)所引起。

(三)特殊检查

1.X 线检查  普通后前位及侧位胸部平片是诊断肺癌的首先步骤,其次才是痰液细胞学检查及纤支镜检。大约有 98% 患者的胸片显示不正常,这表示此时肺癌已完成其自然病程的3/4。而且 X 线改变往往要比症状与体征的出现早 7 个月或更长时间。

肺癌早期 X 线表现包括小的密度均匀结节,或密度不均匀的云雾状或羽毛状阴影,沿小血管周围浸润,段性肺实变,肺门部不明显肿大,肺段或肺叶不张,肺气肿。一个孤立性病灶一般要长到直径 0.7cm 时才可看到,但大多数情况下要长到 1cm 时才会被发现。

常见 X 线表现可分为肺门、肺实质及肺外胸内 3 种情况。据早期文献报道,约有 41% 病例有肺门异常,有 41% 病例有阻塞性肺炎,42% 病例肺实质出现大小不等的肿物,肺外胸内表现有纵隔增宽,胸腔积液占 11%。在现时,周围性肺结节为最常见的 X 线表现。少见的 X 线表现包括薄壁空洞、周围小结节伴偏心性钙化、二侧性肺小结节,前述表现仅占 1%。肿瘤原发灶周围出现卫星灶者仅占 1%。

X 线改变可提示 T 状态,尤其对周围型病变的 $T_1 T_2$,可提示得相当正确,但对中央型病变无甚帮助。普通 X 线片对肿瘤是否已侵及脏层胸膜外($T_3$ 或 $T_4$)无法提示,但是如有胸腔积液,则往往表示肿瘤已属 $T_4$。

肺门阴影增大可表示为 $N_1$ 病变,但有 1/3 病例可出现判断错误。用普通 X 线平片来判断有否纵隔淋巴结增大常常是不可靠的,除非有两种情况:①周围型病变,肺门及纵隔阴影无异常,则 90%～95% 病例不会有 $N_2$ 病变。②当纵隔阴影增大非常明显时,则表示大多数情况已有 $N_2$ 或 $N_3$ 病变。如肺门阴影增大,但纵隔阴影仅疑有增大,或肿瘤本身对上述部位有掩盖时,则应进一步检查。

有膈肌抬高时,需鉴别是由于肺不张引起肺容量丧失所致,还是由于膈肌麻痹引起。此时可作胸透,嘱患者作深呼吸以了解有否一侧膈肌矛盾运动出现。

在有些严重胸痛的患者,有时可查出有肋骨破坏($T_3$)、椎体破坏或其他骨转移($M_1$)。

2.CT 诊断  CT 推荐作为首选的检查方法,对某些胸片不易显示的区域如胸膜下、肺后及纵隔旁区效果最好。纵隔或肺门肿块,有时需要与肿大淋巴结或血管相鉴别时,可加用造影剂增强。

CT 对评估上纵隔淋巴结特别有价值。采用增强扫描,对气管旁、右上气管支气管淋巴结、左前纵隔、主动脉弓下及隆突下淋巴结亦可识别,但对主动脉弓下及隆突下淋巴结的判断较差。一般说来,如淋巴结直径<1cm 时,转移可能性很小,有报道为 7%。淋巴结直径如有 1cm 或大于 1cm 时,则转移可能性达 55%～65%,其余 35%～45% 为炎症所致,最好做进一步活检。如淋巴结直径>3cm,往往均为转移所致。

3.纤维支气管镜检查  几乎所有肺癌患者均应做此项检查,以明确肿瘤分期。它可能查出肿瘤所在、与气管隆突的距离以及有否位于叶支气管开口等。当肿瘤距隆突不到 2cm 时,说明病变已属于 $T_3$。当叶支气管开口有肿瘤时,不论肿瘤大小,均属于 $T_2$。当叶支气管开口无肿瘤,肿瘤在更远支气管时,则可根据肿瘤大小,定为 $T_1$ 或 $T_2$ 病变。

气管隆突增宽,主支气管或中间支气管有固定现象时,均提示为 $N_2$ 病变。通过纤支镜检及超声纤支镜穿刺检查,还可对所见病变取活检,以明确细胞类型。

4.放射性核素显像 当患者有远处转移的症状或体征出现时,应做放射性核素显像或CT,即使只对一个器官有怀疑,还是应该对脑、骨骼及上腹部三个部位一起检查,如扫描有问题时,需做活检以明确组织学诊断。

有通气功能不良须作手术的病例,可做核素灌注及通气扫描。

5.磁共振成像(MRI) 目前 MRI 提供的信息与 CT 相仿,但在辨别肿瘤有否侵犯血管或纵隔时优于 CT。对 CT 须作增强,对造影剂过敏的病例更有价值。有时 MRI 还可显示 CT 不易确认的胸壁侵犯。为了解有否胸廓外侵犯,可加照矢状面及冠状面图像,对上沟瘤病例,评价有否臂丛神经受侵犯时更有价值。此外,对了解有否椎体及脊髓侵犯亦有帮助。

6.淋巴结活检 锁骨上淋巴结可触及时,应做穿刺活检,阳性表示 $N_3$ 病变。如淋巴结未触及,而做所谓的前斜角肌淋巴结切除活检,因阳性率太低,大多数医院已不再做这种检查。

上纵隔淋巴结活检,可采用纵隔镜检或纵隔切开术,后者对主-肺动脉窗淋巴结或前纵隔淋巴结(常为左上叶病变)活检最有用,由于电视胸腔镜手术(VATS)的开展,有时医院已采用该方法对纵隔淋巴结做活检。尤其对奇静脉旁、偏后的隆突下淋巴结及肺韧带淋巴结活检更有用,而以上部位的淋巴结是纵隔镜检或作纵隔切开时不易到达的。

有的医院对 X 线检查及纤支镜检未怀疑有纵隔病变的患者,不再做纵隔镜检或纵隔探查,而直接剖胸探查;甚至对 CT 疑有纵隔淋巴结转移的病例,亦不再做其他检查,而直接剖胸。这两类患者中,均有可能属 $N_2$ 病变。一旦为 $N_2$,仅一半病例可做切除。但 CT 及 X 线片未提示纵隔淋巴结肿大时,则有 61%~95%病例可完全切除。

对周围型 $T_1$ 病例,如肺门及纵隔阴影正常时,一般无需再做 CT。但实际上,很多医院已将 CT 检查列为常规。如 CT 显示纵隔淋巴结<1cm 时,如果不是多个小的淋巴结肿大,则术前不再做进一步的检查。当纵隔淋巴结>1cm 时,则应加做纵隔镜检、纵隔探查或电视胸腔镜检加活检,此时可能有 55%~65%的病例,其淋巴结已有转移。

7.肺功能测定 当患者患非小细胞肺癌,有可能手术切除时,应仔细测定心血管及呼吸系统的功能,了解有否耐受预期手术的可能。此外,还要根据患者全身功能状态、X 线检查结果、有否合并其他疾病、预期肺切除范围的大小及其对生理功能的影响等加以评估。

有人认为,对所有手术病例均应从功能方面做全肺切除的考虑。但实际上,原先不打算做全肺切除的病例,需要做全肺切除的可能性是很小的。

肺功能测定,血气分析或运动时最大氧耗量测定等结果,并不能肯定预期手术切除的危险性究竟有多大。但如果术前 $FEV_1$ 小于正常预期值的 40%,或术后预期 $FEV_1$<30%,MVV<正常值的 45%~50%,$PCO_2$>6.0kPa(45mmHg),氧耗量峰值($VO_2$ peak)<10mL/(kg·min),常可否定任何手术的考虑。对功能状态不佳的病例,测定运动时最大氧耗量更有价值。它不但可估计术后病死率的大小,还可对术后并发症发生率的多少加以预测,而这种估计是肺功能测定无法作出的。$VO_2$ 峰值<10mL/(kg·min),表示手术病死率及并发症发生率会很高。$VO_2$ 峰值≤15mL/(kg·min),预期手术病死率稍低,但并发症发生率仍高。当 $VO_2$ 峰值≥15mL/(kg·min),尤其是超过 20mL/(kg·min),几乎无术后病死率,而且并发症的发生率亦很低。

## 四、鉴别诊断

肺癌的主要诊断方法,目前仍以临床表现、影像学检查及纤支镜检为主。痰脱落细胞学检查及纤支镜刷洗、活检等阳性率不高;而肺穿刺活检、纵隔镜检,目前开展的医院不多。故本病易和其他肺部疾病相混淆,尤其早期病变,因不易及时诊断,影响预后,已成为目前亟待解决的重要问题。

1.肺结核　与肺癌不易鉴别,特别对老年人更易混淆。按发病部位,肺结核好发于两上叶尖、后段及下叶背段;癌肿常见于上叶前段、舌叶及中叶、下叶背段。癌肿呈分叶状,胸膜凹陷,边界呈毛刺状较多见。结核瘤有卫星灶占 50%,而癌肿仅 9%。肺结核空洞多为薄壁、向心型,卵圆形多见;而癌性空洞壁厚,内壁呈不规则锯齿状、偏心盘多见。粟粒型肺结核易和弥漫型细支气管肺泡癌相混淆,前者粟粒状阴影分布均匀,大小相等,常伴毒血症;后者粟粒大小不等,上下、左右分布不均匀,有时在一侧有结节或浸润灶。

应当指出,肺癌可以与肺结核合并存在,故在以下任何一种情况下,需考虑与肺癌并存的可能。

(1)在正规抗结核治疗中,肺部出现新病灶。

(2)症状加重,突然出现刺激性干咳、痰中带血、不规则发热、肩背痛、胸痛等情况。

(3)肿块阴影增大。

(4)出现肺不张。

(5)出现肺部块影。

笔者认为对 40 岁以上病例,如原先无结核史,一旦出现肺部阴影,如未能肯定结核时,不要随便应用抗结核药物而当作结核来治疗。应始终保持警惕,在短期内复查,以免贻误病情。

2.肺炎　支气管肺炎发病较急,感染症状较明显,常不局限于一个肺段或肺叶,经抗炎治疗后,吸收较快及完全。肺癌引起的阻塞性肺炎可呈段性分布,抗炎治疗后常吸收不全。

3.肺脓肿　急性期多有明显感染症状,痰量多、脓性。X 线片空洞壁较薄,内壁光滑,周围肺组织常有炎症。慢性肺脓肿可无急性发病史,无大量脓痰,病灶已部分机化,仅中心留有小脓腔,不易与中心液化、空洞形成的肺癌相鉴别。对可疑患者,应做纤支镜检等检查,或采取积极治疗(手术探查)。

4.肺部良性肿瘤或瘤样病变　病程较长,生长缓慢,大多无临床症状。X 线片见肿块边缘光滑,少见分叶,密度均匀,可以有钙化点,如呈花瓣状排列,更可排除恶性病变。

5.支气管类癌、黏表皮样癌和腺样囊性癌,此 3 类均属低至中度恶性肿瘤,生长缓慢,但有逐步发展的特点。发病年龄比肺癌轻,女性发病率稍高。临床表现与肺癌相似,常反复咯血,发生于大支气管多见,应及早做纤支镜等检查,以资鉴别。

6.纵隔恶性淋巴瘤　易与中央型肺癌相混清。淋巴瘤发病年龄较轻,肿瘤生长迅速,两侧气管旁和肺门淋巴结肿大,其他表浅部位淋巴结亦可能肿大,对放射治疗高度敏感。

## 五、治疗

肺癌的治疗应该是多学科综合治疗,包括手术治疗、放射治疗、化学药物、免疫及其他方法等。

### (一)手术治疗

外科切除肺癌及其转移淋巴结与受侵犯的邻近组织是目前治疗非小细胞癌的最有效办法。遗憾的是,80%～85%的肺癌患者,在其确诊时病变已属晚期。近 20 余年来,由于麻醉学、病理解剖、病理生理、抗生素应用、重症加强医疗及外科技术的进步,肺癌的手术安全性明显提高,手术切除后疗效也有所提高,术后 5 年生存率一般为 25%～30%(总的 5 年生存率为 7%～13%)。

进一步提高外科治疗效果,主要取决于以下几方面:①通过各种方式、方法,提高肺癌的早期发现率和诊断率,使更多的早期患者有机会得到手术治疗。②对符合手术指征的病例,要做好术前准备、手术、麻醉和术后处理,减少并发症,降低病死率和病残率,使患者能早日康复,并提高长期生存率。③有限度地扩大手术范围:对过去认为"不能手术"或"禁忌手术"的病例,包括高龄、心肺功能减退、部分尚局限的小细胞癌、转移性胸腔积液、隆突部肿瘤,应积极、慎重地创造条件,争取手术,以提高总生存率。④采用多学科治疗,如术后放疗、化疗、免疫及中医中药治疗,可延长生命,提高生存率。

**1. 手术适应证**

(1)对有手术切除可能的病例,只要无手术禁忌证,其全身情况及生理功能可以忍受预期手术,临床上未见远处转移者,原则上均应及时手术。

(2)对临床上高度怀疑肺癌或不能排除肺癌可能的病例,又不能获得病理或细胞学等肯定诊断,并具有上述条件者,为了不耽误治疗时机,也应争取手术探查,明确诊断及做相应处理。

**2. 手术禁忌证**

(1)已有远处转移,如肝、肾上腺、骨、中枢神经及锁骨上淋巴结转移。

(2)对侧胸内转移,如对侧肺、纵隔、肺门、气管支气管淋巴结转移。

(3)胸腔积液癌细胞检查阳性。

(4)严重肺功能不良,以及有严重的心脏、血管、肝、肾等疾病,如近期心肌梗死、不稳定型心绞痛,未能控制的心力衰竭与心律失常。

**3. 术前准备**　积极的术前准备是肺癌手术治疗的一个重要环节,对提高患者心肺储备功能、减少手术并发症和降低手术病死率有重要意义。

肺癌强调及时治疗,但如采用外科治疗,则应同时强调术前的充分准备,除非有紧急情况,如大咯血须急症剖胸外,一般不应在没有充分的术前准备仓促从事。

**4. 手术治疗原则**

(1)尽可能完全切除肿瘤及所有局部淋巴结,并尽可能保留健康肺组织。

肺切除范围取决于病变部位和大小。对周围型肺癌,一般施行肺叶切除术。对早期小的周围型肺癌亦有提倡做肺段切除或楔形切除,但由于后两种手术方式,其局部复发要稍高于肺叶切除,故仅限用于年长、手术耐受性差的病例。当肿瘤在主支气管、肺门或肿瘤已超越叶裂时,则需做全肺切除;对癌肿位于 1 个肺叶内,但已侵及局部主支气管或中间支气管,为了保留正常的邻近肺叶,避免全肺切除,可以切除病变肺叶及一段受累支气管,再吻合支气管上、下切缘(袖式肺叶切除)。

(2)手术过程中应避免肿瘤组织外溢,造成局部种植及转移。

(3)整块切除肿瘤和邻近组织以及被侵犯组织,而不要分割切除。

(4)有可能时,应对支气管切缘、血管切缘及任何靠近肿瘤的切缘做快速切片,如发现切缘有癌细胞,应重新切除。

（5）对可以取到的纵隔淋巴结，均应切除送病检，做详细记录，并加标记。

有3组纵隔淋巴结需要探查及剥离：①上纵隔或右侧气管旁淋巴结。②主-肺动脉窗淋巴结。③隆突下及两侧下纵隔淋巴结。

右上纵隔淋巴结，包括气管至上腔静脉、肺动脉上方的纵隔胸膜，需逐步轻柔地将所有淋巴结及脂肪垫从上腔静脉、气管及升主动脉弓剥离。注意保护奇静脉及迷走神经。尽量游离气管两旁，如左气管旁有淋巴结亦应摘除。

前纵隔（上腔静脉前）不做常规剥离，但如触及淋巴结时，应予摘除。

下纵隔区淋巴结可切开自主支气管至下肺韧带的后纵隔胸膜，暴露隆突下、食管旁及下肺韧带淋巴结，剥离至可直接看到气管分叉、对侧主支气管及心包。

左上纵隔及主动脉上的范围很小，内有膈神经及迷走神经，如有淋巴结触及时才做摘除，不做常规剥离。主-肺动脉窗淋巴结位于左主肺动脉与主动脉弓，以及左喉返神经与膈神经之间。在做左侧肺切除时，应常规清扫隆突下淋巴结及下纵隔淋巴结，需像右侧病变手术予以剥离。应将纵隔胸膜在降主动脉前，左主支气管下直至下肺韧带予以切开。轻轻牵开降主动脉及食管，剥离隆突下淋巴结、下食管旁淋巴结及下纵隔淋巴结（肺韧带），当无困难。

完全的纵隔淋巴结清扫，不仅可取样活检，还可正确地了解淋巴结受累情况及提高长期生存率。做正规的淋巴结剥离，手术时间需增加 15～30min，但不影响术后进程，亦不增加术后并发症的发生。

5. 各期非小细胞肺癌的外科治疗原则

（1）隐匿期癌（$T_X N_0 M_0$）：这类病例极少，有的是在肺癌普查时，在痰液内发现癌细胞，有的因咯血做痰液检查时发现。这类患者 X 线片上无异常发现，不能说痰内发现癌细胞，就一定是早期肺癌。首先必须排除头、颈部肿瘤。如头、颈部检查阴性，则应做纤支镜检，仔细观察气管、支气管树，一般可观察到亚段支气管，如系中心型肺癌，则可看到；如看不到，应做各部位支气管刷洗及细胞学检查，应注意各部位严格分清，防止取样混淆。

明确部位后，应做肺叶或全肺切除。曾有个别病例，X 线片正常，但术中发现有淋巴结转移及壁层胸膜、纵隔受侵。

（2）Ⅰ期（$T_1 N_0 M_0$，$T_2 N_0 M_0$）：此期肺癌的确认并不容易，要求在术前、术中仔细检查。对此期病例是否需要常规做脑及骨扫描，意见尚未统一。有人主张做，认为对能切除的肺癌，可能有远处转移的现象不能低估。

此期 89%～100% 病例需做肺叶或全肺切除，其中全肺切除仅占 4%～7%，94%～100% 病例需做正规的纵隔淋巴结清扫，手术病死率 0～2.3%，5 年生存率为 75%。有一组 589 例Ⅰ期非小细胞癌手术切除后，27% 术后复发，其中 60% 发生于 2 年内，91% 发生于 5 年内。

（3）Ⅱ期（$T_1 N_1 M_0$，$T_2 N_1 M_0$）：此期需做肺叶切除，双叶切除或全肺切除及纵隔淋巴结清扫，5 年内生存率为 43%～49%。有肺门淋巴结转移比只有叶支气管旁淋巴结转移的生存率明显降低。

本期局部及远处复发率为 55%，其中 21% 为局部复发，79% 为远处复发。远处复发有一半为脑转移。鳞癌较多为局部复发，腺癌远处复发较多。

术后免疫疗法对生存率无改善，化疗对生存率亦无改善。放射治疗对降低局部复发有利。

（4）Ⅲ期非小细胞肺癌的外科治疗

1）Ⅲa 期（$T_3N_{0\sim1}M_0$，$T_{1\sim3}N_2M_0$）

A. 侵犯胸壁（上沟瘤除外），手术切除应包括：①肺切除（全肺、双叶、肺叶、肺段及楔形切除），需根据肺、支气管受累部位及程度而定。②受累的软组织（壁层胸膜、肋间肌）及骨骼（肋骨）切除，至少超过肿瘤范围数厘米。③纵隔淋巴结清扫。④胸壁重建。

本组总的手术病死率为 4％～12％。总的 5 年生存率为 26％～40％。

术后放疗对提高生存率有利，有报道术后放疗 5 年生存率为 56％，未采用未采用放疗生存率为 30％。

有 3 个因素影响长期存活：①切除彻底与否。②有否淋巴结转移。③单纯壁层胸膜受累抑或胸壁受累。

B. 肿瘤距隆突不到 2cm：此类病例需做全肺切除、袖式肺叶切除或袖式全肺切除。其中袖式肺叶切除的手术病死为 0～8％，5 年生存率为 30％～64％。袖式全肺切除限于侵犯隆突或气管支气管角的肿瘤，手术病死率为 27％，5 年生存率为 16％。

C. 纵隔淋巴结转移（$N_2$ 病变）：这类病例，其同侧纵隔淋巴结或隆突下淋巴结已有转移，但对侧淋巴结无转移，占 45％。有人认为此时局部治疗已无法控制，故主张做术前纵隔镜检，如有：①对侧纵隔淋巴结肿大。②淋巴结已有外侵。③高位气管旁淋巴结转移时；则禁忌手术。

一般认为，术前怀疑有 $N_2$ 病变时，仅 18％病例可完全切除，5 年生存率为 30％。有 73％病例术后复发，其中 20％为局部，80％为远处转移。80％以上的复发在 2 年内发生。

术后放射治疗，对减少局部复发有利，但对提高生存率帮助不大。

有人主张，对这类患者先做术前化疗，再做手术，可提高生存率。

D. 上沟瘤：位于肺尖，虽亦侵犯胸壁，但较早侵犯邻近组织及出现症状。早期侵犯下段臂丛神经，特别是神经根 $T_1$，可引起肩痛、上肢痛，并放射至上臂内侧和尺神经支配的 4、5 指。1/3 病例星状神经节被侵犯，最终出现 Horner 综合征。侵犯肋骨及脊椎常见。

大多数上沟瘤可经透视或 CT 定位后，作穿刺活检而得到组织学诊断。纤支镜检查对其帮助不大，因肿瘤常为周围型。上沟瘤多为鳞癌或腺癌，但有 3％～5％病例为小细胞癌，因此在治疗前最好能取得组织学诊断。

术前放疗总剂量为 3000～4000cGy，可分 300cGy 一次，2 周完成，或每周 1000cGy，4 周完成。放疗范围包括肿瘤、附近纵隔及同侧锁骨上区。如确定无远处转移，放疗结束后，休息 2～4 周，然后手术。出现 Horner 综合征及同侧锁骨上淋巴结转移，并非手术禁忌证。

Paulson 提出标准的切除方式：切除病变肺叶及胸壁，包括整根第 1 肋及第 2、3 肋甚至第 4 肋的后段，邻近胸椎的横突、脊神经根 C 及 $T_{1\sim3}$、臂丛的下干，背侧交感神经链及做纵隔淋巴结清扫，约 90％病例可完全切除。如已侵犯锁骨下动脉，椎体或臂丛的大部分时，则表示肿瘤已无法切除。

2）Ⅲb 期（任何 $TN_3M_0$ 或任何 $T_4NM_0$）

$T_4$（纵隔侵犯）：肺癌不论大小，如已侵犯纵隔，包括气管、椎体、隆突、心脏、大血管等，大部分不能手术(如术前已诊断)或无法切除(如术中才发现及诊断)。最常见受累器官为肺动脉、心包、肺静脉、主动脉、上腔静脉。50%病例为多处侵犯。术中能完全切除为22%,部分切除为15%。

(5)Ⅳ期非小细胞肺癌的外科治疗:非小细胞肺癌合并脑转移,据尸检统计占27%~48%。本组能做手术者仅限于单发的脑转移病例。

肺癌合并脑转移如不治疗,平均生存时间仅1~6个月。故有的作者主张对能切除的肺癌,如有局限性脑转移时仍做手术。手术病死率为2%~44%。平均生存时间(开颅探查术后)为3~12个月。如肺癌及脑转移同时被发现,应先开颅探查,然后在短期内剖胸探查。如发生于肺癌切除后,经检查确定即可开颅探查,术后均应常规化疗。

6. 小细胞肺癌的外科治疗　就大多数而言,小细胞肺癌不属于外科疾病,因为胸部摄片大部分已有纵隔淋巴结转移。此类病例做纤支镜或肺穿刺活检后很易确诊。一旦确诊后需进一步检查(包括骨髓穿刺活检),然后采取化疗或放疗。仅有很少病例尚可手术,但大多数还是在术中探查或切除做病理检查后才被发现。

(二)放射治疗

放射治疗(放疗)对治疗肺癌有效,它可以缓解起源于胸部的症状,如疼痛、咯血及支气管阻塞,对于控制骨转移疼痛亦很有效。

放疗目的是尽量消灭肿瘤细胞,并减少残存肿瘤细胞。因此,放疗需分次进行,每一次放疗仅能消灭一部分肿瘤细胞。

放疗可作为手术的辅助治疗。对不能切除或无手术探查指征的病例可以进行姑息性治疗,对亚临床病变可作为预防性治疗,防止其发生及发展。

1. 术前放疗　对能手术切除的病例,分加术前放疗与单纯手术两组进行比较,两组存活时间并无差异。在接受4000~5000cGy后,25%患者的切除标本中已查不到肿瘤,但存活时间并未见延长。有一组病例,术前经4000cGy照射后,其手术并发症如支气管胸膜瘘发生率增加,且手术病死率亦有所增加。尽管如此,目前对肺上沟瘤或术前估计瘤体太大难以切除时,仍主张先放疗,然后在放疗结束后4~6周内进行手术。

2. 术后放疗　对Ⅱ期及Ⅲ期能切除的鳞癌,术后放疗5000cGy,虽然总的存活时间并未延长,但局部无一例复发,而未接受放疗的那组,术后有35%局部复发。故放疗可控制局部复发,但未能显示延长存活时间。

对Ⅰ期非小细胞癌,术中应仔细检查肺内、肺门及同侧纵隔淋巴结,这其中的60%~70%病例有望获得痊愈而无需放疗。

对手术标本中支气管残端有癌细胞者,或术中切除淋巴结,病检阳性;或已侵犯胸壁,虽能切除,但估计局部仍有残留病灶可能时,仍应做术后放疗。

(三)化学治疗

全身性化学治疗(化疗)对治疗非小细胞肺癌的作用至今尚有争论。有人主张所有非小细胞肺癌均应接受化疗,有人则认为化疗作用不大。非小细胞肺癌对化疗的反应的确不像乳腺癌、睾丸癌、肉瘤那样明显,但现在新的化疗药物联合应用,其反应率已有所提高。非小细胞癌联合化疗的治疗方案见表14—1。

表14-1　非小细胞癌联合化疗的治疗方案

| 化疗联合治疗方案 | | 反应率(%) |
|---|---|---|
| **1.含顺铂或碳铂治疗方案** | | |
| CAP | cyclophosphamide(环磷酰胺) | 15~25 |
| | doxorubicin(多柔比星) | |
| | cisplatin(顺铂) | |
| BEP | bleomycin(博来霉素) | 20~40 |
| | etoposide(依托泊苷) | |
| | cisplatin(顺铂) | |
| PV | cisplatins(顺铂) | 15~30 |
| | vinca alkaloid,vinblastine 或 vindesine(长春碱,长春地辛) | |
| MVP | mitomycin C(丝裂霉素 C) | 30~60 |
| | vindesine,vinblastine(长春地辛,长春碱) | |
| | cisplatin(顺铂) | |
| FPV | flurouracil(氟尿嘧啶) | 15~25 |
| | cisplatin(顺铂) | |
| | vindesine,vinblastine(长春地辛,长春碱) | |
| FVMi/CAP | flurouracil(氟尿嘧啶) | 10~20 |
| | vincristine(长春新碱) | |
| | mitomycin C(丝裂霉素 C) | |
| | cyclophosphamide(环磷酰胺) | |
| | doxorubicin(多柔比星) | |
| | cisplatin(顺铂) | |
| CE | carboplatin(碳铂) | |
| | etoposide(依托泊苷) | |
| **2.含异环磷酰胺治疗方案** | | |
| IM | ifosfamide(异环磷酰胺) | 25~30 |
| | mitomycin C(丝裂霉素 C) | |
| | ifosfamide(异环磷酰胺) | 27 |
| | etoposide(依托泊苷) | |
| IP | ifosfamide(异环磷酰胺) | 18~35 |
| | cisplatin(顺铂) | |
| MIP | mitomycin(丝裂霉素) | 35~50 |
| | ifosfamide(异环磷酰胺) | |
| | cisplatin(顺铂) | |
| ICE | ifosfamide(异环磷酰胺) | 35~40 |
| | carboplatin(碳铂) | |
| | etoposide(依托泊苷) | |

自从采用含顺铂的联合化疗以来,其反应率已较前大有提高,最高达 60%。

但遗憾的是,到目前为止,手术、化疗、放疗联合应用的效果仍令人失望,这可能由于存在一系列问题,如:①很多治疗观察仅采用单一化疗药物,可能仅有很少疗效,甚至完全无效。②有些化疗药物,用量未达到最大有效量。③很多研究既非随意的,又非有计划的,对很多重要因素如细胞类型、淋巴结受累情况、全身状况、年龄及其他有关预后的重要因素均未详细统计及研究。④很多研究未做术中分期,故对其结果有很大影响。LCSG(lung cancer studying group)成立于 1977 年,对非小细胞肺癌的术后辅助治疗曾作详细研究,术中对纵隔淋巴结均仔细取样,以争取达到正确分期,它们对 Ⅱ、Ⅲ 期腺癌及大细胞癌采用 CAP 联合化疗加 BCG(卡介苗)做免疫治疗,发现化疗组局部复发率降低,平均生存时间较对照组延长 7 个月,2 年生存率亦较高,对早期肺癌($T_1N_1$ 及 $T_2N_0$)亦作了研究,CAP 组较对照组(不加化疗)的平均生存时间及长期生存率均稍高。Ⅲa 期肺癌已有巨块纵隔淋巴结转移时,经过 MVP 化疗 3 个疗程后,对化疗总的反应率为 77%,有 65% 病例可完全切除,总的生存率 3 年为 28%,5 年为 17%,平均存活时间 19 个月。

术前化疗有助于使分期降级,使不能切除的肿瘤变为可能切除。此外,术前化疗还可视做活体化疗敏感试验,对术前化疗有效病例才应进行术后化疗。

(四)小细胞癌的综合治疗

小细胞癌多年来被认为是手术禁忌证。在英国有一随机研究报道局限性小细胞癌,放疗组的生存率高于手术组,这一报道使人们相信在任何情况下,小细胞癌均不宜手术治疗。这种看法近年来已受到挑战。Shields 等于 1982 年报道 132 例小细胞癌的外科治疗,总的 5 年生存率达到 23%,其中 $T_1N_0$ 的 5 年生存率为 60%,而 $T_3$ 或 $T_2$ 伴 $N_2$ 的 5 年生存率为 3.6%。

近年来,由于化学药物的不断改进,对局限性小细胞癌的化疗或放疗反应率常超过 75%,而单独进行化疗或放疗的小细胞癌经单独放疗或单独化疗后,会出现局部复发,其中 50% 以上病例为原处局部复发。既然局部复发率这么高,故手术作为一种局部控制手段,又被人们重新加以考虑;这时的手术切除是对化学疗法的辅助手段,很多报道均证实了这一点。有一组报道 37 例局限性小细胞癌,其中 20 例做了切除,这组病例术前经两个疗程化疗,术后作预防性颅脑放疗及追加化疗,63% 病例在 2 年随访中依然存活。另一组小细胞癌,术前经 3 个疗程化疗后,84% 病例对化疗有良好反应,25 例做剖胸探查,4 例未能切除,48% 病例在术后随访已存活 3~5 年,所有经切除病例在手术后均追加化疗 3 个疗程、在经化疗后进行手术的病例中,有的切除标本里已无小细胞癌,而仅有残留的非小细胞癌,有的标本则已无任何活着的肿瘤细胞,后者的长期生存率明显高于前者。

由此可得出以下结论:①术前化疗并不增加手术危险性及并发症的发生。②手术加化疗及放疗,或手术加放疗可增强对局部病变的控制。③在切除标本里,20%~30% 病例已无活着的肿瘤组织,或仅有非小细胞癌残留。④前瞻性的评估手术对小细胞癌所起的作用目前正在调查观察中,有待今后进一步的报道。

小结:①Ⅰ 期小细胞癌可先做手术,术后再进行化疗及做预防性颅脑放疗。②如做术前化疗至少需要 4 个疗程,以最大限度地发挥其效果。③对 Ⅱ、Ⅲ 期小细胞癌是否应该手术尚有争议,有待今后进一步作前瞻性随机研究后再作决定。

## 六、预后

肺癌患者的预后不良。发现肺癌后如不治疗,90%病例在1年内死亡。存活时间的长短,与肿瘤细胞类型、部位、大小以及在发现时是否有远处转移,能接受的治疗方法、方式、宿主与瘤肿间免疫方面的相互作用等因素有关。非小细胞癌由鳞癌、腺癌、大细胞未分化癌3种癌肿组成,占所有肺癌的80%。近20年来,这3种癌肿的发病率已有变化,目前腺癌已跃居首位,占35%;鳞癌占30%;大细胞癌占10%～15%。

据统计,肺癌被发现时,其中55%病例已有远处转移,30%已有局部淋巴结转移,15%病例病变尚局限于肺内,如做切除有望获得痊愈。

那些发现已有胸以外转移,或局部病变广泛已无剖胸探查指征的病例,其预后很差,大部分在半年内死亡。有脑、肝或对侧肺转移时,除极少数外,都在3个月内死亡。有骨转移时,存活时间稍长,但几乎都在1年内死亡。当癌肿播散至胸膜,出现恶性胸腔渗液,仅20%可生存半年。

有胸外非转移症状者,通常预后不良。特别有内分泌功能异常时,几乎除高钙血症与性激素功能异常外,均由小细胞癌引起。有肺性肥大性骨关节病患者,虽有较高的切除率,但同样预后不良,88%病例在术后3年内死亡。

能接受肺切除的患者,其中2/3可生存1年,约1/2可生存2年,1/3以上可生存3年,1/4可生存5年。

## 七、随诊

对局限性非小细胞癌及某些经严格挑选的小细胞癌患者,做手术切除是治疗的最佳选择。但是,尽管作了根治性切除,各期肺癌均有出现复发者。Ⅰ期病变切除后,有20%～30%病例出现复发,Ⅱ期病变切除后,50%病例出现复发,N₂病变切除术后70%～80%可出现复发。复发病例中,少数是由于出现了第二个原发肺癌。Ⅰ期肺癌切除后,出现第二个原发癌的概率为11%。

(一)肿瘤复发

1.局部复发　完全及有可能获得痊愈的切除,指已切除原发肿瘤及所有可达到的纵隔淋巴结,所有切除边缘经病理切片均未见肿瘤组织。要达到这一目的,对周围型肺癌一般采用肺叶切除,对中心型肺癌则往往采用双叶切除、全肺切除、袖式肺叶切除。当肿瘤不大或周围型,如肺储备功能差,亦可考虑做较小范围的切除,如肺段切除,甚至肺楔形切除。虽然较小范围的肺切除长期存活率高,但局部复发率亦高(10%～15%)。局部复发指在同侧肺或局限于支气管残端的复发,还包括纵隔,即使做过纵隔淋巴结清扫的复发。远处复发指对侧肺或同侧肺以外的任何转移。

有的复发是由于第一次切除不彻底,如支气管残端、胸壁或小于肺叶切除的余肺,这是残留病变,而不是第二个癌。

肺癌的预后取决于分期及切除情况。完全切除的5年生存率:Ⅰ期为70%,Ⅱ期为40%,Ⅲ期为25%～30%。有远处病变时,不可能有长期生存率。对于所有切除病例,在随访时必须注意有否复发或出现新的病灶。

大多数复发出现在最初治疗的2～3年内,很少发生于5年后。但第二个原发肺癌,可发生于术后任何时候。因此,对于所有肺癌手术后病例均应终身进行随访。如果新的病变发生于对侧肺,组织类型又与上次不同,则说明为另一原发病灶。有时新的病灶还可能是一良性病变,因此进行组织学诊断非常必要。

2.转移病变　不论哪一期病变,有 2/3 复发病例的首先复发部位发生于远处。按发病多寡分别为脑、骨、肝、肾上腺。孤立性脑转移做手术切除,其 5 年生存率有望达 15%～20%。

(二)随诊方法

1.病史及体检　术后第 1 年,每 3 个月随诊 1 次。第 2 年每 4 个月 1 次,以后每年随诊 1～2 次。5 年后复发可能性<5%～15%。新原发灶发生率每年为 1%～3%。虽然 10 年后仍有 1%～3%的晚期复发,但 1 年随诊 1 次足够。

当发生复发或转移时,至少有 50%病例会出现症状。局部复发可出现复发或新的胸痛、持续咳嗽、声嘶(喉返神经麻痹)、上腔静脉阻塞等。非特异性症状,如持续性体重减轻、畏食,通常表示有肝转移。如出现颅内转移(往往是首发转移部位),可有神经症状(视觉障碍、神志改变、语言及步态失常)。无缓解的、新的骨痛,常提示骨转移。

2.X 线胸片　胸部后前位及侧位平片,对提示局部复发或第二个原发灶最有用。每一次随诊时要观察患者的全身状况,仔细检查锁骨上淋巴结有否肿大,腹部触诊肝脏有否肿大。每次胸片要与上次的作对比,如胸片无特殊,就不必再做其他检查;如发现胸片异常或有症状、阳性体征时,就应立即做进一步检查。

绝大多数肺癌患者经手术切除后都不再吸烟,如无并发症或复发时,都无咳嗽症状,因此不需做痰液检查。但如原先是由于咯血而就诊,或纤支镜检刷洗查出为鳞癌时,则随诊时还需做痰液细胞学检查。

3.生化检查　血钙、AST、碱性磷酸酶、LDH 是肿瘤复发的非特异性标志物。如术前 CEA 增高、术后正常,随诊时可加 CFA 检查比较。

4.纤支镜检查　如有不能解释的咳嗽发生,即使胸片阴性,仍应做纤支镜检查。此外,如当时肿瘤距支气管切缘很近,或切缘附近支气管有细胞严重发育异常,或有多个支气管上皮性肿瘤等,则术后均应定期做纤支镜检查。其他情况,纤支镜检查不在随诊时作常规应用。

5.CT　胸部及上腹部 CT,脑及骨扫描,在随诊时不做常规应用但如怀疑复发,需进一步肯定时,则应进行。全肺切除术后,由于胸片不易显示患侧及纵隔情况,故如有干咳或患侧胸痛,疑有复发时,应做 CT 复查。

(高云飞)

# 第三节　肺部转移性恶性肿瘤

20%～54%的癌症患者在其自然病程中会发生肺转移。随着生存期延长,肺转移瘤发病率越来越高。肺转移瘤形成机制尚不清楚,80%～90%的肺转移性肿瘤为多发,仅 10%～20%为孤立性。但符合一定标准的患者,切除肺转移瘤可显著延长生存期。

## 一、病理

1.结肠癌　结肠癌首位转移靶器官是肝,而不是肺,只有 2%的患者转移仅至肺部,大部分肺转移同时存在肝转移。肝、肺转移,行转移瘤切除术,可以明显提高 5 年生存率。日本的研究数据显示,结直肠癌的肝、肺转移只要可切除,5 年生存率为 40%～50%。可切除或已切除的肝转移瘤对肺转移瘤切除术后患者生存无影响。支持对同时或先后存在的肝、肺转移瘤行扩大的甚至是反复的肺转移瘤切除术,彻底切除是最重要的预后因素,但有肺门淋巴结转移者 5 年生存率显著下降(6%)。

2.软组织肉瘤　除结、直肠癌外,软组织肉瘤(soft tissue sarcoma,STS)是肺转移瘤的第二大来源。不同于结、直肠癌常伴发肝转移,肺通常是软组织肉瘤转移的唯一器官。STS 有 50 余种病理亚型,彻底切除肺转移瘤患者的总体 5 年生存率为 25%～43%。病理亚型与预后明显相关,其中恶性纤维组织细胞瘤、横纹肌肉瘤、滑膜肉瘤是最好的病理类型,而脂肪肉瘤、周围神经肉瘤预后最差。

3.骨肉瘤　肺是骨肉瘤的特异性转移器官,约 70%骨肉瘤发生肺转移,其中 10%～20%于初诊时已经存在肺转移。其复发也多在肺,胸部转移控制不力是骨肉瘤的主要死亡原因。外科治疗是骨肉瘤肺转移的首选治疗,其生存率优于其他病理类型,包括软组织肉瘤,化疗通常只在无法切除的病例中占主导地位。即使有胸腔积液,如对化疗有反应仍可手术,术中切除病灶(包括肺、部分膈肌及胸膜),胸腔内加用米托蒽醌(mitox－alltrone)20mg/m$^2$,以控制胸腔积液。

4.肝细胞癌　肝细胞癌(hepatocellutar carcinoma,HCC)通常发生肝内转移,肺是肝外转移最常见的位点。HCC 移植后复发多表现为肺转移,目前手术切除是唯一认可的治疗方式。

5.肾细胞癌　肾细胞癌(renal cell carcinoma,RCC)发生肺转移可达 50%,其中不少为孤立性肺转移。RCC 肺转移瘤患者术后 5 年生存率为 31%～53%。125 例 RCC 肺转移瘤彻底切除的患者 5 年肿瘤特异性生存率为 73.6%,切除不彻底为 19%。

6.头、颈部肿瘤　头、颈部肿瘤包括不同的类型,如咽、喉、口腔、鳞癌、腺癌、腺样囊性癌。头、颈部肿瘤通常转移至局部淋巴结,远处转移首选肺。头、颈肿瘤肺转移瘤切除 5 年生存率为 20.9%～59.0%。

7.胃癌　胃癌的转移靶点是肝脏或腹腔,16%的胃癌会发生肺转移,首选治疗为全身化疗,其中位生存期为 6 个月,5 年生存率仅为 2%。单发彻底切除的患者 5 年生存率可达 33%。

8.乳腺癌　肺偶尔是乳腺癌复发的首站,但由于化疗效果好,往往不需要切除。如肺部转移局限,无瘤间歇期长,肿瘤倍增时间长,亦可考虑手术。外科治疗在乳腺癌肺转移中的地位尚不明确,手术治疗 5 年生存率为 30%～45%。现阶段手术对于大部分乳腺癌肺转移的主要价值在于明确病理、激素受体与 Her2－neu 受体的信息,指导进一步化疗、内分泌及靶向治疗。

9.非精原细胞性胚细胞瘤　易转移至腹膜后及肺。以铂为基础的全身化疗显著地改善这类患者的预后。手术切除肺转移灶,痊愈率可高达 65%。

10.恶性黑色素瘤　恶性黑色素瘤肺转移瘤是所有病理类型中生存最差的,由于大都同时伴随肺外转移,故可接受彻底切除的例数大大下降。恶性黑色素瘤肺转移瘤患者中位生存期为 8 个月,5 年生存率为 5%,有条件彻底切除的 5 年生存率为 22%～33%。

## 二、发病机制

肺转移途径有:①血行播散。②支气管腔内转移。③淋巴转移。④经支气管动脉播散。

⑤经支气管吸入转移。血行播散最常见,通常由于胸外器官的癌栓脱落,经腔静脉进入肺毛细血管引起。肾细胞癌及乳腺癌常可发生支气管内转移。淋巴转移可能先由血行播散侵犯毛细血管,然后由毛细血管扩散至淋巴管。有时可由腹腔淋巴结转移至肺门或纵隔淋巴结。

### 三、诊断

(一)临床表现

1.由于肺转移最早出现在脏层胸膜下的肺周围部位,所以大多数患者在有肺转移后,仍有一段时期无任何症状。

2.31%病例有症状,与原发性肺癌相似,包括咳嗽、痰多、咯血、呼吸困难、喘鸣及疲劳。

3.少数转移,首先出现在支气管黏膜下层,可较早堵塞支气管,出现咳嗽、咯血。黑素瘤、非精原细胞性胚细胞瘤、肾细胞癌常有这类的转移。

4.呼吸困难,可由于支气管阻塞、肺受压、胸腔积液形成或淋巴管受侵引起。急性呼吸困难,可由于病灶内出血、向胸腔出血或气胸引起。气胸可能由于肿瘤坏死,或肿瘤穿破小支气管,或由于大疱形成而破裂等原因引起。

5.胸痛往往表示出现壁胸膜转移,提示预后不良。

(二)影像学检查

1.X线检查　普通正、侧位胸片是诊断本病的主要方法。典型肺转移灶位于肺野的外1/3,多见于肺底部。表现为边缘清晰的圆形结节,偶尔呈毛刺状或星状,易误诊为炎症。转移灶大小差异很大,与存在时间有关。其他改变有空洞形成、钙化、肺不张、大疱形成。

2.CT　对检查肺转移癌很敏感,对直径大于3mm结节的检出率可达78%。对良性病变如胸膜下淋巴结亦可测出。

3.MRI　与CT一样,对结节诊断均优于X线平片,对怀疑有肺静脉转移病变,采用MRI更容易显示,但一般说来MRI对诊断本病价值并不比CT优越。

4.PET/CT　PET/CT特异性较高,是排除肺外转移、确定原发灶无复发的理想检查手段。由于肺外转移是肺转移瘤切除术的禁忌证,故条件允许者建议行PET/CT检查。随着胸部CT技术的不断发展,CT发现小结节的敏感性不断提高,故将二者结合是较理想的术前检查选择。薄层多排CT理论上可发现最小直径为1mm的肺部结节,但实际上存在较高的遗漏率。现有的术前检查手段仍无法与术中手触诊相提并论。

(三)其他检查方法

1.痰液细胞学检查及纤支镜检　对检查肺转移癌价值不大,有一组报道其阳性率仅分别为5%及10%。疑有支气管腔内转移时,则支气管镜检对确诊本病及决定有否手术适应证十分重要。

2.经皮肺穿刺活检　适用于不能耐受手术探查,而必须有组织学诊断的病例。

3.电视胸腔镜手术活检　对诊断本病已逐渐开展,它具有并发症少、住院时间短、术后康复快等优点。

### 四、治疗

除转移性黑色素瘤外,原则上任何孤立性肺转移瘤均可手术。

手术治疗:

1. 适应证

（1）原发病灶已完全切除，局部无复发。

（2）身体其他部位未见明显转移。

（3）出现转移的部位，可彻底切除。

2. 操作要点

（1）单侧手术采取后外侧剖胸切口。两侧单个结节，可同期行胸腔镜双侧手术。

（2）尽少切除肺组织，不仅为了最大限度地保留肺功能，还为了以后可继续切除可能再出现的转移。结节性病灶可做楔形切除及亚段切除，但如果病变部位较深，局部切除易使肿瘤外溢，应选择较广泛性的切除，如肺段或肺叶切除。

（3）多发病灶或病灶较小定位困难者，胸腔镜下切除因不能像剖胸探查那样能对肺脏采取触诊，故可能出现结节漏诊情况。

（4）术中应仔细探查纵隔、淋巴结、胸壁及膈肌，防止病变残留。

（潘玉柱）

# 第四节　肺大疱和肺囊肿

肺大疱（pulmonary bullae）即大疱性肺气肿，是继发于肺气肿的肺实质内异常含气囊腔，直径大于 1cm，又称为后天性肺囊肿。肺囊肿（pulmonary cyst）即肺内支气管囊肿，是由于发育异常形成先天性肺实质含气囊腔，又称为先天性肺囊肿。

## 一、病因

肺大疱是在支气管炎或肺气肿基础上产生的：由于细支气管炎症水肿，形成局部阻塞性活瓣机制，远端的肺泡不断扩大，肺泡内压力增高，引起肺泡间隔破裂，融合成大气腔，直径超过 1cm，形成肺大疱。

胚胎从第 4 周起，肺芽开始发芽，逐渐形成支气管树，远端膨大成肺泡。肺芽在开始是条索状组织，逐渐演变成管状。如果中空的管状结构不能全部贯通，远端的原始支气管组织则形成盲管，管腔内的分泌物不能排出而积聚膨胀，即形成囊肿。

## 二、病理

肺大疱数目不定，大小不一。显微镜下，疱壁为肺泡扁平上皮、纤维膜或纤维结缔组织。大疱形成后，可不断扩张，压迫周围肺组织，造成余肺膨胀不全。多发性、张力性和巨大肺大疱可占据一侧胸腔，压迫纵隔移位，影响呼吸循环功能，压迫邻近肺组织而形成肺动、静脉短路。肺大疱可以感染、出血、破裂形成气胸、血胸。

肺囊肿可位于纵隔、肺组织内，分为液囊肿、液气囊肿和气囊肿。镜下见囊肿壁有柱状上皮、立方上皮或扁平上皮细胞覆盖，可以有纤毛。上皮下的结缔组织内散在平滑肌纤维、黏液腺和软骨成分，囊内充满黏液，囊壁组织无碳末沉着，已发生出血、肺炎、气胸等。

## 三、诊断要点

1. 两者较小或单发时可无症状。体积较大、多发者，发生胸闷、胸痛、气短、呼吸困难等。

2.若破裂,则发生自发性气胸症状,严重的甚至休克。

3.肺大疱 X 线检查可发现肺内透光度增强,有大小不等的空腔,周围有弧形的头发丝状囊壁,腔内无纹理,极少有液平面,肺大疱周围还可有受压致密的肺组织影。肺囊肿 X 线表现为圆形或椭圆形密度均匀的致密阴影,边缘光滑锐利,囊壁通常较厚,周围肺组织无浸润现象,可见液平面。

### 四、治疗

1.体积小的肺大疱若同时伴有慢性阻塞性肺部病变,多采用非手术治疗。

2.反复并发自发性气胸或肺大疱并继发感染者,应考虑外科手术治疗。较大或多发肺大疱者可行肺大疱切除术或肺切除术。自发性气胸若有复发倾向时,则处理肺大疱时宜附加胸膜摩擦法,防止复发。若一般条件差,可行肺大疱外引流术。电视辅助胸腔镜(VATS)治疗肺大疱创伤小、患者恢复快,有取代开放式手术的趋势。

3.肺囊肿易并发感染、出血等,明确诊断后,应积极手术,有感染者先控制感染。

### 五、预后

手术效果好,一般均能改善呼吸功能。

### 六、随诊

应长期随诊。

(潘玉柱)

# 第五节　自发性气胸

自发性气胸是指无外伤或人为因素情况下,脏层胸膜破裂,气体进入胸膜腔导致胸腔积气而引起的病理生理状况。根据病因和发病机制可将自发性气胸分为原发性气胸和继发性气胸。不存在原发肺部疾病,X 线检查肺部无明显病变,胸膜下可有肺大疱,破裂形成特发性气胸;肺部有慢性病变,可继发于肺结核、慢性阻塞性肺疾病、肺癌、肺囊性纤维化、肺脓肿、尘肺及其他肺部病变者称继发性气胸。

对于反复发作的气胸,唯一有效的治疗方法是肺大疱切除及胸膜固定术。近年来快速发展的电视胸腔镜手术(VATS),因微小创伤、术后并发症少、美观且效果好等优点,被认为是目前原发性自发性气胸外科治疗的主流。

### 一、病因

胸膜腔是脏一壁层胸膜间的一个闭合的腔。由于肺的弹性回缩力,它是一负压腔。当某种诱因引起肺泡内压急剧升高时,病损的肺一胸膜发生破裂,胸膜腔与大气相通,气流便流入胸膜腔而形成自发性气胸。

自发性气胸大都是继发性的,由于部分患者的肺组织已与壁层胸膜粘连,气胸形成时肺组织破裂瘘孔或细支气管胸膜瘘孔不能随肺压缩而闭合,致使瘘孔持续开放,胸腔压力接近于零,而成为"开放性气胸";部分患者因支气管狭窄、半阻塞而形成活瓣样,以致吸气时空气进入胸膜腔,呼气时仍稽留于此,胸腔压力可超过 1.96kPa(20cmH$_2$O),成为"张力性气胸"。

由于上述原因,自发性气胸常难以愈合,再发气胸、局限性气胸比较多见,而单纯的闭合性气胸反而较少。

## 二、病理生理

自发性气胸大多数由于胸膜下气肿泡破裂引起,也可由胸膜下病灶或空洞溃破、胸膜粘连带撕裂等引起。胸膜下气肿泡可为先天性,也可为后天性;前者系先天性弹力纤维发育不良,肺泡壁弹性减退,扩张后形成肺大疱,多见于瘦长型男性,肺部 X 线检查无明显疾病。后者较常见于阻塞性肺气肿或炎症后纤维病灶的基础上,细支气管半阻塞、扭曲,产生活瓣机制而形成气肿泡,胀大的气肿泡因营养、循环障碍而退行变性,以致在咳嗽或肺内压增高时破裂。

## 三、诊断要点

1. 可有或无用力增加胸腔、腹腔压力等诱因,多突然发病,主要症状为呼吸困难、患侧胸痛、刺激性干咳,张力性气胸者症状严重烦躁不安,可出现发绀、多汗甚至休克。

2. 少量或局限性气胸多无阳性体征。典型者气管向健侧移位,患侧胸廓饱满、呼吸动度减弱,叩诊呈过清音,呼吸音减弱或消失。

3. X 线检查是诊断气胸最可靠的方法,可显示肺萎缩程度、有无胸膜粘连、纵隔移位及胸腔积液等。气胸侧透明度增强,无肺纹理,肺萎缩于肺门部,和气胸交界处有清楚的细条状肺边缘,纵隔可向健侧移位,尤其是张力性气胸更显著;少量气胸则占据肺尖部位,使肺尖组织压向肺门;如有液气胸则见液平面。CT 对胸腔内少量气体的诊断较为敏感。对反复发作的气胸,观察肺边缘是否有造成气胸的病变,如肺大疱、胸膜带状粘连等。气胸基本表现为胸膜腔内出现极低密度的气体影,伴有肺组织不同程度的压缩萎缩改变。

## 四、鉴别诊断

自发性气胸有时须与下列疾病相鉴别:

1. COPD 加重期　自发性气胸加重期继发于 COPD 的闭合性气胸,有时甚至是开放性气胸常被误认为 COPD 加重期。气胸患者气促突出,并多为突然发生或进行性加重,而咳嗽、咳痰则相应较轻;COPD 加重期常以气候变化为诱因,以上呼吸道感染为先导,突出表现为咳嗽、咳痰加重、脓痰。新出现的气管移位是气胸的有力佐证。

2. 肺大疱　少量或局限性气胸有时需与肺大疱相鉴别。肺大疱发生发展非常缓慢,临床表现一般比较稳定;X 线胸片上透亮度增加的区域内仍可见细小条纹影,回顾比较以往胸片,显示病灶变化不大。

3. 胸腔积液　胸腔积液患者也常表现为胸痛和气促,但体检和 X 线检查为积液征而区别于气胸。

4. 心肌梗死、肺梗死　张力性气胸临床表现有时类似心肌梗死、肺梗死,均表现为突发剧烈胸痛、气促、呼吸困难、心慌、面色苍白或发绀、大汗、烦躁不安等,但张力性气胸患侧明显的胸腔积气征和气管对侧移位有助于鉴别,X 线检查及诊断性穿刺可确诊。

## 五、治疗

1. 反复自发性气胸发作或肺大疱继发感染者,应考虑外科手术治疗。较大或多发肺大疱者可行肺大疱切除术或肺切除术。自发性气胸若有复发倾向时,则处理肺大疱时宜附加胸膜摩擦法,防止复发。电视辅助胸腔镜(VATS)治疗气胸创伤小、患者恢复快,有取代开放式手术的趋势。

2. 胸腔闭式引流术　对于胸腔穿刺抽气不能缓解症状的患者、合并胸腔积液或血气胸的患者,应行胸腔闭式引流术。胸腔闭式引流术被推荐用于所有自发性气胸患者,但除外气促症状轻微且肺压缩小于 20% 的患者。对于胸腔闭式引流术后 2d 仍存在肺复张不全的患者,推荐行低压力负压吸引($-0.98 \sim -1.96$kPa)。若肺复张良好,可胸腔内注射 50% 葡萄糖等粘连剂促进胸膜粘连。

3. 抽气减压　轻度(如肺压缩不超过 20%)闭合性自发性气胸无明显症状者可不抽气,门诊观察。经休息,气体可自行吸收而痊愈。对于肺压缩面积小于 20%、气促症状轻、无 COPD 且年龄小于 50 岁的患者,可胸腔穿刺抽气。

4. 斜坡卧位,吸氧。

## 六、预后

自发性气胸保守治疗复发率高,复发者中近 70% 在半年内复发,并可多次复发,尤其是仅给予一般疗法或穿刺排气者。气胸复发者可病死,病死率与肺压缩程度成正比,高龄、基础病变严重、张力性气胸及有并发症者预后险恶。自发性气胸由于基础病变的缘故,往往肺压缩比例不大即出现严重的呼吸困难,是否及时施行胸腔闭式引流将大大影响预后。多数患者手术治疗效果好,一般均能改善呼吸功能,显著降低气胸复发的概率。体重越低,术前气胸发作次数越多,气胸术后越容易复发,而胸膜固定术能显著降低气胸术后复发。

## 七、预防

气胸预防的关键是积极防治原发疾病,特别是 COPD 和呼吸道感染。对于有肺大疱的老年患者、尤其是有气胸病史者应保持大便通畅,避免接触呼吸道刺激物,避免劳累和负重。对于反复发生气胸者,肺大疱切除及胸膜摩擦术是防止复发的主要方法。

(潘玉柱)

# 第六节　肺结核

肺结核是由结核杆菌引起的一种常见慢性传染病。由于抗结核药物的广泛应用,大多数肺结核都可通过内科疗法治愈。因此,外科手术治疗已不占重要地位。但仍有一些内科治疗无效或出现某些并发症的肺结核需外科手术治疗。

## 一、手术适应证

1. 直径大于 2cm 的结核瘤,有形成空洞和播散危险者。

2. 结核性空洞,经药物治疗 3 个月空洞缩小不显著,痰菌阴性者;还有开放性和阻塞性空洞者。

3.肺结核急性大咯血,反复咯血量 200～600mL/d 者,需急症手术。

4.肺结核继发支气管扩张,特别是中下叶支气管扩张。

5.毁损肺。

6.肺门、纵隔、支气管淋巴结核造成支气管狭窄、支气管扩张或支气管瘘者。

7.活核性脓胸或支气管胸膜瘘者。

8.肺部球形病灶,不能排除肺癌者。

## 二、手术禁忌证

1.肺结核病活动期,对侧肺或同侧其他肺叶有浸润性病变,大量排菌。体温、脉搏及血沉不正常时,均不宜手术。

2.肺功能差或有严重的心、肝、肾疾病。

3.未成年儿童的肺结核,化疗多能治愈,不必急于手术。老年患者尽量避免肺切除术。

## 三、手术时机

一般认为肺结核经 6 个月抗结核药物治疗后,大部分可逆性病变可吸收痊愈或消退,此时最适合手术。厚壁纤维空洞结核者经 3～4 个月药物治疗后可手术。合并其他严重疾病如糖尿病、甲亢或肝、肾功能不全等患者,术前应予以治疗,改善后再手术。

## 四、术前准备

除胸外科常规肺切除准备外,在患者原用的抗结核药物基础上增加一种有效抗结核药物,以防止长期使用后疗效降低,并在术后发挥药物保护作用。

## 五、手术方式

手术原则是尽可能切除病灶及保留最大量的健康肺组织。根据病变的类型、部位、范围决定手术方式。楔形切除只适合于小的结核球;肺段切除术适用于局限性残余空洞及纤维干酪样病变;病变局限于一叶内做肺叶切除;累及同侧肺的几个肺段或两肺的不同肺叶和肺段,可做多段切除,多叶或肺叶加肺段切除术。萎陷疗法胸廓成形术目前已被肺切除术代替,有时还应用于结核性脓胸或肺切除术的辅助治疗。近年来,胸腔镜已经在肺结核外科治疗中广泛应用,可完成结核球楔形切除、肺叶切除,甚至毁损肺全肺切除,手术创伤小,出血少,效果满意。

## 六、肺切除术后并发症

1.支气管胸膜瘘　发生率较高,占 5%～10%,多发生在术后 2 周,应先做胸腔引流,然后胸廓成形术消灭残腔。

2.脓胸。

3.结核播散　术前、术后合理应用抗结核药物,可减少此并发症。

## 七、术后处理

1.术后抗结核药物,视药物使用情况用半年至一年半。

2. 术后残腔处理 上叶切除后如余肺扩张在第 4 肋上缘之下,应追加胸廓改形术。全肺切除一般追加胸廓改形术(老人和儿童除外),追加时间为肺叶切除后 4～6 周,全肺切除后 6～8 周。无感染时做胸膜外胸廓改形术。

## 八、随访

定期门诊复查血沉、痰菌、胸片等。每 1～3 个月复查 1 次,一般 1 年左右恢复工作。

## 九、结核性脓胸

外科治疗原则是切除肺部病灶,消灭脓腔,恢复肺功能,避免畸形。依病情可采用胸腔引流、胸膜纤维剥脱术、胸膜内胸廓改形术、胸膜肺切除术等。术后效果满意。对体质弱、肺功能差的脓胸患者,特别是合并毁损肺的老年患者,胸腔闭式引流仍是可供选择的手术措施。

(阿不都吉力力)

# 第七节　肺脓肿

肺脓肿(lung abscess)是肺局部化脓性感染,肺组织坏死,形成空腔并积聚脓液,临床上广泛应用抗生素治疗急性肺部炎症,提高治愈率以来,肺脓肿的发病率已明显降低。

## 一、病因

肺脓肿的致病菌多属混合性,目前菌种为抗药性较强的金黄色葡萄球菌、铜绿假单胞菌、大肠杆菌和变形杆菌等,对厌氧菌的检出率已达 75％～95％。根据感染的途径,主要分为 3 型。

1. 气管感染型肺脓肿 最常见,约占肺脓肿的 70％。常由昏迷、睡眠时吸入感染性分泌物而造成小支气管阻塞所致。

2. 血源性肺脓肿 常双侧多发,在败血症或脓毒血症时,脓栓引起肺小血管阻塞,缺血炎变,坏死形成脓肿。

3. 继发型肺脓肿 多继发于肺癌、肺结核(空洞型)、支气管扩张、肺囊肿等。

## 二、病理

肺脓肿多发于上叶后段和下叶背段。病理过程分为炎症期、化脓期和脓肿形成期。脓肿结构分为 3 层:内层为坏死组织,中层为炎症肉芽组织,外层为纤维结缔组织,周围组织有不同程度的炎症、纤维化、支气管扩张和胸膜增厚粘连,侧支血管增多增厚。肺门部的引流支气管和淋巴结亦有炎症改变。

## 三、诊断要点

1. 早期呈发热、寒战、咳嗽、胸痛、咯血、咳痰等症状,长期消耗,患者呈贫血、消瘦、乏力等。痰放置后分为泡沫、黏液、脓渣 3 层。

2. 患侧局部胸廓下陷,肋间隙变窄,叩诊浊音,触诊话颤增强,呼吸音降低,管状呼吸音,啰音,杵状指等。

3.查血可发现贫血,低蛋白或白/球比例倒置等。

4.慢性肺脓肿 X 线表现分为 4 型 空洞型、云絮状炎症阴影型、肿块型和肺不张型。空洞型为中心型空洞、壁厚,周围有炎症、纤维化改变。其他 3 型在断层 X 线片上可见小空洞特征。可借助 CT、MRI、纤支镜等与肺癌、肺结核、肺囊肿肺炎等鉴别。

### 四、治疗

1.内科治疗 在早期和急性期,选用致病菌敏感的抗生素,足量、有效、彻底行抗感染治疗,同时辅以体位引流排痰,营养支持,对症治疗,可取得较好效果。有文献报道通过纤维支气管镜局部灌洗及注药治疗肺脓肿,效果满意。

2.外科治疗 经全面积极内科治疗效果不显著时,可考虑外科治疗。术前应尽可能控制痰量于 50mL 以下。手术方式主要为肺切除术,极少数情况下可行肺脓肿切开引流术。

### 五、预后

急性期内科治愈率可达 90% 以上。慢性肺脓肿外科治疗,术后病死率为 2%,主要原因是脓胸、出血、支气管胸膜瘘、休克、吸入性肺炎等。

(阿不都吉力力)

# 第八节 肺真菌病

真菌病是指由真菌及放线菌感染引起的疾病,可侵及全身各器官,其中呼吸系统占首位,其发病率和临床重要性正在不断上升。

真菌与细菌不同,真菌的形态可为双相,存在于自然界可为一种形状,而在受染宿主体内则形态可以异样。放线菌介于细菌与真菌之间,其分枝菌丝似真菌,但能分裂成革兰染色阳性的杆菌或球菌样体。另外一种奴卡菌抗酸染色像结核菌,而且无细胞结构,对抗真菌药物不敏感,而对噬菌体和抗细菌药物敏感。

### 一、概述

(一)感染途径

真菌感染途径一般可分为:

1.呼吸道感染。

2.经皮肤、黏膜入侵。

3.条件致病

(1)长期大量使用广谱抗生素。

(2)肾上腺皮质激素、免疫抑制剂、代谢拮抗剂、抗癌药物、放射治疗等,引起机体防御系统的破坏及功能失调。

(3)各种基础病及外界原因,如肺结核、恶性癌肿、糖尿病酸中毒、尿毒症、营养不良、烧伤、导管插管、皮肤黏膜损伤等。

(二)诊断

1.病史 详细询问病史是很重要的,营养不良,体质虚弱或糖尿病患者,正在接受大量抗生素治疗的患者以及血液病及霍奇金病患者都更容易发生真菌感染。虽然肺隐球菌病在AIDS患者中最常见,但是现已发现所有主要的真菌均可感染 AIDS 患者。另外,肺结核、肺结节病及肺癌患者也常患肺真菌感染。

2.临床表现　肺真菌感染的临床表现各种各样,患者可以无症状,也可以表现为肺炎、肺脓肿或肺部肿块。

3.胸部 X 线表现　当患者表现出发热、咳嗽、痰多、咯血及胸痛等呼吸道症状时,应作胸部 X 线检查。多数情况下胸部 X 线能够发现肺纵隔或胸膜病变。

(1)肺炎型:可见于免疫功能低下的继发性真菌感染,发展快,多见于白念珠菌或曲菌感染,呈大片致密阴影。

(2)支气管肺炎型:见于慢性继发性真菌感染。表现为沿支气管分布的小片状阴影,或肺纹理明显增加,以两下肺多见。慢性病例可出现肺纤维化及肺气肿征。

(3)肺脓肿型:常见于肺曲菌、白念珠菌感染。

(4)炎症肿块型:多见于新型隐球菌、组织胞浆菌等。多为原发性,有纤维包膜包围,密度均匀,呈慢性经过。靠近胸膜可伴有胸膜增厚。

(5)曲菌球:由曲菌菌丝和纤维黏液混合而成,寄生在肺空洞或囊状支气管扩张内,部分菌球可随体位而移动。

(6)胸膜炎型:可有胸腔积液或胸膜增厚等表现。

4.皮肤敏感试验、血清学检查、动物接种　可辅助诊断。需要强调的是,只有在分泌物或组织中发现有真菌存在,才能确诊真菌感染。最好做真菌培养,但有时在涂片、新鲜封固或组织切片中识别出病原菌也能够提供充分的诊断依据。特异性免疫学检查可能有助于诊断,并且在分离出微生物之前即可指导治疗。

(三)治疗

治疗包括抗真菌治疗、祛除诱发病因、提高抗病能力、减少药物副作用。外科治疗在肺部真菌病中的作用越来越小,仅适用于某些药物治疗无效或遗留慢性病灶的患者。

常用的抗真菌药物如下:

1.两性霉素 B(amphotericin B)　系广谱抗真菌药,口服不易吸收而易被破坏,常用静脉滴注,由 0.1mg/kg 开始,渐增至 1mg/kg,疗程 6~12 周,总量 2~3g。

2.氟胞嘧啶(fluorocytosine,5－Fc)　是一种嘧啶氟化物。不被胃酸破坏,口服吸收良好。剂量:口服 50~100mg/kg,持续服 1~3 个月。若静脉则用 1‰氟胞嘧啶 250mL 滴注,每日 2 次。

3.酮康唑(ketoconazole)　咪唑衍生物,具广谱抗真菌作用,对深部、浅部真菌感染有效,抗真菌谱与咪康唑相似。口服胃肠吸收好,毒性小,疗效好。剂量成人 200mg,每日 1 次或 2 次。疗程:对于内脏真菌病,持续用 2~4 周。若为组织胞浆菌病,则持续用 2~4 个月。对于着色真菌病,持续用 6 个月。可与两性霉素 B 联合应用,疗效更佳。但应注意该药对肝脏的毒性反应,妊娠及哺乳期妇女不宜服用。

4.氟康唑(fluconazole)　该药对真菌如新型隐球菌、念珠菌、组织胞浆菌等真菌的代谢有特异的抑制作用,可通过血脑屏障,对颅内真菌感染也有效。口服后吸收较好,痰液中的药物水平与血浆药物水平相似。副作用较小,偶有恶心、腹泻等。成人剂量第一日可 400mg,其后每日 200mg。

5.辅助治疗　可采用免疫球蛋白、转移因子、输血或输血浆、多种维生素,增加营养。

## 二、组织胞浆菌病

(一)流行病学

组织胞浆菌几乎遍及全球,主要散布于世界上一些温带地区,尤其是美国中部。鸟类、蜗蛹、鸽、鸡等动物的排泄物与皮毛可大量带菌而污染环境。因此,人们在清理鸡舍、撒鸡肥、翻动鸟类栖息区的土壤、清理鸽巢、上山砍柴及洞穴探险时,易使真菌孢子大量进入空气中而受到感染,甚至引起暴发性流行。但不少患者并未从事过上述活动。无明显的接触史。

(二)临床表现

65%的组织胞浆菌感染者无临床症状。有症状者以肺部表现为主,少数表现为肺外组织胞浆菌病,只有约 0.2%形成播散型组织胞浆菌病并多以死亡告终。

胸外科医生常见的组织胞浆菌病的 3 种肺部表现如下:①慢性肉芽肿,表现为孤立性肺内结节,可以在一次轻微的急性感染后出现,或者在无症状的急性感染后经过很长时间才出现。②慢性空洞型组织胞浆菌病,它必须与肺结核、其他肺真菌病或恶性肿瘤相鉴别。③纵隔肉芽肿病,有时组织胞浆菌病能引起强烈的肉芽肿性纤维化反应,表现形态多样。包括合并大气管、气管、食管或上腔静脉梗阻的纤维性纵隔炎及伴随心脏压塞的心包炎。某些长期慢性患者常见淋巴结增大或钙化,可被认为是中叶综合征,或出现支气管结石。

真菌性败血症及心内膜炎是组织胞浆菌病的一种少见但有很大意义的临床表现,后者可发生于正常心瓣膜,也可发生在人工瓣膜术后。

(三)诊断

根据流行病学,职业史,有鸟禽、畜类排泄物接触史,有结核病症状,皮肤黏膜有肉芽肿性溃疡,全身淋巴结肿大,而未能从结核菌或结核菌素皮试证实者,应考虑到本病的可能。据组织病理学检查、培养发现病原菌可作诊断。

(四)治疗

大多数患者表现为轻型,一般不需要药物治疗常能自愈。但对慢性活动性、播散型组织胞浆菌病、病情较重者则应积极治疗,否则危及生命。两性霉素 B 为本病的首选药物,常用剂量为:1mg/kg,静脉滴注,输液时间不少于 4~6h,持续 6~14 周,总剂量 25mg/kg 左右。病情严重的患者,也可加用氟胞嘧啶。用法为取氟胞嘧啶 5~10mg,以蒸馏水 10mL 稀释,每日 2~3 次作气溶吸入,持续 1~2 个月。两性霉素 B 疗效高,但毒副作用也大,尤其是对肝、肾功能的影响,故使用时应严密观察,若有副作用应及时停药。酮康唑也可选用。

## 三、球孢子菌病

(一)流行病学

球孢子菌病由双相性真菌球孢子菌所引起。本病见于美国西南部、墨西哥、中美洲、南美洲一带。以呼吸道传播为主,在干燥而多尘埃的夏、秋两季发病较多。本病不能由动物直接传染给人,也不能由人传染给人。职业传染是与土壤接触的人,或经过疫区而被传染。

(二)临床表现

一般在吸入孢子后 7~28d 起病。约有 60%受感染的人群没有任何症状,或只有轻度上呼吸道感染症状,有 40%感染后出现流感样症状,如发热、咳嗽、胸痛、肌痛、关节痛等。少数可出现结节性红斑或多形性红斑、猩红热或麻疹样皮疹，是对球孢子菌过敏的表现。

对于那些症状长达数个月或数年、双侧肺尖有纤维结节性病变并出现空洞的患者，可确诊为慢性进展型球孢子菌病。空洞性病变可以在球孢子菌病出现肺部病变 10d 内表现出来，但也常常发生得更晚一些。70％的空洞型病变有咯血。90％空洞是单发，70％的空洞位于上肺。另一种肺部表现是粟粒样改变，既可为急性，也可以为慢性。它是一种不祥的征兆，因其明显地提示存在血源性播散。

（三）诊断

球孢子菌病临床表现变化多端，需与结核病、流感、肺肿瘤、肺炎及其他真菌病鉴别。可取痰、脓液、脑脊液、胸腔积液、血液、活检组织等标本进行直接涂片或培养或作动物接种等，若找到典型的分节孢子，可作出诊断。

（四）治疗

球孢子菌病多为自限性疾病，不需特殊治疗。但对播散病例或病变广泛伴纵隔淋巴结肿大，发热明显，补体结合试验效价增高，血沉加快，或有并发免疫功能低下者，都应积极治疗，可用两性霉素 B 治疗，用咪康唑亦有效。对于肺结节病灶、空洞、脓疡，特别是治疗中病灶继续扩大，合并反复咯血等，应考虑手术切除。

## 四、隐球菌病

（一）流行病学

肺隐球菌病散见世界各地，由新型隐球菌引起。这种新型隐球菌存在于鸟粪、昆虫粪、土壤、空气、水果、蔬菜中。主要由于吸入新型隐球菌的孢子而发病。目前尚未见由动物直接传播给人，或人与人之间互相传染的报道。人的免疫功能低下是隐球菌病发病的重要诱因。人们注意到皮质类固醇治疗能增加隐球菌病的易感性，那些可以造成严重免疫功能低下的疾病或治疗，成为本病最重要的发病原因。

（二）临床表现

多无症状，少数患者有低热、轻咳、咳黏液痰，偶有胸膜炎症。X 线胸片显示肺纹理增加或结节状阴影，偶有空洞形成。急性间质性炎症可表现为弥漫性浸润或粟粒样病灶，需与原发或转移性肺癌鉴别。

（三）诊断

痰涂片采用墨汁染色，可见圆形厚壁孢子，有出芽现象，孢子内有反光颗粒。若痰涂片或培养找到隐球菌可提示诊断，但明确判断是气道内简单的移生还是真正的隐球菌病。组织活检可作最后诊断。播散型隐球菌病可做血、尿、脑脊液、皮肤损害的脓液等涂片及培养检查，也可做肿大淋巴结的组织活检对无症状的，只有用间接免疫荧光法在血液中找到循环抗体，才能确诊。

（四）治疗

视病情不同，治疗方法有所差异：隐球菌腐物寄生性病变一般不需抗真菌治疗；局限性隐球菌病变可密切观察 2～3 个月，因为发生肺外播散的极少；两肺有弥漫性病变，并有肺外播散时病情较严重，应积极治疗，常用两性霉素 B 加用氟胞嘧啶口服治疗；对于肺局限性病灶而内科治疗无效、不能控制症状者，可手术切除。

真菌监测是判定疗效的关键。治疗之前取痰、尿和脑脊液，做真菌学检查（包括培养和墨汁染色检查），从而了解病情的严重程度。对原来阳性的体液，在治疗期间应继续每周检查，直至连续 4 次阴性为止。如治疗有效，则隐球菌抗原的滴定度逐渐下降，至疗程结束时滴定度应恢复正常，或比治疗前降低 4 倍以上。当体液真菌学检查和隐球菌抗原滴定度均已阴性时，观察应以 X 线胸片为准。

## 五、毛霉菌病

### （一）流行病学

本菌广泛存在自然界中温湿的地区。可在腐败的植物、水果、面包、糖淀粉制品中生长。主要通过呼吸道感染，亦可从肠道和皮肤感染。人与人之间直接传播未见报道。多属条件致病，皮质类固醇和抗生素治疗的患者易感染此病，而在正常人中几乎从不患此病。

### （二）临床表现

本病常侵犯鼻、副鼻窦而引起炎症，表现有低热，鼻甲受累变黑，分泌物带血丝。肺部感染可为原发或继发于副鼻窦感染，表现为出血性坏死或肺炎，伴高热、中毒症状，咳嗽虽不明显，但出现呼吸快、胸痛、咳血痰。少数病灶坏死，形成空洞。

### （三）诊断

重要的是必须认识到本病的发生大多存在易感因素，毛霉菌病需与结核病、恶性肿瘤、铜绿假单胞菌感染或其他真菌感染相鉴别。用支气管或病灶的分泌物做涂片或培养或做组织切片，若找到短粗状且不分隔而分枝的毛霉菌菌丝，可建立诊断。

### （四）治疗

本病发展迅速，病情严重，预后差。故在诊断明确后，应立即开始使用两性霉素 B 治疗，总剂量为 $1\sim1.5mg/(kg \cdot d)$，视病情及副作用加减。同时治疗原发病，如切除病灶、清创坏死组织、副鼻窦或脓肿引流、治疗糖尿病酸中毒、改善全身状况等。

## 六、念珠菌病

### （一）流行病学

致病菌主要为白念珠菌，次为热带念珠菌及克柔念珠菌。广泛存在于自然界中，也存在于鸟禽和哺乳动物的排泄物中，亦寄生于人类的皮肤、口腔、胃肠道、阴道等处，常为机会致病菌。健康人痰中有 $10\%\sim20\%$ 可以查见念珠菌。

当人类原发或继发防御功能减退或失调，或在支气管、肺原有病变的基础上，口腔及上呼吸道的念珠菌可侵入呼吸系统而导致感染。

### （二）临床表现

根据病情发展的不同阶段，可表现为以下几种类型：支气管炎型；支气管—肺炎型；肺炎型。慢性病例常表现为弥漫性纤维化及肺气肿。胸外科医师能见到的特殊临床疾病是罕见的念珠菌肺炎、食管炎和心内膜炎，有时也可见到念珠菌性脑脊膜炎。

### （三）诊断

具有诱发条件，出现上述呼吸系统症状及 X 线表现，痰涂片见念珠菌的菌丝，杂以芽生孢子，培养有连续 3 次以上的多次阳性结果，可作诊断。但是仍需注意假阳性。

### （四）治疗

念珠菌肺炎治疗前需行肺活检以明确诊断，因为住院患者的气管支气管内通常有念珠菌存在,两性霉素 B 治疗念珠菌血症总剂量应至 250~1000mg。

轻度食管炎患者可以口服制霉菌素治疗,亦可用酮康唑和伊曲康唑,但对于明显的念珠菌食管炎最好用氟康唑进行治疗。如果不能立即产生效果,则应改用两性霉素 B 或与氟胞嘧啶合用。

念珠菌常引起人工瓣膜真菌性心内膜炎,需要强化两性霉素 B 治疗并立即更换瓣膜。因为念珠菌容易大量增殖形成赘生物,所以会有大量真菌性血栓脱落成为栓子的危险。

### 七、放线菌病

(一)流行病学

放线菌病为散发疾病,多属内源性疾病,无明显传染性。一般情况下它们并不对人体致病,但当机体全身或局部(如皮肤黏膜机械屏障受损)抵抗力降低,尤其是伴有其他需氧菌感染时,则可引起放线菌病。放线菌病可发生在任何年龄,但 10 岁以下的儿童较为少见,多数病例在 15~35 岁,男性为女性的 2 倍,农业及野外作业者较多见。

(二)临床表现

可来自颈部放线菌病的直接蔓延、腹壁或腹部脏器放线菌病的播散、口腔中致病性放线菌的吸入感染,最常见的感染部位为肺门和肺底。开始几周有不规则发热、咳嗽、咳痰、胸痛,但无咯血。随着病情发展,肺中出现小脓疡。痰液呈带血丝的黏液性,提示肺实质有破坏。累及胸膜时出现胸痛并有胸腔积液。感染波及胸壁后形成结节、脓肿。穿透胸壁、皮肤时则形成多发性引流窦道,排泄物中有典型的"硫黄颗粒"。此时见患者进行性消瘦、发热、乏力、贫血、夜间盗汗和呼吸困难等肺部症状。

(三)诊断

从脓液或痰等分泌物中发现"硫黄颗粒",将颗粒加水或氢氧化钾液镜检,可见排列成放射状菌丝,其末端呈膨大棒状。革兰染色阳性,抗酸染色阴性(与奴卡菌不同,奴卡菌抗酸染色阳性)皮肤试验或血清学检查不可靠。做厌氧培养可分离到放线菌。对实验动物不致病。本病需与结核病、肺脓肿、肺癌、阿米巴病和其他真菌病鉴别。

(四)治疗

青霉素是首选药物,剂量要大,一般每日用 200 万~600 万 U,分 4 次静脉滴注。重症每日可用到 1000 万~3000 万 U,分 4 次静脉滴注,持续 6 个月或病灶痊愈。对慢性病灶或胸壁脓肿、脓胸等,可手术切除或引流治疗。

(阿不都吉力力)

# 第九节　肺棘球蚴病

肺棘球蚴病(pulmonary echinococcuosis),也称为肺包虫病或肺包虫囊肿,是细粒棘球绦虫(犬绦虫)幼虫(棘球蚴)在肺内寄生所致,是肺部常见的寄生虫病,为人畜共患病。该病的潜伏期很长,常自感染后 5 年左右发病,有的达 20 年以上,偶有少于 5 年者。患者多在儿童期感染,至成年后才产生症状,该病为病程进行极其缓慢的寄生虫病。

## 一、病原学

细粒棘球绦虫的幼虫期称棘球蚴(俗称包虫),通常为单房型,有两个主要亚株:北方株和欧洲株。北方株分布于北方,其终宿主为狼和大型鹿,家畜不易感染。欧洲株的分布几遍及全球,其终宿主主要是家犬和家养有蹄动物。

细粒棘球绦虫成虫寄生于狗、狼等动物的小肠,随同宿主的粪便排出,经水或食物进入中间宿主(如羊和人)。虫卵被中间宿主吞食后,在十二指肠内孵化出的六钩蚴钻入肠壁,经肠系膜小静脉血管,侵入各器官和组织的毛细血管。定居寄生的主要部位是肝、肺,其次是脑、纵隔、胸壁、膈肌等,并可相互转移。侵入器官组织定居的六钩蚴常受单核细胞攻击,其中不少可被消灭。存活下来的六钩蚴发育成囊泡,其囊壁分化为两层:外层为角皮层,内层为胚层,又称生发层。囊泡内含原头蚴头节及胶状物。中间宿主动物的内脏被狗或狼等动物吞食,原头蚴即可在犬或狼的小肠内发育为成虫,完成其生活循环。

## 二、流行病学

1.传染源　本病的传染源为犬、狼、狐、猫等终宿主。流行区的羊群中常有棘球蚴病存在,而居民常以羊或其他家畜内脏喂狗,使狗有吞食棘球蚴囊的机会。人和狗密切接触,借污染的手指或饮食吞入虫卵而感染。

2.传播途径　主要为虫卵污染水源和草地或食物经消化道进入中间宿主(如羊和人)体内。据调查,终宿主(狗)排出的粪便中常有成堆的虫卵,有些虫卵远达80m之外。所以提示虫卵颗粒飞扬,可能通过呼吸道吸入人体。

3.易感人群　无论男女老少均可感染,一般以儿童和青年人居多。亦有在幼儿期就受感染者,40岁以下患者约占80%。

4.流行状况　棘球绦虫属感染,为自然疫源性疾病,为人兽共患病,分布广泛,遍及全球,主要流行于畜牧区。在我国主要见于甘肃、新疆、青海、宁夏、内蒙古等地。

## 三、病理

肺包虫病的病理改变除囊肿本身外,主要是巨大囊肿对肺的机械压迫,使周围组织萎缩、纤维化或产生瘀血、炎症。>5cm的囊肿可使支气管移位,管腔狭窄,也可破入气管。表浅的囊肿可引起反应性胸膜炎,破入胸腔后还可形成许多继发性包虫囊肿。感染的囊肿可合并胸腔及纵隔脓肿或脓胸。

包虫囊液内含多种抗原,当囊液漏入胸膜腔时可发生过敏反应,严重者可发生休克及死亡,故疑诊包虫病患应禁忌行诊断性胸腔穿刺。

## 四、临床表现

早期患者一般无明显症状,多于常规体检时发现。多数患者在感染后至囊肿逐渐长大引起压迫或并发炎症时,才出现相应呼吸道症状及受累神经和血管压迫症状。

根据病变累及范围和并发症情况,可分为以下4种临床类型:

1.肺内单纯型　肺部棘球蚴囊肿,单发或多发,病变局限于肺内,可合并肺内轻度感染,但病变不累及胸膜、纵隔、横膈,无囊肿破裂征象。

2.胸内复杂型:胸部棘球蚴囊肿,单发或多发,病变累及肺、胸膜腔、纵隔。囊肿有破裂和较严重感染,可并发肺脓肿或脓胸。

3.胸腹联合型 原发肝或肺棘球蚴囊肿,病变穿透膈肌,造成肝棘球蚴囊肿与胸膜腔相通,与肺、支气管相通;或肝棘球蚴囊肿病变穿破膈肌与腹腔相通,累及肝脏,形成棘球蚴囊腔－胆道－支气管瘘。也包括肺或肝棘球蚴囊肿病变穿破膈肌及穿入纵隔、心包等复杂严重的病例。

4.膈下肝顶型 肝脏膈面棘球蚴囊肿,穿透肝顶,进入膈下形成脓肿,促使胸膜发生反应性炎症,但未穿破膈肌,未出现胸膜穿通者。

### 五、诊断

1.流行病学资料 本病多见于畜牧区,患者大多有与狗、羊等牲畜密切接触史,或长期从事动物皮毛收购和加工工作。

2.症状和体征。

3.胸部 X 线及 CT 检查 在流行区,有接触史的患者,单凭胸片大部分可以确诊。CT 可以进一步明确诊断。典型影像为肺部单发或多发的圆形、椭圆形阴影,边缘清晰锐利,密度均匀而稍淡,周围极少有炎症反应。较大囊肿可呈分叶状或多环状,巨大囊肿可引起纵隔压迫移位、横膈下凹。当小支气管被侵蚀穿透后,空气进入内外囊之间,可出现"新月征"、"双弓征"或"水上浮莲征"等特殊影像。

4.实验室检查 棘球蚴囊液抗原皮试或补体结合试验阳性;检出棘球蚴的血清抗体。痰液、胸腔积液涂片镜检,找到棘球蚴子囊或囊沙(原头蚴),可以确诊。

5.手术和病理检查证实。

### 六、治疗

主要是手术切除,无特效药物,药物疗法仅用于多发囊肿无法手术的患者,目前使用的有甲苯咪唑及丙硫苯唑,可使生发层和原头蚴退化变质的作用,临床有一定疗效,症状有所改善,部分囊肿停止增长或缩小,肺包虫囊肿一般呈进行性生长,能"自愈"的极少,绝大多数迟早会因囊内压增高而破裂,产生严重并发症,因此要及时确诊并进行手术。

手术方法应根据囊泡的大小、部位、有无并发感染、有无胸膜粘连等决定手术种类。术式有内囊完整摘除术、内囊穿刺摘除术、全囊切除术及肺叶切除术等。

如同时有肝和肺囊肿的,可一次手术;双侧存在病变的先处理病变较大或有并发症的一侧;肺囊肿合并支气管胸膜瘘的,先行闭式引流,待感染控制,体力恢复后再行肺切除。

本病手术效果良好,复发患者可再次手术,效果也多良好。

(袁源)

# 第十节 肺隔离症

肺隔离症(pulmonary sequestration,PS)是一种少见的先天性肺发育异常,在胚胎发育过程中,部分肺组织与正常肺组织隔离开来,形成肺隔离症。被隔离肺组织无呼吸功能,其血供大多来自体循环。该病占先天性肺畸形的 0.15%~6.4%,大部分发病在 10~20 岁,37.2%

首发症状出现于 10 岁以前,多见于男性儿童。

## 一、病理解剖

肺隔离症分肺叶内和肺叶外两型。

1.肺叶内型肺隔离症,隔离肺组织位于正常肺脏层胸膜内,约占 75%,大部分在左肺下叶后基底段。其血供来自胸内降主动脉约 73%,21%来自上腹主动脉、腹腔动脉或脾动脉。多支血管供应约 16%。其静脉 95%回流到肺静脉至左心房,约 5%通过奇静脉、半奇静脉、肋间静脉或上下腔静脉回流到体循环;引流静脉伴随动脉,相应位于膈上或膈下。

2.肺叶外型肺隔离症,隔离肺组织有自己独立的脏层胸膜,约占 25%,大部分位于左叶;约 80%供血来源于胸主动脉和腹主动脉,15%来自小动脉如脾动脉、胃动脉、锁骨下动脉、肋间动脉;剩余 5%血供来源于肺动脉分支或较少见由体循环和肺动脉共同参与;80%以上静脉回流到体循环,如通过奇静脉、半奇静脉、肋间静脉或下腔静脉引流。偶尔通过肺静脉引流;此外,还有通过体肺循环混合引流。叶外型常伴有先天性膈疝、心脏畸形、心包囊肿、肺发育不全、异位胰腺等畸形。

上述异常动脉经肺韧带进入隔离的肺组织,异常动脉直径粗,肌层薄,弹力纤维层发育差,易破碎而致大出血,处理时应小心慎重。隔离部分为未发育的支气管肺组织,无呼吸功能,无或少炭末沉着。病理检查可见有柱状纤毛上皮、不规则支气管样结构,囊肿内含有黏液。

## 二、临床表现与诊断

叶内型病变早期阶段的隔离肺组织不与正常支气管相通,故出生后可无任何症状,二者一经沟通,可有咳嗽、咳痰、发热及反复出现肺炎等表现。病变继发感染时,患侧呼吸音低或有啰音,具有与肺化脓症类似的症状和体征。经抗生素治疗后症状可暂时缓解,但经常复发。重症患者因反复感染可出现消瘦、乏力、营养不良、杵状指。叶外型病变通常不引起任何症状,仅在常规胸部透视或进行其他先天性畸形检查时发现本病。

X 线胸片可见肺下叶后基底段部位有不规则的三角形、多边形、圆形或椭圆形阴影,密度均匀,边缘锐利,长轴指向内后方。体层片或 CT 片见肿块影与膈肌之间有一条索状阴影。隔离肺与支气管相通者,X 线表现为一个或多个囊腔,并可有液平。有感染时,囊腔周围有炎症浸润,因此易被误诊为肺囊肿或慢性肺化脓症。

临床怀疑本病者,应以稀钡剂行消化道造影,以排除病变囊腔与消化道相通的情况。但多数患者通过术中发现异常血管而确诊。

## 三、治疗

本病常引起肺部反复感染,且产生左向右的血液分流,因而本症一经确诊,应积极手术切除病变。叶内型需行肺叶切除术,叶外型可做隔离肺切除。多数患者可获得根治,手术并发症发生率及病死率低。

## 四、术中及术后注意要点

术前已确诊或疑诊本病,开胸后先解剖、结扎异常血管,以免发生意外大出血。术后主要并发症是出血,多因异常动脉往往缺少肌层而有较多弹力层,血管壁脆而硬,当缝扎过紧易切割血管壁,若缝扎过松则缝线易脱落,均会引起术中和术后出血,因此术者应适度把握。

(袁源)

# 第十一节　肺动静脉瘘

肺动静脉瘘(pulmonary arteriovenous fistula)是一种少见的肺内血管畸形,多为先天性,肺动脉分支与肺静脉之间有一个或一个以上的交通,使部分血流不经肺泡毛细血管床而回心脏。35%~40%合并遗传性出血性毛细血管扩张症(hereditory hemorrhagic telangiectasis, HHT;或 Renda—Osler—Weber disease,R—O—W)。

## 一、病因

多为先天性,胚胎发生有 3 种学说:①肺芽时期动静脉丛之间原始连接间隔发育不完全而形成肺动静脉瘘。②胚胎期多支动脉和引流静脉之间的肺终末毛细血管床囊性扩张,形成肺动静脉瘘。③单支输入动脉与输出静脉之间缺乏末梢毛细血管袢,形成腔大壁薄的血管囊,可包括一个肺段或肺叶血管,甚至有来自体循环的血管。④母体孕期激素水平异常升高及体液免疫反应增强。

后天性少见,继发于创伤、血吸虫病、肝硬化、放线菌病或转移癌。

## 二、病理解剖

可发生在肺的任何部位,单发者约占 2/3,多发者占 1/3。单侧病变常在中叶,多发病变约 20%以上累及双肺下叶。病理形态分为海绵状和毛细血管样两型,瘘口多接近胸膜,在肺实质者少见;囊瘘的血供多来自一支以上肺动脉分支,4%来自体循环,血管腔内压力低,囊瘘壁极薄,含有纤维组织、弹力纤维和残余平滑肌;静脉迂曲扩张,有变性或钙化。囊瘘血管破入支气管或胸膜,可致大咯血和血胸。瘘口内如有血栓形成或细菌性内膜炎,可导致脑或周围转移性脓肿,体循环供血的囊瘘易有血栓形成而继发细菌性心内膜炎。

## 三、病理生理

主要的病理生理变化为右向左分流,动脉血氧饱和度降低。瘘口小,分流量小,一般不引起血流动力学改变,心率、血压、肺血管阻力均可正常。瘘口直径大于 2cm,或分流量大于肺血流量的 20%以上,可出现发绀、杵状指(趾)及红细胞增多症;红细胞增多症致血液黏稠度增加,血流缓慢,易形成肺血管内小血栓,血栓脱落产生脑血管栓塞及脑脓肿;心排血量增加。巨大瘘口可引起充血性心力衰竭。

## 四、诊断要点

1. 早期可无症状,分流量大时的典型临床表现是发绀、活动后呼吸困难、红细胞增多症和杵状指(趾),呈进行性加重趋势。

2. 若位置表浅,胸壁局部可闻及连续性或收缩期杂音,吸气时增强,伴有震颤,肺动脉区第二心音亢进。

3.妊娠期可使病情加重。

4.并发症

(1)脑部症状:头痛、眩晕、重者偏瘫、晕厥或抽搐。

(2)出血:反复咯血、血胸合并休克;R—O—W病可有反复鼻出血、血尿和便血。

5.红细胞、网织红细胞、血红蛋白及血细胞比容升高;R—O—W病时可因反复鼻出血致红细胞减少。

6.X线 多在肺野中间1/3处局限性块影,可有索条状影与肺门相延续;毛细血管型表现为肺纹理增多,弥漫小片状阴影。

7.肺动脉造影是诊断肺动静脉瘘的可靠方法,能确定血管畸形并可定位及同期采用栓塞治疗。

8.增强CT及MRI在观察血管上的敏感性优于肺血管造影,可发现较小的瘘及栓塞后的瘘。超声心动图检查能发现细小的肺内右向左分流,并可以排除先天性心脏病。

9.肺灌注放射性核素检查可明确分流量大小。

## 五、治疗

一旦明确诊断即应手术切除或介入治疗。手术切除病变是主要的治疗方法,手术原则是彻底切除肺动静脉瘘,同时最大限度地保留肺组织;手术方式依病变类型、部位、范围而定,局部或楔形切除分流量大的囊瘘所在肺叶或肺段,可避免小瘘或以前未查出瘘的进行性加重。

介入治疗在本病治疗中得到广泛应用,有报道多例双肺多发肺动静脉瘘经栓塞治疗,效果良好。

## 六、预后及随访

自然预后凶险,半数以上患者在婴儿期夭折。手术和介入治疗效果满意。术后应长期随访,注意小瘘或以前未查出的瘘可以变得明显。

(袁源)

# 第十二节 肺栓塞

肺栓塞(pulmonary embolism)是指嵌塞物质进入肺动脉及其分支,阻断组织血液供应所引起的病理和临床状态。常见的栓子是血栓,其余为少见的新生物细胞、脂肪滴、气泡、静脉输入的药物颗粒甚至导管头端引起的肺血管阻断。

## 一、病因病理

肺栓塞的病因主要包括:①血栓。②脏病。③肿瘤。④妊娠分娩。⑤其他。

肺栓塞的机械性直接作用和栓塞后化学性与反射性机制引起的血流动力学反应是肺栓塞的主要病理生理改变。数目少和栓子小的栓塞不引起肺血流动力学改变。一般说肺血管床阻塞>30%时,平均肺动脉压开始升高;>35%时右房压升高;肺血管床丧失>50%时,可引起肺动脉压、肺血管阻力显著增加,心脏指数降低和急性肺源性心脏病。反复肺栓塞产生持久性肺动脉高压和慢性肺源性心脏病。在原有心肺功能受损患者,肺栓塞的血流动力学影响较通常患者突出。

## 二、诊断

20％～30％患者未及时或未能获诊断和治疗而死亡,若能及时诊断和给予抗凝治疗,病死率可望降至8％,故早期诊断十分重要。

（一）临床表现

1.常见的症状　呼吸困难和胸痛;如有胸骨后疼痛,颇似心肌梗死;慢性肺梗死可有咯血;焦虑、晕厥等。

2.常见的体征

（1）呼吸系统体征:呼吸增快;发绀;肺部湿啰音或哮鸣音;肺野偶可闻及肺血管杂音;胸膜摩擦音或胸腔积液体征。

（2）循环系统体征:心动过速;血压变化,严重时可出现血压下降甚至休克;颈静脉充盈或异常搏动;P2亢进或分裂;三尖瓣收缩期杂音及急慢性肺源性心脏病相应表现。少数患者早期有高热。

（二）D－二聚体检测

以血浆D－二聚体大于$500\mu g/L$作为诊断的阳性值,其判断肺栓塞的敏感性为95％～98％,D－二聚体阴性作为肺栓塞的排除诊断有较大价值。

（三）超声心动图检查

经胸与经食管二维超声心动图能间接或直接提示肺栓塞存在征象,是有价值的检查方法。①间接征象:右心室扩张为71％～100％,右肺动脉内径增加为72％,左室径变小为38％,室间隔左移及矛盾运动为42％以及肺动脉压增高等,间接征象的限制是小的肺栓塞和先前有右心疾病者易呈阴性所见。②直接征象:右心血栓可有两个类型,即活动、蛇样运动的组织和不活动、无蒂及致密的组织。前者98％发生肺栓塞,后者40％发生肺栓塞;病死率,前者为44％,后者为9％。

（四）胸部CT检查

直接征象有:半月形或环形充盈缺损,完全梗阻,轨道征等;间接征象有:主肺动脉及左右肺动脉扩张,血管断面细小、缺支、马赛克征、肺梗死灶、胸膜改变等。

（五）动脉血气分析

主要表现为$PaO_2 < 80mmHg$,$PaCO_2 > 20mmHg$,低碳酸血症$< 36mmHg$。

（六）心电图

轻者无异常,大多数患者主要表现为窦性心动过速、肺性P波,重者出现肺源性心脏病SⅠQⅢTⅢ。部分患者可出现不完全性右束支传导阻滞。

（七）胸部X线

缺乏特异性。主要表现为区域性肺血管纹理纤细、心脏扩大、肺动脉高压、胸腔积液、间质水肿、肺不张、肺浸润性改变、半侧膈升高。

（八）肺通气/灌注显像

肺通气/灌注扫描显示没有灌注缺损,可以排除肺栓塞。正常的通气下一段或一段以上或更大的肺灌注缺损,或在正常的通气下两个或更大亚段灌注缺损,高度提示肺栓塞的存在。

（九）肺血管造影

它是肺栓塞诊断的"金标准"，是一项有创伤的检查。但检查的死亡概率接近 $1\%$，对老年人特别是重症患者有一定的危险性，一般不提倡该项检查。

## 三、治疗

（一）急性肺栓塞的治疗

急性肺栓塞一旦确定诊断，即应积极进行治疗。治疗目的是使患者渡过危急期，缓解栓塞引起的心肺功能紊乱和防止再发；尽可能地恢复和维持足够的循环血量和组织供氧。

1.急救措施　重症监护，连续监测血压、心率、呼吸、心电图、中心静脉压和血气等。

（1）一般处理：使患者安静、保暖、吸氧；为镇静、止痛，必要时可给予吗啡、哌替啶、可待因；为预防肺内感染和治疗静脉炎，应用抗生素。

（2）静脉注射阿托品 $0.5\sim1.0mg$，如不缓解可每 $1\sim4h$ 重复 1 次，缓解迷走神经张力过高引起的肺血管痉挛和冠状动脉痉挛。

（3）抗休克：合并休克者给予多巴胺 $5\sim10\mu g/(kg\cdot min)$、多巴酚丁胺 $3.5\sim10\mu g/(kg\cdot min)$ 或去甲肾上腺素 $0.2\sim2.0\mu g/(kg\cdot min)$，迅速纠正引起低血压的心律失常，如心房扑动、心房颤动等。维持平均动脉血压 $>80mmHg$，心脏指数 $>2.5L/(min\cdot m^2)$ 及尿量 $>50mL/h$。同时积极进行溶栓、抗凝治疗，争取病情迅速缓解。

（4）改善呼吸：可应用多索茶碱等支气管扩张剂和黏液溶解剂。呼吸衰竭的严重低氧血症患者可短时应用机械通气治疗。

2.溶栓治疗　常用的溶栓药包括链激酶（streptokinase，SK）、尿激酶（urokinase，VK）、阿替普酶（重组组织型纤溶酶原激活剂，rt－PA）。

（1）急性肺栓塞溶栓治疗的适应证：①大块肺栓塞（超过两个肺叶血管）。②不管肺栓塞的解剖学血管大小伴有血流动力学改变者。③并发休克和体动脉低灌注［即低血压、乳酸性酸中毒和（或）心排血量下降］者。④原有心肺疾病的次大块肺栓塞引起循环衰竭者。⑤有症状的肺栓塞。

（2）急性肺栓塞溶栓治疗的绝对禁忌证：①近期活动性胃肠道大出血。②两个月内的脑血管意外、颅内或脊柱创伤或外科手术。③活动性颅内病变（动脉瘤、血管畸形、肿瘤）。相对禁忌证：①未控制的高血压（收缩压 $\geqslant180mmHg$，舒张压 $\geqslant110mmHg$）。②出血性糖尿病，包括合并严重肾病和肝病者。③近期（10d 内）外科大手术、不能被挤压止血血管的穿刺、器官活检或分娩。④近期大小创伤，包括心肺复苏。⑤感染性心内膜炎。⑥妊娠。⑦出血性视网膜病。⑧心包炎。⑨动脉瘤。⑩左心房血栓。⑪潜在的出血性疾病。

3.抗凝治疗　肺栓塞抗凝治疗是有效和重要的。常用的抗凝药物有低分子肝素和华法林。根据国际标准化比值（INR）调整华法林剂量。低分子肝素应用后 APTT 证明已达到有效治疗范围的第 1d 始用华法林，首次剂量一般为 $3.0mg$，以后根据 INR 调整剂量，长期服用者 INR 宜维持在 $2.0\sim3.0$。停用抗凝剂应逐渐减量，以避免发生反跳，增加血凝。应用抗凝疗法的禁忌情况有活动性胃肠道出血、创伤、术后、感染性心内膜炎、未控制的重症高血压、脑血管病、潜在出血性疾病等。

4.手术治疗

（1）肺动脉血栓摘除术：在体外循环下手术，手术病死率较高。用于伴有休克的巨大肺栓塞,收缩压低到100mmHg,中心静脉压增高,肾衰竭,内科治疗失败或不宜内科治疗者。

（2）导管破碎肺栓塞：一般用特制的猪尾旋转导管破碎伴休克的大块急性肺栓塞,也可同时合用局部溶栓。破碎后休克指数下降,48h肺动脉平均压明显下降,有效率为60%,病死率为20%。多用于溶栓和抗凝治疗禁忌的患者。

（3）安装下腔静脉滤器：下腔静脉滤器主要用于已证实栓子来源于下肢或盆腔者,用于防止肺栓塞的复发。

5.深静脉血栓形成的治疗　对急性肺栓塞患者的治疗绝不能忽视深静脉血栓的检查和处理,以防肺栓塞的再发。治疗原则是卧床、患肢抬高、抗凝（肝素和华法林）、消炎及使用抗血小板集聚药等。DVT的溶栓治疗应视情况个体化实施。

（二）慢性肺栓塞的治疗

慢性栓塞性肺动脉高压可来自急性肺栓塞的后果,更多来自反复的肺栓塞。起病多缓慢或隐匿,临床表现类似原发性肺动脉高压,放射性核素肺通气/灌注扫描、增强 CT、MRI、肺动脉造影及下肢静脉检查等有助于二者的鉴别。慢性栓塞性肺动脉高压的治疗包括手术、抗凝（口服抗凝药）、血管扩张药,吸氧及强心、利尿等。

1.肺动脉血栓内膜切除术　对慢性大血管血栓栓塞性肺动脉高压患者,可行肺动脉血栓内膜切除术（pulmonary throm-boendarterectomy）治疗。选择手术患者的主要标准是：

（1）静息肺血管阻力至少大于 4 个 Wood 单位。

（2）肺动脉造影和血管镜检查确定外科手术可以达到的血栓,如主肺、肺叶和肺段动脉血栓。在此以远的血栓不能做动脉内膜切除术。

（3）无合并肾脏病、冠心病、血液病、明显的间质性肺病或脑血管病,以减少围手术期的病死率。

术前数天需常规安装滤器,除非明确除外血栓来自下肢和盆腔,通常需做下肢静脉造影,选择从何侧股静脉途径放置滤器,以避免血栓脱落。肺动脉血栓内膜切除术在体外循环深低温麻醉下进行。手术病死率已降到10%或更低。值得指出的是,慢性栓塞性肺动脉高压一般不适于血管成形术,也不适用溶栓治疗。

2.抗凝治疗　促使下肢静脉血栓机化,防止肺栓塞再发,并可能促进部分血栓溶解、再通。常用的药物为华法林,疗程 6 个月以上。

3.血管扩张药等治疗　栓塞性肺动脉高压除机械堵塞因素外,体液因素也可能参与部分作用,具有部分可逆性。临床可以试用硝苯地平、地尔硫䓬等血管扩张药。

4.心力衰竭的治疗　当右心房压升高,有明显右侧心力衰竭时可应用地高辛、利尿剂、血管紧张素转换酶抑制剂及多巴胺等治疗。早期患者疗效比较满意。

（袁源）

# 第十三节　毁损肺

## 一、概述

由各种原因引起肺叶或一侧全肺体积缩小,肺通气及换气功能完全丧失,造成不可逆的病理性改变称毁损肺。引起毁损肺最常见原因为结核,其他病因包括真菌感染、硅沉着病（矽肺）、慢性支气管扩张等。

## 二、临床表现

1.反复发作的咳嗽、咳脓痰、发热等肺部感染症状，或反复发作的咯血。

2.结核痰菌试验持续阳性。

3.合并脓胸或支气管胸膜瘘。

## 三、诊断要点

1.病史　慢性肺部疾病史，如肺结核、支气管扩张病史。

2.症状及体征　反复发作的肺部感染。体检见纵隔向患侧移位、胸廓塌陷。患侧呼吸音减低或消失。

3.X线片提示　患肺密度增加，气管、纵隔、心脏向患侧移位，对侧肺代偿性气肿。患侧胸廓容积变小，肋间隙缩小，膈肌上抬。

4.胸部CT提示　患肺组织呈纤维条索状，实变，蜂窝状改变，肺内可见脓腔形成。

5.纤维支气管镜检　部分患者可见患侧主支气管黏膜增厚、出血、变形。支气管腔内可见出血及大量脓性分泌物。

## 四、治疗方案及原则

1.反复发作的肺部感染，结核痰菌检查持续阳性或合并咯血的毁损肺，原则上应手术治疗。

2.术前处理　毁损肺患者病程较长，多伴有不同程度的低蛋白血症，体质差。术前应改善一般状况，加强呼吸功能锻炼。术前正规抗结核治疗至少6个月以上，术前控制肺部感染，痰量控制少于50mL/d。毁损肺手术出血量大，术前应充分备血。

3.术中处理　因长期慢性炎症，多合并胸膜增厚粘连，处理困难，可胸膜外剥脱行胸膜肺切除。但应注意胸壁侧支循环丰富，术中失血多，需充分电凝止血，同时避免损伤血管及神经。术中分离肺时注意尽量不要进入脓腔，以免污染胸腔，手术结束前以大量活力碘温盐水冲洗胸腔，预防术后感染。

4.术后因创面大渗出多，应及时补充新鲜血浆及蛋白，纠正低蛋白血症。必要时补充冷沉淀。术后呼吸道管理，如排痰困难，应及早纤维支气管镜吸痰，必要时行气管切开。

（袁源）

# 第十五章　纵隔疾病

## 第一节　胸腺瘤

### 一、概论

在过去30余年,有关胸腺上皮性肿瘤的定义、诊断和治疗一直不断被细化,以前认为,凡是来源于胸腺的肿瘤,统统归类于"胸腺瘤"。现在它被分成几个临床病理分类不同的肿瘤,如胸腺瘤、胸腺癌、胸腺类癌、胸腺畸胎瘤、胸腺脂肪瘤等。真正胸腺瘤的形态学和生物学行为更为清楚,更加明确。临床医师迫切需要的是,深入讨论最常见的良性胸腺瘤和恶性胸腺瘤的病理特点和预后影响因素,特别是组织病理学与生物学之间的关系,胸腺瘤与其他肿瘤鉴别诊断,显微镜下鉴别特点等。

### 二、临床特点

胸腺瘤通常表现为前上纵隔肿块,有的是在常规体格检查时被偶然发现,但是多数患者表现某些临床症状,如咳嗽、呼吸困难、心悸、胸痛以及肩胛间疼痛。某些肿瘤外综合征也提示胸腺瘤存在,包括重症肌无力、纯红细胞障碍性贫血、获得性低γ球蛋白血症等。罕见的情况是胸腺瘤出现在异常部位,如出现在后纵隔、肺实质内以及颈根部。出现在异位的胸腺瘤与胸腺胚胎发育移动过程有关,后纵隔胸腺瘤可以产生胸痛,肺内胸腺瘤可以合并重症肌无力,颈根部胸腺瘤可毫无症状。

### 三、临床表现

肉眼检查,胸腺瘤有包膜,界限清楚,呈分叶状。典型胸腺瘤切面较硬,粉褐色,质地均匀,由致密纤维结缔组织将肿瘤分隔成肉眼可见的小叶。包膜的特征为较厚、纤维性。约50%的胸腺瘤可能含有肉眼可见的小囊,这些小囊内通常含有液体或凝结成块的细胞碎片。此外,还可发现局限性坏死灶,但是广泛性坏死改变,合并有或无出血,较为少见,若发现此种情况,则需要考虑其他诊断。偶尔胸腺瘤也可能出现肉眼可见局限性钙化灶,或者周边不完全钙化嵴,甚至骨化。其他的胸腺瘤,特别是淋巴细胞上皮性胸腺瘤,有时缺乏明显纤维性包膜和瘤内纤维性分隔,表现为均匀一致鱼肉样粉褐色切面。极少的情况是在正常胸腺的某一小叶内,有一小结节状胸腺瘤,这是在为治疗重症肌无力而摘除胸腺时最常发现的情况。在胸腺囊肿囊壁上也可见到胸腺瘤样结节。

外科医生详细描述手术台上胸腺瘤肉眼所见是最有价值、最重要的资料。有完整包膜、容易全部摘除的胸腺瘤完全不同于侵犯周围纵隔结构的恶性胸腺瘤。肉眼观察胸腺瘤特点对估计预后有重要价值。胸腺瘤大小变化较大,从逻辑上讲,肿瘤大小与有无临床症状存在一定关系,Rosai和Levine曾报告过直径仅1mm的胸腺瘤,另一方面,Smith描述一例巨大胸腺瘤,重5700g,最大直径达34cm。一般来讲,约2/3的胸腺瘤直径在5~10cm,但是梭形细胞构成的胸腺瘤体积更大。

## 四、显微镜下特点

显微镜下可见胸腺瘤由不同比例的上皮细胞和淋巴细胞构成,在这类肿瘤内,上皮细胞是唯一的肿瘤细胞,上皮细胞体积较大,至少是成熟淋巴细胞的 3 倍,有中等量双染性细胞质。核膜呈锯齿状,染色质分布均匀,核仁不明显。在胸腺瘤上皮细胞内通常可见稀疏核分裂象,但是无不典型核分裂。既往临床常采用"淋巴细胞为主型、淋巴-上皮混合型以及上皮细胞为主型"对胸腺瘤进行分类,这种分类方法较为武断,它的定义是胸腺瘤内淋巴细胞所占比例多少,占 2/3 或更多为淋巴细胞型,1/3～2/3 为混合型,不足 1/3 者为上皮细胞型。梭形细胞胸腺瘤是一种特殊类型肿瘤,不属于上述三种类型范畴。显微镜下胸腺瘤组织学特点是,肿瘤由粗糙纤维组织分隔成无数小叶构成,少量细胞纤维束将小叶再交叉分隔。这些束带在小叶交界处形成锐角。肿瘤外周通常有纤维性包膜。在切除胸腺瘤标本内还可包含残余胸腺组织,残余胸腺有正常的皮质和髓质,可以与胸腺肿瘤进行鉴别。

肿瘤内淋巴细胞一般较小,发育较成熟,偶尔可表现为"激活"外貌,此时核增大、核膜皱褶、核分裂象增多。但是从不表现有淋巴母细胞迂曲外貌,核与胞质比例也无增加。偶尔淋巴细胞型胸腺瘤含有大量、散在染色的巨噬细胞,在低倍镜下呈现"天空繁星"样图像。因淋巴细胞已经成熟,不像脱离滤泡中心的小细胞淋巴瘤,此类淋巴瘤细胞较小。在各种类型胸腺瘤,通常上皮细胞很明显,犹如天空繁星。淋巴细胞型胸腺瘤其他局灶性或细微显微镜下特点,有助于将其与淋巴瘤区别开来。一个特点是称为"髓质样分化"(MD),因为它容易让人想起正常胸腺髓质。髓质样分化的胸腺瘤表现为,低倍镜下在淋巴细胞中出现圆形低密度区,这些可能与生发中心,或者与结节型淋巴瘤的瘤性滤泡相混淆。但是与生发中心不同的是,它不存在免疫母细胞,也无染色的巨噬细胞。结节型淋巴瘤的滤泡结构主要由小而紧密粘于滤泡中心的细胞构成,而胸腺瘤的 MD 区仅表现为疏松聚集的小的成熟淋巴细胞。此外,在 MD 局灶内也可能有明显小的哈氏小囊样结构。淋巴细胞型胸腺瘤区别于胸腺小细胞淋巴瘤的另一特点是,存在血管周围间隙(小湖)以及上皮性肿瘤微小囊改变。血管周围间隙围绕着位于肿瘤中心的毛细血管或微静脉大小的血管,在这些血管和上皮细胞基底膜之间充满蛋白样物质,染色呈稍微嗜酸性,在浆液性液体内分布着淋巴细胞、散在红细胞或泡沫状吞噬细胞。偶尔,血管周围间隙可被透明样物质代替。另一方面,在肿瘤内微小囊与淋巴细胞混合存在,表现为小的,有时为族状透明区,其内含有退变上皮细胞或淋巴细胞。全部胸腺瘤中大约 10% 可以发现真正生发中心,通常是淋巴细胞型胸腺瘤。有人认为胸腺瘤内存在生发中心与临床重症肌无力密切相关。最早对这种病变诊断不是胸腺瘤,而是血管滤泡型淋巴结增生(Casteman's disease)。但是,胸腺瘤并不表现浆细胞和淋巴细胞围绕着生发中心呈"葱皮样结构",细胞间也缺乏嗜酸性物质,这些均是淋巴滤泡型淋巴结增生的特点。

上皮细胞型胸腺瘤,组织学上变异较大,诊断时容易与其他肿瘤混淆。胸腺神经内分泌肿瘤(胸腺类癌)常常含有真正玫瑰花结(细胞排列球形包围开放间隙)或假玫瑰花结(瘤细胞包围着小血管)。上皮型胸腺瘤可能采取某种细胞器生长类型以及表现有玫瑰花结或假玫瑰花结,某些情况下与胸腺类癌极为相似,因而需要特殊检查,如电镜、组织化学和免疫组化才能获得确切诊断。解决此难题的染色主要是 CAE(chloroacetate esterase)方法(用石蜡包埋组织),胸腺瘤 CAE 染色后整个表现为散射状山毛榉细胞,而胸腺类癌无此特点。

胸腺瘤常见鳞状化生,瘤细胞有嗜酸性玻璃样胞质,早期常排列成角化珠,除非小心确定鳞状细胞核表现温和,可能会漏掉胸腺癌的诊断。上皮型胸腺瘤出现腺样腔隙可达 1/5,它们内衬低柱状或立方状上皮细胞,外观类似甲状腺滤泡但无胶体存在,在这些包涵体内有时可见到乳头状上皮形成。这种腔隙代表构成胸腺上皮的真正上皮结构,诊断上可能与胸膜转移性腺癌造成混乱。通过观察整个肿瘤外观和细胞内容物可以排除转移癌,因为它有典型的胸腺瘤结构。

上皮型胸腺瘤的变异类型是梭形细胞瘤,细胞呈梭形外观,相似间质性肿瘤,如果有明显血管基质,或呈 storiform 生长并伴有梭形细胞改变,血管周围外皮瘤、内皮瘤或纤维组织细胞瘤都可能是诊断之一。经验表明,前上纵隔梭形细胞瘤大多数都来自胸腺上皮,在这种情况下,将具有短钝梭形细胞分在细胞器类型肿瘤一组,表现为上皮巢周围细胞彼此平行排列,呈栅栏状外貌,肿瘤内基质为浓密的纤维性。

### 五、核异型性

上皮型胸腺瘤可以发现核异型性,即核多形性、染色过深和核仁突出,这些变化可以是局灶性也可以是弥漫性。某些情况下,很难确定一种不典型上皮型胸腺瘤是称为胸腺瘤好还是胸腺癌好。胸腺癌通常表现核仁突出,大量核分裂,细胞核质比例明显增加以及多灶性自发坏死,此外,还有上述的细胞核异型性改变。鉴别胸腺瘤和胸腺癌非常重要,因为二者的临床行为差别很大。

### 六、电镜检查

胸腺瘤超微结构特点与正常腺体特点非常相似。因为这些肿瘤增生的主要成分是胸腺上皮细胞,电子显微镜下诊断胸腺瘤主要是鉴别出这些细胞特点。胸腺上皮细胞和胸腺瘤上皮细胞均有卵圆形或稍不规则细胞核,有均匀分布的异染色质和小核仁,这些与其组织学结构相应。细胞质内含有通常的代谢细胞器以及大量电子密度染色质丝,内含细胞角化中间微丝。胞质相互重叠是其特点,它们蔓延横穿经过很长距离才彼此融合。上皮细胞之间形成互相连接,有成熟的桥粒,偶尔可见微丝插于其中。沿着胞浆伸延的胞膜可见规则基底板。在淋巴细胞型和淋巴上皮混合型胸腺瘤,反应性淋巴细胞主要表现为边缘光滑、胞核完整和少量细胞器,这些与免疫学和免疫组织化学显示的胸腺瘤内淋巴细胞是 T 细胞相一致。需要仔细研究找出上皮细胞或它们的衍生物以确切诊断淋巴细胞型胸腺瘤。

### 七、免疫组化检查

免疫组化检查,应用 PAP(peroxidase－antiperoxidase)或 ABC(avidin－biotin－peroxidase complex)方法,在选择性病例确定纵隔内肿块是否为胸腺瘤有一定价值。胸腺瘤含有大淋巴细胞和组织细胞容易与淋巴瘤相混淆,但是胸腺瘤上皮细胞表达角蛋白,也表达上皮膜抗原(EMA),可用于鉴别。相反的是,胸腺上皮细胞缺乏白细胞共同抗原(CLA),而所有淋巴瘤均有表达。因此,通常用这些免疫组化方法,抗细胞角蛋白、抗 EMA、抗 CLA 抗体足可以对淋巴型、上皮淋巴混合型胸腺瘤与小细胞、大小细胞混合型淋巴瘤进行鉴别诊断。这种鉴别诊断对于组织病理学家的诊断水平是一种挑战,特别是穿刺活检标本或针吸活检的细胞学标本进行诊断。对于单纯梭形细胞胸腺瘤与其他间充质肿瘤鉴别,抗角化蛋白和抗 EMA 非常有用,梭形细胞瘤对角化蛋白和 EMA 反应,而其他间充质肿瘤则不反应,但它们对于抗

Vimentin 反应,胸腺瘤则不反应。

最近,利用淋巴细胞特异性抗原的单克隆抗体来研究淋巴细胞型胸腺瘤的淋巴细胞,这些研究表明大多数淋巴细胞是 OKT60 阳性细胞和终末 deoxynucleotidyl 转移酶(TdT)阳性细胞,它们完全缺乏 OKT$_3$ 反应(成熟胸腺淋巴细胞),同时还观察到不同数目的 OKT8 细胞(抑制细胞)表型,初步结论是在合并重症肌无力的胸腺瘤中,淋巴细胞数目减少。已经显示淋巴细胞型胸腺瘤中有反应的淋巴细胞和上皮细胞对 Leu－7 和 HLA－DR 抗原有表达,前者在血管周围血清肿局部上皮细胞可以探测到。单独用 OKT、Leu 和 HLA－DR 免疫反应来评估纵隔肿块有可能造成诊断错误,淋巴母细胞型淋巴瘤和分化较好的淋巴细胞型淋巴瘤都可以分别对 OKT6、TdT 呈阳性反应和 HLA－DR 反应。强调评估胸腺瘤进行免疫反应时需要将上皮细胞标记物包括在内。对于胸腺"激素"的免疫反应,像正常胸腺上皮的胸腺素和血清胸腺因子,也已报告。但是胸腺瘤内是否存在这些激素尚缺乏肯定报告,它们作为胸腺上皮性肿瘤特异性标记物尚未确定。

## 八、穿刺活检和针吸细胞学

为了获得纵隔肿物组织学诊断,在过去数十年穿刺和针吸活检的研究明显增加,这些检查技术为外科医师制订治疗方案提供了有价值的参考,随着经验积累,病理学家对针吸活检标本的诊断率也相应提高。在胸腺瘤穿刺活检中,已经确定的规律仍然应用,特别是对淋巴细胞型胸腺瘤和梭形细胞胸腺瘤。有时,采用普通显微镜检查不能排除小细胞恶性淋巴瘤或间质瘤,则需要免疫细胞化学特殊技术帮助做出确切诊断。此外,穿刺针吸活检细胞学无法判断肿瘤是否为侵袭性胸腺瘤,不像开胸手术可以确定侵袭与否。这不是主要问题,因为有包膜的或侵袭性胸腺瘤均需外科手术,后者更需要大块切除。

## 九、有包膜胸腺瘤和侵袭性胸腺瘤

预示胸腺瘤生物学行为最重要的因素是肿瘤有无包膜,有完整纤维性包膜且与纵隔结构无严重粘连的胸腺瘤,单纯外科切除 85％～90％ 可以达到治愈,相反,侵犯周围软组织、肺、大血管外膜或心包,若未予辅助治疗,术后极容易复发。因此,在将所有切除标本送往病理检查之前,需要肉眼仔细观察肿瘤,并多处取材供显微镜下确定肿瘤有无包膜,这一点对每个病例都非常重要。此外,外科医师与病理学者有效沟通,共同确定肿瘤原位特点,也为病理诊断提供重要信息。

有关胸腺瘤四个临床分期已有描述:Ⅰ期包括胸腺瘤有完整包膜,显微镜下无包膜外侵;Ⅱ期为肉眼见肿瘤侵犯纵隔脂肪、胸膜,或显微镜下包膜有侵犯;Ⅲ期为肉眼见肿瘤侵犯邻近脏器(心包、大血管、肺);Ⅳ期为胸膜或心包肿瘤种植或有远处转移。

小的胸腺瘤,即使有完整包膜,也存在确定的复发危险,Fechner 在 1969 年就报告了几例这样病例,Mayo 中心报告有包膜的胸腺瘤 15％ 术后出现复发,这一情况提示需要再次手术和术后放疗的必要性。侵袭性胸腺瘤指肿瘤呈浸润性生长,但是保留典型温和的肿瘤细胞学特点。过去,这些病变常常被指作"恶性"胸腺瘤,这一名词经常与胸腺癌产生混乱,所以应该予以摒弃。侵袭性胸腺瘤术后需要放疗以有效控制复发,术后放疗和化疗现在已应用多年并取得良好的效果。但是,尽管术后辅助放疗,侵袭性胸腺瘤 10 年存活率也不如有包膜的胸腺瘤。需要制订更新的治疗方案来平衡这两组存活率,但至今尚未解决。

### 十、转移性胸腺瘤

外科手术时发现胸腺瘤有胸膜种植(脏胸膜或壁胸膜转移),或以后出现胸膜种植,此种情况最常见于侵袭性胸腺瘤,这种现象是否代表胸腺瘤的真正转移,还是胸液介导的胸膜腔种植,至今尚是一个有争议的问题,但是胸腺瘤大块胸腔外转移发生率极低($<5\%$)。Mayo医学中心的经验显示,283例胸腺瘤仅有8例表现为真正的胸膜腔以外转移,包括颈淋巴结、骨、肝、脑或周围软组织,1例选择性仅侵犯脑神经和周围神经。骨转移影像学呈爆炸性表现,主要发生在上皮型胸腺瘤,少数表现有核异型性。许多学者一致认为没有可靠的组织学特点预示胸腺瘤将来是否发生转移,需要强调的是,上述论述中应将有恶性细胞学表现的胸腺瘤排除。恰当的诊断是简单的"转移性胸腺瘤"。近来 Needle 报告化疗对胸腺瘤胸膜腔外转移有一定疗效。

### 十一、肿瘤组织学特点与临床表现的关系

有关显微镜下胸腺瘤类型与其临床表现描述很多,题目列在显微镜下胸腺瘤类型,副瘤综合征发生率,复发和胸外转移的危险因素及整个存活率等标题之下。

以前发表的文章将胸腺瘤划分为淋巴细胞型、混合型和上皮型胸腺瘤,但是临床上很少实际应用。最近 Mayo 的文献复习发现淋巴细胞型整个死亡率为44/1000例,混合型为76,上皮型为93(包括梭形细胞)。这一结果有统计学意义,与 Masaoka 的结果相似。Maggi 在研究169例胸腺瘤后发现淋巴细胞型胸腺瘤存活率明显低于上皮型,5年存活率分别为76%和88%。因此,对肿瘤标本进行多处切片才能对胸腺瘤做出显微镜下确切分类,分类对预后的影响一直有争议。过去认为,缺乏明显细胞学恶性时,上皮型胸腺瘤核异型性与临床结果无关,也没有显微镜下特点能可靠地预示胸腺瘤临床经过。而 Mayo 的283例结果提示无其他明显胸腺癌特点时,核异型性与更高局部复发率和胸外转移率密切相关($P<0.004$),这种情况并未全部超出人们预料,因为胸腺瘤与胸腺癌表现为相同的细胞学分化,在二者之间的中间型偶可表现为侵袭性行为。临床上可能发现镜下诊断为不典型胸腺瘤,其他方法诊断为明显胸腺癌。目前,尚不清楚镜下核异型性胸腺瘤的治疗方法,如上讨论,它应该作为一组而不是单个病例来处理。对所有核异型性胸腺瘤应定期监测密切随诊(一年两次)将是有益的。目前公认的做法是,术时无肉眼可见外侵或转移的胸腺瘤,也推荐术后辅助放疗或化疗。

关于镜下胸腺瘤分型与副瘤综合征的关系,仅有两种说法较为可信:①重症肌无力与胸腺瘤分型有关而与梭形细胞型胸腺瘤无关。②获得性红细胞发育不良或低 $\gamma$ 球蛋白血症与梭形细胞胸腺瘤相关。

### 十二、鉴别诊断

如果你已经排除了细胞学明显恶性病变外,需要与胸腺瘤进行鉴别诊断的疾病有胸腺区小细胞型和混合型恶性淋巴瘤、胸腺类癌、梭形细胞间质瘤、血管滤泡型淋巴结增生(Castleman's disease)和胸腺囊肿。最后是胸腺囊肿,肉眼和显微镜下很容易将之与胸腺瘤囊性变区别。囊肿含有单层鳞状或低柱状上皮,缺乏孤立的上皮增生灶,表15-1、表15-2和表15-3显示这些鉴别诊断特点。

## 十三、影响预后因素

在 Mayo 的研究中发现,60 岁以上患者因肿瘤生长死亡率更高,肿瘤直径超过 10cm 死亡率亦增加,相反,直径小于 5cm 的肿瘤无复发或因此而死亡,此外,研究也发现纵隔脏器移位也提示预后不佳。

早年报告胸腺瘤合并重症肌无力预后不良,但是最近研究显示这两种疾病与高死亡率之间无统计学意义。同时,合并纯红细胞再生障碍性贫血和低 $\gamma$ 球蛋白血症的患者存活期也无明显缩短,但统计学上处于边缘状态。单纯梭形细胞胸腺瘤处于中间类型,很少产生致命结果,为判断预后之目的,不应当将其划归到上皮型胸腺瘤内。正如 Masaoka 和 Bergh 指出,诊断时分期较高的胸腺瘤(侵犯纵隔脏器,胸膜腔内种植,远处转移)对预后有更大影响。

表 15-1　胸腺瘤光镜下鉴别诊断

|  | 分叶 | MD | PSL | 微囊肿 | 淋巴细胞 | 玫瑰花 | 细胞器 | 基质出血胆固醇 |
|---|---|---|---|---|---|---|---|---|
| 淋巴型 | ++ | ++ | + | ± | +++ | 0 | ± | 0 |
| 上皮型 | ++ | 0 | ++ | ± | ±~+ | ±~+ | 0~± | 0~++ |
| 梭型 | ++ | 0 | ± | ± | ± | 0 | 0 | 0 |
| 淋巴结增生 | 0 | 0 | 0 | 0 | +++ | 0 | 0 | 0 |
| 淋巴瘤 | 0 | 0 | 0 | 0 | +++ | 0 | 0 | 0 |
| 血管外皮瘤 | 0 | 0 | 0 | 0 | 0 | 0 | 0 | 0 |
| 组织细胞瘤 | 0 | 0 | 0 | 0 | 0 | 0 | 0 | 0 |
| 胸腺囊肿 | 0 | 0 | 0 | 0 | +~++ | 0 | 0 | ++ |
| 胸腺类癌 | 0 | 0 | 0 | 0 | ± | ++ | ++ | 0 |

注:MD. 髓质分化;PSL. 血管周围血清湖;0. 无;+. 局灶性或非全部病例发现;±. 可变化;++. 全部存在

表 15-2　胸腺瘤电镜下鉴别诊断

|  | ECP | PBM | 微丝 | CIF | ICJ | PCL | 饮液作用 | CDB | NSG |
|---|---|---|---|---|---|---|---|---|---|
| 胸腺瘤 | ++' | ++ | ++ | ± | ++(D) | 0 | 0 | 0 | 0 |
| 恶性淋巴瘤 | 0 | 0 | 0 | ± | 0 | ± | 0 | 0 | 0 |
| 胸腺类癌 | 0 | + | ± | + | +(MA) | 0 | 0 | 0 | ++ |
| 血管皮外瘤 | ± | + | 0 | ± | +(AP) | 0 | + | ++ | 0 |
| 组织细胞瘤 | + | 0 | 0 | ± | ±(AP) | ++ | 0 | 0 | 0 |

注:ECP. 细胞突增长;PBNL. 基底膜;CIF. 胞质间丝;ICJ. 细胞连接;D. 桥粒;MA. 粘连斑;AP. 对合斑;PCL. 胞质溶解;CDB. 胞质浓密体;NSG. 神经分泌颗粒;a. 胸腺类癌中间丝常局限性位于核周胞质,呈螺纹状

表 15-3　胸腺瘤免疫组化鉴别

|  | EMA | CKER | NSE | VIM | ACT | AACT | CLA | 染色粒 |
|---|---|---|---|---|---|---|---|---|
| 胸腺瘤 | + | + | ± | 0 | 0 | 0 | + | 0 |
| 淋巴瘤 | 0 | 0 | 0 | ± | 0 | ± | + | 0 |
| 胸腺类癌 | ± | ± | + | 0 | 0 | 0 | 0 | + |
| 血管外皮瘤 | 0 | 0 | 0 | + | ± | 0 | 0 | 0 |
| 组织细胞瘤 | 0 | 0 | 0 | + | ± | + | + | 0 |
| 淋巴结增生 | 0 | 0 | 0 | ± | + | 0 | + | 0 |

注:EMA. 上皮膜抗体;CKER. 角蛋白;NSE. 神经特异性烯醇化酶;VIM Vimentin;波形蛋白;ACT. 肌纤蛋白;AACT. $\alpha$-抗凝乳蛋白酶;CLA. 白细胞共同抗原;a. 限于反应淋巴细胞;b. 反应限于混合型淋巴瘤的大细胞;c. 反应限于增生的血管成分

### 十四、国内胸腺瘤治疗结果

几十年来,我国胸外科手术治疗胸腺瘤,特别是合并重症肌无力,已取得较大进步。自1965年北京协和医院首次施行胸腺瘤切除治疗重症肌无力以来,至今累积病例达数千例,胸腺瘤切除在全国各级医疗中心均已开展,尤其是单纯胸腺切除治疗重症肌无力已经做到无手术死亡,合并症发生率低于1%,重症肌无力症状改善超过80%。胸外科医师与神经内科医师密切合作,规范手术适应证,使得胸腺切除成为治疗重症肌无力的有效手段,越来越多地被神经内科医师和众多的MG患者所接受。有学者检索最近几年国内发表的较大组报告,列于表15-4。

表15-4 近年国内大组报告胸腺瘤治疗结果

| 某学者 | 例数 | Ⅰ+Ⅱ期 Ⅲ+Ⅳ期 | 合并 | MG(%) | 切除(%) | 姑息(%) | 探查(%) | 存活率(%) 5年/10年 | 死亡例数 |
|---|---|---|---|---|---|---|---|---|---|
| 中山医院(2004年) | 166 | 130 36 | 22.3 | 82.5 | 6.0 | 11.4 | 63.7 | 56.8 | 1 |
| 第三军医大学大学肿瘤医院(2003年) | 69 | 37 32 | 53.6 | 81.2 | 13.0 | 5.8 | 83.3 | 67.4 | 1 |
| 天津医科大学肿瘤医院(2003年) | 109 | 77 65 | 20.4 | 65.1 | 14.7 | 20.2 | 59.9 | 45.8 | 未提 |
| 昆明医学院第一附属医院(2003年) | 96 | 75 21 | 23.9 | 86.5 | 9.4 | 4.2 | 63.5 | 56.3 | 1 |
| 解放军总医院(2002年) | 116 | 61 55 | 25 | 78.4 | 16.3 | 5.17 | 67.9 | 40.5 | 2 |
| 北京结核病研究所(2000年) | 68 | 41 27 | 11.7 | 89.7 | 5.9 | 4.4 | 61.8 | 29.4 | 1 |
| 河南医科大学(2003年) | 258 | 124 134 | 34.9 | 77 | 19.7 | | | 59~81 | 7 |
| 中国医学科学院肿瘤医院(2001年) | 159 | 127 32 | 14.5 | 79.9 | 11.3 | 8.8 | 10~82 | 0~80 | 2 |
| 北京协和医院(1995年) | 110 | 70 40 | 44.5 | 69.0 | 14.5 | 16.4 | 68.1 | 40.0 | 1 |

北京协和医院自1965年开展胸腺瘤和胸腺切除治疗MG以来,至今已切除单纯胸腺瘤270例(不包括胸腺摘除和胸腺其他肿瘤)。在1984年以前,8例单纯胸腺切除的近期和远期效果均不满意。自1984年后,采取多学科(神经内科、胸外科、麻醉科和加强医疗科)协作,结果有很大改进,无手术死亡,无手术合并症发生,长期随诊(超过3年)有效率达80%。提出影响预后的因素包括年轻女性,病程较短,躯干型并眼肌型,有胸腺增生者,经胸骨正中切口摘除胸腺,均获得良好结果。

北京协和医院于1995年总结了110例胸腺肿瘤的治疗结果,在此组内50.9%的患者合并各种综合征,其中最多的是重症肌无力,占44.55。切除率与肿瘤大小以及是否侵犯周围脏器有明显关系,胸腺瘤与胸腺癌和胸腺类癌的切除率在统计学上有显著差别。胸腺瘤切除后其 3 年、5 年和 10 年生存率分别是 82.7%、68.1% 和 40.0%。北京协和医院的经验认为,影响预后的因素主要是肿瘤病理学分期、周围组织和脏器受累严重程度。是否合并重症肌无力对于预后的影响并不重要,胸腺瘤患者主要死亡原因是肿瘤复发和远处转移。

自 1995 年国内开展电视辅助胸腔镜外科(VATS)治疗胸部疾病,包括各种胸部良性或恶性病变,其中应用最多、效果最好的是良性疾病,随着经验积累,手术技巧完善,疗效不断提高。有关 VATS 胸腺切除或胸腺瘤切除报告的病例数虽然尚少,但也获取了有益的经验,VATS 施行胸腺切除或胸腺瘤切除治疗重症肌无力,其优点是手术创伤小,恢复快,合并症少。但是对于 VATS 能否做到彻底摘除所有的胸腺及纵隔脂肪组织,部分人尚存有疑虑,因此,临床胸外科医师对于 VATS 摘除胸腺瘤或胸腺组织治疗重症肌无力仍有争论。无论如何,VATS 是一种有益的探索,不失为一种外科治疗重症肌无力的有效方法。其指征为:体积较小的胸腺瘤、非侵袭性胸腺瘤,患者因各种原因不适合开胸手术,重症肌无力合并肺功能低下,患者采用激素治疗重症肌无力而不适宜开胸手术。

(韩冬)

# 第二节　纵隔生殖细胞肿瘤

纵隔为性腺外胚胎细胞肿瘤的好发部位。纵隔内生殖细胞肿瘤,包括畸胎瘤、精原细胞瘤、绒毛膜上皮癌、内胚窦瘤(卵黄囊瘤),具有的共同特点是:①组织学特征是与睾丸等生殖细胞来源相似,但并非睾丸肿瘤转移所致,即纵隔内生殖细胞肿瘤是原发的,证据之一是大多数睾丸原发肿瘤无向纵隔内转移的趋向。②12 号染色体上的一种特殊等臂染色体异常。③纵隔生殖细胞肿瘤外科治疗原则是仅切除原发病灶和周围受累组织,禁忌盲目切除睾丸或行睾丸活检。

Cesar 在 1997 年提出生殖细胞类肿瘤分类法,得到广泛认可。Cesar 分类法将纵隔生殖细胞种类分为以下三大类:

畸胎瘤:①成熟畸胎瘤(组织分化好,且成熟)。②非成熟畸胎瘤(含非成熟间叶组织或上皮组织)。

含恶性成分的畸胎瘤:①Ⅰ型:含有其他生殖细胞肿瘤(如内胚窦瘤等)。②Ⅱ型:含有非生殖细胞上皮成分(鳞癌、腺癌等)。③Ⅲ型:含有恶性间叶成分型。④Ⅳ型:上述各种成分混合。

非畸胎瘤性肿瘤:①精原细胞瘤。②内胚窦瘤。③胚胎细胞瘤。④绒毛膜癌。⑤混合性肿瘤。

## 一、纵隔畸胎类肿瘤

(一)概述

人们对畸胎类肿瘤的认识可以追溯到 19 世纪,早在气管麻醉和胸腔闭式引流技术问世之前的 1983 年,BaatianeUi 就实施了 1 例经胸骨柄前纵隔皮样囊肿摘除术。

畸胎类肿瘤在纵隔肿瘤中发病率较高,国外的统计一般占第二位,仅次于神经原性肿瘤。而国内多数报道畸胎类肿瘤居首位。畸胎类肿瘤多见于 30 岁以下的青壮年,女性多见,绝大多数位于前纵隔,少数在后纵隔(3%~8%)。张大为报道 908 例纵隔肿瘤资料中,畸胎类肿瘤占 257 例,发生率为 28.3%,恶性例数为 7 例,恶性率为 2.7%;其中,男性 99 例,女性 158 例,男女之比为 1:1.6。在儿童原发纵隔肿瘤中,生殖细胞肿瘤占 1/4,儿童纵隔生殖细胞瘤发于各年龄段,占全身生殖细胞瘤的 7% 左右。儿童中不论良恶性纵隔肿瘤,男女比例接近。在纵隔生殖细胞瘤中,畸胎瘤在成人中占 60%,在儿童中占 70%。

(二)病因学

畸胎类肿瘤是由与其所在部位组织不相符的其他多种组织成分构成的肿瘤,可发生于身体多个部位。纵隔内畸胎类肿瘤发生的原因可能是:①原始生殖细胞未能完成从泌尿生殖嵴迁徙的全程,而最终停留在纵隔,因为是从全能性胚胎细胞而来,常发生在原线区域,因此,倾向于发生于中线和旁中线部位。②胚胎时期部分鳃裂组织(第 3 对)随着膈肌下降而入纵隔,来自于胚胎期多能干细胞,在身体发育过程中,增殖发展而成畸胎类肿瘤。

(三)分类

纵隔内畸胎类肿瘤含有三个胚层的多种组织成分:①外胚层组织:占大多数(约 70%),可含有皮肤、毛发、毛囊、汗腺、皮脂样物质、神经胶质、牙齿。②中胚层组织:包括脂肪结缔组织、骨组织、软骨、肌肉、淋巴组织等。③内胚层组织:包括呼吸道上皮、消化道上皮和胰腺组织。另外,畸胎瘤内的某些组织成分兼有内分泌和外分泌两种功能,其中的某些消化酶可以导致肿瘤周围组织产生炎症、出血坏死,从而增加鉴别良恶性肿瘤的困难,并增加手术的危险性。

从组织发生学上可分为三类:①畸胎瘤含有外、中、内三个胚层的组织。②皮样囊肿:含有外、中两个胚层的组织,不含内胚层组织;囊内有鳞状上皮性衬里,且含有会形成毛发及皮脂性物质的皮肤附件成分。③类上皮囊肿:只含有外胚层组织,不含有中、内胚层组织;囊内衬以单层鳞状细胞上皮。另外,从临床上可分为两类,即囊性和实性畸胎瘤。以囊性多见,多为良性。实性纵隔肿瘤以恶性为多。

(四)病理学

纵隔内畸胎类肿瘤可分为良性和恶性两类。

1. 良性畸胎瘤　占畸胎瘤的一半以上,成人多见。主要由成熟的上皮细胞、内皮细胞和阅皮细胞组成,但亦可见有分化不成熟或分化不良的组织。

2. 恶性畸胎瘤　可分为癌(来源于上皮组织)和肉瘤(来源于间叶组织)两类。儿童多见。以往的文献将恶性精原和非精原细胞肿瘤也归类于畸胎瘤,故恶性肿瘤比例偏高。

(五)临床特点

1. 年龄、性别　最常见于 20～40 岁的成人,男女比例无显著性差异。亦有学者报道女性偏高。

2. 肿瘤位置　好发于前纵隔,仅 3%～8% 位于后纵隔。

3. 典型症状　咳出毛发和皮脂样物质,提示畸胎瘤已经破入气管。

4. 最常见症状　胸闷、咳嗽等,多由于瘤体压迫、阻塞邻近器官或肿瘤刺激胸膜所致。肿瘤越大,越容易出现症状。

5. 少见症状　肿瘤破入心包腔可造成心包炎或急性心包堵塞;破入胸膜腔可造成胸腔积液,甚至急性呼吸窘迫,也可无任何症状。肿瘤侵及肺组织可反复咯血或咳出毛发。

6. 体检　明显的阳性体征少见。部分患者肺内哮鸣音、湿啰音。上腔静脉综合征偶可见于恶性畸胎瘤。

（六）诊断与鉴别诊断

1.诊断　临床上诊断纵隔内畸胎类肿瘤,除依靠上述症状和体征外,主要依靠以下辅助检查。

（1）胸部X线:是一个重要的筛选手段,多在前纵隔见肿物影,呈圆形或椭圆形,轮廓清晰但内部密度不均匀,可以向左或向右突出,肿瘤长轴多与身体长轴平行。特征是肿瘤内可有钙化、骨化或牙齿。

（2）胸部CT:是目前临床上最常用的诊断方法,进一步确定肿瘤的位置,并判定肿瘤与周围组织器官的关系,以指导手术方式的术前评估。

（3）超声波检查:可以用于鉴别肿瘤的囊性或实性。

2.鉴别诊断　与纵隔内畸胎类肿瘤相鉴别的疾病很多,包括纵隔内其他原发肿瘤,纵隔型肺癌,来自肺、乳腺、子宫颈或其他器官癌症的纵隔转移灶、纵隔淋巴结结核等。

（七）临床分期

Ⅰ期:包膜完整,无论胸膜、心包是否有粘连,镜下无外侵。

Ⅱ期:包膜不完整,与胸膜、心包粘连但局限于纵隔内,无论镜下有无外侵。

Ⅲ期:肿瘤转移。A期:转移至胸内组织如肺、淋巴结;B期:转移至胸膜外。

（八）治疗

1.手术治疗　手术是所有纵隔内畸胎类肿瘤的首选治疗方法。越早期诊断、早期手术,越容易处理。手术既是诊断性的,也是治疗性的。良性肿瘤体积可很大,压迫周围组织或引起感染、穿孔、出血等并发症,从而增加了手术难度。恶性肿瘤要力争切除或取活体标本行组织病理学诊断,并须术后放、化疗。

（1）麻醉:以静脉复合麻醉为主。

（2）切口:切口的选择要视情况而定,原则是选择暴露好、创伤小、便于沿长以利采取应急措施。①前外侧切口:较少采用,适于前纵隔偏于一侧的中小肿瘤。优点是:暴露好、损伤小,必要时可横断胸骨以扩大切口。②正中切口:视野开阔,充分显露肿瘤边缘。另外,兼顾双侧胸腔,彻底清扫周围受累组织。③后外侧切口:适于大的畸胎瘤。优点是保证良好的显露,减少手术危险性。

（3）手术方式:①一期手术:良性、恶性肿瘤可以完整切除,肿瘤较小且与周围组织无密切粘连的可采用胸腔镜下肿瘤切除或胸腔镜辅助小切口切除肿瘤,对组织张力较大的可先将囊内液体放出,减压后增加手术视野后再仔细分离切除。②二期手术:严重广泛炎性粘连,强行切除可导致创面大量渗血或损伤重要脏器,这种情况可以先行引流或部分切除,待囊肿缩小后再行择期手术,双侧巨大囊性肿瘤,可先切除一侧肿瘤,引流对侧肿瘤,双侧畸胎瘤,患者一般情况较差的,可先行切除一侧肿瘤,待情况好转后再切除对侧肿瘤。③特殊情况的处理:破入支气管或肺内,或已有肺脓肿、支气管扩张等,可同时行肺叶切除或肺部病灶切除。破入心包腔导致急性心包填塞,须急诊手术切除肿瘤的部分心包。与心包关系密切时,可将心包一并切除。纵隔囊性肿瘤或心包腔内有感染时,可先引流,待感染控制后,再行手术切除肿瘤和部分心包。肿瘤侵犯主动脉、上腔静脉,应以姑息切除为主,也可以在体外循环辅助下切除肿瘤,修复血管或行人工血管置换术。

2.放射和化学治疗　有人认为纵隔内畸胎类恶性肿瘤可以先进行化疗,化疗后待患者的甲胎蛋白和癌胚抗原水平降至接近正常时,再行手术治疗,可以延长生存时间。

（九）预后

良性肿瘤预后良好，一般无复发。恶性肿瘤预后不佳。

## 二、纵隔精原细胞肿瘤

（一）病因学

其来源与原始生殖细胞胚胎发育过程有关，原始生殖细胞未能完成从泌尿生殖嵴迁徙而最终停留在纵隔。

（二）病理学

精原细胞肿瘤的细胞体积较大，较早地侵入周围组织。肿瘤细胞呈圆形，边界清楚，胞浆透明或有不等量的颗粒状，核居中，染色体丰富，含 1～2 个体积较大的核仁。

1.精原细胞肿瘤的组织学特征

（1）大细胞有圆形核。

（2）少量胞浆。

（3）大量糖原。

2.转移　淋巴结转移最常见，也可血行转移或胸腔外转移，其中以骨、肺最常见，其次是肝、脑、脾、扁桃体、皮下组织等。

（三）临床特点

1.发病率较高，占纵隔恶性生殖细胞瘤的 50%。

2.多位于前上纵隔，其特点是通常保持在胸内，并易局部伸展到邻近纵隔内器官和肺。

3.大多数患者有症状，最常见的为胸痛、呼吸困难、咳嗽、咯血、发热等。另外，约有 10%～20% 的患者有上腔静脉综合征。

（四）治疗

治疗方案取决于患者就诊时的病期。Ⅰ期患者以手术治疗为主，Ⅱ期患者就诊时已有外侵或转移，手术效果不佳，多采用保守治疗为主。

1.手术治疗　适合于早期的、不损伤重要结构和器官的病例。

2.放射治疗

（1）适合于手术不能切除或不能彻底切除的。

（2）大多精原细胞肿瘤对放射治疗敏感，能较好地控制局部疾病。

（3）基本方法：对纵隔包括锁骨上、颈部采用巨大电压放射。当颈部淋巴结受累时，照射范围扩展至颈部。

（4）剂量：6 周内 45～50Gy。

（5）术前放疗提高手术切除率，放疗后 4～8 周有部分患者肿瘤可完整切除。

3.化疗

（1）较敏感，化疗可使肿瘤完全消失。

（2）可做术前新辅助化疗，提高手术切除率并减少手术难度。

（3）适用于胸膜内、手术不能彻底切除或不愿手术、放疗不能完全有效的患者。

（4）适用于病变已侵及胸膜外的较晚期患者或治疗后复发的患者。

（5）手术未能彻底切除肿瘤患者的术后辅助化疗。

（6）化疗药物以氯氨铂为主，可用 BVP 化疗方案（长春新碱、博来霉素、顺铂）或 TP 方案（紫杉醇、顺铂）。

（五）预后

精原细胞瘤恶性程度较内胚窦瘤低,主要治疗为手术加放、化疗,有报道显示 5 年生存率可达 75％。

### 三、纵隔内恶性非精原细胞瘤

（一）概述

本病包括绒毛膜癌、胚胎细胞癌、内胚窦瘤(卵黄囊瘤)。恶性非精原细胞瘤与精原细胞瘤的主要区别是:①侵袭性更强,诊断时多已播散。②对放射治疗不敏感。③90％以上产生甲胎蛋白(AFP)和绒毛膜促性腺激素(hCG)。④90％以上有广泛的胸内转移,也常转移至胸廓外。

恶性非精原细胞瘤与精原细胞瘤的相似之处:①大多数患者有症状,如胸痛、呼吸困难、咳嗽等。②发病多为 20～40 岁的男性。

恶性非精原细胞瘤与精原细胞瘤的相似之处除上述几点外,有两种特殊情况:①与许多染色体异常有关,如 Klinefeher 综合征、三体性 8 和 5p 缺失。②与某些恶性血液病有联系,如急性巨核细胞白血病、全身性肥大细胞病、恶性组织细胞增多病以及难治性特发性血小板减少症。

（二）治疗

普遍认为手术切除无太大价值,放射治疗不敏感,故首选以氯氨铂为主的联合化疗是治疗的基础,手术是其辅助治疗。有人认为 BEP 方案(即博莱霉素、足叶乙甙、顺铂)为一线方案,或采用 VIP 方案。①血清 AFP 或 hCG 水平不增高,手术是为取病理,明确诊断。②化疗后 hCG,APF 降至正常时,可手术,预后较好。③化疗后 hCG、AFP 仍不正常时,手术后早期复发率高。④化疗后,手术标本的病理见有活力的肿瘤,须加术后辅助化疗。

（三）预后

总的来说,预后不佳,尤其是内胚窦瘤。

1.内胚窦瘤　是高度恶性的胚芽细胞肿瘤,80％发源于生殖腺内,多发于青年男性,血清 AFP 升高(大于 $500\mu g/mL$),胸液细胞学检查见瘤细胞内有透明小体,免疫组化染色 AFP(＋)、$\alpha$－AT(＋、CEA(－)、$\beta$－HCG(－)。首选化疗后手术治疗,术后放、化疗,预后极差。手术切除率低,多在术后 6 个月左右死亡。

2.恶性畸胎瘤　呈膨胀性生长、瘤体增大较快,较早地压迫、刺激周围组织器官。临床上常误诊为纵隔型肺癌、肺脓肿、肺结核等。

3.胚胎癌　是高度恶性肿瘤,常严重侵犯周围脏器和组织,较早出现淋巴结转移,也可血行转移至肺、骨和其他实质性器官。病理学上,由致密成分、腺泡、腺体、腺管及大的肿瘤细胞构成乳头状结构组成。特征是由胚胎性未分化上皮细胞或间质成分组成。可先考虑化疗,再手术治疗。

4.绒毛膜癌　纵隔内绒毛膜癌罕见,血清中 $\beta$－HCG 明显升高。肿瘤细胞由合体性滋养层上皮细胞和细胞性滋养层上皮细胞构成。男性患者常表现为男子女性型乳房,且常伴有隐性性腺原发性绒癌。无论原发、继发性肿瘤,均首选化疗。该病预后很差,多于 1 年内死亡。

（韩冬）

# 第三节 神经源性肿瘤

## 一、概述

### (一)病因和分类

纵隔神经源性肿瘤包括所有发生于纵隔范围内的来自神经细胞、神经纤维、神经鞘细胞的各种良恶性肿瘤,以神经纤维瘤、神经鞘瘤和节细胞神经瘤3种为最常见。大多数纵隔神经源性肿瘤起源于脊神经和交感神经,故多位于后纵隔脊柱旁沟附近,上纵隔多于下纵隔。而位于前纵隔或内脏间隙、起源于膈神经和迷走神经者较为少见。神经鞘瘤发源于有髓及无髓神经的雪旺(Schwannoma)细胞,多来自迷走神经和膈神经,后纵隔多于前纵隔。节细胞神经瘤发源于交感神经节细胞,自颅底至尾骨均可发生,但以纵隔者最为多见。

纵隔神经源性肿瘤的准确发病率并不清楚,但在所有纵隔肿瘤的病理报告中占10%~34%。国内文献报道多位居纵隔肿瘤首位。女性略多于男性,任何年龄均可发病。儿童中恶性肿瘤发病率约50%,成人中恶性者仅占10%左右。病理类型最常见的有:神经纤维瘤、节细胞神经瘤、神经鞘瘤;较少见的有:恶性雪旺瘤、神经母细胞瘤、交感神经纤维瘤、交感神经母细胞瘤、神经纤维肉瘤、节神经母细胞瘤、副交感神经母细胞瘤、化学感受器瘤、嗜铬细胞瘤等。

### (二)临床表现

大多数成人神经源性肿瘤患者无明显症状,常在体检行胸部X线检查时意外发现。少数伴有轻微非特异症状如咳嗽、胸痛、胸闷等。少数有声音嘶哑、Horner综合征、吞咽困难和脊髓压迫症状等。迅速出现的压迫症状和发热等表现常提示恶性肿瘤。

### (三)诊断和鉴别诊断

1.影像学表现 神经鞘起源肿瘤在胸部X线正、侧位胸片上常表现为脊柱旁圆形、椭圆形或半圆形阴影,密度均匀,边缘光滑锐利,可伴有钙化和相应椎间孔的扩大。儿童的肿瘤常为恶性,由于生长迅速,故体积通常巨大,中心常有坏死和钙化。神经节起源肿瘤常呈三角形或扁圆形,体积通常较大。X线胸片不易区分后纵隔神经源性肿瘤和囊肿,须进一步行CT或MRI检查进行鉴别。

2.CT 应强调所有后纵隔神经源性肿瘤均应常规行CT检查,以了解瘤体与椎管的关系。可见瘤体位于脊柱旁沟内,一般为均匀实性密度,少数可有囊性变。增强扫描肿瘤轻度均匀强化(囊性变者无强化)。后纵隔囊肿多为食管源性或支气管源性囊肿,囊壁薄而均匀,内为水样密度液体;而神经源性肿瘤即使囊巨变,其囊壁亦较厚,比较容易鉴别。

3.MRI 由于MRI可以多角度成像,所以不但能发现肿瘤是否侵入椎管,而且能了解长度及范围。此外,MRI对区分实性肿瘤和囊肿较CT更敏感。

### (四)治疗

由于纵隔内空间狭小,重要器官多,故肿瘤无论大小或良恶性均应首选手术切除。体积较小的良性肿瘤可采用胸腔镜下切除,创伤小,疗效确实;体积较大或怀疑恶性者应开胸切除,恶性者术后还应辅以放疗。

## 二、神经鞘来源肿瘤

良性病变可被分为神经鞘瘤(良性神经鞘瘤)和神经纤维瘤,二者的区别见表 15-5。恶性病变称为恶性神经鞘瘤或神经源性肉瘤。

表 15-5 神经鞘瘤和神经纤维瘤的比较

| 特征 | 神经鞘瘤 | 神经纤维瘤 |
|---|---|---|
| 年龄高峰 | 20～50 岁 | 20～40 岁(神经纤维瘤年龄稍小) |
| 常见部位 | 头、颈、肢体的屈侧,纵隔少见 | 皮肤、深部神经及内脏神经纤维瘤病 |
| 组织学形态 | 有包膜,包括 AntoniA 和 B 细胞,偶见丛状生长 | 局限,散在、局限弥漫或丛状生长 |
| 退行性改变 | 常见 | 偶见 |
| S-100 蛋白 | 在特定区域内呈一致深染 | 在一定区域内染色变化较大 |
| CD-34 活性 | Antoni A 区阴性,B 区阳性 | 通常阳性 |
| 瘤病发生率 | 少见 | 多发 |
| 恶变 | 极少 | 多见 |

(一)神经鞘瘤

神经鞘瘤(雪旺瘤)经常是单发包裹性病变,包裹内细胞多来自于神经鞘或雪旺细胞。细胞在神经内膜内增殖,在神经束膜内形成包裹,细胞平行排列,与神经纤维没有交织,这一点与神经纤维瘤不同。肿瘤包膜完整,质地硬,外形呈灰色皮革状,在切面上呈涡漩状,常存在囊性变或钙化样的退行性变。神经鞘瘤的恶变罕见,据 Crowwe 及其同事(1956 年)及 Enzinger 和 Weiss(1988 年)认为恶变发生率大概为 2%。

1. 网状神经鞘瘤 网状神经鞘瘤在患者中被称为神经纤维瘤病或叫 Von Recldinghausen 病。这一系列的神经鞘瘤由非肿瘤结缔组织组成,典型的 Antoni 染色中 A 区含有栅栏状及 Verocay 小体,小体由两排具有栅栏状核细胞组成,而且与少细胞黏液的 Antoni 染色中 B 区相连。

2. 细胞神经鞘瘤 Woodruff(1981 年),Fietcher(1987 年)和 Lodding(1990 年)描述了第三种神经鞘瘤—细胞神经鞘瘤。据 Kornstein(1995 年)报告,肿瘤存在一种纤维肉瘤样鲱鱼骨样生长方式,这种肿瘤由于其病理表现可能被考虑为恶性。这种梭形细胞细且常为波浪状,没有核的栅栏状形态,没有 Verocay 小体存在,而且具有多形性,但肿瘤分裂程度低,尽管表现为假肉瘤样形态,尽管有些人认为他们有不典型或不确定有恶变可能,但却是良性的,在椎旁区好发。Fletcher 及其同事报道(1987 年)这些肿瘤不易复发,也不易转移。

3. 黑色素神经鞘瘤 Enzinger 和 Weiss(1988 年)发现,雪旺细胞和黑色素细胞均可由神经嵴发生,在一些雪旺细胞肿瘤中可以发现黑色素细胞分泌产生黑色素。这种细胞具有表皮黑色素的超微结构特征,通常少量色素存在不能改变神经鞘瘤的大体标本颜色,但也有一些大体标本上被染成黛青色的神经鞘瘤的报道,黑色素神经鞘瘤主要起源于椎旁沟及脊椎管内。这些良性黑色素神经鞘瘤表现类似神经鞘瘤,可能有局部复发,但不发生转移。

(二)神经纤维瘤

与神经鞘瘤相对,雪旺细胞在神经纤维瘤中以不规则形态出现,细胞被神经纤维胡乱缠绕着,肿瘤是假包裹性的,包裹切开后组织是由灰间黄、白、缺乏退行性改变,看起来如同神经鞘瘤。从组织学上看,胡乱缠绕在一起的伸长了的肿瘤细胞其核深染,并含有一些过渡的核形态,在电镜下看,细胞看起来变长了,且有较厚的细胞质突起,可带有或不带有髓鞘的轴突散在分布于胶元的基质中。在神经纤维瘤 S-100 蛋白染色不稳定,而神经鞘瘤则深染。Weiss 和 Nickolff(1993 年)报道在神经壳肿瘤 CD-34(血液干细胞)表达阳性,可是阳性细胞与雪旺细胞不同,17 个神经纤维瘤中有 14 个可测到,10/10 的神经鞘瘤的 Antoni A 区阳性,但在一个黑色素性雪旺细胞瘤的 Antoni A 区均为阴性。

1.网状神经纤维瘤　网状神经纤维瘤是一系列神经纤维瘤,其定义为沿外周神经干有弥散的梭形膨大或多处团块,或两者兼而有之,在组织学上看,病变处的神经纤维呈簇状螺旋形形态,这有些像散在的神经纤维瘤。病变最多发生于胸外,但也可发生于椎旁沟走行的交感神经干或迷走神经和膈神经。神经纤维瘤的恶变比神经鞘瘤的恶变要高,约 4%～5%。

2.颗粒细胞肿瘤　颗粒细胞肿瘤不常见,Fust 和 Custer(1949 年)提出颗粒细胞肿瘤可能起源于神经。几乎所有颗粒细胞瘤均为良性。Enzinger 和 Weiss(1988 年)认为癌变率仅为 1%～2%。

(三)恶性神经鞘瘤

在纵隔神经起源肿瘤中,恶性神经鞘瘤(神经源性肉瘤)发生率不足 1%～2%。但罹患 Von Reck-linghausen 病的患者中有约 4%的患者发生恶性神经鞘瘤。根据 Ducatman 和 Scheithauer(1983 年)的研究,它也可能是治疗性或职业放射后的一种晚期并发症,而无遗传相关性,所以纵隔淋巴瘤或生殖细胞瘤接受过放疗的长期存活的患者在放射野可能发生恶性神经鞘瘤。大多数恶性神经鞘瘤切面为白色或由于出血或坏死或两者兼有之而呈肉色。它们可能,但不一定,起源于典型形态的神经纤维瘤,镜下这些肿瘤与神经纤维肉瘤相似,但边界不规则。Enzinger 和 Weiss 发现,50%～90%的肿瘤 S-100 蛋白阳性,这可以将它与其他软组织肉瘤区分开。

(四)神经鞘起源肿瘤的临床特征

胸腔内的神经鞘肿瘤多见于肋椎沟,很少发生于行走在内脏间隙的迷走神经和膈神经,它也可起源于臂丛或肋间神经。良性神经鞘肿瘤病变早期患者通常无症状。肿瘤压迫附近的神经则可产生一些症状,如胸痛、霍纳综合征、声嘶,偶见上肢乏力和疼痛、呼吸困难、咳嗽及其他呼吸道症状,肿瘤较大时可发生上腔静脉压迫综合征,一些患者可发生脊髓硬膜外压迫症状,这是由于肿瘤经椎间孔突入到脊髓腔内所造成。Oosterwijk 和 Swierenga(1968 年)报道良性神经鞘瘤如发生于膈神经或迷走神经则可能位于内脏间隙。左侧迷走神经较右侧迷走神经更易患病,而且左侧迷走神经经常在胸部动脉弓水平以及动脉弓以上的近端发病,约 20%会发生声嘶,当肿瘤很大或为恶性时也会侵及气管。膈神经鞘瘤发生率低于迷走神经,膈神经肿瘤在男女患者中发病率相当,左右侧受累均等。

神经纤维肉瘤,特别是与神经纤维瘤病变Ⅰ型相关的,年轻妇女易患。神经鞘瘤恶变多见于年龄较大者,常发生相邻骨组织破坏而产生疼痛,肿瘤可长入椎管内,淋巴结转移少见,大多数可发生远处转移。

(五)神经鞘起源肿瘤的影像学特点

1.常规胸片　常规胸部后前位及侧位片是后纵隔肿瘤最基本的影像学诊断方法,可发现大多数后纵隔肿瘤。表现为胸椎前方或两旁的半圆形影,其上下缘与脊柱呈钝角,密度较均,边缘较清楚,肿瘤常压迫邻近肋骨使之变薄甚至破坏,偶可见椎间孔扩大。良性肿瘤的影像学特征是为孤立的边缘光滑的圆形肿块,通常位于邻近脊柱旁沟的上 1/3 或上半部分。偶尔可见分叶状及附近骨的改变(如骨破坏、肋骨外翻或椎间孔扩大),有时可见钙化及囊性改变。恶性病变肿瘤可呈弥散性或有邻近骨质破坏。

少见的迷走神经或膈神经的肿瘤,没有特异性的影像学表现,多数位于左侧主动脉弓区域。神经纤维瘤病患者 CT 扫描示主动脉旁有肿块对诊断丛状神经纤维瘤最有帮助,然而,CT 扫描在排除脊柱旁区肿瘤是否向椎管内扩张时很重要,如果发现脊柱旁肿瘤已侵到椎管内,此时应做脊髓造影或 MRI 以了解椎管内病变的范围。

2.CT 表现　CT 应用于纵隔肿瘤的诊断价值,除了能确定病变的存在,判断病变的准确位置和范围外,还能明确地显示肿瘤对邻近脏器包括大血管的侵犯情况,因而为已知或疑有纵隔肿瘤者必不可少的检查方法。神经源性肿瘤的具体 CT 表现如下:神经源性肿瘤好发于脊椎旁沟内,大多为圆形或椭圆形肿块,分叶为少见表现。神经节细胞瘤往往长而扁,呈条形或三角形。肿瘤与纵隔缘的交角关系,CT 较胸部平片显示更为清楚,其有多种表现:椭圆形或长条形者,其上下缘往往呈钝角;圆形或球形者,以锐角较多见;三角形者,往往一端为钝角,另一端为锐角。故在鉴别肿块位于纵隔内或肺内时须十分慎重,钝角改变者为纵隔肿瘤的可靠征象,锐角改变者则不能排除纵隔肿块。若肿块与肺的交界面十分光滑,肿块紧贴纵隔,中间无隔开时,不论交角如何,基本上属于纵隔内肿块。至于肿瘤密度,大多较均匀,但略低于邻近的胸壁组织,这主要是神经组织内含脂量较高的原因。如果肿瘤发生坏死液化,含脂肪或钙化时,密度则可不均匀。由于良性肿瘤大多有包膜,因而边界较清楚,而恶性者则边缘不清。肿块的强化多不甚明显,有个体差异,强化近乎均匀也可不均匀。少见表现为肿块内出现钙化,呈斑点状,多寡不一。囊性变甚少见,囊壁也可钙化。

肿瘤对邻近器官的压迫与侵犯,最常见的是肋骨的受压侵蚀,表现为近脊柱旁肋骨吸收变细,少数情况下可伴骨质增生以及肋骨的溶骨性破坏。胸椎体也常受累,表现为压迫性侵蚀,往往呈扇形或不规则形破坏。肋骨和胸椎的压迫性侵蚀,主要见于良性肿瘤,恶性肿瘤者少见,但溶骨性不规则形破坏一律见于恶性肿瘤。相邻椎间孔的扩大表明肿瘤已伸入到椎管内形成所谓的哑铃状肿块,为胸内神经源性肿瘤的特征性改变。另外肿瘤还可以压迫侵犯气管、食管、大血管、奇静脉、半奇静脉,使之与肿块融合或将其包绕其中。恶性神经源性肿瘤还常侵犯胸膜,产生胸水、胸膜结节。另外还可发生远处转移,多见于肺转移。

3.MRI 表现　MRI 检查可同时获得清晰的横轴位、矢状位、冠状位或其他任意斜位图像,相对而言,它无须静脉内造影剂即能鉴别纵隔肿瘤与大血管的关系,对于肿块大小、范围,尤其是向椎管内的侵犯情况和脊髓受压程度等的显示较 CT 更好。

(六)神经鞘起源肿瘤的治疗

良性肿瘤治疗较为简单,神经鞘瘤可行肿瘤切除术,神经纤维瘤可行扩大切除术,根据需要切除邻近的神经结构。在 20 世纪 90 年代后期的许多报道中认为可用电视胸腔镜下切除肿瘤,但巨大肿瘤(直径大于 6cm)者,脊柱动脉受侵者,肿瘤侵入脊柱者应列为电视胸腔镜手术的禁忌证。但也有一些学者持不同观点,尤其是后一个禁忌证,他们认为对哑铃状神经源性肿瘤在脊柱内的受侵病变进行松动术后,再用电视胸腔镜下切除胸腔内的肿瘤及松动的脊柱内病变。Nakamura 及其同事以及 Singer 均用这种方法切除迷走神经的良恶性肿瘤。病变位于脊柱旁沟的顶端时,常可致外周神经损伤,此时可能发生星状神经节损伤导致霍纳综合征。特别值得注意的是,在胸腔内行肿瘤切除或留下椎管内肿瘤可能导致椎管内出血,随之脊髓受压甚至直接损伤脊髓,这两种情况都会导致 Brown－Sequard 综合征或完全性脊髓截瘫。对于恶性肿瘤患者,切除肿瘤的基本目的是预防或减轻脊髓的压迫,彻底切除肿瘤通常是不可能的。如做广泛切除肿瘤必须做脊柱固定,为控制局部病灶残存,术后可做放疗。对化疗的作用意见尚不一致,但病变已播散的患者可试用阿霉素等药物。

(七)神经鞘起源肿瘤的预后

良性肿瘤复发不常见,伴有 von Recklinghaosen's 病的患者可能出现复发。临床上,脊柱旁区的恶性神经鞘瘤很少,但术后常有复发。Guccion 和 Enzinger(1978 年)认为,任何部位的恶性神经鞘瘤并发 von Recklinghausen's 病的患者局部复发率为 78%,远处转移率为 63%,常见的转移部位有肺、肝、皮下组织和骨,大多在治疗 2 年内出现。

### 三、交感神经节肿瘤

绝大多数交感神经节肿瘤发生于婴儿和儿童,纵隔神经源性肿瘤几乎都生长于脊柱沟旁内,在许多关于儿童纵隔肿瘤的文章认为,大多数起源于神经元细胞神经源性肿瘤,约占纵隔肿瘤的 40%。在儿童最常见来源于植物神经节,只有少数来源于神经鞘,少见来源于神经外胚层,更少见来源于副神经节系统。

神经节瘤是良性肿瘤,主要见于 3～4 岁以上儿童,也可能在年轻人或中年人中发生。Reed 及其同事(1978 年)发现在 Armed Forces 病理研究所的 160 侧胸壁神经源性肿瘤患者中,38 例为神经节瘤,其中几乎有一半(47%)年龄在 20 岁以上。这些肿瘤表现为大而圆或椭圆形的脊柱旁肿物。与神经鞘瘤相比而言,脊柱内扩展不常见,本病治疗主要为手术切除。

(一)成神经细胞瘤和成神经节细胞瘤

成神经细胞瘤主要是婴儿和幼儿的疾病,但在成人也有发生。在 Bronson 及 Kihon 的文献回顾中,大多数肿瘤位于胸部以外的任何地方,但也有少数位于脊柱旁沟。成神经节细胞瘤在儿童中很常见,成人少见,但这些肿瘤在成人表现出的临床行为恶性度明显高于儿童肿瘤。本病的治疗主要为手术彻底切除肿瘤。辅助性放疗不作为Ⅰ期患者的常规治疗,而Ⅱ期(如出现局部侵犯)患者需要放疗,但它的实际疗效不清,对播散性病变可试用化疗。

(二)交感神经节的原发恶性黑色素瘤

高度恶性的色素沉着性肿瘤可能来源于交感神经节,但真实的组织源性仍不清楚。Kayano 和 Katayama(1988 年)回顾了黑色素瘤的文献,认为这个肿瘤被冠以各种各样的名字,已经与良性黑色素神经鞘瘤相混淆了。这些可能来源于交感神经节的恶性黑色素瘤在免疫组化上不仅作用于 S－100 蛋白而且作用于特异性烯醇化酶。所有色素沉着性恶性肿瘤的这种变化都是高度恶性肿瘤伴有广泛的局部扩散及邻近椎体的受侵和远处转移,且迅速死亡。若有可能可以尝试手术切除治疗。放疗及化疗未见有报道。

(韩冬)

# 第四节　纵隔淋巴瘤

淋巴瘤是原发于淋巴结和淋巴组织的恶性肿瘤,也称恶性淋巴瘤,是一种全身性疾病,恶性程度不一。淋巴瘤分类法众多,但最好的分类仍是将其分为霍奇金淋巴瘤和非霍奇金淋巴瘤。

恶性淋巴瘤是一种不太常见的肿瘤,霍奇金淋巴瘤的发病率为 3/10 万,非霍奇金淋巴瘤为 15/10 万。尽管淋巴瘤的病因学和发病机制迄今尚未阐明。但目前认为恶性淋巴瘤是起源于人类免疫细胞及其前体细胞的肿瘤,本质上是一类在体内、外各种有害因素作用下不同阶段免疫活性细胞被转化或机体调控正常机制被扰乱而发生的异常分化和异常增殖的疾病。就直接的癌症病因来看:90%来自环境,10%与体质和遗传因素有关。淋巴瘤的病因学研究正在沿着体内、体外多种因素共同作用进行深入探讨,涉及各种技术的应用及多学科知识的重叠,内容错综复杂,使其成为癌症病因研究很具启发性和引导性的一个模式。

淋巴瘤患者在疾病的某个阶段累及纵隔,但纵隔通常不是疾病发生的唯一部位,只有 5%~10%的恶性淋巴瘤患者以纵隔为原发部位。原发性纵隔淋巴瘤指临床和影像学上位于胸腔内的淋巴瘤,而且主要累及纵隔。周围淋巴结不肿大,纵隔以外其他部位没有类似疾病。根据这一定义纵隔恶性淋巴瘤包括:霍奇金淋巴瘤,纵隔大细胞淋巴瘤和淋巴母细胞性淋巴瘤。它们占原发性纵隔淋巴瘤的 90%,且有各自的临床表现、自然病程、治疗方法和预后特点。

原发性纵隔恶性淋巴瘤虽不常见,但在儿童原发性纵隔肿瘤中恶性淋巴瘤占 50%,在成人占 6%~20%。原发性纵隔恶性淋巴瘤的好发部位依次为前、上、中纵隔。在中纵隔为最多见的肿瘤,下面分别描述。

## 一、纵隔霍奇金病

霍奇金淋巴瘤即霍奇金病,好发于青壮年期的成人,表现为浅表淋巴结肿大,组织学特点为出现典型的 Reed-Sternberg 细胞。1997 年 WHO 造血和淋巴组织肿瘤分类中认为:既然近年的研究已经确立霍奇金淋巴瘤中肿瘤细胞为淋巴细胞性质,故更名为霍奇金淋巴瘤。它首先于 1832 年被 Hodgkin 所描述,但此病的名称却是由 Samuel Wilks 于 1865 年所命名的。国外报道霍奇金淋巴瘤发病率为 3/10 万。根据 1983 年上海市统计材料,霍奇金淋巴瘤男性及女性发病率分别为 0.35/10 万和 0.26/10 万,标化后为 1.39/10 万和 0.84/10 万,低于国外报道。在欧美国家,霍奇金淋巴瘤占全部恶性淋巴瘤的 45%左右,而我国只占 10%~15%。

与其他肿瘤不同,霍奇金淋巴瘤在发病年龄上有双峰现象。美国:10 岁以下发病少见;10 岁以后发病率显著上升;20 岁达高峰以后逐渐下降,至 45 岁;45 岁以后霍奇金淋巴瘤发病率随年龄增长而稳定上升,达到另一高峰。第一高峰在我国和日本不明显可能与其结节硬化型发病率低有关。

(一)病因及发病机制

霍奇金淋巴瘤在组织学上是很独特的,缺乏带有侵袭特征的优势恶性细胞,肿瘤在结构和细胞组成上的多形性是基于肿瘤细胞固有的性质和机体的反应性。正是这种组织学非典型性的共有性,表明霍奇金淋巴瘤所表现的是单纯的一个疾病整体。与下面几个因素有关:①遗传学异常:许多研究都集中在组织相容性抗原方面,在患病的同胞之间,有人类细胞抗原成分的过度表达,而且在许多报道中发现同一家庭可能会由两人或更多的成员患病,而且发病时间很接近,现有充分证据说明,遗传与霍奇金淋巴瘤有关,患者的兄弟姐妹中,其发病率可增加 5~7 倍,本病患者可有染色体异常。②病毒感染:目前研究更多的是感染性因素,因为多数患者均以颈部淋巴结肿大为首发,其次为纵隔淋巴结,其他部位淋巴结肿大为首发少见。考虑霍奇金淋巴瘤与呼吸道为侵入门户的感染因素(病毒)之间存在一定的关系。病毒病因对于淋巴系统肿瘤虽然是重要的研究方向,但病毒不是肿瘤发生的唯一原因,而且体内病毒感染细胞的转化机制较想象的要更加复杂。

(二)临床表现

1.症状　大约不到10%的原发性纵隔恶性淋巴瘤患者没有任何症状,常规体检和胸部X线检查没有阳性发现。25%的患者有临床症状。在结节硬化型中90%有纵隔侵犯表现,可同时伴有颈部淋巴结肿大,受侵犯的淋巴结生长缓慢。其中50%的患者仅有纵隔占位的症状,他们大部分为妇女,年龄在20～35岁。患者表现为局部症状,局部症状如胸部疼痛(胸骨、肩胛骨、肩部、有时与呼吸无关),紧束感,咳嗽(通常无痰),呼吸困难,声音嘶哑,为局部压迫所引起。有时也会出现一些严重的症状如上腔静脉综合征,但十分罕见,纵隔霍奇金病如侵犯肺、支气管、胸膜,可出现类似肺炎的表现和胸腔积液,部分患者还有一些与淋巴瘤相关的全身表现如。

(1)发热:是最常见的临床表现之一,一般为低热。有时也伴潮热,体温达40℃,多出现于夜间,早晨又恢复正常。在进展期有少数表现为周期热(Pel－Ebstein fever),这种发热一般不常见也非特异性表现。同时伴有盗汗,可持续一夜,程度较轻。正常人群也有表现,所以并不具有特异性。体重下降,尤其是病情较重的患者更加明显。如果同时有发热、盗汗和体重下降约10%,则说明预后差。

(2)皮肤瘙痒:这是霍奇金病特异的表现,出现于5%～10%的患者中。但许多患者在病情复发后会出现这一症状,如果十分严重可能是最异常的临床表现。夜间瘙痒严重,原因不明,可能是由于肿瘤分泌组胺的缘故。局部性瘙痒发生于病变淋巴结引流区,全身瘙痒大多发生于纵隔或腹部有病变的病例。

(3)乙醇疼痛:约17%～20%的霍奇金病患者在饮酒后20min,病变局部出现疼痛。其症状可早于其他症状及X线表现,具有一定的诊断意义。当病变缓解或消失后,乙醇疼痛即行消失,复发时又可重现,机制不明。

2.体征　常见的体征包括胸骨和胸壁变形可伴有静脉扩张(不常见),可触及乳内淋巴结肿大(不常见),气管移位,上腔静脉梗阻,喘鸣,喘息,肺不张和实变,胸腔积液和心包积液的体征,声带麻痹、Horner综合征及臂丛神经症状不常见。同时应检查浅表淋巴结有无肿大。

一般来说霍奇金淋巴瘤患者临床表现出现较早,就诊几个月前就可能有所表现。

(三)诊断

1.X线检查　除特别在意患者的各种主诉,肿大淋巴结的部位及大小外,胸部X线检查为重要的常规检查。从目前资料分析纵隔淋巴瘤没有明确的诊断性放射学特征,但或多或少可以辅助诊断。霍奇金淋巴瘤以上纵隔和肺门淋巴结对称性融合呈波浪状凸入肺野、淋巴结间界限不清为典型改变,累及气管分叉和肺门淋巴结较气管旁淋巴结为多。侵犯前纵隔和胸骨后淋巴结是霍奇金淋巴瘤又一特征性X线表现。

霍奇金淋巴瘤总是先有纵隔和肺门淋巴结病变,然后出现肺内病变。肺内特征性表现为呈光芒放射状的索条影,可能与肺内淋巴管向肺门引流受阻有关。霍奇金淋巴瘤可出现胸腔积液,但胸腔积液作为唯一的X线表现罕见。如肿瘤巨大会造成周围器官及组织压迫,导致上腔静脉梗阻,气管移位,肺不张,并侵入胸壁、胸骨和(或)胸壁同时受侵犯。可以是肿瘤直接侵犯也可以是乳内淋巴结肿大侵犯所致,为重要放射学表现。肿瘤经乳内淋巴链转移可侵犯肋间淋巴结,并在脊柱旁形成肿块。同时胸壁淋巴结转移或心包受累可导致一侧心包旁淋巴结,膈肌淋巴结和(或)膈肌受侵犯。上述表现虽不是霍奇金淋巴瘤特异性表现,但对诊断及制订治疗方案很有意义。

2.CT 扫描　有学者复习诊断明确的霍奇金淋巴瘤 CT 片后发现 70% 的患者有胸部侵犯,一般肿块边缘不规则密度不均,有时肿瘤包绕血管,并向四周纵隔浸润。它向外侵犯方式为向心性表现即从前纵隔或旁纵隔的淋巴结向四周淋巴结侵犯,然后到肺门区隆突下,横膈组和乳内淋巴结,极少累及后纵隔淋巴结。肺转移为后继表现并可侵犯胸膜、心包和胸壁,表现为胸腔积液,心包积液。胸壁受侵常为前纵隔和乳内淋巴结病变向胸壁蔓延,没有胸内淋巴结受侵而腋淋巴结受侵者少见。

3.实验室检查　常有轻或中度贫血,10% 属小细胞低色素性贫血。白细胞多数正常,少数轻度或明显增多,伴中性粒细胞增加。除血常规外,红细胞沉降速率也是主要的检查指标,因为血沉可以指导预后。肝肾功能,血清免疫球蛋白的检查可以评价全身情况。

4.创伤性检查　如果肿瘤位于前上纵隔或中纵隔气管前或气管旁,可以行纵隔镜活检和经皮穿刺活检。有时还同时伴有颈部、腋下淋巴结肿大需行淋巴结活检。必要时行前纵隔切开活检以明确诊断。

(1)经皮穿刺活检:经皮穿刺活检是有较长历史的一种诊断方法。穿刺活检针分为两类:①抽吸针:针细柔韧性好,对组织损伤小,并发症少。②切割针:针较粗,对组织损伤大,并发症较多。一般而论,应提倡 22 号针穿刺,20~22 号针称为安全针,属于细胞学检查。18 号针穿刺可取得较多的组织细胞,但并发多,危险性大,18 号针穿刺活检属于病理组织学检查。根据不同的部位可用抽吸或切割法分别施行。抽吸是当针尖达到病变区内后将针芯取出,与30mL 空针管相接,向上提针塞利于压力作用形成真空状态,做数次快速来回穿刺:针尖移动范围不能 >0.5~1cm,呈扇形,使穿刺区抽吸的细胞组织进入针管中,将针管中的组织细胞做涂片,放到无水乙醇的器皿中固定,立即染色看涂片,明确是否真正抽吸到细胞组织,否则需重做抽吸,然后拉紧注射器针塞连同穿刺针和注射器一同拔除。切割法一般由套管、切割针头和针芯组成。在 CT 和 B 超引导下刺入合适的位置,将切割针头和针芯向前推进 0.5~1cm,拔出针芯,回拉并旋转切割针头,切取部分组织后再将针头和套管一起拔出。穿刺后再在同一部位作 CT 或 B 超检测,观察有无异常改变。穿刺术后严密观察 2~4h。

(2)纵隔镜检查:分为颈部纵隔镜检查、前纵隔镜检查、后纵隔镜检查。一般应用颈部及前纵隔镜检查两种标准的探查手术方式。颈部纵隔镜检查指征是气管旁肿物和纵隔淋巴结活检,以后者应用较多。潜在的危险是损伤大血管及左喉返神经损伤。前纵隔镜检查主要用于主肺动脉窗淋巴结或肿块活检,较常见的并发症为气胸。

(3)颈部淋巴结切除术:颈部淋巴结,有颏下淋巴结群、颌下淋巴结群和颈淋巴结群等几组。对于性质不明的淋巴结肿大,或可疑的淋巴结区域需作病理组织学检查以明确诊断。切口应根据病变部位选择,术中注意淋巴结周围多为神经、血管等重要组织,术中应做细致的钝性分离,以免损伤。锁骨上淋巴结切除时,应注意勿损伤臂丛神经和锁骨下静脉,还要避免损伤胸导管和右淋巴导管,以免形成乳糜胸。

(四)鉴别诊断

原发性纵隔恶性淋巴瘤一般临床症状少见,当出现胸部压迫症状时查体及 X 线胸片即能发现异常。恶性淋巴瘤共同的 X 线表现为纵隔及肺门淋巴结增大。霍奇金淋巴瘤(包括非霍奇金淋巴瘤)应与下列疾病相鉴别:

1.胸腺瘤 恶性淋巴瘤中青年患者几乎占一半,而胸腺肿瘤一般均在40岁以上。小于40岁的胸腺瘤非常少见。胸腺瘤位于前上纵隔,而霍奇金淋巴瘤也常见于前纵隔,部位不是特异性的诊断依据,主要是以临床表现为依据。胸腺瘤有局部和全身重症肌无力、红细胞发育不良及低丙种球蛋白血症等临床特异性表现。胸腺瘤很少出现体表肿大的淋巴结,而恶性淋巴瘤经常出现体表不同部位的肿大淋巴结。恶性淋巴瘤大多表现为前中纵隔多发的肿大淋巴结和融合成团块的肿大淋巴结,CT增强扫描多为不均匀强化,其中有结节样明显强化区。胸腺瘤多表现为纵隔区密度均匀的肿块,有些伴低密度囊变和坏死区,增强扫描胸腺瘤一般表现为均匀强化。有报道恶性淋巴瘤强化值多超过30HU以上,而胸腺瘤多低于30HU。胸腺瘤钙化率为25%左右,恶性淋巴瘤的钙化绝大多数是放疗后出现的,原发肿瘤的钙化是非常少见的,未经治疗的肿瘤内钙化几乎均是胸腺瘤。胸腺瘤由直接侵袭的方式向邻近组织生长,侵犯纵隔间隙,甚至可沿人体的生理孔道和间隙侵入腹部和颈部,胸腺瘤还可类似胸腔间皮瘤一样沿胸膜、心包生长,很少穿透胸膜侵犯肺组织和胸壁结构,而恶性淋巴瘤则以浸润性生长,侵犯周围组织及结构,可向全身转移,出现不同部位肿大的淋巴结。

2.胸内巨大淋巴结增生 是一种罕见的、病变局限于肿大的淋巴结的原因不明的良性病变,又称为Castleman病、纵隔淋巴结样错构或血管滤泡样淋巴结增生。本病可沿淋巴链发生于任何部位,但70%见于纵隔,其次为肺门区肺血管水平。发病年龄为50~70岁。根据胸内巨大淋巴结增生的组织学表现分为3型:①透明血管型。②浆细胞型。③混合型。本病一度被认为是异位胸腺增生和胸腺瘤,目前这种看法被否定。患者多为40~50岁的青壮年,发病无性别差异。本病无侵袭性,亦不发生远处转移。90%的患者无症状,在常规体检和出现胸内器官结构的压迫症状后,经胸部X线发现。有部分患者伴有贫血、乏力、关节疼痛、盗汗和低热等全身症状,手术切除病变后症状消失。X线检查胸内巨大淋巴结增生可发生于纵隔的任一区域以及肺门和肺实质内。肿块可位于胸腔中线的一侧或两侧,X线表现无特异性。CT扫描和主动脉造影有一定的诊断价值。血管造影可显示肿块的滋养血管和发生部位。其滋养动脉显示较为清晰,但引流静脉显影不清楚。治疗以外科治疗为主并发症很少,疗效满意,术后不易复发。

3.中央型肺癌 患者一般年龄较大,可有长期吸烟史,无任何诱因出现咳嗽、咯血和痰血同时伴有胸痛、胸闷、气急等临床症状。放射学影像发现肺门及纵隔有占位性病变。肺门肿块被认为是中央型肺癌最直接、最主要的影像学表现。肺门肿块表现为结节状,边缘不规则,也可有分叶表现,同时尚可见阻塞性肺炎、肺不张。有些恶性程度高的肺癌肿瘤可迅速侵入支气管壁伴肺门淋巴结转移,在受累支气管明显狭窄之前往往有明显占位。中央型肺癌肺门肿块边缘有毛刺,并且病变以支气管为轴心向周围浸润。中央型肺癌常同时伴有肺门、纵隔淋巴结肿大,淋巴结肿大与癌组织相融合,包绕周围血管、神经并对周围器官造成压迫。大部分患者经痰脱落细胞检查及支气管镜检查得到确诊。

4.结节病 纵隔原发性结节病比较少见,一般不容易确诊。结节病是一种非干酪性肉芽肿疾病,温带地区较热带地区多见,黑色人种的发病率较高,可发现于任何年龄,但多见于20~40岁。结节病症状多数较轻,或无症状,常于体检胸透时发现肺门淋巴结肿大。表现为肺门肿大的淋巴结大多双侧对称,多结节粘连可呈分叶状,边缘光滑锐利,常伴有气管旁、主-肺动脉窗、隆突下淋巴结肿大及肺部表现,两肺纹理增多,粗索条状,网状,小结节状肿块:结节病并胸内淋巴结肿大的一个特点是一般不压迫上腔静脉及其他大血管,淋巴结可发生钙化,呈蛋壳样,手术切除效果良好。

（五）治疗

霍奇金病在目前已有了十分乐观的疗效,较轻的患者可以治愈,即便是进展期的患者也有治愈的可能。治疗有赖于正确的病理分型和临床分期,局部单纯淋巴结肿大可采用放射疗法,进展期的患者可加用化疗。在过去的 15 年中,放疗和化疗方法取得了重大进步。只有正确掌握这些原则才能对每个患者制订合理的方案。

1.手术原则　手术不是治疗霍奇金淋巴瘤的必要手段,而且完整切除也是不可能的。外科医生的主要任务是提供足够诊断的组织标本以帮助病理分期,甚至以前对于一部分局限性淋巴瘤(胃肠道淋巴瘤、原发性骨淋巴瘤)治疗方案之一的手术现在也面临着巨大的挑战。因为原发性淋巴瘤与发生在其他部位淋巴结和非淋巴结性淋巴瘤没有什么大的不同。对于外科医生来说原发性淋巴瘤首先应明确诊断,以便制订进一步的治疗方案。

综上所述可以知道外科手术的作用主要限于明确诊断。通过影像学检查对已经明确病变范围的肿块采取适宜的手术方法获取足够材料以更好的明确诊断。由于对纵隔淋巴瘤的了解不很全面,往往误诊率很高,有时高达 20％～70％。原发性纵隔淋巴瘤患者的治疗结果相差很大,主要的问题是缺乏足够资料来明确诊断,同时由于各亚型之间治疗与未治疗的情况缺乏合理分析造成患者治疗的结果出入很大,因此外科医生首先需要考虑好采用什么方法进行活检,怎样取得和处理标本才能明确诊断。

2.手术方法　外科医生根据影像学显示肿瘤的部位和范围来决定具体的手术方法。一般有以下几种:纵隔镜纵隔切开术、胸骨上部分切开术、胸骨正中切开术、后外侧标准开胸术。一般来说通过活检钳所获取得标本较小,很难取得高质量和有病理价值的材料、使病理科医师难以诊断,而且组织太少也无法进行诸如免疫化学、流式细胞仪分析、电镜检查等进一步诊断。对反复穿刺还诊断不明的占位病变可施行纵隔切开一类有创手术。无论采取什么方法,在取得标本后应快速病理切片以明确诊断。外科医生根据病理科医生的意见,决定所获标本是否满意,如果可以取得明确诊断则不需要重复活检,以减少并发症及所造成的延误治疗等问题。除了进行活检之外,外科手术还可以了解纵隔受累情况,并能在手术野内对可疑之处进行活检,因此,对选择最佳治疗方法以及帮助确定放疗范围具有极大价值。由于切除部分肿瘤并不增加并发症,在必要的时候可扩大切除范围,但要注意检查和活检有引起胸内(肺、心包、胸壁、乳内淋巴结、膈肌)播散的可能性。

3.保守治疗后的外科处理　霍奇金淋巴瘤保守治疗后 X 线胸片上显示纵隔中残存占位。这些异常包括:主肺动脉窗变直,气管一侧或双侧饱满,44％的患者有纵隔轻微增宽,41％患者肿块＞6.5cm,27％～41％的患者,X 线胸片的异常持续 1 年以上。因为霍奇金淋巴瘤尤其是结节硬化型表现为前纵隔巨大肿块,其内有多量的胶原纤维组织,治疗后即使已经没有存活的肿瘤细胞,也可有较大的残余物,这往往给诊断造成困难。临床医生应认识到肿瘤的消退一个过程,因此要结合临床,连续监测,不能因为肿物未消失就认为还有存活肿瘤,或肿物大小稳定不变就认为是纤维化。因为如果有肿瘤残留造成治疗不充分,但肿瘤已全部杀死,仅剩纤维瘢痕组织,进一步治疗会造成治疗过度。大部分情况下这些肿瘤已消失,仅余纤维硬化性组织。文献报道治疗后纵隔影像正常者与仍有肿块残存阴影者复发率没有大的区别。据报道用${}^{67}$Ga 闪烁法检测纵隔残存病变有极佳的临床应用价值。

治疗后纵隔内仍有占位阴影者的复发率为 20％,而且多见于那些单纯化疗的患者。所以对具体患者来说纵隔占位是否已经完全缓解还是仍有残余肿瘤需要组织学检查来确定。因为单凭影像学检查是不全面的,只有明确诊断才能决定进一步的治疗方案。手术方案与前述的方法相同,应当尽可能满意地暴露病变以获得足够的标本,并正确处理标本。经过保守治疗后纵隔肿块缩小,纤维组织增生,粘连紧密,血管组织脆弱,解剖层次不清可造成并发症增加,手术要格外仔细。

4.放射治疗 照射方法有局部、不全淋巴结及全淋巴结照射3种。不全淋巴结照射包括受累淋巴结及肿瘤组织外,尚需包括附近可能侵及的淋巴结区。例如病变在横膈上采用"斗篷"式,"斗篷"式照射部位包括两侧乳突端至锁骨上下、腋下、肺门、纵隔以至横膈的淋巴结,但要保护肱骨头、喉部及肺部免受照射。剂量为35～40Gy,3～4周为一疗程。霍奇金病ⅠA、ⅠB、ⅡA、ⅡB及ⅢA期首先使用放疗较合适。ⅠA期患者如原发病变在膈上,可只用"斗篷"野照射;ⅠB、ⅡA、ⅡB及ⅢA期患者均需用全淋巴结区照射。

5.化疗 自Devita创用MOPP方案(氮芥、长春新碱、甲基苄肼、强的松)以来,晚期霍奇金病的预后已大有改观。初治者的完全缓解率由65%增至85%。霍奇金病对MOPP有耐药性,加之MOPP方案中的氮芥可引起严重的静脉炎和呕吐,所以文献推荐了不同的治疗方案,其中以ABVD方案较为成熟(阿霉素、博来霉素、长春花碱、甲氮咪胺)该方案的缓解率为62%,其对结节硬化型的疗效不亚于MOPP。另一优点是方案中无烷化剂。也有采用在MOPP基础上加博来霉素和阿霉素。ⅢB及Ⅳ期患者使用上述联合化疗方案后,最好对原有明显肿瘤的原发部位,局部加用25～30Gy放射治疗。

## 二、纵隔非霍奇金淋巴瘤

恶性淋巴瘤除霍奇金淋巴瘤外都为非霍奇金淋巴瘤。非霍奇金淋巴瘤不是单纯的一个疾病整体,从形态学和免疫学特征来看,非霍奇金淋巴瘤是单克隆扩展的结果,其组成上的优势恶性细胞可来源于淋巴细胞整个分化进展的不同阶段,保持有与其分化位点相应的正常细胞极其相似的型态、功能特征和迁移形式,这就决定了不同类型非霍奇金淋巴瘤所表现在生物学、组织学、免疫学及临床表现和自然转归方面广泛的差异性。一般来说高度发达国家,非霍奇金淋巴瘤的预期发病率和死亡率均占全部恶性肿瘤的3%～5%,在西方主要发生于年龄较大的人群。我国为发展中国家,相应数字较低。

随着时间的推移和社会的进步发展,恶性淋巴瘤表现有增多趋势,其中霍奇金淋巴瘤相对稳定,而非霍奇金淋巴瘤的发病率和死亡率均在上升,可能是AIDS的传染引起B细胞淋巴瘤增多所致。从发病年龄来看,非霍奇金淋巴瘤发病率及死亡率均随年龄增长而进行性上升。在我国非霍奇金淋巴瘤有两个发病年龄高峰,分别在10岁和40岁以后。近几年非霍奇金淋巴瘤的发病率显著上升。

(一)病因及发病机制

一般认为有以下几种原因:

1.病毒感染 非霍奇金淋巴瘤有地理分布的特点,1958年在乌干达儿童中发现几例淋巴瘤病例,同时在巴布亚新几内亚也有类似的报道,均是赤道地区的湿润地带,后来才认识到可能是EBV病毒感染所致。1977年日本学者报道以皮疹,肝脾肿大,血钙增高为特点的淋巴瘤患者,后证实是一种病毒感染,为C型逆转录RNA病毒,也称人T细胞白血病/淋巴瘤病毒(HTLV-1),同时还发现HTLV-2病毒也可引起非霍奇金淋巴瘤,它也是一种逆转录病毒,类似 HIV 病毒。最近从患有 AIDS 的 B 细胞和 T 细胞淋巴瘤患者体内分离出一种新的疱疹病毒,被认为是人 B 细胞淋巴肉瘤病毒或人疱疹病毒,与 EBV 无任何关联。1984 年一项研究表明 90 个 AIDS 患者最后发展为非霍奇金淋巴瘤,几乎均为 B 细胞肿瘤,因为在 HIV 感染患者中 B 淋巴细胞会有过度增殖,但激发原因不明,EB 病毒和巨细胞病毒被认为是可能的原因,类似于 HTLV－1 感染。

2.遗传学异常 通过细胞遗传学研究发现,非霍奇金淋巴瘤患者存在染色体方面的异常,因而成为恶性淋巴瘤患病的高危群体。非霍奇金淋巴瘤最常见染色体易位表现为 t(14;18)(q32;q21)和 t(8;14)(q24;q32),在染色体结构中超过 60% 的断点集中在 14q32。遗传学分析的结果表明,其结构的改变与恶性淋巴瘤之间为非随机性关系。

3.免疫缺陷性疾病 严重临床免疫缺陷的原发免疫缺陷性综合征(PIDS),是人类发生恶性肿瘤的最高危险因素之一,而继发于人类免疫缺陷病毒(HIV)感染的获得性免疫缺陷性疾病,或同种器官移植和某些非肿瘤性疾病医疗所导致的免疫持续抑制状态,造成了淋巴增生性疾病的发生明显上升。

遗传性和获得性免疫抑制的肌体内,内部免疫调控的适合、病毒感染控制功能的潜能以及染色体不稳定性对基因重排错误的固定,是造成淋巴瘤高度易感性的生物学基础。随着器官移植的增加及免疫功能障碍患者的增多,这一类免疫力低下的患者中出现淋巴瘤的人数在增加。遗传与家族发病倾向的影响较小。

(二)临床表现

原发性纵隔非霍奇金淋巴瘤发病率<20%。在 T 淋巴母细胞淋巴瘤中,纵隔淋巴结肿大是常见的首发症状,发生率>50%。与霍奇金淋巴瘤不同的是纵隔肿块巨大,浸润性生长,生长速度快,常伴有胸腔积液和气道阻塞。上腔静脉梗阻较常见于纵隔非霍奇金淋巴瘤。其他局部表现同纵隔霍奇金淋巴瘤。原发性纵隔非霍奇金淋巴瘤全身症状少,无特异性。还有值得注意的是非霍奇金淋巴瘤起病较急,平均出现症状时间为 1~3 个月,就诊时往往已有结外转移,表现为该部位相应的症状。

(三)诊断

1.临床检查 必须十分仔细。特别是颈部淋巴结应仔细检查,最好站在患者身后仔细触诊。耳前、耳后、枕后、锁骨上下区、胸骨上凹均应仔细检查。腹部检查时要注意肝脏的大小和脾脏是否肿大,可采取深部触诊法。还应注意口咽部检查及直肠指诊。

2.X 线检查 纵隔非霍奇金淋巴瘤累及上纵隔常表现为单侧非对称性淋巴结肿大,淋巴结间界限清楚,很少有融合征象。侵犯后纵隔淋巴结致椎旁线增宽,侵犯心缘旁淋巴结组织使心缘模糊,造成"轮廓征"阳性为非霍奇金淋巴瘤的特异性 X 线改变。非霍奇金淋巴瘤较霍奇金淋巴瘤更常见单个淋巴结或一组淋巴结肿大。非霍奇金淋巴瘤的肺内病变较多见。肺内病变主要在下肺野可见胸膜下斑块和胸膜下结节,胸膜下斑块在正位片上表现为境界稍模糊的团块影,在切线位片上表现为清晰的弧形团块影,基底宽并贴于胸膜表面,病变中央区向肺内突入。胸膜下结节在正位胸片上呈边缘粗糙的团块影,常邻近肺裂,外侧缘贴于胸膜表面,内侧缘突向肺野表面。胸膜下斑块和胸膜下结节均倾向于分散而非聚集;胸腔积液十分常见。

3.CT 扫描 胸部 CT 扫描也是常规的影像学检查。胸部 CT 上可见不规则占位并可侵犯静脉造成梗阻。而腹部及盆腔 CT 可明确侵犯部位为精确分期提供依据,并指导预后。

4.创伤性检查 确诊依赖于淋巴结和组织活检。如果临床高度怀疑病变的存在,诊断性切除或纵隔活检非常必要。

由于原发于纵隔的非霍奇金淋巴瘤主要是下列两类,现分别描述。

**(四)大细胞淋巴瘤**

大细胞淋巴瘤有时也称硬化性弥漫性大细胞淋巴瘤,近年来应用表型及基因探针技术追踪其来源和分化,证实其组织学多样性。目前一般称为纵隔大细胞淋巴瘤,可伴有硬化,又可以分为以下3种亚型:伴有硬化的滤泡中心细胞型,B细胞免疫母细胞肉瘤,T细胞免疫母细胞肉瘤。

1.B细胞免疫母细胞肉瘤 B细胞免疫母细胞肉瘤从组织学上看是由弥漫性、形态单一的大细胞组成。细胞大,胞浆丰富,核呈圆形或卵圆形,染色质明显而分散,核仁突出。机化性硬化较少,可能与肿瘤坏死有关。

2.T细胞免疫母细胞肉瘤 T细胞免疫母细胞肉瘤表现出更多的外周T细胞淋巴瘤的特征。细胞表现为多形性,从体积小核卷曲的淋巴样细胞到大细胞都有,大细胞胞浆丰富,大而分叶的细胞核,核仁明显。基质富含毛细血管后小静脉、有明显的细小网状胶原纤维,机化性硬化虽然不很明显,见不到滤泡中心细胞淋巴瘤所具有的粗大的互相交错结合的纤维束。T细胞免疫母细胞肉瘤可表达高分化T细胞抗原,但不表达TdT(早期表现型),这一点与淋巴母细胞瘤正相反。

3.伴有硬化的滤泡中心细胞瘤 有别于全身性滤泡中心细胞淋巴瘤。它是B细胞表现型,伴有局限性硬化区。这种肿瘤更常见于女性,好发于30岁左右(许多非霍奇金淋巴瘤好发于50~60岁),常伴有上述腔静脉梗阻及淋巴瘤症状,易在纵隔内向周围浸润。细胞谱系为B细胞型,分化明显不同,从表面免疫球蛋白阴性的早期B细胞,到分化末期的浆细胞型,实际上这种肿瘤有些是原发性胸腺B细胞淋巴瘤。

肿块位于纵隔,常引起上腔静脉综合征。B细胞型有侵犯性,常有更广泛的胸腔内外侵袭。尽管非霍奇金淋巴瘤出现于任何年龄组,但纵隔占位多见于年轻人,大多小于35岁(大部分非霍奇金淋巴瘤患者好发于50~60岁),女性:男性为2:1。大约75%的患者有不同症状表现,这方面较霍奇金病比例高且更严重,气管受压引起呼吸困难、胸痛和较多见的上腔静脉症状,如咳嗽、体重下降、疲劳不适。胸部透视发现大的不规则前纵隔占位,胸膜增厚和胸腔积液是常见表现。CT上可见不规则占位并可侵犯静脉造成阻塞,组织活检可明确诊断。腹部CT扫描同时行骨髓穿刺可指导分期。单纯放疗对于Ⅱ期的患者并不合适,而在Ⅰ期的患者则有40%的复发率,所以目前对于Ⅰ和Ⅱ期的患者采用联合化疗方案,是否额外增加放疗尚不明确。对于Ⅲ期和Ⅳ期的患者主要以强化联合化疗为主。CHOP方案是目前广泛使用的方案之一,但是容易产生耐药性。治疗持续6~8个月,此方案有明显的骨髓抑制。55%~85%的患者最初可缓解,但其中只有一半的患者2年后可治愈。如果没有取得完全缓解则预后较差,大部分患者在2年内死亡。目前有学者正在研究下细胞移植的可能性。

**(五)淋巴母细胞淋巴瘤**

淋巴母细胞是一个沿用了血液学中的习惯用语存在已久的名词,并没有表明它在淋巴细胞分化发育中的地位。通过免疫学对淋巴细胞转化的认识,知道小淋巴细胞经过抗原刺激可以发生母细胞转化,"母"与"子"的关系已不是原先所想象的那么简单。同样,"淋巴母细胞瘤"的概念也比较混乱,狭义上仅指T细胞的一小部分。"淋巴母细胞瘤"的共同特点如下:①来自"淋巴母细胞",即在成人淋巴组织中没有相对应的一种细胞,这也是与其他各类淋巴瘤所不同的特点。②瘤细胞皆中等大,胞浆少,核染色质粉尘样细,核仁不显著,核分裂像容易找到,由于瘤细胞的高度转换率,病变中往往可见"天星现象"(肿瘤组织中散在有细胞碎片的巨噬细胞)。③常常侵犯末梢血而成为白血病。

淋巴母细胞淋巴瘤见于33%非霍奇金淋巴瘤的儿童及5%的成人。40%～80%的淋巴母细胞淋巴瘤患者表现为原发性纵隔占位。一般认为来源于胸腺组织,为具有浸润性表现的前纵隔占位,可侵犯骨髓并经常演变为白血病。淋巴母细胞淋巴瘤发病高峰在10～30岁,也可见于儿童,男性:女性为2:1。淋巴母细胞淋巴瘤的特征如下。

1. 发病时已为晚期病变,91%的患者为Ⅲ或Ⅳ期病变。

2. 有早期骨髓损害,常发展为白血病。

3. 肿瘤细胞显示 T 淋巴细胞抗原。

4. 早期向软脑膜转移。

5. 最初对放疗有反应,但大部分患者会复发。淋巴母细胞淋巴瘤在组织学上可分为扭曲核淋巴细胞型、非扭曲核淋巴细胞型和大细胞型,其中扭曲核淋巴细胞型和非扭曲核淋巴细胞型首先侵犯纵隔,在大多数淋巴母细胞淋巴瘤中,有中间分化(CD1$^+$,CD4$^+$ 或 CD8$^+$)或成熟(CD3$^+$)的 T 细胞存在(分别为62%和32%),那些有 T 细胞中间分化的患者常有纵隔肿块。急性 T 淋巴细胞白血病与淋巴母细胞淋巴瘤有相似的形态学和临床特点,接近70%的患者有纵隔占位。

大部分肿瘤细胞表现为弥漫性高度分化的特点,具有不充实的细胞质,较小的细胞核。有丝分裂像多见,有较强的磷酸酯酶活性。肿瘤一般位于胸腺部位,并表现出不同的症状,依靠常规透视及 CT 检查无法把它与其他类型的纵隔淋巴瘤鉴别开。治疗有赖于患者年龄及是否存在淋巴瘤和白血病。在儿童,以化疗为主常使用 LSA$_2$－L$_2$ 方案,但此方案只能治愈一半的患儿。非霍奇金淋巴瘤Ⅰ期及Ⅱ期对放疗比较敏感,但复发率高。由于非霍奇金淋巴瘤的蔓延途径不是沿淋巴区,因此"斗篷"和倒"Y"式大面积不规则照射的重要性远较霍奇金病为差,而且治疗剂量比霍奇金病要大。恶性度较低的Ⅰ～Ⅱ期非霍奇金淋巴瘤可单独使用放疗。化疗的疗效决定于病理组织类型,对于中度恶性组的患者均应给予联合化疗。联合化疗的成功关键在于:①避免过长的无治疗间歇期。②短时间的强化治疗。③中枢神经系统的防治。化疗方案有 COP、CHOP、C－MOPP(MOPP＋环磷酰胺)和 BACOP(CHOP＋博来霉素)等每月一疗程,可使70%的患者获得全部缓解,而35%～40%可有较长期缓解率。新一代化疗方案尚有 m－BACOD、ProM－ACE－MOPP 等,可使长期无病存活期患者增至55%～60%。新方案中添加中等剂量甲氨蝶呤,目的是防止中枢神经系统淋巴瘤。更强烈的第三代化疗方案尚有 COP－PLAM－Ⅲ 及 MACOP－B,可使长期无病存活增加至60%～70%,但因毒性较大,所以不适于老年及体弱者。高度恶性组都应给予强效联合化疗,因为它进展较快,如不治疗,几周或几个月内患者可死亡,目前治疗效果以第二代和第三代联合化疗较佳。外科手术不是初始方案,但为确诊而行活检也是必须的。

(韩冬)

# 第五节　上腔静脉综合征

上腔静脉综合征(superior vena cava syndrome,SVCS)临床表现为上腔静脉受压迫的症状和体征,80%～90%是由恶性肿瘤引起,最常见的是支气管肺癌及淋巴瘤。其临床严重程度取决于压迫的范围和发展的速度,压迫严重、发展快的 SVCS 可以迅速出现症状和体征;如上腔静脉逐渐缓慢受压,则症状和体征可以轻微而不明显。最早的病例由 William Hunter 于1757 年报道,SVCS 由梅毒性主动脉瘤所引起。在此后的近两个世纪的临床报道中,SVCS 主要由动脉瘤、梅毒性主动脉炎、结核引起的慢性纵隔炎等非恶性肿瘤因素引起。然而,自 20世纪 50 年代以来,由于支气管肿瘤的发病率日益增加,癌症已成为 SVCS 的主要病因。

## 一、病因学

SVCS 最常见的病因为胸内肿瘤,其中支气管肿瘤占 85%。值得注意的是,小细胞肺癌仅占肺癌的 10%～20%,但在所有的 SVCS 患者中,小细胞肺癌却占 65%。

非霍奇金淋巴瘤是 SVCS 的第二主要发病原因。SVCS 最常见于弥漫性大细胞型和淋巴母细胞淋巴瘤,这两种淋巴瘤并发 SVCS 的患者分别为 7%和 20%。小裂细胞淋巴瘤或霍奇金病很少引起 SVCS。

转移癌占 SVCS 的 5%～10%,其原发肿瘤多为乳癌、生殖细胞恶性肿瘤和胃肠道肿瘤,而肉瘤、黑色素瘤等则少见,但纵隔内任何转移性肿瘤都可能引起 SVCS。

在非肿瘤性疾病中,慢性纤维性纵隔炎最常引起 SVCS,约占 5%。胸骨后甲状腺肿、充血性心力衰竭较少见。近来一种新的原因是中心静脉导管诱发的静脉血栓。

## 二、临床表现

(一)症状

典型的 SVCS 发病过程是相对缓慢。头颈、上肢、躯干上部血液回流受阻,患者常常主诉头胀、轻度呼吸困难、咳嗽、胸痛,有时有吞咽困难。喘鸣、躯体上部发绀、头痛及昏睡少见。神经系统危急症状如头痛、呕吐、意识改变是 SVCS 作为肿瘤内科急症的特征。不过,近来研究的结论是威胁生命的神经系统症状如癫痫发作、晕厥或昏迷很少发生。

(二)体征

主要体征可见颜面和上肢水肿、颈静脉及胸壁静脉曲张,其他如面部充血、发绀也不少见。肺癌患者可伴有胸腔积液和锁骨上淋巴结肿大。症状及体征均与体位有关,以头低位尤为明显。

## 三、诊断

当恶性肿瘤患者出现典型的 SVCS 症状和体征时,诊断为上腔静脉梗阻并不困难。但上腔静脉受阻往往发展缓慢,需要进行影像学检查及其他创伤性诊断措施以明确诊断。

(一)影像学检查

1.胸部 X 线检查　X 线检查最常见的异常表现是纵隔增宽,上纵隔、右肺门或肺门周围,或右肺上叶肿块阴影;而胸腔积液、右肺上叶不张、肋切迹少见。然而,需要注意 SVCS 患者的胸部 X 线片也可以正常。

2.增强腔静脉造影　在 CT 应用之前,常用增强腔静脉造影来确诊是否为 SVCS,至今在确定治疗方案,尤其考虑手术时,仍起着一定的作用。该方法主要是通过外周血注射大量造影剂来进行,但可能引起静脉炎、血栓和出血时间延长等并发症。目前通过运用现代技术,在荧光屏引导下,可将小导管导入预想的血管位置,注射少量造影剂,能容易地确定静脉血流情况和 SVC 阻塞的程度,同时可了解侧支循环的情况,且很少发生并发症。

3.核医学技术 现代核医学技术也可以进行腔静脉造影,并可同时显示某些少见的侧支循环,如大脑静脉窦、静脉与左心房之间的通道、肝内血管通路。

4.CT 扫描 增强的 CT 扫描也可以显示侧支循环的情况,并且可以显示 SVC 血管内外的肿瘤以及血栓形成情况。CT 诊断依据为阻塞部位以下上腔静脉或无名静脉增强效果减弱或消失;但是侧支静脉,特别是前胸壁皮下侧支循环明显强化。另外,CT 扫描准确的解剖定位有助于引导针刺活检或其他诊断措施。对绝大多数 SVCS 的患者来说,CT 扫描是最有价值的影像学检查。

5.其他影像学检查 超声心动图可用于 SVC 内血栓形成和外部肿物的压迫的鉴别;单光子发射型计算机辅助断层扫描(SPECT)可用于鉴别血管内转移性腺癌引起的 SVC 阻塞。

(二)实验室检查

血清标记物如:β—HCG、AFP、CEA、LDH 等有助于确立原发肿瘤的初步诊断,并应常规检查血细胞、血小板及肝、肾功能。

(三)创伤性诊断检查

创伤性诊断检查主要用于获取病理学诊断。最常用的检查方法有以下几种:①纤维支气管镜检查,气管镜检查能直视气管及支气管内病变,并可以取活组织检查,有助于诊断支气管肺癌和明确 SVCS 的病因。②淋巴结活检,对于浅表肿大的淋巴结,可行切取活检,深部肿大淋巴结,可行针刺活检,有助于获得病理学诊断,明确病因。③胸腔镜检查,有助于明确胸腔内病变的性质。④纵隔镜检查,可用于难以定性的纵隔肿块或浸润性病变的诊断,可以直接窥见纵隔内病变,同时行活组织检查。

以往认为 SVCS 是肿瘤内科急症。考虑到绝大多数 SVCS 是由恶性肿瘤引起,短时间的放疗对良性疾病和机体不会造成过度损害,而用于诊断 SVCS 的许多方法有危险性,因此往往在没有病理学诊断的情况下即进行治疗。但 Schraufnagel 等复习 62 例共 93 次上述创伤性检查,无一例出现致命性并发症。而对良性疾病进行放疗不仅是不明智的,并且放疗改变了活检标本,使之难以获得准确的病理学诊断。因此,除危急患者应针对引起 SVCS 的疾病给予初步相应的治疗外,其他情况下治疗之前均需要获得病理学诊断。

## 四、治疗

SVCS 属肿瘤急症,凡遇到呼吸道水肿、脑水肿、心输出量减少时均应及时抢救。首先解除症状,再尝试进行正确的诊断和对原发病整体的治疗。

(一)一般措施

患者取卧位,头部抬高,给氧气以减少心输出量和降低静脉压;限制盐的摄入,用利尿剂以减少水肿。一般处理即可获得姑息性治疗效果。但应注意脱水后引起的血栓形成和电解质紊乱,故一般不主张积极的脱水治疗。有人主张应用类固醇激素,作为短时姑息治疗,一般使用地塞米松 6～10mg,每 6h,1 次,口服或静脉注射,可以减轻肿瘤或放疗所致的炎症反应而改善梗阻。是否应用抗生素治疗,应根据患者是否存在感染等具体情况而定。在明确病因后立即进行原发病的治疗。

（二）抗凝和抗栓治疗

当中心静脉导管有血栓形成时用抗栓治疗较好。对于插入导管引起的 SVCS,应尽量在拔出导管时推入肝素以防栓塞。或在栓塞早期应用组织型纤溶酶原激活物(TPA),一般用法为,负荷量 15mg 静脉推注,然后以 0.75mg/kg(最大量 50mg)在 30min 内静脉输注,再以 0.5mg/kg(最大量 35mg)在接下去的 1h 内静脉输注,并同时使用肝素静脉维持量。抗凝治疗可用肝素负荷量 2500~5000IU 静脉推注,然后以每小时 18IU/kg 静脉维持。使用上述药物时需监测 PT、KPTT。

（三）放射治疗

放疗是恶性肿瘤伴发 SVCS 最主要和最有效的治疗手段。70%支气管肺癌和 95%的恶性淋巴瘤伴 SVCS 者均能通过放疗得到缓解。除小细胞肺癌和非霍奇金淋巴瘤首选化疗外,放疗是大部分肿瘤伴 SVCS 患者的标准治疗。一般开始剂量要大,每日 200~400cGy,2~4d 后. 按常规剂量(每日 150~200cGy)分区、分次照射,总剂量达 3000~5000cGy。肺鳞状细胞癌总剂量要大一些,应达到 5~6 周 5000~6000cGy,局部病灶才能得到控制。照射野应包括肺部病变及邻近病变,一般应包括原发灶、整个纵隔区和两锁骨上区,定位时应注意将上腔静脉包括在照射野内。

（四）化学治疗

因为小细胞肺癌、非霍奇金淋巴瘤和生殖细胞肿瘤对化疗比较敏感,一般在化疗前应确定病理学诊断。然后根据原发病的病理学类型,采用对该病最有效的联合化疗方案进行治疗,具体化疗方案参阅有关肿瘤各论。另外可予以氮芥 0.4mg/kg,避光静脉注射,然后静脉注射地塞米松 10~15mg,每周 1 次,连用 3~4 周。

化疗辅用或不辅用放疗,是小细胞肺癌伴 SVCS 较理想的首选治疗方法,其 2 年生存率可达 20%,少数患者可以治愈。Kane 等首先认识到单纯联合化疗能成功地治疗 SVCS。典型的患者治疗 7d 之内,其症状和体征可部分消失,多数患者 2 周之内症状完全消失,并且由于胸部放疗并不引起症状的短暂恶化,因此可与化疗同时或连续使用。虽然约有 25%的 SVCS 患者再次复发,但重新制订的单纯化疗、单纯放疗或放疗、化疗联合等补救治疗能使多数患者症状很快消失。

单纯应用联合化疗能有效地减轻非霍奇金淋巴瘤患者伴发的 SVCS 症状。虽然放疗或放疗合用化疗也能有效地控制这些症状,但是,由于淋巴瘤是系统性疾病,局部病灶很少引起死亡,除非是复发肿瘤,一般不主张对淋巴瘤单独使用放疗。

SVCS 应用化疗可遵循三个原则:①对化疗敏感的组织细胞学类型首先采用化疗。②病变广泛者先化疗,再对病变处及邻近淋巴结区域进行放疗。③化疗后再次发生的 SVCS,宜选用放疗,并综合考虑进一步的联合化疗方案及放射治疗,以加强控制局部病灶。

非小细胞肺癌合并 SVCS 的患者也可采用化疗,但由于其化疗效果相对较差,一般先选用放射治疗。

（五）外科治疗

由于绝大多数 SVCS 可用放疗或化疗缓解,一般恶性肿瘤继发的 SVCS 应首先采用放疗和化疗,在所有治疗无效时才考虑手术治疗。手术治疗 SVCS 可以迅速有效地解除上腔静脉梗阻,并可获得病理学诊断,但术后并发症多,病死率较高。对于胸骨后甲状腺肿或主动脉瘤引起 SVCS,则用外科治疗较好;而良性病变如上腔静脉纤维化性狭窄,症状明显而保守治疗无效时可采取手术治疗。因直接为上腔静脉梗阻患者移植一个侧旁通道受条件限制,有人建议采用与上腔静脉相同大小的自体血管移植。Doty 等报道应用患者的大隐静脉制成螺旋形移植物治疗 9 例良性上腔静脉梗阻患者,所有患者均得缓解,其中 7 例一直保持通畅。

（六）腔内血管成形术（内支架技术）

用气囊或可扩张的金属丝经皮静脉至腔内狭窄或梗死处进行扩张,扩张后立即置放内支架,可成功地打开上腔静脉通道并维持开放,短期疗效佳。恶性肿瘤所致 SVCS,支架通常可在患者的生存期内维持上腔静脉开放;对于良性疾病所致的 SVCS,静脉内支架的长期通畅率尚不明确。

（韩冬）

# 第十六章　膈肌疾病

## 第一节　膈疝

### 一、定义

膈疝为腹腔内或腹膜后的内脏器官通过膈肌裂孔或膈肌缺损部位疝入胸腔形成。膈疝可分为先天性、创伤性及食管裂孔疝三种类型。

### 二、临床表现

#### (一)先天性膈疝

膈肌由胸骨部、肋骨部和腰部三部分肌肉和筋膜组成,当膈肌在发育过程中发生障碍时,膈肌形成薄弱点或缺损,腹内脏器可以脱位从膈裂孔或缺损部位疝入胸腔。先天性膈疝中以胸腹膜裂孔疝最为常见,约占 80%～90%,两侧膈肌均可发生,由于右侧膈下有肝脏保护,故此疝多发生于左侧。多见于婴幼儿,成人罕见,患儿可伴有其他先天畸形如消化道异常等。临床表现与膈肌裂孔的大小有关,若裂孔小可无症状,往往于 X 线检查时被发现,但狭小的疝口也可造成疝入的胃肠绞窄和坏死。若缺损大,甚至一叶膈肌缺如时,大量腹腔脏器如胃、肠、大网膜等均可疝入胸腔,致使肺和心脏受压移位或引起肺发育不全。患者有恶心、呕吐、腹痛、胸闷、气短、心动过速、发绀等症状,严重者可发生呼吸循环衰竭。体征为患侧胸廓活动度减弱,患侧下胸部可因疝入胸腔内脏器的不同而出现实音或鼓音(前者为含液体或实质性脏器,后者为含气体的内脏疝入)。呼吸音消失,有时可闻及肠鸣音。X 线检查示:一侧膈面轮廓不清,于胸腔内可见肠管充气或胃泡所致的不规则透明区,常伴有液平面,纵隔向健侧移位。应与肺囊肿、气胸、包裹性胸腔积液等相鉴别。通过胃肠钡餐检查或施行人工气腹,不难得出诊断。

胸骨旁膈疝为另一种较为少见的先天性膈疝,此类疝常有腹膜疝囊,一般腹腔的脏器不会大量进入胸腔。在胸骨 X 线片上可于右前心膈角区见一向上隆起的边缘清楚的致密阴影,其内可含气体,CT 扫描可明确诊断。应注意与心包脂肪垫、局部膈肌膨出或局限性胸腔积液等相鉴别。

#### (二)创伤性膈疝

胸腹部直接的穿通伤或间接的挤压伤、挫伤、跌伤等可引起膈肌破裂,腹腔内的脏器疝入胸腔后形成创伤性膈疝。由于右侧有肝脏的保护,故膈疝多发生在左侧,可伴发脾破裂,产生腹腔内积血。临床上大多数患者常有合并伤引起的全身或局部表现,尤其是胸腹联合伤或盆腔外伤的患者。有的患者外伤后发生膈肌破裂,但内脏未进入胸腔,早期因无明显症状而易漏诊。因此,凡是有下胸部和上腹部损伤,应注意以下几点:①开放性损伤应高度警惕膈肌破裂。②闭合性损伤应动态观察腹部情况,只要情况允许,均应用 X 线检查并追踪。③手术应常规探查膈肌。膈肌外伤主要症状是呼吸循环障碍,同时伴有消化道症状。病情轻重与疝入胸腔内的脏器多少、有无肠袢扭转及有无合并伤有关,重者可有呼吸困难、紫绀、低血压甚至危及生命。查体时可有患侧胸部叩诊浊音或鼓音,呼吸音减弱,有时患侧可闻及肠鸣。

（三）食管裂孔疝

膈疝中以食管裂孔疝最为常见。在先天性食管裂孔增宽或先天性短食管,由于长期腹内压增高,贲门和胃上部可通过扩大的食管裂孔滑脱至纵隔内形成滑动型裂孔疝,常在平卧时发生。若胃的前部疝入食管前或两侧的腹膜形成的盲囊内时,即产生食管旁裂孔疝。临床上滑动型裂孔疝较食管旁裂孔疝多见,前者约占 90%。本症多见于中老年人,常感上腹不适或灼痛,有嗳气、腹胀,食管下段黏膜因胃液反流经常受胃酸刺激,可引起食管炎或溃疡,有嵌顿时可出现呕吐或呕血、便血。

## 三、诊断

膈疝的诊断除根据症状特征外,主要根据 X 线表现诊断。

（一）先天性膈疝

X 线检查可见纵隔向健侧移位,患侧胸腔内可见多个气祥影或有一不透明的肿块影。

（二）创伤性膈疝

如 X 线出现以下情况应高度警惕膈肌破裂的可能:一侧膈肌抬高,膈影模糊并中断,患侧胸内边界清晰的不透光区或有液平面纵隔向健侧移位等。可做诊断性人工气腹,若出现气胸则可诊断。

（三）食管裂孔疝

X 线钡餐检查,可见膈下食管段变短、增宽或消失,贲门上移呈幕状向上牵拉胃黏膜,食管、胃狭窄环上移到膈上,并见狭窄处食管黏膜变形,管腔变窄,上段食管扩张。

## 四、治疗

（一）先天性膈疝的治疗

内科治疗常难以奏效,约 75% 的病婴在 1 个月内死亡,故对病情严重者宜尽早手术治疗,将疝入胸腔内的脏器复位和修补膈肌缺损,对腹腔小的病例,可设法建立一个临时腹腔以容纳复位的内脏,手术疗效和预后决定于患侧肺发育不良的程度、有无胃肠扭转、梗阻或狭窄,以及是否合并其他畸形。手术应选择在出生后第二天以后,以降低手术后的死亡率。对于成人的后外侧膈疝,尤其是肥胖的妇女、妊娠期,因腹内压增高,使狭窄的后外侧裂孔变宽,腹内脏器容易疝入胸腔内,所以有后外侧疝的妇女应在妊娠前择期手术。

（二）创伤性膈疝的治疗

1. 抗休克　立即建立 2～3 条静脉输液通道,迅速补液,并尽快输血;包扎开放的胸腹部伤口;根据胸腹腔穿刺结果,放置胸腔引流条,以改善肺通气,并增加回心血量。对生命垂危者,一旦初步检查确诊,不做任何辅助检查直接送入手术室。

2. 手术入路　目前经胸入路好还是经腹入路好,国内看法不一致,一般认为对外伤早期的患者最好采用经腹途径,因该切口对腹部伴随损伤可确切治疗,并可行腹腔探查。如果胸部损伤需要手术处理或左侧膈肌破裂则行经胸途径为好。

（三）食管裂孔疝的治疗

大多数食管裂孔疝的患者症状较轻,可以采用内科治疗,降低腹腔内压力和减少胃液反流,常用措施有:调节饮食、减肥,避免穿紧身衣服和使用过紧的宽腰带,避免抬重物或弯腰等挤压腹腔的动作,夜间睡眠时高枕卧位,以防胃液反流,对内科治疗效果不好的患者应考虑手术治疗。

（袁源）

# 第二节　膈肌膨出

膈膨出是由于肌肉纤维不同程度的麻痹、发育不全或膈肌萎缩,造成全膈或部分膈不正常的上升或高位。膈膨出在任何年龄均可发现,常规胸部透视成人发现率约万分之一。因膈下病变或膈上病变以及急性损伤造成的膈肌位置改变,不属于膈膨出的范畴。

## 一、病因和发病机制

（一）病因

膈膨出有先天性和后天性（麻痹性）两种。

1. 先天性膈膨出　因膈的胚胎发育障碍,膈肌发育不全,随着年龄增大,膈肌逐渐伸长变薄,上升入胸腔内。整个膈或一侧发育不全,造成全膈或单侧或部分性膈膨出。先天性膈膨出常合并其他畸形,例如同侧肺发育不全、胃逆转、肠旋转不良和异位高肾等。

2. 后天性膈膨出　由于损伤膈神经,造成一侧或双侧膈肌萎缩,使膈升高。膈神经受损的原因有:①最常见者为肿瘤侵犯或压迫(肺癌转移至纵隔淋巴结、纵隔肿瘤、心包或心脏恶性肿瘤或胸膜间皮细胞瘤或胸壁纤维细胞瘤)。②巨大的主动脉弓部瘤压迫左膈神经。③炎症感染(肺炎、肺脓肿、纵隔炎、膈下感染和纵隔巨大的淋巴结结核均可损伤膈神经)。④膈神经周围部分受损伤(肺癌切除、心包切除或胸腺切除术中切断膈神经;心内直视手术时膈神经被心包腔内的冰屑冻伤)。⑤因创伤、传染病、肿瘤或脊椎结核在颈椎水平压迫第3~5胸神经。⑥中央神经系统疾病(感染性多发性神经根炎)。⑦传染病累及膈神经(脊髓灰白质炎、单纯疱疹、带状疱疹、白喉)、乙醇或铅中毒和变态反应(注射抗破伤风血清后)。

（二）病理

膈膨出多见于左侧,双侧罕见,因右侧膈神经分支较多,故部分性膈膨出常见于右侧,男性多于女性。

先天性膈膨出的病例膈神经无异常,只是膈肌纤维变薄。病变严重者,肌纤维缺如,膈薄如一张半透明膜,由胸膜、筋膜和腹膜构成。后天性膈膨出的肌纤维呈退化或萎缩,变薄的部分由弹性纤维组织组成。

（三）病理生理

单侧膈肌丧失功能使肺活量减少33%。膈肌升高和矛盾运动使患者肺脏受压,膨胀不全,换气功能受损。此外,膈肌担负全部通气量的60%。因此,在主要以腹式呼吸的幼婴,限制通气功能的症状尤为严重。

完全性膈膨出改变食管进入胃的角度,引起胃反流。左膈膨出时胃底上升并可能扭转,使食物通过贲门或幽门时受阻。部分膈膨出较少引起呼吸症状,但可使肝或肠襻嵌入。

## 二、诊断

（一）临床表现

1.症状　大多数完全性膈膨出和几乎所有部分性膈膨出的病例均无症状,只在 X 线检查时被发现。膈膨出的主要症状有呼吸道和胃肠道两组,先天性与后天性膈膨出的症状近似,但儿童和成人的临床表现各异。

完全性膈膨出的新生儿和幼婴常有呼吸急促而不规则,啼哭或吸奶时呼吸困难,严重者出现发绀。

在儿童,完全性膈膨出可引起呼吸困难。患儿易患慢性支气管炎,反复肺炎。某些患儿有不明原因的胸痛和非典型的胃肠道症状,如食欲不佳、体重不增或间歇性肠梗阻等症状。活动时有轻度或中度呼吸困难,一般无发绀。

成年人左膈膨出的常见症状为下咽困难、上腹牵拉感或胀痛、胃烧灼感和嗳气。当平卧、头低位或饱食后胃肠道症状常加重,改为侧卧位则缓解。呼吸道症状为活动时呼吸困难、气短,饱食后或平卧时更明显,患者带有咳嗽、喘鸣和患侧反复肺部感染。大多数患者常因呼吸道感染就医时才被发现。

2.体征　完全性膈膨出的新生儿和幼婴查体可发现患侧胸壁呼吸运动受限,叩诊为浊音,无肺泡呼吸音,但可能听到肠鸣音。气管和心脏向对侧移位、扁腹平,肝脾常不易触及。在吸气时健侧上腹部先鼓起,两侧活动不对称。

在儿童,当膈完全膨出高位时可有深吸气时患侧下胸过度伸展,被称为 Horner 征。患侧下胸叩浊,腹部呈舟状,其他体征与新生儿相同。

成年患者体征与儿童类似,但其体征对诊断帮助不大。

（二）辅助检查

1.X 线表现　膈膨出主要靠 X 线检查做出诊断。胸透可发现患侧横膈高位,可升到第三、四肋间隙高度,膈下紧贴胃,膈肌活动受限或消失,心脏移向健侧,吸气时更明显。后前位胸片显示上升的膈肌厚度明显变薄,像一条光滑完整的曲线。观察全膈时须做斜位或侧位胸片。胸部透视检查可见后天性膈膨出时,上升的膈也有运动,但矛盾运动不很明显。

2.胃肠道造影或钡灌肠检查　可发现升高的胃或结肠、颠倒的胃或合并扭转,其上有一完整无缺的薄膈。

3.肝扫描、肺扫描　显示高位的膈,磁共振更有助于鉴别诊断。

## 三、鉴别诊断

（一）膈疝

为先天性或后天性原因导致腹腔内脏器通过膈肌缺损处进入胸腔形成。胸透时亦可见膈肌局部隆起,但于膈上隆起部分可见胃肠或肠腔的空腔影,在胸透下借助于气腹的技术进行检查,患者直立时气体升入胸腔为膈疝,如存留于膈下则为膈膨出。胃肠道造影或钡灌肠更能看清楚升高的胃或结肠与膈肌的关系。

（二）横膈肿瘤

极少见,多无特异症状。X 线检查可见膈肌上面显示边缘光滑的圆形或卵圆形致密阴影,可随膈肌运动而上下移动,其形态和大小不随呼吸而改变,诊断性气腹有助于诊断。

（三）肺底积液

肺底积液患者于 X 线检查时常可见患侧"膈肌抬高"影，一般在改变体位行胸透或 B 超检查后即可区分。

## 四、治疗

1. 无临床症状的膈膨出不须处理。膈膨出无药物可治，如有症状可对症治疗。因膈神经麻痹造成的后天性膈膨出，有可能逐渐改善，可观察 1 年左右，不急于手术处理。

2. 新生儿和婴儿如因膈膨出合并严重呼吸困难，应急诊手术，否则将导致死亡。由于胃扭转而引起严重的消化症状，手术疗效最佳。

3. 老年患者反复合并严重的呼吸道症状，损害肺功能者应考虑手术。

4. 不能排除膈疝或肿瘤的病例也应手术探查。手术是将薄弱部分重叠缝合。

（袁源）

# 第三节　膈肌肿瘤

膈肌的原发性肿瘤罕见，多是转移癌。

## 一、病因及发病机制

（一）病因

1. 原发性恶性膈肌肿瘤　大部为纤维组织、肌肉组织、血管组织和神经组织发生的肉瘤，其中以纤维肉瘤最多见，次为神经源性细胞肉瘤。

2. 继发性恶性肿瘤　可直接由邻近器官的肿瘤蔓延而来，亦可通过血行或淋巴转移至横膈。多数自肺、食管、胃、肝、胆囊转移，亦可来自后腹膜、肠道、生殖器、甲状腺、肾脏。尽管邻近的器官组织的恶性肿瘤，如胃癌、肝癌、胆囊癌、肺癌、结肠或盆腔和后腹膜的恶性肿瘤，经常直接侵犯或转移累及膈肌，但通常与原发肿瘤相连或者是胸部或全身性转移性肿瘤的一部分。

3. 先天性和后天性囊肿　先天性良性肿瘤有先天性单纯囊肿和内衬纤维组织的先天性囊肿；后天性囊肿可由创伤后血肿或脓肿所遗留形成囊肿，以及棘球蚴病等疾病所引起。

（二）病理

膈肌肿瘤中，良性（包括囊肿）占 40%，恶性肿瘤占 60%，比例为 2∶3。良性肿瘤以脂肪瘤最为常见，其他有纤维瘤、间皮瘤、血管瘤、神经纤维瘤、神经鞘瘤、纤维肌瘤、淋巴管瘤、畸胎瘤、错构瘤、皮样囊肿等。恶性肿瘤以纤维肉瘤最常见，其他文献有报道的恶性肿瘤还有脂肪肉瘤、横纹肌肉瘤、神经源性肉瘤、平滑肌肉瘤等。

## 二、诊断

（一）临床表现

良性肿瘤和囊肿多无症状，多数在胸部 X 线检查时发现。恶性肿瘤常有胸背痛；侵犯膈神经时可有肩部和上腹部放射性疼痛、呃逆和咳嗽（与膈神经的感觉纤维受刺激有关），严重者可引起膈麻痹；部分患者合并胸腔积液或腹水；巨大肿瘤挤压肺可引起呼吸困难等压迫症状。肿瘤向腹腔生长可产生胃肠道症状和肝区剧痛。有报道膈肌恶性肿瘤可引起杵状（趾）和骨关节肿痛等类似肺性骨关节病的表现，切除肿瘤后症状缓解。膈结核或包虫病还有其特有的症状，通常无特异性体征。

（二）辅助检查

X线检查是发现和诊断膈肌肿瘤与肿块的主要方法。常规X胸片显示膈面上的球形或块状阴影，随膈肌上下活动。良性者多数表面光滑，恶性者多呈分叶状。当恶性肿瘤侵犯膈神经时可引起膈肌麻痹的表现。可伴有胸腔积液或腹水。病灶体层、CT或MRI检查有助于鉴别。必要时可进行人工气胸或气腹、胸腔镜或腹腔镜可同时做活检，有利于证实诊断。

### 三、鉴别诊断

主要与肺底积液、包裹性胸腔积液、膈疝相鉴别。

（一）肺底积液

肺底积液X线检查可呈现"膈肌抬高"的征象，但变动体位后往往可使真正的膈肌出现，胸部B超检查也可鉴别。

（二）包裹性积液

包裹于膈肌表面者易与膈肌肿瘤相混淆，但后者部分患者可见阴影内有钙化影，胸部B超检查可区分液体性包块或实质性包块。

（三）膈疝

膈疝可使膈肌局部向胸腔内隆起，且表面光滑，但于胸腔内常可见腹部空腔脏器如胃和肠疝入胸腔所致的不规则透明区，有时还可见内有液平面。胸部听诊部分患者可闻及肠鸣音。消化道钡餐可供鉴别。

### 四、治疗

膈肌肿瘤应争取手术治疗，根据良、恶性及病理类型，在术后做放疗或化疗。良性肿瘤预后良好。膈肌的缺损可以直接缝合或用补片修复。

（袁源）

# 第十七章　小儿心胸外科疾病

## 第一节　小儿胸外科疾病

### 一、新生儿乳腺炎

新生儿乳腺炎(neonatal mastitis)指新生儿期发生的乳腺急性化脓性感染。可单侧或双侧发病,以单侧多见,无明显性别差异。

(一)病因

由于受母体激素的影响,新生儿乳腺常分泌少量乳汁,家长挤压乳腺排出分泌物,导致乳头破损引起细菌感染。致病菌多为金黄色葡萄球菌或溶血性链球菌。

(二)诊断要点

1.患儿有感染中毒症状、发热、拒奶、哭闹不安。

2.乳腺明显红肿、压痛、皮温增高。

3.形成脓肿时有波动感,脓肿可穿破皮肤导致流脓。

4.同侧腋窝淋巴结肿大、压痛。

5.穿刺可抽出脓液,并做细菌培养和药物敏感试验。

6.化验检查白细胞计数升高,核左移。

(三)治疗

1.全身应用抗生素　先选用对金黄色葡萄球菌敏感的抗生素,待药敏结果出来后再调整抗生素。

2.局部治疗

(1)用鱼石脂软膏或金黄散外敷。

(2)局部理疗。

(3)如有脓肿形成,应早期切开引流。

### 二、青春期前乳房增生

青春期前乳房增生(prepubertal breast hypertrophy)是小儿外科门诊患者中常见的疾病,男女皆可发生,以5～8岁女孩多见。

(一)病因

尚不清楚。可能与卵巢暂时性分泌少量雌激素引起体内雌激素增高有关,或与服用含激素的营养液有关。

(二)诊断要点

1.一侧乳头下出现小肿块,生长缓慢,无疼痛或仅有轻微胀痛,并可见乳晕增大。

2.肿块直径2～3cm,质硬、不活动、无压痛。

3.肿块持续半年至一年可自行消退,少数可存在至青春期。

4.一般不做穿刺检查,以免损伤乳腺组织。

5.化验检查可见血中雌二醇稍增高,而促性腺激素正常。

(三)治疗

乳腺肿大多可自行消退,一般无须治疗。注意观察乳腺肿块的变化,如肿块逐渐增大明显,甚至超过 3cm,应考虑肿瘤可能。

### 三、男性青春期乳房发育

男性青春期乳房发育(male breast pubertal hypertrophy)是指青春期男性双乳房增大,乳晕明显,外观似少女乳房,多数无明显不适,但可引起患儿不安。

(一)病因

病因尚未完全阐明,可能与睾酮分泌减少或雌激素分泌增多有关。

(二)病理

乳房增大主要是纤维性的实质和乳腺管系统的增生,逐渐增生的纤维发生玻璃样变,增生的上皮也逐渐退化,最后消失。

(三)诊断要点

1.多见于 10～16 岁青少年,单侧或双侧同时发生,

2.乳晕下可触及扁圆形肿块,质硬、有轻度压痛。肿块一般不超过 3cm,整个乳房也增大,症状持续 2～3 年后逐渐消失。

3.阴茎和睾丸也增大,有阴毛生长。

4.化验检查可见 24h 尿雌二醇/睾酮比值增高。

(四)治疗

1.大多数可自行消退,无须治疗。

2.极少数乳腺肥大不消退者,可行手术切除整形。

### 四、先天性食管闭锁

先天性食管闭锁及气管食管瘘(congenital esophagealatresia and tracheoesophageal fistula)是一种严重的发育畸形,每 3000 个新生儿中就有 1 例,多见于早产未成熟儿,常伴有心血管系统、泌尿系统或消化道等其他畸形。

(一)病因

胚胎早期,前肠壁两侧各出现一条纵沟向管腔内凹陷,管腔内相应部位出现两条纵嵴。当两条纵嵴发育逐渐靠拢后,将前肠分隔为腹侧的气管和背侧的食管。胚胎第 5～6 周,原始食管上皮增生填充管腔,随后上皮细胞间出现空泡化,管腔再通,形成正常食管。如果食管的空泡化或再通出现障碍,就形成食管闭锁;若前肠分隔不全,则形成食管气管瘘。

(二)病理及分型

根据食管闭锁与食管气管瘘的关系分为五型。

Ⅰ型:占 4%～8%,食管上、下段均闭锁,无食管气管瘘,两盲端的距离较远。

Ⅱ型:占 0.5%～1%,食管近端有瘘管与气管相通,食管远端盲闭。

Ⅲ型:最常见,占 85%～90%,食管上段闭锁,下段有瘘管与气管相通。两盲端的距离超过 2cm 为ⅢA,距离在 2cm 以内为ⅢB,ⅢB 食管一期吻合多能成功。

Ⅳ型:占 1%,食管上、下两段皆与气管相通形成瘘。

Ⅴ型:占 2%～5%,单纯气管食管瘘而无食管闭锁,瘘管常在食管与颈部气管之间,称为 H 形瘘管。

(三)诊断

1.临床表现

(1)胎儿期由于不能吞咽羊水,母亲产前检查有羊水过多。

(2)新生儿出生后不断有唾液从口腔和鼻腔溢出,是由于患儿不能吞咽唾液所致。

(3)典型症状是患儿第一次进食后出现呛咳、呼吸困难及发绀等,抽出口腔及呼吸道的液体后症状缓解,再次吸奶时又发生同样症状。

(4)新生儿肺炎症状,主要表现为发热、呼吸困难、鼻翼扇动,双肺可闻及啰音。

(5)Ⅲ型及Ⅳ型患儿腹部膨胀,叩诊呈鼓音,这是因为呼吸道的气体经气管食管瘘进入胃肠道所致。而Ⅰ型和Ⅱ型远端食管无瘘管与气管相通,胃肠道无气体,腹部呈平坦瘪塌状。

(6)胃管不能进入胃腔。

2.X 线检查

(1)腹部平片可见肠腔无气或大量胀气,根据食管远端有无瘘管而定。

(2)食管碘油造影检查可以显示近端盲端的部位,注意每次仅用 1mL 碘油,检查完毕后立即抽出碘油,不可行吞钡检查。

3.诊断要点

(1)第一次进食后出现呛咳、呼吸困难及发绀,抽出口腔及呼吸道的液体后症状缓解,再次进奶又发生同样症状。

(2)胃管不能进入胃腔内。

(3)食管碘油造影检查可以确定食管闭锁及近端盲端的部位。

(四)治疗

必须手术治疗,术前必须充分准备,以提高患儿的耐受力,准备时间应在 12～24h 内完成。

1.术前准备

(1)保暖,患儿睡温箱,预防新生儿硬肿症。

(2)补液,40mL(kg·d)。

(3)吸引,每 15min 吸引一次口腔、食管和呼吸道分泌物。

(4)使用维生素 K、维生素 C 及抗生素治疗肺部感染。

2.手术治疗

(1)闭锁盲端相距在 2cm 以内,可开胸或在胸腔镜下行一期食管吻合术。

(2)盲端距离在 2cm 以上,则行瘘管结扎及胃造口术,2～3 个月后延期行食管吻合术,也可一期行食管替代手术。

(五)预后

本病预后与诊治的早晚、新生儿出生体重及合并畸形有关。治疗早、体重大于 2500g、无其他畸形,手术成活率在 90%以上。

应长期随诊,了解有无食管狭窄或胃食管反流的发生。

### 五、先天性隔疝

先天性膈疝(congenital diaphragmatic hernia,CDH)指腹腔内部分脏器穿过先天性发育不全的膈肌缺损处进入胸腔,为新生儿常见的畸形之一。按其发生部位可分为胸腹裂孔疝、食管裂孔疝和胸骨后疝三种。

(一)胸腹裂孔疝(Bochdalek'shernia)

1.病因　胚胎早期,胸腔和腹腔是一个相互贯通的体腔,在胚胎第8~10周才形成横膈,将胸腔与腹腔分开。由于某些因素使膈肌发育延迟或停顿,就会出现薄弱区或缺损,腹腔内脏就会通过这些部位进入胸腔形成胸腹裂孔疝。

2.病理　由于左侧膈肌闭合较右侧晚,故左侧多见,占85%~90%。疝内容物最常见的为小肠,其次是肝脏、胃、脾脏,这些脑器也可进入胸腔。中肠进入胸腔后可发生肠旋转不良。腹内脏器进入胸腔后压迫肺脏,导致肺发育不良。

3.诊断

(1)临床表现

1)患儿出生后出现呼吸困难、发绀,且呈进行性加重。

2)患侧呼吸运动减弱,心尖搏动向健侧移位,叩诊为鼓音或浊音,呼吸音减弱或消失,有时可闻及肠鸣音。

(2)X线检查

1)胸片:纵隔向健侧移位,胸腔内可见充气肠管,有时见肝、脾阴影,患侧肺明显受压。

2)胃肠道碘油造影检查:能更清楚地了解疝入胸腔内的肠管情况。

4.治疗　新生儿发病有明显呼吸困难时应急诊手术,无明显呼吸困难则择期手术。

左侧膈疝可经腹手术,其优点为进入胸腔内的腹内脏器容易复位,同时处理消化道畸形,手术创伤小。右侧膈疝则需经胸手术,也可经腹腔镜或胸腔镜手术。

5.预后　预后取决于肺发育不全的程度和有无合并其他畸形。

6.随诊　应长期随诊,了解患侧肺发育情况,直到肺功能基本恢复正常为止。

(二)食管裂孔(hiatus hernia)

1.病理及分型

(1)食管裂孔滑动疝:由于膈食管韧带、膈肌脚、胃悬韧带发育不良和松弛,使食管裂孔明显增大,导致食管腹腔段、贲门及部分胃底进入胸腔。当平卧位或腹压升高时进入胸腔,立位或腹压降低时则回到腹腔,故称为滑动疝。由于抗反流机制改变,常合并胃食管反流。

(2)食管裂孔旁疝:胃底、胃体及胃大弯疝入胸腔,而贲门位置仍在膈下,故很少发生胃食管反流。

2.诊断要点

(1)食管裂孔疝无并发症时,无明显症状。

(2)胃食管反流症状(见后述"胃食管反流"部分)。

(3)食管裂孔旁疝并发胃扭转时,有剧烈腹痛、呕吐、呕血等症状。

(4)辅助检查,如胸片见胃泡位于胸腔内。钡餐或碘油造影检查可清楚显示胃进入胸腔,还可发现胃扭转。对滑动疝应采取卧位和立位两种体位检查,了解食管腹腔段、贲门及胃底的滑动情况。

(5)胃食管反流的检查(见后述"胃食管反流"部分)。

3.治疗

(1)非手术治疗:随着小儿的生长发育,饮食及体位改变,症状可自行消失,所以1岁以前应保守治疗。措施包括:①少量多次黏稠饮食。②睡眠时头高脚低位。③纠正营养不良。④抗酸药,包括 $H_2$ 受体拮抗剂和促胃肠动力剂。

(2)手术治疗:适应证有3个方面。①非手术治疗无效者。②胸腔内胃泡较大尤其位于右侧者。③食管炎并发溃疡出血、瘢痕狭窄者。手术方法是开腹或腹腔镜等尼森(Nissen)胃底折叠术。

4.预后　保守治疗有50%以上可以治愈,手术有90%~95%可获得满意效果。

5.随诊　术后注意有无反流复发、食管狭窄等并发症。

## 六、膈膨升

膈膨升(eventration of the diaphragm)是由于先天性或获得性原因引起膈肌张力异常降低而向胸腔过度抬高。

(一)病因

1.先天性膈膨升　在胚胎发育过程中,膈肌发育障碍,膈肌不生长或部分生长,导致膈肌薄弱,出生后出现膈膨升。

2.后天性膈膨升　由于膈神经损伤,使膈肌张力降低,而出现膈肌异常抬高。

(二)病理

1.先天性膈膨升其膈神经发育是正常的。

2.横膈如有部分横纹肌生长,其肌纤维是正常的,但结构菲薄。

3.如无横纹肌生长,则横膈仅由胸膜和腹膜构成。

4.膈抬高后导致肺组织受压改变,但对肺发育影响较少。

(三)诊断要点

1.有反复肺部感染的病史。

2.有呼吸困难、发绀等症状。

3.患侧呼吸运动减弱,纵隔移位、呼吸音减弱或消失,有时胸部可闻及肠鸣音。

4.X线检查

(1)胸片可见一侧横膈明显抬高,膈的弧度光滑不中断,其下方为胃肠阴影。

(2)胸透可观察膈肌运动情况。

(四)治疗

1.无症状或其他疾病行X线检查发现的膈膨升不需治疗。

2.保守治疗　适用于有轻度呼吸困难者。

(1)坐位或半卧位,减轻腹内脏器对肺的压迫。

(2)保持呼吸道通畅。

(3)吸氧。

(4)抗生素控制肺部感染。

3.手术治疗　适应证有保守治疗无效者;有明显发绀、气急者;合并有消化道绞窄症状者。手术方法采用经胸或经腹膈折叠术,手术也可在胸腔镜或腹腔镜下完成。

### 七、食管失弛缓症

食管失弛缓症(esophageal achalasia)指先天性食管贲门部肌肉持续痉挛导致食管下端功能性梗阻、近端食管扩张与肥厚，又称贲门痉挛或巨食管症。本病多见于成年人，小儿较少见。

（一）病因

尚不清楚，可能与食管下端肌间神经丛中的神经节细胞发育不良有关，也可能与感染、中毒或维生素缺乏等原因引起的神经节细胞退行性变有关。

（二）病理

1. 正常情况下，食物下咽后刺激食管引起贲门暂时性舒张开放，食物通过后贲门恢复紧闭。

2. 发生失弛缓症时，吞咽食物时食管下端括约肌不能松弛而出现梗阻。

3. 长期慢性梗阻，导致食管近端扩张、肥厚，局部黏膜发生慢性炎症，黏膜水肿、溃疡，最后形成瘢痕狭窄。

（三）诊断要点

1. 吞咽困难、呕吐、营养不良、贫血等。

2. 胸骨后胀痛。

3. 咳嗽、哮喘及吸入性肺炎等症状。

4. 食管钡餐检查见食管下端及贲门部明显狭窄，近端扩张，呈"漏斗"形。

5. 食管下端括约肌压力测定，高压带压力明显升高，超过 4kPa(30mmHg)。

（四）治疗

1. 新生儿或小婴儿一般采用非手术治疗，如口服解痉药物或行食管扩张。

2. 1 岁以上小儿则需手术治疗，可开腹或腹腔镜下行食管下端及贲门肌肉纵行切开术(Heller 手术)。

### 八、胃食管反流

胃食管反流(gastroesophageal reflux,GER)是由于食管下端抗反流功能缺陷而引起的胃或十二指肠内容物反流入食管的一种病理状态。

正常新生儿及小婴儿由于抗反流机制发育不成熟而存在生理性反流，随着机体的发育，90%的小儿在 18 个月内症状消失，若反流症状持续存在则为病理性反流。

（一）病因

1. 食管下端括约肌功能不全，压力降低。

2. 食管的蠕动和廓清能力降低。

3. 食管下端及贲门处的解剖结构改变，如食管裂孔疝。

4. 胃排空障碍也能引起反流。

（二）病理

由于经常有大量酸性胃内容物反流入食管，损伤了食管黏膜，发生浅层食管炎，黏膜充血水肿，浅表溃疡。反流严重时，溃疡可深及黏膜肌层，发生出血、纤维组织增生、局部纤维化，最后形成瘢痕狭窄。

（三）诊断

1.临床表现

（1）反复呕吐、营养不良、生长发育迟缓。

（2）食管炎，如胸骨后烧灼感、呕血、便血等。

（3）反复呼吸道感染、窒息。

2.特殊检查

（1）食管吞钡检查：透视下可见钡剂反流入食管，还可发现食管狭窄的部位及长度。

（2）食管测压检查：食管下端高压区压力降低，压力低于 1.33kPa［正常（3.3±1.3)kPa］。

（3）食管下端 pH 24h 监测：是诊断该病的"金标准"。正常食管下端 pH 为 5~7，而 GER 时食管下端 pH<4 时间占总监测时间 4％以上。

（4）放射性核素扫描：反流时食管下段放射性核素浓聚，还可发现胃排空延迟和吸入性肺炎。

（5）纤维内镜检查：主要了解食管炎的严重程度及狭窄情况。

（四）治疗

1.保守治疗

（1）少量多次黏稠饮食。

（2）半卧位或床抬高 30°卧位。

（3）纠正营养不良。

（4）药物治疗，如促胃肠动力剂如甲氧氯普胺、多潘立酮等，还可服用抗酸药物如西咪替丁、雷尼替丁等。

2.手术治疗　适应证有连续保守治疗 6 周无效；反复吸收性肺炎或窒息；严重食管炎并发反复出血、贫血或食管狭窄。手术可经腹或腹腔镜下行 Nissen 胃底折叠术，有胃排空延迟者加幽门成形术。

（五）预后

90％采用保守治疗可痊愈，仅 10％需手术治疗，手术 95％可取得满意效果。术后有 5％出现并发症，如胀气综合征、食管狭窄、肠粘连等。

## 九、脓胸

（一）急性脓胸

急性脓胸（acute empyema）指胸膜的急性化脓性感染，导致胸腔积脓。多发生于婴幼儿。

1.病因　常见的致病菌为金黄色葡萄球菌，其次为肺炎链球菌、链球菌及革兰阴性杆菌，有时为混合感染。以金黄色葡萄球菌肺炎引起的脓胸最多见，其他有支气管扩张、肺脓肿等。

感染途径有：①肺部感染。②继发于败血症或脓毒败血症。③邻近脏器感染蔓延，如膈下脓肿、肝脓肿。④胸腔的开放性损伤感染。

2.病理

（1）早期为浆液性渗出，随着细菌和白细胞的增多和破坏，脓液变稠。

（2）大量积脓，导致肺受压和纵隔移位。

（3）脓液中含有大量纤维素成分，引起胸膜粘连，影响呼吸运动。

3.诊断要点

（1）肺炎治疗好转后又突然加重，体温下降后又升高。

(2)患侧胸廓饱满,呼吸运动减弱,叩诊为浊音,听诊呼吸音减弱或消失。

(3)纵隔向对侧移位。

(4)胸片和B超检查有胸腔积液。

(5)化验检查白细胞增高、核左移。

(6)胸腔穿刺抽出脓液。

4.治疗 原则是控制感染,排出脓液,恢复肺的呼吸功能,改善患儿的全身情况。

(1)全身抗感染治疗:选用广谱抗生素联合用药,待细菌培养结果出来后根据药敏试验选择敏感抗生素。

(2)支持疗法:多次少量输新鲜血或血浆,提高机体的抵抗力。

(3)穿刺抽脓:适用于脓液稀薄且全身中毒症状轻的患儿。应在B超定位下行穿刺抽脓,抽完脓液后可向胸腔内注入抗生素,开始每日抽脓一次,以后隔日一次,直到仅能抽出少量脓液为止。

(4)闭式引流术:适用于脓液黏稠、抽脓后脓液积聚很快或出现液气胸者。

(二)慢性脓胸

慢性脓胸(chronic empyema)主要是由急性期治疗不及时或不彻底演变而来。

1.病理 由于纤维组织增生,造成胸腔广泛粘连,脏层胸膜肥厚,形成纤维板限制肺的扩张。肥厚的壁层胸膜使肋间隙变窄,影响胸廓运动。

2.诊断要点

(1)有急性脓胸治疗不及时或不彻底的病史。

(2)出现胸廓塌陷、肋间隙狭窄、呼吸运动减弱。

(3)叩诊为浊音,听诊呼吸音消失。

(4)X线检查提示胸膜肥厚粘连,纵隔向患侧移位。

(5)CT扫描更能准确地反映胸膜肥厚、粘连的程度及范围,残余脓腔的部位及大小。

3.治疗

(1)选用敏感抗生素。

(2)扩大创口,保证胸腔引流通畅。

(3)支持疗法:提高机体抵抗力。

(4)纤维板剥离术:适用于胸膜增厚、粘连严重,影响肺的扩张者。

## 十、胸廓畸形

(一)漏斗胸

漏斗胸(pectus excavatum)是以胸骨体下端及剑突为中心的胸骨及相连的肋软骨向内凹陷,形成漏斗状的前胸廓畸形。严重者影响患儿的呼吸和循环功能。

1.病因 至今尚不清楚,可能与下列几种因素有关:

(1)膈肌的中心腱过短,附着于胸骨体下端和剑突的膈肌牵拉所致。

(2)遗传因素:有父子或兄弟发病的报道。

(3)胸骨与肋软骨发育异常。

2.病理 胸骨体下端及剑突向内凹陷,深浅不一,随年龄增长而加重。严重者胸骨体后缘与胸椎前缘相距仅1～2cm,心脏向左侧胸腔推移,肺也受压,从而影响呼吸循环功能。

3. 诊断要点　本病的诊断很容易,从外观上就可作出正确诊断。但必须了解漏斗胸的深度、范围、左右是否对称以及对心肺的压迫情况,需做以下检查:

(1)仰卧位测量凹陷部的容水量。

(2)胸片:正位片了解心脏有无移位和形态变化,侧位片测量胸骨体后缘与胸椎前缘之间的最小距离,距离越近,心肺受压愈重。

(3)心电图:大多数有心电图异常,如不完全传导阻滞或心肌受损。

(4)CT、MRI 检查:能更准确地反映其严重程度及心肺受压情况。

4. 治疗　由于畸形不能自行矫正,且随年龄增长而逐渐加重,故应手术治疗。手术年龄以 3~6 岁为佳,手术的目的是矫正凹陷胸骨,改善外观,解除心肺压迫。

手术方法有以下几种:

(1)胸骨翻转术:术后外观矫正满意,不需做内固定,但创伤大,易出现反常呼吸。

(2)胸骨上举术:手术简单,创伤小,但需内固定,且内固定有松动、刺破皮肤的可能。

(3)胸骨悬吊术:胸骨抬高后用钢丝悬吊起来,手术简单,创伤小,但悬吊物可致患儿活动不便,需再次手术取出钢丝。

(4)Nuss 手术及其他微创手术:为近年来新开展的术式,近期疗效满意,远期疗效有待观察。

(二)鸡胸

鸡胸(pectus carinatum)指胸骨体前凸,沿胸骨两侧的肋软骨广泛向内深陷而形成的胸廓畸形。畸形严重时,胸廓容积缩小,使心肺受压。其病因尚未完全明白。有人认为是肋骨生长发育过快,将胸骨体推向前方所致。诊断容易,望诊即可作出诊断。但必须了解心肺受压情况,需行胸部正、侧位片及心电图检查。轻度鸡胸,不影响心肺功能者,多为佝偻病后遗症,补充钙剂和增加营养,加强扩胸锻炼,畸形可以改善。鸡胸前凸明显,造成心肺受压者,应手术治疗。与漏斗胸不同的是可不处理胸骨,而是将胸骨两侧的肋软骨在骨膜下切除,再用缝线收紧两侧松弛的肋软骨骨膜,重建胸廓。

(张国明)

# 第二节　小儿胸外科常见手术

## 一、先天性食管闭锁手术

要求行食管端端一期吻合术,恢复食管通畅的连续性,并结扎气管食管瘘。

(一)适应证

确诊为先天性食管闭锁应及时手术。

(二)术前准备

1. 保暖、吸氧。

2. 禁食、吸引口腔及呼吸道分泌物。

3. 补充液体,抗生素治疗肺炎。

4. 应用维生素 K、维生素 C。

5. 经过 12~24h 准备后急诊手术。

（三）手术操作要点

1. 左侧卧位，右侧第 4 肋间后外侧切口，切开胸壁肌层至胸膜外。

2. 将胸膜壁层与胸壁分开，显露后纵隔及奇静脉。

3. 切断结扎奇静脉。

4. 在气管隆突处分离出气管食管瘘及远端食管。

5. 切断瘘管，用 0 号丝线缝合修补气管瘘。

6. 切开食管远端的盲端并游离远端食管。

7. 找到食管近端的盲端。寻找困难时可从鼻腔插入胃管至食管近端做标志。游离食管盲端。

8. 用 5—0 Dexon 线间断全层吻合近远端食管后壁，将胃管通过吻合口放入胃内，再吻合前壁。

9. 一般采用单层端端吻合术。对近远端食管内径相差较大的可将远端修剪成斜口吻合，或做套入式吻合，即吻合后壁的近端肌层和黏膜分别与远端的肌层和全层缝合两层，前壁的近端黏膜和肌层分别与远端的全层和肌层缝合两层。

10. 食管延长端端吻合法　食管闭锁两盲端距离超过 2cm，直接吻合有困难，可将近端食管的肌层螺旋形切开，而保留黏膜完整，近端食管延长后再与远端食管吻合。

11. 胸腔镜手术在第 4、5、6 肋间建立穿刺点，置入胸腔镜及操作器械，其余操作步骤同开放手术。

（四）注意事项

吻合口应无张力，局部血液循环良好。吻合口对合整齐，针距适当，无漏针。

（五）术后处理

1. 禁食、胃肠减压。

2. 吸氧。

3. 补充水分及电解质。

4. 应用抗生素治疗肺炎。

5. 定时吸引口腔及呼吸道分泌物。

（六）并发症防治

1. 吻合口瘘　吻合口张力大、血供差或缝合不仔细均可导致吻合口瘘。瘘口较小者经局部引流后可以愈合；若瘘口较大，则需手术行近端食管颈部造口术，远端食管结扎，同时胸腔引流。

2. 吻合口狭窄　由于吻合时食管内翻过多或局部感染引起，术后 2 周行食管钡餐检查，了解有无吻合口狭窄，如有吞咽困难应行食管扩张术。

3. 新生儿肺炎　术后肺不张引起肺部感染。

4. 胃食管反流　可能与食管下端括约肌发育不全有关。

## 二、后外侧膈疝修补术

后外侧膈疝修补术要求将疝进入胸腔内的腹内器官复位，消除对肺组织的压迫，并修复缺损的膈肌。

（一）适应证

1. 新生儿后外侧膈疝有明显呼吸困难者应急诊手术。

2.婴儿和儿童有轻度呼吸困难可行择期手术。

（二）术前准备

新生儿期急诊手术的准备如下：

1.禁食、胃肠减压。

2.保暖、吸氧。

3.纠正脱水及酸中毒。

4.应用维生素 K、抗生素防治肺炎。

（三）手术操作要点

1.左侧疝采用上腹横切口或肋缘下斜切口。

2.进腹后找到膈肌缺损处，因胸腔内为负压，疝内容物复位困难，应拉开缺损边缘使空气进入胸腔内或经缺损处插入导尿管，向胸腔内注入空气，消除负压，使胃肠道及脾脏复位。

3.有疝囊时应切除疝囊，褥式缝合修补膈肌缺损。缺损较大无法直接缝合者，可用涤纶布或硅胶膜修补。

4.缝合前胸腔留置导尿管，最后一针打结前从导尿管抽出胸腔内的空气，拔出导尿管后打结，可不放胸腔引流。

5.检查有无 Ladd 索带压迫十二指肠，整理肠管，逐层关腹。

6.腹腔镜手术可经脐、左上腹、右上腹置入腹腔镜及操作器械，其他手术步骤同开放手术。

（四）术后处理

1.禁食、胃肠减压，胃肠道功能恢复后进食。

2.吸氧　鼻导管吸氧或呼吸机辅助呼吸，严重肺发育不良的新生儿使用体外膜肺氧合器，改善患儿的呼吸功能。

3.保暖、补充液体、抗生素防治肺部感染。

（五）并发症的防治

1.呼吸窘迫综合征　由于严重的肺发育不良，影响患儿的呼吸功能，应用体外膜肺氧合器可以提高成活率。

2.气胸　关闭膈肌前未抽尽胸腔内的气体。大量气胸引起压迫症状时应做闭式引流。

3.肠梗阻　并存肠旋转不良未处理或术后肠粘连引起。

## 三、食管裂孔疝手术

（一）手术名称

食管裂孔疝修补＋Nissen 胃底折叠术：修补扩大的食管裂孔，将胃底包绕食管下端防止胃内容物反流入食管。

（二）适应证

1.连续保守治疗 6 周无效者。

2.有反复吸入性肺炎或窒息。

3.严重食管炎并发反复出血、贫血或食管狭窄。

（三）术前准备

1.纠正贫血，使血红蛋白达到 100g/L。

2.应用抗生素控制肺部感染。

3.改善营养不良,提高患儿的耐受力。

4.术前上胃管。

(四)手术操作要点

1.上腹部正中切口或横切口。

2.进腹后游离肝镰状韧带及三角韧带,将肝左叶拉向右侧腹。

3.将胃及食管向下牵拉,结扎胃短血管游离胃底。切开膈食管膜,游离食管下端4cm长。

4.处理疝囊,修补缩小食管裂孔,其大小保留通过一个食指。

5.将胃底从食管后包绕一周,胃底与食管肌层间断缝合4针固定。缝合方法是从胃底前壁浆肌层→食管浆肌层→包绕食管后相对应的胃底浆肌层。第一针必须在胃食管连接处,包绕食管长2～3cm。

6.轻轻收紧缝线打结,胃包绕与食管的间隙以通过成人食指为度。

7.有胃排空延迟或迷走神经损伤时应行幽门成形术。

8.腹腔镜手术可经脐、左上腹、右上腹置入腹腔镜及操作器械,其他手术步骤同开放手术。

(五)术后处理

1.胃肠减压5～7d。

2.禁食期间补充液体及电解质。

3.应用抗生素防治肺部感染。

4.支持疗法。

(六)并发症防治

1.胃胀气综合征

(1)术后彻底胃肠减压,防止胃管脱落。

(2)术中避免损伤迷走神经,保持胃正常的蠕动功能。

(3)胃底包绕食管不能太紧太长。

2.吞咽困难

(1)早期食管下端炎症水肿,经胃肠减压可缓解。

(2)胃底包绕食管太紧太长所致。包绕长度不能超过3cm,包绕的松紧以食管与胃底之间可通过成人食指为准。吞咽困难明显者应行食管扩张,无效则再手术。

(3)术前食管本身有瘢痕狭窄未发现,狭窄严重者应行结肠代食管手术。

3.反流复发 包绕食管的胃底滑脱所致。

4.食管旁疝 胃从食管裂孔再疝入胸腔形成食管旁疝,应手术复位修补裂孔。

5.肠梗阻 主要原因为肠粘连或术后肠套叠,经保守治疗无效者应早期手术探查。

## 四、膈膨升手术

(一)手术名称

膈肌折叠术:重叠缝合薄弱的膈肌,增强膈肌的张力,降低膈肌的高度。

(二)适应证

1.呼吸困难、内科保守治疗无效。

2.有明显发绀、气急及反复呼吸道感染。

3.合并消化道绞窄症状。

(三)术前准备

1.控制肺部感染。

2.吸氧、改善呼吸困难。

3.纠正脱水、电解质紊乱。

(四)手术操作要点

1.右侧膈膨升经胸切口,左侧可经胸或开腹手术。合并胃肠道绞窄者应经腹手术。

2.经腹手术

(1)左上腹横切口或肋缘下斜切口。

(2)进腹后将胃、小肠、结肠及脾脏推开,显露横膈。

(3)将膈肌尽量提起,前后部分隔膜靠拢,在根部用 7 号丝线做一排褥式缝合,使两层膈肌固定。

(4)将折叠部分的膈肌翻向前方,行褥式缝合固定,这时横膈呈三层重叠状,其肌张力加强。腹腔镜手术可经脐、左上腹、右上腹置入腹腔镜及操作器械,其他手术步骤同开放手术。

3.经胸手术

(1)后外侧第 7 肋间切口进胸。

(2)将膨升的膈肌切开成前后两半。

(3)前半膈肌向后拉缝合于第 9 肋骨固定,后半膈肌向前拉缝合于膈肌根部,此时膈肌呈两层重叠。

(4)关胸前放置引流管。

(五)术后处理

1.开胸手术胸腔引流管保持 24~48h 后拔除。

2.开腹手术术后禁食、胃肠减压,减轻胃肠道胀气,2~3d 后恢复饮食。

3.抗生素预防肺部感染。

## 五、脓胸引流术

脓胸引流术引流出胸腔内的脓液,有利于控制感染,减轻对肺组织的压迫,改善呼吸功能,减少胸膜发生粘连。

(一)适应证

1.脓液黏稠,用粗针穿刺不易抽出。

2.每日穿刺抽脓,脓液聚积很快,2~3d 未能控制感染症状。

3.脓气胸或张力性气胸。

(二)术前准备

术前拍胸片了解积液量多少,B 超检查行术前定位。

(三)手术操作要点

1.切口  一般取腋中线或腋后线第 6、7 肋间,或根据 B 超定位选择切口。

2.体位  患儿取坐位或半卧位患侧垫高 30°~45°。

3.麻醉  局部浸润麻醉或基础麻醉加局部浸润麻醉。

4.皮肤切开1～1.5cm切口,用消毒套管针经皮肤切口缓慢进针,进针部位应在下肋骨的上缘,当套管针进入胸腔后有落空感。根据胸壁的厚度调整套管内针的深度,一般胸腔内保留2～3cm,然后退出针芯,当针芯尚未完全退出前用血管钳夹住套管避免空气进入胸腔。

5.固定好套管,接水封瓶闭式引流。

如果无穿刺套管针或脓液黏稠,套管引流不畅时可用较粗的胸腔引流管引流。在引流处做2～3cm切口,切开皮肤及筋膜,用血管钳分开胸壁肌肉经肋间肌进入胸腔,随即用血管钳夹住引流管插入胸腔,调整好引流管的深度,缝合皮肤固定好引流管,接水封瓶引流。

(四)术后处理

1.全身抗感染治疗及支持疗法。

2.保持引流管通畅,防止脱落,并每日记录引流量。

3.脓液黏稠时,可用抗生素溶液冲洗胸腔。

4.鼓励患儿做深呼吸动作,促进肺扩张。

5.引流3～4d后做胸透了解肺膨胀情况。

6.体温正常、24h引流量在10mL以内,可试行夹管24～48h,夹管期间无发热、胸透肺脏无萎缩可拔除引流管。

## 六、漏斗胸手术

(一)适应证

1.严重外观畸形,Haller漏斗胸指数大于3.25。

2.有明显的心肺压迫症状,活动受限。

3.心脏畸形。

(二)术前准备

1.行CT检查,计算Haller漏斗胸指数。

2.心肺功能检查。

3.应用抗生素预防肺部感染。

(三)开放手术

1.第4肋间横切口,上、下方向分开胸大肌。

2.切开肋软骨膜,切除肋软骨。

3.第2或3肋水平楔形切开胸骨,上抬胸骨后缝合胸骨切口。

4.胸骨后置入支撑钢板。

5.缝合肋软骨膜。

6.放置引流后关闭切口。

(四)Nuss手术

1.在畸形最明显处下方肋间隙做小切口置入胸腔镜。

2.胸壁左右腋中线处做小切口,在胸腔镜监视下做胸骨后通道。

3.从左侧胸壁切口向右侧胸壁切口置入引导器。

4.胸骨后支撑板沿引导器从右侧胸壁切口经胸骨后穿至左侧胸壁切口,并翻转胸骨后支撑板完成胸骨上抬。

5.固定胸骨支撑板、退出胸腔镜后关闭切口。

（五）术后处理

1．术后常规心电监护，注意计算引流量。

2．术后 2 周逐步恢复日常生活，术后 6 周开始行深吸气及形体锻炼。

3．术后 2 年左右拔出支撑板。

（六）术后并发症

1．术后大出血　主要与术中损伤血管有关，出血量少时可观察，出血量大时需再次手术。

2．术后支撑板移位　这是较为常见的并发症，术中固定可靠、术后逐步增加运动量可减少该并发症的发生。严重的支撑板移位可能需再次手术固定。

（张国明）

# 第三节　小儿心脏外科疾病

## 一、先天性心脏病

（一）室间隔缺损

室间隔缺损是胎儿期室间隔发育不完全而造成的室间隔某一部分的缺失，形成左右心室间的异常交通，导致左心室腔内的血液向右心室分流。室间隔缺损可单独存在，也可合并其他心脏畸形。

胎儿早期，原心腔开始分隔，原始心室间孔的下方沿心室壁的前缘和后缘向上生长形成肌部及窦部室间隔。同时，房室管的前、后、背侧心内膜垫以及圆锥嵴在生长发育中汇合，并与窦部间隔融合形成膜部室间隔。若室间隔各部分在交界处发育不好或融合不好，即可形成缺损。若肌部室间隔本身发育不完善，即可形成较小的肌部室间隔缺损。若窦部和膜部均发育不良而缺如，则形成较大的混合型室间隔缺损。

1．分型　根据解剖形态学特征将室间隔缺损大体分为三种类型。

（1）膜部缺损：包括四种亚型：①单纯膜部缺损为局限于膜部间隔的小缺损，缺损四周均有白色纤维组织，有时三尖瓣隔瓣瓣膜或缺损周围的纤维组织将缺损遮盖，遮盖的纤维组织突向右心室，形成瘤样膨出，其上的缺损并非为实际的室间隔缺损。②膜部嵴下型缺损室上嵴下方较大的膜部缺损，后上方紧邻主动脉瓣右叶。③膜周窦部型缺损缺损累及膜部及窦部室间隔，缺损常较大。④左心室右心房通道型缺损由于室间隔的膜部后上缘位于左心室与右心房之间，此部位缺损时造成左心室右心房通道型缺损，临床较为少见。

（2）漏斗部缺损：为漏斗部间隔发育不良造成的缺损，分为两种亚型：①干下型缺损位于肺动脉瓣下，缺损上缘为肺动脉瓣环，经缺损可见主动脉瓣叶，缺损较大时，主动脉瓣因失去支持而脱垂造成主动脉瓣关闭不全。②嵴内型缺损位于室上嵴内，缺损四周为肌性组织。

（3）肌部缺损：缺损位于肌部室间隔的光滑部或小梁化部，位置较低。临床比较少见。

2．临床表现　室间隔缺损较小的患儿常无症状，或仅在运动时呼吸急促。室间隔缺损较大的患儿体重增加迟缓，喂养困难，发育不良，多汗，呼吸急促，易患呼吸道感染及心力衰竭。在小婴儿，心室水平左向右分流量较大时，呼吸道感染及心力衰竭不易控制。

3．诊断及鉴别诊断　大部分室间隔缺损患儿根据体征、心电图、X 线检查结果及超声心动图检查结果做出明确诊断。合并其他心脏畸形尤其是复杂畸形时应作心导管检查及心血管造影以明确室间隔缺损的位置及大小,为手术治疗提供重要的参考。

(1)全身检查:缺损较小的患儿,生长发育多为正常。缺损较大的患儿,营养发育状况较差。中度以上肺动脉压力增高的患儿哭闹后出现发绀,重度肺动脉高压的患儿安静时可见口周发绀。

(2)心脏检查:缺损较小的患儿,心脏大小多为正常,心尖搏动并不剧烈。缺损较大的患儿,心脏扩大明显时,望诊可见心前区膨隆,心尖搏动点在锁骨中线外侧,搏动剧烈。触诊于胸骨左缘第3、4肋间可扪及收缩期震颤,叩诊心界范围扩大。典型的室间隔缺损杂音在胸骨左缘第3、4肋间,可听到较为响亮而粗糙的全收缩期杂音。分流量较大者,肺动脉瓣区第二心音均有不同程度的亢进,二尖瓣听诊区可听到舒张期隆隆样杂音。肺动脉压力重度增高时,收缩期杂音减弱或消失,肺动脉瓣第二心音明显亢进。干下型缺损的震颤及杂音位置较高且震颤的感觉较为表浅。

(3)X线检查:缺损较小者的胸部X线平片上心肺显示基本正常或肺纹理稍增多。缺损较大者肺纹理明显增粗增多,肺动脉段突出,左右心室增大。合并重度肺动脉高压者,肺动脉段明显突出呈瘤样扩张,肺门血管呈残根状而肺野外围血管纤细。

(4)心电图检查:缺损较小者的心电图表现为正常或仅有左心室高电压。中等缺损者的心电图显示左心室肥厚。缺损较大者,心电图由左心室肥厚转为双心室肥厚或右心室肥厚,提示肺动脉压已明显增高。

(5)超声心动图检查:可直接探测到室间隔缺损的大小以及各心腔扩大的程度。缺损较小者各心腔改变不明显。缺损较大者左心房、左心室明显扩大。肺动脉高压时右心室腔也扩大伴有右心室壁增厚。通过测量室间隔回声脱失的距离可得知较为准确的心室间隔缺损直径以及缺损的部位。

(6)心导管检查:右心导管检查在较大的室间隔缺损继发肺动脉高压症时,对测量肺动脉高压的确切程度、评估是否有手术适应证及判断治疗预后有较重要的参考意义。大多数室间隔缺损患儿经超声心动图检查即可确诊,一般不需要心导管检查术。疑有合并其他心脏畸形时也应考虑做心导管检查确诊。

(7)心血管造影:单纯室间隔缺损者通常不需要作心血管造影检查。左心室造影可显示室间隔缺损的确切位置及大小,对于可疑的病例及合并其他心脏畸形,必要时可根据条件施行心血管造影术进行鉴别诊断。

本病需与以下疾病相鉴别:①动脉导管未闭听诊室间隔缺损为收缩期或伴有舒张期杂音,动脉导管未闭则为连续性杂音,后者X线显示主动脉结粗大,一般经超声心动图检查可予以鉴别。②房间隔缺损杂音较为柔和,且位于胸骨左缘第2、3肋间,一般经心脏超声波及多普勒检查可予以鉴别。③肺动脉瓣狭窄听诊肺动脉瓣区第二心音减弱,X线显示肺血减少,肺动脉干狭窄后扩张。

4.治疗方案及原则

(1)内科治疗:内科治疗的目的是治疗并发症,为手术做准备。分流量较大的患儿,常反复患呼吸道感染合并心力衰竭,应给予积极的抗炎及强心剂抗心衰治疗。合并重度肺动脉高压的患儿,除积极控制肺部的感染及强心治疗之外,还应辅以血管扩张药物及吸氧,以改善肺循环状况。

(2)外科治疗:绝大部分室间隔缺损患儿需外科手术治疗。缺损较小的病例最佳手术年龄在2岁左右。左向右分流量较大、症状比较严重的病例，在诊断明确后应立即接受闭合室间隔缺损的治疗，不受年龄限制，尤其对反复患肺炎及心力衰竭且经内科治疗不奏效的小婴儿，应考虑为其施行急诊手术治疗。症状不明显的病例若有要求，可以适当延缓治疗时间。重度肺动脉高压已伴有心室水平右向左分流的病例，闭合室间隔缺损常伴有较高死亡率并且不能改善症状。

外科手术治疗常规在低温体外循环下闭合室间隔缺损。室间隔缺损直径较小者可直接缝合，直径较大者需补片修补闭合心室间隔缺损。

5.预后 室间隔膜部较小的缺损可自行愈合。愈合的室间隔缺损并非缺损边缘的生长发育而汇合，而是缺损周围瓣膜组织的增生粘连遮盖或缺损边缘心内膜纤维结缔组织增生粘连形成的假性愈合，临床中前者较为常见。

缺损较大的患儿随着年龄的增长，肺血管病变逐渐加重，肺动脉压力重度增高，心内分流转为右向左的逆向分流，临床出现发绀，形成艾森－曼格综合征。最终因右心衰竭而死亡。

一些室间隔缺损很大的婴儿，在婴儿早期即可出现重度肺动脉高压，临床表现为顽固性肺炎及心衰。这类患儿若不及时手术治疗，在早期即可丧失手术机会，自然死亡率极高。

(二)房间隔缺损

房间隔缺损是一种常见的先天性心脏病。房间隔缺损可位于房间隔的不同部位。可以是单发的，也可合并其他畸形。缺损大小各异。房间隔缺损对心功能的影响取决于缺损的部位、大小，以及有无合并其他畸形。

房间隔缺损分为继发孔型房间隔缺损和原发孔型房间隔缺损。

1.继发孔型房间隔缺损 占先天性心脏病发病率的7%～24%，女性多于男性，约为(1.6～2)∶1。

(1)病因：胚胎期第4～8周，由于内因或外因影响房间隔发育，使第一隔(原发隔)吸收过多，或第二个隔生长停顿而成继发孔型房间隔缺损。内因为遗传因素如单基因突变、多基因突变或染色体异常等。外因为病毒感染、药物、放射性物质、宫内缺氧及代谢性疾病。

(2)病理：根据房间隔缺损发生的部位，可分为中央型(或卵圆孔)房间隔缺损，下腔型房间隔缺损，上腔型房间隔缺损(静脉窦型缺损)和混和型房间隔缺损四型。

典型的中央型(或卵圆孔)房间隔缺损位于卵圆窝及其边缘的区域，其四周房间隔组织完整。缺损大小差异很大。

房间隔缺损多为单发，也可多发，多发时房间隔可呈筛孔状。此型占76%。

下腔型房间隔缺损缺损位于房间隔的后下方，缺损和下腔静脉入口相延续，左心房后壁构成缺损的下缘，下腔静脉的下端和缺损的边缘相连。常存在后缘发育不良或右肺静脉异位引流。此型占12%。

上腔型房间隔缺损(静脉窦型缺损)位于房间隔后上方与上腔静脉口没有明确的界限，常合并有右上肺静脉异位引流。此型占3.5%。

混合型房间隔缺损通常合并有上述两种以上的缺损，缺损通常较大。此型占8.5%。另外还有冠状窦缺损，其特征是部分或完全缺乏冠状窦顶部与左心房之间的共同壁，也称之为无顶冠状窦。这类患者多有左上腔静脉残存。房间隔缺损的分流量不仅与缺损的大小有关，与左右心室的充盈阻力亦有关，新生儿期，左右心室的顺应性差别很小，分流量也很少，随着年龄的增长，右心室的壁变薄，右心室充盈阻力下降，而左心室的充盈阻力增加，左向右分流量逐渐增加。小缺损时多无明显的血流动力学变化。中到大缺损时肺循环血流量/体循环血流量大于 2：1，房水平的左向右分流，使右心血容量增加，早期表现为右心室扩大。肺循环血流量进一步增多，肺血管扩张，肺动脉压力升高，产生动力性肺动脉高压。晚期肺小动脉内膜增厚，中层平滑肌增生，肺血管阻力增加而发生阻力型肺动脉高压。此时，右心后负荷增加，使右心室心肌肥厚。右心房压力高于左心房，产生右向左分流，患者出现艾森曼格综合征表现，但病程进展较缓慢。中至大分流的房间隔缺损，因左向右分流，体循环血流量减少，可影响生长发育。

(3)临床表现：小缺损可无明显症状，查体时可发现杂音。中到大分流，可有反复肺炎甚至心衰病史。

中到大量分流的患儿身高和体重常低于正常，大分流的患者可有心前区膨隆。新生儿期可有轻度发绀，主要是右心房压力高于左心房，产生房水平右向左分流所致。下腔静脉型房间隔缺损也可出现发绀，是因为下腔静脉与右心房的连接稍偏向左缘，下腔静脉血流易通过房间隔缺损直接进入左心房。偶见一个大的下腔静脉瓣突向房间隔缺损，将下腔静脉血流直接引入左心房。

中到大量左向右分流房间隔缺损在肺动脉区(胸骨左缘二到三肋间)可闻收缩期杂音，这个杂音开始于第一心音稍后，高峰在收缩早到中期。通常不伴震颤。出现震颤常常是因大分流或者合并肺动脉瓣狭窄。大的左向右分流、肺动脉压正常的房间隔缺损患者可闻及固定的第二心音分裂。部分型肺静脉异位引流伴房间隔完整的患者无第二心音固定分裂，大的房间隔缺损通常可闻及高血流量通过三尖瓣而产生的柔和的舒张期杂音。

房间隔缺损患者合并肺动脉高压时，三尖瓣高流量杂音消失，第二心音的肺动脉成分增强而第二心音分裂缩短，也可出现肺动脉关闭不全的舒张期杂音及三尖瓣关闭不全的全收缩期杂音。

心电图检查可见房间隔缺损患者电轴右偏 $95°\sim135°$，P 波可高尖，QRS 时间轻微延长，$V_1$ 导联 QRS 波呈 rsr 或 rsR′，即不完全性右束支传导阻滞。合并肺动脉高压时 rSr′ 波形消失，出现一个单一的高 R 波伴深的倒 T 波。

X 线检查可见左向右分流大的患者心影扩大，呈梨形心。肺血管增粗、增多，肺动脉主干扩张。

超声心动图检查可见右心室扩大，室间隔反向运动。二维超声可观察到房间隔断端及右心房、右心室和肺动脉的大小。也可探查到肺静脉的连接，通过多普勒的证实以明确有无肺静脉异位引流。彩色多普勒通过缺损的方向可了解血流的方向以及分流大小。食管超声能获得更满意的房间隔缺损图像。

心导管及造影检查时心导管较易从右心房通过房间隔进入左心房，可从导管过隔的位置，初步了解缺损的类型。心房水平较腔静脉水平平均血氧含量高 2vol%，提示房水平由左向右分流。通过公式可算出分流量及肺循环血流量/循环血流量。右上肺静脉造影，可见造影剂从左心房进入右心房，以了解缺损的大小及部位。

(4)诊断及鉴别诊断：根据临床症状、体征、心电图、X 线胸片及超声心动图可明确诊断，尤其是超声心动图可了解缺损的部位、大小以及是否合并畸形。还可了解肺动脉高压的情况。一般单纯的房间隔缺损不需要做心导管及造影检查，在怀疑合并肺静脉异位引流或阻力性肺动脉高压，做心导管及造影检查，可帮助明确诊断或了解肺阻力。

应注意与肺动脉狭窄及室间隔缺损的鉴别诊断。另外要注意房间隔缺损合并其他畸形的诊断,如合并部分肺静脉异位引流、动脉导管未闭、肺动脉狭窄、室间隔缺损及二尖瓣关闭不全或狭窄。

(5)治疗方案及原则:直径小于5mm的房间隔缺损可不必治疗,定期随诊,如有引起体循环栓塞的可能应闭合房间隔缺损。中等以下的缺损可于学龄前采取手术或介入治疗。缺损较大有明显症状者应尽早行根治术。

中央型房间隔缺损直径从3～30mm均可用 Amplatzer 栓堵器栓堵,安全可靠,但费用较高。

在中低温体外循环下行心内直视房间隔缺损修补术,小缺损可直接修补,大缺损需用补片修补。

(6)预后:少数直径小于5mm的房间隔缺损在1岁以内有自行闭合的可能。

房间隔缺损1岁以内症状不多,多不影响生长发育。随着年龄的增长,心力衰竭发病率增加。尤其是30岁以后,房性心律失常(房颤、房扑及房速)发病率增高,以房颤最常见。其发病率与右心增大有关,而与肺动脉高压无明显关系。房性心律失常是发病和死亡的主要原因。

肺血管阻力随年龄的增加而升高,这种病理改变在房间隔缺损发展很慢,一般在青少年或中年以后才出现,但有很大的年龄差异,有报道大分流的房间隔缺损患者到60～70岁也不出现动力性或阻力性肺动脉高压,也有2岁的婴儿发展到阻力性肺动脉高压的。女性阻力性肺动脉高压发病率明显高于男性。细菌性心内膜在单纯的房间隔缺损中很少见。年龄大的,尤其长期卧床的房间隔缺损患者及有房颤者可发生体静脉血栓通过房间隔缺损进入体循环引起栓塞。

2.原发孔型房间隔缺损　单纯的原发孔型房间隔缺损发病率很低。在胚胎发育时第一房间隔未能与心内膜垫连接形成原发孔型房间隔缺损。

原发孔型房间隔缺损临床表现与继发孔型房间隔缺损相似,但心电图电轴左偏,一度房室传导阻滞及右心室肥厚的特征,易与继发孔型房间隔缺损鉴别。

治疗需手术,手术方法同继发孔型房间隔缺损。术中注意避免损伤传导束。

原发孔型房间隔缺损很少单独存在,多合并房室瓣病变。

(三)动脉导管未闭

动脉导管未闭(PDA)是常见的先天性心脏病之一,可单独存在,也可与其他疾病或先心病合并存在。此病不经治疗可引起充血性心力衰竭、反复呼吸道感染、生长发育迟滞、肺动脉高压。当前治疗动脉导管未闭的经验已较为成熟,包括手术、导管介入、胸腔镜、药物等,效果良好。故应尽早明确诊断,及时治疗。

1.病因　动脉导管在出生后数小时至数天内功能性闭合,1～2个月内解剖性闭合。如此时导管仍保持开放,并伴有左向右的分流,即为本病。

2.病理　动脉导管多在左侧,主动脉弓右位时,也可能在右侧。分型包括管型、漏斗型、窗型、哑铃型及动脉导管瘤。管型、漏斗型较常见。

病理变化包括:①动脉水平左向右分流分流量依导管粗细及肺循环阻力而不同。②左心室负荷增加分流导致体循环血流减少,左心室代偿作功,同时由于肺循环血流增多,左心回血增多导致左心室容量负荷增多,引起左心室肥厚、扩大,最终可致左心衰。③双向分流或右向左分流随病程发展,肺动脉压力增高,接近或超过主动脉压力时,可产生双向或右向左分流,即艾森曼格综合征。

3. 临床表现

(1)症状:依导管的粗细、分流量的大小及是否合并有其他畸形或疾病及有无发绀而不同。较细的动脉导管未闭可无症状,可有或无反复呼吸道感染史。

(2)体征:包括:①杂音:胸骨左缘第 2 肋间可及连续性、机械样、收缩晚期增强并向左锁骨上窝传导的杂音。②震颤:胸骨左缘第 2 肋间可及收缩期震颤,并可延至舒张期。③周围血管征:肺压增宽,脉压增大,毛细血管搏动,征,水冲脉,股动脉枪击音。④差异性发绀:仅见于肺动脉高压晚期,有双向或右向左分流者。⑤胸片:肺供血增多或明显增多,肺动脉段可无凸出或轻、中度凸出,导管粗者可见明显凸出,主动脉结可正常、增宽或明显增宽,心室可正常、左心室大或双室或右心室增大。⑥心电图:可正常,或左心室肥大、双室或右心室肥大。⑦B超:可明确诊断并了解动脉导管的粗细、长短、形状。⑧右心导管:可由肺动脉经导管进入降主动脉,并测出肺动脉内血氧含量高于右心室水平 0.5vol%,及肺动脉压力和阻力的增高。⑨升主动脉造影:主动脉、肺动脉同时显影,显示动脉导管未闭,并可能发现其他心血管畸形。

4. 诊断及鉴别诊断

(1)诊断:临床表现典型,可根据体检、X 线胸片、心电图、超声波及彩色多普勒检查明确诊断。必要时有条件者可施行右心导管或升主动脉造影以除外合并畸形。

(2)鉴别诊断:主肺动脉窗发病率低,但极易与动脉导管未闭混淆。由于主肺动脉窗缺损大,分流量大,故易较早引起肺动脉高压,脉压增宽却不多见。其杂音多为收缩期,也有连续性或双期杂音,杂音更靠近胸骨左缘并略偏低。超声心动图或升主动脉造影可明确诊断。

室间隔缺损合并主动脉瓣关闭不全以收缩期杂音加上主动脉瓣关闭不全的舒张期杂音,有时难与动脉导管的连续杂音区分,而且该病也有脉压增宽的表现。行超声心动图检查可明确诊断。

其他需鉴别诊断的还有佛氏窦瘤破裂,冠状动静脉瘘及动脉导管未闭合并其他心血管畸形的。

5. 治疗方案及原则

一般而言,动脉导管未闭一经明确,即可开始治疗。

(1)手术治疗手术治疗导管未闭,简单、安全,经验成熟,但损伤较大。

(2)介入治疗介入治疗损伤小、安全,不常用全麻,但费用略高。

6. 预后 手术或介入治疗效果好,死亡率约 1%。动脉导瘤预后差。成人或合并肺动脉高压者死亡率较高,约占死亡人数的 3/4。合并肺动脉高压者术后也有不明原因的死亡可能。

(四)肺动脉瓣狭窄

先天性肺动脉瓣狭窄是指室间隔完整的肺动脉狭窄。发生率约占先心病的 10%,是一种进展性的疾病,进展速度与狭窄程度相关。大约有 15% 在出生后 1 个月内死亡,主要死于严重低氧血症及心力衰竭。婴幼儿重度肺动脉瓣狭窄常伴有漏斗部肌肉肥厚,加重右心室流出道梗阻,出现发绀。2 岁以上严重肺动脉狭窄患儿右心室肥厚加重,纤维化增生,心室收缩力下降,顺应性减低,直接影响手术效果及预后。对于儿童期肺动脉瓣狭窄患儿很少出现症状,病情进展缓慢。

1.病理　肺动脉瓣狭窄导致右心室排血受阻,右心室压力升高,右心房压力亦升高,而肺动脉压力降低,右心室与肺动脉之间存在不同程度的压力阶差。约25%病例伴有卵圆孔未闭或房间隔缺损。当右心房压力升高明显时,心房水平存在右向左分流,临床出现发绀。长期右心室后负荷增加将引起右心室向心性肥厚,内膜下缺血、心肌劳损,严重者出现充血性心力衰竭、右心室扩大甚至死亡。

右心室与肺动脉干之间的收缩期压力阶差的大小取决于肺动脉瓣口的狭窄程度,一般分为三类:轻度狭窄其收缩期压力阶差<50mmHg,中度狭窄为50~80mmHg,重度狭窄>80mmHg。

2.临床表现

(1)症状:症状与狭窄程度、是否有卵圆孔未闭、右心室功能状况、心肌纤维化程度、是否有三尖瓣反流以及右心室腔的大小有关。重度肺动脉瓣狭窄在新生儿期已存在有青紫、心脏扩大,甚至发生心力衰竭。青紫与卵圆孔未闭有关,活动后或哭闹后存在心房水平的右向左分流,安静时消失。部分患儿可以出现呼吸困难、乏力、心悸、胸痛,偶见昏厥、心律失常等原因引起猝死。

(2)体征:肺动脉瓣听诊区可闻及特征性喷射性收缩期杂音,向左上方传导,并伴有震颤。轻度狭窄或极重型可无震颤。在收缩期可听到喀喇音,狭窄严重时喀喇音消失,肺动脉第二心音减弱或不能闻及肺动脉第二心音分裂。严重狭窄患儿生长发育较差,心前区隆起明显并有抬举感。如发展至右心衰竭,则可见肝大、腹腔积液及浮肿,但因肺内血流量减少并不出现肺充血现象。

(3)心电图:显示右心室肥大,电轴右偏或出现不完全右束支传导阻滞。右心室肥大程度与狭窄轻重往往成正比。

(4)X线检查:心脏大小随狭窄加重而逐渐加大。轻度狭窄时心脏可不增大、肺血大致正常,重度狭窄时右心室增大明显而左心室不大、肺纹理纤细、减少,肺动脉主干因狭窄后扩张而突出且搏动明显,左肺门搏动增强而右肺门搏动相对较弱或呈静止状态。

(5)超声检查:二维超声及多普勒检查可以精确评估狭窄部位及严重程度,并可检测右心室收缩压与肺动脉收缩压的阶差。

(6)心导管及造影:经心导管及造影检查可以确切评估狭窄程度,并可根据经肺动脉至右心室连续测定压力曲线判断狭窄部位及压力阶差。

3.诊断及鉴别诊断

(1)诊断:根据临床表现、特征性心电图、X线检查、超声检查、心导管及造影检查可明确诊断。

(2)鉴别诊断:房间隔缺损可于肺动脉瓣区闻及的收缩期杂音较柔和,$P_2$有固定分裂,或$P_2$亢进,很少触及震颤。心电图表现以不完全性右束支传导阻滞为主。X线胸片表现为肺充血。超声检查提示房间隔缺损,心房水平左向右分流,右心室与肺动脉干之间无明显压力阶差。

婴儿期三尖瓣下移(Ebstein畸形)常可合并肺动脉瓣狭窄,重度肺动脉瓣狭窄伴有右心衰竭时右心明显扩大,甚至出现周围型发绀时更难以鉴别。但是三尖瓣下移心电图表现无右心室肥大,可见高大P波。X线胸片示右心房极大。右心导管检查右心房压增高而右心室压力正常。超声检查、心导管及造影都可见特征性三尖瓣下移及右心室房化。

法洛四联症患儿中不典型者,右心室流出道梗阻不明显,其表现类似于肺动脉瓣狭窄,但心电图表现的右心室肥厚不如肺动脉瓣狭窄严重,超声、心导管和造影检查有助于明确诊断。

4. 治疗方案及原则

(1)手术适应证:包括:①重度肺动脉瓣狭窄婴幼儿合并青紫或心力衰竭需要急诊手术。②右心室收缩压接近或超过体循环收缩压,尽管无症状也需尽早手术。③当右心室与肺动脉压力阶差大于 50mmHg 时,可选择 3~4 岁时手术。④当压力阶差小于 50mmHg 时,外科治疗与内科治疗效果相仿,但若存在较明显的继发性漏斗部肌肉肥厚,或瓣环发育不良者,则必须手术治疗。⑤当压力阶差小于 25mmHg 时,可采用经皮球囊导管肺动脉瓣整形术。

(2)手术方法:常用常温平行循环辅助下肺动脉瓣交界切开术。术中切开融合的肺动脉瓣交界直到瓣环,再适度扩张到最大允许口径。如果瓣环发育不良,瓣环小,应考虑用心包做右心室流出道跨环补片。

(3)并发症:常见低氧血症、残余梗阻、心律失常、心力衰竭。

5. 预后 肺动脉瓣狭窄是一种进展性疾病,进展速度和预后与狭窄程度密切相关。约有 15% 在出生 1 个月内死亡,其中将近 50% 死亡者伴有右心室发育不良。

2 岁以上肺动脉瓣狭窄患儿,随着右心室肥厚、纤维化增生,心室收缩力下降,顺应性减低,直接影响手术效果及预后。

(1)近期结果:单纯肺动脉瓣狭窄手术疗效佳,伴有右心室发育不良或充血性心力衰竭者预后较差。

(2)远期结果:肺动脉瓣狭窄手术后解除了瓣膜狭窄后,长期随访结果甚佳,但是,伴有右心室发育不良者远期效果欠佳。

(五)法洛四联症

胎儿时期心室漏斗部间隔发育旋转不良形成本症,主要有右心室流出道狭窄、主动脉右移骑跨、室间隔缺损、右心室肥厚四种病理解剖改变。

1. 病因 先天性心脏病是由于胎儿时期心脏发育缺陷所致,其根本原因目前尚未彻底了解。主要原因为遗传因素及环境因素所致。环境因素中比较确定的是母亲妊娠 3 个月内患某些病毒感染性疾患从而影响胎儿心脏发育。在此期间由于右心室漏斗部或圆锥发育不全导致法洛四联症。

2. 病理 由于肺动脉狭窄、右心室内高压导致血液通过室间隔缺损分流至左心室,左心室内的全部血液及右心室的部分血液同时进入主动脉,而肺内循环血流量减少,造成全身氧和血量不足,形成青紫。

3. 临床表现 患儿出生时症状可不明显,随年龄增长出现发绀,常为全身性,并进行性加重。活动耐力减小,稍活动即呼吸困难,发绀加重。部分患儿有缺氧发作史及蹲踞现象。

4. 诊断

(1)体征:心脏大小多正常。胸骨左缘第 2~4 肋间可听到粗糙的喷射性收缩期杂音,有时伴有收缩期震颤。肺动脉瓣第二心音减弱。指(趾)呈杵状改变,甲床发绀明显。

(2)X 线检查:典型的心外形呈靴状,肺动脉段凹陷或平直,心尖圆钝上翘。肺门血管细少,肺野透亮度增高。

(3)心电图检查电轴右偏、右心室肥厚、右心房肥大。

(4)超声心动图检查:可见主动脉根部位置前移,骑跨于室间隔之上。肺动脉发育不良,可累及肺动脉瓣及瓣环、主肺动脉直至分支肺动脉。右心室流出道肌束增生肥厚造成肌性狭窄。常可探及巨大的膜部室间隔缺损。

(5)心导管检查：大多数法洛四联症患儿经超声心动图检查即可确诊，一般不需要心导管检查术。合并肺动脉严重发育不良，对合并肺动脉瓣闭锁或肺动脉缺如的病例应施行心血管造影术，以了解肺血管发育情况，供选择手术方法时参考。

5.鉴别诊断

(1)室间隔缺损合并肺动脉狭窄：可根据心脏超声波显示主动脉是否骑跨以及室间隔缺损的位置予以鉴别。

(2)其他心脏复杂畸形：如右心室双出口合并肺动脉狭窄、永存动脉干及各种类型的大动脉转位等，则可行心导管检查及心血管造影术予以鉴别。

6.治疗　本症自然转归较差，所有患者均需手术治疗，治疗效果满意。对发绀严重、缺氧发作频繁的病例应尽早施行手术治疗，可于婴儿期施行根治手术。症状较轻的病例也应在2岁以内接受根治手术治疗。

根治手术需在低温体外循环下施行，手术方法包括解除右心室流出道狭窄，采用人造血管补片及自体心包片分别修补加宽右心室流出道及肺动脉，补片修补室间隔缺损。鉴于目前国情，一期根治手术易于为患儿家属接受。

对于肺血管发育极差的患儿，可施行姑息手术治疗，即在大的主动脉与肺动脉之间建立通道以增加肺血流量，以缓解症状并可促进肺血管的发育，为二期根治手术做准备。

7.预后　本症的自然预后很差，即使存活至成人年龄，生活质量也很差。近年来随着婴幼儿心脏外科的发展，本症的手术死亡率已低于5%，技术设备条件好的心脏病治疗中心则低于3%，而且可于婴儿期施行一期矫治手术并获得了很好的手术效果。

## 二、心包炎

小儿心包炎病因可分为风湿热、化脓感染、结核、尿毒症、病毒、寄生虫感染、胶原疾病、放射性因素、非特异性因素等。多数情况下可由内科治疗治愈，但急性化脓性心包炎和慢性缩窄性心包炎常需外科处理。

(一)急性化脓性心包炎

1.病因与病理　多为继发性和金黄色葡萄球菌引起，由于抗生素的大量应用和我国儿童身体素质的提高，目前化脓性心包炎的病例已越来越少。感染途径可为：①胸腔内感染直接扩散，如肺炎、肺脓肿、脓胸或膈下感染，致病菌直接或经淋巴侵入心包。②血行感染，如急性骨髓炎、败血症、脓毒血症、细菌经血流播散至心包。③手术或外伤心包被污染。

心包腔由脏壁层心包膜组成，正常小儿心包腔内有浆液10～15mL，心包感染后有炎性浆液渗出，白细胞、脓细胞大量浸润、内皮细胞脱落形成化脓，心包内脓液增多使心包腔内压力急剧升高，心脏急性受压，心室舒张期充盈受限，体循环静脉回流受阻，从而使静脉压上升，心排出量下降，全身组织缺氧，出现心包填塞征象，甚至心脏骤停。

2.临床表现及诊断　患儿出现高热、乏力、多汗，大龄儿童可诉胸痛或心前区压迫感、呼吸困难、不能平卧、干咳、少尿。体检可发现心尖搏动减弱或消失、心浊音界扩大、心音遥远，有时可闻心包摩擦音、颈静脉充盈，可有奇脉，如出现心包填塞，患儿可表现为呼吸困难、紫绀、肝大、四肢水肿、腹腔积液等。

心电图可见 S-T 段抬高,T 波倒置,QRS 波群低电压 DX 线透视心脏搏动减弱,心影增大,X 线片心影扩大,呈烧瓶状,超声心动图可发现心包腔内有积液,心包腔穿刺可帮助诊断并可将脓液送细菌培养和药敏试验,以便选用有效抗生素。

3.治疗 急性化脓性心包炎的治疗除早期大量应用有效抗生素外,应及时做心包穿刺,引流脓液,解除心脏压迫,并可向心包内注入抗生素。如心包穿刺效果不明显,目前主张在急性期行心包部分切除术,以防止形成慢性缩窄性心包炎。

(1)心包穿刺术:可由胸骨左缘第 4 或第 5 肋间直接穿刺,也可由剑突与左肋弓缘成角处穿入,负压进针,抽尽脓液后注入抗生素,为了避免误穿心室,可接上心电图导联,当针尖触及心脏时能被发现。再次心包穿刺可在 24~48h 后进行。

(2)心包切开引流术:两次或两次心包穿刺症状未见改善,脓液稠厚,抽吸困难,则应行心包切开引流术。手术可经胸骨左缘第 5 肋间作斜切口,切除肋软骨,注意保护胸廓内动脉,必要时可结扎,推开左侧胸膜显露心包,穿刺抽出脓液后,切开心包,吸尽脓液,手指分离粘连,抗生素冲洗后放入引流管,逐层缝合。

(3)心包部分切除术:心包内脓液黏稠,并在心包腔内形成分隔,或中毒症状严重,穿刺治疗无效者,主张早期行心包部分切除术,以免发展成为慢性缩窄性心包炎。术前大量抗生素控制感染,手术可经左侧第 4 肋间前外侧入路,尽量切除显露的心包,分离心包脏壁层粘连,吸尽脓液,注意保护膈神经,胸膜腔内放置引流管。

(二)慢性缩窄性心包炎

慢性缩窄性心包炎是由于心包慢性炎症改变、逐渐纤维化增厚、限制心脏活动导致循环功能障碍的一种疾病。常见原因有化脓性、结核性、寄生虫感染等,手术后创伤、心包积血等其他原因也可致心包硬化缩窄。

1.病因与病理 心包脏壁层因各种原因增厚、粘连,有的部位可厚达 1.5cm,增厚的心包束缚心脏,使心肌萎缩变性、肌层变薄、水肿及纤维化。引起静脉血回流障碍,静脉压升高,导致肝脏肿大、胸腹腔积液、下肢水肿的原因包括:①纤维增厚的心包可压迫大血管根部,尤其是上下腔静脉入口处。②心脏收缩和舒张均受到限制,心房心室舒张期充盈不足,收缩期心排出量降低,进一步影响静脉回流。③心搏出量减少,可引起水钠潴留,静脉系统容量进一步加大。

2.临床表现 全身乏力、消瘦、食欲不振,易疲劳,胸部不适,活动后心悸、紫绀,有肺淤血及严重腹腔积液的患儿,则有可能端坐呼吸或夜间气喘、少尿等表现。颈静脉怒张,静脉压可达 30cmH$_2$O 以上,动脉压下降,脉压差减小,可出现奇脉,心尖搏动减弱或消失。肝大、胸腹腔积水、下肢水肿。

3.诊断 根据病史并作以下检查不难诊断。

(1)心电图:为 QRS 波群低电压,T 波平坦或倒置,P 波切迹,可有心房纤颤,提示心肌严重受损。

(2)X 线胸片检查:心影多正常大小,形状可不规则,少数患儿可有心包钙化,透视可见心搏动减弱,心缘平直僵硬。

(3)超声心动图检查:可显示心包层增厚及室间隔与左心室壁反常活动特征。

(4)CT 或 MRI 检查:可进一步明确诊断并对原发性心肌萎缩或限制性心肌病与慢性缩窄性心包炎的鉴别诊断有帮助。对可疑病例如确诊有困难还可作心导管检查。

4.治疗　慢性缩窄性心包炎一经确诊应尽早手术行心包剥离切除术,术前应控制感染,纠正贫血,肝大、腹腔积液者可给利尿剂,补充钾盐,胸腹腔积液较多者可多次适量抽出,术后常规应用抗生素、洋地黄制剂及利尿剂。一如为结核感染应同时抗结核治疗至少 6 个月。

5.手术方法　根据患儿心包增厚缩窄的具体情况选用合适的手术方法。

(1)左胸前外侧切口:经左侧第四或第五肋间进胸,对心室后外侧心包有良好的暴露,但对右侧增厚的心包则剥离较困难。

(2)胸部正中切口:需劈开胸骨,对前部心包有良好的暴露,有利于切除束缚上下腔静脉根部增厚的心包及左右心室前方的心包,但对左心室后外侧心包剥离则受限制。

(3)双侧前胸横切口:该切口经左、右两侧第 4 或第 5 肋间进胸,对心包各部位的显露较为彻底,便于广泛剥离,但创伤大,对呼吸功能的干扰大,适用于心包广泛增厚但一般情况尚好的患儿。

心包剥离首先从相当于左心室心尖部无血管区开始,按左心室、右心室、房室沟、肺动脉出口、心尖和膈面的顺序进行,由于右心房壁较薄,容易剥破出血,该处心包粘连对静脉回流影响不大,故如粘连紧密,可不剥离,下腔静脉入口处常有瘢痕狭窄环,从前方膈面切断即可。疏松的粘连可用手指分开,紧密粘连需用刀锐性分离,心包钙化增厚嵌入心肌,可绕道将其避开,部分小量心包残留并不影响手术效果。剥离两侧心包时要注意保护分离膈神经,增厚的心包松解后,心脏的收缩、舒张功能获得改善,静脉压下降,胸水、腹腔积液、组织间液返回血循环,可引起充血性心力衰竭,故术后严格体液入量,及时应用强心剂及利尿剂,增加心肌收缩力,并减轻心脏负担。

(张国明)

# 第十八章　心血管外科疾病护理

## 第一节　先天性心脏病手术的护理

先天性心脏病分为非发绀型和发绀型二大类。主要病理生理特征是前者为"左向右"或无分流。后者是"右向左"或"双向"分流。非发绀型常见的有动脉导管未闭（PDA）、房间隔缺损（ASD）、室间隔缺损（VSD）、肺动脉瓣狭窄（PS）、主动脉窦瘤、肺静脉异位连接（TAVPC）等；发绀型常见的有法洛四联症（TOF）、右心室双出口（DORV）、单心室、三尖瓣下移（Ebstein）畸形、三尖瓣闭锁、完全性大动脉转位（D−TGA）、永存动脉干等。

### 一、肺动脉高压的护理

肺动脉高压（PAH）是肺动脉压超过正常值的一种病理生理状态。通常的诊断标准是静息状态下，肺动脉平均压＞2.7kPa（20mmHg）或收缩压＞4.0kPa（30mmHg）。肺动脉高压是左向右分流先天性心脏病患儿常见的一种并发症，临床可分为动力性、阻力性及动力阻力混合性3种形式。动力性肺动脉高压患儿经手术关闭心内分流后，肺动脉压力可即刻下降，可逆行的肺血管病变得到恢复，远期效果良好。少数阻力性为主的重度肺动脉高压，术后肺血管病变仍会持续发展，肺动脉压力进行性升高，最终导致心功能衰竭死亡。因此，手术前正确评估肺血管病变、准确地筛选手术适应证十分重要。

（一）病因

先天性分流性心脏病如不早期手术，69％将发生肺动脉高压。完全肺静脉异位连接、先天性二尖瓣狭窄、三房心等均可导致肺静脉压升高，并逆传引起肺动脉高压。小儿由于肺脏发育尚未完全，由肺静脉压升高引起的肺动脉高压，比成人更为明显。

（二）病理生理

肺动脉高压患儿的肺血管结构与功能变化在出生前已经开始，胎儿时期的肺血管高阻力在出生时迅速下降，出生后数月内达到承认水平。而如大型室间隔缺损患者肺血管阻力在生后并不能降至正常水平，其原因可能是周围动脉的肌化增加，包括正常非肌化动脉的异常肌化及肌化动脉的管壁增厚。除血管收缩性肺动脉高压早期外，其他各型肺动脉高压都存在不同程度的肺血管和肺间质病理形态变化，统称为肺血管结构重建，表现为肺血管壁细胞增殖、细胞外基质增多、管壁增厚、管腔狭窄等，是各型肺动脉高压的共同病理特征。出生后随着肺血管阻力下降肺血流量增加，大型室间隔缺损患儿早期发生充血性心衰。

（三）临床表现

轻中度肺动脉高压一般没有明显的症状和体征，只表现为原发病的症状和体征，只有当肺动脉压力重度升高，引起右心房扩大和右心衰时，才表现出相应的症状和体征，如颈静脉怒张、右心室抬举性搏动、肺动脉瓣听诊区闻及收缩期喷射性杂音，但发展至艾森曼格综合征时，心脏杂音减弱并消失，患者出现发绀、活动后心慌气短、咯血和右心衰的表现，也有表现为呼吸困难、心源性哮喘。临床上患儿多表现为身体发育迟缓、体格瘦小、反复发生肺内感染等。

1.心电图　轻度肺动脉高压可正常,中度肺动脉高压心电图示心房扩大或右束支传导阻滞,重度肺动脉高压多有明显的右室肥厚、P波高尖的心电图表现。

2.X线胸片　肺动脉高压伴充血性心衰时,胸片常显示心影增大、肺血管纹理增多,透视下可见肺门动脉搏动增强,部分病例可见肺门舞蹈征及双侧心室增大。

3.超声心动图　在估测肺动脉高压的存在与否及严重程度方面较有价值。可显示室间隔回声中断,右室肥厚,肺动脉收缩期加速增加。

4.心导管检查　心导管术是确定肺动脉高压程度,尤其是评价肺动脉高压性质以确定手术指征的最可靠方法。心导管术不仅可确定心血管的解剖结构异常,重要的是能够测量血流动力学参数、肺循环血流量、体循环血流量、肺循环阻力、体循环阻力、体循环压力、肺小动脉嵌压等。

(四)治疗要点

治疗原则是降低肺动脉压力,减轻右心负荷,改善通、换气功能,预防肺动脉高压危象的发生。氧疗、应用血管扩张药、静脉持续输入前列腺素药物等。治疗过程中不仅监测肺动脉压,也要全面观察心、肺功能和机体内环境的状态。肺动脉高压患者由于肺毛细血管肌性化,对各种刺激反应性增加,缺氧、二氧化碳潴留、酸中毒、烦躁、气管吸痰、大量升压药等均可诱发肺动脉高压危象,造成急性右心衰竭,继之全心衰竭死亡。因此,治疗要迅速有效。另外,许多学者报道吸入一氧化氮(NO)对肺动脉高压患者围手术期有很好的降压效果。对先心病合并肺动脉高压失去手术机会的患者,还可考虑心肺联合移植手术。

(五)护理

1.呼吸道管理　术前积极控制呼吸道感染;术后及时清除呼吸道分泌物,防止肺不张、肺炎的发生,定时扣背,鼓励咳痰,必要时吸痰,吸痰时如肺动脉压力升高应立即停止,以免引起肺动脉高压危象。吸痰时如因缺氧肺动脉痉挛,回心血量减少,严重时可出现心跳骤停,重度肺动脉高压患者对吸痰的反应强烈,尽量不刺激患者,谨慎吸痰,可在吸痰前给予肌松药,密切关注吸痰后情况,防止吸痰诱发严重缺氧。肺泡缺氧是引起肺血管床收缩最重要的因素,因此,术后呼吸机辅助通气的时间较其他疾病要长,重度肺动脉高压的术后呼吸机辅助时间>72h,吸入氧气浓度偏高(60%以下),适当地过度通气,保持较高的氧分压(80~100mmHg)和较低的二氧分压(30~35mmHg),PEEP应用在0.39~0.49kPa(4~5cmH$_2$O),pH在7.50~7.60为宜,降低肺循环阻力解除肺血管痉挛。吸痰后要给予2min纯氧吸入,增加通气量以便及时缓解缺氧情况。

2.有效的镇静　有效的镇静可降低患者的应激性。在呼吸机辅助呼吸期间,应采用间断或持续的药物镇静,常用芬太尼、咪达唑仑、吗啡等。吸痰前做好准备工作,减少不必要的刺激引起的躁动,使机体耗氧量增加,肺动脉压力随之升高。在停机前6h,应停止使用镇静药和肌松药。

3.扩血管治疗　常用硝普钠、前列腺素,对重度肺动脉高压患者可考虑应用吸入一氧化氮(NO)气体。NO可选择性的扩张肺血管,降低肺动脉压力,但易产生依赖,停止时应逐渐减量,不可突然停止,所以要做好备用气体准备工作。吸入NO气体的起始量是5μm,一般在10~20μg,最大量是50μg。吸入技术是20世纪90年代医学呼吸技术理论的重要突破,主要用于低氧血症和肺动脉高压。NO为有毒气体,其生成物NO$_2$为有害气体,因此吸入NO 3d后,应查血红蛋白含量,常规监测呼气末NO$_2$的值,以确定是否有中毒。

4. 监测动脉血压　用 Swan－Ganz 导管持续监测肺动脉压力的变化。根据肺动脉压力指导治疗,并维持肺动脉平均压在 2.7～4.0kPa(20～30mmHg)。避免围手术期各种危险因素,如缺氧、肺部并发症、电解质紊乱等,患者烦躁不安时要预防肺动脉高压危象的发生。

## 二、法洛四联症手术的护理

法洛四联症(TOF)是一种最为常见的发绀型复杂先天性心脏病,占整个先天性心脏病的 12％～14％。法洛四联症包括室间隔缺损、肺动脉狭窄、主动脉骑跨、右心室肥厚四种畸形或病变。

### (一)病理生理

TOF 的病理生理改变取决于肺动脉狭窄的程度,其次为体循环阻力。肺动脉狭窄引起肺血流量减少,肺侧支循环增多,右室压力增高,心肌肥厚加重,血液分流至体循环增多。室间隔缺损引起左向右分流,但随右室压力增高而减少左向右分流。主动脉的右跨使右室血分流入主动脉,产生右向左分流,并逐渐加重,导致发绀加重、动脉血氧饱和度下降明显,出现严重低氧血症甚至酸中毒。持续低氧血症刺激骨髓造血系统,红细胞增多,严重红细胞增多导致血液浓度,血液黏稠度加大,组织对氧摄取增加形成高黏稠度综合征。左心发育差,左心功能不全。年龄越大,右心负担越重,最终导致心衰。

### (二)临床表现

1. 症状与体征

(1)发绀:为法洛四联症的主要表现,婴儿出生后 6 个月,约 75％有发绀,随着年龄的增长右室流出道梗阻加重,发绀愈加明显,活动、哭闹时加剧。程度和出现早晚与流出道狭窄程度和主动脉骑跨程度有关。发绀患儿以口唇、手指为重,并伴有杵状指(趾)。患儿发育不良,但智力往往正常。

(2)呼吸困难和乏力:多在哭闹等劳累后出现,可为阵发性,在 2 个月至 2 岁的婴幼儿中较多见。因缺氧,患儿多无力,不吵闹,不好动、好安静。出现发作性缺氧时呼吸困难,发绀加重,昏厥,甚至昏迷、抽搐、死亡。

(3)蹲踞:是 TOF 患儿的特征性姿势。导致肺部血流减少和发绀加重的任何因素均可使患儿出现蹲踞。小儿躯体下蹲两腿尽量弯曲,臀部紧贴脚后跟,头部前倾使下颌抵于膝关节上。这种体位可减少双下肢静脉血回流,又压迫动脉使体循环阻力增加,两者均可减少心室水平右向左分流,从而提高血氧饱和度,缓解缺氧症状。蹲踞时发绀和呼吸困难减轻,发绀重者蹲踞频繁。

(4)听诊:胸骨左缘第 3～4 肋间有喷射性收缩期杂音,伴震颤,狭窄愈重此杂音愈轻。

2. 辅助检查

(1)心电图:电轴右偏、右室肥厚、多伴有右房大。

(2)X 线胸片:呈现"靴形心"和肺血管纤细、肺血少。

(3)心脏超声检查:绝大多数 TOF 可通过超声心动图检查明确诊断。超声心动图可确定室缺的部位和大小,流出道狭窄位置和严重程度以及主动脉根部扩大情况和主动脉骑跨程度。

(4)心血管造影:具有选择性,证明主动脉骑跨、肺动脉狭窄、室间隔缺损。

(5)心导管检查:肺动脉狭窄,导管可能从右心室进入主动脉,右心室血氧含量高于右心房,导管也可能从右心室进入左心室。

(三)治疗要点

法洛四联症的手术主要分为姑息性手术和矫正手术(根治术)。

1.姑息手术  对于肺动脉及左室严重发育不良者,可先做姑息手术(主动脉-肺动脉分流术),增加肺动脉供血,促使肺内血管及左室的发育,改善发绀等症状,以利于二期修复术。

(1)标准 Blalock-Taussig 手术:一般主张在降主动脉下行的对侧左侧做胸部切口。用锁骨下动脉与肺动脉吻合最为理想,可避免吻合口扭曲和阻塞。

(2)改良 Blalock-Taussig 手术:也称改良锁骨下动脉与肺动脉分流术。

(3)中央分流术(central shunt):此手术为升主动脉到肺动脉干的分流术。

(4)右心室流出道补片(right ventricular outflow patch)手术:适合与 TOF 伴有两侧肺动脉过于窄小的病例,也有不用体外循环进行闭式右心室流出道补片加宽的。无论哪种姑息手术,术后都要严密观察和随访,争取在术后 1 年内施行 TOF 矫治手术。

2.根治性手术  目前有越来越多的单位主张有症状 TOF 婴儿包括新生儿(约占总数的70%)应用一期矫治手术。其理由为:

(1)早期手术能保存正常数量的肺泡和促进肺动脉特别是周围肺动脉的发育和成长。

(2)保护心脏功能。

(3)经心电图观察和证实在婴幼儿时期手术可减少术后心律失常。

(4)早期手术可制止重度发绀发作及其后果,即使患者重度发绀发作伴有心搏骤停时,经复苏和在血流动力学稳定后施行急症心内修复,可挽救其生命,收到满意的效果。

(5)TOF 矫治手术的 2 个必备条件,一为左心室容量大小,另一为左心室舒张末期容量指数的正常值在男性为 $58mL/m^2$,女性 $50mL/m^2$。

3.手术方式

(1)单纯心内修复。

(2)右室流出道及肺动脉加宽成形。

(3)合并畸形的手术。

TOF 确诊后不受年龄限制均应手术治疗,如不治疗约 25% 死于 1 岁内,由于缺氧发作或持续低氧血症,70%TOF 患儿需要在 1 岁内做手术治疗。未做根治术的 TOF 患儿的自然生活寿命明显短于经过手术者,所以就是否做矫治这一问题,几乎没有争议(Nadas,Fyler,1992),而存在争议的是择期手术的最佳年龄。早期矫治可以使右心室及流出道肥厚不那么严重,并且肥厚不严重可能与减少晚期心律失常的发生有关。随着术后监护的进展及小儿外科手术技术、麻醉及转流技术的不断完善,目前,许多中心都主张对婴幼儿和有症状的新生儿做一期根治术,使患儿心、肺、脑等继发性损害减少到最小。影响治疗效果的最大因素是肺动脉发育情况,尤其是左右肺动脉分支,甚至远侧分支细小者疗效差。另外手术修复后右室流出道的满意程度也很关键。

(四)术后监护

1.维持循环功能稳定  严密持续心电监测,无创/有创血压、中心静脉压、动脉氧饱和度监护,有条件还要监测左房压、肺动脉压及楔压。心排血量、尿量和中心静脉压的监测是首要目标。严格记录出入量,根据中心静脉压(CVP)的测定补足血容量,使血细胞比容保持在 0.35~0.4,低于 0.3 时补充红细胞悬液,对于严重红细胞增多症的患者,在补足血量使其血细胞比容达到 0.35～0.4,则应补充血浆或白蛋白。密切观察尿量变化,如果尿量<1mL/(kg·h),成人尿量少于 30mL/h 或低血压持续伴 CVP>0.98kPa(10cmH_2O)时,应给予确切有效的心肌收缩药物[常用多巴胺、多巴酚丁胺 2～10μg/(kg·min)],同时给予小剂量呋塞米;补足容量后,加入硝普钠扩张血管,降低心脏的后负荷,注意观察疗效。术后监护最主要的原则是测量要确实,据此才能作出正确的处理决定。

2.呼吸功能的维护

(1)合理应用呼吸机,纠正酸中毒:术后常规应用呼吸机辅助呼吸 4～6h,根据患者体重和呼吸情况调整好呼吸机参数,连接好呼吸机管道,避免扭曲受压、堵塞。观察患者使用呼吸机的情况,如口唇颜色、胸廓起伏情况、甲床颜色,听诊双肺呼吸音是否清晰一致。需多次监测动脉血气,pH 及机械通气,待循环和呼吸稳定后,脱离呼吸机。对右心室梗阻严重,一侧肺动脉缺如病情不稳定者,应延长辅助呼吸时间。低心排血量综合征时,有时呼吸机辅助呼吸达 2～3d。

(2)加强呼吸道管理:保持呼吸道通畅,及时吸出气管内的痰液,吸痰时严格无菌操作,严防将外源性细菌带入气管深部引起感染。吸痰时应由浅入深,禁忌一插到底,以免将气管外部的痰液带入气管深部。吸痰时间一般不超过 15s,避免加重黏膜损伤和造成缺氧。吸痰过程中注意患者的面色、心律、心率、血压情况及痰液的颜色和性质。吸痰后听诊双肺呼吸音是否对称、清晰。定时翻身,叩背,拔除气管插管后持续吸氧,鼓励患者咳痰或深呼吸,防止肺不张,严防低氧血症发生及 CO_2 潴留。

(3)防止术后灌注肺:充分镇静,及时清除呼吸道分泌物,保持呼吸道通畅。协助患者排痰时,注意观察痰的性质、颜色、量,如发现患者痰液呈血清样或淡红色,大量的稀薄痰时可疑为灌注肺,立即报告医生结合临床表现,患者呼吸困难、低氧血症,实验室检查(胸片可见两肺阴影等即可确诊)。延长机械辅助呼吸时间,逐渐加 PEEP 值,减少肺泡表面渗出、防止肺泡萎缩,增加功能残气量,纠正缺氧。同时给予激素;大量东莨菪碱药物治疗,直至缓解。

3.低心排综合征护理　法洛四联症术后低心排血量综合征(low cardiac output syndrome,LCOS)发生率较高(10%～20%),也是死亡常见原因。重症法洛四联症术后产生顽固性低心排,常因患者术前病情复杂,并发左心发育不好,术中畸形矫治不满意或有残余室间隔缺损。流出道及肺动脉狭窄解除不充分或过大。术中心肌保护不好均可造成术后低心排血量综合征。文献报道,术后产生明显残余室间隔缺损的发生率为 3%～5%,多因修复缺损不完善和补片撕裂所致。早期有左心衰竭的症状,应尽早再次施行残余室间隔缺损的修复,晚期则产生右心衰竭。严密的病情观察,精心的救治与护理有助于预防术后低心排血量综合征的发生,降低死亡率。

LCOS 判定标准:①收缩压下降超过术前基础血压 20%,脉压差 2.0～2.7kPa(15～20mmHg),持续 2h 或 2h 以上。②尿量<0.5mL/(kg·h),持续 2h 或 2h 以上。③CVP 1.57～1.7kPa(15～17cmH_2O),持续 2h 或 2h 以上。④中心体温与体表体温之差>5℃,持续 2h 或 2h 以上,导致四肢发凉。⑤心脏指数(CI)<2.5mL/m^2。发生上述 2 项或 2 项以上事件,诊断为术后 LCOS。

(1)增强心肌收缩力:遵医嘱静脉滴注多巴胺、肾上腺素、钙剂等。调整前负荷、减轻后负荷;维持有效的组织灌注,胶渗压 2.7～3.3kPa(20～25mmHg)。

(2)严密监测循环功能的各项指标:亦可衡量低心排血量综合征的程度和疗效。术后常规做床边全导联心电图,观察有无心律失常发生并及时处理,以免加重诱发 LCOS。持续监测动脉血压(ABP)、中心静脉压(CVP)、左房压(LAP)。注意低心排血量综合征早期表现,如患者表情淡漠或烦躁不安,面色苍白,皮肤及四肢末梢发绀、湿冷,脉搏细速,尿量<0.5mL/(kg·h),应警惕低心排血量综合征的发生,并及时采取措施进行处理。延长呼吸机辅助时间,补充血容量,提高 CVP 到 1.0~1.6kPa(10~16cmH₂O);如有心脏压塞时,争取尽早开胸止血;应用小剂量多巴胺和(或)多巴酚丁胺以及硝普钠静脉泵入,应用洋地黄和利尿药;注意水电解质平衡,防止心律失常。

4.急性呼吸窘迫综合征(ARDS)观察护理　绝大多数 ARDS 是与肺血管发育不良、肺内侧支及体外循环的打击有关。ARDS 表现为以顽固性低氧血症和大量血痰为症状的急性呼吸衰竭。X 线出现双肺弥漫性渗出阴影。给予呼吸机正压通气,早期应用 PEEP(5~10cmH₂O)调整吸氧浓度(FiO₂0.65~0.80)延长呼吸机辅助时间。保持患儿安静,用芬太尼[2~5μg/(kg·h)]持续镇静。经常翻身变换体位,并在变换体位前,先彻底清除患儿口鼻咽腔的分泌物,以防反流入肺。有文献报道,侧卧位与仰卧位相比,动脉血氧饱和度一般会增加5%~10%。

5.加强引流管管理

(1)保持引流管通畅:术后持续负压吸引,引流管应定时挤压,保持引流管通畅,防止弯折、扭曲。密切观察引流液的性质、颜色和流出速度,每小时记录 1 次,如发现血性引流量>4mL/(kg·h),应考虑有活动性出血,注意观察血压、CVP 变化,可根据医嘱给鱼精蛋白、输血,应用有效止血药等。

(2)防止心脏压塞:法洛四联症术后大出血主要原因是患者侧支循环丰富(特别是成人法洛四联症)手术中止血不彻底及凝血机制紊乱。引流液过多并有血块形成,常常是心包填塞的先兆。

## 三、完全性大动脉转位术后护理

完全性大动脉转位(transposition of the great arteries,TGA),是新生儿复杂型先天性心脏畸形,其发病率仅次于法洛四联症,占先天性心脏病的 7%~9%。其解剖特征为心房与心室连接一致,而心室与大动脉连接不一致;主动脉起源于右心室,肺动脉从左心室发出,结果体-肺两循环完全隔离。生后立即出现发绀,如不治疗多在 1 周内死亡。因其在新生儿先心病中发病率高,并发心力衰竭多,死亡率高。自 1975 年 Jatene 采用大动脉调转术(Switch)治疗 TGA 以来,手术疗效不断提高,Switch 术成为当今矫治 TGA 的首选方法。

(一)病理生理

完全性大动脉转位时,两大动脉与心室连接异常,形成体循环与右心、肺循环与左心分别循环的非生理状态。未氧合的血经周围静脉回流到右心房→右心室→主动脉→全身微血管→体静脉→右心房,血液循环不能离开体循环。肺循环为左心房→左心室→肺动脉→肺微血管→肺静脉→左心房,血液不能离开肺循环。体、肺循环完全分开分别循环,各行其道,不能完成摄氧和供氧。如无分流存在,患儿不能存活。如有分流则必须是双向分流,或一处缺损顺向分流,另处缺损反向分流,交换血流量来去相等,才有真正的有效体循环和有效肺循环。体肺循环血流的交换取决于交通的部位、大小及肺血管的阻力。此类交通口常为房间隔缺损、卵圆孔未闭、室间隔缺损和动脉导管未闭。肺动脉狭窄和左室流出道狭窄也是较常见的并发畸形。这些并发畸形是影响血流动力学改变的重要因素。

(二)疾病分类

1.完全性大动脉转位室间隔完整又称单纯大动脉转位。

2.完全性大动脉转位合并室间隔缺损。

3.完全性大动脉转位合并左心室流出道阻塞。

(三)临床表现

临床表现取决于体肺循环之间交通的程度和有无肺动脉瓣狭窄,以及其他并发畸形。婴儿发绀症状的出现常取决于合并畸形的程度和类型。大多患者在新生儿期即显症状,约半数在出生后1周内,2/3在出生后1个月内。伴室间隔缺损症状出现较迟,但大多也在3个月内出现症状。

1.发绀　出生后即有发绀,发绀症状呈进行性加重,患儿缺氧和酸中毒明显,除有严重肺动脉狭窄外,通常较少有缺氧发作、喜蹲踞等表现,呼吸困难吸氧后并无改善。婴儿期喂养困难,生长缓慢,反复心力衰竭,易患呼吸道感染等。

2.充血性心力衰竭　后期出现,交换血量多,严重左心室流出道狭窄。严重肺动脉高压是其主要原因,且药物治疗无效。

3.肺血管病变　心内大量分流可缓解发绀,但都增加肺循环血流量引起肺动脉高压以致严重的肺血管阻塞病变。心脏检查心前区隆起,重者呈桶状胸。心尖搏动强烈,心率快,听诊可无特殊性杂音,杂音多来自并发的其他心血管畸形。

4.心电图　出生后通常正常,无特异性,窦性心律。如果有青紫或酸中毒,为提高心搏量而出现窦性心动过速,QRS电轴右偏($90°\sim160°$)该表现与正常新生儿相同。如果有其他伴发畸形的,随着年龄的增长进展为右心室肥厚。

5.X线胸片　常示肺血增多或肺动脉高压征象。合并肺动脉瓣狭窄或左室流出道狭窄,肺血少。心影增大,左右心室均增大,以右室扩大为主。

6.心脏超声　超声心动图为最常用的诊断手段,剑突下超声心动图对诊断TGA非常有助,可判断冠状动脉类型。可见两大血管转位,肺动脉瓣与二尖瓣直接相连,主动脉与右心室间有流出道。可以正确判定各房室的位置与大小,房或室间隔缺损以及有无伴发畸形,一般即可明确诊断。

7.心导管检查及心血管造影　对明确诊断十分重要。可明确肺血管压力和阻力,以及心内分流,婴幼儿在此检查时可酌情同时做气囊房间隔成形术。通过测量心脏各部血氧含量可确定分流的部位和方向,明确肺动脉压。测压时,右室压力高于左室,与体循环压力相等,并有双向分流。

完全性大动脉转位合并室缺和肺动脉狭窄者,详细的术前检查资料,对手术指征的选择与手术方案的设计具有非常重要的参考价值。

(四)治疗要点

主要是外科治疗,在新生儿期一旦明确诊断,就应立即手术治疗。但因病变性质复杂,并存多种畸形,故应根据病变,恰当选择手术类型。手术目的在于纠正反常的血流通路,即设法将右心房血液引入肺动脉,将左心房血液引入主动脉,同时矫治其他并发畸形,并形成理想的远期血流动力学效果。手术分为减状手术、功能矫正手术和解剖矫正手术。

1.减状手术

(1)房间隔缺损导管球囊扩张术,用于新生儿期进行心导管检查时,同时做此扩张术急救。

(2)闭式房间隔切开术,用于3个月婴儿球囊导管扩张效果不良者。

(3)体-肺动脉分流术,延长婴儿的生命。

(4)肺动脉环缩术。

2.矫正手术

完全性大动脉转位的矫正手术分两大类。

(1)在功能(生理)上矫正:如心房内调转术中的Mustard和Senning手术,是在心房内将腔静脉和肺静脉血流调转,使肺静脉氧合血经右心室到主动脉,腔静脉还原血经左心室到肺动脉,从而恢复正常血液循环,但是完全性大动脉转位的病理解剖仍然如旧。施行改良Fontan手术,也是一种生理矫正手术。

(2)在解剖上矫正:如:Jatene(1975年Jatene首次报道成功)手术将两大动脉互相调转,使完全性大动脉转位变为正常解剖结构。Rastelli手术,又称右室至肺动脉带瓣管道连接术,也是一种在解剖上矫正的手术。近年来由于手术技术提高和围手术期处理完善,完全性大动脉转位的解剖矫正手术愈来愈受到人们的重视,效果也逐年提高。但手术时间和手术方法随着其类型而有所不同。在完全性大动脉转位并室间隔完整的病例,应在出生后7~15d进行大动脉调转术,手术时间不能超过生后1个月,此时左心室/右心室收缩压力比>0.6,达到左心室承受压力的最低限度。生后1周内手术危险性小,其优点在于避免未经治疗的完全性大动脉转位患儿遭到较长时间脑缺氧损害。而生理矫正手术逐年减少,仅作为解剖手术的补充。

(五)术后监护

1.患者进入ICU后确认有无自主呼吸,是否全麻清醒 如患者带有气管插管,应立即将插管与呼吸机连接,进行辅助呼吸,同时测定气管插管的深度,在管上做标记并加以记录。牢固固定气管插管,防止脱出。如患者已拔除气管插管,则应立即给予面罩雾化氧吸入。深静脉通路至少保留3条,一条入血管活性药;一条入血浆、白蛋白等胶体;一条留作测CVP及完全胃肠外营养。妥善固定,杜绝打折、脱落、堵塞。防止血管活性药物外溢,皮肤坏死。所有液体以微量泵泵入,量出为入,并准确记录出入量,及时补充,失多少补多少。

2.心电监测 在患者胸前安放并固定心电监测电极片,同时与心电监测仪连接,立即开始心电监测,注意有无心律失常。

3.监测生命体征 持续监测血压、平均动脉压、肺动脉压、脉搏、心率、心律、呼吸状况、意识状态、瞳孔大小、肌张力、体温及末梢循环等,并准确记录。测定中心静脉压、左心房压、血钾、血钙、乳酸等生化指标,并调整至正常范围,维持内环境稳定。烦躁者及婴幼儿适当使用约束带。患者血压平稳并完全清醒后,可将床头抬高,取半卧位,有利于循环呼吸,便于体位引流。

4.注意保暖,防止新生儿硬肿症 婴儿体温中枢发育尚不完善,会随外界温度变化而变化,婴儿末梢保暖时防止烫伤。合理降温,减少氧耗。物理降温时可使用温水擦浴,禁用乙醇和安乃近、吲哚美辛栓等药物。及时更换尿不湿,便后清洗。

5.呼吸系统监护 术后早期呼吸机辅助呼吸,支持至患者血流动力学稳定和仅使用小剂量儿茶酚胺类药物,原则上尽早拔除气管插管,以免长时间压迫气管引起喉头充血、水肿、痉挛。呼吸机设定高频低潮,新生儿呼吸次数 40/min,婴幼儿 30/min,吸呼比为 1∶1.5,潮气量 10mL/kg。保持呼吸道通畅,新生儿气道内吸痰时动作应轻柔敏捷,吸痰过程中密切观察动脉血氧饱和度、心率、口唇颜色。预防肺部并发症的发生,吸痰前充分体疗、拍背,使用体疗仪振荡痰液,便于痰液的吸出。并观察痰液的量、性质及颜色。

6.严密监测心率及节律变化,保持电解质及酸碱平衡　若发现心律失常,应及时报告医生进行处理。心率<60/min 者,应及时启动起搏器给予起搏。据报道,慢性充血性心力衰竭时较易产生室性心律失常、室性期前收缩,室性期前收缩发生率 87%,阵发性室性心动过速发生率 45%。

7.左心房测压管护理　左心房测压管要用胶布牢固固定于胸前皮肤上,并在测压管近端用胶布做好标记,防止脱出。连接左心房冲洗液,速率控制在 1mL/h。检查测压管是否连接紧密,不能经此途径给药、输液、抽血等操作,严禁气泡进入。保持左心房压力不超过 1.6kPa(12mmHg)。左心房压的监测过程中必须警惕有无气泡、血块滞留于管道中,如遇导管阻塞,应立即关闭测压管,绝不再冲洗;以防动脉系统栓塞。

8.防止心脏压塞　术后易出现吻合口出血,保持纵隔、心包胸腔引流管通畅,每 30min 挤压引流管 1 次,密切观察有无心脏压塞的症状,血压低、心动过速、奇脉、颈静脉怒张、面色灰暗。有活动出血应立即报告医生开胸止血,严防心脏压塞。

9.抗凝治疗观察与护理　手术中应用心内隧道、心外管道或用同种带瓣管道的病例,术后早期抗凝治疗 1～3 个月。口服华法林,1/d,后改为口服阿司匹林。

## 四、右室双流出口修复术后护理

右室双流出口(DORV)是一种少见的复杂型先天性心血管畸形。在 CHD 中仅占 0.48%～1.67%。常合并大动脉转位、房间隔缺损、肺动脉瓣下狭窄、主动脉瓣下狭窄、主动脉缩窄等。右心室双出口是心室—动脉连接关系异常的一种畸形,包括介于法洛四联症和完全性大动脉转位之间的一系列病变。许多学者将 90% 以上主动脉起始于右心室的法洛四联症归入右心室双出口。右心室双出口,治疗困难,预后不佳,常在术后早期因心力衰竭或缺氧而死亡。Kirklin(1957 年)首先做了右心室双出口的心内修复术获得成功。

(一)病理生理

胚胎期原始心脏发育过程中,心球及动脉干分隔、移位,正常发育障碍和旋转的停止或延迟,使两个大动脉起自右心室,而左心室则通过室间缺损隔与右心室相通。

典型右室双出口的 3 个特征是:

1.主动脉和肺动脉共同起源于形态右心室。

2.室间隔缺损为左室的唯一出口。

3.有主动脉下圆锥存在,在主动脉瓣和二尖瓣之间有肌肉组织分隔没有纤维连接。两个半月瓣(主动脉瓣和二尖瓣)在同一平面。

右心室双出口伴主动脉瓣下室间隔缺损,不伴肺动脉狭窄的病理生理与室间隔合并肺动脉高压者相似。血流动力学变化主要为左向右分流。合并肺动脉狭窄者,其血流动力学改变类似于法洛四联症。伴肺动脉下室间隔缺损病理生理变化类似大动脉错位,发绀明显。

（二）临床表现

1.发绀　症状出现早，表现同法洛四联症，合肺动脉狭窄者发绀严重，杵状指（趾），活动受限及蹲踞。

2.充血性心力衰竭　程度因室间隔缺损的位置、大小、有无肺动脉狭窄及合并其他畸形而不同。

3.肺动脉高压　无肺动脉狭窄者，有左向右及右向左双向分流。主动脉下室间隔缺损临床表现类似巨大室间隔缺损、肺动脉高压、发绀不明显。

4.心前区向前隆起　听诊胸骨左缘第3～4肋间有收缩期杂音、触及震颤。

5.辅助检查

（1）心电图表现：无肺动脉狭窄者，心电图主要为电轴右偏，右心室肥大也可有双室肥大，部分患者可有 P－R 间期延长。合并肺动脉狭窄者。电轴右偏（90°～160°）右心房、右心室肥大。

（2）X 线胸片：无肺动脉狭窄者 X 线表现类似大型室间隔缺损。合并肺动脉高压，可有肺充血、肺动脉干明显扩张，心脏呈普大型。合并肺动脉狭窄者，X 线表现类似法洛四联症，两肺血少，肺动脉段凹陷。心脏轻度增大，但不呈典型的靴形心脏。

（3）超声心动图：诊断右心室双出口的重要方法。二维超声心动图示主动脉、肺动脉均起源于右心室，或 1 支大动脉起源自右心室，另 1 支大动脉 90% 起源自右心室，主动脉与肺动脉在同一平面，主动脉瓣和二尖瓣无纤维连接。并可提示有无合并其他畸形。

（4）心导管检查和右心导管造影：无肺动脉狭窄者，左、右室压力相等，但室间隔缺损小者，左心室压力较右心室和肺动脉压力高。有肺动脉狭窄者，肺动脉压力降低，右心室血氧饱和度高于右心房，右心室造影主、肺动脉同时显影，是确诊右心室双出口的重要手段。

（三）治疗要点

右心室双出口所致血流动力学改变是非生理的，原则上都应手术矫正。右心室双出口畸形复杂，其产生血流动力学的变化各不相同，右心室双出口明确诊断后均需手术治疗，右心室双出口几乎可以合并任何房室瓣畸形，严重的畸形会阻碍实施外科手术。外科治疗目的是进行完全解剖修复。手术是将左心室连接到主动脉，右心室连接到肺动脉，关闭室间隔缺损。通常手术时机取决于患者症状的严重程度和其他心脏合并畸形的解剖。

1.右心室双出口合并肺动脉狭窄者，常需术前采用心内或心外管道修补，故宜在 4～5 岁时手术，以避免管道口径过小而术后随患儿生长发育限制肺血流量。处理原则同法洛四联症。但更要了解肺动脉和左室的发育情况，肺动脉发展差和左室舒张末容积＜30mL/m² 者，不能行根治术，可先行体—肺分流术，待时机成熟后再行根治。

2.右心室双出口无肺动脉狭窄者易发生严重肺动脉高压和肺血管病变，应在婴幼儿期尽早手术。

右心室双出口畸形复杂，手术方法各异，可选择的矫治手术有：心室内隧道修补术、心室内隧道及心外带瓣管道修补术。Damus－Kaye－Stansel 手术、心房内血流转换修补术、大动脉调转术、改良 Fontan 手术。术前合并充血性心力衰竭者，应给予强心、利尿治疗好转后手术。但如果充血性心力衰竭不易控制者，则宜尽早采取手术治疗。

延迟外科治疗增加死亡的危险性。

（四）手术方法

1.矫正手术

（1）心室内隧道的修复：此手术适用于右心室双出口主动脉下和靠近两大动脉室间隔缺损无肺动脉狭窄的病例。

（2）心室内隧道和右心室流出道重建术：此手术适用于右心室双出口主动脉下和靠近两大动脉室间隔缺损合并肺动脉狭窄。

（3）大动脉调转术：此手术适用于婴幼儿右心室双出口肺动脉下室间隔缺损、主动脉与肺动脉呈前后或并列关系而肺动脉狭窄者。肺动脉瓣为二叶瓣，不是手术禁忌证。

（4）Damus－Kaye－Stansel手术：此手术适用于右心室双出口肺动脉下室间隔缺损合并明显主动脉瓣口和瓣下狭窄或主动脉近端缩窄的病例。

（5）心室内管道和心外管道：此手术适用于右心室双出口肺动脉下或远离两大动脉室间隔缺损和肺动脉狭窄大的儿童和成人。

（6）右心室双出口合并左侧大动脉异位的修复：此种类型的右心室双出口实质上为SDL型解剖性矫正大动脉异位合并右心室双出口和主动脉下室间隔缺损。

①双调转术：现已用于先天性矫正性大动脉转位，取得较好的效果，并逐步替代其传统心内修复术。

②右心室双出口合并完全性房室间隔缺损的修复手术：此手术适合心脏畸形无肺动脉狭窄者，在新生儿施行一期大动脉调转术和心内修复，合并肺动脉狭窄者多须做右心室到肺动脉心外管道，应延期到5岁以后手术。

③Fontan类手术：此手术适用于右心室双出口合并左或右心室发育不全，三尖瓣和（或）二尖瓣骑跨，以及右心室双出口合并远离两大动脉室间隔缺损或合并左侧大异位主动脉下围膜部室间隔缺损延伸至三尖瓣隔瓣后方，如施行心室内隧道或管道可产生三尖瓣口严重狭窄，分期或一期施行全腔静脉－肺动脉连接手术。

2.姑息手术　改良锁骨下动脉与肺动脉分流术和肺动脉带缩术。

（五）术后监护

患者术后监护按心脏直视手术后常规。重点是循环系统，低心排血量综合征的监护、呼吸系统、肺动脉高压的护理。

右心室双出口解剖分型不同，监护要点各不相同。如右心室双出口为主动脉下型合并肺动脉瓣狭窄者，护理同重症法洛四联症术后护理。

右心室双出口，无肺动脉狭窄者，合并肺动脉高压者，术后护理重点加强呼吸道管理，防止肺动脉高压危象发生。

1.血流动力学监测　合并有肺动脉高压的患者，在心脏直视手术围术期建立有效的血流动力学监测体系至关重要，它可以帮助全面了解患者血流动力学特征，判断肺动脉高压的程度，指导扩血管药物的选择和治疗效果的评价。经颈内静脉放置Swan－Ganz漂浮导管和经桡动脉放置动脉套管。根据血流动力学各项指标的水平调整，使用扩血管药物，观察药物疗效。

2.呼吸系统监护　肺动脉高压患者由于均有不同程度的肺血管和肺间质的损害。因此，都存在通、换气功能的异常，心脏手术、体外循环灌注对肺造成一定的损害，这类患者术后均需延长呼吸机辅助通气时间12～24h甚至2～4d。有时拔除气管插管后，患者缺氧病情加重，可再次插管行呼吸机辅助呼吸。

(1)保持呼吸道通畅:恢复和维持肺功能,防止肺高压危象是术后患儿恢复的关键,术后早期可根据患儿情况给予吸痰,尽量减少吸痰的刺激,以免造成缺氧引起肺高压危象。如需吸痰时,吸痰前后分别给患儿吸 100%纯氧 2min,或间断加大潮气量,以提高呼吸道的压力,促使肺泡扩张,增加氧弥散。吸痰动作要轻柔,时间<10s,痰液黏稠不易吸出时,可间断气管内注入生理盐水 0.5~1mL 后吸痰,并做好胸部物理治疗。如听诊双肺呼吸音后,双手按住胸部(痰鸣/呼吸音粗糙部位)进行振动,以利痰液的吸出,保持呼吸道通畅。对于吸痰反应强烈的患儿可在吸痰前后给予肌松药,以防吸痰诱发缺氧,引起肺高压。

(2)病情观察:每次吸痰时,要严密观察患儿的心率、血压、血氧饱和度、中心静脉压(CVP)的变化,如缺氧引起肺动脉压力升高(早期心率增快、血压增高,继之心率减慢、血压下降、血氧饱和度降低、CVP 升高),应立即停止吸痰,以免引起肺高压危象。

(3)预防肺部感染:人工气道建立后,破坏了呼吸道的正常防御功能,并且长期机械通气治疗的患儿机体抵抗力下降,所以机械通气增加了感染的危险因素。掌握正确的吸痰技术,严格执行无菌操作,吸痰时由浅而深,禁忌一插到底,以免将气管外部的痰带入气管。气囊放气前要充分吸净口腔内和咽部分泌物。吸痰顺序应是先吸除气管内分泌物,再吸口腔及鼻腔的分泌物。每 2h 对患儿翻身行胸部体疗 1 次。加强口腔护理,根据口腔 pH 选用口腔清洁液。护理人员在进行任何处置前坚持洗手和无菌操作制度,减少交叉感染。

(4)撤机拔管时机的选择:撤离呼吸机应严格掌握指征。观察患儿是否安静,呼吸交换量充足,呼吸功能明显改善,自主呼吸增强,吸痰等暂时脱机无呼吸困难的表现,降低机械通气量时能自主代偿。血流动力学平稳。在彻底清除呼吸道及口腔分泌物后拔除气管插管。拔管后需经常协助患儿咳嗽、排痰,防止肺部并发症。

3.应用血管扩张药的观察  选择合理的扩张血管药物是肺动脉高压患者围手术期处理的重要手段。硝普钠直接扩张周围血管,是一均衡型血管扩张药,对小动脉和小静脉都有较强的扩张作用,是目前临床治疗肺动脉高压最常用的药物,输液最好以微量注射泵均速泵入,应密切观察血压和动脉血氧分压的变化。在使用过程中应用避光输液装置,以防液体产生硫氰化物,引起毒性反应,并保持溶液配制新鲜。扩张肺血管药物还有磷酸二酯酶抑制药(临床应用的有米力农、氨力农等)、前列腺素 E 及吸入一氧化氮(NO)气体等等都是治疗肺动脉高压的综合治疗措施中有效的手段。当给予血管扩张药时,必须注意前负荷的维持。

4.有效镇静  术后早期给予有效镇痛,可以降低患儿的应激性,避免因外界刺激引起患儿躁动,使耗氧量增加,肺动脉压力升高。保持患者安静状态,在呼吸机辅助呼吸期间,可采用持续或间断静脉泵入芬太尼或咪达唑仑、维库溴铵以使患儿处于安静状态。减少耗氧,在停机前 6h,停止使用镇静和肌松药物。

5.完全性房室传导阻滞的观察  右心室双出口房室顺序不一致者,传导束走行异常,发生完全性传导阻滞率较高,术中应安置起搏器。术后心率<80/min 时,应用起搏器起搏。持续监测心律、心率,观察起搏器性能效果。使用起搏器患者出现室颤时,应进行心肺复苏,避免盲目查找原因而延误抢救。

6.保暖降温  由于患儿体温调节中枢发育不健全,加之体外循环术后应激反应,术后早期体温升高,因此正确降温,维持正常体温尤其重要。婴幼儿禁用乙醇降温,禁止颈后枕冰水袋,高热时可用药物降温,降温同时注意末梢保暖。

7.营养支持　术后 24h 给予静脉高营养,营养液不能与血制品使用同一静脉通路。根据患儿情况尽早喂养,可以恢复胃肠功能,对预防感染、改善治疗效果有着十分重要的作用。因体外循环时间长,术后易发生应激性溃疡,尽早的喂养可以预防消化道出血。24h 后可每 4h 给鼻饲奶 20～40mL,每次喂奶前应先抽吸一下胃液,观察其颜色,有咖啡色胃液需禁食。

### 五、完全性肺静脉异位连接术后护理

完全性肺静脉异位连接(TAPVD)是一种少见的先天性心脏畸形,占先天性心脏病的 1%～5%。是少数需行急诊手术的儿科心脏外科疾病,是婴幼儿发绀型先天性心脏病之一。其解剖特征是全部肺静脉不与左心房相连,而引流入右房或体静脉系统的先天性畸形。如有一根或多根肺静脉与心脏异常连接,而其他肺静脉的解剖位置正常,这种情况被称之为部分肺静脉异位连接。TAPVD 如不采取手术治疗,75%～80%病儿在 1 岁内死亡。因此,必须及早手术。1957 年,Cooley 和 Ochsne,在体外循环施行各种类型的完全性肺静脉异位连接的修复手术获得成功。1980 年汪曾炜教授在我国首次报道,手术治疗完全性肺静脉异位连接效果满意。TAPVD 合并畸形最常见的是房间隔缺损,其次是动脉导管未闭或心房间隔完全缺如同时存在。伴发复杂畸形发生率约 7%,如右室双出口,完全性房室间隔缺损。

(一)疾病分类

按 Darling 分类,将完全性肺静脉异位引流分为四种类型:

1. Ⅰ型心上型完全性肺静脉异位连接　此型最为常见的是两侧肺静脉在左心房后方汇入肺静脉总干(占 41%)。

2. Ⅱ型心内型完全性肺静脉异位连接　分为两个亚型比较常见的是两侧肺静脉汇合至左房后部扩大的冠状静脉窦开口(占 20%),另一亚型是左右肺静脉分别或共同开口带右心房后壁窦部(占 10%)。

3. Ⅲ型心下型完全性肺静脉异位连接　肺静脉总干连接一根下行静脉在食管前通过隔肌后汇入门静脉、其他静脉分支或静脉导管与腔静脉或其分支相连。

4. Ⅳ型混合型　此型罕见,两侧肺静脉连接方式不同,一侧可以引流到体静脉,另一侧与右心房或冠状静脉窦相连。

(二)病理生理

完全性肺静脉异位连接的病理生理特征是双向分流。肺静脉的氧合血异位的回流到右心房,与体循环回流的静脉血相混合,这种混合血大部分经过正常通路流入肺动脉,在肺产生再循环,使肺血流量增多,心脏容量负荷加重,早期出现肺动脉高压,易出现肝大、水肿、颈静脉怒张等右心衰竭症状。若有较大房间隔缺损存在,混合静脉血入左心房较多时发绀较重,但到右心室血液相对较少,肺动脉高压和右心衰竭症状出现较迟。

TAPVD 肺静脉梗阻时,血流回流受阻,肺部淤血、水肿、肺部容易感染、缺氧、发绀加重。导致酸碱平衡失调,最终死亡,一般很少能存活 1 个月以上。

(三)临床表现

1.主要为呼吸困难、多数患者有发绀,严重时可发生呼吸循环衰竭。

2.喂养困难及充血性心力衰竭。

3.因右心室肥大而使心前区隆起,胸骨左缘可闻及收缩期杂音。10%～20%的患儿不合并肺静脉梗阻及肺动脉高压,这类患儿可生存至成人,常见心上型、心内型病变。

4. 辅助检查有如下表现。

(1)心电图:电轴右偏,右心房、右心室肥厚、"肺性"P波及心律失常。

(2)X线胸片:显示肺血多或凝血表现,心上型者典型的"雪人征"或"8形字"。

(3)超声心动图和心血管造影:可确诊,但尽量用超声检查确诊,避免心导管和造影致术前病情恶化。

(四)治疗原则

完全性肺静脉异位连接是一种严重的先天性心脏病,易早期发生肺动脉高压,进而并发肺血管阻塞性病变和心力衰竭,80%的患儿在1岁内死亡。因此,必须早期诊断及时手术矫治。如未有肺动脉高压(10%～20%的患者无肺动脉高压)和心力衰竭,内科治疗改善心功能,待1岁左右行矫治手术,效果则更好;有肺静脉梗阻的症状,如高度肺淤血,间质肺水肿,是急诊手术指征。

TAPVC手术成败的关键是肺总静脉与左心房吻合口要足够大,要防止吻合口出血、扭曲,以利于术后降低肺静脉压力和防止肺静脉梗阻。随着手术技术的改进和术后监护方法的完善,TAPVC的手术死亡率已呈逐渐下降的趋势。

(1)当完全性肺静脉异位连接合并肺静脉回流受阻的诊断一旦确立,就应立即手术。

(2)无梗阻而发生肺动脉高压者应尽早手术,防止右心负荷过重及长期大量左向右分流引起肺血管改变。

(3)不可逆的肺血管改变,静息性发绀,肺血管阻力>10Wood U,肺血管阻力/体循环血管阻力>75%者不宜手术治疗。

(五)术后监护

1. 加强呼吸系统护理

(1)延长机械辅助呼吸时间:应用鼻插管行呼吸机辅助呼吸;对重度肺动脉高压患儿机械通气至少24h,并用中等的过度通气,使$PaCO_2$维持在3.3～4.7kPa(25～35mmHg),对左侧心腔小和肺顺应性差的患儿,Cabanoglu等推荐术后常规呼吸机支持72h。

(2)加强呼吸道管理:①密切观察痰的颜色及性质,观察有无血痰,并认真记录及时报告医生,因为血痰是观察有无静脉回流受阻的症状之一,是手术成败的关键。②医护人员注意手卫生,防止交叉感染的发生。③吸痰时严格无菌操作,熟练操作要领,避免损伤气道黏膜,配合医生完成纤维支气管镜检查及吸痰。病情允许的情况下,为促进肺泡膨胀和减少肺不张的发生,及早行胸部体疗,已发生肺不张者给予对侧卧位达到体位引流以促进肺复张。④做好人工气道管理,及时倒掉管道积水,避免冷凝水回流入湿化器中或流入呼吸道,定时更换呼吸机管道及湿化、雾化装置。

2. 防止肺动脉高压危象

(1)术后持续肺动脉压监测:因目前尚无准确肺动脉高压危象可靠早期症状,故持续肺动脉监测是早期发现此危象的最可靠手段。正常肺动脉平均压为0.67～1.6kPa(5～12mmHg),如静息状态下>3.3kPa(25mmHg),运动过程中>4.0kPa(30mmHg),则为肺动脉高压。术后放置漂浮导管监测并提供降低肺动脉压力的最佳条件:①充分给氧,避免出现乏氧状态。患者进入ICU后设置呼吸机的氧浓度为100%,以后根据血气分析、肺动脉压力及临床表现逐渐降低氧浓度。②及时纠正酸中毒。要求pH>7.45,$PaCO_2$在4.0～4.7kPa(30～35mmHg),SBE>0。因为酸中毒可引起肺动脉压增高。③严格控制液体的入量,要求入量少于出量。④避免使用收缩肺动脉的药物如多巴胺、肾上腺素等,心功能不全合并肺动脉高压可选用多巴酚丁胺,但剂量宜小。适当应用扩张肺动脉的药物如酚妥拉明等。

(2)充分镇静:术后初期给予药物合理镇静,有效减少机体做功和氧耗,保持患儿安静、防止患儿躁动发生应激反应引发的肺动脉痉挛,从而预防肺高压危象的发生。选用芬太尼经微量泵持续泵入,或用吗啡每次 0.1mg/kg,咪达唑仑每次 0.1mg/kg,交替使用。

3.**心律失常的监护** 术后心律失常的发生率可高达 20%～60%,术中应常规放置心外膜起搏导线。严重心律失常成为影响 TAPVC 手术成功的重要因素之一。心上型 TAPVC 患者心律失常多见,与手术在右上腔静脉与右心房连接处附近实施,可能损伤了窦房结或窦房结动脉有关,严密持续心电监测。心律失常以心率慢为其主要表现。心率慢影响心排血量,应用异丙肾上腺素或口服消旋山莨菪碱每次 10mg,6h 1 次。术后出现室上性心动过速大多是心功能不全的一种表现,除应用抗心律失常药外,需加强心功能支持及利尿综合治疗。

4.**防止肺水肿** 急性肺水肿是常见严重的术后早期并发症。Dillard 总结了 183 例手术病例,死亡的 59 例中有 45 例死于急性肺水肿,术后早期应呼吸机进行呼气末正压呼吸。保持水、电解质和酸碱平衡,严格控制液体的摄入量,用微量泵控制速度均匀泵入。根据化验结果补充氯化钾,防止发生低血钾,诱发酸中毒。发生急性肺水肿时迅速利尿。应用扩血管药物减轻心脏前负荷,增加心排血量,间断应用东莨菪碱以减少肺血管渗出等。

5.**延迟关胸** Serref 等对重症肺动脉高压患儿建议延迟闭合胸骨,直到肺动脉压正常(平均 2.5d),使右室在术后早期较好的工作。并指出所有二期闭合胸骨后均无感染。

TARVD 患儿术后低心排血量综合征、心律失常、肺动脉高压危象和肺静脉阻塞是早期和晚期死亡的主要原因。Lincoln 等临床观察发现,术前肺动脉压和肺血管阻力在正常范围内的患儿术后也有可能发生肺动脉高压危象,临床应予以重视。

TARVD 为心室及瓣膜均无异常的先天性心脏病,因而其手术矫治后能有较好的远期效果,但文献报道有 5%～20%的病例,因术后肺静脉梗阻而需再次矫治。因此,对 TAPVD 术后者,应注意加强定期随访,尽快再次手术解除肺静脉梗阻。

### 六、三尖瓣下移手术后护理

三尖瓣下移畸形于 1866 年首先由德国 Ebstein 报道,故又称 Ebstein 畸形,是指部分或整个三尖瓣环向下移位于右心室腔,同时伴有三尖瓣膜的畸形和右心室结构的改变,是复杂先天性心脏畸形,其发病率在先天性心脏病中占 0.5%～1%。Ebstein 畸形性别差异不大,虽然部分患者可活到较大年龄,但生活能力受到影响。常合并房间隔缺损或卵圆孔未闭(42%～62%)外,尚伴有其他畸形。10%合并预激综合征、室间隔缺损、动脉导管未闭、肺动脉狭窄或闭锁、主动脉狭窄、部分性房室间隔缺损、左上腔静脉及部分性肺静脉连接异常、法洛四联症等。死亡的主要因素是心力衰竭、缺氧,室性及室上性心律失常也很常见,其中由此而产生的猝死患者约 20%。

(一)病理生理

Ebstein 心脏畸形的病理生理包括三尖瓣和右心室发育异常。正如其病理解剖一样轻重不等,变化很大,其病理生理主要取决于右心室发育不全和三尖瓣关闭不全的严重程度以及可能存在异常房室传导束,轻者可耐受,重者右心室向前排血缓慢则出现心力衰竭。

1.**右心室发育不全功能障碍** "房化右室"的反常活动影响右室的充盈,从而使心房血容量剧增,压力升高导致右心衰。右房压力升高如同时有房间隔缺损可出现右向左分流。临床上产生发绀。

2.三尖瓣关闭不全　所有的患者均有不同程度的三尖瓣关闭不全,从而加重原有右心室结构和功能异常。三尖瓣关闭不全致功能右室收缩时部分血流反入右房,使右房扩大血量增多,继之,右心房排空延迟,右室排血量下降。

3.预激综合征　在 Ebstein 心脏畸形的病例中,有 $10\%\sim15\%$ 合并预激综合征,该综合征可产生阵发性室上性心动过速和心房颤动或扑动。更加重右心室功能障碍和心力衰竭。

(二)疾病分类

Carpentier 等将其分为 4 型。

A 型:小型可收缩的房化腔及能活动的前瓣,右心室有足够的容量。

B 型:大型不能收缩的房化腔及能活动的前瓣。

C 型:前瓣活动限制,导致右心室流出道梗阻。

D 型:巨大房化右心室与小的漏斗部组成,仅通过三尖瓣隔瓣交界相通。

(三)临床表现

临床症状轻重不一,从畸形严重程度、有无心房间交通以及是否合并其他畸形而不同。

1.轻型病例可无发绀,中、重型病例有发绀,表现为呼吸急促、乏力、心悸、心律失常和右心衰竭。

2.心前区胸骨左缘 $4\sim5$ 肋间可闻及收缩期杂音,可有第三心音或第四心音,三尖瓣区有收缩期反流性杂音。

3.心电图特征为高大的 P 波,I、Ⅱ导联上最高,如 P 波进行性增高为病情恶化的征象,而轻型病例 P 波可正常。右心房肥大,右心室低压,无右室肥大的表现,常见心律失常如阵发性心律失常者占 $28\%$,其 $10\%$ 为预激综合征(W-P-W),$75\%\sim95\%$病例有完全性右束支传导阻滞。

4.X 线胸片心脏呈不同程度的增大,呈球形或椭圆形增大,肺血减少或正常。在临床巨大球形心脏首先考虑为本病。

5.超声心动图显示三尖瓣下移、右心房扩大明显,注意三尖瓣反流量、前瓣发育情况,有无房缺或卵圆孔未闭及其他心脏畸形。

6.右心导管检查和造影。导管易经房缺或未闭卵圆孔进入左房,在"房化心室"测压呈右房压力波形,而右心腔内呈右室压力波形。造影可见右房增大、房化右心室、扩大的功能性右室流出道及下移的三尖瓣附着部。心导管检查最有诊断价值的是能显示右心室在生理数据上与右心房相同。在检查操作中易发生心律失常。有报道发生率为 $20\%\sim30\%$,甚至心脏停搏而死亡。故有主张非损伤检查符合诊断后可不必进行有创检查。

7.电生理检查。诊断 Ebstein 畸形必须同时明确分型,有无预激综合征。如有预激综合征,术前必须做电生理检查,并准备术中电生理标测,以便术中同时施行异常房室传导束切断术。

(四)治疗要点

Ebstein 心脏畸形的预后不佳,$1/3\sim1/2$ 的婴幼儿死于 2 岁以内。

1.Ebstein 的治疗原则为修复三尖瓣、或三尖瓣置换术加用双向腔肺动脉分流术以减轻右心室功能障碍。患者出现严重发绀、右心衰竭及(或)严重心律失常时就需手术治疗。在婴幼儿期出现症状或近期加重适合手术治疗。儿童期为较佳时期,拟施行瓣膜置换术者,年龄易大些,特别注意瓣环的大小,达到1次替换1个口径足够大的瓣膜,以免再次行更换手术。

2.轻型病例,闭合房缺或卵圆孔,节段性三尖瓣环缩成形;中间型病例,视前瓣大小和畸形而定,如瓣叶环增大无穿孔应做房化心室折叠术,如瓣叶破坏较重或房化心室有一段室间隔者,应做三尖瓣置换术。如为重症,则施行三尖瓣置换术或改良 Fontan 手术或全腔静脉与肺动脉连接。

(五)手术方法

1.姑息手术　Glenn 分流术。

2.三尖瓣修复术和三尖瓣置换术

(1)房化心室折叠术和三尖瓣环成形术。

(2)三尖瓣置换术。

3.心内修复和减少心室容量负荷　此手术又称部分两心室修复,或一个半心室修复。适用于本组 B 型严重 Ebstein 心脏畸形,其功能心室等于正常右心室的 1/2 或 1/3 的病例。

4.心脏移植或心肺移植　在 Ebstein 心脏畸形中有一组合并明显肺动脉狭窄,肺动脉闭锁或肺动脉瓣缺如的病例,并有严重右心室发育不全和三尖瓣关闭不全和(或)左心室发育不全者,应用单一心室或两个心室修复往往致命,惟一的选择是进行心脏移植或心肺移植。

5.附加手术

(1)异常房室传导束的切断。

(2)右侧迷宫手术。

(六)术后监护

按体外循环心脏直视手术常规护理外,还应重点监护以下几点。

1.心律失常的监护　心律失常多发于术后 48h 内,应严密心电监测至病情稳定。术后常规持续静脉滴注利多卡因 4Sh,以防止发生心室颤动,剂量为利多卡因 200mg 加入 5％葡萄糖注射液 50mL 液体内持续泵入,滴速开始为 2～3mL/h,以控制室性期前收缩的发生。最好以微量注射泵进行调整滴入量。有频发室性期前收缩时首选利多卡因 1mg/kg 静脉推注,可重复应用。三尖瓣替换术后患者心律失常发生率,较房化心室折叠、三尖瓣成形术后患者发生率高,应予以重视。易发生房室传导阻滞,可持续静脉滴注异丙肾上腺素 0.03μg/(kg·min),使心率维持在 100～120/min。术中常规放置心脏临时起搏导线,有利于术后治疗心律失常。术后应观察起搏器的工作状态,并按起搏器置入术护理常规护理。

2.术后常规正压辅助呼吸 6～12h　重症病例适当延长呼吸机辅助时间,根据血气分析调整呼吸参数。拔管后协助患者有效咳痰,定时雾化吸入。

3.术后用药　根据动脉压、中心静脉压、尿量及末梢情况,应用正性肌力药和扩血管药、洋地黄及利尿药,治疗心力衰竭,注意水电解质平衡。注意观察药物疗效及生命体征的变化。

4.防止低心排综合征　严密监测生命体征、血流动力学各项指标,观察患者末梢,同时观察尿量,从而判断心脏排血的情况。根据 CVP、末梢循环的变化,调整心脏前、后负荷:如 CVP<0.5kPa(50cmH_2O),提示血容量不足,可加快补液尤其是胶体液;CVP 较高,而患者仍存在末梢循环不良,如肢端苍白或发绀、出冷汗、手足发凉则提示心功能不全,应扩血管,减轻心脏后负荷。应用多巴胺和(或)多巴酚丁胺以及硝普钠持续静脉泵入,尿少者可给予呋塞米治疗。病情稳定后给予半卧位,以减轻心脏负担,并可使横膈下降,利于呼吸。

5.严防心脏压塞  术后容易出现吻合口出血,应严密观察患者引流液的性质、量、颜色,保持引流管的通畅。如儿童引流量>3~5mL/(kg·h)或成人150~200mL/h连续2h,应报告医生及时处理,引流量>10mL/(kg·h)应立即报告医生行开胸止血术。如引流量突然减少或停止,应注意观察有无心脏压塞征象。

6.抗凝治疗观察与护理  三尖瓣替换术后应用华法林抗凝药物,应定期复查调整其剂量,防止过量出血及抗凝不足发生血栓和栓塞(发生率30%)。需认真监测,探索个体对该药物的效应和耐受性。

Ebstein 心脏畸形行改良 Fontan 手术或全腔静脉与肺动脉连接手术患者,术后护理见单心室护理中改良 Fontan 手术或全腔静脉与肺动脉连接术后护理。

## 七、单心室术后护理

单心室是由于心脏的一个心室窦部或原始室间隔缺损而产生此种畸形,定义为两个心房通过两侧房室瓣或共同房室瓣到达单一心室。此畸形心房与心室或心室与大动脉的连接可一致,也可不一致,可有可无流出腔。单心室合并畸形左心室伴有左侧大动脉转位最多见,占39%,伴肺动脉瓣狭窄、主动脉瓣狭窄和缩窄较多,分别为41%,39%,19%。其他畸形包括房间隔缺损、动脉导管未闭、房室瓣异常等。本病患儿80%~85%呈现有大动脉转位,从而临床表现复杂。单心室的预后不佳。Fontan(1971 年)采纳肺循环的运行无需心室泵血的概念,首创右心房与肺动脉连接手术。Yacoud(1976 年)报道应用改良 Fontan 手术治疗单心室。上述两种手术的病死率和并发症均较高。在我国,汪曾炜教授在 1980 年率先开展改良 Fontan 手术,并于 1990 年首先开展全腔静脉与肺动脉连接手术治疗单心室合并肺动脉狭窄获得成功,在全国得到推广。

(一)疾病分型

Anderson 将单心室分为 3 种类型。

A. 左心室型(占 63%~80%),并有发育不全的右心室。

B. 右心室型较少(占 5%),并有发育不全的左心室。

C. 不定型(占 7%)。

上述每一种类型又可分为 3 种类型。

1.大动脉关系正常。

2.右侧大动脉转位。

3.左侧大动脉转位。每一类型又可按有无肺动脉狭窄分为两种。

(二)病理生理

由于室间隔完全缺损,所以体循环和肺循环的血液在单心室内相混合,其血流动力学变化取决于体肺循环血液混合的程度,以及有无合并肺动脉瓣狭窄。无肺动脉瓣狭窄者,体循环与肺循环血液在单心室内混合较少,右心房回流的静脉血通过单心室主要流入肺动脉,左心房回流的含氧高的血则通过单心室流入主动脉,这样主要导致肺循环充血,心室容量负荷重的表现,无明显发绀。若合并肺动脉瓣狭窄时,肺血少,临床表现为发绀。

(三)临床表现

单心室的临床表现取决于主动脉瓣、肺动脉瓣有无狭窄,肺动脉高压所致肺血管病变的程度以及房室瓣有无反流。

1.症状与体征

(1)不合并肺动脉瓣狭窄:表现为生长发育缓慢,反复呼吸道感染及逐渐加重心力衰竭。发绀较轻,甚至无发绀。

(2)肺动脉高压和肺血管病变:因肺血多而出现,患儿多会早期充血性心力衰竭而死亡。听诊胸骨左缘可闻及粗糙响亮的收缩期杂音,可触及震颤。

(3)合并肺动脉瓣狭窄:主要表现为重度发绀及缺氧,很少发生心力衰竭。

2.辅助检查

(1)心电图:所有或大部分心前区导联呈同一类型的 QRS 波群。常有不同程度的 P－R 间期延长及其他心律失常。

(2)X 线胸片:无肺动脉瓣狭窄者,可见肺充血、心脏扩大,呈普大型,肺动脉段突出。合并有肺动脉瓣狭窄者,则肺血少,心脏增大常不明显。如左心缘下方呈"肩征"样改变提示大动脉转位的存在。

(3)超声心动图和心血管造影:可明确心室双入口的类型、室腔大小、室壁运动情况以及流出道的大小,明确大动脉的关系,有无狭窄等,为手术方式选择提供重要依据。

(四)治疗要点

单心室预后较差,每年自然病死率为 5%,而且有 50%～70%的患儿在婴儿期夭折,只有 20%～30%能存活到幼儿期。因此,临床上应争取早期行外科手术治疗。根据病情采取姑息手术或矫正手术。

1.姑息手术治疗

(1)肺动脉环缩术。

(2)体－肺动脉分流术。

(3)双向 Glenn 分流术等。

2.矫治手术　改良 Fontan 手术和全腔静脉与肺动脉连接术为生理矫治手术,心室分隔术是目前治疗单心室的解剖矫正手术。

(1)心室分隔手术:选择左心室型单心室或共同心室伴有左侧大动脉转位,两侧房室瓣以及未合并心脏畸形(如主动脉狭窄等)的病例。对于单心室腔足够大(为正常左心室腔的 1.2 倍)、肺动脉发育良好无肺血管病变的,施行分隔手术。多数病例可在生后 3 个月施行,如有顽固性心力衰竭可在生后 6 个月手术。

(2)改良 Fontan 手术和全腔静脉与肺动脉连接手术:对于不能施行心室分隔术而肺阻力 $<40Wood\ U/m^2$,可施行此手术。手术死亡率较分隔术低,效果相对较好。目前趋势已将全腔静脉与肺动脉连接作为单心室的首选手术。单心室合并共同房室瓣、房室瓣骑跨和(或)肺动脉狭窄更适用全腔静脉与肺动脉连接手术。左侧房室瓣或共同房室瓣有关闭不全时,必须认真修复或做瓣膜替换术。

3.心脏移植　生后不适合做分隔手术和改良 Fontan 手术者约占 20%,其预后差,此类患儿应做心脏移植。

(五)术后监护

1.改良 Fontan 术后护理

(1)术后患儿右房压高于左房压,为了降低或不增加右房压力,便于血流入肺,术后给予患儿半卧位并抬高下肢,不用 PEEP 辅助,采取高频低潮的辅助方式,$PO_2$ 在 12.0kPa

(90mmHg)左右,尽早拔除气管插管。

(2)术后密切监测生命体征,及时进行实验室检查,拍胸部 X 线片、复查心电图。观察心率变化,注意房性心律失常,常规放置起搏导线。

(3)保持右房压不高于肺动脉压 0.27kPa(2mmHg),控制晶体量,静脉补液以胶体为主。只要血压不低,可以维持不高的右房压,防止胸腹腔积液。如果右房压>2.4kPa(18mmHg)应查找原因,如肺血管阻力大,右房到肺动脉血流通道有梗阻等,及时报告医生,遵医嘱处理或准备行二次手术。

2.全腔静脉与肺动脉连接术

(1)术后给予高频低潮通气辅助,不用 PEEP 辅助,血压平稳,血气正常,X 线片正常,及早撤除呼吸机。

(2)保持引流管通畅,注意观察引流液的性状和量,如有变化及时报告医生。

(3)维持肺动脉压在 2.5～2.8kPa(19～21mmHg),如果过高,有可能梗阻。末梢血氧饱和度维持在 0.85～0.95。

(六)健康教育

1.出院后注意劳逸结合,可根据自身感受进行适当活动,量力而行,尤其是处于生长发育期的患儿,注意不要参加剧烈活动。16 岁以下患儿且正中切口者,须佩戴胸带 3 个月以上。

2.加强营养,进食清淡易消化的食物,少量多餐。出院早期尽量不去公共场所,注意预防感冒。

3.教会患者与家属自测脉搏和心率的方法。遵医嘱定时定量准确用药,注意用药后的不良反应及效果,如服用洋地黄类药物,注意心率、心律变化。使用利尿药者,注意尿量,同时注意补钾。使用血管活性药物者,注意服药后有无头晕等低血压症状,切勿擅自加减、更换或停服药物。

4.定期复查。出院后 3～6 个月到医院复查,如心功能较差者,或出院后活动心悸气短、呼吸困难、发绀、尿少、恶心呕吐、眼睑水肿、心律失常等症状,应随时到医院就诊,以免耽误病情。

(赵冬梅)

# 第二节　心脏瓣膜置换术及其围手术期护理

心脏瓣膜病变是多种原因引起心脏各瓣膜结构和功能的改变,导致瓣膜狭窄或关闭不全,使心脏引起心功能衰竭,病因常包括风湿性心脏瓣膜病、老年性退行性心脏瓣膜病、先天性心脏瓣膜畸形等。病变常可累及一个或多个瓣膜。由于瓣膜存在结构性改变,内科保守治疗无效,最终须行瓣膜置换手术。

## 一、概述

以下对二尖瓣狭窄、二尖瓣关闭不全、二尖瓣脱垂、主动脉瓣狭窄、主动脉瓣关闭不全、三尖瓣狭窄和三尖瓣关闭不全、联合瓣膜病进行逐一叙述病因、病理生理、临床表现、外科治疗要点。

(一)二尖瓣狭窄

1.病因　风湿热是乙型溶血性链球菌感染后引起结缔组织的一种急性炎症性疾病,常累及心脏瓣膜,使瓣环肿胀、炎症侵蚀瓣叶以及在心脏瓣膜上遗留下痕迹,形成风湿性瓣膜病(简称风湿性心脏病)。急性风湿热是二尖瓣狭窄最主要的病因,占患者总数的 80%～90%。约 50% 的患者有明确的风湿热病史,包括风湿性关节炎、发热及皮肤结节等。风湿性心脏患者中,二尖瓣的发病率为 65%～100%,单纯性二尖瓣狭窄的发病率为 25%～40%,二尖瓣狭窄多见于女性。其他原因如:二尖瓣瓣环和瓣叶的严重钙化、感染性心内膜炎、心脏肿瘤等很少见。

2.病理生理 正常成人二尖瓣瓣口面积为 4～6cm²,左房与左室之间的血流不产生任何障碍。当二尖瓣口狭窄的程度达到 2cm² 时,二尖瓣结构发生异常,则血流动力学发生变化,左心房向左心室排血受阻,妨碍了左室舒张充盈期,使左心房容量和压力增高,肺静脉回流受阻,肺静脉压力增高从而导致肺淤血。逐渐肺血管阻力增加,产生肺动脉高压,波及右心室射血阻力增加,导致右心室肥厚扩大,三尖瓣瓣环扩大,右心室功能不全,三尖瓣关闭不全致右心房压力升高,引起体循环淤血。

3.临床表现

(1)症状:二尖瓣狭窄患者依据狭窄程度、代偿功能及劳动程度等不同,其临床症状可有很大差别。主要症状是呼吸困难、甚至端坐呼吸,咳白色泡沫痰,严重时为粉红色泡沫痰。此外,活动后胸闷、气短、心悸、头昏、乏力等均为常见表现。

(2)体征:二尖瓣狭窄患者两颧与口唇多呈紫红色,即所谓"二尖瓣面容"。左房扩大产生传导速度和不应期的不一致,从而易于发生房性期前收缩和心房纤颤,心房纤颤的发生可使心排血量降低。听诊心尖区有心室舒张期隆隆样杂音,第一心音增强,有时还可以听到二尖瓣开瓣音和肺动脉区的第二心音亢进。右心衰竭时出现颈静脉怒张、肝大、腹水、下肢水肿等。

4.手术适应证和禁忌证

(1)适应证:①早期二尖瓣狭窄患者症状轻、无严重心功能障碍、无房颤和血栓栓塞,手术越早效果越好,因二尖瓣病变导致的损害在逐年加重。②二尖瓣狭窄患者即使没有症状,二尖瓣狭窄(截面积 1.0～1.5cm)伴有严重的血流动力学改变,不合并其他严重的疾病是手术指证。③左心房(或肺小动脉楔压)压力增高在 2.0～2.7kPa(15～20mmHg)以上者。如压力超过 4.0kPa(30mmHg),随时可发生肺水肿,应及早手术。④胸部 X 线显示心脏扩大、中度以上肺淤血,伴肺动脉高压,心电图显示心房肥大或右心室肥大者。⑤患者已经有血栓或栓塞史,瓣膜纤维化和钙化病变广泛,导致进行性加重者必须进行手术。⑥有症状,心功能Ⅱ级或Ⅲ级以上者。

(2)禁忌证:①心功能 0～1 级,一般不需要手术。②反复心衰无法纠正,严重肺动脉高压,肝、肾等多器官功能衰竭者不适合手术。③重度阻塞性肺动脉高压、慢性右心衰竭药物治疗无效及左心室射血指数明显下降,提示病变已属晚期者,不宜手术。

5.手术方法要点

(1)闭式二尖瓣交界分离术:因术后效果不持久,出现二尖瓣再狭窄,故现在闭式扩张分离的日益减少,大多直接瓣膜置换。

(2)经皮二尖瓣球囊瓣膜成形术:患者痛苦少,容易接受,恢复快。目前已基本取代闭式二尖瓣交界分离术。

(3)直视二尖瓣交界切开术:几年后可能因瓣叶纤维化和钙化的发展而需行瓣膜置换

手术。

(4)二尖瓣置换术:是目前二尖瓣病变采用最多的手术,包括机械瓣和生物瓣。机械瓣耐久性好,但需终身服用抗凝药。生物瓣血流动力学、组织相容性好,无需服用抗凝药,但容易衰败,建议60岁以上患者选用生物瓣。

(5)二尖瓣置换+全迷宫射频消融术:在二尖瓣置换的同时,有左心房增大,左心房内产生血栓,同时做左心房折叠、左心房血栓清除,心房纤颤患者近几年行全迷宫射频消融手术,治疗心房纤颤取得了良好效果。

(二)二尖瓣关闭不全

1.病因 慢性风湿性心脏病是二尖瓣关闭不全的最常见的原因,约占80%。在西方发达国家,黏液样退行性病变已成为引起二尖瓣关闭不全的主要原因,冠心病引起乳头肌缺血或坏死成为引起二尖瓣关闭不全的第二位原因。另外乳头肌断裂、感染性心内膜炎、二尖瓣环钙化、肥厚性心肌病、左室扩大、腱索和乳头肌的病理改变、某些健康的年轻人等都可引起二尖瓣关闭不全。自发性腱索断裂、感染性心内膜炎和伴有乳头肌功能障碍的急性心肌梗死常是急性二尖瓣关闭不全的最常见的原因。

2.病理生理 二尖瓣结构在解剖和(或)功能上的任何异常其功能障碍并引起二尖瓣关闭不全。正常情况下在心脏收缩期左室将全部的每搏血量泵到主动脉,当每搏血量部分反流到左房,左心房和左心室容量负荷(即前负荷)均明显增加,导致左房容量及压力升高、肺淤血、肺动脉压力升高及右心衰竭。左心室舒张末期容量及压力明显升高,持续的左心室容量超负荷、左心室收缩功能逐渐减弱,左心功能不全。

3.临床表现

(1)症状:轻度二尖瓣关闭不全或早期病例无症状或只有轻微症状。中度以上关闭不全者,临床可出现虚弱无力、心悸,或因肺淤血而发生劳累后呼吸困难。后期如发生肺动脉高压,可引起左心功能不全。

(2)体征:①在心尖区可见到有力的、局限性、抬举性心尖冲动,冲动点向左下方移位。②听诊第一心音正常或减弱,而合并二尖瓣狭窄时,第一心音可增强。肺动脉瓣区第二心音增强往往提示肺动脉高压。二尖瓣区有收缩期杂音。③常可闻及第三心音,这是由于快速充盈期二尖瓣处的血流速度加快,扩大的左心室壁产生振动。④第四心音常是急性二尖瓣关闭不全的体征,表现为严重肺淤血的症状,因左房不能容纳大量的反流量,致左房压急剧上升,严重者可发生急性肺水肿而死亡。

4.手术适应证和禁忌证

(1)适应证:①左心功能正常的有症状患者:左心功能正常(EF>0.60,ESD<45mm),但有充血性心力衰竭症状者。②左心功能不全的无症状或有症状者:无症状患者的手术时机选择是有争论的,但大部分学者同意,左心功能不全时,二尖瓣手术即有指征。③左心室功能正常的无症状者。④房颤。

(2)禁忌证:下列情况选择手术时应慎重:①左心室射血分数过低者。②慢性右心衰竭药物治疗无效者。③重度阻塞性肺动脉高压者。④巨大心脏,心胸比>0.08者。

5.手术方法要点

(1)二尖瓣成形术:①瓣环成形及瓣叶整复术:包括瓣上、瓣下成形术和瓣环缝缩术及人造瓣环置入术。适用于单纯性二尖瓣关闭不全,瓣叶及瓣下结构形态基本完整,瓣环扩张,纤维化或钙化结节可以剔掉者。②成形术方法包括局部修复术:适用于瓣裂、瓣叶穿孔的直接缝合或补片修补。瓣环成形术:适用于瓣环下移、环扩大、瓣叶交界增宽或前、后瓣叶的水平发生上、下错位等病变。可以部分瓣环成形、人造瓣环成形。瓣下结构及瓣膜成形术:修复延长的腱索;瓣腱索断裂者,切除脱垂的瓣叶,再予以缝合或置入造腱索手术。

(2)二尖瓣置换术:有的学者认为二尖瓣关闭不全的修复手术结果优于二尖瓣置换术,但二尖瓣置换手术仍是可以选择的手术,特别是风湿性心脏瓣膜病患者。二尖瓣关闭不全往往和二尖瓣狭窄同时存在时,选择二尖瓣置换手术。

(三)二尖瓣脱垂

1.病因

(1)风湿性心脏病造成的腱索断裂、伸长,风湿性二尖瓣脱垂的病理改变往往同时有累及瓣叶联合处的风湿性病理改变,如瓣叶的增厚和粘连等。

(2)高速运动的载体如汽车急停给乘客带来的心脏剪力伤。

(3)二尖瓣叶组织的黏液性变性,瓣叶内的黏多糖聚集,瓣叶变形,增大,腱索延长,黏液样变性多同时累及二尖瓣前、后瓣,但很少累及瓣叶联合处,这是与风湿性病变的不同之处。

(4)先天性心脏病马方综合征累及二尖瓣,也可以造成二尖瓣脱垂,瓣环扩大等改变。

(5)继发于局限性的心内膜感染的某一部分腱索断裂。

(6)老年退行性病变引起二尖瓣脱垂造成二尖瓣关闭不全。

2.病理生理 二尖瓣脱垂是指二尖瓣的一部分瓣叶,在左室收缩期被血流冲压突向左心房腔,并超过二尖瓣环的水平,造成二尖瓣前后叶关闭不全,致使二尖瓣收缩期血流反流而引起一系列的病理生理改变。

3.临床表现

(1)症状:大多数二尖瓣脱垂的患者无明显症状。出现的症状有间歇性、反复性和一过性的特点。常见症状为心前区呈钝痛、锐痛或刀割样痛。口含硝酸甘油无止痛效果。患者心悸可能与心律失常有关,初发症状多为呼吸困难或疲乏感。如二尖瓣脱垂伴发其他心脏病,其症状与其相似。

(2)体征:二尖瓣脱垂听诊时可以在心尖部听到一个收缩期中晚期的喀喇音或吹风样杂音。在胸骨左下缘、于左侧卧位或半坐位最易听到。

4.手术方法要点

一般对于二尖瓣后瓣腱索断裂常采用二尖瓣成形手术。

(四)主动脉瓣狭窄

1.病因

(1)风湿性主动脉瓣狭窄:主要是炎症浸润、纤维化、瓣叶的钙化限制瓣叶的活动与开放,引起狭窄与反流同时存在。

(2)钙化性主动脉狭窄:该类主动脉瓣狭窄是指在先天性瓣膜畸形的基础上发生瓣叶钙化。

(3)退行性主动脉瓣狭窄:多发生于60岁以上的高龄人。一般认为是随着年龄的增长,瓣膜发生硬化退行性变。

2.病理生理 主动脉狭窄的病理生理改变,主要是瓣膜发生纤维化与钙化,瓣叶开口面积缩小,左心室射血的阻力(后负荷)增加,升主动脉与左心室的压力差(跨瓣压差)加大(正常

<5mmHg),继之,造成左心室每搏排血量减少,射血后的残余血量增加。

3.临床表现

(1)症状:病情轻者可多年无症状,当瓣口面积缩小到正常的1/4以下(正常的主动脉瓣开口面积为2.5~3.5cm²)时,左心室代偿功能降低,在活动后出现典型的或部分的三联症:充血性心力衰竭、心绞痛和昏厥。劳力性呼吸困难也是主动脉瓣狭窄患者常见的症状,主动脉瓣狭窄患者病情进展快时,可急剧恶化,甚至可突然死亡。

(2)体征:一般严重患者的心脏扩大,心尖搏动增强,且向左下移位。收缩压与脉压差均较正常人为低,心尖冲动表现为亢强而不弥散。听诊的主要特点为主动脉瓣区(胸骨右缘第2肋间),可闻及粗糙、高调的收缩期增强的杂音。

4.手术适应证

(1)跨瓣压差>6.7kPa(50mmHg),或瓣口面积<0.8cm² 左心室肥厚伴主动脉瓣钙化。

(2)主动脉瓣狭窄,运动试验阳性,有晕厥症状者。

(3)主动脉瓣中度狭窄伴冠心病、心绞痛,需同时换瓣及冠状动脉搭桥者。

5.手术方法要点　主动脉瓣置换术:主动脉瓣狭窄因采用瓣膜成形的方法,长期效果不良,而且病变必将复发加重,目前外科治疗方法仍以瓣膜置换为主。

(五)主动脉瓣关闭不全

1.病因　主动脉瓣关闭不全发生较多的是先天性或风湿性主动脉瓣病变的基础上伴发的,而单纯的风湿性主动脉瓣关闭不全少见,往往同时合并有二尖瓣病变,呈联合瓣膜病变。主动脉瓣关闭不全的另一常见原因是原发性主动脉瓣感染性心内膜炎。还有马方综合征、升主动脉夹层瘤、高血压性主动脉扩张、退行性主动脉扩张等。

2.病理生理　主动脉瓣叶增厚、挛缩、穿孔及舒张期瓣叶对合不拢,或组织瓣之间出现裂隙,舒张期左室既接受正常来自左心房的血液,同时又接受来自主动脉反流的血液,引起左心室容量增加,心脏代偿性扩大和心肌肥厚,逐渐发生左心衰竭,最后可引发右心衰竭。主动脉瓣反流时增大而舒张压过低,可引起冠状动脉灌注不足,产生心绞痛。急性主动脉关闭不全时,正常的左心室腔无法容纳如此骤增的反流量,出现左心室舒张末期压力迅速升高,可引起急性肺水肿。

3.临床表现

(1)症状:多数轻度或中度关闭不全患者无明显症状。急性发作或严重者可出现气短、端坐呼吸,活动后呼吸困难等。部分患者还可以表现有心绞痛等心肌缺血的表现,活动时的胸痛、昏厥。少数病例可发生右心衰竭。

(2)体征:心脏增大以左心室扩大为主,心尖部可有抬高性搏动。主动脉瓣区可闻及舒张期反流性杂音,杂音性质柔和,叹息样,舒张期杂音呈递减型。如瓣叶破坏时常伴有高调的海鸥鸣样杂音。患者周围血管征常呈阳性,收缩压代偿性增高,舒张压明显降低,颈动脉搏动明显,水冲脉,口唇或指甲有毛细血管搏动征,股动脉枪击音等。

4.手术适应证和禁忌证

(1)适应证:①急性主动脉瓣关闭不全者:一旦有明显的左心衰竭表现,应在明确诊断后手术或急诊手术。②急性感染性心内膜炎者:一旦发生急性关闭不全,心功能显著恶化或左心衰竭,即使感染未能得到有效控制,也应限期或急诊手术。③有症状的慢性主动脉瓣关闭不全:慢性主动脉瓣关闭不全一旦出现症状就是手术的绝对指征,而且是最佳的首要时机。

④无症状的慢性主动脉瓣关闭不全:有下列情况之一者,应手术治疗。心胸比例>55%,心脏超声检查显示左心室收缩末期直径>55mm;左心室收缩末期直径>50mm 或 EF<0.4;平均环行纤维缩短率<0.6mm/s。

(2)禁忌证:①有症状且伴有左心室功能严重损害者(EF<25%),由于手术病死率很高,预后极差,且不能延长患者寿命,一般不主张手术治疗。②下列情况手术应慎重考虑:反复发生的心力衰竭;心电图轴明显左移;出现前外侧壁心肌梗死。

5.手术方法要点

(1)主动脉瓣置换术:主要适用于风湿性主动脉瓣病变、感染性心内膜炎、创伤性主动脉瓣病变、先天性二叶主动脉瓣畸形以及主动脉环扩张症等。

(2)主动脉瓣成形术:主要适用于室间隔缺损合并主动脉瓣脱垂所致的关闭不全。原则上,由于主动脉瓣关闭不全成形技术难、不稳定,术后复发率高,一般不主张行主动脉瓣成形术。

(六)三尖瓣病变

1.病因　三尖瓣病变可分为先天性和后天性两大类,先天性如 Ebstein 畸形、三尖瓣闭锁等,后天性主要是风湿、感染、创伤、缺血性、类癌、黏液样变、胶原性病变以及血管疾病所引起。风湿性心脏病三尖瓣狭窄者少见,而且三尖瓣狭窄多伴有关闭不全。风湿性三尖瓣改变多数与二尖瓣或主动脉瓣病变同时存在,其中更多是继发于严重的二尖瓣病变形成所谓功能性三尖瓣关闭不全。

2.病理生理　三尖瓣关闭不全的病理表现有瓣叶的增厚,卷曲,腱索的挛缩以及三尖瓣瓣环的扩大。其病理生理改变包括收缩期右心室血液向右心房反流,使右心房容量负荷增加,右心房扩大,房壁增厚。同时舒张期右心室的容量负荷也增加,最后导致右心功能不全,引起体循环静脉压增高的病理生理改变。

3.临床表现

(1)症状:轻度的三尖瓣狭窄并无临床表现,重度狭窄使右心房压力增高,右房扩大,以及体静脉高压表现,如颈静脉怒张,肝大,胃肠道淤血,食欲下降或腹胀,腹水,下肢静脉水肿等。

(2)体征:三尖瓣病变同时患者还可以有二尖瓣、主动脉瓣病变的表现,心脏听诊剑突下闻及收缩期杂音(三尖瓣关闭不全)或舒张期杂音(三尖瓣狭窄)音调局限而柔和。

4.手术适应证和禁忌证

(1)适应证:①三尖瓣成形失败;三尖瓣畸形,特别是前瓣叶增厚、卷曲、变小。②三尖瓣瓣下结构病变严重,如腱索乳头肌明显短缩、融合。③感染性心内膜炎三尖瓣破坏严重,无法修复。④先天性 Ebstein 畸形,瓣叶发育不良。⑤胸部钝器伤,多处腱索断裂及瓣膜损害、无法修复。

(2)禁忌证:①全身重要脏器严重损害。②右心功能损害至不可逆程度。

5.手术方法要点

(1)三尖瓣成形术:应在直视下行三尖瓣交界分离。

(2)三尖瓣置换术:适应证应严格掌握,只有瓣膜病变严重、瓣膜不能成形才采用,如感染性心内膜炎,三尖瓣严重破坏不能修复,先天性 Ebstein 畸形,瓣叶发育不良以及胸部钝器伤,多处腱索断裂及瓣膜撕裂等。

(七)联合瓣膜病

因各种原因引起的瓣膜病变,常累及 2 个或 2 个以上的心脏瓣膜疾病,可侵犯二尖瓣、主动脉瓣或三尖瓣,其中二尖瓣、主动脉瓣双瓣膜病变是最常见的联合瓣膜病,占联合瓣膜疾病的 48%~87%。三尖瓣病变多在二尖瓣和主动脉瓣双瓣病变基础上,因肺动脉高压,右心室扩大而产生的功能性关闭不全,三瓣膜均为器质性病变者罕见。以下仅对二尖瓣、主动脉瓣双瓣膜病变进行叙述。

1.病因 二尖瓣和主动脉瓣病因可分风湿性和非风湿性两大类,其中以风湿性最常见,非风湿性病因中的退行性变和感染性心内膜炎常见。原发性感染性心内膜炎以侵及左侧心瓣膜多见,常常先侵及一个瓣膜,以主动脉瓣最常见,若未及时得到诊治,随病情发展再侵及二尖瓣。另外,一些单瓣病变的因素也可继发引起联合瓣膜病变。

2.病理生理 二尖瓣和主动脉瓣双病变可有下列组合形式:二尖瓣狭窄合并主动脉瓣狭窄;二尖瓣狭窄合并主动脉瓣关闭不全;主动脉瓣狭窄合并二尖瓣关闭不全;主动脉瓣关闭不全合并二尖瓣关闭不全;二尖瓣和主动脉瓣混合病变最常见,如二尖瓣狭窄和关闭不全、主动脉瓣狭窄和关闭不全同时存在。一般二尖瓣病变比主动脉瓣病变为重。

二尖瓣和主动脉瓣双病变引起的血流动力学紊乱及其对心肺功能的影响,远较单瓣膜、单病变患者复杂和严重,不同瓣膜病变类型,组合方式及严重程度对心房,心室的结构和功能,肺循环和冠状动脉以及心肌血供等影响也有所不同。

3.临床表现

(1)症状:①气急、呼吸困难:最常见发生率可达 94%~100%,主要与肺静脉淤血和高压、肺间质水肿有关。②心悸:发生率>50%,主要与二尖瓣明显狭窄引起的心房纤颤、频发室早有关。心脏搏动功能增强常见于以主动脉瓣病变为主。③疲劳、乏力和多汗:多见活动后发生,主要与心排血量减少,贫血有关。④咳嗽、咯血:咳嗽与肺静脉淤血刺激,支气管引起的神经反射有关。二尖瓣明显狭窄者,有粉红色泡沫样痰,发生急性肺水肿。⑤眩晕和晕厥:常在劳动后或体位突然改变时,脑供血不足引起,可持续数分钟至数十分钟不等。⑥心绞痛:是冠状动脉供血不足,心肌缺血所致。见于劳累、激动后诱发,也可在休息时发作。⑦猝死:是最严重的症状,多见于主动脉瓣狭窄和主动脉瓣关闭不全者。可能与突发性致命性心律失常如室颤、室速有关。⑧栓塞:主要见于风湿性二尖瓣病变合并左房血栓者,以及感染性心内膜炎患者合并瓣膜赘生物者,以体循环栓塞多见,引起脑栓塞、肢体偏瘫等。

(2)体征:①抬举性搏动:多见于二尖瓣关闭不全合并主动脉瓣病变的患者,尤以左室肥大明显者常见,以心尖部明显。②心界扩大、心脏杂音、心律改变,以主动脉瓣关闭不全合并二尖瓣关闭不全者心界扩大最明显。③收缩期杂音:典型的主动脉瓣狭窄的杂音为高调、响亮呈喷射性的杂音,响度常在 3~4 级以上,以胸骨右缘第 2 肋间和胸骨左缘第 3 及 4 肋间最明显,多伴收缩期震颤,并向颈部传导。典型二尖瓣关闭不全的杂音常为全收缩期吹风样杂音,响度常在 3 或 3 级以上,位于心尖部并向左腋下及左肩胛部传导。④舒张期杂音:典型的二尖瓣狭窄杂音为心尖部舒张中、晚期低调隆隆样杂音,杂音传导较局限,多为 2~3 级。典型的主动脉瓣关闭不全的杂音为舒张早、中期泼水样递减型杂音,在胸骨左缘 2~3 肋间最清楚。响度一般在 2~3 级以上。⑤心律改变:存在心房纤颤时可出现心律绝对不齐、伴心音强弱不一,主要见于风湿性二尖瓣病变合并明显左房扩大者。此外,左室显著肥厚和扩大者,可伴有室性心律紊乱,常见者为多发性室性早搏。⑥周围血管征:主要见于明显主动脉瓣关闭不全者,如水冲脉、脉压差增大、股动脉枪击音及毛细血管搏动征等。

4.手术适应证

(1)二尖瓣和主动脉瓣双瓣置换术指征:①风湿性二尖瓣与主动脉瓣病变:风湿性主动脉瓣狭窄合并主动脉瓣关闭不全,并有不同程度的纤维化,瘢痕成形或钙化,一般成形术难以持久或奏效,而需做瓣膜置换术。二尖瓣瓣膜损害严重,显著钙化,或瓣下结构缩短融合者,需同期做二尖瓣置换术。②细菌性心内膜炎:多侵犯主动脉瓣、严重者侵犯主动脉窦或室间隔,并扩展至二尖瓣。无论在急性期或感染控制后的稳定期,其瓣膜的功能障碍为关闭不全,应实施瓣膜置换术。③其他病因引起的二尖瓣和主动脉瓣病变:瓣膜退行性变可同时累及主动脉瓣和二尖瓣,瓣膜关闭不全明显或狭窄与关闭不全共存,宜施行瓣膜置换术。先天性或退行性变引起的主动脉瓣病变,若同时合并冠心病引起的缺血性二尖瓣关闭不全,也应施行双瓣置换术。

(2)主动脉瓣置换术和二尖瓣成形术:①主动脉瓣病变:无论是风湿性还是老年钙化性主动脉瓣病变,瓣膜损害均较重,并常有钙化形成,往往为狭窄与关闭不全并存,需做瓣膜置换术。②二尖瓣病变:以瓣环扩大为主,瓣叶增厚不明显,瓣膜活动良好,或因左室扩大引起二尖瓣功能性关闭不全,无或仅为点状钙化。瓣下结构病变轻微,可行瓣膜成形术。

5.禁忌证　原则上若患者的瓣膜病变已引起心肌功能严重损害,应用先进的医疗技术与处理,预计手术后并不能明显改善患者术后的心功能和生活质量;或患者的心功能和全身状况等均很差,估计难以耐受双瓣手术,即应视为双瓣手术的禁忌证。但在临床实践中仍需根据患者的瓣膜病变类型,主要临床表现,心功能状态,肝、肾、肺等重要脏器功能情况,全身营养状况,有无严重合并症(如糖尿病、冠心病等),以及内科治疗效果等因素综合考虑。

一般认为下列是心脏瓣膜置换手术的高危因素:①高龄,一般>70岁,合并高血压、糖尿病等。②有严重心力衰竭。③巨大左室。④左室萎缩。左室功能严重低下,EF<30%～40%,FS<20%～25%。⑤合并多系统多器官功能障碍。

## 二、心脏瓣膜置换围手术期护理

(一)术前准备

1.心理护理　由于该病病程较长,许多患者经过反复的思考无法不接受外科治疗,但对手术顾虑重重,有的精神过度紧张及恐惧感,个别患者甚至出现心律失常或心脏骤停等病情变化。医务人员仔细了解患者的心理动态,耐心地讲解与手术相关的知识,置换机械瓣膜需终身抗凝的重要性,帮助患者树立战胜疾病的信心,以消除恐惧心理,取得患者的主动配合。同时还要积极做好术前健康教育,如何配合术前和术后的治疗和护理,术前一日给予术前访视,教会呼吸机手语训练,咳嗽训练和术后注意事项等。

2.心功能的准备　术前患者一般情况较差,消瘦、贫血及营养不良,心力衰竭等。注意积极调整心功能。

(1)应用强心利尿、给予血管活性药物,纠正电解质紊乱。

(2)吸氧,加强休息。调整合理的膳食结构,少食多餐,改善全身营养状况,增强体质。

(3)对心功能较差者应延缓手术,以确保手术的安全性。在调整心功能时,注意防止低钾引起的室性心律失常,一旦发生心脏骤停,心脏复苏极其困难,特别是主动脉瓣严重关闭不全者。

(4)主动脉瓣狭窄有心力衰竭者,术前慎用洋地黄和利尿药物,加强术前巡视和观察,限制活动,避免突然发生室颤而猝死。

(5)对急性主动脉瓣关闭不全产生急性左心衰竭者,立即进 ICU 监护,行气管插管用呼吸机辅助,维持循环功能稳定后,急诊手术。

3.控制肺部感染　保持环境卫生,病房定时通风换气,保持病房干净整洁、空气清新;保持呼吸道通畅,预防呼吸道感染。机体有任何感染迹象都应感染控制后再考虑手术。

4.完善各项检查　除常规检查外,强调高龄者或疑有冠状动脉病变者,应做选择性冠状动脉造影、肺功能和血气分析,了解冠状动脉供血和肺功能情况,以便对术后可能发生的问题提出预见性的预防措施。

5.常规准备

(1)术前 1d 抽血标本做血型交叉试验。

(2)手术区域备皮,冬季注意保暖,预防感冒。

(3)术前晚用灌肠液灌肠,睡前口服镇静药,保证良好睡眠。

(4)术前 8~12h 禁食,6h 禁水。

(二)术中护理

1.麻醉前准备

(1)麻醉前应了解患者的年龄、体重、发病经过、病史、过敏史、用药史、过去有无手术经历。此次检查各器官系统功能状况,评估机体对麻醉的承受能力。

(2)根据不同的瓣膜疾病,术前要注意药物对疾病带来的不良影响,如 β 受体阻滞药能减慢心率,可能增大主动脉关闭不全,以及二尖瓣关闭不全的反流量,加重左心的负荷,同样药物使心跳过慢也会使主动脉狭窄患者发生心跳骤停。二尖瓣狭窄有房颤的患者为防止心率快,不宜用阿托品,主动脉狭窄患者,不宜用降前负荷(硝酸甘油剂),降后负荷(钙通道阻滞药)药物以免发生心跳骤停。

(3)麻醉前用药,术前晚镇静安眠药,使患者处于睡眠状态,以免紧张时交感神经兴奋致心率加快,增加心脏后负荷,严重者诱发肺水肿。术日麻醉前用药的目的是使患者在安静状态下实施平稳的麻醉,以便保持术中血流动力学的稳定,因此,用药剂量要准确,无遗漏。

2.手术中监测

(1)心电图监测:心脏瓣膜病常因心功能不全及电解质紊乱导致心律失常,术中密切监测心率、心律变化,及时发现心律失常给予及时处理。

(2)血压监测:麻醉前给予动脉穿刺,以便在有创动脉压的监测下持续动态的观察血压,及时发现因手术创伤、出血而造成的低血压。

(3)呼吸监测:患者术前有顽固性心力衰竭,机体处于负氮平衡状态,极易引发心肺功能不全。

(4)体温监测:手术是在体外循环下完成的,术中连续监测直肠温度,维持直肠温度在28℃,避免温度过低影响循环功能。

(5)血氧饱和度监测:术中任何原因引起的组织缺氧缺血都会使血氧饱和度降低,术中的低温、低血压等因素可影响它的精确度。

(6)观察意识、瞳孔变化:术前有房颤的往往左房内有血栓,在取血栓时小的血栓易脱落,随血液进入体循环,造成脑栓塞。再应加强巡视严密观察患者的意识瞳孔、肢体活动。

(7)水电解质和酸碱平衡监测:手术中多次作血气分析,以了解代谢及呼吸功能。尿量多时容易出现血容量不足和低血钾，注意监测中心静脉压。

(8)皮肤观察：术前病程长、消瘦患者，术中应注意皮肤的保护措施，防止术中骨突出部位压伤。

(三)术后护理

1.术后监护

(1)心功能的支持：应用多功能心脏监护仪连续动态监测血流动力学的变化，必要时放置右心漂浮导管。保持心率在 110～130/min，心率过快或过慢均会影响心排血量而增加心脏负担，遵医嘱给予毛花苷 C 0.06mg，静推 2/d，呋塞米注射液 2mg 静推；2/d；为预防心律失常，术中安置心外膜临时起搏导线备用。根据病情应用输液泵，持续泵入正性肌力药物多巴胺、多巴酚丁胺及米力农和血管扩张药物，以增加心肌收缩力，降低心脏负荷。每日给予强心、利尿药，调整血容量时应严格按左房压的指标，控制输液速度和输液量，尽量限制晶体入量，详细准确记录 24h 出入量，以免发生急性左心衰竭与肺水肿。对多器官功能不全者，及早应用主动脉内气囊反搏，加强心功能的支持。

(2)呼吸支持：患者术毕返回监护室后即给予持续呼吸机辅助呼吸，根据血气分析结果，合理设定呼吸模式和呼吸机参数，听诊双侧呼吸音清晰、对称，观察患者胸廓起伏情况，遵医嘱予以床旁拍 X 线胸片，检查气管插管的位置，保持有效通气。术前有肺高压或反复肺感染者，选择敏感抗生素，加强呼吸道管理，给予湿化雾化，充分供氧。有心力衰竭的依据心肺功能状况决定呼吸机支持的时间。保持使用呼吸机期间患者的安静，应用镇静药，减少呼吸肌作功和耗氧量。注意停呼吸辅助前后患者的呼吸、循环及血气分析的变化，确保拔管前后的平稳过渡。加强基础护理，定时为患者翻身、拍背、吸痰，观察痰液的性状、颜色，及时向医生报告病情变化。

(3)防治心律失常：瓣膜置换术后心律失常是术后早期死亡原因之一。应严密监测心率、心律(起搏心律)的变化，及时判断和识别常见的心律失常的心电图波形，如心动过缓、房扑、房颤、室性早搏、室上速等。发现异常及时报告医生，积极处理，避免因处理不及时而导致患者死亡。还要控制诱发心律失常的危险因素，如低血钾、低血容量、低氧血症、酸碱紊乱等。

(4)维持水、电解质平衡：瓣膜置换术后对钾的需求较重要，一般血清钾在 4～5mmol/L。为预防低血钾造成的室性心律紊乱，临床根据患者的病情和化验结果，采用高浓度补钾，高浓度补钾时，一定要选择深静脉及用辅液泵匀速补钾，在补钾同时适当补充钙和镁。

(5)预防感染：加强对有创监测管道(动脉压、中心静脉导管、漂浮导管等)、手术切口、各种管道(气管插管、胃管、尿管、引流管、起搏导线)的管理，严格无菌操作原则，每日消毒、更换透明敷料便于观察，发现局部有红、肿、热、痛现象及时报告，特别注意医护人员手的消毒，防止医源性感染。

(6)监测瓣膜的异常变化：经常听诊瓣膜区有无异常的心脏杂音。定时观察尿色变化，如有血红蛋白尿(尿液呈茶色、酱油色)数日不消退，表明血液中的红细胞有破坏现象，应考虑瓣膜的问题，同时给予碱化尿液，防止急性肾衰竭的发生。注意体温的观察，反复发热不退，或发热经物理降温后体温反复上升者，应及时报告医生对症处理。

(7)抗凝治疗：抗凝早期每日检查凝血酶原时间，根据化验结果(PT 值在 24s 左右和 INR 2～2.5)寻找最佳的药物剂量，一般口服华法林，静脉应用肝素。用药期间注意观察有无抗凝过量和抗凝不足现象，抗凝过量易出血，抗凝不足易发生血栓和栓塞。

(8)引流液的观察:回ICU后立即给予持续低负压吸引,经常挤压引流管,保持引流通畅。术后早期注意观察引流液的颜色、性质和量的变化。如有下列情况是开胸止血的指征:有小动脉出血时引流液颜色鲜红,且引流量连续3h每小时200mL;引流液有血块,引流量由多到突然减少,怀疑有心脏压塞征象。心脏压塞的观察是不明原因的低血压、中心静脉压增高、心率快、尿量少、面色苍白等。出血多时及时补充血容量,输血输液应根据细胞比容积而定。

(9)全身支持疗法:瓣膜疾病严重者一般体质较差,心功能不良者往往食欲较差,消瘦,置换瓣膜后血流动力学恢复正常,容易改善全身状况,应加强营养供给,给予营养丰富易消化的高维生素、高蛋白饮食,鼓励进食,少食多餐,增强体质。必要时输新鲜血浆,贫血的给予补充红细胞。

2.并发症及监护

(1)低心排血量综合征:低心排综合征是二尖瓣置换术后的主要并发症。常见原因有:术前心功能差,心肌收缩无力,严重的心律失常,严重肺高压,代谢性酸中毒等。治疗措施是去除病因,严密监测血流动力学指标,给予呼吸机治疗,增加心肌收缩力,减轻心脏的前负荷,积极治疗肺动脉高压,纠正酸中毒等。

(2)感染性心内膜炎:心内膜炎是瓣膜置换术后最严重的并发症之一,换瓣术后心内膜炎的发病率在2%～4%。主要原因为术中、术后的一次性耗材、各种导管污染或感染,主要为血液传播。表现为难以控制的持续发热、心力衰竭、心功能不全、瓣周漏或瓣周脓肿形成等。根据药物敏感试验选择敏感抗生素。抽血培养时,注意采血量,采取时间最好在发热时,以容易捕捉到细菌的阳性结果。注意观察体温变化,测体温2～4h 1次,注意观察发热的时间和热型,按时准确应用抗生素。寒战时给予异丙嗪、吗啡,高热时给予物理降温,加强支持疗法,提高机体免疫力。一经诊断,治疗效果不佳,应尽早手术。

(3)出血:术后机械瓣须终身抗凝,生物瓣抗凝3～6个月。在引流管未拔出之前应用肝素静脉注射,之后改用口服华法林。服抗凝药期间注意定时检查凝血酶原时间,观察有无出血倾向,如牙龈出血、鼻出血、月经量增加、血尿、便血、针眼渗血不止等,立即停止使用抗凝药,静脉注射维生素 $K_1$。如发生消化道大出血,立即采取有效治疗措施,全身应用止血药,用卡巴克洛、凝血酶加冰盐水配成的止血水交替胃内注入,禁食水,静脉输血。目前可以在内镜直视下使用肽夹夹闭出血血管,达到止血的目的,必要时外科手术止血。

(4)血栓和栓塞:术后的血栓栓塞原因之一与抗凝不当有关。抗凝治疗的好坏直接关系到瓣膜置换术后患者的生存质量。风湿性心脏病术前伴房颤或血栓形成,部分有脑栓塞或肢体栓塞史,术后抗凝不当同样可以发生脑栓塞或肢体栓塞,造成神经系统或患侧肢体功能障碍。术后注意观察生命体征变化,意识、肢体、皮肤等,定时翻身按摩,肢体功能锻炼,防止压疮的发生。

(5)瓣周漏:术后瓣周漏可见于二尖瓣置换术后和主动脉瓣置换术后,常因瓣环组织脆弱或钙化,缝线撕裂瓣环,缝合技术不当,瓣不匹配,术前术后心内膜炎等引起。溶血性贫血是瓣周漏的典型表现,瓣周漏者应予手术治疗,重新更换瓣膜,在手术前积极纠正心功能并对症处理。

(6)左室破裂:是二尖瓣置换术后最凶险的并发症,病死率高达75%。主要原因是由于手术操作机械损伤,过度牵拉,瓣周薄弱,心室壁薄弱,可表现为术后早期破裂或数日后破裂。左室破裂时突然大量鲜血从心包引流管内涌出,血压骤降,出血严重时可瞬间意识丧失,出现失血性休克,室颤,甚至心搏骤停。快速床旁开胸探查,心搏骤停的心内按摩,控制出血部位,迅速闭合破口。开胸同时迅速建立3条以上的大静脉通路,快速大量输全血和输入血浆替代品,情况紧急将静脉管路直接放入破口的心腔内。病情允许的立即去手术室,重新建立体外循环,对破口进行修补。防止左室破裂的关键是预防和控制危险因素,术后应注意监测血压、心律、面色,密切观察引流量的变化,防止血压过高,如能及早发现破口撕裂初期的心率加快、面色苍白表现,可增加抢救的成功率。

(四)康复指导和健康教育

1.康复指导　患者出院后,转入家庭护理和自我护理,为了确保患者和家属充分得到康复指导,向患者介绍瓣膜置换术后的相关护理知识,鼓励患者阅读康复教育和科普书籍。学会家庭护理和自我护理的内容和方法,了解在生活、工作和学习中应注意哪些问题,学会一些简单的病情评估和处理方法。出院后明确哪些是需要继续治疗的,治疗的重要性、方法、以及注意事项,注意如何维护和关爱自身的瓣膜。

2.家庭护理

(1)预防感冒:出院早期避免到公共场所,保持房间空气清晰,换季注意增减衣服,避免着凉,防止呼吸道感染。一旦发生感染发热,要及时应用足量抗生素或在医生指导下用药。感冒期间应用感冒药,应注意不应影响抗凝药的作用。尽量避免使用解热镇痛药,以免药物出现协同作用,诱发出血。

(2)注意休息,适量活动:保持情绪稳定,养成良好的生活习惯,保证充足睡眠。出院后3个月内注意活动量不宜过大,以活动后感到不累为宜,可以在室内走动,活动量渐进增加,做一些简单的家务。第1次复查后,根据心功能和身体状况决定是否可以参加工作和学习,康复锻炼可以适当延长时间,增加运动量。

(3)饮食指导:合理搭配膳食结构,控制高脂肪食物,限制盐的入量,少量多餐,以免增加心脏的负担。避免经常食用含大量维生素K的深绿色叶蔬菜,如菠菜、西兰花及动物的肝,以免影响抗凝药的效果。

(4)用药指导:向患者及家属说明为了预防人造心脏瓣膜置换术后血栓栓塞的发生,不论置换机械瓣膜或生物瓣膜,术后均需抗凝治疗,机械瓣膜终身抗凝,生物瓣膜一般抗凝6个月。需按医嘱服药,不得擅自停用或增加药物用量,不要漏服,即使忘记服药,也不能1次服用2次的剂量,否则,会出现抗凝过量或抗凝不足现象。为患者制作抗凝监测表,提高患者和家属对抗凝知识的掌握及用药的依从性。用药过程中应随时监测血钾、凝血酶原时间、心率变化情况。如出现牙龈出血、皮下瘀斑、血尿、黑粪、月经量增多,应及时就诊,查找原因,根据凝血酶原时间予以调整抗凝药剂量。

(5)自我保健指导:①教会患者自测血压、脉搏、呼吸、体温,开始每天测量2次,第1次测量时间最好在清晨刚起床时,白天测量在相对固定的时间,注意不要在剧烈活动后、热饮后、饭后测量,这样结果不准确。②教会患者自我评估心功能。轻度心功能不全:能参加一般家务或体力劳动,偶有心慌、气短;中轻度心功能不全:能从事体力或家务劳动,劳累时容易心慌、气短;中重度心功能不全:活动稍增加即感心慌、气短,有胸闷、腹胀、胃纳差,利尿药有效,但用量增加。生活尚可自理。患者可参照上述情况评估自己的心功能,如轻度心功能不全者,应注意休息,避免劳累,一般不需特殊治疗。如中轻度心功能不全者,需调整强心利尿药。中、重度和重度心功能不全者,应主动到医院就诊。

3.随诊和随访　一般出院后 3～6 个月复查,包括心电图、彩超、X 线胸片,有无异常症状和体征,心脏功能情况,心脏听诊有无异常杂音。复查可就地检查,也可在治疗医院检查。医院对术后患者的复查结果进行随访,随访方法有来院随访、电话随访、书信随访、信息网络随访,随访时备齐检查的全部资料,医生会把您的检查结果告知给家属和患者。通过上述随访途径,也可以通过科室建立的网站定期与医院保持联系。当发现有明显的心慌气短、下肢或全身水肿、尿少、剧烈地咳嗽、咯血、咳粉红色泡沫痰、突然发生心律失常、皮肤和呼吸道的感染、不明原因发热、出血、昏厥、偏瘫等异常表现及时就诊。

（赵冬梅）

# 第三节　胸主动脉瘤围手术期护理

胸主动脉瘤是指由于各种原因造成的主动脉壁局部或弥慢性扩张或膨出而形成的包块,常常因为压迫周围器官而引起相应的症状。其瘤体破裂出血是引起患者死亡的主要原因。如不及时诊断和治疗,死亡率极高。因此,此病患者一经确诊即应视为重症,无论在术前、术中,还是术后的处理和护理上,都要给予极大的关注,并且需要加强护理。

## 一、概述

(一)临床分类

根据病理解剖改变分为 3 种类型。

1.真性主动脉瘤　主动脉壁和主动脉瘤壁全层均有病变、扩大或突出而形成的主动脉瘤。

2.假性动脉瘤　动脉管壁被撕裂或穿破,血液自此破口流出而被主动脉邻近的组织包裹而形成血肿,血肿与主动脉周围组织粘连并与主动脉腔相通,形似真性动脉瘤。

3.夹层动脉瘤　又称主动脉内膜剥脱,是由于内膜局部撕裂,受强力的血流冲击,内膜剥脱扩大,在主动脉壁之间形成血肿。根据内膜撕裂的部位和范围,分为 DeBakey Ⅰ 型、Ⅱ 型、Ⅲ 型。

(二)真性主动脉瘤

1.病因　有多种因素导致真性主动脉瘤的发生,临床常见的病因有动脉硬化和血管退行性变。另外,先天性发育不良、感染、梅毒、结核、动脉炎、遗传性疾病如马方综合征、放射治疗等也可导致发病。高血压、高龄、吸烟是动脉瘤形成的危险因素。真性主动脉瘤即临床所说的主动脉瘤。

2.病理生理　真性主动脉瘤是主动脉局部的不可逆性扩张。引起主动脉壁的中层弹性纤维变性、管壁薄弱,动脉管腔内血液流动的冲击,导致动脉壁局部呈瘤样扩张性病变。常累及主动脉窦部、升主动脉、主动脉弓部、胸降主动脉和腹主动脉。

3.临床表现　主动脉瘤早期多无症状,常因胸部 X 线摄片、或超声检查时发现。当病情严重时,才出现疼痛、压迫症状及心功能不全。疼痛部位多在胸背部,疼痛的性质可为钝痛、胀痛、刺痛、或刀割样疼痛。瘤体压迫组织及神经时,疼痛加重,并出现放射痛。一旦动脉瘤形成夹层或破裂,疼痛呈撕裂样剧痛。当动脉瘤压迫邻近的组织和器官时,可出现相应部位的表现,如压迫气管导致咳嗽、呼吸困难,压迫喉返神经引起声音嘶哑,压迫食管引起吞咽困难,压迫上腔静脉导致上半身静脉回流受阻等。主动脉瓣关闭不全的表现(心慌、气短、心力衰竭)等一系列并发症。由于主动脉瘤是一种极其危险的外科急症,临床特点是起病急,进展快,患者可在几分钟内死亡。

4.手术适应证及禁忌证

(1)适应证:①需要急诊手术的有:动脉瘤出血、破裂或短期内瘤体迅速增大;重要脏器受压或血液循环明显受阻;主动脉夹层Ⅰ型和Ⅱ型。②有疼痛症状、且有高血压等破裂的高危因素者,应早期手术。③进行性主动脉扩大,瘤体扩张的速度为 6 个月内>0.5cm,1 年内>1.0cm。④没有症状的动脉瘤,但直径>5.5~6cm。

(2)禁忌证:严重的肝、肾、心、肺功能障碍是手术的禁忌证。

5.手术方法

(1)动脉瘤线形切除术:适应于瘤体局限向一侧突出,动脉壁组织结构完好。

(2)动脉瘤切除,补片成形术:用适当材料行补片闭合动脉瘤的破口。

(3)动脉瘤切除,血管移植术:瘤体范围较大,采用人工血管移植修补。

(4)Bentall 术(主动脉根部置换术):动脉瘤累及主动脉窦部、瓣环和部分升主动脉,常合并主动脉瓣关闭不全和冠状动脉开口移位。手术是切除动脉瘤,切除主动脉瓣,用人工瓣膜和人工血管制成的带瓣管道行主动脉瓣和升主动脉置换,将左、右冠状动脉移植于人工血管上。

(5)象鼻子手术:主动脉瘤累及升主动脉、主动脉弓和降主动脉。在行升主动脉、Bentall 手术及全弓置换手术的同时,向远端胸降主动脉真腔内放置一段游离的人造血管,在行降主动脉替换时,将人造血管与象鼻子样人造血管直接吻合。人造血管形态类似大象的鼻子,故称为象鼻子手术。

(6)带膜支架介入治疗:经股动脉置导管行主动脉造影,确定动脉瘤的部位和范围,以及瘤颈的大小。将带膜支架放置在动脉瘤的近、远端入、出口处,达到旷置动脉瘤畅通血流的目的。

(三)假性动脉瘤

1.病因

(1)医源性主动脉损伤:心血管介入性诊断治疗、心血管外科手术、体外循环手术主动脉插管、主动脉人造血管置换吻合口处、动脉导管结扎缝合处等,均可因为局部血肿及感染,导致局部主动脉壁的破裂、形成假性动脉瘤。

(2)外伤:多见于车祸或枪弹伤。

(3)感染:主动脉周围的感染灶侵蚀主动脉壁,使局部主动脉破裂,形成假性动脉瘤。主动脉内膜细菌、真菌附着而产生局部血管壁炎症、坏死、穿孔,最终形成假性动脉瘤。菌血症或败血症的血液中细菌对动脉壁的侵害,枪、刀等损伤主动脉壁使细菌在动脉壁及其附近繁殖,也可导致主动脉壁的坏死、穿孔,形成假性动脉瘤。

(4)主动脉壁的退变:主动脉壁中层弹性纤维变性,造成主动脉壁的退变,受腔内压力的作用,主动脉壁自发性破裂。

2.病理生理　假性动脉瘤是主动脉壁某一局部全层破裂,血液经破裂口流至血管外,血管外的血液在破口周围形成血肿,血肿中有流动的血液,血肿的外周则机化形成瘤壁的外层。典型的假性动脉瘤主动脉于瘤腔经动脉破口相通,瘤壁内表面粗糙附有血栓。瘤壁全层为纤维组织,瘤壁的厚薄不一。有的瘤体包绕部分血管和神经。假性动脉瘤形成后由于瘤体的破裂,易发生大出血;瘤壁内血栓形成或瘤壁坏死组织的脱落,随血流到远端动脉及其分支,造成动脉栓塞。

3.临床表现

(1)病史:首先患者有相关的病史存在。

(2)疼痛和压迫症状:当瘤体增大时并压迫周围组织和器官,则出现疼痛和压迫症状。疼痛特点为持续性钝痛,疼痛的症状和压迫症状与瘤体的部位有关,如瘤体在升主动脉为前胸部痛,可压迫上腔静脉,造成上腔静脉回流受阻,出现颈部和上肢的肿胀;瘤体在主动脉弓为胸骨后或背部痛,可压迫食管和气管并移位,出现吞咽、呼吸困难、咳嗽等症状;瘤体在胸降主动脉为胸背部痛,可压迫交感神经和喉返神经,出现 Horner 综合征和声音嘶哑等。瘤体在腹主动脉为腹痛和腰痛。

4.手术适应证和禁忌证

(1)适应证:外科手术是假性动脉瘤治疗的惟一手段,患者术前尽快完善各项检查,一经诊断应尽早手术治疗。

(2)禁忌证:患者有严重的心、脑、肺、肝、肾等重要脏器功能障碍,手术中和手术后均无法承受者,为手术的禁忌证。

5.手术方法

(1)主动脉破口<0.9～1.0cm 则可直接连续缝合破口。

(2)破口占主动脉周径的 1/3～1/2,则采用人造血管片修补破口。

(3)破口大小超过主动脉周径的 1/2 以上,则需用人造血管置换病变的主动脉。

(四)主动脉夹层动脉瘤

1.病因 主动脉夹层动脉瘤患者中 75% 以上合并高血压。许多遗传性疾病,特别是结缔组织异常的疾病,如马方综合征等都易发生主动脉夹层动脉瘤,是年轻主动脉夹层患者的最常见病因。先天性主动脉缩窄的患者也易发生主动脉夹层动脉瘤。特发性主动脉中层退行性变,多见于年纪较大者。心脏损伤如钝伤、心血管介入诊断和治疗、主动脉和股动脉部位插管、主动脉球囊反搏等。主动脉粥样硬化引起主动脉滋养血管闭塞、狭窄,从而引起中层的营养血管不良,出现退行性变,使主动脉中层发生夹层。

2.病理生理 主动脉夹层动脉瘤,是主动脉内膜破裂、中层裂开,形成夹层,主动脉腔为真腔,假腔和真腔互不相通,其间隙有流动或凝固的血液,也称壁内血肿。但大多数在夹层内壁上有破裂口,主动脉腔内血流由破口进入夹层腔内,夹层腔与主动脉腔互相交通。多数情况下,由于进入夹层腔内的血流压力作用,夹层沿主动脉壁向主动脉远端扩展,终端呈盲袋样。在近端主动脉夹层动脉瘤中,50%～70% 的患者出现主动脉反流。急性期夹层外壁薄弱,有血液渗出,从而引起心包腔、胸腔和腹腔后壁等处的积液。

3.临床表现 主动脉夹层动脉瘤可并发主动脉破裂、主动脉瓣反流、主动脉及其分支血管的阻塞。90% 的急性主动脉夹层患者有剧烈的疼痛,疼痛的特点为撕裂痛、刀割痛,伴随疼痛常有极度烦躁。疼痛的部位为:升主动脉夹层动脉瘤多为胸前区疼痛;主动脉弓夹层多为颌、颈和前胸部疼痛;胸降主动脉夹层动脉瘤则为肩胛骨区和背部疼痛;腹主动脉夹层动脉瘤疼痛则位于腰背部。患者出现明显的左心功能不全表现是主动脉瓣反流的结果。当主动脉发生破裂时,患者可在瞬间出现休克,抽搐,甚至猝死。主动脉夹层动脉瘤还表现有高血压,面色苍白、四肢发凉和尿量减少等。心脏方面表现有心动过速、心包积液、主动脉瓣关闭不全的心脏杂音,急性左心衰竭时常有双肺的湿啰音。脑缺血时出现神志改变,甚至脑死亡。慢性主动脉夹层动脉瘤患者可发生截瘫或瘫痪。

4.手术适应证和禁忌证

(1)近端主动脉夹层动脉瘤:①近端主动脉夹层动脉瘤破裂和心脏压塞致死的危险性很大,是手术治疗的绝对适应证。②亚急性近端主动脉夹层动脉瘤患者,已经度过了主动脉破裂危险性最大的急性期,应给予择期手术。③慢性近端主动脉夹层动脉瘤患者,无论有无症状,主动脉直径的大小,夹层内是否完全血栓形成均应手术。可疑有主动脉破裂、严重的主动脉瓣关闭不全等,应急诊手术。

(2)远端主动脉夹层动脉瘤:①远端主动脉夹层动脉瘤绝大多数为年纪大的患者,常合并高血压、动脉粥样硬化等,手术的危险性明显增加,首选药物治疗。急性远端主动脉夹层动脉瘤如主动脉破裂、组织灌注不良等,是手术的适应证。②亚急性和慢性远端主动脉夹层动脉瘤患者首选内科治疗。但有症状、主动脉腔直径超过5cm,1年内主动脉直径增大超过1cm的患者还是手术治疗的对象。

5.手术方法

(1)人造血管置换术:是主动脉夹层动脉瘤外科治疗的最有效方法。利用人造血管将主动脉夹层病变累及的主动脉段进行置换,临床绝大多数仅置换破裂或危险性很高的主动脉段。①升主动脉置换:无主动脉瓣关闭不全,只需单纯进行升主动脉置换;若主动脉瓣结构和功能异常,则需进行主动脉瓣的成形或置换和升主动脉置换。若窦部瘤明显扩张而需要置换时,就要做冠状动脉移植,此时若无主动脉瓣关闭不全,则进行整个主动脉根部置换和冠状动脉再植但保留主动脉瓣(俗称 David 手术或 Yacoud 手术);若主动脉瓣病变严重、功能不全则应进行带瓣人造血管置换主动脉瓣和升主动脉并进行冠状动脉再植,即所谓的 Bentall 手术。②主动脉半弓置换:是升主动脉和部分弓同时置换或 Bentall 手术+部分弓置换术。③主动脉全弓置换:是升主动脉和整个主动脉弓同时置换或 Bentall 手术+全弓置换术。

(2)主动脉断端结构重建:主动脉夹层动脉瘤行主动脉置换时,人造血管与主动脉端相吻合处的主动脉端常因有夹层病变的累及,动脉壁脆弱,缝合后易撕裂或渗血。因此,吻合前常需要进行主动脉断端结构重建。①急性夹层的主动脉断端重建:有三明治夹心法(将人造血管与重建的经过处理后的主动脉断端进行端端吻合)和生物胶法(应用生物胶将主动脉夹层动脉瘤内、外壁重新黏附在一起,闭死假腔)。②慢性夹层的主动脉断端重建:横断主动脉后,环行切除夹层内壁高5~10mm,使内壁水平面低于外壁水平面,从而在端端吻合后真、假腔均得到灌注,防止术后组织灌注不良的发生。

## 二、胸主动脉夹层瘤围手术期护理

(一)术前准备

1.一般护理　主动脉夹层瘤患者病情重,进展快、手术风险大,术前要做好心理护理工作。给患者及家属讲解该病的大致病情、手术意义及术前注意事项,嘱患者卧床休息,保持安静,避免情绪激动,不要过多地刺激患者,特别是急症等待手术的患者,应为患者提供舒适安静的生活环境,保持大小便通畅。对于疼痛及不适、焦虑、烦躁患者,耐心、细心、体贴,满足患者需求,加强基础护理,必要时应用镇痛、镇静药或冬眠合剂,保持患者呈睡眠状态。

2.ICU 监护　对重症胸主动脉瘤,病情危重,应进入 ICU 病房严密监护生命体征等病情变化,了解病情和瘤体的范围和程度,确保患者在确诊和制定手术方案期间的病情稳定。术前严格控制活动,卧床休息,限制探视,尽量减少各种不良刺激。行桡动脉、深静脉穿刺置管,留置尿管动作轻柔,连续进行血流动力学监测,妥善控制好各种危险因素,给予及时处理。为了预防随时可能发生的意外,备好急救器材和药品,随时做好抢救准备,同时尽快完善术前检查和护理。

3.严格控制高血压　高血压是主动脉瘤的诱发因素也是危险因素。24h 血压监测,血压应控制在≤16.0/10.7kPa(120/80mmHg),维持血压相对恒定,血压过高应采用降压措施,静脉泵入硝普钠 2~8μg/(kg·min),对血压仍较高者可结合镇静、镇痛等方法进行调整,镇痛药尽可能使用对呼吸功能影响小的药物,为手术前提供稳定的病情。

4.疼痛的观察和护理　疼痛是主动脉瘤的常见症状之一,疼痛的部位与夹层累及的部位相关;升主动脉夹层动脉瘤多为胸前区疼痛;主动脉弓夹层多为颌、颈和胸部疼痛;胸降主动脉夹层动脉瘤则为肩胛区和背部疼痛;腹主动脉夹层动脉瘤疼痛则位于腰背部。剧烈疼痛持续加重是急性主动脉夹层动脉瘤疼痛的特点。剧烈疼痛常提示高危险的存在,如撕裂样、刀割样疼痛时,患者常难以忍受,无法控制情绪和极度的烦躁,预示瘤体即将或已破裂。应密切观察疼痛的性质、程度,应用镇痛、冬眠药的效果如何,及时报告医生。

5.大出血的观察　主动脉发生破裂前先兆是血压突然升高、疼痛加剧和极度烦躁,但也有报道认为可无先兆表现。主动脉发生破裂时,因大出血患者很快处于休克或临终状态,表现为面色苍白、血压骤然下降、室颤、抽搐、意识丧失,抢救概率极少。因此,重要的是严格预防和控制危险因素,手术前的积极有效的治疗,尽早手术治疗是最有效的措施。

6.神经系统观察　主动脉瘤多发生在中高龄人群,高龄和血压不稳定、瘤体邻近组织受压或脑血流障碍是造成神经系统功能障碍的重要危险因素。术前注意神志的改变和脑神经定位体征,严重者出现昏迷。外周神经病理体征多为阳性、脊髓灌注不良严重时,外周神经病理反射消失。要及时给予治疗和脑保护措施。术前的脑损害往往使手术后脑功能预后不佳。

7.重要器官的维护　术前 1 个月停止吸烟,对急性肺部感染者必须控制感染。有糖尿病的患者术前控制血糖,空腹血糖控制在 7.5mmol/L 以内,并纠正患者的营养状态,特别是低蛋白现象,消除潜在感染灶。对患者的心、脑、肺、肝、肾等全身脏器功能进行仔细的检查,以便对术后可能发生的并发症进行全面的评估和预防。对功能不全的脏器要加以纠正和维护,确保术后各脏器功能的相对稳定,减少术后并发症的发生。

(二)术中护理

1.脑功能的监测　大主动脉手术采取停循环、有的半脑灌注,发生脑缺血缺氧或怀疑有损伤时,应用脑电图观察脑细胞电活动功能,可以从动态变化分析判断出预后和发展趋势。术中严密监测意识状态、瞳孔大小及对光反射、肢体活动等。

2.脊髓神经功能的监测　术中阻断主动脉易损伤脊髓,出现下身瘫痪或感觉异常。术后全麻清醒时仔细观察肢体功能情况。

3.肾功能的监测　胸腹主动脉瘤手术常需阻断主动脉,发生肾功能不全等表现,尿量的观察尤为重要。

4.体温监测　体外循环手术根据主动脉瘤部位不同采取不同的降温方法,单纯升主动脉病变手术,采取中度低温体外循环,保持鼻咽温在 28℃左右;主动脉弓、降主动脉、胸腹主动脉手术采取深低温停循环，鼻咽温降至12℃。术中注意加强降温和复温，体外循环开始到结束鼻咽、直肠、血液温度监测以及体外循环变温器水的温度的监测。

5.血氧饱和度监测　术中低温、低流量灌注、停循环等原因极易造成组织的缺血缺氧，特别是脑组织对缺氧极为敏感。所以，加强血氧饱和度监测，维持血氧饱和度在1，保证全身组织器官在不缺氧状态下完成手术。

6.有创动脉压监测　是保持术中循环功能稳定的重要监测项目。正常情况下，常规穿刺左侧桡动脉，有的手术穿刺部位则根据阻断主动脉的部位不同而改变，需加以注意。还应注意保持阻断远端血流灌注。防止肾等腹腔器官缺血。

（三）术后护理

1.血压的监护　术后严格控制血压，如硝普钠、硝酸甘油、尼卡地平等药物，收缩压控制在14.7kPa(110mmHg)左右，避免因高血压造成吻合口渗血、缝线撕脱。术前有高血压病史者，术后往往血压偏高，应用扩血管或利尿药物用量也大。术后应持续有创动脉压监测，保持测压波形良好，监测的血压准确无误，同时要维持血压的相对稳定，勿乎高乎低。

2.血容量的监护　术后严密监测血压、心率、左房压或中心静脉压、尿量、末梢循环、心排血量等血流动力学指标。及时发现低血压产生的原因，当左房压低、血压下降、心率增快，伴随着引流液增多和(或)尿量多的现象，此时表明血容量不足。根据监测指标和出入量情况及时补充血容量，提高左心室前负荷，增加心排血量，有利于改善组织的灌注，从而维持循环功能的稳定。补充血容量时根据血细胞比容决定，血细胞比容<0.33，引流液较多时，补充容量应以全血为主。

3.尿量的监测　术后维持满意的尿量，保持尿量>1mL/(kg·h)，即可以保持肾良好的灌注，也避免因体外循环造成血液有形成分的破坏阻塞肾小管，为此必须观察尿的颜色及性状。

4.引流液的监测　保持引流管的通畅，给予持续低负压吸引，保持压力为-1.0～-1.5kPa(-10～-15cmH_2O)，每隔15min挤压引流管1次。密切注意引流液的量、颜色和性质，如果引流液多且颜色鲜红，引流管温度高，表明有动脉出血，要反复挤压引流管，如果连续3h引流量为200mL，应立即报告医生，给予开胸止血手术。当引流液多，在引流管玻璃管处可以观察到血块时，要引起高度注意，防止引流液突然减少，出现循环休克症状，提示有心脏压塞的发生，应立即行心包减压术。

5.肢体活动的观察　观察患者术后肢体血运情况，监测皮肤温度、色泽、动脉搏动情况，检查肢体活动度和感觉情况，如出现异常及时报告医生，及早采取治疗和护理措施。

6.意识的观察　注意观察神志、瞳孔大小及对光反射、四肢及躯干活动、精神和神经状态、定向力、生理及病理反射等。对于苏醒延迟、躁动、抽搐者遵医嘱给予脱水、镇静、神经营养药物。

7.呼吸系统的监测　术后常规机械辅助呼吸，根据病情及血气分析及时调整呼吸机参数，纠正低氧血症及酸碱平衡紊乱。保持自主呼吸与呼吸机协调一致，充分供氧和镇静，躁动者加强气管插管的管理，妥善固定防止气管插管移位和脱出。应用呼吸机期间持续胃肠减压，防止腹部胀气。同时加强呼吸道的管理，给予翻身拍背，及时清除呼吸道分泌物，预防肺部并发症。

8.抗凝药的观察　术后3个月内需抗凝治疗，如主动脉瓣机械瓣置换的患者，术后需终身抗凝,术后早期6~12h开始抗凝,静脉注射肝素,如果引流液多则推迟使用,患者能够进食后改用口服抗凝药如华法林或阿司匹林。抗凝期间注意观察抗凝过量等出血的表现。

（四）并发症的监护

1. 出血  主动脉人造血管置换术后,特别是近端或远端主动脉置换术后,出血是最严重的并发症之一。出血的原因一方面是创面渗血、止血不彻底、吻合口缝线撕脱,另一方面体外循环手术鱼精蛋白过量,未能完全中和肝素,此外,急性主动脉夹层患者,术前有凝血功能紊乱,术中低温体外循环消耗了大量凝血因子,这些均使术后渗血量增加。出血不止且量过大,使组织器官灌注不足,引起心、脑、肾等全身器官组织缺血,严重者因多脏器功能衰竭而死亡。近几年,由于外科手术水平的提高和体外循环技术的改进,广泛使用了预凝的人造血管,使术后出血量明显减少,降低了再次开胸止血的例数。

2. 脑部并发症  引起脑部并发症的常见原因是术中脱落的主动脉壁硬化斑块或气体进入脑血管,引起脑梗死。术中低血压及体外循环、深低温体循环时间长。头臂干再植后吻合口发生狭窄、阻塞或血栓形成。表现为意识恢复缓慢,清醒延迟、躁动、视力障碍、谵妄,抽搐,昏迷等。预防措施是缩短深低温停循环的时间,上腔静脉逆行脑灌注防止术中脱落的动脉壁斑块和气栓等栓塞脑血管。缩短体外循环时间和低血压时间。监护中应注意保持血流动力学的稳定,维持满意的动脉血氧分压,采取有效的脑保护措施,给予营养脑细胞的药物,应用糖皮质激素和利尿药减轻脑水肿,有中枢性高热者给予冬眠疗法和持续冰帽降温,以降低脑组织代谢,躁动者采取安全保护措施,精神症状者适当应用镇静药,昏迷者按昏迷患者护理。

3. 低心排血量综合征  主要是由于术中心肌保护不当,近端主动脉置换时,心脏停跳时间过长;主动脉根部置换时,冠状动脉再植入时发生冠状动脉扭曲、牵拉、血栓形成;夹层累及冠状动脉时处理不当等,导致术后心肌灌注不良,心肌缺血梗死所致的心肌收缩无力,组织灌注不足及末梢血管收缩等低心排血量综合征表现。若血压低、心率快、尿量少、四肢湿冷,对血管活性药物反应差时,应按低心排进行处理。除外科手术要解决的问题之外,必须去除血容量不足,心律失常,水、电解质及酸碱平衡紊乱,心脏压塞等因素导致的心排量降低。

4. 急性肾衰竭  其原因是术中肾供血不良和肾动脉再植不满意。此外,术前肾功能不全,心功能不全,高龄,肾损伤或受压等均可导致术后急性肾衰竭。急性肾衰竭有三高一少表现,即高钾、高碳酸血症、高氮质血症、少尿或无尿,尿比重固定在1.010等。防治措施:尽量缩短手术时间,术中用冰盐水灌注进行肾保护、确切的肾血流灌注;术后应用利尿药和小剂量多巴胺等观察肾功能的反应,应用强心扩血管药维持循环功能的稳定,防治高血钾和酸中毒,控制氮质血症,抗感染,大剂量呋塞米冲击疗法,必要时进行腹膜透析或血液透析。期间严密观察尿量、尿色、尿比重变化,及时准确记录24h出入量,严格控制液体及食入量,防止发生水潴留。

5. 其他脏器损伤  主动脉瘤手术,易损伤主动脉瘤邻近的组织、器官,造成相应并发症。如左喉返神经损伤、肺不张、气胸、胸导管损伤所致的乳糜胸。累及腹腔动脉、肠系膜动脉,引起消化道出血、坏死,出现便血、肠梗阻、腹痛等。如发生肝缺血缺氧,可有发热、恶心、食欲下降、黄疸等。股动脉阻塞引起下肢缺血缺氧,下肢剧痛。

主动脉瘤病变重,波及范围广,手术难度大,易造成严重损伤,因此,术前充分准备,认真设计手术方案,评估术后效果,术中仔细探查精心操作,术后仔细观察及时检查,早期发现病情,早期积极妥善处理等,做好围手术期全程护理才是惟一的有效方法。

（五）出院健康教育

1.有些主动脉瘤术后因主动脉病变不能彻底解决,所以术后控制血压非常重要,避免残留病变的蔓延。对术前有高血压病史者,术后要继续治疗高血压病,并学会自我监测血压的方法。在医生的指导下根据血压调整降压药的用量,控制收缩压在 13.3～16kPa(100～120mmHg),心率在 60～70/min。

2.主动脉人造血管置换术,人造血管异物植入,易产生细菌污染或感染,应注意预防感染。注意个人卫生,预防感冒,有发热时要及时抗感染治疗,特别是有主动脉瓣置换手术的患者更应注意预防感染,防止感染性心内膜炎的发生。

3.养成良好的生活习惯,控制不良情绪,戒烟忌酒,控制血糖。心功能 I～II 级的患者经康复医疗鉴定,可适当逐渐的恢复学习、及体力活动,坚持长期康复锻炼,以保持良好的手术效果和较高的生活质量。

4.3～6 个月来院复查,定期复查 CT 或 MRI,终身随访。如有异常情况及时来院就诊。

（杜鑫）

# 第四节　心脏移植围手术期护理

心脏移植(cardiac transplantation)目前已成为治疗终末期心脏病的惟一有效的方法。自 1967 年 Barnard 在南非成功地实施第 1 例同种异体原位心脏移植手术以来,20 世纪 80 年代进入快速发展阶段,无论在外科手术技术方面,还是在心脏移植术后监护方面,均趋于成熟,使手术效果不断的完善,手术死亡率持续下降,患者的生存时间逐渐延长,生存质量明显的提升。心脏移植成功已成为治疗终末期心脏病的首选方法。

## 一、概述

（一）心脏移植的种类

1.根据供者和受者是否属于同一种属,心脏移植分为同种心脏移植和异种心脏移植。供心与受心属于同一种族,但不是同一个体,称为同种异体心脏移植(简称同种心脏移植),这是目前最常见的心脏移植。

2.根据心脏被移植到人体的部位,心脏移植可分为原位心脏移植和异位心脏移植。原位心脏移植是指病心切除后,在心脏原来位置植入另一个心脏。异位心脏移植是不切除病心,将另一个心脏植入到人体其他部位,通常为胸腔内。

3.根据受心移植的次数,心脏移植分为初次心脏移植和再次心脏移植。再次心脏移植是指将患者经第 1 次心脏移植后,供心因各种原因发生功能低下,不能维持全身血液循环,将另一个心脏再次植入体内。再次心脏移植可以是原位心脏移植,也可以是异位心脏移植。

4.终末期心功能不全的心脏病患者应用机械辅助循环装置维持心脏循环功能,等待适宜时机进行心脏移植称为分期心脏移植。心脏与肺脏同时进行移植称为心肺联合移植。

（二）手术时机的选择

终末期心脏病患者,经内科、外科矫形手术或血管再通术等措施均无法治疗,且预期寿命<12 个月,应积极进行心脏移植手术。虽然较难准确估计患者的寿命,但可将患者的心功能作为心脏移植时机的选择标准。因为,心功能(纽约心脏病协会的心功能分级标准)III级或IV

级的患者,经内科保守治疗后,其1~2年的存活率分别为52％和32％,在治疗期间患者有可能迅速死亡,预期寿命多不超过12个月。

纽约心脏病协会的心功能分级标准为:

Ⅰ级:体力活动不受限制,日常活动不出现症状。

Ⅱ级:体力活动稍受限制,日常活动可出现症状,休息时无症状。

Ⅲ级:体力活动明显受限,轻微日常活动即有症状,但休息时可无症状。

Ⅳ级:不能从事任何体力活动,休息时亦有症状。

心脏移植患者应具备的条件:

1.内科保守治疗和外科手术无法根治的终末期心力衰竭患者,病情好转但预期寿命<12个月。

2.心脏射血指数<20％,肺血管阻力<5~7Wood U。

3.顽固性、难治性心律紊乱,经内科治疗无效。

4.已经安装机械辅助循环装置,心功能仍不能恢复者。

5.无其他脏器不可逆性损伤。

6.年龄<60岁,患者积极配合移植手术,家属全力支持治疗。

(三)适应证

1.进入终末期的扩张性或缺血性心肌病患者。

2.不能做冠状动脉旁路移植术的严重冠心病患者。

3.心脏瓣膜病晚期导致全心功能受损,内外科治疗均无效者。

4.复杂性先天性心脏病或合并多种复杂心脏畸形均无法通过外科手术治疗者。

(四)禁忌证

1.严重肺动脉高压,肺动脉平均压>8.0kPa(60mmHg),或全肺阻力>8Wood U 的患者。

2.严重肺部慢性疾患且有不可逆的肺功能障碍患者。

3.有活动性的感染,如 HIV 或肝炎阳性患者。

4.有脏器功能损坏的如糖尿病、肝、肾功能不可逆性障碍、消化道溃疡、或近期应用大剂量类固醇激素病情加剧者。

5.精神病经常发作,且严重心理疾病患者。

6.未处理的恶性肿瘤患者。

(五)供体的选择

1.年龄　宜选择年轻供体,器官组织活力强,功能佳。男性<40岁,女性<45岁。

2.体检　供者无心脏病史和可能累及心脏的胸外伤史;无恶性肿瘤、糖尿病、高血压、冠心病、HIV 抗体阳性等病史;超声心动图、心电图正常、X 线片正常。

3.供心要求　体重与心脏大小有一定相关比例,临床主要以供/受体体重来估计供心与受心的大小匹配。一般要求供者体重与受者体重相差<±20％。

4.组织免疫配型　ABO 型必须一致,同时进行淋巴细胞毒抗体实验(PRA),PRA<10％。

(六)手术方法要点

心脏移植方法分为标准法、双腔静脉法、全心脏原位移植法3种。标准法保留大部分左、右心房,以有足够的吻合组织。双腔静脉法将右心房切除,在上一下腔静脉处保留足够吻合的组织,左房仅保留少量左房壁供移植吻合。全心原位移植法将左、右心房全部切除。标准法和双腔静脉法的左房手术视野的显露好,移植操作方便,缝合牢靠,吻合口渗血机会少,手术时间短;而全心脏原位移植法缺少上述的优点。无论选择哪种方法,确保供、受体心脏各吻合口对位正确,缩短手术时间,避免吻合口渗血是手术成功的关键。

## 二、心脏移植围手术期护理

(一)术前准备

1.患者准备

(1)心理准备:疾病使患者长期身心倍受煎熬,对非手术治疗失去信心,对手术治疗既有期盼又有忧虑和恐惧。护士积极主动了解患者心理状态,用耐心、鼓励、开导的语言与患者和家属交谈,解答治疗过程中各种疑虑,鼓励患者树立心脏移植的信心,调动其主观能动性,积极配合治疗。与家属说明手术的必要性、有利条件、潜在的危险因素和可能出现的意外,以取得家属的支持。

(2)心功能准备:有反复心衰病史,术前应将心功能调整到最佳状态。控制心衰,给予强心、利尿、扩血管治疗。应用多巴胺、硝普钠、前列腺素 E,降低肺动脉压力。充分供氧,改善和纠正机体缺氧状态。注意加强休息,控制液体出入量。

(3)改善营养:加强营养供给,进高蛋白、低脂肪、富含维生素且易消化的饮食,保证足够的热量。纠正贫血、低蛋白,术前间断少量输入新鲜血、血浆、白蛋白。

(4)纠正电解质紊乱和酸碱失衡:及时检查水、电解质及酸碱平衡的各项指标,并给予适当调整,保持水、电解质的平衡,预防代谢性酸中毒。

(5)改善肺功能:进行呼吸功能训练,注意病房通风,预防呼吸道感染。

(6)完善各项检查:术前了解重要脏器功能情况,对全身进行全面的检查,如心脏移植相关的血液检查,包括血生化、尿常规、便隐血试验等;X 线、B 超、CT 等;病毒学检查;免疫学配型等。

(7)皮肤准备:手术野常规备皮,范围是前胸、颈部、上腹部、双侧腋窝及会阴部,备皮时仔细小心,防止皮肤受损。嘱患者洗澡更衣。注意保暖防止着凉。

(8)术前镇静:术前晚给予镇静药如地西泮、艾司唑仑口服,也可肌内注射地西泮,以保证患者良好睡眠。

2.病房及物品准备

(1)监护病房的准备:术前 3d 为患者备好单独的 ICU 隔离房间。病房及所有物品进行彻底消毒。对桌、床、柜、车、台面用含氯制剂擦拭消毒 2 次。床上用品用紫外线照射和臭氧消毒器消毒,床单、被套、尿垫等高压消毒备用。对空气进行充分通风,做空气细菌培养 2 次,生长细菌数<200cfu/m。

(2)监护设施的准备:房间内设有先进的闭路电视探视系统,中心供氧、供气、中央层流等设施。备有呼吸机、心脏监测系统、微量输液泵、心脏起搏器、心脏电除颤器、NO 治疗机、血气分析仪以及各种心血管常用药物及急救药品。屋内仪器、设备、药物安瓿均用消毒液擦拭备用。

(3)特殊药物准备:除准备心外科常用药物外,还需准备免疫抑制药,如环孢素、甲泼尼龙、他克莫司、霉酚酸酯、泼尼松等药物。

3. 工作人员要求

（1）培训计划：心脏移植术要求护理人员有严格的组织管理和人员培训，制定详细的组织管理和周密的护理计划。配备具有 ICU 护理经验的监护小组，进行人员培训，学习监护方法及技术，掌握术后监护重点，特别是免疫抑制药的应用和排斥反应的观察，保证护理工作高质量的顺利实施。

（2）术前访视：术前 1d 护理小组成员到患者床旁进行术前访视，与患者沟通，消除陌生感，增进感情交流。向患者讲述手术大致过程，术后怎样配合治疗和护理，应注意哪些问题等。详细告知患者在使用呼吸机治疗期间如何应用手语与护士交流，不舒适的地方如何表达和解决办法。

（二）术后护理

1. 血流动力学监测

（1）维持动脉压稳定：心脏移植术后早期血流动力学不稳定，血压易波动。应严密监测有创动脉压的变化，每 15～30min 记录 1 次，维持平均动脉压在 9.3～10.7kPa（70～80mmHg），避免血压过高或过低。平均动脉压＞10.7kPa（80mmHg），易加重移植心脏负荷，且全身血管阻力增大，心肌氧耗量增加，也可因高血压使引流液增多。血压过低往往是血容量不足引起，从而影响循环功能的稳定。应根据动脉压、中心静脉压、心排血量、尿量、引流量等调整血容量。在保证足够血容量的前提下，选用心血管活性药物，调整心功能。应用多巴胺、多巴酚丁胺 2～5μg/（kg·min），硝普钠 0.5～6μg/（kg·min），硝酸甘油 2～6μg/（kg·min），米力农 1～2μg/（kg·min），以增加心肌收缩力。

（2）密切心电监护：移植的心脏是去神经的，切断神经 12h 后其末梢将不再有递质释放，心脏房室传导的影响是由迷走神经介导的，移植后心脏去神经化，故阿托品不能通过抑制迷走神经而加速心率，术后出现右心功能衰竭是非常危急的。因此，术后持续心电监护，严密监测心率及心律的改变，维持中心静脉压在 1.1～1.6kPa（8～12mmHg），应使用异丙肾上腺素维持心率在 100～120/min，尿量 100mL/h。术中放置心外膜临时起搏导线，备用起搏，每日做全导心电图 1 次。积极纠正低血容量，及时检查电解质及血气分析的各项指标，纠正低血钾及代谢性酸中毒，控制心律失常的发生。

（3）漂浮导管的监测：术后密切监测心排血量（CO）、心脏指数（CI）、中心静脉压（CVP）、肺毛细血管楔压（PCWP）、肺动脉压（PAP）、体循环阻力指数（SVRI）、肺循环阻力指数（PVRI），作为调整血管活性药物用量的参考依据，对不良的血流动力学改变及时进行处理。术后维持 CO 4～8L/min，CI 2.5～4L/（min·m$^2$），CVP 0.5～1.0kPa（5～10cmH$_2$O），PCWP 0.7～1.3kPa（5～10mmHg），PAP 2.0～2.7kPa（15～20mmHg），SVRI 1970～2390/（dyn·s），PVRI 255～285/（dyn·s），可及时发现低心排血量、低血容量、肺动脉高压、体循环阻力增高或降低、肺循环阻力增高等变化。漂浮导管监测期间加强管道管理，严格无菌操作，注意保持管道通畅，预防并发症的发生。

2. 机械通气监测　术后应用机械通气，合理选择呼吸模式和呼吸机参数，并根据血气分析的结果，保持 PaO$_2$ 10.7～13.3kPa（80～100mmHg）。病情允许尽早撤离呼吸机，当患者麻醉清醒且肌力恢复，血流动力学稳定，无低氧血症，无肺部并发症，即可撤离呼吸机。拔管后给予面罩吸氧,积极进行体疗,定时雾化吸入,翻身拍背,鼓励患者深呼吸及咳嗽排痰,保持呼吸道通畅,及时排除呼吸道分泌物,防止发生肺部并发症。

3. 重要脏器功能维护

(1)心功能的维护:心脏移植后,移植心脏功能得以改善,但由于术前组织水肿,术后体液回流增加,可使右心负担加重。另外,由于术前长时间的慢性心力衰竭诱发的肺动脉高压,术后极易发生右心衰竭。因此应注意 CVP 不可过高,在应用血管活性药物同时,间断应用强心利尿药物,注意控制输液量,保持足够的尿量,且量出为入,以减轻右心的前负荷。术前肺动脉高压是心脏移植术后早期心力衰竭的致命因素,因此,术前应严格选择手术适应证,术后严格控制肺动脉高压,应用硝普钠和前列腺素,减轻心脏的后负担。

(2)肺功能的维护:术前肺血管阻力的改变和术中体外循环,都可导致肺功能下降,因此,术后需注意监测肺功能变化。术后应早期给予患者呼吸机辅助呼吸,返回 ICU 即床旁拍摄 X 线胸片,以后每日拍摄 1 次,观察有无肺损伤的表现。定时监测呼吸频率、呼吸音、动脉血氧分压、血氧饱和度等变化。注意观察有无呼吸困难、烦躁、低氧血症等。

(3)肾功能维护:心脏移植术后保持肾功能的良好是决定心脏移植手术成功的关键。术后应用小剂量多巴胺可增加肾血流量,注意监测尿量、尿色、尿比重,保持术后尿量>1mL/(kg·h)。尿少者静注呋塞米,每日检查血清肌野和尿素氮,每周查 1 次肌酐清除率。术后应用环孢素可能损害肾功能,必要时应减药或停药,应用环孢素时,同时给予甘露醇可预防或减轻对肾的毒性损害。若术后持续尿少或无尿,并出现高钾血症、酸中毒,及早进行血液透析。

(4)肝功能的维护:术前长期心力衰竭继发肝功能不全,加重术后凝血机制障碍,术中应用抗纤维蛋白溶解药、抑肽酶,术后输新鲜血浆等,定时检查凝血系列。

4. 排斥反应的监护

(1)心脏移植排斥反应种类:心脏移植后,根据心脏排斥反应发生的机制、时间和临床表现,可将其分为超急性排斥反应、急性排斥反应和慢性排斥反应。①超急性排斥反应:这种反应是受体对移植物的一种迅速而激烈的排斥现象,可在受体与供体间建立血液循环后数分钟至 24h 发生。主要表现:供心恢复血液循环后,立即出现复跳困难,供心表面出现发绀、花斑。即使应用药物使其恢复跳动,但心脏收缩仍无力,不能维持正常血压,无法脱离体外循环,即使加强免疫抑制药治疗和应用正性肌力药物也无效。②急性排斥反应:急性排斥反应是由于受体的 T 淋巴细胞在移植抗原的刺激下活化,引起了细胞免疫反应。心脏移植术后急性排斥反应多发生在术后半年内,2～10 周发生率最高。如果不及时发现和正确治疗,可以引起严重的心肌损伤和坏死,患者甚至会因心衰而死亡。急性排斥反应发生时,患者出现周身乏力、低热、食欲下降、心悸、气短等症状。体检可见颈静脉怒张、肝大、心率增快、心音低弱或奔马律、心律失常、血压下降和心包摩擦音等。③慢性排斥反应:慢性排斥反应多发生于移植手术 1 年后。这一排斥反应可能与体液免疫介导有内皮损伤有关。最严重及最常见的慢性排斥反应为供心广泛冠状动脉粥样硬化。因为供心无神经支配,患者常出现疲劳、呼吸困难、持续性咳嗽等不典型症状,即使发生心肌缺血和心肌梗死,大部分患者也不会出现心绞痛,所以患者可突然死亡。

(2)排斥反应的监护:心脏移植后,应定期进行心电图、超声心动图、X 线检查、心内膜活检及免疫学监测,及时发现心脏排斥反应。目前,心内膜活检是确诊心脏排斥反应惟一的诊断依据。①心电图:心电图是用于诊断心脏移植排斥反应的一种比较简单的方法。心脏移植术后第1周,每天早晚各做1次,第2周每2d做1次,第4周至3个月每周做1次12导联心电图。排斥反应的心电图表现主要有QRS波总和的电压变化、T波倒置、电轴右偏和心律失常。②超声心动图:超声心动图对诊断排斥反应有一定的临床意义。心脏移植术后发生排斥反应时,超声心动图可显示心脏的收缩和舒张功能异常、室间隔及左室后壁厚度增加,左室舒张时间缩短,以及射血分数减少等。术后72h开始检查。③X线检查:了解肺部和心脏情况。术后第1周每天1次,第2周隔日1次。影像学如果出现心影扩大、心包积液进行性增多、肺水肿等充血性心力衰竭的表现,可考虑有急性排斥反应的发生。

5.并发症的预防和监护

(1)感染的预防和监护:感染是心脏移植后最常见的死亡原因。术后的免疫抑制治疗使患者的抗感染能力降低,因此感染机会增加,加之各种有创性监测导管、气管插管及引流管,导致细菌、病毒、真菌感染。控制感染必须以预防为主,并做到早期诊断,早期处理。因此,一般监测24~72h,病情平稳尽快拔出导管,已减少感染的机会。术后按医嘱定时应用抗生素,要严格落实各项消毒隔离措施和无菌技术操作。

护理措施:①实行保护性隔离,室内保持层流,物品、地面用含氯消毒液擦拭消毒,2/d,室内隔日监测空气细菌培养1次。医护人员出入隔离室严格洗手,更换一次性无菌隔离衣,戴帽子、口罩、换鞋,限制人员入室。②严格无菌技术操作,操作前后用洁肤柔消毒凝胶洗手,各种穿刺导管、手术切口、引流口每日消毒、换药1次,注意观察局部有无红、肿、热、痛,各种引流的颜色及性状等。③患者物品如休养服、手纸、餐具经高压灭菌消毒。吸痰瓶、吸氧湿化瓶每日消毒更换。每日检查血、痰、尿常规及培养,咽拭子,X线胸片。④做好基础护理:口腔护理每4h1次;会阴护理2/d;加强皮肤清洁卫生。⑤感染监测:测量体温每4h1次,每小时听诊双肺呼吸音,每日观察口腔黏膜有无白斑及溃疡,防止真菌感染。

(2)排斥反应的预防和监护:免疫抑制药能防治排斥反应,提高移植心脏的存活率,术后必须终身服用免疫抑制药。术后1~20周是急性排斥反应易发期,应加强监测。密切观察有无乏力、发热、食欲缺乏、心悸、气短、烦躁不安、尿量减少,不明原因血压下降等。监测方法是每日检查超声心动图、X线胸片、心电图、化验,必要时做心内膜心肌活检。应用免疫抑制药应遵医嘱的剂量、用法、准确按时给药,注意观察药物不良反应,每天定时采血监测血药浓度变化,保持环孢素浓度在200~300ng/L,根据血药浓度及时调整药物剂量。

(3)术后出血:接受心脏移植者术前凝血机制障碍,移植心脏时吻合口较多,术后容易发生吻合口出血。术后注意控制高血压,观察引流液的性质、颜色、量,保持引流管通畅,防止引流液阻塞产生的心脏压塞,一旦出血较多,及时补血补液,必要时及早二次开胸止血。

(4)高血压:移植后早期出现的高血压与术前存在的周围血管阻力还未及时降低有关,经过对症治疗后逐渐降低。术后用环孢素,造成血管张力改变和激素导致的水钠潴留也会引起高血压。

(5)高脂血症:环孢素和激素都可影响肝脂蛋白代谢,引发高脂血症。高脂血症则促进心脏发生冠状血管病变。减少激素用量或可减少移植后冠状血管病的发生率。

（6）移植术后冠状血管病变：是导致晚期患者死亡的另一主要原因。与术后免疫抑制药应用、高血压、高血脂、糖尿病等有关。病理改变为冠状动静脉弥漫性内膜增生，管腔闭塞形成心肌梗死。由于移植心脏无神经支配，而患者可在无心绞痛表现的情况下，发生心律失常或猝死。因此，心脏移植后合理应用免疫抑制药，有效控制高血压、高血脂、高血糖可有利于预防移植心脏远期冠状血管广泛性病变的发生。

（7）恶性肿瘤：是导致术后晚期死亡的第二位原因。其中皮肤恶性肿瘤最为多见。其次是非霍奇金淋巴瘤和肺癌。发生的原因可能与长期使用免疫抑制药有关。

（8）肾毒性损害：是环孢素治疗的主要不良反应。术后注意监测血清肌酐值的改变。如肌酐值升高，应立即减少环孢素的用量。近年来，临床多应用他克莫司或霉酚酸酯（cellcept），以减少环孢素剂量及肾的并发症。

（9）心理支持：由于手术创伤，心脏移植术后的患者，极容易出现焦虑、悲观、恐惧等心理活动。尤其是术后需要长期应用免疫抑制治疗，以及为预防并发症所采取的各项防治措施，均可加重患者的心理负担，严重者可导致精神失常。因此，给予患者以心理支持，鼓励其表达感受和爱好，通过病房内可视电视与家属见面或通话，护理人员要多与患者交流沟通，满足患者的生活需求非常必要，只有这样才能有效减轻患者的不良应激反应。

（三）出院健康教育

1. 用药指导　心脏移植后需终身服用抗排斥药物，要向患者及家属反复强调用药的目的和重要性，用药的名称、方法、剂量、服药的时间和注意事项，药物的作用、不良反应，排斥反应有哪些表现，做到早期发现，早期治疗。

2. 日常生活指导　教育患者出院后应培养良好生活习惯，生活规律，3 个月内充分休息，根据机体状况做些力所能及的家务劳动，避免劳累。补充营养，不可暴饮暴食，禁烟忌酒，以促进心功能尽快恢复。

3. 预防感染　指导患者在出院后 3 个月内，避免进入空气污浊场所，出入公共场所要戴口罩。杜绝与呼吸道感染人群接触，加强个人卫生，防止感冒，一旦发现感染表现尽早就医治疗。出院后还应积极预防和治疗各种并发症，如低心排综合征、右心衰竭、心律失常、肾衰竭、出血及心脏压塞，避免产生不良后果。

4. 自我护理　①教会患者每天测量和记录 24h 尿量，成人 24h 尿量少于 400mL 者为少尿。②要求患者限制水和盐的入量，不要吃过咸的食物，不可 1 次喝水过多。宜少食多餐，吃易消化营养丰富的高蛋白、高维生素、低脂肪食物。③告知患者限制活动量，活动后以不感到心慌、气短为原则，必要时卧床休息。每天自测和记录脉搏次数，成人脉搏以 60～80/min 为宜，小儿则根据不同年龄而定，一般在 80～100/min，如心率较快应引起注意。④服用强心、利尿药者须在医生指导下用药，不可盲目增加和减少，用药期间注意是否出现洋地黄中毒症状，如视物为黄色或绿色，脉搏不规则且慢等，使用洋地黄时禁用钙剂。注意如出现脉搏加快、偷停，近段尿量较多，可能是低血钾的表现，应注意多食含钾高的食物，如橘子、香蕉等。

5. 随诊指导　帮助患者制定复查计划，可利用来院复查、网络、电话联系、书信等进行宣教和随诊，向患者介绍发现下列征象应及时就诊检查。如发热、感染征象；心慌、气短、乏力、心律失常等征象；使用免疫抑制药后出现的高血压、高血脂、高血糖、骨质疏松等征象。

（程华伟）

# 第十九章　心脏外科手术护理配合

## 第一节　胸骨正中切口室间隔缺损修补术（VSDR）

### 一、适应证

1. 大型室间隔缺损。

2. 大型室缺反复肺部感染和充血性心力衰竭，肺动脉压与体动脉压比值≤1.20，肺/体血流量比值＞1.5，吸氧量明显下降，可作为手术指征参考。

3. 两岁以上幼儿无症状和症状轻，无肺动脉高压，肺血流与体血流比值2∶1左右，可随诊观察，于学龄前手术。

4. 小型室缺伴发心内膜炎。

5. 室缺由左向右分流加重心脏负荷，继发肺血管病变导致肺高压。

### 二、手术体位

仰卧位。胸骨下垫一软垫。

### 三、物品准备

1. 常规物品　20mL 注射器、戊二醛。

2. 仪器设备　胸骨锯、电刀、除颤仪、除颤电极。

### 四、手术步骤及配合

1. 消毒，铺巾，术野粘贴医用护皮膜

(1)器械护士配合：术前清点，递弯盘、卵圆钳夹持碘伏纱布消毒，按顺序递无菌巾，递干纱布一块，擦干术野后平贴医用护皮膜、桌单、胸单。

(2)巡回护士配合：与器械护士清点术中用物。

2. 连接体外循环管道，单极电凝吸引器

(1)器械护士配合：递口卡钳2把，干纱布一块固定管道，递中弯钳3把，分别夹闭主动脉管，下腔静脉管、上腔静脉管接口处并剪断中间三通连接管。组织钳2把，分别固定电刀笔和吸引器管。

(2)巡回护士配合：连接电刀笔、吸引器管、胸骨锯，调节手术灯及电刀功率。

3. 胸骨正中切口依次切开皮肤、皮下组织、肌层

器械护士配合：递22号刀切开皮肤，齿镊夹住皮缘，电刀逐层切开皮下肌层，甲状腺拉钩牵开切口上、下缘，干纱布拭血，电凝止血。

4. 电动胸骨锯锯开胸骨，沿胸骨方向，由剑突下至胸骨上缘

(1)器械护士配合：递线剪剪开剑突软骨，电锯锯开胸骨，骨蜡止血。

(2)巡回护士配合：胸骨锯用完后及时收回，将用过的胸骨锯送入供应部。

5. 切开心包,暴露心脏

(1)器械护士配合:撑开胸骨,暴露心包,递长柄镊,电刀切开心包,电凝止血,4～6根7×17涤纶编织线(或6×14涤纶编织线)悬吊心包,剪取相应大小心包并固定。

(2)巡回护士配合:与器械护士配备心包固定液:5mL戊二醛＋15mL生理盐水。打开计时器计算固定自体心包时间(不超过15～20min)。

6. 缝主动脉荷包;缝冠状动脉灌注针荷包;游离上、下腔静脉并套阻断带

器械护士配合:递2根荷包线(6×14涤纶编织线2/3长度),在主动脉根部缝合,第二针反向持针,同时分别递两个橡皮阻断管和两把蚊氏钳分别固定2根荷包线;递1根荷包线(6×14涤纶编织线2/3长度)在主动脉根部缝冠状动脉灌注针荷包线,并用1根橡皮阻断套和1把蚊氏钳固定;递小直角钳游离上腔静脉,游离钳游离下腔静脉,并分别用阻断带穿套备用。

7. 插主动脉插管

(1)器械护士配合:递11号刀片切开主动脉,插入主动脉插管,并用1号丝线固定,再用角针1号丝线固定于皮缘,两把组织钳固定主动脉连接管道。

(2)巡回护士配合:插管时注意患者的血压的变化。

8. 插上腔静脉插管　器械护士配合:递两把蚊氏钳提起右心耳,11号尖刀切开,插入上腔静脉插管,并用1号丝线结扎,固定。

9. 插冠状动脉灌注针　器械护士配合:递11号刀片划痕后递冠状动脉灌注管针端刺入,束紧荷包线,橡皮套管固定拔出针芯,排空余气。

10. 插下腔静脉插管　器械护士配合:递11号刀片切开右心房,插入下腔静脉插管,并用阻断带套22号硅胶套管束管固定。

11. 阻断、灌注心脏停跳液,心脏停跳

(1)器械护士配合:待降温后递主动脉阻断钳阻断升主动脉,灌注心麻液,心脏停跳。

(2)巡回护士配合:准备4－0或5－0各种型号的滑线,根据术者要求进行选用。

12. 切开右心房

器械护士配合:递11号刀片切开右心房。

13. 暴露并探查室缺包括部位、大小及与周围组织的关系,剪取合适大小的涤纶补片,修补室缺

(1)器械护士配合:递心内拉钩,准备室缺补片,连续缝合用4－0或5－0滑线5×12、4×10涤纶编结线,穿3mm×6mm涤纶垫片作间断缝合修补缺换,最后一针排气后打结。

(2)巡回护士配合:备好心包补片及涤纶编织线。

14. 逐渐复温,升主动脉排气,松开主动脉阻断钳,开放升主动脉,心脏复跳

(1)器械护士配合:接收阻断钳,擦拭并整理。

(2)巡回护士配合:准备除颤仪,38～47℃生理盐水冲洗胸腔。

15. 膨肺检查后缝闭右心房切口

(1)器械护士配合:4－0滑线连续缝合右心房切口,缝最后一针时排除左心房内气体,依次松开下腔静脉阻断和上腔静脉阻断,开放上下腔静脉。

(2)巡回护士配合:通知ICU病房送床及输液泵。

16. 拔冠状动脉灌注针,并束紧荷包线打结。器械护士配合:生理盐水湿手,递线剪剪线。

17. 将上腔静脉插管拔至心房内,夹闭下腔静脉插管下端并拔出插管。器械护士配合:传

递中弯钳。

18.停止体外辅助循环后,剪断上腔静脉管测压后拔出。器械护士配合:递直角钳夹闭切口并用 1 号丝线 1 根结扎,递 7×17 涤纶编织线单针线缝扎切口。

19.鱼精蛋白中和后无异常即可拔主动脉插管,并束紧荷包线打结

(1)器械护士配合:递 11 号刀片切断 1 号固定丝线,推注生理盐水湿手,递线剪剪线。

(2)巡回护士配合:准备止血材料。

20.缝合心包

(1)器械护士配合:递长纱条充分止血,递 7×17 涤纶编织线缝合心包,清点所有物品。

(2)巡回护士配合:抽出胸垫,恢复平卧位与器械护士清点术中所用的物品,确认无误。

21.固定胸骨

(1)器械护士配合:递胸骨缝合针 3 根固定胸骨(或胸骨缝合线 1 根),递钢丝钳、钢丝剪、8 把口卡钳,圆针 1 号丝线缝扎钢丝根部出血部位。

(2)巡回护士配合:再次清点术中所用物品。

22.关闭胸骨前放置引流管,1 根置于心包,1 根置于纵隔

(1)器械护士配合:递 24 号胸腔引流管和 22 号橡皮引流管各 1 根(或 30 号胸腔引流管 2 根),并用两个角针分别固定,再次清点所有物品。

(2)巡回护士配合:最后清点所用物品,无误后方可覆盖切口。

23.逐层关闭。器械护士配合:递圆针 1 号丝线缝合肌层,递碘伏纱布消毒手术切口及引流管切口周围皮肤,递 1—0 或 2—0 圆针可吸收线连续缝合皮下组织,递 3—0 角针可吸收线皮内连续缝合,清点所有用物。

24.覆盖切口

(1)器械护士配合:递无菌碘伏纱布再次消毒切口及引流管切口周围皮肤,用干纱布擦干后,切口覆盖干纱布再贴无菌敷贴,引流管切口覆盖同上。连接胸腔闭式引流装置。

(2)巡回护士配合:术毕查看患者足跟部,骶尾部、铅板处等受压部位皮肤情况,将患者送回 ICU 病房,做好交接工作。

## 五、护理要点

1.术前做好患者心理护理,稳定患者情绪。

2.患者取仰卧位,胸骨下放置软垫并置于循环水垫下抬高其胸部,便于操作。头下置硅凝胶头圈,肩背部、骶骨部放置硅凝胶垫,防止褥疮形成。

3.术中密切观察患者生命体征;观察吸引器瓶内的出血量及纱布的含血量,并及时报告医师。

4.复温时密切观察患者的体温变化,根据情况调整手术间和循环水床垫的温度。

5.在心脏复跳前,检查并连接好心内除颤仪,充电做好除颤准备。

6.在撤体外辅助循环机之前,根据患者年龄、体重及病情等指标,严格控制输液速度及输液量,以免引起循环负荷过重。

7.由于手术创伤大、失血多,在停止体外辅助循环后,患者易发生血压下降,心率加快,脉压变小,血氧饱和度降低等情况,应遵医嘱及时输注自体回收血或全血红细胞、血浆、血小板等血液制品,补充血容量,改善循环。

8. 手术时间长,术中用物繁杂,器械护士应妥善管理手术用物。拔除各种插管后,检查主动脉插管,上腔静脉管、下腔静脉插管及冠状动脉灌注针的套圈是否完整。

9. 心脏手术无菌要求较高,手术人员应严格无菌操作,手术时间过长需加盖无菌巾,使用冰水时避免溅湿器械台。

10. 术毕转移患者时,动作轻柔切勿碰撞,以免诱发室颤,血压、心率波动等意外情况。送至监护室时与当班护士及医师做好交接。

(杜鑫)

# 第二节　房间隔缺损修补术(ASDR)

## 一、适应证

房间隔缺损。

## 二、手术体位

仰卧位。

## 三、物品准备

1. 用物同"胸骨正中切口室间隔缺损修补术"。
2. 仪器设备　胸骨锯、电刀、除颤仪、除颤电极。

## 四、手术步骤及配合

| 手术步骤 | 器械护士配合 | 巡回护士配合 |
| --- | --- | --- |
| 1.同"胸骨正中切口室间隔缺损修补术" | 同"胸骨正中切口室间隔缺损修补术"配合 | 同"胸骨正中切口室间隔缺损修补术"配合 |
| 2.同"胸骨正中切口室间隔缺损修补术" | | |
| 3.关闭胸腔前放置引流管 | 递11号刀,1根24号或30号胸腔引流管或22号橡皮引流管放置在心包腔内,递角针1号丝线固定引流管 | 与器械护士共同清点术中用物 |
| 4.同"胸骨正中切口室间隔缺损修补术" | | 同"胸骨正中切口室间隔缺损修补术"配合 |

## 五、护理要点

术中常剪取患者心包片修补房间隔缺损,如果房间隔缺损<5mm可直接用5×12(3−0)或4×10(4−0)涤纶编织线穿3mm×6mm涤纶补片直接修补房间隔缺损。其余护理要点同"胸骨正中切口室间隔缺损修补术"。

(杜鑫)

# 第三节　右侧腋下小切口室间隔缺损修补术

## 一、适应证

同"胸骨正中切口室间隔缺损修补术"。

相对禁忌证：干下型 VSD。

## 二、手术体位

左侧卧位。

## 三、物品准备

1. 常规物品、开胸器 2 个（根据患者选用）、特大号阻断钳、20mL 注射器、戊二醛。

2. 仪器设备　电刀、除颤仪、除颤电极。

## 四、手术步骤及配合

| 手术步骤 | 器械护士配合 | 巡回护士配合 |
|---|---|---|
| 1. 同"胸骨正中切口室间隔缺损修补术" | 同"胸骨正中切口室间隔缺损修补术"配合 | 同"胸骨正中切口室间隔缺损修补术"配合 |
| 2. 右侧第 4 肋间切口依次切开皮肤、皮下及肌层 | | |
| 3. 同"胸骨正中切口室间隔缺损修补术" | | |
| 4. 关闭胸腔前放置引流管 | 递 11 号刀，1 根 24 号或 30 号胸腔引流管或 22 号橡皮引流管放置在胸内，递角针 0 号丝线固定引流管 | 清点术中所用物品 |
| 5. 关闭肋间隙 | 递胸骨缝合线连续缝合肋间隙 | 再次清点术中用物 |
| 6. 同"胸骨正中切口室间隔缺损修补术" | | 同"胸骨正中切口室间隔缺损修补术"配合 |

## 五、护理要点

1. 患者取左侧卧位，腋下放置软垫于循环水垫下（左肩向前，右肩向后，倾斜 15°～20°），头下放置硅凝胶头圈，将右手臂用洁净单完全包裹后，用绷带固定于麻醉架或侧手架上，左手臂用洁净单包裹自然弯曲并固定于托手架上；在右髋部横搭一洁净桌单，并分别在患者会阴部和骶尾部放置 1 个小方枕（置于桌单外层），以保护患者并固定体位，约束带衬垫于桌单上并固定于床两侧；患者左腿弯曲，右腿伸直，膝关节处放置大方枕，并用约束带固定于床两侧；双脚踝接触床的位置放置软垫（硅凝胶垫），以防受压时间过长引起褥疮。

2. 双手臂勿过度伸展，以免损伤臂丛神经。

3. 术中所用橡皮阻断是正常使用长度的 1.5 倍。

（杜鑫）

# 第四节　法洛四联症手术（TOF 根治）

## 一、适应证

本病确诊后不受年龄限制均应手术治疗。

## 二、手术体位

仰卧位。

## 三、物品准备

1. 常规物品、流出道探子（根据患者年龄选用）、涤纶心包补片、20mL 注射器、戊二醛。
2. 仪器设备　胸骨锯、电刀、除颤仪、除颤电极。

## 四、手术步骤及配合

| 手术步骤 | 器械护士配合 | 巡回护士配合 |
|---|---|---|
| 1. 同"胸骨正中切口室间隔缺损修补术" | | 同"胸骨正中切口室间隔缺损修补手术"配合 |
| 2. 放左心引流管 | 递 5×12(3−0)或 4×10(4−0)涤纶编织线双头针穿 3mm×6mm 涤纶垫片缝左心房荷包线，同时递一把蚊氏钳和一根橡皮阻断管 | |
| 3. 进行冷停液顺行冠注 | 递 11 号刀片切开心肌，精细剪剪开，递心内拉钩暴露手术部位 | |
| 4. 切开心肌 | 同"胸骨正中切口室间隔缺损修补手术"配合 | |
| 5. 切开右心室，疏通并扩大右室流出道 | 递 11 号刀片切开右室流出道，精细剪刀扩大，递流出道探子疏通，递精细剪剪去大部分室上嵴，扩大管腔 | 准备流出道探子 |
| 6. 剪取心包 | 递精细剪，剪取患者心包片，递 4−0 或 5−0 滑线连续缝合右室流出道切口 | 准备 4−0 或 5−0 滑线 |
| 7. 缝合右心室切口 | 若漏斗部狭窄可施行右心室流出道加宽补片法，递 4−0 或 5−0 滑线连续缝合 | |
| 8. 拔左心引流管，并束紧荷包线打结 | 缝毕打结，湿手，递线剪剪线 | |

## 五、护理要点

1. 法洛四联症的患儿多长期缺氧，口唇发绀，血液黏稠度较高，静脉通路可输注 0.9％生理盐水或 2.5％的乳酸林格液等晶体液，以避免增加血液黏稠度。

2. 此类患者多为婴幼儿或幼儿，发育较正常儿童晚，体重较轻，加之手术时间长、创伤大，因此术前半小时取适量库血或血浆以供体外辅助循环机提前预充。

（杜鑫）

# 第五节　主动脉瓣膜置换术(AVR)

## 一、适应证

1. 主动脉瓣狭窄。
2. 主动脉瓣关闭不全。
3. 主动脉瓣狭窄并关闭不全伴回流。

## 二、手术体位

仰卧位。

## 三、物品准备

1. 常规物品、瓣膜测瓣器、试瓣器、无菌冰、换瓣线、蚊式钳。
2. 仪器设备　胸骨锯、电刀、除颤仪、除颤电极。

## 四、手术步骤及配合

| 手术步骤 | 器械护士配合 | 巡回护士配合 |
| --- | --- | --- |
| 1. 同"胸骨正中切口室间隔缺损修补术" | | 同"胸骨正中切口室间隔缺损修补术"配合 |
| 2. 同"体外循环下冠状动脉搭桥术" | | 准备无菌冰 |
| 3. 主动脉切口 | 递11号刀片切开一小口，精细剪扩大，6x14(2—0)涤纶编织线单针线悬吊2～3针，显露主动脉瓣，递左、右冠状动脉冷灌头 | |
| 4. 切除病变主动脉瓣膜 | 递持瓣钳，精细剪刀剪除病变主动脉瓣 | 询问手术医师是否送常规病检，如送病检填写标本袋并保存标本 |
| 5. 测瓣 | 递瓣膜测瓣器测量瓣膜大小，以选择合适的置换瓣膜型号。 | 打开同瓣膜品牌的测瓣器 |
| 6. 主动脉瓣膜置换 | 递主动脉瓣膜换瓣线(或3根3—0滑线)和人工瓣膜，白色线和绿色线交叉传递，皮钳分别固定每根线尾，避免线缠绕打结 | 与器械护士和手术医师共同核对人工瓣膜的型号、品牌、有效期，检查包装是否完好，遵医嘱打开相应型号的瓣膜，并与手术医师，器械护士再次共同核对。无误后方可打开 |
| 7. 测试瓣膜功能 | 递11号刀片切断瓣膜固定线，缝合瓣膜完毕后推生理盐水湿手，打结剪线，下移瓣膜，递瓣测瓣器测试置换瓣膜功能 | 与器械护士共同清点换瓣针，无误后，方可关闭主动脉 |
| 8. 缝合主动脉切口 | 递4—0滑线带垫片连续缝合主动脉切口 | |
| 9. 同"体外辅助循环下冠状动脉搭桥手术" | | 同"体外辅助循环下冠状动脉搭桥手术"配合 |

### 五、护理要点

1.由于手术创伤大，散热多，如果手术灌注或用冰降温，易导致体温过低致术后心律失常，凝血机制异常，为此要积极做好防护准备，在停机复跳后开始复温时，将循环水床垫连接变温箱，使患者体温迅速恢复至正常体温，同时备好无菌温盐水冲洗心腔。

2.生物瓣膜保存在戊二醛溶液中，取出后应用无菌生理盐水彻底冲洗至少3遍，然后用无菌生理盐水中浸泡10～15min后方可使用。

3.传递人工瓣膜时应用持瓣器拿取，不能用手接触瓣膜。

（杜鑫）

# 第六节　二尖瓣瓣膜置换术（MVR）

### 一、适应证

1.中、重度单纯二尖瓣狭窄，瓣膜无明显变形、弹性好、无严重钙化，瓣膜下结构无明显异常，左心房无血栓，瓣口面积≤1.5cm$^2$，窦性心律。

2.二尖瓣交界分离手术后再狭窄、心房纤颤、二尖瓣钙化，合并轻度二尖瓣或主动脉瓣关闭不全，可作为相对适应证。

3.二尖瓣狭窄伴重度肺动脉高压，手术治疗危险性很大者，不宜换瓣者，也可作为经皮球囊二尖瓣成形术的选择对象。

### 二、手术体位

仰卧位。

### 三、物品准备

1.常规物品、瓣膜测瓣器、试瓣器、无菌冰、换瓣线，其余同主动脉瓣膜置换术。
2.仪器设备　胸骨锯、电刀、除颤仪、除颤电极。

### 四、手术步骤及配合

| 手术步骤 | 器械护士配合 | 巡回护士配合 |
| --- | --- | --- |
| 1.同"胸骨正中切口室间隔缺损修补术" | 递尖刀切开房间隔，递持瓣钳、精细剪刀 | 同"胸骨正中切口室间隔缺损修补术"配合 |
| 2.切除病变二尖瓣瓣膜 | | 如送病检填写标本袋并保存标本 |
| 3.测瓣 | 递测瓣器 | 准备同品牌的测瓣器 |
| 4.缝合 | 递换瓣线（或2-0滑线连续缝合）间断缝合置换瓣膜 | 准备换瓣线或2-0滑线 |
| 5.测试瓣膜功能 | 递试瓣器 | |

（续表）

| 手术步骤 | 器械护士配合 | 巡回护士配合 |
|---|---|---|
| 6.探查左心房 | 如需做左心房减容术,用2-0缝线连续缝合 | |
| 7.缝合房间隔切口 | 递2-0滑线连续缝合,缝最后一针时,应当排尽左心房内的气体 | |
| 8.同"胸骨正中切口室间隔缺损修补术" | | 同"胸骨正中切口室间隔缺损修补术"配合 |

### 五、护理要点

同"主动脉瓣置换术"的护理要点。

（杜鑫）

## 第七节　体外辅助循环下冠状动脉搭桥手术

### 一、适应证

1.心绞痛　经内科治疗不易缓解,影响正常的工作和生活,又经冠状动脉造影发现冠状动脉主干或主要分支有70%以上狭窄,且其远端通畅者。左冠状动脉主干严重狭窄者容易发生猝死,应视为冠状动脉搭桥术的适应证。

2.急性心肌梗死　急性心肌梗死6h以内行急诊主动脉-冠状动脉搭桥术,可改善梗塞区心肌血运,缩小坏死区。近来,这种手术的危险性已接近择期手术。

3.冠状动脉严重狭窄　冠状动脉三个主要分支(前降支、回旋支、右冠状动脉)有重度狭窄者(狭窄程度超过75%),不论症状轻重,均应考虑手术。

### 二、手术体位

仰卧位。

### 三、物品准备

1.器械和敷料　成人体外器械、搭桥器械、取大隐静脉包、胸骨锯、体外敷料、无菌盆、手术衣。

2.其他　动脉刀,15号刀片,动脉打孔器,分流栓(1.0mm、1.5mm、2.0mm),1mL、5mL和20mL注射器,22号动脉穿刺针,红钛夹,6-0和7-0滑线,医用护皮膜,纱布、罂粟碱。

3.仪器设备　胸骨锯、电刀、除颤仪、除颤板。

### 四、手术步骤及配合

1.消毒　上至颈部,下至双下肢及足部,两侧腋中线

(1)器械护士配合:术前清点,递两个弯盘盛装碘伏液,无菌刷,纱布2块。

（2）巡回护士配合：与器械护士共同清点术中用物。

2. 铺单　会阴部塞一对折治疗巾，大腿根部铺一对折桌单，横铺两张完全展开的双层桌单，无菌袜套包裹双脚，身体两侧各铺一对折桌单、治疗巾、桌单、医用护皮膜

（1）器械护士配合：递治疗巾、桌单、双层桌单、医用护皮膜。

（2）巡回护士配合：静脉注射抗菌药物，使用前需经皮试。使用时注意观察患者血压、心率。

3. 取大隐静脉，先单取左侧大隐静脉，保护血管桥

（1）器械护士配合：递 20 号刀片、电刀、3－0 号线、灌注针头、20mL 注射器、罂粟碱溶液。

（2）巡回护士配合：腿部用不带钡线纱布，与器械护士共同核对罂粟碱无误后抽取。

4. 同"胸骨正中切口室间隔缺损修补术"

巡回护士配合：同"胸骨正中切口室间隔缺损修补术"配合。

5. 游离胸廓内动脉（乳内动脉）

（1）器械护士配合：递无损伤血管镊（圈镊）、乳内动脉开展器、电刀切开电凝止血，游离出乳内动脉，暴露左胸廓内动脉（乳内动脉），夹取血管夹夹闭乳内动脉侧支。

（2）巡回护士配合：抬高手术床患者左侧低；电凝功率调至 30W。

6. 剪断胸廓内动脉（乳内动脉）。器械护士配合：递直角钳、1 号丝线 1 根，递精细剪剪断乳内动脉下端，断端打结，递线剪剪线。

7. 测试胸廓内动脉（乳内动脉）的血供，并保持好

（1）器械护士配合：递用 20mL 注射器抽取罂粟碱溶液（注射器前端接 22 号动脉穿刺针软针），喷洒在游离出的胸廓内动脉（乳内动脉）表面及血管内，待测试后递哈巴狗式血管夹夹闭该动脉前端，并用罂粟碱溶液纱布包裹。

（2）巡回护士配合：将手术床调平整，电凝功率调至 45～50W。

8. 切开心包、暴露心脏

（1）器械护士配合：递两把长柄镊夹心包，电刀切开心包，电凝止血，用 6～8 根 7×17 涤纶编织线悬吊心包，相邻两根线一组末端用蚊式钳分别固定在无菌巾两边。

（2）巡回护士配合：电凝功率调至 10～20W。

9. 游离主动脉，缝主动脉荷包线

（1）器械护士配合：递精细剪剪开主动脉插管处血管外膜，递两根荷包线（6×14 涤纶编织线 2/3 长度）在主动脉根部缝合（第二针反向持针），同时递两个橡皮阻断管和两把蚊氏钳分别固定 2 根荷包线。

（2）巡回护士配合：密切观察生命体征及尿量。

10. 缝腔房管荷包线

（1）器械护士配合：递 1 根荷包线（6×14 涤纶编织线 2/3 长度），在右心耳处缝合腔房管荷包线，同时递 1 根橡皮阻断管并用蚊氏钳固定。

（2）巡回护士配合：密切观察生命体征及尿量。

11. 缝冠状动脉灌注针荷包线

（1）器械护士配合：递 1 根荷包线（6×14 涤纶编织线 2/3 长度）在主动脉根部缝合，冠状动脉灌注荷包线，并用 1 根橡皮阻断管和 1 把蚊氏钳固定。

（2）巡回护士配合：密切观察生命体征及尿量。

12.同"胸骨正中切口室间隔缺损修补术"。巡回护士配合:同"胸骨正中切口室间隔缺损修补手术"配合

13.插腔房静脉插管

(1)器械护士配合:递11号刀片切开右房,插入腔房管,拔出管芯,并束紧阻断管,蚊氏钳固定,1号丝线1根固定腔房插管。

(2)巡回护士配合:同"胸骨正中切口室间隔缺损修补术"配合。

14.同"胸骨正中切口室间隔缺损修补术"。巡回护士配合:同"胸骨正中切口室间隔缺损修补术"配合。

15.阻断、灌注停跳液,逐渐降温,心脏停跳,放冰泥。器械护士配合:待减轻灌注流量后,递主动脉阻断钳阻断主动脉,心脏停跳液灌注管排气后与冠状动脉灌注针连接,灌注停跳液,心脏停跳,准备冰泥以保护心肌,递静脉剪,15°角度剪,回头剪,无损伤血管镊2把。

16.修剪大隐静脉。器械护士配合:递15号刀片、无损伤血管镊、动脉刀、1.5mm血管探子测试狭窄冠状动脉远端是否通畅。

17.探查并选择、游离适合做搭桥的冠状动脉。器械护士配合:递鸟嘴剪和回头剪扩大并修剪冠状动脉切口。

18.吻合冠状动脉与大隐静脉

(1)器械护士配合:递7—0滑线,显微针持执笔式夹取作连续缝合(每根血管搭桥方法同上),打结时推注生理盐水湿手。

(2)巡回护士配合:准备6—0和7—0滑线。

19.游离冠状动脉前降支。器械护士配合:配合同上17。

20.吻合冠状动脉与胸廓内动脉。器械护士配合:递无损伤血管镊(圈镊)、显微针持、7—0滑线连续缝合。

21.复温,松开阻断,开放,心脏复跳

(1)器械护士配合:逐渐复温,松开主动脉阻断钳,开放主动脉,待心脏复跳(必要时胸内除颤)。

(2)巡回护士配合:观察患者尿量及输液量;准备38℃~41℃生理盐水。

22.主动脉根部吻合主动脉打孔

(1)器械护士配合:递侧壁钳夹闭1/2~2/3主动脉,递两把长柄镊提起主动脉血管外膜,11号尖刀在主动脉血管壁上切口,递主动脉打孔器在切口处打孔。

(2)巡回护士配合:准备打孔器。

23.吻合主动脉根部。器械护士配合:递静脉剪剪断大隐静脉,并用蚊氏钳固定于皮缘,递长柄显微针持夹取6—0滑线连续缝合。

24.吻合完毕松侧壁钳,开放血流,排除血管内余气,再行打结

(1)器械护士配合:递1mL注射器针头排气,推注生理盐水湿手,递线剪剪线。

(2)巡回护士配合:共同清点6—0和7—0滑线上的针。

25.同"胸骨正中切口室间隔缺损修补术16"。巡回护士配合:同"胸骨正中切口室间隔缺损修补术"配合。

26.拔腔房插管,并束紧荷包线打结。器械护士配合:推注生理盐水湿手,递线剪剪线。

27. 缝合下肢手术切口

(1) 器械护士配合：递圆针 2-0 可吸收线连续缝合皮下组织,碘伏纱布消毒切口及周围皮肤,递 3-0 角针可吸收线连续缝合切口递长纱布覆盖切口,并用无菌弹性绷带螺旋形包扎切口。

(2) 巡回护士配合：清点术中用物,并清点无钡线纱布,无误后方可关闭体腔。

28. 同"胸骨正中切口室间隔缺损修补术"。巡回护士配合：同"胸骨正中切口室间隔缺损修补术"配合。

### 五、护理要点

1. 由于冠状动脉搭桥需要取大隐静脉,手术消毒范围是从颈部到脚尖的皮肤,消毒前用绷带分别把两腿吊起,消毒铺巾后,用无菌袜套包裹双脚,无菌剪刀剪断绷带后放下。如需取用桡动脉(常规取左侧桡动脉),抬高左手臂和其他部位同时消毒,床左侧放置 2 个托手架,消毒铺巾后,用无菌巾包裹手放于托手架上后放下。

2. 冠心病患者多为向心性肥胖,胸廓肥厚,在垫高胸部的同时,于患者颈下放置软垫,以保持患者身体正常生理弯曲和体位舒适,防止术后头痛,肩背部疼痛。

3. 手术时间长,创伤大,暴露范围大,应注意患者保暖,下肢大隐静脉切口的操作结束后,及时给下肢加盖无菌巾保暖;复温时及时使用循环水床垫,维持患者体温正常,以防体温过低、血管痉挛及术后感染。

4. 术中用药配制准确无误,分开放置,不可混淆。

5. 术中所取大隐静脉或桡动脉应放置在相应保存溶液中,以防止血管痉挛。

6. 由于冠状动脉搭桥手术和取大隐静脉手术同时进行,手术台上所需用物繁杂,种类多,且无菌条件要求高,因此两组手术所需用物应严格区分,不可混用。

7. 使用血液回收机右心吸引管回收,减少异体输血。

8. 手术中应根据手术需要及时调节电凝频率(如在取游离胸廓内动脉,冠状动脉时需将电凝频率调至 10~20W),需用两路高频电刀装置以便同时使用。

9. 手术中应根据手术需要及时调节手术床的高度和倾斜度,以改变患者体位,更好地暴露手术野,使手术顺利进行。

(杜鑫)

# 第八节　非体外辅助循环下冠状动脉搭桥手术(OP-CABG)

### 一、适应证

同"体外辅助循环下冠状动脉搭桥手术"适应证。

### 二、手术体位

仰卧位。

### 三、物品准备

1. 器械和敷料　同"体外辅助循环下冠状动脉搭桥手术"。

2. 其他　各种型号分流栓(1.0mm、1.5mm、1.75mm、2.0mm)、心脏固定器、钝头针橡皮筋、吹雾导管、红钛夹、6—0 和 7—0 滑线、医用护皮膜、罂粟碱、肝素。

3. 仪器设备 胸骨锯、电刀、除颤仪、除颤电极。

### 四、手术步骤及配合

| 手术步骤 | 器械护士配合 | 巡回护士配合 |
|---|---|---|
| 1. 开胸及心包固定，同"体外辅助循环下冠状动脉搭桥手术"(1~8) | | 同"体外辅助循环下冠状动脉搭桥手术"配合 |
| 2. 连接心脏固定器 | 递心脏固定器一端与吸引器管连接并固定于开胸器上 | 另备一套负压吸引器和吸引气管与心脏固定器连接 |
| 3. 修剪大隐静脉 | 同"体外循环下冠状动脉搭桥手术16" | |
| 4. 游离冠状动脉 | 递15号刀片切开并游离出冠状动脉动脉，递钝头针橡皮筋2根，分别用橡皮蚊式钳固定，递1.5mm探子、动脉刀、鸟嘴剪、回头剪、无损伤血管镊 | 准备 1.0mm、1.5mm、1.75mm 和 2.0mm 分流栓 |
| 5. 同"体外辅助循环下冠状动脉搭桥手术"(18~20) | | |
| 6. 同"体外辅助循环下冠状动脉搭桥手术"22 | | |
| 7. 止血、逐层关闭同"体外辅助循环下冠状动脉搭桥手术" | | 同"体外辅助循环下冠状动脉搭桥手术"配合 |

### 五、护理要点

同"体外辅助循环下冠状动脉搭桥手术"的护理要点。

（杜鑫）

# 第九节　Bentall 手术

### 一、适应证

1. 马凡综合征。

2. Debakey Ⅱ 型主动脉夹层合并主动脉瓣中—重关闭不全。

3. 升主动脉瘤合并主动脉瓣关闭不全。

### 二、手术体位

仰卧位。

### 三、物品准备

1. 用物 同体外循环冠状动脉搭桥术、无菌冰、4—0 和 5—0 滑线、架桥器械、橡胶导尿管、阻断带、Bentall 器械、体外血管吻合器械、电阻丝、人工血管、瓣膜、蚊式钳、无菌盆、大弯钳、弗留导尿管、测瓣器、肝素。

2.仪器设备　胸骨锯、电刀、除颤仪、除颤电极、强制充气加温毯。

## 四、手术步骤及配合

1.消毒　上至颈部、下至大腿上 1/3

(1)器械护士配合:消毒:上至颈部、下至大腿上 1/3。

(2)巡回护士配合:与器械护士术前清点用物。

2.铺单　颈部左右各塞一治疗巾、身体两侧各铺一对折桌单,4 张治疗巾铺于右腹股沟,桌单、手术贴膜,铺胸单

(1)器械护士配合:递治疗巾、桌单、手术贴膜。

(2)巡回护士配合:连接电刀笔、吸引器管、胸骨锯。

3.右侧腹股沟切口,游离股动脉,套线

(1)器械护士配合:递 22 号刀片,干纱布、精细剪刀、电刀、阻断带。

(2)巡回护士配合:准备无菌冰。

4.股动脉插管、固定。器械护士配合:递 11 号刀片,1 号丝线。

5.开胸、止血、切开心包,暴露心脏(参见"胸骨正中切口室间隔缺损修外手术"2～4)。

6.缝荷包线,建立体外循环(参见"体外辅助循环下冠状动脉搭桥手术"8～9)。器械护士配合:递精细剪刀,左右冠脉注头,连接心脏停跳液灌注管、排气,递主动脉拉钩。

7.纵行切开升主动脉,将心脏停跳液分别通过左、右冠状动脉注头注入左、右冠状动脉开口,使心脏停跳

(1)器械护士配合:递 11 号刀片,逆灌管,10mL 注射器内抽入 3mL 生理盐水打气囊。

(2)巡回护士配合:准备换瓣线、无菌冰、适合型号带瓣血管。

8.经右心房将特制的气囊插管插入冠状静脉窦口

(1)器械护士配合:递精细剪刀,长柄镊,小塑料袋等。

(2)巡回护士配合:准备电阻丝。

9.清除动脉壁夹层内的血凝块。巡回护士配合:准备大量 3－0、4－0 和 5－0 滑线。

10.切除主动脉瓣膜,缝合置换主动脉瓣膜(参见"主动脉瓣膜置换术"3～7)

(1)器械护士配合:递电阻丝,及时收取人造血管残片,避免残留。

(2)巡回护士配合:准备标本袋并妥善保管。

11.将从人造血管对准冠状动脉切口,在人造血管相应位置用电阻丝打孔

(1)器械护士配合:递 5－0 滑线,精细持针器。

(2)巡回护士配合:密切观察生命体征,确保液体通畅。

12.连续吻合左、右冠状动脉开口。器械护士配合:递 5－0 滑线连续缝合。

13.缝合人造血管远心端。器械护士配合:逐渐复温,取下主动脉阻断钳。

14.剪去多余的血管瘤壁。

15.用保留的血管壁包裹人造血管。

16.复温,松阻断,开放。巡回护士配合:打开暖风机调至 38℃～43℃,准备 38℃～41℃生理盐水。

17.撤去体外辅助循环管道(参见"体外辅助循环下冠状动脉搭桥手术"24—26)。巡回护

士配合:参见"体外辅助循环下冠状动脉搭桥手术"配合24—26。

18.止血、逐层关闭,覆盖切口(参见"体外辅助循环下冠状动脉搭桥手术"28)。

### 五、护理要点

1.主动脉瘤的病变部位容易破溃,搬动患者时应加倍小心,避免震荡。

2.使用生物蛋白胶在吻合口周围进行喷洒止血,巡回护士应提前将生物蛋白胶备好。

(杜鑫)

# 第十节  左房黏液瘤切除术

### 一、适应证

左房黏液瘤一经诊断,原则上应立即手术治疗,特别是有栓塞和晕厥病史的患者,应急诊手术治疗。

### 二、手术体位

仰卧位

### 三、物品准备

1.常规物品、长柄刮匙、取瘤钳、注射器。

2.仪器设备  胸骨锯、电刀、除颤仪、除颤电极。

### 四、手术步骤及配合

| 手术步骤 | 器械护士配合 | 巡回护士配合 |
| --- | --- | --- |
| 1.同"胸骨正中切口室间隔缺损修补术"(1～11) | | 同"胸骨正中切口室间隔缺损修补术"配合(1～11) |
| 2.切除左房黏液瘤 | 递11号刀片切开房间隔探查黏液瘤,递取瘤钳,刮匙尽量完整的取出黏液瘤 | 填写标本袋,并将标本放置安全地方 |
| 3.冲洗心腔 | 递注射器取无菌生理盐水,彻底冲洗瘤体周围心腔,并用吸引器及时吸引,以防有脱落瘤体残余心腔 | 准备38℃～41℃生理盐水 |
| 4.缝合房间隔 | 递2—0滑线连续缝合,缝毕,打结,湿手递线剪剪线 | |
| 5.同"胸骨正中切口室间隔缺损修补术"(14～24) | | 同"胸骨正中切口室间隔缺损修补术",术后将标本亲自交给手术医师双方签字 |

### 五、护理要点

在患者瘤体切除前应注意轻抬轻放,动作平稳,避免碰撞、震荡、挤压,以免发生瘤体脱落,引起意外情况发生。

（杜鑫）

# 第十一节　心包剥脱术

## 一、适应证

1. 缩窄性心包炎诊断明确。

2. 患者情况较差,如进食少,腹水严重,肝肾功能差,血浆蛋白低下,心率在 120 次/min 以上,血沉快等,应保守治疗。病情稳定及情况好转,择期行心包剥脱术。

3. 病情严重,保守治疗无明显改善者,一些学者主张早行心包开窗术,以改善全身功能状况,然后进行心包切除术。

## 二、手术体位

仰卧位,胸骨正中切口。

## 三、物品准备

常规物品、刮匙、无菌温盐水、胸骨锯、电刀、除颤仪、除颤电极。

## 四、手术步骤及配合

| 手术步骤 | 器械护士配合 | 巡回护士配合 |
| --- | --- | --- |
| 1.同"胸骨正中切口室间隔缺损修补手术"(1~11) | | 同"胸骨正中切口室间隔缺损修补手术"配合(1~11) |
| 2.游离心包 | 递长柄镊,精细剪刀,花生米逐层剥离心包 | |
| 3.无菌温盐水冲洗心包 | 递无菌温盐水冲洗心包 | 准备38℃~41℃生理盐水 |
| 4.同"胸骨正中切口室间隔缺损修补手术"(20—24) | 同"胸骨正中切口室间隔缺损修补手术"配合(20—24) | 同"胸骨正中切口室间隔缺损修补手术"配合 |

## 五、护理要点

术中需要用大量 38℃~41℃无菌生理盐水冲洗心包腔,以防止术后心包粘连,应提前准备。

（杜鑫）

# 第二十章　心血管外科术后监护

## 第一节　早期监护

心血管外科手术结束后患者由手术室转移到监护室（ICU）、从一个监护系统转换到另一个监护系统。在此期间必须始终进行监护，以确保患者安全。

1.转运过程中

(1)备好便携式储氧装置（氧气袋）来保证足够的氧供。

(2)使用微量泵确保药物剂量准确。

(3)备好急救药物以备突发情况。

2.到达 ICU 后

(1)立即将气管插管连接至呼吸机。

(2)将心电图电极导线、压力传感器连接到床旁监护仪，校对零点，血氧饱和度探头套在患者手指上。

(3)确认药物滴速，重新调整剂量。

(4)确认引流管通畅。

3.严密关注以下情况

(1)胸廓运动幅度。

(2)心电图波形。

(3)血压。

(4)血氧饱和度。

当患者生命体征稳定后，麻醉师与手术室护士一起向 ICU 医生交代病情，包括：患者的原发病情况、合并症、手术方式、术中情况、术中用药，以及术后需要注意的问题等。

（孟庆涛）

## 第二节　ICU 监护技术及相关问题

患者进入 ICU 后无论出现任何情况，都必须立即进行评估，并给予相应处理。

### 一、心电图

床旁心电监测能即刻发现患者心率的变化，并进行 ST 段分析。心电图（ECG）发生异常时，需注意以下情况。

1.电极片接触不良（动脉波形正常或者血氧饱和度波形正常）。

2.室颤或室性心动过速，立即进行体外除颤，按心肺复苏处理。

3.检查起搏器连接情况及起搏器设置。

4.心动过缓或心脏传导阻滞时，连接起搏器，开始起搏。

5.监测 12 导联心电图,及时发现需要处理的心律失或心肌缺血等情况。

## 二、呼吸机

1.除了在手术室直接拔除气管插管的患者,其余患者进入 ICU 后,仍需要机械辅助通气。呼吸机基本参数的设置如下。

(1)模式为容控(A/C)方式。

(2)潮气量为 8～10mL/kg。

(3)呼吸频率为 10～12 次/min。

(4)吸入氧浓度($FiO_2$)为 60%。

(5)根据患者情况,确定呼气末气道正压(PEEP)。

2.听诊双侧呼吸音,观察胸廓运动幅度,根据血气分析结果调整呼吸机参数,评估气体交换是否充分。拍摄床旁胸片,了解气管插管的位置,确定有无气胸及胸腔积液。

3.适当吸痰,保持气道通畅。

4.患者清醒后,及时调整呼吸机模式及参数,尽早拔出气管插管。

## 三、脉搏血氧饱和度

连续评估四肢末梢灌注及脉搏动脉血氧饱和度(PO)情况。必须谨记:PO 只能测定 $SaO_2$,不能替代血气分析。

## 四、有创动脉压监测

经桡动脉或股动脉穿刺,通过压力转换器将即时的动脉压波形和数值显示在床旁监护仪上。特殊患者也可以通过肱动脉穿刺。

最常见的问题－低血压(SBP<90mmHg 或 MAP<60mmHg)。

1.原因

(1)低血容量。

(2)血管活性药物剂量的突然变化。

(3)急性出血。

(4)心肌梗死。

(5)严重心功能不全。

(6)心律失常。

(7)通气障碍。

(8)测压装置的零点校对不准确、压力传感通路打折或堵塞。

2.处理程序

(1)听诊双侧呼吸音。

(2)检查桡动脉或股动脉搏动情况,使用袖带血压计重新测量血压。

(3)确定是否正在使用硝酸甘油或硝普钠等扩血管药物。

(4)检查引流管,确定有无大量出血情况。

(5)通过监护仪显示的指标,评估心脏充盈情况,确认压力传感器的位置合适,监护仪是否经过(零点)校正。

(6)确定患者的中心静脉压水平。

3.治疗原则

(1)首先补充血容量。

(2)必要时增加血管活性药物。

(3)如果上述处理均无效,立即请示上级医生,并准备紧急开胸手术。

## 五、中心静脉压

中心静脉压(CVP)监测能够反映手术后的心脏充盈情况。在大多数患者中,CVP与肺动脉压力之间具有良好的相关性,能够很好地指导补液治疗。

## 六、肺动脉导管

肺动脉(Swan-Ganz)导管是心血管手术后重要而有价值的监测方法。

1.右心房压(RAP) 右心房压代表中心静脉压。正常值为 $6\sim12cmH_2O$。影响因素包括血容量、静脉血管张力及右心室功能状态。

2.右心室压(RVP) 正常值为收缩压 $20\sim30mmHg$,舒张压 $0\sim5mmHg$,舒张末压 $2\sim6mmHg$。

3.肺动脉压(PAP) 正常值收缩压 $20\sim30mmHg$,舒张末压 $8\sim12mmHg$,平均压 $10\sim20mmHg$。

4.肺毛细血管楔压(PCWP) 气囊充气后由气囊远端的端孔测定的压力。正常值 $4\sim12mmHg$。

5.心输血量(CO)与心指数(CI) CO是指心室每分钟输出的血量,正常值 $4\sim8L/min$;CI是指每平方米体表面积的心输出量,正常值 $2.5\sim4.0L/(min\cdot m^2)$。

6.混合静脉血氧饱和度($SvO_2$) 正常值 $68\%\sim77\%$;影响因素包括:心排血量、血红蛋白、动脉血氧含量和组织氧耗量。

## 七、左房测压管

在特殊情况下,左心房测压管能够准确地评估左心充盈压。一般在手术过程中通过右上肺静脉置入左心房。

1.适应证

(1)严重的左心功能障碍。

(2)二尖瓣病变导致的重度肺动脉高压。

(3)应用循环辅助装置。

(4)心脏移植。

2.并发症

(1)气栓。

(2)出血。

## 八、胸部引流管

心血管外科手术后常规放置纵隔及心包引流管。如果术中胸膜破裂,应同时放置胸腔引流管,并记录每小时的引流量。

### 九、导尿管

记录每小时尿量。肾功能正常的情况下,尿量能够反映肾灌注情况;如果心排量下降,肾灌注也会下降。

### 十、胃管或鼻胃管

进行胃肠减压和肠内营养的注意事项。

1.镇静不充分或患者不耐受,可能会导致高血压、心律失常等。

2.抗凝或抗血小板治疗的患者,可能会引起局部出血。

3.放置胃管后 $12\sim24h$ 内,开始缓慢输入胃黏膜保护剂。

4.怀疑应激性溃疡出血时,建议应用质子泵抑制剂。

5.术后尽早开始肠内营养。

### 十一、起搏导线

心脏手术结束时在心外膜植入临时起搏导线。

注意事项如下:

1.必须要安全牢靠地固定于患者胸壁,并且正确连接到起搏器上。

2.每位医护人员都应了解起搏器的工作原理及当前的设置。

3.不使用起搏器时,应该将导线头端套入绝缘针头帽中,以避免杂乱电流引起心律失常。

4.使用时特别要注意完全传导阻滞患者的起搏阈值,不恰当的感知和起搏常可导致恶性心律失常。

(孟庆涛)

## 第三节　血气分析与电解质平衡

### 一、血气分析常用指标

1.pH　指血液中 $H^+$ 浓度的负对数。正常值 $7.35\sim7.45$。

2.$PaO_2$　动脉血氧分压。正常值 $80\sim100mmHg$。

3.$SaO_2$　血氧含量与血氧容量之比。正常值 $95\%\sim100\%$。$PaO_2$ 为 $60mmHg$ 时,$SaO_2$ 为 $90\%$;$PaO_2$ 为 $40mmHg$ 时,$SaO_2$ 为 $75\%$。

4.$PvO_2$　混合静脉血氧分压,指肺动脉内的血液,间接反映全身组织的氧供、氧耗情况。正常值 $35\sim40mmHg$。

5.$SvO_2$　混合静脉血氧饱和度 Q 正常值 $68\%\sim77\%$。若 $SvO_2<68\%$,提示氧供应减少,可能因为血红蛋白太低,心输出量下降,动脉血氧含量下降或组织耗氧量增加;当 $SvO_2<60\%$ 时,提示氧供严重不足;当 $SvO_2<50\%$ 时,提示无氧代谢和酸中毒。

6.SB 标准碳酸氢盐,是指血液标本在 $37℃$,血红蛋白完全氧合和 $PaCO_2$ 为 $40mmHg$ 条件下测得的血浆 $HCO_3^-$ 浓度,SB 是代谢性指标。正常值 $22\sim27mmol/L$。

7. AB 实际碳酸氢盐,为隔绝空气的血液标本在实际 $PaCO_2$ 和血氧饱和度条件下测得的血浆 $HCO_3^-$ 浓度,其结果是受患者呼吸和代谢两方面因素的影响。正常值 $22\sim 26mmol/L$。

8. BB 缓冲碱,指血液中一切具有缓冲作用的碱性物质的总和。它包括 $HCO_3^-$、$Hb^-$、$PR^-$(蛋白质氢根),BB 是代谢性指标。正常值 $45\sim 55mmol/L$。

9. BE 碱剩余,是在标准条件下($37℃$,$PaCO_2$ $40mmHg$,Hb 为 $150g/L$,$SaO_2$ 为 $100\%$)将 1L 全血滴定至 PH 7.4 时所需加的酸或碱的毫摩尔(mmol)数。若需加的为酸,则用正值表示;若需加的为碱,用负值表示。BE 为代谢性指标,正常值为 $+3\sim -3mmol/L$。

10. $PCO_2$ 二氧化碳分压,指血液中 $CO_2$ 分子所产生的张力。正常值 $35\sim 45mmHg$。

## 二、电解质紊乱

(一)低钾血症

1. 病因

(1)排钾增多,长期服用利尿药患者,多尿时易出现低钾血症。

(2)代谢性碱中毒或呼吸性碱中毒时,由于钾向细胞内转移,且肾小管泌 $H^+$ 减少,泌 $K^+$ 增多,故血钾下降。

(3)消化液丢失。

(4)摄入不足。

2. 诊断标准

(1)临床表现

1)心律失常,如室上性心动过速、房性或室性早搏,严重者出现频发室性早搏、室性心动过速、心室颤动,心电图可出现 Q—T 间期延长,ST 段下降,T 波低平、双向,或伴有 U 波。

2)肌肉软弱无力,甚至软瘫。

3)口苦、恶心、呕吐、腹胀。

4)烦躁不安、表情淡漠、反应迟钝、嗜睡等。

(2)实验室检查:血清钾<$3.5mmol/L$。

3. 治疗原则 根据化验结果,按公式计算出补钾量。

(1)计算公式:补钾量(mmol/L)=[目标值(mmol/L)−实测值(mmol/L)]×0.3×体重(kg)。

(2)补钾注意事项

1)绝对禁忌静脉推注氯化钾。

2)单位时间内输入含钾溶液不可过快过多,以免导致高钾血症。成人每小时不宜>$20mmol$,小儿以 $0.2\sim 0.5mmol/(kg\cdot d)$ 的速度补充。

3)高浓度含钾溶液应从深静脉输入,专用管道;不能从浅静脉输入,以免引起静脉炎。

4)尿少或肾衰竭患者,补钾时要慎重。

5)尿多、缺钾多时,含钾溶液浓度宜高,可用 $0.9\%$、$1.2\%$、$1.5\%$ 或 $3\%$ 的浓度;尿少、缺钾少时,含钾溶液浓度宜低,可用 $0.3\%$、$0.6\%$ 的溶液。

6)若用高浓度含钾溶液,每次配液量不宜过多。如 $15\%$ 氯化钾每次配液量不宜超过 $100mL$,以免人钾过多。

7)一般先补缺钾量的一半,复查血钾后,再调整补钾速度。

8)纠正碱中毒有利于纠正低钾血症。

9)酸中毒伴有低血钾时,应先补充钾盐后,纠正酸中毒。

10)口服补钾最安全,能进食的患者要口服补钾,必要时辅以少量静脉滴注补钾。

(二)高钾血症

血钾过高,心肌的兴奋性、传导性均降低或消失,易造成心肌收缩无力及传导阻滞。

1.病因

(1)补钾量过大、速度过快是常见原因。

(2)急性肾衰竭时由于无尿,影响了钾的排出,导致高钾血症。

2.诊断标准

(1)临床表现

1)心率缓慢、心律失常、传导阻滞,严重者致心脏停搏。心电图表现为 T 波高尖、QT 间期延长、QRS 间期延长、PR 间期延长。

2)四肢乏力、麻木,甚至软瘫。

3)大量输库血。

(2)实验室检查血清钾>5.5mmol/L。

3.治疗原则

(1)立即停止一切钾盐的摄入。

(2)使用钙剂迅速对抗高血钾对心肌的抑制作用,可用 10％葡萄糖酸钙溶液,成人 10～20mL 缓慢静脉注射,儿童按体重相应减少用量。

(3)碱化血液,促使血清钾迅速向细胞内转移,成人可用 5％碳酸氢钠溶液 30～100mL 快速静脉注射或静脉滴注。

(4)用 25％葡萄糖 200mL＋胰岛素 12U,缓慢静脉滴注或用微量泵输入,当葡萄糖转化为糖原时,能将 $K^+$ 转移至细胞内。

(5)迅速利尿,使钾随尿排出,肾衰竭者用腹膜透析或血液透析。

(三)低钠血症

钠是细胞外液中的主要阳离子,其作用是维持细胞外液渗透压,调节酸碱平衡,维持循环血量稳定,维持正常的神经肌肉兴奋性。血清钠正常值 135～145mmol/L。

1.病因

(1)长期低盐饮食。

(2)长期应用利尿药。

(3)大量利尿使钠排出增加。

(4)体外循环后血液稀释及补钠不足。

2.诊断标准

(1)临床表现

1)轻者感觉疲乏无力、头晕。

2)重者眼花、恶心、呕吐、脉搏细速、血压不稳或下降、眼窝下陷及静脉萎缩。

(2)实验室检查:血清钠<135mmol/L。

3.治疗原则　原则上是缺多少补多少。一般先补充一半,其余再依据化验结果逐渐补充。

补钠量的计算公式:补钠量(mmol/L)=[140mmol/L-实测值(mmol/L)]×体重(kg)×0.6(女性×0.5)(1g 钠相当于 17mmol)。

(四)高钠血症

主要由失水引起,细胞外渗透压增高到时细胞内水减少,出现神经精神症状。与低钠血症相比,局钠血症的预后较差。

1.病因

(1)水丢失过多,包括经肾外和经肾丢失。

(2)水转入细胞内。

(3)钠输入过多。

(4)肾排钠减少。

2.诊断标准

(1)临床表现

1)早期主要症状为口渴、尿量减少、软弱无力、恶心呕吐和体温升高。

2)晚期则出现脑细胞失水的临床表现,如烦躁、易激惹或精神淡漠、嗜睡、抽搐或癫痫样发作和昏迷。

(2)实验室检查:血清钠>145mmol/L。

3.治疗原则  首先是尽可能去除病因或针对病因进行治疗。如缺水应立即让患者饮水即可纠正高钠血症。对于失水过多性和钠排泄障碍所引起者则采取不同的方法治疗。

(五)低钙血症

血清钙正常值:2.25~2.75mmol/L。

1.病因

(1)体外循环血液稀释。

(2)大量输血。

(3)碱中毒。

2.诊断标准

(1)神经肌肉兴奋性增强,如阵发性肌痉挛、全身肌肉紧张、手足抽搐。

(2)心功能受抑制、心律失常或血压下降。

(3)小儿低钙时的临床表现更为明显,常见为手足抽搐症。

3.治疗原则

(1)10%葡萄糖酸钙溶液 10mL 或 5%氯化钙溶液 20mL 缓慢静脉注射。

(2)纠正碱中毒。

(3)儿童用药量相应减少。

(六)低镁血症

血清镁正常值:成人 0.7~1.15mmol/L,儿童 0.6~0.8mmol/L。

1.诊断标准

(1)神经肌肉兴奋性增强,如焦急、谵妄、震颤、手足抽搐等症状。

(2)心律失常。

2.治疗原则  10%硫酸镁溶液 10mL 或 25%硫酸镁溶液 5mL 加入 5%葡萄糖溶液

500mL 内,缓慢静脉滴注,必要时重复。

(孟庆涛)

# 第四节　ICU 辅助技术

## 一、机械辅助循环

机械辅助循环(MCS)装置是连接于心脏或植入心脏内,承担部分或全部心功能的多种装置的总称,广义上包括主动脉内球囊反搏(IABP)、心室辅助装置(VAD)、全人工心脏(TAH)及体外膜肺氧合(ECMO)等。机械辅助循环装置可用于左心室辅助,右心室辅助及双心室辅助,临床上左心室辅助较常用。

一般而言,当患者的心脏无法为全身提供足够的氧供以维持终末器官的正常功能,且内科治疗无效时,就应考虑进行辅助循环。植入 MCS 装置的传统血流动力学指标包括:收缩压 <80mmHg,平均动脉压<65mmHg,心指数<2.0L/(min·m²),左心房或肺毛细血管楔压 >20mmHg 和体循环阻力>2100dyn/(s·cm⁵)。

随着血泵技术的进步和病例选择的完善,MCS 的指征也在不断变化。目前,按照 MCS 的用途,其适应证可以分为如下三大类。

1. 心肌恢复之过渡(BTR)为短期辅助,时间短于 1 个月。用于治疗各种急性心源性休克,心室功能有可能恢复的患者,包括心脏术后低心排综合征、心肌梗死后心源性休克、急性心肌炎、顽固室性心律失常及其他情况。可采用的装置包括 IABP、ECMO、离心泵、LVAD 等。

2. 心脏移植之过渡(BTT)为中长期辅助,辅助时间 30d~1 年以上。用于适合心脏移植的各种终末期充血性心衰(CHF)患者,他们在获得心脏供体前病情恶化,移植前需要 MCS;约 5% 的患者在辅助后心室功能恢复,可拔除装置,免予移植。

3. 永久植入(DT)长期植入 MCS 装置,从而替代心脏移植。适用于患有不可逆性 CHF,但不适合心脏移植的患者。DT 面临的最大威胁是感染、血栓栓塞和机械故障。

## 二、主动脉内球囊反搏

主动脉内球囊反搏(IABP)是当前最易植入、应用最广泛的 MCS 装置。其原理是通过动脉系统在降主动脉内左锁骨下动脉开口远端植入一根带球囊的导管,用心电触发及控制形成同步反搏。心脏舒张期球囊充气,挤出与球囊容积相等的血液,使球囊近心端的主动脉舒张压升高,提高冠状动脉灌注压,增加心肌供血;心脏收缩期主动脉瓣开放的瞬间球囊排空,主动脉压力下降,降低心脏后负荷和心脏射血阻力,降低心肌耗氧量。

有效的 IABP 可使心脏负荷做功减轻 20%~40%,改善血流动力学,增加心脏恢复的机会。

IABP 通常采用经皮穿刺或股动脉切开的方法植入。如果有股动脉植入的禁忌(如主动脉瘤或严重的周围血管疾病),可以使用开胸经升主动脉的途径植入。

临床最常用的导管直径为 8.5~9.0F,带有一个 40mL 容积的球囊。球囊放置的理想位置在左锁骨下动脉开口远端,肾动脉水平之上。X 线胸片有助于确定球囊位置。

使用过程中可以通过静脉注射肝素或皮下注射低分子肝素来抗凝。

1.适应证

(1)心脏手术后低心排综合征。

(2)围手术期心肌缺血。

(3)原发性心功能不全。

(4)乳头肌断裂导致的急性二尖瓣反流。

(5)心脏移植前的过渡治疗。

(6)协同心室辅助装置使用。

(7)冠心病心肌梗死及其并发症的抢救。

2.禁忌证

(1)主动脉瓣关闭不全,尤其是中、重度关闭不全。

(2)主动脉夹层,主动脉瘤及窦瘤破裂者,其他主动脉损伤。

(3)严重出血倾向合并出血性疾病,尤其是脑出血。

(4)心脏停搏,严重心律失常,以及终末期心肌病。

(5)不可逆性脑损害。

(6)心内畸形矫治不满意。

(7)周围血管病变放置球囊导管有困难。

(8)恶性肿瘤发生远处转移。

3.触发模式

(1)心电图触发最常用的模式。当心率>150次/min时,IABP反搏效率降低;房颤时可以使用。

(2)压力触发心电图触发不连续时使用。也可在应用电刀的情况下使用。当收缩压>50mmHg,心律不规则时,不建议使用。

(3)起搏器触发房颤顺序起搏或心室起搏的情况下使用。要求心律为100%起搏。

(4)内部触发当患者心脏没有排血能力时使用。以固定的频率触发;收缩压<50mmHg时可以使用。

4.并发症

(1)血管损伤。

(2)植入不当,导致内脏缺血或主动脉瓣反流。

(3)由于IABP置管在动脉内造成的物理性梗阻、血栓形成或血管远端栓塞而导致的肢体远端缺血,是最为常见和严重的并发症。

(4)主动脉夹层,导致内脏和肢体缺血。

(5)与装置本身相关的球囊破裂、血栓形成,以及球囊残留在血管内。

(6)血小板破坏导致的血小板减少症。

(7)球囊放入下腔静脉内。

5.撤除指征

(1)心指数>2L/(min·m²)。

(2)收缩压>90mmHg。

(3)心律规则,心率<90次/min。

（4）尿量＞1～1.5mL/（kg·h）。

（5）正性肌力药物用量减到可允许的较低剂量范围内。

## 三、体外膜肺氧合

体外膜肺氧合（ECMO）是将血液引流至体外，经膜肺氧合后，由血泵输入体内，通过长时间的转流，对呼吸和/或循环衰竭的患者进行支持，维持机体氧供，去除体内 $CO_2$ 以保证机体代谢。ECMO 用于短期辅助，可减少呼吸机的使用及相关并发症，保持血液的正常氧合，降低心肌氧耗，改善全身灌注，减少正性肌力药物用量，为心肺功能的恢复赢得时间。

1. 适应证

（1）术后因心肌顿抑导致心功能衰竭，不能脱离体外循环。

（2）心脏术后出现肺水肿或合并可逆性肺高压。

（3）心肌炎、冠状动脉痉挛等所致的急性心衰。

（4）心脏移植或心室机械辅助装置植入前的辅助治疗。

（5）心、肺移植术后心、肺功能不全或肺高压危象。

（6）各种原因引起的严重急性肺损伤。

（7）药物或呼吸机治疗无效的新生儿顽固性肺动脉高压。

（8）应用于某些气道手术和神经外科等手术。

2. 应用指征

（1）循环支持指征

①心排指数＜2.0L/（$m^2$·min）已超过 3h。

②代谢性酸中毒，BE＜－5mmol 已超过 3h。

③平均动脉压过低，新生儿＜40mmHg，婴幼儿＜50mmHg，儿童或成人＜60mmHg。

④尿量＜0.5mL/（kg·h）。

⑤手术畸形矫正满意，使用大剂量血管活性药物效果不佳，难以脱离体外循环。

（2）呼吸支持指征

①肺氧合功能障碍，$PaO_2$＜50mmHg 或肺泡－动脉氧分压差（DA－$aO_2$）＞62mmHg。

②急性肺损伤，$PaO_2$＜40mmHg，pH＜7.3 已达 2h。

③机械通气 3h 后，$PaO_2$＜55mmHg（吸入氧浓度 100％），pH＜7.3。

④机械通气期间出现严重气道损伤。

3. 禁忌证

（1）体重低于 2kg，胎龄不足 32 周的新生儿。

（2）长时间机械通气治疗（新生儿 10d，成人 7d），导致肺组织纤维化和严重气压伤等不可逆改变。

（3）长时间休克状态：持续代谢性酸中毒，BE＜－5mmol 超过 12h；持续尿量＜0.5mL/（kg·d）超过 12h。

（4）不可逆性肺疾患，近期又无移植治疗的机会，如广泛肺纤维化。

（5）有明显出血倾向，特别是颅内出血。

（6）多器官功能衰竭。

（7）不可逆性脑损害。

(8)严重感染或晚期恶性肿瘤。

4.抗凝治疗

(1)ECMO全程使用肝素抗凝。

(2)肝素首剂(插管前)用量100IU/kg。

(3)辅助开始后,每小时追加肝素5～30IU/kg,使ACT维持在140～160s(中空纤维氧合器)或180～220s(硅胶氧合器)。

(4)适当应用止血类药物,如氨基乙酸、抑肽酶,以减少出血。

5.撤除指征

(1)ECMO灌注流量减少至正常血流量的10%～25%时,血流动力学仍维持稳定。

(2)正性肌力药物用量减到可允许的较低剂量范围内。

(3)心电图无心律失常或心肌缺血的改变。

(4)X线胸片正常,肺顺应性改善,气道峰值下降。

(5)膜肺的吸入氧浓度已降至21%,机械通气的吸入氧浓度<50%,吸气峰压(PIP)<30cmH$_2$O,呼气末正压(PEEP)<8cmH$_2$O,血气正常。

(6)ECMO支持7～10d后有下述情况时,应终止并撤除辅助:

①不可逆性脑损伤。

②顽固性出血。

③肺部不可逆损害。

④其他重要脏器功能衰竭。

6.并发症

(1)颅内出血。

(2)多器官功能衰竭。

(3)感染。

(4)神经功能障碍。

(5)血栓、栓塞。

(6)溶血。

(7)技术故障。

### 四、连续性肾脏替代治疗

肾脏替代治疗(RRT)是利用血液净化技术清除体内代谢产物,以替代受损的肾功能以及对脏器功能起保护支持作用的治疗方法,基本方法有3类,即血液透析(HD)、血液滤过(HF)和血液透析滤过(HDF)。临床上一般将单次治疗持续时间≥24h的RRT称为连续性肾脏替代治疗(CRRT)。

ICU病房应用CRRT的指征主要有两大类,一是重症患者并发肾功能损害;二是非肾脏疾患或肾功损害患者的重症状态,主要用于器官功能不全支持、稳定内环境、免疫调节等。

1.治疗指征

(1)非梗阻性少尿(尿量<200mL/12h)。

(2)无尿(尿量<50mL/12h)。

(3)重度代谢性酸中毒(PH<7.1)。

(4)氮质血症(BUN>30mmol/L)。

(5)药物过量。

(6)高钾血症($K^+$>6.5mmol/L)或血钾迅速升高。

(7)怀疑与尿毒症有关的心内膜炎、脑病、神经系统病变或肌病。

(8)严重钠离子紊乱(血 $Na^+$>160mmol/L 或<115mmol/L)。

(9)利尿治疗无效的水肿(尤其是肺水肿)。

(10)无法控制的高热(直肠温>39.5℃)。

(11)病理性凝血障碍需要大量血制品。

符合上述标准中任何 1 项,即可开始 CRRT,而符合 2 项时必须开始 CRRT。

2.CRRT 的抗凝　抗凝方法:肝素全身抗凝和无肝素抗凝。

(1)无出血风险的重症患者进行 CRRT 时,可采用全身抗凝;肝素首次负荷剂量 2000～50001U 静脉注射,维持剂量 500～2000IU/h;或负荷剂量 25～30IU/kg 静脉注射,然后以 5～10ILI/(kg·h)的速度持续静脉输注,每 4～6h 监测 APTT,维持在正常值的 1～1.4 倍。

(2)有出血风险,或存在活动性出血、血小板<60×$10^9$/L、INR>2.0、APTT>60s,或 24h 内曾发生出血的患者,接受 RRT 治疗时,应考虑局部抗凝,如无相关技术和条件时可采取无肝素抗凝剂方法。

3.CRRT 过程中的监测

(1)血流动力学:持续监测神志、心律、心率、血压、CVP、尿量等临床指标。

(2)体液量监测:目的在于恢复患者体液的正常分布。

(3)凝血功能监测:应用抗凝剂时易发生出血。应密切观察患者皮肤黏膜出血点、伤口和穿刺点渗血情况,以及胃液、尿液、引流液和大便颜色等。定期行凝血检查,及时调整抗凝剂量和发现 HIT 综合征。

(4)血电解质和酸碱平衡监测:对可能出现电解质紊乱及酸碱失衡,定期监测处理。

并发症

1.抗凝相关并发症

如出血(胃肠道、穿刺点、尿道)和肝素诱导的血小板减少症。

2.导管相关并发症

如感染、栓塞、动静脉瘘、心律失常、气胸、局部疼痛、管路脱开、血管撕裂等。

3.体外管路相关并发症

如透析膜反应:缓缴肽释放、恶心、过敏反应;气体栓塞。

4.治疗相关并发症

如低温、贫血、低血容量、低血压;酸碱平衡失调、电解质紊乱:低磷血症、低钾血症;药物动力学改变等。

5.出现下述严重并发症应及时处理

(1)低血压。

(2)感染。

(3)血小板数量减少。

(孟庆涛)

# 第二十一章　心血管常见介入诊疗技术及护理

## 第一节　人工心脏起搏器安置术及护理

人工心脏起搏器由电子脉冲发放器和电子脉冲传导器组成。它通过电子脉冲发放器模拟心脏电激动和传导等电生理功能,用低能量电脉冲暂时或长期地刺激心肌,使心肌产生兴奋、传导和收缩,完成一次有效的心脏跳动,从而治疗缓慢性心律失常。现代的起搏器不仅能起搏心脏,而且还能记录心脏的活动情况,供医生诊断疾病和根据具体情况调整起搏参数时作参考。由于起搏工程技术的不断发展,起搏治疗的适应证不断拓宽,已逐步探索成为快速心律失常、心力衰竭及肥厚性心肌病等疾病的辅助治疗手段之一。

心脏起搏根据应用时间可分为:临时起搏、永久起搏;根据置入部位分为:心内膜起搏、心外膜起搏、心肌起搏;根据置入心腔位置可分为:右心室起搏、右心房起搏、房室起搏。随着起搏适应证的拓宽,近年来又发展了双房起搏、三腔起搏、四腔起搏等。

### 一、人工心脏起搏器的基本知识

(一)人工心脏起搏器的组成

1.脉冲发生系统(起搏器)

(1)能源:常为锂电池,由于配有低功耗电路及低阈值电极,电池寿命可达 8～10 年,甚至更长时间。

(2)集成电路。

(3)附件:由外壳、插孔、电极固定装置组成。

2.能量传输系统(电极)　由电插头、螺旋导线和电极头组成。为了使电极在心内膜固定,不易脱位,尖端有翼状、锚状或可旋入心肌的螺旋电极等,由于所置放的位置不同,心房电极一般为 J 形,以利于插固在右心耳。临时起搏用的电极都为双极电极,且电极头部为柱状,目的是以后取出方便,但稳定性差,容易移位。

(二)起搏器的编码和结构类型

1.起搏器的编码　根据 1987 年北美心脏起搏与电生理学会(NASPE)与美国起搏器生理学组(BPEG)建议用的 NBG 代码(表 21-1):第 1 个英文字母代表起搏心腔;第 2 个英文字母代表感知心腔;第 3 个字母代表反应方式;第 4 个英文字母代表程控功能;第 5 个英文字母代表抗心动过速功能。

表21-1　NBG起搏器编码

| 代码位置 | 1 | 2 | 3 | 4 | 5 |
|---|---|---|---|---|---|
| 作用部位/功能 | 起搏心腔 | 感知心腔 | 反应方式 | 程控/频率应答功能 | 抗心动过速及除颤功能 |
| 编码字母意义 | V | V | I | P | $P_1$ |
| | A | A | T | M | $S_1$ |
| | D | D | T | C | $D_2$ |
| | O | O | $D_1$ | R | O |
| | S | S | | | |

V＝心室;A＝心房;D＝房、室双心腔;O＝无此项功能;S＝单心腔;R＝频率应答;I＝抑制;T＝触发;P＝简单程控;C＝通讯;M＝多功能程控;$P_1$＝抗心动过速;$S_1$＝电转复;$D_1$＝(I＋T);$D_2$＝(P＋S)

2.起搏器类型

(1)单腔起搏器:分为非同步型、抑制型、触发型3种。非同步型心室起搏器(VOO)、非同步型心房起搏器(AOO);抑制型按需心室起搏器(VVI)、抑制型按需心房起搏器(AAI);触发型按需心室起搏器(VVT)、触发型按需心房起搏器(AAT)。目前广泛应用于临床的是VVI和AAI。

(2)双腔起搏器:房室全能型(DDD)起搏器是具有双腔起搏、双腔感知以及触发和抑制双重反应方式的起搏器,也是当前临床上最常用的双腔起搏器。DDD起搏器具备多种工作模式,适应不同的需要,实现房室顺序收缩,有效提高心功能,防止起搏器综合征。

(3)频率反应性起搏器:如频率适应性心室起搏器(VVIR)、频率适应性心房起搏器(AAIR)、频率适应性心房同步心室抑制型起搏器(VDDR)、双传感器频率适应性单腔起搏器(SSIR)、双传感器频率适应性双腔起搏器(VDDR和DDDR)。

(4)抗心动过速型起搏器。

(5)置入型心律转复除颤器(ICD)。

(三)电脉冲特征及起搏阈值

1.电脉冲　是矩形波,为负脉冲,接触心内膜的电极应接在起搏器输出的负极端,埋藏起搏器表面的金属即为正极,构成回路。

(1)脉冲频率(f):指起搏器每分钟发放的脉冲次数。基础频率一般为72/min,如起搏器电池耗竭,则脉冲频率变慢,大多数起搏器采用比原来频率下降10%的脉冲数作为更换频率,提示起搏器需要更换。

(2)脉冲间期(T):指两个连续脉冲之间的时间间隔,脉冲间期与脉冲频率呈反比关系。基础间期为833ms,基础f＝72/min。

(3)脉冲的宽度与幅度:起搏脉冲持续的时间称脉宽。脉冲的强度即脉冲的幅度。一般起搏器的预置值:脉冲幅度为5V,脉宽为0.5ms。

2.阈值　指能夺获心脏的最小电能,受多种因素的影响。首先阈值的大小与起搏电极局部心内膜的急性或慢性变化有一定关系。一般电极刚插入时测得的阈值为起始阈值,由于心内膜的急性损伤,电刺激引起的炎性反应以及纤维化的影响,在埋藏后1~3周阈值可明显增加数倍,3~4周逐渐下降,至6周可下降至接近原来水平。激素电极的阈值则比较稳定。起搏阈值还受其他因素,如电极位置、脉宽、电极面积与形状的影响,当电极头与心肌距离加大、脉宽过窄、电极面积加大或过小,可使起搏阈值增加。

## 二、临时起搏器安置术及护理

临时起搏为非永久性置入起搏电极的一种起搏方法,是治疗严重心律失常的一种应急和有效的措施,也是心肺复苏的急救手段。起搏电极置入通常在 1~2 周,最长不超过 1 个月,达到诊断或治疗目的后即撤出。脉冲发生器置于体外。

临时性心脏起搏一般分为非侵入性心脏起搏和侵入性心脏起搏。

(一)适应证

1. 一般应用

(1)频率缓慢的心室逸搏、有症状的二度或三度房室传导阻滞。

(2)可逆性因素所致的缓慢性心律失常,如急性心肌梗死、急性心肌炎、高钾血症、药物中毒、电解质紊乱等所致的心动过缓。

(3)患者反复出现阿-斯综合征,有永久起搏器的适应证,但因其他原因暂时不能安置永久起搏器的过渡治疗。

(4)在安置永久起搏器前或在更换永久起搏器时做紧急过渡性起搏。

(5)外科心脏手术后,留置临时起搏导线可帮助复苏,改善心脏血流动力学障碍。控制心动过速,处理手术所致房室传导阻滞。

(6)心脏外伤性二度或三度房室传导阻滞。

(7)具有心律失常潜在危险的患者,要施行外科手术时作为保护性措施。

2. 在急性心肌梗死时的应用  急性心肌梗死时,由于心肌的缺血,可导致窦房结、房室结功能障碍或传导阻滞,患者可出现血流动力学改变。此时置入临时起搏器,可防止晕厥的发生,改变血流动力学,避免心肌缺血的进一步加重。

3. 其他方面的应用

(1)电生理检查。

(2)对疑有窦房结功能障碍的患者,药物治疗后需要进行电复律者。

(3)心脏血管的诊断及介入治疗时的保护性应用。

(4)某些心脏电生理的研究。

(5)快速性心律失常需行射频消融治疗时的定位标测及消融终点的判定。

(二)禁忌证

临时性一般用于抢救,故无绝对禁忌证。若不在抢救时应用,禁忌证主要是尚未控制的感染。

(三)物品准备

紧急情况下可在床边进行临时起搏器的置入。有条件情况下,应在心导管室进行。

1. 仪器与设备准备  X 线设备、心电监护仪、除颤器、电生理检查、血流动力学监测装置等。

2. 药物与物品准备  无菌敷料包、急救药品、起搏电极、临时起搏器、治疗车等。

(四)操作方法

1. 方法选择  根据插管途径分为经皮起搏、经静脉起搏、经食管心脏起搏和经心胸心脏起搏。临时起搏方式的选择通常取决于当时的情况,如情况紧急,需要进行临时起搏治疗患者的血流动力学不稳定,常需要迅速对心血管系统衰竭进行预防和干预治疗。下面仅介绍经静脉心内膜单极导管起搏。

2.操作方法

(1)静脉选择:大隐静脉、股静脉、锁骨下静脉、颈内静脉、颈外静脉、肘静脉、肱静脉。

(2)协助患者取平卧位,常规消毒皮肤,铺无菌布,暴露穿刺部位,通常选用大隐静脉或肘静脉穿刺。

(3)局部麻醉,以手术刀尖划开皮肤,用16G或18G穿刺针刺入静脉,回血通畅后拔出内芯,向穿刺针内送入导引丝至下腔静脉或上腔静脉,然后拔出穿刺针,保留导引钢丝在血管内。

(4)沿导引钢丝插入血管扩张管及静脉鞘管至大隐静脉或肘静脉,撤出导引钢丝及血管扩张管,保留静脉鞘管在血管内。

(5)将起搏电极从静脉鞘管内插入大隐静脉或肘静脉,经上腔静脉或下腔静脉到右心房,通过三尖瓣到达右心室中部,使电极紧贴心内膜。

(6)将起搏电极与临时起搏器连接。调节输出电压至能起搏时(即起搏阈值),一般为4V左右。设定起搏频率。调节感知灵敏度(即起搏器感知P波或R波的能力),心室感知灵敏度一般为1~3mV。

(7)当深呼吸、改变体位时能有效起搏,则固定起搏电极和鞘管于穿刺部位皮肤处。

(8)消毒局部皮肤用无菌纱布覆盖,并在体外妥善固定临时起搏器。

(五)护理

1.置入前向患者解释操作过程,可先给患者镇静药以减轻焦虑、不安。

2.置入后密切监测心电图和生命体征及血电解质的变化。监测12导联心电图及胸部X线片,确定电极位置。

3.起搏阈值太高,说明电极与心内膜接触不良,此时应改变电极位置。

4.术后平卧24h,经大隐静脉置入临时起搏器者,需绝对卧床休息,避免手术侧肢体屈曲和过度活动,防止电极移位、脱落或刺破右心室。术侧肢体应按时按摩,促进血液循环,防止静脉血栓的发生。

5.观察穿刺部位,适时更换敷料。

6.观察有无出现呃逆或腹肌抽动现象。

## 三、永久起搏器安置术及护理

(一)适应证

1.房室传导阻滞 包括有症状的房室传导阻滞和窦房传导阻滞,心室率<40/min,传导阻滞伴心室静止>4s,需要长期使用药物维持心率者。

2.病态窦房结综合征 心室率<40/min,窦性停搏≥3s。

3.动脉窦过敏和恶性迷走反射综合征。

4.缓慢性心律失常。

5.肥厚性心肌病 安装双腔起搏器,可降低左室流出道压力阶差。对于少数终末期特发性的扩张型心肌病的患者,可改善左心室收缩功能。

6.其他 治疗无效的长Q-T间期综合征的患者,β-受体阻滞药与永久起搏器联合应用。

（二）禁忌证

无绝对禁忌证，其相对禁忌证为：

1.尚未控制的感染。

2.严重的肝、肾功能及心功能不全。

3.电解质紊乱及酸碱平衡失调尚未被纠正。

4.出血性疾病及有出血倾向者。

5.糖尿病血糖未控制者。

（三）术前准备

1.物品准备　起搏器、与起搏器相匹配的电极、眼科用小剪刀、电刀、圆头刀片，静脉鞘（做颈内静脉或锁骨下静脉穿刺用），穿刺针。另外还需配备电生理记录仪、起搏器测试仪、程控仪、测试线、双头夹、除颤仪。无菌敷料包内含手术衣2件、小洞巾1块、心导管特制大单1条、不锈钢中盆1只、小碗1～2只、小药杯2只、蚊式钳2把、大小纱布数块。

2.药物准备

（1）与安装起搏器相关的药物：生理盐水500mL数瓶、1%利多卡因。

（2）相关的抢救药物：抢救车内有阿托品、1%利多卡因、1%异丙肾上腺素、硝酸甘油等。

3.完善各项检查　血常规、血型、凝血全项、乙肝、多普勒超声心动图、胸片、测量体重、术日晨常规描记12导联心电图、生命体征等。

4.知情同意　术前向患者和家属解释起搏器安装相关事项，并在病历上签字，证明同意手术，完善必要的法律程序。

（四）安置方法

1.静脉插管前准备　患者取平卧位，两臂置于身体两侧或双肩平展。常规消毒，铺无菌布，暴露穿刺部位。用0.5%～1%利多卡因局部麻醉。

2.起搏电极的静脉入路

（1）锁骨下静脉入路：是临床上最常用的方法。穿刺点取锁骨下缘1～2cm，锁骨中线或中线外1cm处，穿刺针指向胸骨上凹和下颌之间，紧贴皮肤，在锁肋间隙中探找静脉。去枕平卧，抬高下肢和垫高肩胛有助于穿刺成功，但不可随意改变穿刺方向。可以先在锁骨下方做起搏器囊袋，填入纱布止血，在切口内穿刺，成功率高。

（2）右颈内静脉入路：与锁骨下静脉入路一样，右颈内静脉入路是相当安全的，只是需要制造皮下隧道。患者取仰卧位，用左手中指于颈部下1/3处（胸锁乳突肌的胸骨头和锁骨头之间）触摸右颈总动脉，其外侧示指下方即为右颈内静脉；针尖与皮肤夹角可以成90°（最好不低于60°，可以避免刺入胸腔）穿入静脉后再倾斜针体以利导丝进入。穿刺成功后，于穿刺点下外侧做一小切口，并在锁骨下方做第二个切口作为起搏器囊袋。然后用穿刺针（带芯钝头）从囊袋切口经过锁骨上方或下方到达颈内静脉穿刺点的切口，引入导丝，再沿导丝通过鞘管，拔出内鞘和导丝，即可沿外鞘穿过起搏电极。

（3）腋静脉入路：为了避免"锁骨下压迫现象"，可以采用腋静脉入路。腋静脉是锁骨下静脉的直接延续，从锁骨间隙跨越第1肋骨，向前外横跨胸壁进入腋窝。穿刺点位胸骨角和喙突连线的中点附近，在X线下定位第1肋骨，穿刺针沿平行胸三角沟方向刺向第1肋骨，然后向外向后移换穿刺点，直到刺入腋静脉。

（4）其他入路：还有头静脉、颈外静脉等。

3.电极的安置、测试固定

(1)心室电极在 X 线透视下,将电极送入右心房中部,根据患者心房的大小在体外将导引导丝前端数厘米弯成 128°～150°的弧度,再插进电极导管至顶端,然后对准三尖瓣口,旋转导丝操纵电极进右心室,再将导引丝后撤 1～2cm,推送电极使顶端的伞部钩住右心室肌小梁。到位后的心室电极的前端应是指向心尖,头向下或水平。嘱患者咳嗽及深呼吸等动作,前端随心脏的舒缩而无移位。

(2)心房电极前端一般为 J 形翼状。先用直导丝将电极送入右心房中下部,后撤引导导丝约 5cm,恢复前端的 J 形。一般在透视下轻柔地撤退,电极头将自行进入右心耳。电极头右心耳到位后的良好标志是右前斜位时电极头指向前方,随心房收缩横向摆动,深吸气时呈 L 形,咳嗽、转动导管而尖端位置不变。

4.电极到位后的测试

(1)测试电极前端与心肌界成接触部分的功能状况,即 PSA 功能。主要参数为:阈电压:心室为 0.3～1V,心房为 0.5～1.5V;阈电流:心室一般<1.5mA,心房一般<3mA;阻抗:一般在 400～1000Ω;R/P 波幅:心室在 5mV 以上,心房在 1.5mV 以上;斜率:心室在 1V/s,心房在 0.5V/s。

(2)测试起搏器内部功能参数,如输出电压、电流能量、内部电阻、感知等。

5.血管切开处固定　在血管切开处前方予以松紧适度的结扎,如结扎不紧,电极导管有可能滑脱,太紧则易勒断电极。结扎后再"∞"字形缝合一针,且应结扎紧。

6.起搏器安置　将起搏器有字的一面向外,较长的电极导线顺其自然方向在起搏器后面盘绕 1～2 圈,放入囊袋内,缝合封闭囊袋口,再逐层缝合皮下组织,最后缝合皮肤,覆盖无菌纱布后用盐袋局部压迫 6h。

7.起搏器及电极的更换　因起搏器能量耗竭或电路故障常需更换患者的起搏器。更换前应了解原生产厂家、型号、螺丝、电极插孔及原电极插头的大小,还需了解新安装起搏器的电极的各种情况,准备适宜的适配连接器。原电极测试结果参数正常可以使用,如测试结果不符合安装标准,起搏器依赖的患者在更换起搏器或电极时应预先安置临时起搏器,以防止永久起搏器取出时心脏停搏而危及生命。

(五)护理

1.术前护理

(1)知识宣教:根据患者年龄、文化程度、心理素质等,采用适当形式向患者及家属讲解安装起搏器的目的、意义及大致过程;术中所出现的不适及术后注意事项,如注射局麻药及分离起搏器囊袋时会出现疼痛,安放电极时可能出现心律失常,让患者有一定的思想准备,从而消除因知识缺乏所引起的紧张心理。同时根据患者的血管条件、家庭经济状况选择最适合的起搏器,并让家属在手术通知书上签字。

(2)备皮:术前 1d 备皮,上起颌下,下至剑突,左右至腋后线,包括双侧上臂(如右侧头静脉充盈良好,只备一侧即可)双侧腹股沟。嘱患者洗澡、更换干净衣服。

(3)患者准备:训练患者床上排尿、排便。安装 ICD 起搏器,术前禁食、禁水 4～6h。

(4)其他:停用抗血小板凝集药物。抗生素皮试,建立静脉通道。

2.术中护理

(1)心率、心律、呼吸及血压的监测:由于起搏电极在心腔内的移动及刺激,可诱发一些房性期前收缩、室性期前收缩、短阵室速等心律失常,电极阈值的测试也会给患者带来一些心悸不适,故应做好安慰解释工作,使患者配合手术尽快顺利完成。如测试时患者主诉膈肌或腹肌抽动,应调整其输出能量,必要时更换起搏部位。应用锁骨下穿刺应密切观察患者有无空气栓塞症状。了解患者手术过程中的疼痛情况,必要时告诉手术医生追加局麻醉药,以减少患者的痛苦。

(2)注意电极与起搏器的衔接情况:防止两者间接触不良或脱位,同时注意囊袋大小,切勿过大,以防起搏器翻转,也不能过小,以防起搏器压迫周围皮肤,引起组织坏死穿孔。

3.术后护理

(1)术后卧床休息24h,手术侧肢体不宜过度活动,以免导管脱落。局部伤口用1kg盐袋压迫4~6h,观察伤口有无渗血、渗液及皮下血肿,定期更换敷料。

(2)密切观察病情变化,注意起搏器的起搏功能和感知功能是否正常,患者原有症状是否消失,对起搏器是否适应等。监测心律、心率及心电图变化,注意有无心律失常、电极移位等并发症,发现异常立即报告医生对症处理。

(六)注意事项

1.术后心电监护24~48h,观察起搏器的工作状况以及起搏器与心脏的磨合是否和谐。

2.术后患者如有胸闷、胸痛、出冷汗等症状,可能为心肌穿孔,应及时报告医生,以利抢救。

3.术后1个月内,避免大幅度的转体活动及上臂向上后大幅度运动(如举过头动作、梳头等)。

4.不要将移动电话放在离起搏器很近的衣袋里。通过机场安检时,请向安检工作人员出示安装起搏器的有关证明。安检不影响起搏器的正常工作。

5.安装永久起搏器后,一般不会影响使用常用家用电器,如电热器、微波炉等。CT对起搏器无影响。MRI应尽量避免。体外震波碎石可干扰甚至造成起搏器的永久损坏。

(七)术后并发症的预防与护理

1.起搏电极脱位

(1)电极脱位的判断:心电图显示心脏起搏功能障碍、患者的临床表现、胸部X线检查以及起搏器程控的结果是判断起搏器电极脱位的有效指标。电极脱位时,起搏器程控表现为起搏阈值升高(升高到术后早期的3~5倍)、阻抗降低和感知不良,心电图表现为起搏夺获丧失而感知正常(微脱位)或感知不良(显著脱位)。患者伴有眩晕、头晕,甚至反复晕厥等临床症状,严重者可引起恶性心血管事件。疑诊电极脱位后,应立刻进行起搏器程控确诊。有学者研究建议术后1周内应隔日进行常规的起搏器程控检测,以便及时发现无临床症状的起搏电极脱位或微脱位,避免出院后发生心血管不良事件。

(2)电极脱位的原因:电极脱位可能与电极的物理性能、患者的年龄、基础心血管疾病对心肌和心腔结构的影响及术中的操作经验(包括电极在心腔内的定位、电极预留曲度以及电极和起搏器囊袋的结扎固定方式)有关。

(3)预防及护理:①动态监测。给予心电监护,观察心率、心律及起搏信号,注意有无间歇期波或起搏失败,观察患者有无头晕、胸闷等症状;触摸脉搏是最简单的系统,监测方法之一,可以间接检查起搏器的功能,尤其是在安装起搏器初期以及电池即将耗竭时。术后有效控制患者可能存在的咳嗽、室性期前收缩等现象,减少电极脱位的诱因。②合理制动。指导患者术后平卧或左侧卧位 24h，半年内特别注意睡眠姿势，选择仰卧位或左侧卧位。由于起搏电极常规置于右心房及右心室，若向右侧翻身，可导致电极前端浮动或脱离，影响起搏功能。应告知患者，安装起搏器 3 个月内术侧肢体避免过度上举或过伸动作，术后 6 周内避免抬举超过 5kg 的重物。一般术后 4 周电极已固定于周围组织，术侧肢体活动不受限制，以防肩周炎（冻结肩）。③避免剧烈咳嗽、便秘及膈肌痉挛，必要时给予止咳药及通便药。

2.起搏器囊袋出血或血肿　常发生在术后早期。若术中未彻底止血，术前或术后未停用抗血小板聚集药或压迫伤口盐袋移位，均可造成囊袋出血或血肿。患者主诉局部疼痛，皮肤变暗发紫，有波动感。预防：术中重视每一个止血环节，尽量钝性分离，以免损伤细小血管，同时根据医嘱酌情停用阿司匹林等药物，并在术后密切观察盐袋是否移位，有无血肿形成迹象，必要时及时处理。一旦血肿形成，可考虑穿刺抽吸，在严格无菌技术操作下，用 7 号针头抽出局部积血，穿刺时斜向进针，若血肿张力不大，可保守治疗如红外线灯照烤，以促进吸收。

3.局部感染或坏死　常发生在术后早期。可能由于术前皮肤准备或消毒不彻底；手术中未遵循无菌技术操作或手术时间过长；导管室未定时消毒，空气中含过量细菌；以及起搏器与囊袋不适配；囊袋在脂肪层内，这些均是引起囊袋感染或坏死的原因。患者主诉伤口疼痛、局部红、肿、热等炎症表现。预防措施：定时消毒导管室并做空气培养，如菌落计数不合乎规范要求应采取相应措施。手术时严格执行无菌操作，如手术时间过长，可在术后应用抗生素 3d。如局部严重感染，原则上应取出起搏器，并处理电极导管。

4.电极导线断裂及绝缘层破损　表现为部分起搏甚至完全不能起搏，多见于锁骨下静脉穿刺置入的起搏器。由于上肢经常摆动及呼吸动作，在锁骨下及第 1 肋处常可引起电极导线断裂使绝缘层破损，以致产生局部肌肉的抽动（漏电引起）或起搏失效。故应做好出院宣教。一旦发生电极导线断裂或绝缘层破损，需重新调整电极位置或更换电极。

5.起搏阈值增高　表现为原来的输出电压不能带动心脏起搏，多出现在起搏器置入术后 2～3d，7～10d 达高峰，以后逐渐下降，至 1 个月趋于稳定。通过调高输出电压或给予氯化钾或肾上腺皮质激素来降低起搏阈值，应用激素电极更有避免起搏阈值增大的优点。若起搏阈值持续增高，多为电极接触不良或接触部位纤维化，应考虑更换电极。

6.起搏综合征　安装 VVI 等心室起搏的患者，由于房室收缩不同步，可使心室充盈量减少，心搏量减少，血压下降，脉搏减弱，患者可出现如头晕、乏力、胸闷、活动时气急，甚至心力衰竭、晕厥等。处理措施为尽可能减少起搏心率，以自身心率为主，患者经济条件许可，应尽量安装生理起搏器。

7.患者术后持续呃逆　呃逆的发生与脉冲刺激膈神经、横膈膜痉挛有关，一般在术后不久发生。呃逆次数与起搏频率相同，患者十分痛苦。首先应常规调低起搏电压，如仍无效则需在 X 线监视下调整电极位置，远离膈神经即可消除呃逆症状。

（八）健康教育

1.指导患者自我监测　教会患者正确测量脉搏的方法、了解固定频率，发现心率过快、过慢，不规则或出现头晕、胸闷、心悸、晕厥等症状应及时到医院就诊。

2.指导患者重视术后随访　开始 2 个月内应每 2～3 周门诊随访 1 次，2 个月后至 1 年每 1～2 个月复查 1 次，此后 3 个月复查 1 次。如有起搏失灵或电池耗竭征象应每月甚至每周 1 次。随访时测定 ICD 的充电时间及发放电击累积次数。

3.避免起搏器受到干扰　起搏器局部 10cm 以内，避免电疗、透热、照光等；绝对禁止出入强磁场、高压线、电视台射站、雷达区、电焊的场地,以免干扰起搏器正常工作。一般家用电器不影响起搏器的工作,但需与之保持一定距离。

4.日常生活指导　可适当做家务和正常工作;装有起搏器的一侧上肢应避免过度用力或幅度过大的动作,如打网球、举重物等。衣服不可过紧,女性勿用过紧的胸罩,避免使用挂肩背包;平日生活要有规律,戒烟酒、严禁饱餐;保持情绪稳定和睡眠质量,防止感冒;保持起搏器置入处的皮肤干净清洁,避免撞击,洗澡时勿用力揉搓。

5.起搏登记卡的使用　嘱患者外出时随身携带急救药和起搏器登记卡,卡片注有患者姓名、年龄,安装起搏器的类型、型号、安装日期等,以便发生意外时为诊治提供信息。

6.更换起搏器的指征　遇有以下情形应更换起搏器:

(1)安装起搏器前的症状再度出现。

(2)心率减慢超过设定频率 10/min。

(3)起搏频率减慢,低于原定频率的 10% 以上。

(王璐)

# 第二节　射频消融术及护理

射频消融术(RFCA)是一种新兴的介入性治疗技术,是经外周血管插管,将射频消融导管送至心脏内的特定部位,在局部产生阻抗性热效应,使局部心肌细胞干燥性坏死,从而达到治疗各种快速性心律失常的目的。随着导管的改进及技术的进步,射频消融的应用范围不断扩大,是目前最常见、最安全、最有效、最理想的心律失常根治方法,特别在治疗室上性心动过速方面获得令人满意的效果。

## 一、适应证

1.旁路消融的适应证

(1)伴有症状的房室折返性心动过速,药物治疗无效或不能耐受药物。

(2)心房颤动伴有预激综合征且不能耐受药物治疗。

2.房室结折返性心动过速的消融适应证

(1)伴有症状的房室结折返性心动过速。

(2)电生理检查发现房室结呈双通道生理特征。

3.快速性房性心律失常的消融指征

(1)伴有症状的房性心动过速、心房扑动、心房颤动。

(2)心室率控制不理想或不能耐受控制其心室率药物的快速心房扑动、心房颤动。

4.其他适应证

(1)窦房结折返性心动过速。

(2)频率过快的窦性心动速。

(3)伴有症状的非阵发性交界区心动过速,患者又不能接受药物治疗。

(4)室性心动过速。

## 二、禁忌证

1.严重出血性疾病。

2.外周静脉血栓性静脉炎。

3.严重肝、肾功能不全。

## 三、术前准备

1.物品准备

(1)穿刺针、尖刀片1个,7~8F动脉鞘管4~5根、6F多极电极导管3根以及根据心脏大小、靶点部位选择不同的消融导管(大头电极)。

(2)射频发生仪、心内程序刺激仪、多导电生理仪、C形臂X线机。

(3)无菌敷料包内含手术衣2件、小洞巾1块、心导管特制大单1条。不锈钢中盆1只、小碗2只、小药杯2只、蚊式钳2把、大小纱布数块。

2.药物准备

(1)与RFCA相关的药物有利多卡因、生理盐水500mL数瓶、异丙肾上腺素、三磷腺苷及肝素。

(2)与RFCA相关的抢救药物:抢救车内有利多卡因、肾上腺素、阿托品、多巴胺、碳酸氢钠、低分子右旋糖酐、硝苯地平、呋塞米、地塞米松或氢化可的松等。

## 四、操作方法与配合

1.消融前准备 手术床上安放特制橡胶床垫,以防患者与周围金属直接接触,造成短路,粘贴体表心电图电极片,同时将导电糊均匀涂抹于无干电极上,并准备安放到患者腰水平以上背部正中处,使电极板均匀地与皮肤接触。

2.消毒铺巾 患者取平卧位,用安尔碘常规消毒双侧腹股沟上至脐部,下至大腿中部,左右至两大腿侧面包括会阴部,同时消毒右侧颈部皮肤。然后铺洞巾有心内导管特制大单于双侧腹股沟、右侧颈部,暴露相应部位皮肤。

3.穿刺动、静脉,插入动脉鞘 局麻后分别穿刺左右侧股静脉、右颈内静脉或锁骨下静脉、右股动脉(左侧旁道消融时)。并分别置入动脉鞘管,肝素水冲洗鞘管,一次注入肝素2000,每隔1h补注肝素1000U,以防血栓形成。

4.电极到位 将一根普通多极电极导管的顶端送到左心室心尖,另一根电极顶端送至希氏束,记录到希氏束电位,另外自颈内静脉的脉鞘内送入冠状窦电极,动作尽量轻柔,以免损伤冠状窦。

5.消融 上述三根电极到位后,首先进行心腔内电生理检查(EPS),初步确定靶点位置;再插入大头导管,并将其送至相应心腔内(房室结双径改良术、右侧旁道和房颤消融时大头导管从股静脉插入;左侧旁道和左室室性心动过速时大头导管从股动脉内插入),再用大头导管证实电生理检查的结果,并找到更精确靶点位置。定位后将消融导管尾端与射频消融仪输出端相连,打开射频仪放电,记录每次的电功、时间及阻抗。

6.拔管及压迫止血 由旁道引起的房室折返性心动过速,经检查证实旁道已被阻断;房室结折返性心动过速的房室结双径的慢径已改良,则可拔管压迫止血。压迫止血的时间为10

～15min,如无出血,则在穿刺点上放置纱布并加压包扎,最后用盐袋压迫 4～6h。患者平卧24h,手术肢体制动 6～8h。

### 五、消融成功的判断标准

1. 房室旁路的前传被阻断。
2. 窦性心律失常时 delta 波消失,各种频率起搏刺激和心房程序刺激无旁路前传的证据。
3. 房室旁路逆向传导被阻滞。

### 六、护理要点

1. 术前护理

(1)知识宣教:根据患者的年龄、文化程度、心理素质不同,采用适当形式向患者及其家属说明所治疾病的发病机制、RFCA 治疗目的、意义及大致过程、术中术后注意事项和术中配合,使患者心中有数,从而解除其紧张心理。对精神过度紧张的患者术前遵医嘱可给予地西泮 10mg 肌内注射。

(2)皮肤准备:术前 1d 备皮,清洁双侧腹股沟、欲穿刺的锁骨下静脉及同侧的颈部和腋下部位。

(3)术前停药术前要求患者停用抗心律失常药物,对于依赖抗心律失常药物控制症状的患者可收入院后监护下停药。

(4)其他准备:术前 1～2d 训练床上大小便,房颤术前 6h 禁食禁水,术前 1h 遵医嘱预防性使用抗生素。

(5)术前检查:常规检查血型、血小板、凝血酶原时间、肝肾功能、电解质、血糖、血脂、心电图等,必要时行电生理检查。

(6)做好解释:使患者了解导管室环境,如导管室有很多电子设备,以及工作人员身着手术衣、X 线防护铅衣、铅脖套等,可向患者说明各种设备的用途,另外由于 RFCA 手术时间偏长,接触 X 线偏多,常常成为患者关心的另一问题,患者如有疑问,可向其说明电极到位及大头电极找精确靶点均需要在透视下进行,短时、小量的 X 线对身体危害极微,并告知患者导管室监护设备先进可靠,抢救措施及时高效,以赢得患者的最佳配合。

(7)知情同意:患者及家属应签署知情同意书及介入治疗同意单。

2. 术中护理

(1)严密监护,预防并发症:术中监测生命体征及血氧饱和度的变化,尤其是心率的变化。重视患者的主诉,如出现恶心、呕吐、胸闷、出冷汗、血压下降、心率增快、奇脉、心音低应高度怀疑心脏压塞、心脏穿孔或心律失常,应及时撤出导管,更换导管位置。房室结折返性心动过速在发放射频电波过程中,应非常小心,严防房室传导阻滞的发生。

(2)告知患者术中会出现的一些不适:如 ATP 应用后出现的一过性胸闷、头晕、黑矇、恶心;阿托品应用后会出现口干、头痛、心悸等症状;以及电生理检查时,由于调搏而出现的心悸等,可与患者交谈,缓解患者的紧张与不适。

3. 术后护理

(1)密切观察生命体征:严密监测生命体征并做好护理记录。术后 2h 内每 15min 测血压、脉搏、呼吸 1 次,以后每 30～60min 监测 1 次;每日测体温 4 次,连续 3d;查心电图 1/d,连续 3~5d;密切观察有无心脏压塞及心律失常的发生。

（2）饮食护理:患者因卧床,肠蠕动减弱,易出现腹胀,给予低盐、低脂、清淡易消化吸收的饮食,补充适量纤维素、新鲜水果蔬菜,进食不宜过饱,同时保持大便通畅,切忌排便屏气用力,以免加重心脏负担,为避免患者发生便秘,必要时可给予通便药。

（3）穿刺局部伤口护理:术毕拔除鞘管,局部按压 10~15min,并用盐袋压迫止血,患者咳嗽、用力排尿时压紧穿刺部位。严密观察局部有无出血、血肿,及时更换敷料。手术肢体制动 6~8h,平卧 24h。卧床期间保持大腿伸直,切勿屈腿,为减轻局部僵硬、麻木感,指导患者活动脚趾关节,避免长时间卧床,以防发生深静脉血栓。同时嘱患者 1 周内避免抬重物及特殊劳动如给自行车打气,这样可有效地预防出血的发生。嘱患者勿用手触摸穿刺处,密切观察体温变化及伤口处有无红、肿、热、痛,以监测有无伤口感染的发生。

（4）预防栓塞的护理:观察足背动脉搏动及肢体末梢循环状况。若出现足背动脉搏动减弱或消失;肢体皮肤颜色发绀或苍白,两侧肢体温度不一致,感觉麻木或疼痛,提示下肢动脉或静脉栓塞,血管超声检查可确诊。

（5）拔管综合征的预防及护理:由于 RFCA 手术时需要插鞘管较多,术毕拔除动、静脉内的鞘管。局部压迫止血时,有些患者会因心理过度紧张或疼痛反射引起迷走神经兴奋,而出现心率减慢、血压下降、恶心、呕吐、出冷汗,甚至低血压休克。拔管前对紧张患者给予心理安慰,按压伤口的力度不宜过大,以触摸到足背动脉的搏动为准,多根鞘管最好不要同时拔除,同时准备好阿托品及抢救用药等。

## 七、注意事项

1. 电生理检查和射频消融可同时进行,不必在消融前单独进行电生理检查。

2. 标测时可用单极标测或双极标测。

3. 电流能量选择左侧旁路消融选择 15~30W,右侧旁路选择 25~40W。

4. 放电时可先试验性放电 5~10s,如 5s 内阻断旁路,应继续放电 30~60s。10s 内未阻断旁路说明定位不准确,应重新标测。

## 八、并发症的预防和护理

1. 房室传导阻滞　早期房室结改良快径消融,房室传导阻滞的发生率高达 10%,严重者需置入永久性心脏起搏器。改用房室结改良慢径消融后,放电时密切监护心电图变化,及时终止放电,大大降低了房室传导阻滞的发生率。一旦发生较严重的房室传导阻滞,则视病情轻重给予异丙肾上腺或临时起搏,以防阿—斯综合征的发生。术后如有心包腔内积液增多,观察患者的主观感受及积液增加的速度,轻者无需处理,重者应立即心包穿刺。观察有无气胸的发生,如患者胸闷不适、胸痛经透视检查确诊后,准备胸腔穿刺包,行胸腔穿刺抽血抽气。

2. 心包积液　应严密观察患者有无呼吸困难、烦躁不安等症状;听诊有无心音低纯、遥远;监测生命体征,尤其是血压的变化。怀疑心包积液时,取半卧位,给氧,开放静脉通道,行床旁超声心动图检查,必要时配合医生行心包穿刺引流术。

3. 周围血管损伤和血栓形成　多发生于穿刺部位,表现为股静脉血栓和股动脉内血栓形成。

4. 其他少见并发症　感染、局部出血、误穿锁骨下动脉、冠状动脉损伤与急性闭塞、心房内血栓形成、主动脉瓣损伤等。

### 九、健康教育

1. 消融成功后停用所有抗心律失常药物;需遵医嘱服用抗凝药。

2. 如有心悸、胸闷等症状时,应行动态心电图监测,以确定是原有疾病复发,还是存在不同机制的心动过速。

3. 术后数日可能发生严重房室传导阻滞,应严密观察,防止意外情况发生。

4. 出院后不要负重或剧烈运动,如有心悸,及时在当地医院做心电图检查,如有复发,来院就诊,必要时可重新手术。

(修艳丽)

# 第三节　冠状动脉造影术及护理

冠状动脉造影术是指经皮穿刺外周动脉将冠状动脉造影管送至主动脉根部或左、右冠状动脉口,推注造影剂,用 X 线机连续摄像,用电影胶片或光盘记录下来供医生分析。它可以清楚显示心脏冠状动脉的结构,尤其是显示血管畸形以及血管远端走向、回流等情况,为冠心病的诊断、治疗方案的选择和预后判断提供科学依据。是目前冠状动脉疾病最准确的确诊方法,被称为诊断冠心病的"金指标"。

### 一、适应证

1. 已知或怀疑冠心病的情况,包括稳定型心绞痛、冠状动脉综合征等。

2. 非心脏手术者无创检查提示冠心病老年高危患者。

3. 已确诊为冠心病者,判断其严重程度与预后,并决定治疗方案。

4. 主动脉—冠状动脉搭桥术后观察吻合口通畅程度。

### 二、禁忌证

1. 不明原因的发热及未被控制的感染。

2. 主要脏器功能衰竭。

3. 严重贫血及出血性疾病者。

4. 精神病患者及不能配合手术者。

### 三、物品准备

1. 治疗盘　包括注射器、输液器、环柄注射器、多极三通管、高压连接管 2 根、动脉鞘管、冠脉导丝、冠状动脉造影管。

2. 手术包　包括手术衣、弯盘、手术刀片、刀柄、小洞巾 1 块、特制大单 1 条、不锈钢中盆 1 只、小碗 2 只、小药杯 3 只、蚊式钳 1 把、纱布数块。

3. 物药准备　硝酸甘油、阿托品、肾上腺素、多巴胺、利多卡因、肝素钙、肝素盐水、造影剂等。

### 四、操作方法与配合

目前动脉穿刺常选用股动脉、桡动脉，也可取肱动脉。重点介绍股动脉径路。

1.选择穿刺点　在右腹股沟韧带下 1cm 处或腹股沟韧带处股动脉搏动最强点为穿刺点。

2.消毒铺巾　用碘常规消毒双侧腹股沟，上至脐部，下至大腿中部。铺洞巾及心导管特制大单，暴露腹股沟。

3.动脉鞘插入　确定右侧腹股沟动脉搏动最明显处，用 2% 利多卡因做股动脉两侧局部麻醉。用刀尖切开穿刺点皮肤 2mm 长，持直血管钳自穿刺点方向扩张皮下组织和筋膜。用示指、中指确定股动脉走行方向及长轴中线，右手持穿刺针与皮肤成 30°～45° 斜行刺向股动脉搏动最强点，可见动脉血液呈搏动性射出。左手示指和拇指固定穿刺针，右手将软头导丝插入穿刺针内 15～20cm，拔出穿刺针，用左手压迫股动脉以防止血肿形成，助手用湿纱布轻擦导引丝，再沿导引丝插入动脉鞘管和扩张管，术者左手在穿刺点下部固定股动脉，右手拿动脉鞘与扩张管并左右转动插入动脉。最后退出扩张管的导引丝，动脉鞘则留在动脉内，用肝素水冲洗动脉鞘内腔。

4.造影导管的插入与连接　将长导丝放入冠脉造影管内，并使导丝尖端与冠脉造影导管顶端平齐，一起进入动脉外鞘管内，然后用软头 J 形导丝引路，在荧光屏监视下经降主动脉逆行将导管送到升主动脉后退出导丝，在加压输液下迅速将导管与三通加压注射系统连接，将三通保持在压力监护状态持续观察动脉压力。注入少量造影剂充盈导管，轻轻将导管向前推送至主动脉窦上方约 2cm 处。

5.选择造影方位

(1)左冠脉插管和造影，常采用右前斜位 5°～20° 和左前斜位 45° 加头位 30° 或左前斜位 45° 加足位 25°～50°，此方位可观察到冠状动脉主干、左回旋支及左前降支的开口处。左前降支近、中端以及角支和室间隔穿支病变时，常采用较小角度的右前斜位加头位和左前斜位加头位。左回旋支病变时常采用右前斜位或左前斜位加头位。

(2)右冠脉插管和造影常采用较大角度的左前斜位或右前斜位加头位，而对右冠状动脉远端，则常采用左前斜位或右前斜位加头位。

6.注射造影剂　根据患者冠状动脉直径的大小及血流速度决定注射造影剂的剂量与力量。当冠状动脉直径粗大，血流较快时，造影时常需较大力量注射较大剂量的造影剂(8～10mL)。反之，当冠状动脉直径<1.5mm 时，注射造影剂的力量宜减少。

7.拔管与压迫止血　冠状动脉造影结束后，即可从动脉鞘内拔出导管和动脉鞘管，用左手的示指和中指压迫止血 10～15min。如无出血，则在穿刺点上放置纱布加压包扎，最后用盐袋压迫 4～6h，患者平卧 24h，手术肢体制动 6～8h。

### 五、护理要点

1.术前护理

(1)心理护理，如充分了解患者的心理状态，向患者及家属讲解 CAG 检查的目的、必要性和简单的操作过程、注意事项、可能发生的并发症等情况，解除患者及家属的恐惧心理。签署知情同意书。

(2)完善各项检查，如血常规、出血时间、凝血时间、血型、凝血酶原时间、体重、心脏超声、正侧位 X 线胸片等。

(3)详细询问患者有无碘或其他药物过敏史,既往冠脉造影、介入治疗或旁路移植病史。

(4)检查穿刺部位的搏动情况,桡动脉径路要行 Allen 试验。

(5)训练患者深吸气、憋气和咳嗽动作以及卧位大、小便。

(6)术前 1d 行穿刺部位同侧腹股沟备皮。做碘过敏试验。

(7)手术当日可正常进食,但不宜过饱,不进食难消化、生冷食物,术前一顿五六成饱为宜。

(8)心力衰竭患者去导管室前应静脉注射毛花苷 C、呋塞米等药物,使心率≤80/min,高血压患者血压应控制在≤21.3/13.3kPa(160/100mmHg)。

2.术中护理

(1)体位:患者平卧 X 线诊断床上,暴露穿刺部位。连接心电监护仪,建立静脉输液通道,并保持肝素化状态。

(2)心导管的选择:根据患者年龄、血管情况以及不同检查部位选择不同的导管。左心导管检查选用猪尾巴导管,右心导管检查选用 Cournand 导管。选择性冠状动脉造影最常用的导管 Judkins 冠脉导管。每一种导管分为 3.5、4.0、4.5、5.0、6.0 几种型号。根据导管的粗细,每一型号又分为 5F、6F、7F、8F 和 9F。

(3)观察与配合:术中应密切观察患者生命体征,尤其是在导管通过瓣膜口时,极易发生各种心律失常,应密切观察,发现异常及时报告术者对症处理。配合医生供给术中所需物品,确保检查顺畅、安全地进行,测定各部位的压力,留取标本等。注射造影剂时可出现全身发热、恶心、心悸等到症状,应提前告知和安抚患者。

3.术后护理

(1)严密心电监护和观察:监测 ACT,严密观察有无术后心绞痛,穿刺局部有无出血、淤血、血肿,足背动脉搏动情况,并详细记录。外周血管并发症较为常见,总发生率为 6%,包括血管损伤、出血及血肿、动静脉瘘以及血栓性并发症等。血管并发症可能导致永久的损伤和致残,甚至发生死亡,因此,应引起临床的重视。术后密切观察血压、脉搏等情况及患者有无腹痛等主诉,及时配合输血等其他各项措施。严密监测心电图和血压动态变化,严重心律失常是老年急诊经皮冠状动脉介入治疗(PCI)术后死亡的重要原因,而持续心电监护对预防心律失常及早期处理至关重要。PCI 术后易发生低血压,部分患者因焦虑、紧张而出现高血压,因此应动态观察血压变化。血栓脱落造成的周围血管栓塞常会出现神志及瞳孔的改变(脑梗死)或不明原因的相关部位剧烈疼痛。护士要严密观察患者的精神意识状态及相关症状。

(2)拔管后按压穿刺部位:经股动脉途径的患者取平卧位,穿刺术肢自然但直或微外展制动 12h,局部弹力绷带加压包扎,盐袋压迫 4～6h。观察局部伤口有无渗血或血肿和足背动脉搏动情况,以及远端肢体皮肤颜色、温度和感觉变化。避免增加腹压,如咳嗽、打喷嚏、用力大便、恶心、呕吐时协助按压穿刺部位,以防穿刺点出血,发生血肿。注意保护局部皮肤,防止张力性水疱的发生。

(3)术后适量补充液体:根据造影剂剂量,适当补夜,以促进造影剂的排出,防止继发性肾损害。如患者出现尿潴留,遵医嘱给予导尿。

(4)加强基础护理

①经股动脉造影患者术后给予舒适卧位,床头可抬高 20°～30°,术侧下肢自然伸直或外

展,避免暴力性屈伸动作。为防止下肢静脉血栓形成,我院自编了冠状动脉造影术后下肢活动操。具体方法:脚部正勾绷运动6~8次;脚部侧勾绷运动6~8次;踝部旋转运动6~8次;被动下肢屈伸4~8次,2~3/d;下肢被动按摩,次数不限,有静脉曲张者切勿用力捏挤下肢。经桡动脉路径,术后无需严格卧床,术侧手臂自然放置,适当做手指活动,但切忌用力过大。

②饮食给予低盐、低脂,进食不可过饱。卧床期间应进易消化的食物,少食或不食产气食物如奶制品,以免引起腹胀。有糖尿病者应进糖尿病饮食。

③卧床消化功能减退及不习惯床上排便等造成排便困难者,可反射性影响心率和动脉血流量而引起意外,因此,术后对于便秘者应用缓泻药。急性心肌梗死患者排便时护士要在床旁观察心率、血压的变化,还要为患者创造一个安静、舒适、整洁的休养环境,满足患者的生理需求。

## 六、健康教育

1.保持穿刺部位清洁、干燥,必要时及时换药。告知患者术后第1d即可进行擦浴,待伤口完全结痂愈合后方可沐浴。

2.告知患者冠状动脉造影检查仅是解决诊断问题,不能起治疗作用,应正确理解其适应证和检查目的。根据冠状动脉造影检查结果建议患者选择恰当的治疗措施,如介入治疗、手术治疗等。

3.饮食、休息与活动　告知患者冠状动脉造影检查术后,可按原来的饮食习惯进食(不可过饱)。术后第2d可下床活动,1周内应避免从事重体力劳动或剧烈运动。

4.如穿刺侧肢体出现发冷、发麻、刺痛感等症状时,应立即来院复诊。

## 七、并发症的预防和护理

1.心律失常　心律失常是冠状动脉造影检查中最常见的并发症,多与导管在冠状动脉口反复刺激导致冠状动脉痉挛,或1次注射造影剂的量过大或2次注射造影剂的间隔时间过短,导致造影剂在血管内滞留有关,以室性期前收缩最为常见。护理:冠状动脉造影时,造影剂注射后,嘱患者用力有效地咳嗽,可加快造影剂从冠状动脉内排出,从而缓解症状。术中尽量减少造影剂的用量,尤其是老年患者。术中应密切观察心电示波,出现异常情况,立即报告医生,迅速将导管撤出瓣膜口或冠状动脉口,并做好除颤及急救的准备。

2.心肌梗死　心肌梗死是冠状动脉造影的严重并发症,多与导管堵塞冠状动脉时间较长、冠状动脉痉挛、血栓形成或栓塞以及导管直接造成冠状动脉内膜撕裂和夹层形成有关。护理:术前肝素化一般穿刺股动脉后,立即从动脉外鞘管注入肝素2500~3000U。操作务必轻巧,尽量降低冠状动脉内注射造影剂的次数。术中、术后出现心前区疼痛立即记录心电图,并与术前心电图比较,及时发现异常变化,立即给予抗凝、溶栓、止痛、镇静治疗或紧急行经皮穿刺冠状动脉腔内成形术(PTCA)。

3.栓塞　血栓脱落造成周围血管栓塞,栓子主要源于导管、导丝表面的血栓或因操作不当致粥样斑块脱落或因股动脉较细加上外在因素的刺激引起动脉痉挛所致。护理:如果在拔管后观察该侧足背动脉搏动消失、皮肤苍白、远端肢体发冷或不明原因的局部剧烈疼痛,立即报告医生,给予抗凝、溶栓等处理,必要时请血管外科会诊急诊手术治疗。

4.造影剂反应　造影剂引起反应的原因尚不清楚,其反应过程与过敏性疾病相似,如荨麻疹、咳嗽、打喷嚏、喉头水肿等。造影剂过敏所致的过敏性休克,也可能在应用造影剂数分钟发生。护理:术前口服异丙嗪 12.5mg,预防过敏和镇静。注意观察患者心电、血压、呼吸等,如出现低血压应考虑过敏性休克的可能性,立即静脉注射氢化可的松 100mg 或地塞米松 5mg,皮下注射肾上腺素。对因害怕排尿多而不愿多饮水的患者,护士做好解释工作,定期帮助饮水与排尿。对于糖尿病和肾功能不全的患者,必要时给予利尿药,以利于造影剂的排出。应用造影剂在 300mL 以上者,可有不同程度的恶心、呕吐、腹胀、食欲缺乏等胃肠道反应,可给予肌内注射甲氧氯普胺 10mg,及时清理呕吐物,并给予心理安慰。

5.尿潴留　术前未训练床上排尿,术后患者不习惯床上排尿引起。护理:术前训练患者床上排尿,并做好心理疏导,消除患者床上排尿的紧张心理,可给予温水冲洗会阴部,听流水声,按摩膀胱区,必要时行无菌导尿术。

(修艳丽)

# 第四节　经皮腔内冠状动脉成形术及护理

经皮冠状动脉腔内成形术(PTCA)系采用经皮穿刺外周动脉的方法将球囊导管沿主动脉逆行送入冠状动脉病变部位,利用加压充盈球囊的机械作用,直接扩张狭窄的冠状动脉,从而增加血管内径,改善心肌供血,达到缓解症状和减少心肌梗死发生的目的。因此,是的一种心血管治疗技术。PTCA 因其治疗效果比药物可靠且较理想,又比心外科冠脉搭桥术(CABG)安全、创伤小,可重复性好而成为当今冠心病的主要治疗技术之一,在临床上广泛应用。

## 一、适应证

1.各种类型心绞痛(包括稳定型心绞痛和不稳定型心绞痛)。
2.心肌梗死(包括急性心肌梗死和陈旧性心肌梗死)、旁路术后的再狭窄。
3.PTCA 或支架术后再狭窄。
4.冠状动脉搭桥术后心绞痛。
5.新近完全阻塞(<3~6 个月),经核医学证实有存活心肌,冠状动脉造影显示远端血管侧支循环充盈者或病变等。

## 二、禁忌证

1.绝对禁忌证　冠状动脉狭窄<50%,无心肌缺血症状者。
2.相对禁忌证
(1)多支血管严重钙化、弥漫性粥样硬化。
(2)陈旧性完全阻塞病变。
(3)严重心功能不全、患者存在尚未控制的感染,有凝血机制障碍。

## 三、物品准备

除冠状动脉造影所需物品外,还需准备:
1.导引导管　6~8F 导引导管,与冠状动脉造影导管形状相同,但内径较大,导引导管应能容纳拟使用的球囊导管。

2.导引钢丝　根据其尖端的形状分为直端和J形两种,J形钢丝较常用。根据钢丝前端的柔软性分为标准、极软、中等硬度、超支撑导丝4种类型,标准导丝最常用。

3.球囊导管　球囊充气后直径有1.25mm、1.5mm、2.0mm、2.5mm、3.0mm、3.5mm、4.0mm、4.5mm和5.0mm几种规格,可根据冠状动脉造影结果来选择恰当的球囊导管,一般以球囊与血管内径的比例为0.9～1∶11为宜。

4.其他　导引钢丝操作钮、Y形接头带压力表的注射器;造影剂及肝素、硝酸甘油、1%利多卡因及抢救用药。

## 四、操作方法与配合

PTCA可经外周动脉途径插管,本节仅介绍经股动脉插管的置管方法。

1.消毒铺巾　协助患者取平卧位,用碘常规消毒双侧腹股沟上至脐部,下至大腿中部,铺洞巾及心内导管特制大单,暴露腹股沟。

2.穿刺股动脉并置入鞘管　采用与CAG检查方法相同进行股动脉穿刺,并插入动脉鞘,注意尽量不要穿破股动脉后壁,以免血肿形成。穿刺成功后向动脉或静脉内推注肝素5000～10000U,以后每小时追加2000U,送入导引导管。

3.插入导引导管后进行CAG检查　在引导导丝的引导下,采用CAG操作技术,将引导导管顶端送至狭窄处,注入造影剂予以证实。

4.球囊导管与导丝的预备　球囊导管中心腔用肝素液冲洗后,紧密连接在与球囊相通的导管接头上,持续负压吸引,将囊内气体吸尽。然后与球囊加压装置连接,将其抽成负压状态。引导导丝根据病变特点及严重程度恰当选择,将引导导丝轻柔地插入球囊导管中心腔内。

5.插入导丝　将已准备好的球囊导管和引导导丝一起,经Y形连接器上的止血活瓣插入引导导管内。

6.球囊充盈　在X线透视及压力监测下,引导导管将球囊导管推送至病变部位,一旦球囊到达狭窄处,即可开始扩张。压力自低到高,第1次球囊充盈一般以30～60s为宜,通常球囊扩张总时间以3～5min为宜。

7.效果评价　狭窄部位扩张后,可将球囊撤至引导导管内,导引导丝留置数分钟,观察造影血管情况,如无血管并发症,扩张效果满意,则在冠状动脉内注入0.1～0.2mg硝酸甘油,退出导引导丝及球囊导管,重复冠状动脉造影证实效果无误后,小心退出引导导管,鞘管留置血管内,固定包扎,将患者送回监护室观察24h。

8.拔管止血　观察4～6h无异常情况即可拔出鞘管,压迫止血20min,如无出血,则在穿刺点上覆盖纱布加压包扎,盐袋压迫4～6h,患者平卧24h,手术肢体制动8h。

## 五、护理要点

1.术前护理

(1)术前宣教:告知患者及家属PTCA的目的、简要手术过程、注意事项及可能发生的并发症等情况,消除患者紧张、恐惧心理,避免情绪激动,解除思想顾虑,使患者以最佳的心态接受手术,保证手术的顺利进行。签署知情同意书。

(2)术前常规检查:血常规、血小板、血型、凝血酶原时间、肝肾功能、电解质、血糖、血脂、心脏负荷试验、描记 12 导联心电图等。

（3）术前训练：术前 1～2d 指导患者在平卧位时进行深吸气－屏气－猛烈咳嗽动作，同时训练患者床上排尿，避免术后尿潴留。

（4）术前用药：遵医嘱术前口服硝酸异山梨酯和钙拮抗药、抗凝药物等。

（5）其他：术前 1d 备皮，做碘过敏试验；术前可少量进食和饮水。

2. 术中护理

（1）心理护理：PTCA 手术所需时间较冠状动脉造影时间长，患者处于清醒状态，面对陌生环境及医疗器械，易产生紧张、恐惧心理，导管室护士应及做好安慰解释工作，经常询问患者的不适反应，给予语言与非语言的鼓励。

（2）密切观察生命体征：密切观察心电图、心率、心律、血压的变化，注意有无心绞痛发作。如出现心律失常或血流动力学改变，立即报告医生，给予相应处理，持续性的室速或室颤应立即电转复治疗。

（3）用药：遵医嘱及时、准确给药，如肝素、硝酸甘油、阿托品等。

（4）其他：随时检查各种连接管固定是否完好、通畅。

3. 术后护理

（1）心电监护：PTCA 术后要有医生护送患者入监护病房（CCU）进行观察和监护。绝对卧床休息。立即行心电监护，严密观察患者有无频发期前收缩、室速、室颤、房室传导阻滞等，有无 T 波及 ST 段等心肌缺血的改变，做好急救准备，及时发现并处理。心律失常是 PTCA 术后死亡的重要原因，而持续的心电监护是预防和早期发现术后并发症的重要措施。

（2）术侧肢体观察：严密观察术侧肢体血液循环及足背动脉搏动情况，术后第 1h，应每 15min 观察 1 次心率、血压、足背动脉搏动情况；术后第 2h 每 30min 观察 1 次，以后每小时观察 1 次，直至术后 6h。

（3）穿刺部位的护理：观察穿刺部位有无红、肿、热、痛，及时更换敷料。一般术后 4～6h 后拔管，局部按压 20min 后，无菌敷料加压包扎，盐袋压迫止血。手术肢体制动 8h，卧床 24h。

（4）服用抗凝药护理：术后继续服用抗凝药物 4～6 个月，注意观察有无皮肤或输液穿刺部位瘀斑、牙龈出血等，监测凝血酶原激活时间，注意尿液的颜色，尽早发现可能的出血并发症，早期采取有效的治疗措施。

## 六、健康教育

1. 遵医嘱坚持服用抗凝药物，可有效防止术后再狭窄。

2. 定期复查　告知患者在术后 6 个月和 1 年来院复查，如出现心肌缺血症状随时复查。

3. PTCA 术后注意休息，逐渐增加活动量，切不可操之过急。多数 PTCA 成功的患者可恢复工作。

4. 应积极预防和治疗动脉粥样硬化。

## 七、并发症及处理

1. 急性血管闭塞　急性血管闭塞是最严重也最常见的并发症。多发生在术中或术后短时间内，由冠状动脉痉挛、血栓形成、内膜撕裂或三者合并存在而引起。处理：硝酸甘油 100～30μg，冠脉内直接推入，可缓解痉挛所致急性闭塞。如为血栓形成引起的急性闭塞，在球囊扩张后,可于冠状动脉内注入适量尿激酶。如由内膜撕裂所致,迅速送入原球囊到闭塞段重新进行 PTCA。必要时请胸心外科会诊急诊手术抢救。

2.冠状动脉痉挛　冠脉痉挛是 PTCA 常见并发症,可引起急性血管闭塞。大部分痉挛可由药物缓解,但部分可导致心肌梗死。处理:术前给予硝酸甘油和钙拮抗药,术中在导引导丝及球囊导管送入冠状动脉前给予硝酸甘油 0.2mg 注入冠状动脉内。必要时舌下含服硝苯地平。

3.内膜撕裂　内膜撕裂是一种急性血管并发症,其发生率为 25%～60%,且与病变的复杂程度有关。可由各种器械引起,可发生在球囊扩张节段即病变处,也可发生在病变近端或远端的血管。处理:选用球囊直径避免过大;术中在冠状动脉内推送导引导丝时应保持尖端呈游离状态。一旦发生内膜撕裂,如为轻度,由无需特殊处理,但应密切观察患者有无胸闷、出汗、心悸等,并给予适宜的抗凝治疗。严重者紧急冠脉搭桥手术。

4.冠状穿孔或破裂　此并发症较为少见,常因导引导丝操作不当而造成穿孔或因球囊过大、加压过高过快而造成血管破裂。这是极严重的并发症,一旦发生,应给予鱼精蛋白中和肝素,用灌注球囊导管持续加压扩张,阻塞破裂或穿孔部位。若无效可应用带膜支架或立即行急诊冠状动脉旁路移植术并修复破裂血管。

(瘳蕾)

# 第五节　主动脉内球囊反搏监护及护理

主动脉内球囊反搏(IABP)是一种以左心室功能辅助为主的循环辅助方式。通过放置在胸主动脉内的充气气囊,使动脉压在舒张期获得增益,增加心肌血流灌注;在下一个心动周期,心脏排血前,气囊放气形成的负压作用,使左心室排血阻力(后负荷)降低,左心室排血更充分,进而降低左心室收缩末期容量(前负荷)。经过上述两方面连续交替作用,使低心排血量导致的心肌低灌注和心脏负荷、心肌氧供以及氧耗的失衡得以纠正,心功能得以恢复。IABP 现在已经成为公认的抢救心力衰竭的重要方法之一,是医院内急诊科、手术室、监护病房内的必备装置。

## 一、适应证

1.心脏外科直视手术后发生低心排综合征经常规药物治疗效不佳者。

2.急性心肌梗死合并下列情况者。

(1)合并心源性休克。纠正了心律失常,试用内科常规治疗 1h 后,收缩压低于 13.3kPa(100mmHg),周围循环很差,尿量<25mL/h,有左心房或右心房压力增高(肺淤血、肺水肿)者。

(2)合并严重左心功能不全,LVEF<0.3,左心室舒张末压>2.7kPa(20mmHg)。

(3)合并室间隔穿孔。乳头肌或腱索断裂引起急性二尖瓣关闭不全或室壁瘤形成,拟行紧急修补术和 CABG。

(4)持续缺血性胸痛,梗死范围继续扩大。

3.心脏手术前心功能差,血流动力学不稳定,心功能Ⅳ级,左心室射血分数(EF)<30%者。

4.多支、广泛的冠脉狭窄合并心瓣膜病变拟行换瓣术的围手术期辅助循环。

5.难治性心力衰竭。

6.严重不稳定型心绞痛。

## 二、禁忌证

1.绝对禁忌证

(1)主动脉瓣关闭不全。

(2)主动脉夹层动脉瘤或主动脉窦瘤,包括已做过手术或有主动脉损伤者。

(3)主动脉或股动脉有严重病理变化如严重的动脉粥样硬化或钙化狭窄者。

(4)严重的凝血功能障碍者。

(5)脑出血急性期及不可逆的脑损伤。

(6)严重周围血管病使气囊插入困难者。

2.相对禁忌证

(1)心率过快>160/min 以上或期前收缩频发者,宜先纠正心律失常。

(2)血压过高,收缩压>24kPa(180mmHg)或舒张压>16kPa(120mmHg)者,宜先控制血压然后反搏。

(3)严重贫血,血红蛋白<80g/L,血小板<50X10$^9$/L。

(4)双侧股动脉旁路移植术后。

## 三、物品准备

1.球囊导管 球囊导管由高分子材料聚氨酯制成,囊壁薄而透明,但弹力好且牢固。细导管由球囊内通过,导管上有多个小孔与球囊相通,以利于气体进出的均匀分布。球囊导管有不同型号,从儿童到成人有不同容积的球囊,应按照身高挑选适当型号的导管应用。

2.反搏泵 包括电源系统、驱动系统、监测系统、调节系统和触发系统。检查气体是否充足,连接好电源,遵医嘱确定触发模式(心电触发、压力触发和内触发)、触发频率、反搏时相,在反搏泵运行时也可根据病情遵医嘱进行调节,部分反搏泵可跟踪记电图自动调节反搏时相。

## 四、操作方法与配合

1.连接心电及动脉压监测系统,将信号输入反搏机。启动反搏机,使其处于反搏状态。

2.经股动脉穿刺置入 IABP 导管。动脉穿刺成功后,采用包装内提供的扩张装置对穿刺部位进行预扩张。然后沿钢丝置入 IABP 鞘管或直接沿钢丝送入 IABP 气囊,在 X 线透视下,使 IABP 气囊远端标记达左锁骨下动脉开口远端 1～2cm 的胸降主动脉内。

3.将气囊系统连接管内空气以抽负压方式吸出,连接反搏仪。

4.触发反搏,采用心电触发模式,应使用气囊在 R 波高突,T 波低平的导联,也可选择压力触发模式,但当脉压<2.7kPa(20mmHg)时,不能触发反搏系统。

5.调整反搏时相,采用心电触发,应使囊在 T 波后充气,Q 波前放气。采用压力触发,应使球囊在舒张期,相当于主动脉重波切迹处充气,使冠状动脉血流增加,改善心肌的供血和供氧。在左心室收缩期气囊放气,主动脉内压力骤降,使左心室射血阻力降低,减轻左心室的后负荷,减少心脏做功,从而改善心室功能。

6.根据大小适量充气,以免影响辅助效果。

## 五、血流动力学变化和监测

在 IABP 过程中,最常见的血流动力学变化是主动脉压、心排血量和总血管阻力的变化,收缩早期球囊充气,后负荷降低,使左心室舒张末压降低,舒张期球囊充气,使舒张压和平均压升高。因此,各种血流动力学指标可用于 IABP 的疗效观察,包括收缩压、舒张压、平均压、左心室舒张末压、左心室后负荷、射血分数、心排血量、张力一时间指数、舒张压一时间指数和外周血管阻力等。主要通过漂浮导管和主动脉内球囊上的压力传感器进行,必须在 IABP 开始和参数调节后进行测定,以保证理想的血流动力学效果。

## 六、参数设置

理想的 IABP 效果有赖于充气和放气时间点的设定。在治疗过程中,应不断检查球囊中心腔的压力曲线,并与非辅助压力曲线比较。

不恰当的时间点排定严重影响 IABP 效果,并能通过血流动力学和压力监测来识别。常见的不恰当设置包括以下情况。

1.充气过晚　充气发生在舒张中期,明显晚于主动脉瓣关闭,主动脉压力曲线上重搏点显露,导致舒张期增压过低,降低左心室后负荷的作用减弱。在主动脉压力曲线上可以观察到重搏点和其后的舒张期增压曲线,应逐步提前充气点,使其恰好位于重搏点。

2.充气过早　充气位于主动脉瓣关闭前,舒张期增压重叠在压力曲线的收缩相内,促使主动脉瓣提前关闭,阻碍左心室排空,减少心排血量,增加左心室负荷和耗氧量。典型表现为主动脉压力峰值和重搏点消失。应逐步延后充气点,使其恰好位于重搏点。

3.排气过晚　球囊排气位于心脏收缩开始和主动脉瓣开放后,其血流动力学效应类似于充气过早的情况,心排血量降低,左心室负荷和耗氧量增加。典型表现为压力曲线上代表舒张末压的特征性波谷消失。应逐步提前排气点,使其恰好位于心脏收缩开始前。

4.排气过早　主要引起舒张期增压不足,负效应相对小于其他的时间间期设置不当。典型表现为心脏收缩开始前出现宽 U 形的舒张增压波,可以通过调整排气时间点获得理想的舒张期增压。

## 七、护理要点

1.术前护理

(1)了解患者心理状况,向患者和家属做好解释工作,使其安心接受 IABP 治疗。同时向患者和家属介绍治疗的目的、配合方法,以取得合作。

(2)了解双侧股动脉及足背动脉搏动状态,听诊股动脉区有无血管杂音。

(3)清洁穿刺部位周围皮肤并备皮。

(4)遵医嘱应用镇静、止痛、局麻药物。

2.术中护理

(1)密切监测生命体征:连接心电监护仪,全程监测插管过程,协助医生选择合适导联触发反搏,使之与心动周期同步。测量记录患者的血压、心率、心律,关注患者主诉,如有无胸痛、胸闷、呼吸困难等症状,及时发现缺血、心律失常及栓塞表现,若发生上述症状,通知医生停止操作,对症处理症状消失后继续进行。

(2)固定导管及三通外连接管:导管沿大腿部用宽胶布纵向固定,妥善固定三通外连接管,术侧下肢保持伸直,弯曲不超过30°,勿坐位,以防导管脱位、打折或扭曲,保持气囊管道通畅。

(3)密切观察治疗并发症:在置管过程中可能有会发生因操作不当引发如血栓形成、髂动脉内膜剥脱、循环梗阻、主动脉穿通等并发症。发现异常停止治疗并报告医生处理。

3. 术后护理

(1)心理护理:由于患者入住CCU,进行多功能心电监护,限制探视和陪护。对周围环境陌生,无家属陪护,复杂的仪器、各种管道的连接,加之医疗限制,如术侧肢体制动,担心预后等,患者常感到孤独而表现恐惧、焦虑和紧张。因此,护士的护理操作要轻、快、稳、准,以娴熟的护理技术取得患者的信任,同时用亲切的语言安慰和鼓励患者,向患者介绍IABP治疗的重要性,并简要介绍置管操作过程、工作原理,心电监护仪的作用,妥善固定各种管道。及时与家属沟通,使患者增强战胜疾病的信心,保持情绪稳定。

(2)病情监测:严密观察心率、心律及QRS波变化,理想心率为80~100/min,出现恶性心律失常,立即对症处理。心率过快或过慢,应积极查找原因并及时处理。严密观察动脉收缩压、舒张压、平均压、反搏压与波型,使反搏压维持高于血压1.3~2.7kPa(10~20mmHg),才能起到循环辅助的效果。根据各项压力的动态变化,结合心率、尿量等数值,调整反搏压大小及反搏频率。长期采用IABP治疗的患者应防止感染的发生,要密切监测患者体温和白细胞的变化,在更换局部下敷料时,严格无菌操作,检查穿刺点有无渗血、渗液及红肿,保持清洁、干燥,避免穿刺部位感染的发生。遵医嘱每4~6h监测激活全血凝固时间(ACT)1次,使ACT值保持在150~180s,根据ACT值遵医嘱调整肝素的剂量。监测血小板计数,注意观察有无出血及血栓形成的征象。

(3)末梢循环状态的监测:观察双侧足背动脉及胫后动脉搏动情况,并在皮肤上做一标志,1/h记录动脉强弱、双下肢皮肤温度、色泽、感觉及血管充盈情况,必要时可用多普勒探测血流量。尤其应观察有无因大血管受压、缺血等原因造成的骨筋膜室综合征,如出现下肢肿胀,应定时定位测量腿围,小腿从髌骨下缘15cm,大腿从胭骨上缘20cm处测量腿围。一旦发现下肢缺血及时报告医生处理。

(4)维持理想反搏效果:观察IABP反搏时相及反搏效果配合医生逐渐调整IABP的各种参数,以获得最佳辅助效果[血压稳定,收缩压>12kPa(90mmHg),CL>2.5L/(min·m²)、尿量>1mL/(kg·h)],正性肌力药物用量逐渐减少,末梢循环温暖。

(5)导管护理:术后绝对卧床,床头抬高<30°,插管一侧肢体保持伸直位,严格制动,不能屈曲。导管妥善固定,翻身及整理床单元时防止导管打折、移位、脱落、受压。为确保管道通畅及压力稳定,每班护士交接班前后将连接IABP导管的压力转换装置重新校零、调节压力并记录。传感器位置需与患者的腋中线呈水平位。随时观察导管连接处有无血液反流,应用肝素盐水(无菌生理盐水500mL+肝素钠5000U)冲管1/h确保管内无回血,以免形成血栓。每日用乙醇棉球消毒导管穿刺部位周围皮肤,更换敷料并检查穿刺处有无红、肿、渗血情况,保持局部清洁干燥。每班护士在反搏过程中保持球囊导管中心腔的通畅,持续使用肝素稀释液抗凝治疗。

(6)基础护理:保持室内安静,限制探视。患者绝对卧床制动,保持床铺清洁,及时更换湿污的被服。加强基础护理,将呼叫器及常用物品放置于患者伸手可及的地方,并教会其使用,协助患者进食、床上大小便,不能刷牙漱口的患者可给予口腔护理,保持口腔清洁。协助患者翻身,按摩受压部位,预防压疮,防止坠积性肺炎的发生。被动肢体活动以减少血栓的产生。保持半卧位<30°,尽量避免屈髋卧位,以防止球囊导管打折。同时加强营养支持,给予低盐、低脂、高蛋白、易消化的食物,进食新鲜水果,少量多餐,保持大便通畅。

## 八、并发症的预防和护理

1.下肢缺血及动脉栓塞　此症为 IABP 术后主要的并发症。缺血发生的原因有动脉硬化、血管痉挛、导管粗细不适宜、股动脉细小、血栓形成或粥样硬化斑块阻塞股动脉、低血压等。术后抗凝不力、留管时间过长、下肢活动受限、下肢护理欠缺等有关。预防:术后每 1～2h 评估足背动脉搏动,观察并对较双侧足背动脉搏动有强弱、温湿度、皮肤颜色、体表痛觉及血管充盈情况,被动按摩肢体和增加局部保暖。如出现波形下降,颜色青紫,足背动脉搏动减弱,要考虑肢体缺血,应及时报告医生。

2.局部出血及血肿　出血的原因是由于在置管过程中与置管后常采用肝素稀释液抗凝治疗;反搏过程中需持续应用肝素抗凝;同时由于气囊的反复充气与放气,对血液中的血细胞和血小板有一定的破坏。预防:每 2～4h 监测全血凝血酶原激活时间(ACT)1 次。密切观察患者有无出血倾向,如注意有无血管穿刺点、皮肤、牙龈及口腔黏膜出血、瘀斑、血尿等,监测凝血酶原时间。

3.感染　感染可表现为穿刺点局部红、肿、热、痛,也可以表现为发热及全身感染。患者应安置在 CCU 病房,严格限制探视,保持病室内安静整洁,定期监测室内菌落数的情况。在执行各项操作时应严格遵守无菌操作规程,预防感染。护士每日行动脉穿刺部位换药,更换无菌透明贴膜,随时了解伤口情况。严格遵守医嘱按时给予输注抗生素。

4.球囊破裂　球囊破裂是较少见的并发症。根据患者身高选择合适的气囊,一般身高 185cm 者选择 50mL(9.5F),163～184cm 者选择 40mL(9.0F),163cm 以下者选择 34mL(8.0F)。治疗过程中密切观察反搏泵工作是否正常,当球囊漏气达到 5mL 时,反搏泵会立即快速抽吸球囊的剩余气体并报警,停止工作,此时可观察到导管有血液回流,立即报告医生,根据病情更换或拔除导管。

## 九、撤管及护理

1.撤管指征

(1)反搏时主动脉舒张压>13.3kPa(100mmHg);平均动脉压>9.3kPa(70mmHg),心率<110/min。

(2)心脏指数>2L/(min·m$^2$)。

(3)尿量>30～40mL/h。

(4)血管活性药用量减少,周围循环改善,肢体温暖。

(5)停止反搏后,带管观察时间不可超过 2～3h,应立即撤管。

2.护理

(1)逐步降低辅助条件,并在每一次变动后对血流动力学结果进行评估。当患者各项血流动力学指标稳定,多巴胺用量<4μg/(kg·min),心脏指数>2.5L/(min·m²),平均动脉压>10.7kPa(80mmHg),尿量>30mL/h,四肢温暖,末梢循环良好,即可拔管撤机。撤除 IABP 导管时应先逐步递减正性肌力药物剂量,减少 IABP 反搏频率,为 1∶1,1∶2,1∶3。

(2)撤管前气囊停止充气,使气囊安全排放,在排尽球囊内气体后,手指按压穿刺处上方,将气囊尽可能撤入鞘管,将气囊与鞘管一同撤出,并让动脉血冲出数秒,将可能附着在管壁上的血栓轻轻带出,局部人工按压止血 30min,同时观察动脉及肢端皮肤的颜色,以保证下肢血供。

(3)局部用弹力绷带加压包扎 24h,盐袋压迫 6～8h,同时观察动脉及肢体皮肤温度、颜色以保证下肢血供,并注意保护皮肤,防止张力性水疱发生。24h 拆除绷带,听诊有无血管杂音,触摸有无搏动性包块。

(廖蕾)

# 第六节　经皮二尖瓣球囊成形术及护理

经皮二尖瓣球囊成形术(PBMV)是治疗单纯二尖瓣狭窄的风湿性心脏病的一种非外科手术方法。PBMV 借助于 X 线应用 Inoue 尼龙网球囊导管,经外周静脉穿刺到达二尖瓣口进行扩张,达到减少左心房血流阻力的目的。

## 一、适应证

1.单纯二尖瓣狭窄或二尖瓣反流及主动脉瓣病变,瓣膜柔韧性好,无明显钙化或纤维化。
2.心功能Ⅱ级、Ⅲ级。
3.超声心动图检查,左心房内无血栓,瓣口面积<1.5cm²。
4.心导管检查左心房平均压>1.5kPa(11mmHg),二尖瓣跨瓣压差>1.1kPa(8mmHg)

## 二、禁忌证

1.风湿活动,中重度主动脉瓣病变或二尖瓣反流。
2.急性心力衰竭;肺动脉高压;严重室性心律失常。
3.明显主动脉瓣关闭不全,升主动脉明显扩大。

## 三、成功标准

1.PBMV 后瓣口面积≥1.5cm² 或比术前增加 50%。
2.无重要并发症发生。
3.允许出现二尖瓣收缩期杂音增加 1/6 级。

## 四、物品准备

1.房间隔穿刺包　6～9F 动脉鞘管、5F 猪尾管(用于监测动脉压)、Swan－Ganz 漂浮导管、房间隔穿刺针及房间隔穿刺套管、扩张管 14F 及环形长导丝、Inoue 尼龙网球囊导管(根据患者身高选择球囊大小,也可按体表面积选择球囊)、无菌石蜡油、卡尺等。
2.无菌敷料包　手术衣、洞巾、心导管特制大单、不锈钢弯盘、小药杯、蚊式钳、大小纱布数块。

3.药物准备　硝酸甘油、阿托品、肾上腺素、多巴胺、利多卡因、造影剂、肝素、生理盐水等。

## 五、操作方法与配合

1.消毒铺巾　用安尔碘常规消毒腹股沟上至脐部,下至大腿中部,铺巾暴露腹股沟。

2.股动脉、静脉穿刺　在右侧腹股沟韧带下方 2～3cm 股动脉搏动处及其内侧 0.5cm 处利多卡因局部麻醉,用手术刀切开 2～3cm 小口,血管钳剥离达皮下组织,插入 6～7F 动脉鞘管至股动脉中,8～9F 动脉鞘管至股静脉中。

3.测压　将 Swan－Ganz 漂浮导管自股静脉送入右心室、肺动脉,测肺毛细血管嵌压和心排血量;自股动脉插入猪尾导管,测主动脉压、左心室压,以评估二尖瓣狭窄严重程度。

4.房间隔穿刺　经右股动脉插入房间隔套管及房间隔套管针至右心房上部,注意勿使针尖超出套管,将针和套管转向左后方,回撤套管,接近左房影下缘,当针尖突然向左摆动后,轻推套管,顶住房间隔,推送穿刺针有落空感,试射造影剂,测血压或血氧含量证实针尖在左房后推送套管至左房,立即给予肝素 2500～5000U。

5.扩张狭窄部　用石蜡油润滑腹股沟穿刺部皮肤,将 Inoue 尼龙网球囊导管沿导丝推送至房间隔部位,当球囊进入左心房时,球囊延伸器应从内管中后退 2～3cm,使球囊前端有较好的弯曲度,利于推进并避免损伤心房壁。待整个球囊进入左心房后,慢慢逆时针转动,将球囊送入左心室,注入造影剂,使球囊头部、尾部、腰部相继充盈,嵌于二尖瓣口,使二尖瓣融合的交界处撕裂,随即快速抽空球囊,将球囊退至左房测压。

6.撤管　球囊扩张疗效满意后,即可拔出球囊导管,局部压迫止血 20min,再用盐袋压迫6h,卧床 24h。

## 六、护理要点

1.术前护理

(1)做好心理护理:主动向患者有家属介绍 PBMV 治疗目的和意义,术中、术后注意事项、配合要点及可能出现的并发症,克服不良情绪,积极配合手术。并让家属签署手术知情同意书。

(2)协助患者行心脏多普勒超阶级声心动图、血常规、出凝血时间、肝、肾功能检查等。

(3)术前 3d 停用洋地黄及 β 受体阻滞药,抗凝治疗者术前 4d 停用华法林等抗凝药物。术前 3d 开始给予肝素至术前 8h 停用,将肝素 500～800U/h 静脉滴注,使方式管法凝血时间在 20～30min。女性患者避开月经期。

(4)清洁局部皮肤,禁食 6h。做青霉素及碘过敏试验。精神紧张者术前晚可给予安眠镇静药。

2.术中护理

(1)生命体征监测:注意心率、心律的变化,准确记录扩前、后左房、右室、肺动脉及主动脉压力曲线。密切观察患者有无呼吸增快、心率加速、大汗、面色苍白及血压下降等症状,必要时抗心力衰竭或给予对症处理。告知患者术中会出现不适,安慰患者,缓解紧张情绪,使手术过程顺利进行。

（2）意识监测：如 Inoue 尼龙网球囊导管扩张充盈二尖瓣的时间过长，则可能会出现一过性脑缺血，患者会有表情淡漠、晕厥、抽搐等症状，应掌握适宜的球囊扩张持续时间。

（3）严格控制静脉输液速度：静脉输液速度控制在每分钟 30 滴左右，切忌短时间内输入大量液体，加重心脏负担。

### 七、并发症的预防和护理

1. 心脏穿孔　由于房间隔穿刺部位过高、过低、偏右，或误穿心房游离壁、主动脉、冠状静脉窦或房间隔撕裂而引起。随着出血量的增加表现为面色苍白、胸闷气短、呼吸急促、烦躁不安。因此，要求术者技术熟练、穿刺前准确定位。一旦发生心脏穿孔，紧急行心包穿刺减压，开胸缝合心壁破裂口、闭式二尖瓣分离术及心包引流。

2. 二尖瓣反流　多因瓣膜钙化、球囊过大、扩张时损伤二尖瓣叶或腱索撕裂等引起。表现为左房压力增加，心率加快。预防：术前根据超声心动图严格掌握适应证，选择合适直径的球囊导管，并分步式扩张二尖瓣。

3. 动脉栓塞　由于导管的移动刺激可使血管内膜破损及房间隔上黏附的血栓脱落，产生动脉栓塞。预防：定时观察足背动脉搏动及术侧肢体的温度、颜色、感觉等情况。术前常规超声心动图检查，观察左心房有无附壁血栓。术中动脉穿刺成功后给予肝素，并尽量缩短导管在心房内的时间。

4. 出血　因 PBMV 操作全过程均在肝素化下进行，因此注意患者全身及穿刺部位有无出血倾向。患者术后取平卧位 24h，术侧肢体制动。穿刺部位用 1kg 盐袋压迫 6～8h，局部渗血较多时，应加压包扎。

（张楷悦）

# 第七节　房间隔缺损封堵术及护理

房间隔缺损（ASD）是一种较常见的先天性心脏病，在先天性心脏病中占 8%～13%，男女之比为 1.7∶1，传统的治疗方法是体外循环下房间隔缺损直视关闭术。外科关闭术治疗房间隔缺损安全、有效，多年的临床实践表明手术死亡率低，但外科手术仍有一定的风险、并发症、死亡率及术后瘢痕等问题。1967 年 KingT 和 Miller 等首次采用静脉双伞堵塞装置封堵房间隔缺损取得成功，开创了新的介入治疗方法。近年来，随着 Amplatzer 双盘膨性房间隔装置问世，因其封堵率高，并发症少，操作方便等优点而补上广泛使用。

### 一、适应证

1. Ⅱ孔型房间隔缺损，缺损直径＜30mm，存在左向右分流。
2. 右心室扩大有右心室容量负荷增加的证据。
3. 缺损边缘至冠状静脉窦，上、下腔静脉及肺静脉的距离≥5mm，至房室瓣≥7mm。
4. 外科手术后的残余分流的 ASD。

### 二、禁忌证

1. Ⅰ孔型房间隔缺损及静脉窦房间隔缺损。

2.严重肺动脉高压已导致右向左分流。

3.下腔静脉血栓形成盆腔静脉血栓形成导致完全梗阻。

4.伴有与 ASD 无关的严重心肌疾患或瓣膜疾病。

### 三、物品准备

1.备齐器械　Amplatzer 堵塞器、输送器、扩张管、测量球囊、0.035～0.038J 形交换导丝、游标卡尺、彩色多普勒超声心动仪、食管探头等。

2.准备敷料　无菌敷料包内有手术衣、洞巾、心导管特制大单、不锈钢弯盘、小药杯、换药碗、蚊式钳,大小纱布数块。

3.准备药物　硝酸甘油、阿托品、肾上腺素、多巴胺、硝苯地平、利多卡因、造影剂、肝素、生理盐水等。

### 四、操作方法与配合

1.消毒铺巾　用安尔碘常规消毒腹股沟上至脐部下至大腿中部,铺巾,暴露腹股沟。

2.股静脉插管　在右侧腹股沟韧带下方 2～3cm 股动脉搏动处其内侧 0.5cm 处利多卡因局麻后切开 2～3cm 小口,用小血管钳分离达皮下组织。

3.动脉压监测及右心测压　经股动脉的鞘管连接压力管做连续压力监测,然后将带有导引丝的端孔导管自股静脉鞘管送入右心行右心导管术。

4.送导引导丝至左肺动脉　将端孔导管经房间隔缺损处送入左上肺静脉内,经导管插入 0.035～0.038J 形交换导丝至左上肺静脉,退出导管及外鞘管,保留交换导丝前端于左上肺静脉内。

5.操作方法　选择适宜的 ASD 封堵器经输送鞘管送至左房内,注入 20%泛影葡胺,充胀球囊后轻轻回撤,塞住房间隔缺损,用多普勒超声心动图和 X 线透视同时监测下,先打开封堵器的左房侧伞,回撤至 ASD 的左房侧,然后固定输送导丝,继续回撤鞘管打开封堵器的右主房侧伞。经透视及超声心动图监测封堵器位置及形态达满意,且无残余分流时,可少许用力反复推拉输送鞘管,重复超声及透视,当封堵器固定不变,可操纵旋转柄释放封堵器。撤出导管、鞘管,压迫穿刺部位,加压包扎止血。

### 五、护理要点

1.术前护理

(1)心理护理:由于先心病介入治疗是一项全新技术,其利弊关系对患者及家属都很陌生。针对患者及家属对疾病的认知程度和态度,采用不同的心理疏导方法,护士应主动介绍介入治疗的应用方法、注意事项、可能出现的反应等,增强信心,稳定情绪,使患者主动配合治疗。并让家属在手术同意书上签字。

(2)相关的化验检查:多普勒超声心动图和食管超声、X 线胸片、血常规、出凝血时间、电解质、肝、肾功能等。

(3)皮肤准备:术前 1d 清洁皮肤,插管部位用肥皂水冲洗。

(4)过敏试验:术前需常规行抗生素、普鲁卡因、碘过敏试验。

(5)肠道准备:术晨禁食、水 4h,排空大小便。行全麻者禁食、水 6h。训练床上大小便。

(6)药物准备:术前 1d 口服阿司匹林;术前晚口服适量地西泮等镇静药,以保证充足睡眠;患者入导管室前 20～30min 根据医嘱给予镇静药。

2. 术中护理

(1)手术体位:协助患者取平卧位,双臂伸直于躯体两侧;双下肢外展 45°,固定肢体。全麻患儿应确认麻醉药生效后,方可将其抱到手术台上取平卧位,并有专人看护,防止坠床。

(2)严密心电监测:连接多功能心电监护仪,监护心电图、心率、心律、呼吸、血压等并记录。心电监护导联应放于患者手臂或肩上,以消除医生胸部视野障碍;还应有一个标准基线的心电图记录对比,用来区分导管诱发的暂时性的节律障碍。

(3)病情观察:护士应熟知介入手术的配合程序和操作方法,加强术中巡视,密切观察患者有无气急、胸痛、发绀及意识变化,发现异常立即报告医生停止导管刺激,仍不缓解者,按医嘱紧急处理。

(4)配合抢救:施行心脏介入手术的患者多有器质性心脏病,术中常有意外情况出现,因此应备齐抢救物品和药品,保证除颤器处于良好备用状态,保持静脉通道顺畅,以便及时准确给药,防止意外的发生。

3. 术后护理

(1)安全护送入监护病房:手术结束后,由医生陪同用平车将患者送入监护病房,移动患者时应轻挪轻放,避免产生振动导致栓子脱落和局部渗血、血肿。全麻及神志不清者应将头偏向一侧,保持呼吸道通畅,防止分泌物过多阻塞气道,避免误吸而导致吸入性肺炎或窒息,必要时给予氧气吸入。

(2)生命体征监护:术后每 15～30min 测体温、脉搏、呼吸、血压 1 次并记录,有条件的可施行心电监护 6～12h,严密监测血氧饱和度,如血氧饱和度低于 0.95 应查找原因,及时报告医生对症处理。

(3)加强伤口护理:术后平卧 12～24h,术侧肢体伸直制动 6～10h,静脉穿刺盐袋局部压迫 4h,动脉穿刺盐袋局部压迫 6h。密切观察伤口有无出血、渗血或裂开、红肿及感染情况,保持伤口干燥,避免尿湿。

(4)防止血管痉挛和血栓形成:先心病介入治疗技术经静脉插入导引丝、球囊、伞状闭合器等操作,易造成血管内膜损伤而致血栓形成。因此,术后给予肝素抗凝治疗 24h,口服阿司匹林 6 个月。密切观察足背动脉搏动,皮肤颜色、知觉等,防止栓塞、供血障碍而致坏死。

(5)假性动脉瘤的防治:术后发现穿刺处出现肿物,局部有波动,可闻及血管杂音,即为假性动脉瘤形成。较小动脉瘤且时间短者加压包扎可自愈,否则需手术治疗。对假性动脉瘤的婴幼儿,尽量避免哭闹、咳嗽、打喷嚏、用力排便,防止腹压增高而使肿物增大。患儿哭闹不止,可遵医嘱适当使用镇静药。加强皮肤护理,防止因皮肤感染而导致动脉瘤破裂。

## 六、并发症的预防及护理

1. 封堵器脱落及异位栓塞　由于封堵器型号选择不当或放置位置不合适所致,封堵器脱落常常进入肺循环,患儿可出现胸痛、呼吸困难、发绀等。预防:选择合适的封堵器,精确测量 ASD。封堵器移位或脱落如发生在术中可通过鹅颈状的圈套或网篮器将封堵器打捞,重新收回至输送系统。若失败需急诊行外科手术。术后密切观察患者有无胸闷、气促、胸痛、发绀等症状,注意心脏杂音的变化。

2.机械性溶血　由于封堵器过小或移位造成残余分流,高压喷射引起红细胞的机械性破坏。预防:封堵 PDA 尽量完全。术后密切观察患者有无腰背痛、头痛、呕吐、黄疸、面色苍白等,并观察尿色、尿量及尿常规检查。当发现溶血时,及时报告医生,静脉注射碳酸氢钠、碱化尿液和激素治疗,保护肾功能,必要时外科手术。

3.感染性心内膜炎　患者由于存在先天性心血管畸形,易出现心内膜感染,加上导管在心腔内操作,患者更易并发感染性心内膜炎。预防:术中应严格注意无菌操作,术后按医嘱使用抗生素 3～5d,并注意体温变化。

(张楷悦)

# 第八节　心包穿刺术及护理

心包穿刺是指用心包穿刺针经体表穿入心包腔内,从而得到一定量的心包积液,并对后者进行化验,以明确疾病的性质;或对急、慢性心脏压塞的患者进行穿刺抽液,以缓解压塞症状;或对慢性化脓性心包炎进行治疗,抽出脓液,注入抗生素等。

## 一、适应证

1.对各种原因不明的心包积液需明确诊断者。
2.有心脏压塞症状者。
3.需加速心包积液消失者。
4.需在心包腔内注药治疗者。

## 二、禁忌证

1.近期接受抗凝治疗,血小板$<50～10^9/L$ 或有出血倾向者;烦躁不安配合不良者可视为禁忌证或暂缓穿刺。

2.原有心肺功能减退,年龄$>50$ 岁的患者,应待心肺功能改善后再行穿刺(紧急情况例外)。

## 三、穿刺前准备

1.物品准备
(1)治疗盘内备有棉签、胶布、注射器、局麻药、皮肤消毒液、无菌手套。
(2)心包穿刺包内含穿刺针、50mL 注射器、小纱布、试管、洞巾。
(3)抢救药如肾上腺素、阿托品、利多卡因等。
2.相关检查　穿刺前常规做 ECG 及血象、出凝血时间测定。术前心脏超声波定位,确定液平面大小及穿刺部位,一般选液平面最大、距体表最近点作为穿刺点,并做好标记。
3.患者准备　测量基础血压,必要时心电监护、给氧,精神紧张的患者可适当给予镇静药,如穿刺前给予肌内注射地西泮 10mg,为了防治迷走反射,可给予阿托品 1mg 肌内注射。穿刺前应询问患者是否咳嗽,必要时给予可待因 0.03g 镇咳治疗。

### 四、操作方法与配合

1.准备好心包穿刺包的物品,携至床旁,并做适当解释工作,穿刺时不可咳嗽及深呼吸,以消除患者紧张恐惧心理,并嘱患者在穿刺过程中如有任何不适应尽快告知医护人员。

2.建立静脉通道,以备抢救之用。

3.选取合适的卧位。如穿刺点在心尖部者(一般在左侧第5肋间或第6肋间心浊音界内2.0cm左右),可取坐位或半卧位;如穿刺点在剑突与左肋弓缘夹角处者,则可取半卧位,上半身抬高30°~40°。前者适用于大量心包积液及原有肺动脉高压、右心室增大者,优点是操作方便、耐受性好、成功率高、安全性大、不易撕裂左心室壁及损伤冠状动脉。缺点是针头经胸腔刺入,可并发气胸及增加胸膜腔肺部感染的机会;而后者穿刺部位的优点是穿刺针不进入胸膜腔,不使感染扩散,不易损伤冠状动脉,易抽得积液。缺点是操作难度较大,穿刺角度与深度不易撑握,且心外膜不易麻醉,有撕裂右心房、右心室的危险。

4.消毒穿刺局部皮肤,戴无菌手套、铺洞巾,用2‰利多卡因进行局部全层浸润麻醉达心包壁层,并进入心包腔,吸取少量积液以探明穿刺针进入的角度和深度。

5.穿刺者持针穿刺,助手以血管钳夹持与其连接的导液橡皮管。在心尖部进针时,应使针自下而上,向脊柱方向缓慢刺入;剑突下进针时,应使针尖与腹壁成30°~40°,向上、后并稍向左刺入心包后下部。待针锋抵抗感突然消失时,示针已穿过心包壁层,同时感到心脏搏动,此时应稍退针,以免划伤心脏。助手立即用血管钳夹住针体固定深度,术者将注射器接于橡皮管上,放松橡皮管上的止血钳,缓慢抽吸,记录液量,留标本送验。

6.术毕拔出针后,覆盖无菌纱布,压迫5~10min,用胶布固定。

### 五、注意事项

1.穿刺时应密切观察有无心包胸膜反应、心律失常、心脏损伤、心源性休克等异常情况,严重者可出现猝死。故对每一位心包积液穿刺的患者应高度重视,小心谨慎,掌握适应证,并进行完善的麻醉,并发症是可以减少或避免的。

2.根据患者的情况酌情考虑抽液量,第1次不宜超过200~300mL,以后再逐渐增加到400~500mL,尤其是年龄大体质弱的患者。同时抽液速度要慢,以免回心血量急剧增多而导致肺水肿;另外应注意穿刺抽吸法,动作应轻柔缓慢,切忌过快过猛。

3.如抽出鲜血,应立即停止抽吸,并严密观察有无心脏压塞出现。

4.取下针筒前应夹闭橡皮管,以防空气进入。

5.穿刺过程中还需密切观察患者面色、呼吸、血压、脉搏等指标的变化。

### 六、护理

1.穿刺后2h内应密切观察ECG的动态变化,同时观察呼吸、血压、脉搏每30min1次,共4次,并进行对比记录,注意有无发生不良反应的潜在危险。

2.观察患者的神志、面色,如有面色苍白则应提高警惕,谨防休克的发生。

3.心包穿刺后2h内须绝对卧床休息,严禁起床排尿。

4.观察是否存在胸闷气急,以防气胸的发生,尤其是采取心尖部为穿刺点时更应注意。

(张楷悦)

# 第九节　心内膜心肌活检术及护理

心内膜活检术（EMB）是经外周静脉送入心内膜活检钳，夹取数块（一般 4～6 块）心肌组织，进行病理组织学化验，从而对心肌疾病的诊断、治疗、预后及科研提供重要依据的一种创伤性检查方法。

## 一、适应证

1.心肌病的诊断与分型（特异性、继发性）。

2.心内膜弹力纤维增生症的诊断。

3.限制性心肌病的诊断。

4.心肌炎病因的诊断。

5.心脏移植术后，移植心脏排斥反应的演变规律、特点的临床研究。特别是术后 3 个月内多次进行活检。

6.心脏肿瘤的诊断与病理学诊断。

## 二、禁忌证

1.出血性疾病或正进行抗凝治疗者。

2.心肌梗死或左心室有室壁瘤或有附壁血栓者。

3.心脏极度扩大或伴有中、重度心力衰竭者。

4.心室之间有异常通道者。

5.某些原因致使患者不能平卧或不能与操作者配合者。

## 三、活检前准备

1.物品准备

（1）心内膜心肌活检钳、盛有 95％乙醇或甲醛固定液的容器。

（2）穿刺针、注射器、导引导丝、7F 鞘管、针筒、纱布、洞布。

（3）治疗盘内有皮肤消毒液、局麻药、棉签、胶布、无菌手套。

（4）抢救药品如肾上腺素、阿托品、利多卡因等。

2.患者准备　穿刺前常规检查血常规、血小板、出凝血时间、肝功能、HBsAg，ECG 及普鲁卡因皮试等。必要时心电监护，精神紧张的患者可适当给予镇静药。告知患者检查目的，简单介绍检查过程及术中可能出现的不适，如有不适及时报告医护人员，使其积极配合检查。

## 四、操作方法与配合

1.将准备的物品携至床旁，并建立静脉通道，以备抢救之用。

2.患者取平卧位，并消毒腹股沟或颈部（右心室心内膜活检可自股静脉或颈内静脉进入；左心室心内膜心肌活检自股动脉进入），铺洞布。

3.局麻后穿刺股静脉或颈内静脉（左心室心内膜活检则穿刺股动脉），成功后插入导引导丝，再沿导丝插入长导引鞘管，将鞘管内的右心导管经右心房进入右心室（左心室心内膜活检直接进入左心室),左手调整导管在心室内的位置,利用长鞘观察心腔内压力,以确定位置在右心室(左心室心内膜活检是在透视下取后前位、左前斜位确定在左心室)后,将活检钳送入长鞘的开口处,然后柔和缓慢地送出活检钳。当活检钳触及室间隔后,其心腔内心电图即刻出现 ST 段抬高呈弓背向上的损伤性改变,也可出现期前收缩增多,此时稍后撤活检钳,操纵手柄,使钳叶张开,再推进,遇到阻力时收紧钳叶,轻向后拉,感到阻力后突然松弛,说明采取心肌组织已经成功,继续后拉活检钳自鞘内取出。将钳叶部分放入已装有固定液的容器中,张开钳叶,取出心肌组织,冲洗钳叶内的心肌组织及活检钳外的血液。5min 后再钳取第 2 块心肌组织。如怀疑未取到心肌组织时,不能在体内再次打开钳叶,必须取出活检钳,依上法处理后,再次进入心脏。

4.操作结束后,取出长鞘,压迫止血。

5.将心内膜组织送相关科室化验。

### 五、注意事项及护理

1.取出活检钳过程中需保持钳叶关闭。

2.重复送入活检钳前需用肝素盐水充分洗涤。

3.取颈内静脉径路,应确定活检钳位于右心室而非冠状静脉窦。

4.取股静脉径路,因采用长鞘,取出活检钳时需缓缓退出,然后自侧管抽回血弃掉,再用生理盐水冲洗长鞘,以免气体或小血栓进入肺动脉。

5.心肌活检尚存一定的并发症如心肌穿孔、心脏压塞、气胸、空气栓塞、心律失常、神经麻痹等,故在检查时、检查后密切观察患者的情况,关注患者的主诉,以及时发现各种并发症,及时处理。心肌穿孔是一个极其严重的并发症,放操作时动作宜轻缓,切忌用力过猛,在右心室游离壁取材时尤其应注意;必要时行心电、血压监护,如有较严重的心律失常及时通知术者;压迫止血时间不应太短,以防穿刺处出血;同时注意无菌操作,防止穿刺部位感染。

(张楷悦)

# 第二十二章　胸外科疾病护理

## 第一节　胸外科手术前后护理

### 一、术前护理常规

1.术前评估　术前充分评估患者，了解患者病情及全身营养情况、自理能力等。

2.心理护理　护士态度热情，加强与患者的沟通，宣教入院须知、探视制度、作息时间，以及讲解手术前的注意事项，建立良好的护患关系，消除患者的紧张与恐惧。

3.卫生处置　协助患者洗头、理发、剪指(趾)甲、沐浴，带好手腕带更换病员服。

4.术前呼吸道的准备

(1)戒烟：术前2周戒烟，减少气管分泌物，预防肺部并发症。

(2)维持呼吸道通畅：痰多者行体位引流，必要时雾化祛痰剂及支气管舒张剂，以改善呼吸状况。

(3)预防和控制感染：保持口腔清洁。有肺部感染者，术前3～5d起应用抗生素。

(4)呼吸功能训练：指导患者进行呼吸功能训练，教会患者有效咳嗽。

5.补充营养　改善营养状况，增强机体抵抗力，对于食管疾病患者尤其重要。

6.胃肠道准备　食管疾病患者积极准备胃肠道。保持口腔清洁，每日认真刷牙，必要时给予漱口液漱口。术前3d改流质饮食，餐后饮温开水漱口，以冲洗食管，减轻食管黏膜的炎症和水肿。不能进食者，做口腔护理每日2次。手术当日早晨常规留置胃管，通过梗阻部位时不能强行进入，以免穿破食管。

7.其他准备

(1)术前检查：手术前，协助医师采集标本，完成各项术前检查，做好血型鉴定和交叉配血试验。

(2)物品：准备手术需要的医疗物品，如胸带、水封瓶、术中用药、X线片。

(3)皮肤准备：根据手术方式，完成术前皮肤准备。

1)后外切口：手术侧的前胸正中线至后脊柱线，包括腋下，上从锁骨水平至剑突下。

2)正中切口：前胸左腋后线至右腋后线，包括双侧腋下。

3)食管三切口：左颈部、右胸部(同后外切口)、腹部(包括脐孔、会阴部)。

4)胸腹联合切口：左胸部(同后外侧切口)、左上腹部。

(4)宣教指导：给予讲解手术前注意事项及术后所需生活用品。

(5)肠道准备：手术前一晚给予开塞露或磷酸钠盐灌肠液(辉力)1支灌肠，术前6～8h禁食水。

(6)保证睡眠：手术前一晚，为保证患者的睡眠，按医嘱给予安眠药，给予10％水合氯醛10mL口服。

(7)病情监测：手术当日早晨测体温、脉搏、呼吸、血压、体重，观察有无病情变化，如遇有感冒发热或女患者月经来潮应报告医生择期手术。

（8）术前用药：术前30min遵医嘱给予术前镇静药肌内注射。

## 二、术后护理常规

1. 环境　创造整洁、安静、舒适、安全的病区环境。

2. 手术交接　妥善安置患者回病房，与手术室（或麻醉术后苏醒室）护士认真交接。认真进行术后病情、危险因素、皮肤状况评估并记录。向医师及麻醉师了解术中病情及术后注意事项，认真填写手术交接记录单。

3. 体位　应根据疾病性质、全身状况和麻醉方式，选择有利于患者康复及舒适的体位。全麻患者取去枕平卧位，头偏向一侧，避免口腔分泌物或呕吐物误吸，清醒且病情稳定后取半坐卧位，有利于引流。全肺切除术后平卧位或1/4侧卧位。

4. 生命体征观察　根据手术大小、方式及术中情况，给予持续心电、血压及血氧饱和度监护，密切观察体温、脉搏、呼吸、血压及氧饱和度的变化并记录。

5. 吸氧　持续氧气吸入，维持血氧饱和度90％以上，必要时面罩吸氧。

6. 呼吸道的管理　麻醉未清醒前头偏向一侧，防止呕吐物吸入呼吸道，24h内每1～2h叫醒患者翻身、咳嗽、作腹式深呼吸运动，避免肺部并发症。给予指导有效地咳嗽、咳痰方法，必要时给予叩背咳痰，遵医嘱给予雾化吸入，咳痰无力、气道梗阻者可给予吸痰。

7. 引流管的护理　妥善固定各种引流管。做好胸腔闭式引流护理，保持胃肠减压通畅，保持十二指肠营养管或空肠造瘘管通畅。认真观察记录引流液的颜色、量及性质，及时更换引流瓶（袋）。

8. 预防肺栓塞　大手术后或手术时间超过45min，或患者年龄大于60岁术后给予穿抗血栓弹力袜，给予双下肢气压治疗预防下肢深静脉血栓。鼓励患者早期下床活动，如果生命体征平稳，术后第一天常规下床床边活动。

9. 疼痛的护理　给予心理护理，加强护患沟通，耐心倾听患者的诉说，分散患者的注意力。给予安置舒适体位。咳嗽时协助患者按压手术切口减轻疼痛，必要时遵医嘱应用止痛药物。

10. 胃肠道不适患者出现恶心、呕吐、腹胀、呃逆等。鼓励患者早下床活动，给予腹部按摩，必要时给予肛管排气、灌肠或胃肠减压。镇痛药物敏感所致者，给予减慢镇痛药泵速或暂停用镇痛泵，必要时遵医嘱给予甲氧氯普胺等药物治疗。

11. 健康宣教　有针对性地进行健康宣教，向患者和家属说明术后饮食、活动等有关注意项，食管患者告知胃肠减压与肠内营养的重要性，严防脱管发生。

（杜鑫）

# 第二节　胸腔闭式引流术护理

## 一、概述

胸腔闭式引流术（closed thoracic drainage）是指在胸腔内插入引流管，引流管置于水封瓶的液面下，将胸膜腔内的气体和（或）液体引流到体外，以重建胸膜腔负压的一种方法。

1. 目的

（1）引流胸膜腔内的积气、积液、积血、积脓，重建胸膜腔内负压。

（2）保持纵隔的正常位置。

（3）促使术侧肺膨胀，防止感染。

2.插管位置与引流装置

（1）插管位置：排除胸膜腔积气时，插管位置在患侧锁骨中线第2肋间。引流血胸或胸腔积液时，插管位置在患侧腋中线或腋后线第6～8肋间。脓胸常选择脓液积累的最低位置放置引流管。

（2）引流装置：胸腔闭式引流装置有单腔、双腔、三腔装置三种。

## 二、护理措施

1.保持管道的密闭

（1）引流管安装准确，随时检查引流装置是否密闭及引流管衔接紧密，有无脱落。

（2）水封瓶长管没入水中3～4cm，并始终保持直立。

（3）搬动患者或更换引流瓶时，需双重夹闭引流管，以防空气进入。

（4）引流管连接处脱落或引流瓶损坏，应立即双钳夹闭胸壁引流导管，并按无菌操作原则更换引流装置。

（5）若引流管从胸腔滑脱，立即用手捏紧伤口处皮肤，消毒处理后，用凡士林纱布封闭伤口，并协助医师做进一步处理。

2.严格无菌操作，防止逆行感染

（1）引流装置应保持无菌。

（2）保持胸壁引流口处敷料清洁干燥，一旦渗湿，及时更换。

（3）引流瓶应低于胸壁引流口60～100cm，以防瓶内液体逆流入胸膜腔。

（4）按规定时间更换引流瓶，更换时严格遵守无菌操作规程。单腔水封瓶每日更换生理盐水，单腔、双腔和三腔水封瓶均需每周更换水封瓶1次。

3.保持引流管通畅

（1）体位：患者取半坐卧位。

（2）挤压：定时挤压胸膜腔引流管，防止引流管阻塞、扭曲、受压。

（3）深呼吸、咳嗽：鼓励患者做咳嗽、深呼吸运动及变换体位，以利胸腔内液体、气体排出，促进肺扩张。

4.观察和记录

（1）观察水柱波动：一般情况下水柱上下波动4～6cm。若水柱波动过高，可能存在肺不张。若无波动，则提示引流管不畅或肺组织已完全扩张。但若患者出现胸闷气促、气管向健侧偏移等肺受压的状况，应疑为引流管被血块堵塞，需设法捏挤或使用负压间断抽吸，促使其通畅，并立即通知医生处理。

（2）观察引流液情况：注意观察引流液的量、性质、颜色，并准确记录。若引流液≥100mL/h，连续≥3h，引流液呈鲜红色且有血凝块，同时伴有低血容量表现，提示有活动性出血，及时报告医生协助处理。

5.拔管

（1）拔管指征：一般置引流管48～72h后，临床观察无气体逸出。引流量明显减少且颜色变浅，24h引流液<50mL，脓液<10mL。X线胸片示肺膨胀良好无漏气。患者无呼吸困难，

即可拔管。

（2）拔管的方法：拔管时患者取健侧卧位或坐在床边，在拔管时应先嘱患者先深吸气后屏气，在屏气时迅速拔管，并立即用凡士林纱布封闭胸壁伤口，外加包扎固定。

（3）拔管后注意事项：观察患者有无胸闷、呼吸困难、切口漏气、渗液、皮下气肿等，如发现异常应及时通知医师处理。

### 三、健康教育

1.休息与运动　适当活动，根据患者的病情指导患者进行深呼吸及有效咳嗽。

2.饮食指导　加强营养，进食高热量、高维生素、高蛋白饮食。

3.用药指导　遵医嘱用药。

4.心理指导　了解患者思想状况，解除顾虑，讲解胸腔引流管的目的及重要性，增强战胜疾病信心。

5.康复指导　指导患者及家属在活动或搬动患者时注意保护引流管，勿脱出、打折。引流瓶应低于胸部水平，避免引流瓶过高，瓶内引流液倒流造成逆行感染。

（杜鑫）

# 第三节　肋骨骨折的护理

### 一、概述

（一）定义

肋骨骨折（fractures of ribs）是指肋骨的完整性和连续性中断，是最常见的胸部损伤。肋骨骨折多发生于第4～7肋。多根、多处肋骨骨折，可出现反常呼吸运动，又称为连枷胸，表现为吸气时软化胸壁内陷，呼气时外凸，严重者可发生呼吸和循环衰竭。

（二）病因

1.外来暴力　多数肋骨骨折是由外来暴力所致。

2.病理因素　多见于恶性肿瘤转移和严重骨质疏松等。

（三）临床表现及并发症

1.临床表现　主要表现为骨折部位疼痛，深呼吸、咳嗽或体位改变时加重，可有骨擦音，可触及骨折断端和骨摩擦感，连枷胸者可出现反常呼吸运动。

2.并发症　气胸、血胸、低血容量性休克、皮下气肿。

（四）主要辅助检查

胸部X线检查为首选检查方法，可显示肋骨骨折的断裂线或断端错位、血气胸等。

（五）诊断和鉴别诊断

1.诊断依据受伤史、临床表现和X线检查可诊断。

2.鉴别诊断肋软骨炎、胸壁结核。

（六）治疗原则

治疗原则是止痛、固定和预防肺部感染，积极处理并发症。

## 二、常见护理诊断

1.疼痛　与肋骨骨折、胸壁损伤有关。
2.气体交换受损　与胸廓受损,反常呼吸运动有关。

## 三、护理措施

1.术前护理常规
(1)现场急救:多根、多处肋骨骨折患者极易出现严重的呼吸循环功能障碍,应配合医师采取紧急措施。用厚敷料加压包扎固定或牵引固定伤处胸壁,消除反常呼吸,促使伤侧肺膨胀,维持正常呼吸功能。
(2)观察生命体征:注意神志、瞳孔,呼吸频率、节律、幅度变化,观察有无气管移位、皮下气肿等。注意胸部和腹部体征以及肢体活动情况,警惕复合伤。
(3)保持呼吸道通畅:及时清除气道内血液、分泌物和吸入物。
(4)减轻疼痛与不适:遵医嘱行胸带或宽胶布固定,应用镇痛镇静剂,患者咳痰时,协助或指导其用双手按压患侧胸壁。
(5)术前准备:协助医师做好术前准备。
(6)心理护理:与患者交流,减轻焦虑情绪和对手术的担心。
2.术后护理常规
(1)病情观察与记录:观察生命体征、呼吸状况等。
(2)维持有效气体交换:给予持续吸氧,鼓励咳嗽、深呼吸,指导呼吸功能训练促进患侧肺复张。
(3)减轻疼痛与不适:同术前。
(4)预防肺部和胸腔感染:鼓励患者有效的咳嗽咳痰,遵医嘱应用抗生素。
(5)胸腔闭式引流的护理:按胸腔闭式引流护理常规。

## 四、健康教育

1.休息与运动　根据损伤的程度进行合理的休息,适当活动,避免剧烈运动。
2.饮食指导　加强营养,进食高热量、高维生素、高蛋白饮食。
3.用药指导　遵医嘱用药。
4.心理指导　了解患者思想状况,解除顾虑,增强战胜疾病信心。
5.康复指导　注意安全,防止意外事故的发生。
6.复诊须知　三个月后复查X线片,以了解骨折愈合情况。告知患者若出现胸痛、呼吸困难等症状应及时与医生联系。

(杜鑫)

# 第四节　气胸的护理

## 一、概述

(一)定义
气胸(pneumothorax)就是由于各种原因导致胸膜腔内气体积聚促使肺萎陷,引起机体一系列病理生理改变。一般分为闭合性(closed pneumothorax)、开放性(open pneumothorax)和张力性(tension pneumothorax)三类。

（二）病因

肺组织损伤或胸壁创伤是引起气胸的主要原因，三类气胸的病因分别如下：

1. 闭合性气胸　多并发于肋骨骨折。

2. 开放性气胸　多并发于胸部穿刺伤。

3. 张力性气胸　主要原因是较大的肺泡破裂、较大较深的肺裂伤或支气管破裂。

（三）临床表现及并发症

1. 临床表现

(1)闭合性气胸：胸腔积气量小，肺萎陷小于 30% 以下，多无明显症状。积气量大时主要表现为胸闷、胸痛、气促和呼吸困难。胸膜腔内压力小于大气压。

(2)开放性气胸：主要表现为气促、明显呼吸困难、鼻翼扇动、口唇发绀，重者伴有休克症状。胸膜腔内压力基本等于大气压。

(3)张力性气胸：主要表现为严重或极度的呼吸困难、发绀、烦躁、意识障碍、大汗淋漓、昏迷、休克，甚至窒息。胸膜腔内压力大于大气压。

2. 并发症　皮下气肿、血胸。

（四）主要辅助检查

1. 影像学检查　X 线检查为气胸主要诊断方法。

2. 诊断性穿刺　胸膜腔穿刺可抽出气体。

（五）诊断和鉴别诊断

1. 诊断　根据临床表现及辅助检查可诊断。

2. 鉴别诊断　肺大疱、急性心肌梗死。

（六）治疗原则

以抢救生命为首要原则。

1. 局部治疗

(1)闭合性气胸：肺萎陷超过 30% 者，应行胸膜腔穿刺抽气或胸腔闭式引流。

(2)开放性气胸：应先封闭伤口，尽早行清创缝合，后行胸膜腔闭式引流。

(3)张力性气胸：应先穿刺抽气降低胸膜腔内压力，后行胸膜腔闭式引流。

2. 全身治疗

(1)预防感染。

(2)维持呼吸与循环。

## 二、常见护理诊断

1. 气体交换受损与疼痛、胸部损伤或肺萎陷有关。

2. 疼痛与组织损伤有关。

3. 潜在并发症　肺部或胸腔感染。

## 三、护理措施

1. 术前护理

(1)现场急救：危及生命时，护士应协同医师施以急救。开放性气胸者，立即用敷料封闭伤口,使之成为闭合性气胸。

（2）保持呼吸道通畅:吸氧,雾化吸入,协助咳嗽、排痰。必要时吸痰。

（3）缓解疼痛:指导患者及家属咳嗽时用双手按压胸壁,减轻疼痛,必要时给予镇痛药。

（4）动态观察病情变化:观察生命体征变化,呼吸频率、节律、幅度变化,观察有无气管移位、皮下气肿等。

（5）预防感染:保持呼吸道通畅,遵医嘱使用抗生素。

（6）术前准备:协助医师做好术前准备。

（7）心理护理:与患者交流,减轻焦虑情绪和对手术的担心。

2.术后护理

（1）病情观察与记录:观察生命体征,呼吸状况等。

（2）维持有效气体交换:给予持续吸氧,鼓励咳嗽、深呼吸,指导呼吸功能训练促进患侧肺复张。

（3）减轻疼痛与不适:同术前。

（4）预防肺部和胸腔感染:鼓励患者有效的咳嗽咳痰,遵医嘱应用抗生素。

（5）做好胸腔闭式引流的护理:按胸腔闭式引流护理常规。

### 四、健康教育

1.休息与运动　适当活动,活动量逐渐增加,避免剧烈运动。

2.饮食指导　加强营养,进食高热量、高维生素、高蛋白饮食。

3.用药指导　遵医嘱用药。

4.心理指导　了解患者思想状况,解除顾虑,增强战胜疾病信心。

5.康复指导　戒烟,注意口腔卫生,预防感冒。

6.复诊须知　告知患者若出现胸痛、呼吸困难等症状应及时与医生联系。

（杜鑫）

## 第五节　血胸的护理

### 一、概述

（一）定义

血胸(hemothorax)是指胸部损伤导致的胸膜腔积血。血胸与气胸可同时存在,称为血气胸。

（二）病因

多数因胸部损伤所致。肋骨断端或利器损伤胸部均可能刺破肺、心脏、血管而导致胸膜腔积血。

（三）临床表现及并发症

1.临床表现　小量血胸无明显症状。中量血胸和大量血胸,可出现脉快、气促、胸闷,严重者可出现低血容量休克。

2.并发症　低血容量休克、气胸。

（四）主要辅助检查

1.实验室检查　血常规检查示血红蛋白和血细胞比容下降。

2.X线检查　小量血胸显示肋膈角消失,大量血胸显示胸膜腔大片阴影。

3.胸膜腔穿刺　抽得血性液体时即可确诊。

（五）诊断和鉴别诊断

1.诊断　根据临床表现及辅助检查可诊断。

2.鉴别诊断　陈旧性胸腔积液、膈肌破裂。

（六）治疗原则

1.非进行性血胸　小量积血可自行吸收,大量积血应早期行胸膜腔穿刺抽出积血,必要时放置胸膜腔闭式引流。

2.进行性血胸　应立即剖胸止血,补充血容量。

3.凝固性血胸　出血停止后数日内剖胸清除积血和血块。

## 二、常见护理诊断

1.组织灌注量改变　与失血引起的血容量不足有关。

2.气体交换受损　与疼痛、胸部损伤、肺组织受压有关。

3.潜在并发症　感染。

## 三、护理措施

1.术前护理

(1)现场急救:胸部若有较大异物,不应立即拔除,以免出血不止。若出现危及生命的情况,应协同医生施以急救。

(2)动态观察病情变化:①生命体征监测:严密观察生命体征,尤其注意呼吸频率及呼吸音的变化,有无缺氧征象,如有异常,立即报告医师予以处理。②观察引流液:应密切观察胸腔引流液颜色、性质和量。若每小时引流量大于 100mL,并持续 3h 以上,呈鲜红色、有血凝块、患者出现烦躁不安、血压下降、脉搏增快、尿少等血容量等不足的表现,血细胞计数、血红蛋白及血细胞比容持续下降,胸部 X 线显示胸腔大片阴影,应提示有活动性出血。需立即通知医师,应做好开胸止血的准备。

(3)维持有效循环血量和组织灌注量:建立静脉通路,积极补充血容量和抗休克。遵医嘱合理安排输注晶体和胶体溶液,根据血压和心肺功能等控制补液速度。

2.术后护理

(1)血流动力学监测:密切观察生命体征及引流变化,若发现有活动性出血的征象,应立即报告医师并协助处理。

(2)维持呼吸功能:①观察呼吸:密切观察呼吸频率、节律及幅度的变化。②吸氧:根据病情给予吸氧,观察血氧饱和度变化。③体位:若生命体征平稳,可取半卧位,以利呼吸及引流。④清理呼吸道:协助患者叩背、咳痰,教会其深呼吸及有效咳嗽的方法,以清除呼吸道分泌物。

(3)预防并发症:①用药:遵医嘱合理使用抗生素,有开放性伤口者,应注射破伤风抗毒素。②病情观察:密切观察体温、局部伤口和全身情况的变化。③保持呼吸道通畅:鼓励患者咳嗽、咳痰,保持呼吸道通畅,预防肺部并发症的发生。

(4)疼痛的护理：给予心理护理,加强护患沟通,耐心倾听患者的诉说,分散患者的注意力。给予安置舒适体位。咳嗽时协助患者按压手术切口减轻疼痛,必要时遵医嘱应用止痛药物。

### 四、健康教育

1.休息与运动　适当活动,活动量逐渐增加,避免剧烈运动。
2.饮食指导　加强营养,进食高热量、高维生素、高蛋白饮食,提高机体免疫力。
3.用药指导　遵医嘱用药。
4.心理指导　了解患者思想状况,解除顾虑,增强战胜疾病信心。
5.康复指导　注意安全,防止意外事故发生。戒烟,注意口腔卫生,预防感冒。
6.复诊须知　告知患者若出现胸痛、呼吸困难等症状应及时与医生联系。

（杜鑫）

# 第六节　支气管肺癌的护理

### 一、概述

(一)定义

肺癌(lung cancer)多数起源于支气管黏膜上皮,因此也称支气管肺癌(bronchopulmonary carcinoma)。

(二)病因

肺癌的病因尚不完全明确,现认为与以下因素有关:

1.生活习惯　长期大量吸烟。
2.某些化学物质、放射性物质　如长期接触石棉、铬、镍、铜、锡、砷等。
3.人体内在因素　如免疫和代谢异常、遗传因素等。

(三)临床表现及并发症

1.临床表现

(1)早期表现:常无任何症状,偶伴有刺激性咳嗽、血性痰、发热或胸痛等。

(2)晚期表现:可出现食欲减退、疲乏等。侵犯压迫邻近器官组织可出现声音嘶哑、膈肌麻痹、胸腔积液等。

2.并发症　肺炎、肺不张、胸腔积液。

(四)主要辅助检查

1.影像学检查

(1)X线胸片:是诊断肺癌的一个重要手段,可用于肺癌的普查。

(2)CT:能发现微小病灶和X线片检查不易发现隐蔽区的病变。

2.脱落细胞检查中心型肺癌伴有血痰者,痰中易发现癌细胞。

3.支气管镜检查对中心型肺癌诊断非常有价值。

(五)诊断和鉴别诊断

1.诊断　根据临床表现及辅助检查可诊断。

2.鉴别诊断 肺结核、肺部炎症、肺部良性肿瘤。

（六）治疗原则

以手术治疗为主，结合放疗、化疗、中医中药治疗及免疫等综合性治疗。

## 二、常见护理诊断

1.气体交换受损 与肺组织病变、手术切除全部或部分肺组织引起的通气/血流比例失调有关。

2.清理呼吸道无效 与肿瘤阻塞支气管，术后伤口疼痛、咳嗽无力有关。

3.疼痛 与肿瘤压迫及浸润周围组织，手术创伤、留置胸腔引流管有关。

4.潜在并发症 低氧血症、出血、肺不张、支气管胸膜瘘等。

## 三、护理措施

1.术前护理

（1）呼吸道准备：①戒烟：指导并劝告患者术前应戒烟2周以上，以减少气管、支气管分泌物，预防术后肺部并发症。②控制感染：如患者合并肺内感染、慢性支气管炎，遵医嘱给予抗生素及雾化吸入控制感染。③指导训练：指导患者练习腹式呼吸、缩唇呼气、有效咳嗽训练，练习使用深呼吸训练器，以增加肺活量，促进肺扩张，预防肺部并发症的发生。

（2）改善营养状况：鼓励患者摄入高蛋白质、高热量、丰富维生素的均衡饮食，满足机体的营养需求，以耐受手术。

（3）心理护理：主动关心、体贴患者，介绍胸腔引流设备，并告知患者术后放置胸腔引流管的目的及注意事项，动员家属给患者以经济和心理方面的支持。

（4）术前准备：①术前2～3d训练患者床上排尿、排便的适应能力。②术前清洁皮肤，常规备皮（备皮范围：上过肩，下过脐，前后过中线，包括手术侧腋窝）。③术前一日晚给予开塞露或辉力纳肛，遵医嘱给予安眠药。术前6～8h给予禁饮食。④手术日早晨穿病员服，摘除眼镜、活动性义齿及饰物等。备好胸腔引流瓶、胸带、胸片、病历、术中带药等。

2.术后护理

（1）观察生命体征：手术后2～3h内，每15～30min监测生命体征1次，生命体征平稳后改为每日测量3次。注意观察患者有无呼吸窘迫、血容量不足和心功能不全的发生。

（2）给予合适体位

1）一般体位：麻醉清醒前去枕平卧，头偏向一侧，以免呕吐物、分泌物吸入而窒息或并发吸入性肺炎。麻醉清醒后且生命体征稳定者，可改为半坐卧位，以利于呼吸和引流。

2）特殊情况下患者体位：①肺段切除术或楔形切除术，选择健侧卧位，以促进患侧肺组织扩张。②一侧肺叶切除者，取健侧卧位，以利于手术侧残余肺组织的扩张。如呼吸功能较差，则取平卧位，避免健侧肺受压而限制肺的通气功能。③全肺切除术者，取1/4侧卧位，以防纵隔移位和压迫健侧肺而导致呼吸循环功能障碍。④血胸或支气管胸膜瘘者，取患侧卧位。

（3）呼吸道护理：①给氧：常规给予鼻导管吸氧2～4L/min，可根据血气分析结果调整给氧浓度。②观察：观察呼吸频率、节律及幅度，观察有无气促、发绀等及动脉血氧饱和度情况，若有异常及时通知医师。③深呼吸及咳嗽：鼓励并协助患者深呼吸及咳嗽，咳嗽前给患者叩背，叩背时由下向上，由外向内轻叩震荡，使存在肺叶、肺段处的分泌物松动流至气管中。患者咳嗽时,固定胸部伤口,以减轻震动引起的疼痛。④稀释痰液:呼吸道分泌物黏稠者,可用糜蛋白酶、地塞米松、氨茶碱等药物行雾化吸入,以达到稀释痰液、解痉、抗感染的目的。⑤吸痰:对于咳痰无力、呼吸道分泌物滞留的患者用鼻导管吸痰。支气管袖式切除术者,因气管或支气管吻合口反应性充血、水肿等原因,易造成呼吸道分泌物潴留,如患者不能有效咳嗽,应尽早行纤维支气管镜吸痰。全肺切除术后,因其支气管残端缝合处在隆凸下方,行深部吸痰时极易刺破,故操作时吸痰管不宜超过气管的 1/2 为宜,慎叩背,防止纵隔摆动。

(4)胸腔闭式引流的护理:①按胸腔闭式引流常规进行护理。麻醉未清醒前去平卧位,头偏向一侧,以防误吸而窒息,意识恢复血压平稳后取半卧位。②全肺切除术后胸腔引流管的护理:全肺切除术后患者的胸腔引流管呈夹闭状态,以保证术侧胸壁有一定的渗液,防止纵隔移位。若气管明显向健侧移位,在排除肺不张后,可酌情放出适量的气体或液体。但每次放液量不宜超过 100mL,速度宜慢,以免引起纵隔移位,导致心搏骤停。

(5)伤口护理:检查敷料是否干燥,有无渗血,发现异常及时通知医师。

(6)维持液体平衡和补充营养:①严格掌握输液量和速度:输液时应注意速度和量,防止肺水肿。全肺切除后应注意控制钠盐摄入量,24h 补液量控制在 2000mL 内,速度宜慢,以 20～30 滴/min 为宜。记录出入液量,维持液体平衡。②补充营养:鼓励患者进食高蛋白、高热量、丰富维生素、易消化饮食,以保证营养,提高机体抵抗力,促进伤口愈合。

(7)活动与休息:①早期下床活动:鼓励患者早期下床活动,预防肺不张,改善呼吸循环功能,增进食欲。②手臂和肩关节的运动:指导患者做肩关节和手臂的主动运动,如手术侧手臂上举、爬墙及肩关节旋前旋后运动,目的是预防术侧胸壁肌肉粘连、肩关节强直和失用性萎缩。

(8)并发症的观察与护理:①出血:密切观察患者的生命体征,胸腔引流液颜色、性质和量。当引流液量增多,每小时大于 100mL,连续观察 3h,呈鲜红色、有血凝块、患者出现烦躁不安、血压下降、脉搏增快、尿少等血容量等不足的表现时,应考虑有活动性出血。需立即通知医师,在监测中心静脉压下加快输血、补液速度。必要时做好开胸止血的准备。②肺炎和肺不张:鼓励患者咳嗽咳痰,痰液黏稠者给予雾化吸入,必要时行鼻导管深部吸痰或协助医师行支气管镜吸痰。③心律失常:与缺氧、出血、水电解质酸碱失衡有关。术后应持续心电监护,如有异常,立即报告医师。遵医嘱应用抗心律失常药,密切观察心律、心率。④支气管胸膜瘘:由于支气管残端血运不良或支气管缝合处感染、破裂等引发。表现为胸管内持续引出大量气体,患者有发热、刺激性咳嗽、呼吸困难等症状。用亚甲蓝注入胸膜腔,患者咳出亚甲蓝的痰液即可确诊。置患者于患侧卧位,以防漏液流向健侧。使用抗生素预防感染;小瘘口可自行愈合。必要时再次开胸修补。

(9)预防肺栓塞:早期下床活动,给以抗凝剂治疗,给予抗血栓弹力袜、气压治疗等预防血栓形成。

(10)疼痛的护理:给予心理护理,分散患者的注意力。给予安置舒适体位。咳嗽时协助患者按压手术切口减轻疼痛,必要时遵医嘱应用止痛药物。

### 四、健康教育

1.休息与运动　术后尽早下床活动,活动量逐渐增加,劳逸结合。
2.饮食指导　维持良好的进食环境及口腔清洁,提供高蛋白、高热量、富含维生素,易消化食物。

3. 用药指导　遵医嘱准确用药。

4. 心理指导　了解患者思想状况，解除顾虑，树立信心。

5. 康复指导　戒烟，继续进行手术侧肩关节和手臂的锻炼，练习腹式深呼吸及有效咳嗽。

6. 复诊须知　告知患者术后定期门诊随访。若出现发热、血痰、胸痛等症状，应及时复诊。

（杜鑫）

# 第七节　肺大疱护理常规

## 一、概述

### （一）定义

肺大疱(bullae of lung)是指发生在肺实质内的直径超过1cm的气肿性肺泡。一般继发于细小支气管的炎性病变，如肺炎、肺气肿和肺结核，临床最常见与肺气肿并存。

### （二）病因

肺大疱一般继发于细小支气管的炎性病变，如肺炎、肺气肿和肺结核，临床上最常与肺气肿并存。

### （三）临床表现及并发症

1. 临床表现　小的肺大疱可无任何症状，巨大肺大疱可使患者感到胸闷、气短。当肺大疱破裂，产生自发性气胸，可引起呼吸困难、胸痛。

2. 并发症　自发性气胸、自发性血气胸。

### （四）主要辅助检查

1. 胸片X线检查是诊断肺大疱的主要方法。

2. CT检查能显示大疱的大小，有助于与气胸的鉴别诊断。

### （五）诊断和鉴别诊断

1. 诊断　根据临床表现及辅助检查可诊断。

2. 鉴别诊断　局限性气胸、肺结核空洞、膈疝。

### （六）治疗原则

1. 体积小的肺大疱多采用非手术治疗，如戒烟、抗感染治疗等。

2. 体积大的肺大疱，合并自发性气胸或感染等，应采取手术治疗。

## 二、常见护理诊断

1. 气体交换受损　与疼痛、胸部损伤、胸廓活动受限或肺萎陷有关。

2. 疼痛　与组织损伤有关。

3. 潜在并发症　肺部或胸腔感染。

## 三、护理措施

1. 术前护理

（1）戒烟：术前戒烟2周，减少气管分泌物，预防肺部并发症。

568

（2）营养：提供高蛋白、高热量、高维生素饮食，鼓励患者摄取足够的水分。

（3）呼吸功能锻炼：练习腹式呼吸与有效咳嗽。

（4）用药护理：遵医嘱准确用药。

（5）心理护理：与患者交流，减轻焦虑情绪和对手术的担心。

（6）术前准备：①术前2～3d训练患者床上排尿、排便的适应能力。②术前清洁皮肤，常规备皮(备皮范围：上过肩，下过脐，前后过正中线，包括手术侧腋窝)，做药物过敏试验。③术前一日晚给予开塞露或辉力纳肛，按医嘱给安眠药，术前6～8h禁饮食。④手术日早晨穿病员服，戴手腕带，摘除眼镜、活动性义齿及饰物等。备好水封瓶、胸带、X线片、病历等。

2. 术后护理

（1）全麻术后护理常规：麻醉未清醒前去枕平卧位，头偏向一侧，以防误吸而窒息，意识恢复血压平稳后取半卧位。

（2）生命体征监测：术后密切监测生命体征变化，特别是呼吸、血氧饱和度的变化，注意有无血容量不足和心功能不全的发生。

（3）呼吸道护理：①鼓励并协助深呼吸及咳嗽，协助叩背咳痰。②雾化吸入疗法。③必要时用鼻导管或支气管镜吸痰。

（4）胸腔闭式引流的护理：按胸腔闭式引流常规进行护理。

（5）上肢功能康复训练：早期手臂和肩关节的运动训练可防止患侧肩关节僵硬及手臂挛缩。

（6）疼痛的护理：给予心理护理，分散患者的注意力。给予安置舒适体位。咳嗽时协助患者按压手术切口减轻疼痛，必要时遵医嘱应用止痛药物。

### 四、健康教育

1. 休息与运动　适当活动，避免剧烈运动，防止并发症发生。

2. 饮食指导　加强营养，多食水果、蔬菜、忌食辛辣油腻，防止便秘。

3. 用药指导　遵医嘱准确用药。

4. 心理指导　了解患者思想状况，解除顾虑，增强战胜疾病信心。

康复指导：加强营养，预防感冒。

5. 康复指导　戒烟，注意口腔卫生，继续进行手术侧肩关节和手臂的锻炼。

6. 复诊须知　告知患者术后定期门诊随访。若出现胸痛、呼吸困难等症状应及时与医生联系。

（杜鑫）

# 第八节　支气管扩张的护理

## 一、概述

（一）定义

支气管扩张(bronchiectasia)是由于支气管壁及其周围组织的炎性破坏所造成的一根或多根支气管异常性、永久性扩张的慢性呼吸道疾病。

（二）病因

支气管扩张的主要病因是支气管－肺组织感染和支气管阻塞。可能与先天发育障碍、遗传因素、免疫失衡或解剖缺陷等因素有关。

（三）临床表现及并发症

1.临床表现　主要为咳痰、咯血。慢性咳嗽、大量脓痰和反复咯血为典型的症状。

2.并发症　胸膜炎、慢性肺源性心脏病、肺脓肿。

（四）主要辅助检查

1.CT检查　为支气管扩张的主要诊断方法。特征性表现为管壁增厚的柱状扩张或成串、成簇的囊样改变。

2.纤维支气管镜　有助于支气管扩张的直观或病因诊断。

3.支气管造影　可明确扩张的部位、范围和形状。

（五）诊断和鉴别诊断

1.诊断　根据临床表现及CT影像学的改变与支气管造影，即可明确诊断支气管扩张。

2.鉴别诊断　肺脓肿、慢性支气管炎。

（六）治疗原则

支气管扩张症的内科治疗主要是控制感染和促进痰液引流。必要时应考虑外科手术切除。

## 二、常见护理诊断

1.清理呼吸道无效与肺部感染、肺组织破坏等有关。

2.营养失调（低于机体需要量）　与营养素摄入不足、消耗增大有关。

3.潜在并发症　窒息、肺部感染或胸腔感染。

## 三、护理措施

1.术前护理

（1）控制感染，减少痰液，清除慢性感染灶。

（2）保持呼吸道通畅，指导患者体位引流，咯血患者除外。

（3）戒烟：术前戒烟2周，减少气管分泌物，预防肺部并发症。

（4）营养：提供高蛋白、高热量、高维生素饮食，鼓励患者摄取足够的水分。

（5）呼吸功能锻炼：练习腹式呼吸与有效咳嗽。

（6）心理护理：多与患者交流，减轻焦虑情绪和对手术的担心。

（7）术前准备：①术前2～3d训练患者床上排尿、排便的适应能力。②术前清洁皮肤，常规备皮（备皮范围：上过肩，下过脐，前后过正中线，包括手术侧腋窝）。③术前一日晚给予开塞露或辉力纳肛，按医嘱给安眠药。术前6～8h禁饮食。④手术早术晨穿病员服，戴手腕带，摘除眼镜、活动性义齿及饰物等，备好水封瓶、胸带、X线片、病历等。

2.术后护理

（1）按全麻术后护理常规。

（2）生命体征监测：术后密切监测生命体征变化，特别是呼吸、血氧饱和度的变化，注意有无血容量不足和心功能不全的发生。

（3）呼吸道护理：①鼓励并协助深呼吸及咳嗽，协助叩背咳痰。②雾化吸入疗法。③必要时用鼻导管或支气管镜吸痰。

（4）胸腔闭式引流的护理：按胸腔闭式引流常规进行护理。

（5）上肢功能康复训练：早期手臂和肩关节的运动训练可防止患侧肩关节僵硬及手臂挛缩。

### 四、健康教育

1. 休息与运动　术后尽早下床活动，活动量逐渐增加，劳逸结合。

2. 饮食指导　维持良好的进食环境及口腔清洁，提供高蛋白、高热量、富含维生素、易消化的食物。

3. 用药指导　遵医嘱准确用药。

4. 心理指导　了解患者思想状况，解除顾虑，树立信心。

5. 康复指导　戒烟，注意口腔卫生，避免感冒。继续进行手术侧肩关节和手臂的锻炼，多做深呼吸以扩大肺活量。

6. 复诊须知　告知患者术后定期门诊随访。若出现发热、血痰、胸痛等表现应及时与医生联系。

（杜鑫）

# 第九节　肺隔离症的护理

### 一、概述

（一）定义

肺隔离症（pulmonary sequestration）也称为有异常动脉供血的肺囊肿症，简称"隔离肺"，是临床上相对多见的先天性肺发育畸形。

（二）病因

肺动脉发育不全是导致肺隔离症的主要因素。

（三）临床表现及并发症

1. 临床表现　一般无任何症状。继发感染后可出现反复性、持续性肺部感染，表现为寒战、发热、胸痛、咳嗽、咳痰及咯血，体重减轻。

2. 并发症　肺炎、肺脓肿。

（四）主要辅助检查

1. CT检查　可较清楚地显示病变的形态及异常动脉的存在。

2. 血管造影　可观察到异常动脉分支供应的病变部位肺组织。

（五）诊断和鉴别诊断

1. 诊断　根据临床表现及辅助检查可诊断。

2. 鉴别诊断　肺囊肿、肺脓肿、肺肿瘤。

（六）治疗原则

肺隔离症可反复继发肺部感染，应手术治疗。

## 二、常见护理诊断

1. 气体交换受损　与疼痛、胸廓活动受限和肺萎陷有关。
2. 疼痛　与手术创伤、留置胸腔引流管有关。
3. 焦虑与恐惧　与担心手术、疼痛、疾病的预后等因素有关。
4. 潜在并发症　出血、感染、肺不张、心律失常。

## 三、护理措施

1. 术前护理

(1)戒烟:术前戒烟 2 周,减少气管分泌物,预防肺部并发症。

(2)营养:提供高蛋白、高热量、高维生素饮食,鼓励患者摄取足够的水分。

(3)呼吸功能锻炼:练习腹式呼吸与有效咳嗽。

(4)用药护理:遵医嘱准确用药。

(5)心理护理:与患者交流,减轻焦虑情绪和对手术的担心。

(6)术前准备:①术前 2~3d 训练患者床上排尿、排便的适应能力。②术前清洁皮肤,常规备皮(备皮范围:上过肩,下过脐,前后过正中线,包括手术侧腋窝)。③术前一日晚给予开塞露或辉力纳肛,按医嘱给安眠药,术前 6~8h 禁饮食。④手术日早晨穿病员服,戴手腕带,摘除眼镜、活动性义齿及饰物等。备好水封瓶、胸带、X 线片、病历等。

2. 术后护理

(1)按全麻术后护理常规。

(2)生命体征监测:术后密切监测生命体征变化,特别是呼吸、血氧饱和度的变化,注意有无血容量不足和心功能不全的发生。

(3)呼吸道护理:①鼓励并协助深呼吸及咳嗽,协助叩背咳痰。②雾化吸入疗法。③必要时用鼻导管或支气管镜吸痰。

(4)胸腔闭式引流的护理:按胸腔闭式引流常规进行护理。

(5)上肢功能康复训练:早期手臂和肩关节的运动训练可防止患侧肩关节僵硬及手臂挛缩。

## 四、健康教育

1. 休息与运动　术后尽早下床活动,活动量逐渐增加,劳逸结合。

2. 饮食指导　维持良好的进食环境及口腔清洁,提供高蛋白、高热量富含维生素,易消化食物。

3. 用药指导　遵医嘱准确用药。

4. 心理指导　了解患者思想状况,解除顾虑,树立信心。

5. 康复指导　戒烟,注意口腔卫生,继续进行手术侧肩关节和手臂的锻炼,多做深呼吸以扩大肺活量。

6. 复诊须知　告知患者术后定期门诊随访。若出现发热、血痰、胸痛等表现应及时与医生联系。

(杜鑫)

# 第十节　食管癌的护理

## 一、概述

（一）定义

食管癌（esophageal carcinoma）是指由食管鳞状上皮或腺上皮的异常增生所形成的恶性病变。发病年龄多在 40 岁以上，男性多于女性，病因不明，有关资料表明与个人生活习惯有关。临床表现为进行性吞咽困难、胸骨后疼痛、胸闷不适，晚期出现恶病质。我国是世界上食管癌高发病之一。

（二）病因

食管癌的病因至今尚未明确，可能是多种因素所致的疾病：

1.不良生活习惯　长期饮烈性酒、吸烟、饮食粗硬、过热或进食过快。

2.生物性因素　某些粮食中含有真菌，有较强的致癌作用。

3.化学因素　如长期食用含亚硝胺类化合物的食物。

4.口腔卫生不良　口腔不洁或有龋齿等。

5.食物中缺少某些元素　如缺乏钼、硒、氟、维生素 A、维生素 $B_2$ 等。

（三）临床表现及并发症

1.临床表现

（1）早期表现：早期多无任何症状，偶有咽下食物哽噎感。胸骨后闷胀不适或疼痛。

（2）中晚期表现：进行性吞咽困难为典型症状，可有不同程度消瘦、贫血和低蛋白血症等恶病质。肿瘤侵及邻近器官可出现声音嘶哑，持续性胸背部痛，刺激性咳嗽及大呕血等。

2.并发症呕血、便血、食管穿孔。

（四）主要辅助检查

1.细胞学检查　食管拉网脱落细胞学检查是简便易行的普查方法。

2.食管吞钡 X 线检查　早期可见小的充盈缺损或龛影。中晚期显示病变部位管腔充盈缺损、管腔狭窄和梗阻。

3.食管镜检查　食管镜下可直视到早期食管黏膜病变，并可取活组织检查。

（五）诊断和鉴别诊断

1.诊断　食管癌的诊断可依据病史、临床表现及辅助检查。

2.鉴别诊断　贲门失弛缓症、食管良性狭窄、食管良性肿瘤。

（六）治疗原则

食管癌以手术治疗为主，配合放疗和化疗的综合治疗。

## 二、常见护理诊断

1.营养失调（低于机体需要量）　与吞咽困难、手术后禁食有关。

2.焦虑/恐惧　与对手术的危险及担心疾病预后有关。

3.潜在并发症　吻合口瘘。

### 三、护理措施

1. 术前护理

(1)心理护理：①加强与患者及家属的沟通，减轻患者焦虑情绪。②讲解各种治疗护理的意义方法，大致过程，配合和注意事项。

(2)营养支持：①口服：能口服者给予进食高热量，高蛋白，含丰富维生素的流质或半流质饮食。②肠内、外营养：仅能进食流质或长期不能进食且营养状况较差者，给予静脉高营养治疗或给予放置十二指肠营养管给予肠内营养支持治疗。

(3)口腔护理：指导患者正确刷牙，餐后或呕吐后，立即给予温开水或漱口液漱口，保持口腔清洁。

(4)呼吸道准备：①指导并劝告患者术前应戒烟2周以上。以减少气管、支气管分泌物，预防术后肺部并发症。②如患者合并肺内感染、慢性支气管炎，遵医嘱给予抗生素及雾化吸入控制感染。③指导患者练习腹式呼吸、缩唇呼气、有效咳嗽训练，练习使用呼吸训练器，以增加肺活量，促进肺扩张，预防肺部并发症的发生。介绍胸腔引流设备，并告知患者术后放置胸腔引流管的目的及注意事项。

(5)胃肠道准备：①术前1周遵医嘱给予患者分次口服抗生素溶液可起到局部消炎抗感染作用。②术前3d改流质饮食，餐后饮温开水漱口，以冲洗食管，术前6～8h禁饮食。③结肠代食管手术患者，术前3～5d口服抗生素，如甲硝唑，庆大霉素等。术前2d进食无渣流质，术前晚行清洁灌肠或全肠道灌洗以后禁饮禁食。④手术当日早晨常规留置胃管，通过梗阻部位时不能强行进入，以免穿破食管。可将胃管留在梗阻上方食管内，待手术中再放入胃内。

(6)术前常规准备：①术前2～3d训练患者床上排尿排便的适应能力。②术前清洁皮肤，常规备皮(备皮的范围：上过肩，下过脐，前后过正中线，包括手术侧腋窝)。③术前一日晚给予开塞露或辉力纳肛，按医嘱给予安眠药。④手术日早晨穿病员服，戴手腕带，摘除眼镜、活动性义齿及饰物等。备好水封瓶、胸带、X线片、病历等。

2. 术后护理

(1)按全麻术后护理常规：麻醉未清醒前去枕平卧位，头偏向一侧，以防误吸而窒息，意识恢复血压平稳后取半卧位。

(2)监测并记录生命体征：每30min1次，平稳后1～2h1次。

(3)呼吸道护理：①观察呼吸频率、幅度及节律及双肺呼吸音。②氧气吸入，必要时面罩吸氧，维持血氧饱和度90％以上。③保持呼吸道通畅，鼓励患者深呼吸及有效咳嗽，协助患者叩背咳痰，必要时吸痰。④用雾化吸入稀释痰液、消炎解痉、抗感染。⑤疼痛显著影响咳嗽者可应用止痛剂。

(4)胸腔引流管的护理：按胸腔闭式引流护理常规。

(5)胃肠减压的护理：①严密观察引流量、性状、气味并记录。②妥善固定胃管，每班交接插管深度，防止脱出。③经常挤压胃管，保持通畅，必要时生理盐水冲洗胃管，防止胃管堵塞，确保减压有效性。④胃管脱出后应严密观察病情，不应再盲目插入，以免戳穿吻合口，造成吻合口瘘。⑤术后3～4d待患者胃肠功能恢复，肛门排气、胃肠减压引流量减少后，停止胃肠减压，拔出胃管。

(6)饮食护理：①术后3～5d内严格禁饮食，禁食期间持续胃肠减压，可经肠内、外途径补充营养。待肛门排气后可停止胃肠减压,停止胃肠减压24h后,若无呼吸困难、胸痛、患侧呼吸音减弱及高热等吻合口瘘的症状时,则开始进食。②留置十二指肠营养管的患者,可先滴入少量温盐水,次日开始滴入38～40℃的营养液,每次200～300mL,如无不适可逐渐增加至2000～2500mL/d。术后10d左右根据患者情况拔除十二指肠营养管,开始经口进流食,一般术后2周改半流食。③未留置十二指肠营养管的患者,经禁食5～6d可给全清流质,每2小时给100mL,每日6次。流质1周后改为半流食,半流食1周后可进普食。④遵循少食多餐的原则,细嚼慢咽,防止进食过多、过热、生、冷、硬食物。食量不宜过多、速度不宜过快。食管癌术后可有胃液反流现象,饭后2h勿平卧,睡眠时将枕头垫高。

(7)并发症的观察与处理:①吻合口瘘:是食管癌术后最严重的并发症,多发生在术后5～10d。表现为高热、呼吸困难、胸痛、患侧胸膜腔积气积液,严重者可发生休克。处理应立即禁饮食、胃肠减压、胸腔闭式引流、抗感染治疗及营养支持治疗等。②乳糜胸:多因伤及胸导管所致,多发生在术后2～10d,表现为胸闷、气短、心慌,胸腔闭式引流液为乳糜液。患者出现乳糜胸后给予高糖、高蛋白、低脂饮食,必要时完全采取胃肠道外营养,行胸腔闭式引流,促进肺膨胀。③肺栓塞:早期下床活动,给以抗凝剂治疗,给予抗血栓弹力袜、气压治疗等预防血栓形成。

(8)疼痛的护理:给予心理护理,分散患者的注意力。给予安置舒适体位。咳嗽时协助患者按压手术切口减轻疼痛,必要时遵医嘱应用止痛药物。

### 四、健康教育

1.饮食

(1)少量多餐,由稀到干,逐渐增加食量,并注意进食后的反应。

(2)避免进食刺激性食物与碳酸饮料,避免进食过快、过量及硬质食物。质硬的药片可研碎后服用,避免进食花生、豆类等,以免导致吻合口瘘。

(3)进食2h内不应平卧,以免胃液反流。必要时抬高床头,服用制酸剂。

(4)术后20d左右,大口吞咽食糜团,以扩张吻合口,防止吻合口狭窄。

(5)注意口腔卫生,增进食欲。

2.活动与休息术后早期下床活动,逐渐增加活动量,保证充分的睡眠,劳逸结合。

3.加强自我观察若术后3～4周再次出现吞咽困难时,可能为吻合口狭窄,应及时就诊。

4.康复指导告知患者保持口腔卫生,出院后继续进行手术侧肩关节和手臂的锻炼,以恢复正常的活动功能。

5.复诊须知告知患者术后需要定期门诊随访。若出现发热、胸痛、咽下困难等表现应及时与医生联系。

(杜鑫)

# 第十一节　贲门失弛缓症的护理

## 一、概述

### (一)定义

贲门失弛缓症(cardiac relaxation loss)是指由于食管贲门部的神经肌肉功能障碍所致的

食管功能性疾病。

（二）病因

贲门失弛缓症的病因至今尚未明确,可能与患者情绪激动、不良饮食习惯、进食刺激性食物等多种因素有关。

（三）临床表现及并发症

1.临床表现　阵发性无痛性吞咽困难是本病最典型症状。可有胸骨后疼痛、食物反流和呕吐、体重减轻等。

2.并发症　反流性食管炎、吸入性肺炎。

（四）主要辅助检查

1.食管钡餐 X 线造影　可见食管扩张、食管末端狭窄呈鸟嘴状。

2.食管镜检查　食管镜检查可排除器质性狭窄或肿瘤。

3.食管动力学检测。

（五）诊断和鉴别诊断

1.诊断　贲门失弛缓症的诊断可依据病史、临床表现及辅助检查。

2.鉴别诊断　①食管癌。②食管炎。③食管良性肿瘤。

（六）治疗原则

对症状较轻者可采取保守治疗,如缓解紧张情绪,服用抑制胃酸分泌药物等,对中、重度应行手术治疗。

## 二、常见护理诊断

1.营养失调(低于机体需要量)　与吞咽困难、手术后禁食有关。

2.焦虑/恐惧与对手术的危险及担心疾病预后有关。

3.潜在并发症　胃液反流。

## 三、护理措施

1.术前护理

（1）饮食护理:能进食者给予高蛋白、高热量、富含维生素的流质或半流质饮食。不能进食者静脉补充液体,纠正水电解质紊乱。

（2）口腔护理:指导患者正确刷牙,餐后或呕吐后,立即给予温开水或漱口液漱口,保持口腔清洁。

（3）术前准备:①呼吸道准备:术前 2 周戒烟,训练患者深呼吸、有效咳痰的动作。②胃肠道准备:术前 3d 给流质饮食,在餐后饮温开水漱口,以冲洗食管,以减轻食管黏膜的炎症和水肿。术前一日晚给予开塞露或辉力纳肛,术前 6～8h 禁饮食。③术前 2～3d 训练患者床上排尿、排便的适应能力。④皮肤准备:术前清洁皮肤,常规备皮(备皮范围:上过肩,下过脐,前后过正中线,包括手术侧腋窝)。⑤术前一日晚按医嘱给安眠药。⑥手术日早晨穿病员服,戴手腕带,摘除眼镜、活动性义齿及饰物等。备好水封瓶、胸带、X 线片、病历等。

（4）心理护理:解说手术治疗的意义。解释术后禁食的目的,并严格遵照医嘱恢复饮食。

2.术后护理

（1）按全麻术后护理常规,麻醉未清醒前去枕平卧位,头偏向一侧,以防误吸而窒息,意识恢复血压平稳后取半卧位。

（2）病情观察：术后加强对生命体征的监测，防止出现血容量不足或心功能不全。

（3）呼吸道护理：①观察呼吸频率、幅度、节律及双肺呼吸音变化。②氧气吸入 5L/min，必要时面罩吸氧。③鼓励患者深呼吸及有效咳嗽，必要时吸痰。④稀释痰液：用雾化稀释痰液、解痉平喘、抗感染。⑤疼痛显著影响咳嗽者可应用止痛剂。

（4）胸腔闭式引流管护理：按胸腔闭式引流护理常规护理。

（5）胃肠减压护理：①严密观察引流量、性状、气味并记录。②妥善固定胃管，防止脱出，持续减压。③经常挤压胃管，保持通畅。引流不畅时，可用少量生理盐水低压冲洗。④术后 3～4d 待肛门排气、胃肠减压引流量减少后，拔出胃管。

（6）饮食护理：①食管黏膜破损者：按食管癌术后饮食护理。②食管黏膜未破损者：术后 48h 左右拔除胃管，术后第 3d 胃肠功能恢复后进流食，少食多餐。术后第 5d 过渡到半流食。术后第 7d 可进普食，以易消化、少纤维的软食为宜，细嚼慢咽。避免吃过冷或刺激性食物。

（7）并发症的观察与处理：①胃液反流：是手术后常见的并发症，表现为嗳气、反酸、胸骨后烧灼样痛、呕吐等。应准确执行医嘱给予制酸药和胃动力药。②肺不张、肺内感染：术后应保持呼吸道通畅、鼓励患者深呼吸和有效咳嗽、及时使用止痛剂、保持引流管通畅，以预防肺部并发症的发生。

### 四、健康教育

1. **休息与运动**　术后尽早下床活动，活动量逐渐增加，劳逸结合。
2. **饮食指导**　指导患者进高蛋白、高热量、富含维生素饮食，少食多餐。
3. **用药指导**　按医嘱准确用药。
4. **心理护理**　与患者交流，增强战胜疾病的信心。
5. **康复指导**　告知患者保持口腔卫生，出院后继续进行手术侧肩关节和手臂的锻炼，以恢复正常的活动功能。
6. **复诊须知**　告知患者术后需要定期门诊随访。若出现发热、胸痛、咽下困难等表现应及时与医生联系。

（杜鑫）

# 第十二节　食管平滑肌瘤的护理

### 一、概述

（一）定义

食管平滑肌瘤（esophageal leiomyoma）是指由于食管贲门部的神经肌肉功能障碍所致的食管功能性疾病。

（二）病因

食管平滑肌瘤的病因至今尚未明确。多发生于食管固有肌层，以纵行肌为主。

（三）临床表现及并发症

1. **临床表现**　吞咽困难是最常见症状，呈间歇性发作。可伴有上腹部不适、反酸、呕吐及食欲下降等。

2.并发症 反流性食管炎、吸入性肺炎。

(四)主要辅助检查

1.食管钡餐 X 线造影 是本病的主要诊断方法。

2.食管镜检查 食管镜检查可明确肿瘤的部位、大小、形状和数目。

(五)诊断和鉴别诊断

1.诊断 食管平滑肌瘤的诊断可依据病史、临床表现及辅助检查。

2.鉴别诊断 纵隔肿瘤、食管癌。

(六)治疗原则

一旦诊断明确,主张手术治疗。

## 二、常见护理诊断

1.营养失调(低于机体需要量) 与吞咽困难、手术后禁食有关。

2.焦虑/恐惧与对手术的危险及担心疾病预后有关。

## 三、护理措施

1.术前护理

(1)饮食护理:能进食者给予高蛋白、高热量、富含维生素的流质或半流质饮食。不能进食者静脉补充液体,纠正水电解质紊乱。

(2)口腔护理:指导患者正确刷牙,餐后或呕吐后,立即给予温开水或漱口液漱口,保持口腔清洁。

(3)术前准备:①呼吸道准备:术前 2 周戒烟,训练患者深呼吸、有效咳痰的动作。②胃肠道准备:术前 3d 给予流质饮食,在餐后饮温开水漱口,冲洗食管,以减轻食管黏膜的炎症和水肿,术前一日晚给予开塞露或辉力纳肛,术前 6～8h 禁饮食。③术前 2～3d 训练患者床上排尿、排便的适应能力。④皮肤准备:术前清洁皮肤,常规备皮(备皮范围:上过肩,下过脐,前后过正中线,包括手术侧腋窝)。⑤术前一日晚按医嘱给安眠药。⑥手术日早晨穿病员服,戴手腕带,摘除眼镜、活动性义齿及饰物等。备好水封瓶、胸带、X 线片、病历等。

(4)心理护理:解说手术治疗的意义。解释术后禁食的目的,并严格遵照医嘱恢复饮食。

2.术后护理

(1)按全麻术后护理常规,麻醉未清醒前去枕平卧位,头偏向一侧,以防误吸而窒息,意识恢复血压平稳后取半卧位。

(2)病情观察:术后加强对生命体征的监测,防止出现血容量不足或心功能不全。

(3)呼吸道护理:①观察呼吸频率、幅度、节律及双肺呼吸音变化。②氧气吸入 5L/min,必要时面罩吸氧。③鼓励患者深呼吸及有效咳嗽,必要时吸痰。④稀释痰液:用雾化稀释痰液、解痉平喘、抗感染。⑤疼痛显著影响咳嗽者可应用止痛剂。

(4)胸腔闭式引流管护理:按胸腔闭式引流护理常规护理。

(5)胃肠减压护理:①严密观察引流量、性状、气味并记录。②妥善固定胃管,防止脱出,持续减压。③经常挤压胃管,保持通畅。引流不畅时,可用少量生理盐水低压冲洗。④术后 3～4d 待肛门排气、胃肠减压引流量减少后,拔出胃管。

（6）饮食护理：①食管黏膜破损者：按食管癌术后饮食护理。②食管黏膜未破损者：术后48h左右拔除胃管，术后第3d胃肠功能恢复后进流食，少食多餐。术后第5d过渡到半流食。术后第7d可进普食，以易消化、少纤维的软食为宜，细嚼慢咽。避免吃过冷或刺激性食物。

### 四、健康教育

1. 休息与运动　术后尽早下床活动，活动量逐渐增加，劳逸结合。
2. 饮食指导　指导患者进高蛋白、高热量、富含维生素饮食，少食多餐。
3. 用药指导　按医嘱准确用药。
4. 心理护理　与患者交流，增强战胜疾病的信心。
5. 康复指导告知患者保持口腔卫生，出院后继续进行术侧肩关节和手臂的锻炼，以恢复正常的活动功能。
6. 复诊须知　告知患者术后需要定期门诊随访。若出现发热、胸痛、咽下困难等表现应及时与医生联系。

（杜鑫）

# 第十三节　膈疝的护理

### 一、概述

（一）定义

膈疝（diaphragmatic　hernia）是内疝的一种，是指腹腔内脏器等通过膈肌异位移动到胸腔内的疾病状态。可分为创伤性和非创伤性膈疝。

（二）病因

与先天性膈肌发育不良、肥胖、胸腹腔内的压力差异和胸部损伤等因素有关。

（三）临床表现及并发症

1. 临床表现

（1）腹腔脏器疝入胸腔引起的功能变化：如胀饱、反酸、腹痛和呕吐等。

（2）胸腔内脏器受压引起呼吸循环功能障碍：如胸闷、呼吸困难和心悸等。

2. 并发症　反流性食管炎、肠梗阻。

（四）主要辅助检查

1. 食管钡餐 X 线造影　是本病的主要诊断方法。

2. 胃镜检查　可判断疝的类型和大小，并可与其他病相鉴别。

（五）诊断和鉴别诊断

1. 诊断　膈疝的诊断可依据病史、临床表现及辅助检查。

2. 鉴别诊断　反流性食管炎、心肌梗死。

（六）治疗原则

无症状或症状很轻可保守治疗，如促进食物排空、减少胃液分泌等。症状重者或创伤性膈疝，一旦诊断明确，通常主张手术治疗。

## 二、常见护理诊断

1. 气体交换受损　与肺组织受压或胸外伤有关。

2. 焦虑/恐惧　与对手术的危险及担心疾病预后有关。

3. 潜在并发症　低氧血症、出血、心律失常等。

## 三、护理措施

1. 术前护理

(1)心理护理：①加强与患者及家属的沟通，减轻焦虑情绪。②讲解各种治疗护理的意义方法，手术过程和配合注意事项等。

(2)营养支持：①口服：给予进食高热量、高蛋白、含丰富维生素的流质或半流质饮食。②肠内、外营养：适用于仅能进食流质或长期不能进食且营养状况较差者。

(3)呼吸道准备：术前 2 周戒烟，训练患者深呼吸、有效咳痰的动作。

(4)胃肠道准备：术前 3d 改流质饮食，餐后饮温开水漱口，以冲洗食管，减轻食管黏膜的炎症和水肿，术前 6～8h 禁饮食。术前一日晚给予辉力纳肛，预防术后便秘。手术日早晨常规留置胃管，通过梗阻部位时不能强行进入，以免戳破食管。

(5)口腔护理：指导患者正确刷牙，餐后或呕吐后，立即给予温开水或漱口液漱口，保持口腔清洁。

(6)术前准备：①术前 2～3d 训练患者床上排尿、排便的适应能力。②皮肤准备：术前清洁皮肤，常规备皮(备皮范围：上过肩，下过脐，前后过正中线，包括手术侧腋窝)。③术前一日晚给予开塞露或辉力纳肛，术前 6～8h 禁饮食，按医嘱给安眠药。④手术日早晨穿病员服，戴手腕带，摘除眼镜、活动性义齿及饰物等。备好水封瓶、胸带、X 线片、病历等。

2. 术后护理

(1)按全麻术后护理常规，麻醉未清醒前去枕平卧位，头偏向一侧，以防误吸而窒息，意识恢复血压平稳后取半卧位。

(2)病情观察：术后加强对生命体征的监测，防止出现呼吸、循环功能障碍。

(3)胸腔闭式引流管护理：按胸腔闭式引流护理常规护理。

(4)胃肠减压护理：术后胃管应妥善固定，防止脱出，持续减压。经常挤压胃管，防止堵塞。若引流不畅时，可用少量生理盐水冲洗。待肠蠕动恢复、肛门排气后方可拔除胃管。

(5)饮食护理：术后 48h 左右拔除胃管，术后第 3d 胃肠功能恢复后进流食，少食多餐。术后第 5d 过渡到半流食。术后第 7d 可进普食，以易消化、少纤维的软食为宜，细嚼慢咽。

## 四、健康教育

1. 休息与运动　术后尽早下床活动，活动量逐渐增加，劳逸结合。

2. 饮食指导　指导患者进高蛋白、高热量、富含维生素饮食，少食多餐。

3. 用药指导　按医嘱准确用药。

4. 康复指导　告知患者保持口腔卫生，出院后继续进行手术侧肩关节和手臂的锻炼，以恢复正常的活动功能。

5. 复诊须知　告知患者术后需要定期门诊随访。若出现发热、胸痛、咽下困难等表现应及时与医生。

（杜鑫）

# 第十四节　纵隔肿瘤的护理

## 一、概述

（一）定义

纵隔肿瘤（mediastinal tumor）是一组起源于纵隔的肿瘤，包括胸腺瘤、畸胎瘤、神经源性肿瘤等。

（二）病因

原发纵隔肿瘤的病因尚不明确。部分肿瘤因为异位细胞或组织种植纵隔腔，异常增生而形成肿瘤。

（三）临床表现及并发症

1.临床表现　纵隔肿瘤早期可无任何症状，常于体检时发现。侵犯、压迫邻近器官可出现胸痛、胸闷、声音嘶哑、Horner 综合征、重症肌无力等。

2.并发症　上腔静脉压迫综合征、重症肌无力。

（四）主要辅助检查

1.活组织检查　活检可确定肿瘤性质。

2.胸部 CT 检查　明确纵隔肿瘤的部位、大小、范围等。

（五）诊断和鉴别诊断

1.诊断　纵隔肿瘤的诊断主要根据病史、临床表现和辅助检查。

2.鉴别诊断　胸壁结核、主动脉瘤、胸内肿瘤。

（六）治疗原则

手术为主要治疗方法，除恶性淋巴源性肿瘤适宜放疗外，绝大多数原发性纵隔肿瘤只要无其他禁忌证，均应外科治疗。

## 二、常见护理诊断

1.疼痛　与肿瘤压迫及浸润周围组织、手术创伤有关。

2.焦虑　与疼痛、疾病预后有关。

3.潜在并发症　窒息的危险与胸腺瘤合并重症肌无力有关。

## 三、护理措施

1.术前护理

(1)戒烟：术前戒烟 2 周，减少气管分泌物，预防肺部并发症。

(2)营养：提供高蛋白、高热量、高维生素饮食，鼓励患者摄取足够的水分。

(3)呼吸功能锻炼：练习腹式呼吸与有效咳嗽。

(4)用药护理：遵医嘱用药。

(5)心理护理：与患者交流，减轻焦虑情绪和对手术的担心。

(6)术前准备:①术前 2~3d 训练患者床上排尿、排便的适应能力。②皮肤准备:术前清洁皮肤,常规备皮(备皮范围:上过肩,下过脐,前后过正中线,包括手术侧腋窝)。③术前一日晚给予开塞露或辉力纳肛,术前 6~8h 禁饮食,按医嘱给安眠药。④手术日早晨穿病员服、戴手腕带,摘除眼镜、活动性义齿及饰物等。备好水封瓶、胸带、X 线片、病历等。

2.术后护理

(1)按全麻术后护理常规,麻醉未清醒前去枕平卧位,头偏向一侧,以防误吸而窒息,意识恢复血压平稳后取半卧位。

(2)生命体征监测:术后密切监测生命体征变化,特别是呼吸、血氧饱和度的变化,防止重症肌无力危象发生。

(3)呼吸道护理:①观察呼吸频率、节律、双肺呼吸音。②鼓励并协助深呼吸及咳嗽,协助叩背咳痰。③雾化吸入疗法。④必要时用鼻导管或支气管镜吸痰。

(4)纵隔引流者连接胸腔引流瓶,按胸腔闭式引流常规进行护理。

(5)作正中切口者,应注意引流通畅,以及有无血肿压迫引起呼吸困难和颈静脉怒张。

(6)功能锻炼:①鼓励患者早下床活动,预防肺不张。②指导卧床患者被动肢体按摩和主动背曲和肩关节运动,预防关节强直和失用性萎缩。

(7)重症肌无力患者,遵医嘱床头备新斯的明,以备肌无力危象发生时急救。

### 四、健康教育

1.休息与运动　患者出院后继续进行上肢功能锻炼,范围逐渐增大,以恢复正常的活动功能。

2.饮食指导　维持良好的进食环境及口腔清洁,提供高蛋白、高热量、富含维生素,易消化食物。

3.用药指导　遵医嘱准确用药。

4.心理指导　了解患者思想状况,解除顾虑,树立信心。

5.康复指导　戒烟,注意口腔卫生,宣传咳痰重要性,训练有效的咳痰方法,多做深呼吸以扩大肺活量。

6.复诊须知　告知患者术后定期门诊随访。若出现发热、血痰、胸痛等表现应及时与医生联系。

(杜鑫)

# 第十五节　胸腺瘤合并重症肌无力的护理

## 一、概述

(一)定义

胸腺瘤(thymoma)是最常见的前上纵隔原发性肿瘤,它起源于胸腺上皮,但不包括起源于生殖细胞、淋巴细胞、神经内分泌细胞及脂肪细胞的肿瘤。约占成人所有纵隔肿瘤的 20%~40%。常合并副瘤综合征,以重症肌无力最为常见。

(二)病因

病因尚不明确,为胸腺上皮细胞异常增生时形成肿瘤。

（三）临床表现及并发症

1.临床表现　侵犯、压迫邻近器官可出现咳嗽、胸痛、胸闷、声音嘶哑、Horner 综合征等，合并肌无力者可出现眼睑下垂、复视、咀嚼无力、吞咽困难、易疲劳等症状。

2.并发症　重症肌无力、单纯红细胞再生障碍性贫血。

（四）主要辅助检查

1.活组织检查　活检可确定肿瘤性质。

2.胸部 CT 检查　明确肿瘤的部位、大小、范围等。

（五）诊断和鉴别诊断

1.诊断　肿瘤的诊断主要根据病史、临床表现和辅助检查。

2.鉴别诊断　畸胎瘤、主动脉瘤。

（六）治疗原则

胸腺瘤一经诊断应外科手术切除治疗，无论良性或恶性胸腺瘤都应尽早切除。

## 二、常见护理诊断

1.疼痛　与肿瘤压迫及浸润周围组织、手术创伤有关。

2.焦虑　与疼痛、疾病预后有关。

3.潜在并发症　窒息的危险与胸腺瘤合并重症肌无力有关。

## 三、护理措施

1.术前护理

（1）按胸外科术前一般护理常规。

（2）心理护理：患者进行密切的交流，取得患者信任，使其树立战胜疾病的信心。

（3）术前戒烟：吸烟会使术后痰液增多、黏稠不易咳出，并可降低呼吸道抵抗力，增加气道阻力，因此应嘱吸烟患者术前绝对戒烟 2 周。

（4）呼吸功能训练：通过呼吸功能训练可改善通气、换气功能，提高肺的顺应性，减少或避免术后并发症的发生。

（5）纠正营养障碍：对于吞咽乏力和长期食欲低下者术前应给予高蛋白、高营养、高维生素、易消化的流质或半流质饮食，必要时给予静脉营养以纠正营养不良。

（6）病情观察：观察患者有无眼睑下垂、复视、咀嚼无力、吞咽困难等眼肌及脊神经受累情况。重症肌无力患者可出现：①面部肌肉无力，常导致面部表情扭曲及苦笑。②舌肌萎缩可导致舌表面沟纹增多。③颈部屈肌无力，可导致患者长时间用手支撑头部。④呼吸肌受累，可导致患者呼吸困难，严重时引起死亡。⑤对称性的四肢骨骼肌无力，近端多于远段，上肢多于下肢。感觉正常，深肌腱反射存在，但随着重复刺激而反射消失。

（7）术前用药：术前为改善患者基本情况，缓解症状，口服溴吡新斯的明 60mg，每日 3～4 次，以维持其正常的自主呼吸，手术日早晨加服 1 次。术前应用激素的患者应将激素量控制在最低维持量。服药期间密切观察用药后反应，出现情况及时处理。

（8）床边常规备急救车、新斯的明、气管切开包和人工呼吸机等以备不时之需。

2.术后护理

（1）按胸外科术后一般护理常规。

（2）做好心理护理，讲解疾病的相关知识，积极配合治疗。

（3）指导饮食护理，给予低盐低脂低糖富含钾、钙及维生素的食物。

（4）保持呼吸道通畅，预防肺部并发症。

（5）维持营养和电解质平衡：术后不能进食者应给予鼻饲必要时可适当静滴脂肪乳、氨基酸、白蛋白等以改善机体营养状况。注意维持血清电解质平衡，及时纠正由于各种原因出现的电解质紊乱。

（6）术后并发症的观察与处理：①重症肌无力危象：疾病恶化、感染、手术创伤或胆碱酯酶类药物用药不足或突然停药均可引起乙酰胆碱受体相对缺乏出现重症肌无力危象，表现为全身无力、呼吸困难、咳嗽无力、缺氧、烦躁甚至呼吸衰竭。出现以上症状应立即在依酚氯铵（腾喜龙）试验执导下肌注新斯的明加阿托品（心率明显增快者不注射阿托品）。如呼吸功能仍不恢复，且频繁发生重症肌无力危象，应及早行气管切开，迅速给予正压辅助呼吸，必要时可行大剂量激素冲击治疗。在进行激素冲击治疗时患者重症肌无力的症状可能暂时加重，应引起重视。②胆碱能危象：常因胆碱酯酶药物用量过大而引起，表现为瞳孔缩小、唾液、眼泪、呼吸道分泌物增加、肌肉颤动等毒蕈碱样反应，可通过腾喜龙试验与重症肌无力危象鉴别。

### 四、健康教育

1. 休息与运动　术后早期下床活动，逐渐增加活动量，保证充分的睡眠，避免着凉，劳逸结合。

2. 饮食指导　维持良好的进食环境及口腔清洁，提供高蛋白、高热量、富含维生素，易消化食物。

3. 用药指导　指导患者按时、按量服用胆碱能药物。

4. 心理指导　了解患者思想状况，解除顾虑，树立信心。

5. 康复指导　戒烟，注意口腔卫生，宣传咳嗽的重要性，训练有效的咳嗽方法，多做深呼吸以扩大肺活量。

6. 复诊须知　告知患者术后定期门诊复查。若出现发热、血痰、胸痛等表现应及时与医生联系。

（杜鑫）

# 第十六节　肺移植的护理

肺移植（lung transplantation）是治疗晚期肺实质疾病及晚期肺血管疾病的唯一有效方法。

### 一、术前护理常规

1. 心理护理　术前进行 3 个月科普宣教和心理疏导，以提高患者配合医护的积极性。

2. 加强呼吸康复训练　训练缩唇呼气和有效咳嗽，避免连续咳嗽。

3. 营养支持　加强营养，体重不低于标准体重的 $70\%$。

4. 术前病房准备　在监护室的基础上使用单间，强调术前 1d 用高锰酸钾 1.5g 加甲醛（$3mL/m^3$）对监护病房及物品熏蒸 12h 以上，有效开窗通风后紫外线消毒 1h 后备用。

## 二、术后护理常规

(一)血流动力学监测与缺血再灌注(IR)损伤监护

肺移植后供肺都有不同程度的 IR,主要表现为大量泡沫样痰、肺功能减退等肺水肿表现。通过中心静脉压监测控制输液总量和速度(4～8cmH$_2$O),增加胶体液的比例,降低左室前负荷。

1. 保留 Swan-Ganz 管,监测心功能及维持合理的脱水状态。

2. 严格控制液体平衡,避免输液过多或过快,可随时用利尿剂。

3. 术后 2～3d,静脉维持低浓度多巴胺每分钟 3～4μg/kg,可减低左室后负荷,扩张肾血管。移植肺液体渗出量与肺楔压成正比,故应注意肺楔压,防止肺水肿。

4. 肺动脉高压患者术后血流动力学常不稳定,如术后移植肺有明显的 V/Q 失调,通气一般仅能达 50% 左右,而灌注可达 95% 以上,由于绝大部分灌注到移植肺,使术后肺水肿的危险性增大,应严密监护。

(二)呼吸功能监测和机械通气的应用

呼吸功能监测和机械通气模式的调整依靠呼吸体征、无创动脉血氧饱和度和动脉血气分析的动态观察来进行。

1. 机械通气原则是采用保护性辅助通气,通常采用 SIMV＋PSV 通气模式,使用呼吸机时应遵循两个原则:

(1)最低浓度氧,吸氧浓度初始为 60%,以后根据监测指标逐步下调。

(2)最低吸气压力峰值,吸气压力峰值控制在 30mmHg 以下。如肺活量及吸气力量足够,氧浓度在 30%～50%,检查血气稳定,应尽早拔管。多数患者数小时至,24h 即可拔管,拔管后应及时拍摄胸片。

2. 在患者自主呼吸期间,仍需密切监测呼吸频率、幅度、肺部呼吸音等,每日雾化吸入 3～4 次,必要时协助叩背咳痰,配合口服祛痰药物,保持呼吸道通畅,防止肺部感染。

(三)泌尿系统护理

1. 观察尿量、尿密度、pH 值及尿色,记录每小时尿量,尿量过多时需注意纠正电解质紊乱,及早补充钾、钠、镁离子,防止引起心律失常,尿量＜30mL/h,须及时查明原因。

2. 会阴护理每日 2 次,保持局部干燥,防止逆行感染。

(四)饮食护理

1. 在气管插管拔除 4～6h 后可少许饮水,若无呛咳且肠蠕动恢复好,可进半流质,给高蛋白、高碳水化合物、高维生素的少渣饮食。

2. 卧床期间应进富含纤维食物,预防便秘发生,如 3d 不排便者,可给润肠药物或开塞露通便。

(五)术后并发症的观察与护理

1. 急性排斥反应一般出现在 1 周以后,最早可出现在术后第 5d,主要表现为体温上升,超过原体温的 0.5℃,胸痛,疲乏,全身不适,咳嗽和程度不等的呼吸困难。一旦出现或怀疑需大剂量激素冲击治疗。

2. 慢性排斥反应病变为不可逆性,随着病程加长,病变进行性加重,肺功能不断破坏,虽给大量的免疫抑制剂、激素等,仍继续恶化,严重者则长期依赖氧气。

3.移植肺功能衰竭

(1)发生率最高可达 20％,如术后严重低氧血症,难以脱离呼吸机,需较高氧浓度,表现为ARDS。

(2)X 线肺内持续有浸润性改变,肺活检有严重弥漫性肺泡病变,一般可保守治愈,严重者可使用膜肺,活用双腔气管插管,双肺独立通气治疗,如仍无效,则需再移植。

4.肺部感染的预防

(1)严密执行保护性隔离,病情稳定后尽早拔除各种插管以减少医源性感染。

(2)吸痰时严格执行无菌操作原则,严密观察气道分泌物的量、色及性质,随时做痰培养加药敏。

(3)注意叩背、咳嗽不能用力过度,防止吻合口张力过大影响愈合。

5.其他脏器功能监护严密监测心、肝、肾及造血系统的功能监测。

(六)疼痛的护理

本手术创伤大,如镇痛效果不佳,患者不能进行有效的咳嗽、咳痰,会增加肺部感染的几率。应多与患者沟通,使其保持乐观积极的情绪,分散其注意力,提高对疼痛的耐受性,遵医嘱应用镇痛药。

### 三、健康教育

1.用药指导　需终生、按时、按量服用免疫抑制剂。

2.消毒隔离

(1)保持居住环境干净和整洁。

(2)进食时注意分开餐具,煮食要熟,避免生冷、辛辣食物。注意均衡饮食,多进食高蛋白、高维生素食物。避免烟酒和浓茶。

(3)注意日常卫生和口腔卫生,勤洗手,三餐后清洁牙齿。

(4)在人群集中的公共场所和医院,要戴口罩,禁止探视患传染性疾病的人。

3.心理指导　保持心情舒畅、情绪稳定。

4.休息与运动　坚持适量运动和避免劳累,维持机体良好免疫状态,避免感染发生。

5.随访指导　严格按照医师要求随访胸片、胸部 CT、肺功能、气管镜等。

(杜鑫)

# 参考文献

[1] (美)Alex G. Little. 心胸外科并发症的预防与处理[M]. 西安:第四军医大学出版社. 2005.

[2] (美)肖尼思 L. 弗兰科.(英)乔 B. 布特南. 现代胸外科治疗方法[M]. 北京:中国协和医科大学出版社,2004.

[3] FrederickA. Hensley. Jr. 实用心血管麻醉技术[M]. 4 版,北京:科学出版社,2011.

[4] Robert KalimiLLL. PenfieldFaber. 胸外科病例分析[M]. 北京:人民卫生出版社,2008.

[5] 陈克能. 普通胸外科围手术期治疗手册[M]. 北京:人民卫生出版社,2007.

[6] 陈亦江. 胸心外科疾病诊断流程与治疗策略[M]. 北京:科学出版社,2008.

[7] 付向宁. 心胸外科疑难问题解析[M]. 南京:江苏科学技术出版社,2010.

[8] 郭兰敏. 实用胸心外科手术学[M]. 北京:科学出饭社,2010.

[9] 胡大一. 心血管医师日记与点评[M]. 北京:人民军医出版社,2010.

[10] 黄建群. 心脏急症[M]. 北京:人民卫生出版社,2010.

[11] 姜宗来,于伟勇,张炎. 胸心外科临床解剖学[M]. 济南:山东科学技术出版社,2010.

[12] 蒋忠敏. 胸外科手术图谱[M],北京:人民卫生出版社,2009.

[13] 黎介寿,吴孟超. 手术学全集？胸外科手术学[M]. 北京:人民军医出版社,2004.

[14] 李辉. 临床胸外科急症学[M]. 北京:人民军医出版社,2006.

[15] 林曙光. 当代心脏病新进展 2011[M]. 北京:人民军医出版社,2011.

[16] 林滔,任华. 胸外科临床禁忌手册[M]. 北京:中国协和医科大学出版社,2004.

[17] 孟旭,张海波. 心外科速查. 医师案头速查[M]. 北京:人民军医出版社,2009.

[18] 潘铁成,殷桂林. 胸心外科急症和并发症[M]. 北京,人民卫生出版社,2006.

[19] 任光国,周允中. 胸外科手术并发症的预防和治疗[M]. 北京:人民卫生出版社,2004.

[20] 邵国光. 外科手术规范化操作与配合胸心外科分册[M]. 北京:人民军医出版社,2007.

[21] 王建华. 胸心外科新理论与新技术[M]. 北京:中过科学技术出版社,2007.

[22] 王俊. 胸外科疾病[M]. 北京:中国药科技出版社,2006.

[23] 王俊. 胸外科疑难病例诊疗分析精粹[M]. 北京:北京大学医学出版社,2010.

[24] 王瑞,高峰,姚继芳. 胸外科临床指导[M]. 武汉:华中科技大学出版社,2008.

[25] 张效公. 胸外科疾病诊断与治疗指南[M]. 北京:中国协和医科大学出版社,2009.